首席医疗官论救援
——现场十大核心技术

主　编　郑静晨

副主编　杨　钧

U0199686

人民卫生出版社
PEOPLE'S MEDICAL PUBLISHING HOUSE
·北　京·

图书在版编目（CIP）数据

首席医疗官论救援：现场十大核心技术/郑静晨主编. —北京：人民卫生出版社，2021.10
ISBN 978-7-117-29627-4

Ⅰ.①首… Ⅱ.①郑… Ⅲ.①急救 Ⅳ.①R459.7

中国版本图书馆 CIP 数据核字（2021）第 210921 号

人卫智网	www.ipmph.com	医学教育、学术、考试、健康，
		购书智慧智能综合服务平台
人卫官网	www.pmph.com	人卫官方资讯发布平台

首席医疗官论救援——现场十大核心技术

Shouxi Yiliaoguan Lun Jiuyuan——
Xianchang Shida Hexin Jishu

主　　编：郑静晨
出版发行：人民卫生出版社（中继线 010-59780011）
地　　址：北京市朝阳区潘家园南里 19 号
邮　　编：100021
E - mail：pmph @ pmph. com
购书热线：010-59787592　010-59787584　010-65264830
印　　刷：三河市潮河印业有限公司
经　　销：新华书店
开　　本：889×1194　1/16　印张：35
字　　数：1133 千字
版　　次：2021 年 10 月第 1 版
印　　次：2021 年 11 月第 1 次印刷
标准书号：ISBN 978-7-117-29627-4
定　　价：298.00 元

打击盗版举报电话：010-59787491　E-mail：WQ @ pmph. com
质量问题联系电话：010-59787234　E-mail：zhiliang @ pmph. com

王立军	北方工业大学	陈　力	解放军总医院第一医学中心
牛文凯	解放军总医院第五医学中心	陈　松	海南医学院第一附属医院
田振彪	北京市红十字会救援服务中心	周锦明	解放军总医院保健工作办公室
吕传柱	四川省人民医院	郑静晨	解放军总医院医学创新研究部
吕国忠	江南大学附属医院	宗兆文	陆军军医大学
庄紫伟	解放军总医院第一医学中心	赵　明	国家应急管理部
刘　旋	中国地震应急搜救中心	郝昱文	解放军总医院医学创新研究部
刘亚华	解放军总医院第三医学中心	南　杰	解放军总医院医学创新研究部
刘剑君	中国疾病预防控制中心	相学园	解放军总医院第三医学中心
刘爱兵	解放军总医院第三医学中心	侯　赛	安徽省疾病预防控制中心
刘清华	德阳市人民医院	侯会亚	解放军总医院第三医学中心
安丽娜	解放军总医院第三医学中心	俞淑仪	北京市红十字会急诊抢救中心
许　婷	北京市朝阳区精神疾病预防 控制中心	姚　远	解放军联勤保障部队第903医院
		姚建义	中国疾病预防控制中心
李　阳	陆军军医大学大坪医院	姚津建	海南医学院附属海南医院
李　明	解放军总医院医学创新研究部	贺星妤	解放军总医院第三医学中心
李争平	北方工业大学	都定元	重庆市医疗急救中心
李晓雪	解放军总医院医学创新研究部	贾群林	中国地震应急搜救中心
杨　钧	解放军总医院第三医学中心	徐　唯	北京市朝阳区第三医院
吴卫民	中国地震应急搜救中心	奚晶晶	北京大学第三医院
吴家兵	安徽省疾病预防控制中心	郭庆山	陆军军医大学大坪医院
邱泽武	解放军总医院第五医学中心	黄广斌	重庆市医疗急救中心
余长林	解放军总医院第五医学中心	龚　磊	安徽省疾病预防控制中心
张　华	海南医学院	彭晓波	解放军总医院第五医学中心
张　杰	解放军总医院第三医学中心	彭碧波	解放军总医院第三医学中心
张　琳	陆军军医大学士官学校	程少文	海南医学院第一附属医院
张　磊	解放军总医院第三医学中心	雷联会	解放军总医院第三医学中心
张连阳	陆军军医大学大坪医院	蔡平军	重庆市医疗急救中心
张画羽	陆军军医大学大坪医院	魏建民	北京市红十字会急诊抢救中心
张姝杰	解放军总医院第三医学中心		

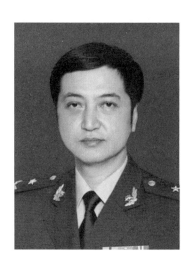

　　郑静晨，中国工程院院士，救援医学和工程管理专家，中国灾害救援医学的主要开拓者之一。主持构建了灾害救援医学工程体系，研发了现场医院快速部署系统、专家远程医疗支持系统、复杂灾害环境下救援技术体系，实现了技术、装备创新和集成；建立了灾害救援医学工程管理模式和运行机制。郑静晨院士和他带领的研究团队荣立集体一等功，荣获"全军优秀科技创新群体"称号，先后获得国家科学技术进步奖一等奖、二等奖，"何梁何利基金科学与技术进步奖""光华工程科技奖""吴阶平医学奖"。2001年，郑静晨院士参与组建了第一支中国国际救援队，先后组织和参加了印度尼西亚、海地、中国汶川、中国玉树等30余次重大灾害救援行动，2006年被国务院、中央军委记一等功；2009年、2014年和2019年中国国际救援队连续三届通过联合国"国际重型救援队"考核验收，标志着我国步入世界救援强国之列，为祖国和部队赢得了荣誉。

应急救援是保障人民生命财产安全、维护社会和谐稳定、促进经济平稳发展的重要举措,是政府应急救援水平的有效体现之一。我国每年因自然灾害、事故灾难、社会安全事件、公共卫生事件等造成的人员伤亡逾百万,因此贯彻落实习近平总书记"加强伤员救治工作,千方百计减少死亡率和致残率"的工作指示,始终是应急救援任务的重中之重。

医学救援是救援行动成功的关键。医学救援是突发大规模伤亡事件后开展的应急医学救治和援助行动,与平时以个体为对象、以资源供给充足为背景、依托完备的基础设施开展的临床救治不同,医学救援具有时空范围更大,时效性更强,涉及学科更广,不确定因素更多,决策、组织、运行机制层级更高、更复杂的特点,因此救援医学不但是一门综合性学科,更是一项系统工程,包括:决策指挥,情报收集,信息反馈,物资运输,安全评估,伤员搜索、营救,检伤分类,现场救治,临时医院建立和运作,危重伤病员转运后送,卫生防疫,心理疏导和当地卫生机构的恢复重建等。《首席医疗官论救援——现场十大核心技术》是以系统工程技术要求为主线,针对灾后重大伤亡事件现场的环境特点和实战要求,集我国最具实战经验救援队伍和专家的救援经验,全面论述应急救援最核心的十大技术;编写本书是提高医学救援队伍理论水平和实战能力的迫切需要,是国家各级专业救援队伍规范培训和能力提升的迫切需要,是提高民间救援队和志愿者专业水平、救治效果的迫切需要。

这部专著的编撰任务非常艰巨,既不能照搬院内临床指南,也不能照搬国外救援手册;既要遵照应急医学救援的基本原则和规律,又要立足于我国国情、现有的组织指挥体系、人员组成及装备、器材的技术状态,紧密结合国家应急救援队伍在灾后重大伤亡现场的环境特点和实战要求,必须提炼现场最实用、最有效、最可操作的救援技术与方法,用系统工程的视野涵盖应急救援核心技术的方方面面,才能合理、充分地调动和利用全国、全社会、各专业的资源、力量,实施最高效、有力的救援行动,最大限度地减少伤病员的死亡率和伤残率。这就要求编写者必须兼备深厚的理论、科研功底和丰富的现场救援实战经验。

全书共3篇22章,紧紧围绕现代救援十大核心技术体系编写,涵盖了搜索、营救、工程脱险、医疗、卫生防疫、心理、军事医学、特种医学等各级各类灾后大规模伤亡现场常见、多发伤病的现场搜救、治疗原则和技术,同时对新科技形势下,未来救援医学的发展作出展望和预判。

主编参与组建了第一支中国国际救援队,拥有执行国内外30余次重大救援任务的宝贵经验,培养和锻炼了一大批拥有丰富实战经验和理论知识的医学救援专家和队员,在国际上最早提出了现代救援十大技术体系:搜索营救技术、检伤分类技术、急救复苏技术、救命手术技术、心理干预技术、卫生防疫技术、立体后送技术、极端环境下的医疗救援技术、战伤救治技术和核化生救治技术。突破了传统灾害救援医学时间、空间、专业、性质的维度限制,从受灾之时延伸到灾前及灾后;突破空间界限,超出废墟之下,远至灾区之外;突破性质界限,超过传统的自然灾害,覆盖各类突发公共事件;突破技术界限,超越传统的现场医疗急救技术,融汇工程脱险、卫生防疫和心理干预技术,涵盖医疗信息技术支持与应急医疗评估,超越了医学门类本身,向着工程科学与管理科学延伸、融合。

本书汇集了 20 余家权威机构的 50 余位专家的智慧与经验,在人民卫生出版社的大力支持下,经过反复论证,数次修改、补充和完善,得以出版发行。再次向给予无私帮助的上述单位和专家表示最诚挚的感谢和敬意。由于编者水平所限,本书难免有疏漏之处,恳请读者给予批评指正,以便再版时进一步完善、提高。

郑静晨

2021 年 10 月

目　录

第一篇　总论

第一章　绪论

第一节　基本概念

一、灾害的定义

灾害(disaster)是一种超出受影响地区现有资源承受能力的人类生存环境的破坏,包括突发公共事件和战争。

1. 突发公共事件　是指突然发生,造成或者可能造成重大人员伤亡、财产损失、生态环境破坏和严重社会危害,危及公共安全的紧急事件;主要包括自然灾害、事故灾难、公共卫生事件和社会安全事件等四类。

（1）自然灾害:主要包括水旱灾害、气象灾害、地震灾害、地质灾害、海洋灾害、生物灾害和森林草原火灾等。

（2）事故灾难:主要包括工矿商贸等企业的各类安全事故、交通运输事故、公共设施和设备事故、环境污染和生态破坏事件等。

（3）公共卫生事件:主要包括传染病疫情、群体性不明原因疾病、食品安全和职业危害、动物疫情,以及其他严重影响公众健康和生命安全的事件。

（4）社会安全事件:主要包括恐怖袭击事件、经济安全事件和涉外突发事件等。

2. 战争　是政治集团之间、民族(部落)之间、国家(联盟)之间的矛盾最高的斗争表现形式,是敌对双方为了达到一定的政治、经济、领土的完整性等目的而进行的武装战斗。

二、救援医学的定义

救援医学(rescue medicine)是一项系统工程,是一门综合性学科,是研究灾害条件下实施医学救援的规律、理论、技术、组织和管理的一种科学方法,不仅涉及自然科学和工程技术领域里的医学、数学、物理学、化学、地质、水文、气候、气象、机械工程、信息通信、物流运输、建筑、消防等,还涵盖了社会、经济、管理、人口、军事、行政、法律、情报等社会科学,其核心目的是拯救生命、减少伤残。

三、医学救援的定义

医学救援(medical rescue)是指灾后紧急实施的医学救治、疾病预防和卫生保障的救援行动。其目的是最大限度地降低伤员死亡率和残疾率,特指灾害发生后应对大规模伤亡现场的大救援,需要建立强有力的组织指挥系统和科学应急救援网络,动员一切可以借助的卫生资源,以及通信、交通、能源、建筑、保险、气象、供水等部门的力量,依靠消防、公安、军队等救援人员的配合,共同完成救援任务。现代医学救援不同于传统的院内或院前的医疗急救,是一项社会系统行动。

第二节　医学救援的特点、意义与任务要求

一、灾害的特点

各类重大灾害往往突然发生,大多不能被准确预报,比如地震,常常在人们意想不到的情况下突然发生,瞬间造成大规模(群体性)的伤亡,破坏基础设施,使乡村变成孤岛,城市陷于瘫痪,因此灾害的发生具有突发性、破坏性和群体性。灾害在一定的时间和空间范围内会造成爆发性的供给矛盾——供给严重低于需求,特别是医疗、食品和饮用水的供给。受灾人群如果缺乏对原生灾害的了解,或受某些社会因素和心理因素影响等,造成的盲目避灾以及人心浮动等一系列社会问题还会引起次生和衍生灾害,发生火灾、燃气泄漏、高空坠落、交通事故,甚至饥饿、瘟疫、暴力犯罪等,因此灾害还具有复杂性的特点。

二、医学救援的特点

（一）医学救援以系统性、工程化为特点

医学救援是以灾害现场伤员群体为中心,以资源供给需求失衡为背景,以残存的基础设施为依托,以救援援助为基础展开的应急医学救援。与平时急诊以个体伤病员为中心、以相对充足的资源供给为背景、以

完备的基础设施为依托、以医院为基础开展的临床救治不同,医学救援实施的时空范围更大、更不确定,时效性要求更急迫,涉及的学科领域更广,决策、组织运行涉及的层级更高、更多,运行机制更加复杂,因此救援医学是一门综合性学科,更是一项系统工程,包括:决策指挥,情报收集,信息反馈,物资运输,安全评估,伤员搜索、营救,检伤分类,现场救治,临时医院建立和运作,危重伤病员转运后送,卫生防疫,心理疏导和当地卫生机构的恢复重建等。

（二）处置对象群体性

当严重灾害发生,受影响的群众往往数量巨大。自然灾害不仅给人的生命财产带来重大损失,也会冲击社会秩序,打破社会结构。我国正处于社会转型期,人们的生活方式、行为方式和诉求表达、情感宣泄的途径选择都与过去有着明显的不同,加上灾民的心理应激等,在灾害发生、救灾及灾后重建的过程中,可能出现诸如哄抢物资、冲击政府部门等群体性事件,对救援工作也提出了新的挑战。

（三）空间跨度大,组织衔接环节多

医学救援遵循"阶梯救治,分级治疗"原则,救援行动跨越第一现场、临时医疗站、移动医院、后方医院等多个空间,伤员需经过现场搜救、急救复苏、救命手术、心理干预、转运后送和专科治疗等多个技术环节,空间跨度大,组织衔接环节多。

（四）需要的技术更多

除了传统意义上的院内医疗救治技术外,现代救援医学包括十大核心技术:搜索营救、检伤分类、急救复苏、救命手术、心理干预、卫生防疫、立体后送、危险特殊环境救治、战伤救治以及核化生救治技术,缺一不可。

（五）时效要求更加急迫

在国际救援上有一种通用的说法:"白金 10 分钟,黄金 1 小时",是指人在遇险的情况下,"前 10 分钟"以及"前 1 小时"是否可以进行妥善的处理,将直接关系到人的生命安全。尤其是在地震灾害的 72 小时黄金救援期内,灾民的存活率随时间的消逝呈递减趋势,72 小时之后生存概率会很低。这时,时间就是生命,需要使伤员在尽可能短的时间内获得最确切的救治,从而降低死亡率和致残率。

（六）多学科、多领域综合参与,协同施救

医学救援需要强有力的组织体系和多部门协作,内涵丰富,外延无限,涉及临床医学、公共卫生、社会学、工程学、法学、伦理学等众多领域。例如,大地震后,房倒屋塌,瞬间造成大量人员伤亡;伤病员处在恶劣的环境下,有的被埋压在废墟下,有的被挤压在损毁的车辆、飞机残骸中;当地医疗、通信、消防等基础设施受到破坏,交通中断,城市陷于瘫痪,乡村变成孤岛;如果食品、饮用水供给不足,社会秩序就会立即处于失控的边缘。医学救援的实施绝不是盲目地派遣医护人员,携带平时简单的院前急救设备,随意进驻灾区,各自为战地提供医疗救治。这样不但不能有效地减少受灾群众的伤亡,还会使救援人员陷入危险当中,增加不必要的伤亡。首先应在国家应急管理部门和当地政府的领导下开展工作,建立强有力的组织指挥系统和科学的应急救援网络,动员一切可以借助的卫生资源,以及通信、交通、能源、建筑、保险、气象、水文、供水等部门的力量,密切联系消防、警察、军队、周边医疗中心等,协同完成救援任务。

三、医学救援的研究范畴和任务要求

（一）医学救援的研究范畴

1. 医学救援的基本理论　深入探索各种灾害发生规律和损伤特点,从基础上开始对各种灾害进行科学、系统的研究,制订各种卫生应急保障方案。重视和加强对各种灾害损伤的基础研究,应重点开展机体对创伤的反应研究,各种灾害伤情严重度评估研究,多器官功能障碍综合征（multiple organ dysfunction syndrome,MODS）及多器官功能衰竭（multiple organ failure,MOF）的机制、防治研究,创伤的预防研究,创伤细胞分子生物学、创伤修复分子生物学机制研究及组织工程学研究。创伤康复不仅仅注重机体功能的康复,更应注重心理创伤的康复,要不断开发、研制有利于功能恢复的器械、设备,加强各种灾害后的心理治疗,降低伤残率和伤残程度,提高社会生产力。研究、发展和引进有关预防各种灾害、减少伤病员的数量、减轻损伤的严重程度、加快伤病员后送速度和提高医疗能力等方面的技术。

2. 医学救援应急管理　搞好各种灾害现场的卫生救护训练、优化卫生组织和完善各种灾害现场急救预案。创建高效运行的信息化救援医学网络体系。做好突发公共卫生事件监测、预警和救援医学应急反应能力建设。

3. 医学救援现场应急救援　包括在灾害现场搜索、营救幸存者,进行检伤分类,分级救治。加强现场救治,加快伤员后送,尽可能缩短伤后至手术的时间。为灾区群众提供紧急医疗救助。建立与使用移动医院,帮助当地医院进行重建工作。

4. 医学救援公共卫生与疾病预防控制　参与灾后灾区检水检毒、灾后传染病的预防与处理以及灾后灾民心理障碍的处理;促进灾民的灾后功能康复与心理康复;协助进行灾后医疗体系的重建及人员培训、教育等。

（二）医学救援各任务阶段的主要工作

医学救援任务主要分为四个阶段,包括:准备阶段、动员阶段、行动阶段和撤离阶段。

1. 准备阶段　在没有发生突发事件的平时,要做好准备、预防、预警,以及突发事件紧急医学救援工作知识和能力的宣传教育、普及提高与培训演练等工作。做好各种救援装备物资的储备。

2. 动员阶段　救援队接到预警命令后,立即进入红色警戒期。信息员立刻收集灾害相关的信息,接到正式出队命令后,启动出队预案,确定出队救援队员名单,准备物资和装备,集结人员,做好动员工作。

3. 行动阶段　抵达灾区现场,开始工作。建立营地,开始到搜救现场开展急救、搬运、后选工作;发生重特大伤亡事件时承担伤员现场验伤分类、救治、转运和重症伤员救治工作;携带医疗背囊巡诊;帮助恢复当地医疗机构,帮助当地医院开展救治工作;开展疫情防治工作,包括检水检毒、在灾区开展防疫和卫生工作等;及时对灾区的伤病员和灾民进行心理疏导和治疗;培训当地医务人员。

4. 撤离阶段　在接到结束任务的命令后,及时清点、回收医疗药品和器械,登记入册;记录捐赠物品和所剩需要运回的物品清单;与当地卫生服务机构做好交接工作;撤离回到原单位后清洗服装,登记入库,补充耗材和药品,做好队员查体和工作总结。

第二章　救援医学学科的形成和发展

第一节　世界救援医学发展的历史概况

人类的历史,就是与灾害不断斗争的历史。人类从诞生开始,就不断经历各种各样的灾害。在原始社会,人类受到野兽的袭击和自然灾害的威胁,为了争夺赖以生存的土地和资源,还要经历不同部落之间的战争。在奴隶社会和封建社会,瘟疫、地震、台风、海啸、暴雪、洪涝、火山爆发、战争等灾害,给人类的生产生活造成了严重的影响。随着近代工业化的发展,新型的灾害不断出现,比如核辐射、空难、恐怖袭击等。进入21世纪以来,科技日新月异,经济快速发展,各类灾害事件发生的频率也随之增加。刚刚迈进2020年,人类就经历了新型冠状病毒肺炎全球暴发蔓延、澳大利亚山火持续数月、非洲沙漠蝗灾、巴西特大暴雨侵袭、加拿大特大暴风雪等各类灾害,全球经济受到重创,无数人的生命安全和健康受到威胁。在灾害的面前,人类虽然渺小,但却从未退缩;在与灾害的不懈斗争中,人类越来越强大,科技越来越发达。因为病毒肆虐,我们研制了疫苗;因为地震频发,我们发明了预报仪器;因为灾害不断,我们创立了救援医学。

随着社会的发展和文明的进步,人类应对灾害的能力不断地提高,但并不能完全控制灾害的发生,各类灾害仍然严重影响着人们的生产生活。据统计:全世界每年有数百万人死于各类灾害,受伤人数约为死亡人数的数百倍;灾害导致众多受害者落下终身残疾,由此导致了大量劳动力的减少以及整体医疗费用的增加,每年造成的损失可高达数千亿美元。由于灾害的不断发生,一门新的学科应运而生,这就是救援医学。救援医学的目的就是当出现自然灾害、意外事故等突发事件时,能够及时给予有效的救援,挽救生命,减少伤残,将灾害的影响减少到最低程度。"使灾害不成为灾难"是人类的梦想,是救援医学的使命。

一、现代医学的发展历史

救援医学与医学密切相关,但又不完全属于医学范畴。救援医学体系庞大,是一门综合性学科,不仅涉及自然科学和工程技术领域里的医学、数学、物理学、化学、地质、水文、气候、气象、机械工程、信息通信、物流运输、建筑、消防等,还涵盖了社会、经济、管理、人口、军事、行政、法律、情报等社会科学。救援医学的发展离不开相关学科的进步;尤其是现代医学的不断进步,推动了救援医学的发展。近代医学经历了16—18世纪的奠基,自19世纪开始快速发展;到了20世纪,近代医学与现代科学技术相结合,发展为现代医学。

微生物学的发展经历了漫长曲折的过程。世界上最早报道微生物的人是荷兰人列文虎克。1676年列文虎克制造出了世界上第一架显微镜,并第一次从自然界中观察到了微生物,为微生物学的建立奠定了基础。19世纪下半叶,法国科学家巴斯德首先证明了有机物的发酵是由微生物所引起。巴斯德通过用加热的方法杀灭那些让酒变酸的微生物。自此,微生物学开始成为一门独立学科。至今,"巴氏杀菌法"仍是牛奶、饮料等多种食物的杀菌方法,在食品领域应用广泛。同时期的德国学者科赫发现了霍乱弧菌、结核分枝杆菌及炭疽杆菌等,并改进了培养细菌的方法和细菌染色方法,可将细菌从标本中分离成单一菌落,更利于对细菌的研究。巴斯德还致力于研究狂犬病,他证明了病原体存在于患病动物的唾液及神经系统中,并制成了减毒活疫苗,帮助人们获得了狂犬病的免疫力,促进了免疫学与预防医学的发展。

到了19世纪,药物学逐渐发展起来,科学家们从植物中提取出有效成分,制成了吗啡、奎宁等药物,但是抗感染药物仍未问世,人类对大多数感染性疾病仍无能为力。20世纪抗生素的发明,使得感染性疾病的治疗进入了一个新的时代。1908年德国学者埃尔利希发明了治疗梅毒的砷凡纳明,开创了化学治疗的先河。1928年英国微生物学家弗莱明首先发现了青霉素,它由青霉菌产生,具有抑制金黄色葡萄球菌生长的能力。1935年德国细菌学家多马克成功研制了磺胺药。1941年弗洛里和钱恩实现了对青霉素的分离与纯化,将其真正应用于临床。1944年美国科学家瓦克斯曼通过放线菌发现链霉素,并将其用于治疗结核病。随后新的抗生素不断被制造出来并用于临床,使感染性疾病的治疗效果有了明显的改善。

18世纪之前,外科发展非常缓慢。随着18世纪解剖学的发展,外科学进入了新的历史阶段,但仍有无数问题阻碍其发展,如疼痛、感染等。随着19世纪麻醉技术、无菌技术的发展,外科学进入飞速发展的阶段。在麻醉药发明以前,外科手术治疗往往意味着难以忍受的疼痛,这也限制了外科学的发展。1799年英国化学家汉弗莱·戴维发现吸入一氧化二氮(笑气)后疼痛有所缓解。1824年德国医生希克曼将笑气用于动物实验中。1844年美国牙医韦尔斯在拔牙手术时使用了笑气。1846年,美国麻省总医院莫顿医生首次使用乙醚成功进行了全身麻醉手术,开启了现代麻醉医学的篇章。

外科学的发展离不开无菌技术的保障。无菌技术在医学中的应用无处不在,其重要性不言而喻。1864年匈牙利医生塞麦尔维斯首先提出在检查产妇前用漂白粉溶液洗手。1867年英国外科医生李斯德意识到要防止空气中的微生物进入人体,率先使用苯酚喷洒手术室,煮沸手术用具,使用纱布覆盖伤口,为消毒和无菌技术奠定了基础。1877年德国医生贝格曼发明了高压蒸汽灭菌法,建立了现代外科学中的无菌技术体系。1889年德国医生弗伯提议手术前进行手臂消毒。1890年美国医生霍尔斯特德建议戴橡胶手套,更加完善了无菌技术。

微生物学的发展、抗感染药物的问世、现代手术技术的进步,体现了现代医学的飞速发展,也为救援医学的发展提供了必不可少的保障。

二、救援医学的起源与发展

救援医学的历史不过短短几十年,但是却发展迅速。灾害救援医学(disaster medicine)的概念最早出现在第二次世界大战中,它是由当时参战的军医创造出来的新词。之后灾害救援医学这个词逐渐出现在医学专业书籍中,但并未受到广泛关注。英文disaster medicine直接翻译应为"灾害医学"或"灾难医学",但这门学科主要研究的问题是关于发生灾害之后的救援工作以及防灾减灾的措施,以我国的语言习惯,将其翻译为"灾害救援医学"或"救援医学"更为合适。

1976年10月,在德国的美因茨(Mainz),著名的麻醉科及内、外科医生发起并成立了专门研讨急救和灾害救援医学的组织,称为"美因茨俱乐部"(Club of Mainz),自此急救医学与灾害救援医学紧密联系在一起。这个组织的成立旨在促进世界各国应对日常突发事件和重大紧急灾害的院前处理与急诊救治的发展。这标志着灾害救援医学的诞生,也标志着灾害大救援观念的形成。之后这个组织更名为"世界灾害与急救医学学会"(World Association for Disaster and Emergency Medicine, WADEM)。这是国际上第一个研究灾害救援与急救的学会。WADEM的成员由最初只有几个国家,发展到现在遍布55个国家,而且涉及众多学科领域,包括急救医学、护理学、应急管理、军事、心理学、社会学等。联合国将其描述为"国际灾害与应急健康专家的集合"。WADEM将灾难定义为"当地事件的伤亡超过其医疗资源承受范围"。WADEM的使命包括:促进学术研究为基础的教育培训;通过全球网络和出版物为各成员解答问题及交换信息;发展和维持循证的急诊与灾难卫生保健,并为其整合及实施提供引领;整合所收集的数据,提供灾难评定标准、评估研究及评估方法;鼓励在科技出版物及国际会议上发表或提出循证的研究成果。

美国匹兹堡大学国际心肺复苏研究中心的彼得沙法教授是当代急救医学的泰斗,他于1995年将研究中心更名为"国际心肺复苏与灾害医学研究中心",将研究重点转向了灾害救援医学。随着时代的发展,全世界逐渐将目光投向了灾害救援医学。各国开始重视救援医学的发展,组织建立救援医学学会进行相关学术研究。

显然,救援医学仅仅依靠临床医生是远远不够的,它需要多个部门、多个学科的参与。国际性的学术会议也由以前的以医生为主体,转为有更多的社会公共部门(如消防、救援机构、城市建筑、保险行业等)人士参加。自1979年开始,WADEM在世界各地每2年举办一次学术会议,是国际最高规格的灾害救援与急救医学学术会议,旨在加强各国研究者在灾害救援和急救领域方面的交流与合作。最近的一次会议是在2019年5月,由WADEM和昆士兰科技大学(Queensland University of Technology)共同主办的第21届"世界灾害与急救医学大会",在澳大利亚第三大城市布里斯班市召开。大会的主题是"未来",包括对未来灾害与风险的理解、未来社区的作用与建设蓝图、未来的技术及未来的合作等。来自世界50多个国家和地区的卫生保健及应急管理各领域的近800名专家参加了大会。大会设知名专家演讲以及一系列互动性的创新分论坛,旨在最大限度地为与会者提供经验交流机会,共同为促进防灾减灾事业和灾害医学的发展做出贡献。

三、联合国参与协调灾害救援

(一)联合国人道主义事务协调办公室

在重大灾害发生时,单个国家的应对能力往往有限,这就需要世界各国联合起来对抗灾害,而联合国在其中发挥了重要的作用。1971 年,联合国大会设立救灾协调专员(disaster relief coordinator)一职,并在日内瓦成立了联合国救灾协调专员办公室。1987 年 12 月,第 42 届联合国大会通过了第 169 号决议,决定把 20 世纪的最后 10 年命名为"国际减轻自然灾害十年",其宗旨是:通过一致的国际行动,以减轻由于自然灾害,如地震、风暴(热旋风、飓风、龙卷风、台风)、海啸、洪水、滑坡、火山喷发、自然大火,以及其他自然因素如蝗虫等病虫害所带来的生命和财产损失,尤其是带给发展中国家的人民带来的生命损失和财产破坏,以及由此引起的社会和经济的停顿。1989 年 12 月,第 44 届联合国大会通过了《国际减轻自然灾害十年国际行动纲领》。包括我国政府在内的全球各国政府、社团和民众积极响应并参与这一行动。但是 10 年之后,全球灾害有增无减,形势依然严峻,各国政府认识到减灾必须作为长期的任务,减灾对于可持续发展有着重要的意义。

1991 年 12 月,联合国大会通过了 46/182 号决议,旨在加强联合国应对紧急状况和自然灾害的人道主义救援的协调能力,加强联合国采取人道主义行动的有效性。将应急救灾协调员(emergency relief coordinator,ERC)作为联络员,专门负责人道主义紧急事务,设立了机构间常务委员会。1992 年,联合国设立了人道主义事务部(Department of Humanitarian Affairs,DHA)。1998 年,联合国人道主义事务部被改组为人道主义事务协调办公室(Office for the Coordination of Humanitarian Affairs,OCHA),它的权责得到扩充,加入了对人道主义应对、发展和诉求的协调功能。应急救灾协调员负责领导 OCHA 的工作,一般由联合国副秘书长担任。OCHA 与各个政府部门、政府间机构、非政府组织合作,以确保各个部门能在协调一致的框架内更有效地发挥其作用。OCHA 的宗旨是协调联合国在人道主义危机方面的援助,动员和协调国际社会的共同努力,特别是联合国机构,以协调统一的、及时的行动来满足那些置身于痛苦中的人们和灾害中物质被破坏以及紧急状况的需要。其主要职能如下:消除由灾害或冲突引起的人类困苦;推进备灾和减灾工作;为受灾人群提供及时、有效的国际援助;确保受灾害或冲突影响的人群找到应对挑战的可持续渠道;宣扬人道主义权利。

2000 年 10 月 11 日,时任联合国秘书长安南先生说:"我们的世界比任何时候更容易受到灾害的伤害。灾害造成死亡的人数在不断加大,灾害的经济损失也迅猛地增长。"他还对"减灾"作了进一步的诠释:"减灾十年"最初针对的是"自然灾害",但专家们很快把"减灾"扩展至多种灾害,这是十分正确的。"减灾十年"的另一个意义就是提出了灾害预防文化,即在灾害发生之前未雨绸缪,不要等灾害造成损失之后才去弥补。

2002 年 12 月 16 日联合国大会通过的关于"加强国际城市搜索和救援援助的效力和协调"57/150 号决议是全球灾害救援工作的纲领性文件和依据。OCHA 与国际搜救咨询团(International Search and Rescue Advisory Group,INSARAG)管理国际救援队伍的规范化建设与任务执行。联合国建立了基于因特网的全球灾害预警与协调平台(Global Disaster Alert and Coordination System,GDACS),通过现场的指挥中心(On-Site Operations Coordinating Centre,OSOCC)与网络上的虚拟指挥中心(Virtual OSOCC)相辅相成,调度国际救援队伍。

INSARAG 成立于 1991 年,由参与了 1985 年墨西哥地震和 1988 年亚美尼亚地震联合行动的专业国际城市搜救队(Urban Search and Rescue Team,USAR)联合发起。INSARAG 是一个由灾害管理人员、政府官员、非政府组织和 USAR 队员组成的政府间人道主义援助机构,在联合国框架下运作,其被赋予的使命也有助于国际减灾战略的贯彻实施。OCHA 与 INSARAG 倡导的 USAR 是融合搜索、营救与医疗于一体,即把医学急救技术与工程脱险技术高度融合的一支新型队伍,并具备快速反应、自我保障、独立生存等特点,特别适合地震现场救援需求,因此迅速得到全球推广。INSARAG 根据各成员国的经验和教训,反复修订 INSARAG 指南,以指导各国救援队伍建设,并通过国际救援队伍分级测评与每隔 5 年的复测,保证救援队伍技能熟练和能力不减。评估过程包含核对行政审查记录、许可证、培训记录、过去救援任务表现和 36h 团队野外实操。目前全球有 90 多支队伍加入了 INSARAG 大家庭。

2005 年,联合国进行了一系列人道主义改革,确保更好地发挥国际人道主义应急体系的预见性、责任与合作关系。从 2009 年开始,联合国大会将每年的 8 月 19 日设为"世界人道主义日",通过这种方式在全球范围内提高公众对人道主义援助行动的理解与认知。

(二) 世界卫生组织主导的灾害救援协调

世界卫生组织(World Health Organization,WHO)是联合国下属的专门机构,是国际上最大的政府间卫生组织,总部设于瑞士日内瓦。它的宗旨是使全世界人民获得更高水平的健康。世界卫生组织一直重视灾害救援工作,灾害给众多受灾者带来身体上和心理上的创伤,为此世界卫生组织采取了多种措施。

1989 年在斯德哥尔摩,世界卫生组织举办了"第一届世界预防事故和伤害会议",来自 50 个国家的 500 多名代表在会议上一致通过了《安全社区宣言》。该宣言指出:任何人都享有健康和安全的权利,这是人的基本权利之一。这也是世界卫生组织推进全人类健康及全球预防意外和伤害计划的基本原则。世界卫生组织在 1993 年 4 月 7 日"世界卫生日"所发表的文告中指出:长期以来,人们对在家中、路上或工作场所可能遇到的危险认识不足,未能形成公众舆论;但是,一个新的流行病学模式正在出现,意外事故和肉体伤害行为常常对受害者个人及其家庭造成灾害性后果。这是世界卫生组织对日常生活中我们面对的突发事件的特别提示,以提高大家的防护意识。

另外,世界政治形势严峻,贫富差距不断扩大,反社会行为和恐怖袭击也在增多,如:1995 年 4 月 19 日,美国俄克拉何马州政府大楼的爆炸事件,造成 168 人死亡;2001 年 9 月 11 日,美国受到重大恐怖袭击,造成数千人死亡,震惊世界;2004 年 3 月 11 日,西班牙发生了旅客列车连环爆炸案,导致 200 多人被炸死,1 500 多人被炸伤。

进入 21 世纪,天灾人祸并没有因为文明的进步而减少。随着现代化进程的加快,人与人交往愈加频繁,交通运输日趋繁忙,各种交通意外伤害急剧增加,威胁着人们的生命安全和健康。全球每天约有十几万人受到交通事故伤害,造成数以千计的人死亡,数万人残疾,无数家庭破裂,造成难以估量的后果。2004 年,世界卫生组织在"世界卫生日"的主题是"道路交通安全",这是第一个以交通安全为主题的世界卫生日,旨在提高全社会全人类对交通安全的认识。

为了在灾害发生后更有效地进行医学救援,世界卫生组织在 2005 年成立了全球健康集群(Global Health Cluster)。它是联合国机构间常设委员会(Inter-Agency Standing Committee,IASC)集群系统的一部分,是通过建立伙伴关系开展灾害医学救援的多国家、多部门、多组织的协调平台。它的具体工作是:①提供专业医学知识;②通过培训提高各国卫生部门协调员和其他卫生部门工作人员的能力;③收集和传播合理的灾害救援信息,以指导各国家或组织的医学救援活动;④确定和解决技术、知识方面的差距,形成国际灾难医学救援指南,以确保卫生应对措施遵循全球最佳做法和标准;⑤促进和倡导人道主义卫生行动在全球舞台上的重要性,以确保全球健康集群获得所需的政治和财政支持。全球健康集群有 700 多个合作伙伴,受灾国如果需要医学救援,全球健康集群在世界卫生组织牵头下,协调多个合作伙伴,共同完成国际灾害医学救援任务。WHO 参与现场协调指挥了多次重大国际灾害后的国际医疗救援行动,如 2010 年的巴基斯坦洪灾、2013 年的菲律宾"海燕"台风救援行动等。

灾害一旦发生,具有人道主义精神的各国医疗队便前往受灾国进行救助。2010 年海地地震发生时,参与救援的外国医疗队多达 44 支,分别来自 18 个中、高收入水平国家。在救援过程中暴露出一些问题:有的队伍不与当地政府或国际组织联系;有的救援经验不足;有的医疗服务标准不够专业;有的只注重创伤救治而忽视当地的医疗需求。由此可见,国际医疗救援需要更规范化的引导。2013 年 WHO 颁布了外国医疗队(Foreign Medical Team,FMT)注册及协调的指导文件——《突发性灾害情况下外国医疗队的分级和最低标准》,通过规范队伍注册、分级测评、统一行动,加强队伍规范化建设,以确保参与国际救援的队伍安全和高效。后 FMT 改名为应急医疗队(Emergency Medical Team,EMT)。2015 年初全球应急医疗队的登记与认证工作正式启动,旨在对国际医疗队预先进行资格核准和登记,确保在应对大规模突发事件时紧急救援的有序性和有效性。中国国际应急医疗队和俄罗斯的两支应急医疗队伍成为 2016 年首批获得注册的三支队伍。在 2016 年的厄瓜多尔地震救援中,WHO 首次按 EMT 标准指南对国际应急医疗队进行了分级管理与调度部署。

四、其他与救援医学有关的机构

1984 年,国际人道救援医学学会(International Asociation for Humanitarian Medicine,IAHM)成立。该学会是一个非政府合作、非营利性组织,坚持人道主义精神,主要工作是:为发展中国家患者提供专业医院援助;为发展中国家提供专业灾难援助;为发展中国家提供卫生保健和辅助卫生保健人员培训;培训派往发展中国家进行紧急健康援助的卫生保健人员及辅助卫生保健人员。

国际红十字与红新月运动的灾害救援实践早于 OCHA 与 WHO,并致力于灾害中的医疗救援与人道主义援助,推广基于社区急救服务的体系建设,出台系列急救医疗技术培训与操作标准。目前国际红十字会已成为 WHO 的团体会员,愿意遵守 WHO 的共同章程与纲领,在国际层面与 WHO 共同开展人道主义救援行动。

不同国家和地区的气候、地质情况等不同,发生的主要灾害也不同,如:沿海国家易发生海啸;非洲大陆易发生旱灾、蝗灾;处于地震断裂带的国家易发生地震;火山周围国家容易发生火山喷发。不同国家和地区的救灾能力不同,主要和各自的经济发展、政治体制有关。救援医学经历了 40 多年的发展实践,经历了从最早的单灾种救援发展到多灾种救援,从某个国家独立救援体系发展为多国联合一体化救援体系。现在全世界各领域专家已认识到,救援医学早已逾越了医学范畴,与自然科学、社会科学等多领域关联紧密。

第二节 我国救援医学发展的历史沿革

一、我国灾害史

我国有 5 000 多年的悠久历史,拥有 960 万 km² 的土地,幅员辽阔,气候多变,地质条件多样,所以我国灾害种类多,分布地域广,发生频率高,造成损失重,是世界上灾害最为严重的国家之一。邓拓在《中国救荒史》中对 20 世纪 40 年代之前的中国描述:"此三千数百余年间,几于无年无灾,从亦无年不荒"。我国的地震发生频率极高,造成严重人员伤亡和财产损失,例如,1556 年中国陕西华县发生 8 级地震;1668 年山东郯城发生震级为 8.5 级的大地震,波及 8 省 161 县,是中国历史上最大的地震之一,破坏面积达 50 万 km² 以上;1927 年中国甘肃古浪发生震级为 8 级的强烈地震,古浪县城被夷为平地。

我国历史上洪涝灾害十分常见,在过去的 2 000 多年中,共发生了 1 600 多次洪灾。其他灾害如干旱、暴雨、台风、泥石流、火灾、矿难、战乱、瘟疫等也十分常见。

古代有句谚语:"大灾之后,必有大疫",多次灾害印证了这条规律。因为在大规模自然灾害出现之后,大量幸存者无家可归,临时居住地拥挤不堪,卫生条件极差,食物和饮水安全得不到保证,环境恶劣,蚊虫滋生,尸体腐败,造成伤寒、疟疾、鼠疫、霍乱等传染病流行,由此导致的死亡人数甚至超过原发灾害。

从晚清时代起,由于清朝政府的腐败无能,我国多次遭受列强的侵略,如鸦片战争等。这些战争使人民流离失所,生活艰难困苦,根本没有救灾的能力。

1949 年后,主要发生的是自然灾害和传染病。仅数十年间,我国就发生过两次强烈地震:一是 1976 年 7 月 28 日,河北省唐山市发生震级为 7.8 级的地震,死亡 24.2 万人,重伤 16 万人,一夜之间一座重工业城市毁于一旦,直接经济损失 100 亿元以上,为 20 世纪世界上人员伤亡最大的地震;二是 2008 年 5 月 12 日,四川省汶川县发生震级为 8.0 级的地震,直接严重受灾地区达 10 万 km²,导致 69 227 人遇难,17 923 人失踪,374 643 人受伤,直接经济损失超过 8 000 亿元。

另外,洪水、干旱、台风、泥石流等自然灾害依然频繁发生。1954 年长江淮河出现近百年未遇洪水,受淹耕地 4 755 万亩。1959—1961 年,遭遇了"三年困难时期",由于全国干旱严重,我国粮、油、蔬菜及副食品等生活物资极度缺乏,严重危害了人民群众的健康和生命,许多人出现营养不良,甚至水肿,出生率大幅度降低,死亡率显著增高。1975 年 8 月,"7503 号"台风在河南滞留 20 多个小时,期间伴随着特大暴雨,从而产生了特大洪水,直接经济损失超过 100 亿元。1998 年我国长江、嫩江、松花江流域发生特大洪灾,受灾人口超过 2 亿人,直接经济损失达 1 660 亿元。

随着社会的发展、科技的进步,各种人为灾害也越来越严重地危害和影响着人类的生命。我国每年发生的交通事故、安全生产事故超过 50 万起,造成人员死亡 10 万人以上,经济损失严重,政治影响很大。

我国公共卫生事件也有发生,严重危害着我国人民的身体健康。1967 年流行性脑膜炎在全国蔓延;2003 年的严重急性呼吸综合征(severe acute respiratory syndrome,SARS)在全国流行;还有 2005 年四川省人感染猪链球菌病,近年来的高致病性禽流感,2008 年安徽阜阳 EV71 病毒引发儿童的手足口病死亡病例,以及 2020 年起国内多地暴发的新型冠状病毒肺炎疫情。这些都严重影响了人民健康和生命安全。

另外,还有一些社会公共安全与经济安全事件也会造成严重危害。

二、我国医学发展史

《淮南子·修务训》曰:"神农乃始教民,尝百草之滋味,当时一日而遇七十毒,由此医方兴焉。"原始社会人们就已经知道用野草、树叶、泥灰等涂敷、包扎伤口。西汉时期的经典医学典籍《黄帝内经》中就有关于急救的记载。《素问·至真要大论篇》提到"病有盛衰,治有缓急,方有大小",进一步阐明"治病有轻重缓急、药品有剂量差异"等。书中提到的"上工救其萌芽,下工救其已成"是迄今最早的"急救原则",强调急救重在早期阶段,贵在快速。

东汉后期,连年战乱灾荒不断,传染病反复大规模流行,其中伤寒病占百分之七十,张仲景撰写了《伤寒杂病论》,确立了中医学重要的理论支柱之一——辨证论治的基本法则,提高了我国传染病的救治水平。书中还提到最常用的急救方法——人工呼吸法。同时代的华佗利用自己所创制的麻沸散进行了全身麻醉下腹腔手术,这是世界医学史上伟大的创举,也标志着我国外科学的诊疗水平达到了一定高度。东晋时期葛洪编著的《肘后备急方》是我国第一部临床急救手册,其中有开放气道、清除异物、骨折固定、淹溺救治、人工通气、导尿、洗胃等急救技术的记载。

隋唐时期,我国经济和文化空前繁荣,医学也蓬勃发展。唐高祖在长安建立了世界上最早的医学校——太医署。太医署分为医学部和药学部,而且制定了严格的考试制度,保证了学习的质量。宋代时,医学校被划归国子监管理,医学校的规模也进一步扩大。医学校一直延续到清代,为我国输送了很多医学人才,如宋代朱肱、陈自明,元代齐德之,明代徐春甫、薛己等。

唐代著名医学家孙思邈所著的《千金方》和《千金翼方》,总结了唐代之前的诊治经验,对中医学的发展有着重要的贡献,其中最早描述了下颌骨脱臼的手法复位、葱叶导尿等方法。宋代开始重视卫生防疫工作:北宋年间采用"鼻苗种痘"预防天花,即将痘苗种到鼻黏膜上,挽救了无数人的生命;16世纪中国的人痘接种被广泛采用并流传到俄国、朝鲜和日本,18世纪中叶传到欧亚各国。在宋代时,我国出现了最早的救灾组织——"救生会",在江苏省镇江成立,主要救助溺水者。

明清时代是中医学理论深化发展的阶段,大量医学论著问世,例如明代楼英的《医学纲目》、清代吴谦等编著的《医宗金鉴》等。李时珍的《本草纲目》更是成为药学经典著作。明清时西医逐渐传入我国,使我国在创伤救治、传染病防治等方面有了较大的提高。

三、我国灾害救援的实践与发展

封建社会主要是以农业经济为主,经济规模小,从事灾害救援的人员少,防灾意识不足,救灾投入有限。一般是在灾害发生后,临时由当地政府组织人员参加救灾,所以抗灾能力十分有限。

1949年初,百废待兴,百业待举,我国政府对于防灾救灾给予了高度重视。1949年10月,我国就成立了中央防疫委员会,卫生防疫系统不断建立健全,在防治天花、鼠疫、霍乱、肺结核、疟疾等传染病方面取得了很大成就,普及了基本医疗卫生服务,大大提高了人民的健康水平。同时,全国医疗机构及急救中心也不断恢复和发展起来。

1949年12月,政务院(国务院的前身)颁布了《关于生产救灾的指示》,要求"各级人民政府必须组织生产救灾委员会,包括内政、财政、工业、农业、贸易、合作、卫生等部门及人民团体代表,由各级人民政府首长直接领导"。1950年2月,中央救灾委员会成立,统一领导、组织和协调灾害救助工作。中央救灾委员会的成员包括内务部、财政经济委员会、财政部、农业部、水利部、交通部、铁道部、贸易部、卫生部、中华全国妇联等多个部门。同时,中央颁布了《中央救灾委员会组织简则》,规定灾害管理工作的工作任务,明确了救灾的日常工作由内务部负责。当时中国的救灾方针为"生产自救,社会互助,以工代赈,辅之以必要的救济"。后来这一方针逐步被修订为"依靠群众,依靠集体,生产自救,互助互济,辅之以国家必要的救济和扶持"。由于我国洪灾多发,1950年6月,我国成立中央防汛总指挥部,针对长江、黄河、淮河、海河等水患严重的大江、大河先后进行了多次整治。

1989年4月,我国政府积极响应联合国关于开展"减灾十年"活动的号召,成立了"中国国际减灾十年委员会",部分地方政府也成立了响应减灾综合机构,专门负责组织制定减灾对策、开展减灾管理、进行减灾规划等工作,增加国际间的合作。2000年10月,根据我国开展减灾工作的需要和联合国有关决议的精神,"中国国际减灾十年委员会"更名为"中国国际减灾委员会"。2005年4月,经国务院批准改名为"国家减灾委员会"。

此外,自20世纪80年代末以来,我国还成立了国务院抗震救灾指挥部、国家森林防火指挥部、国务院安全生产委员会等协调机构。

1995 年,卫生部颁布《灾害事故医疗救援工作管理办法》,这是我国关于灾害救援的第一部法规性文件。1998 年,在我国的综合减灾防灾体系中,已经形成了救援医学专业队伍。

2001 年 4 月我国组建了国家地震灾害紧急救援队(对外称"中国国际救援队",China International Search and Rescue Team,CISAR),由时任国务院副总理的温家宝同志向救援队授旗。这是一支国家级专业灾害救援队伍,可以参加世界各地的灾害紧急救援工作,主要任务是协助灾区开展搜救、营救、医疗救援、疫病防治、灾后重建等工作。救援队由中国地震局、解放军工程部队、武警总医院等有关人员组成,最初全队共 200 余人,"5·12"汶川地震后,救援队扩编至近 500 人,并补充了大量装备器材,新建成的国家地震紧急救援训练基地也投入了使用。借鉴历次救援经验,充分考虑城市及山区等不同条件下的救援特点,扩编后的救援队实行模块化和机动灵活的编组方式,可分解为 3 支相对独立的救援队,可以同时在多处进行搜索救援行动。2009 年 11 月,中国国际救援队通过联合国重型救援队分级测评,成为亚洲第二支、全球第十二支联合国认可的国际重型救援队,并于 2014 年 8 月、2019 年 10 月顺利通过联合国国际重型救援队复测。救援队多次参加国内外灾害救援工作,例如 2003 年阿尔及利亚地震、2005 年巴基斯坦地震、2010 年中国青海玉树地震、2010 年巴基斯坦洪灾、2011 年日本地震海啸、2015 年尼泊尔地震等。在多次救援实践中,救援队展现了高水平的专业能力,向国际社会展现了中国的综合实力,受到了联合国有关组织的高度评价。

2003 年严重急性呼吸综合征疫情暴发后,党中央和国务院认真总结防治严重急性呼吸综合征工作的经验和教训,布置了应急管理"一案三制"(即:应对突发公共卫生事件所制订的应急预案、管理体制、运行体制和有关法律制度)建设工作,拉开了我国应急管理体系构建的序幕。2003 年 5 月,国务院公布施行《突发公共卫生事件应急条例》,要求卫生部门组建应急专业技术队伍,根据救灾需要及时赶赴现场提供医学救援和疾病防控,同时为灾区提供药品、器械等卫生和医疗设备。《突发公共卫生事件应急条例》对突发公共卫生事件的预防与应急准备、报告与信息发布、紧急处置及法律责任等问题制订了具体措施,这标志着我国将应对突发灾害事件纳入了法制化轨道,也标志着我国处理重点灾害事件应对机制的进一步完善。此后,卫生防疫系统一直承担着突发传染病、重点自然灾害的传染源控制、灾难现场应急救援等工作。公共卫生事件属于灾害中非常重要的一类,给人民的生命和财产带来巨大危害,因此,提高应对公共卫生事件的能力,对国家和人民有着重要意义。

2005 年,国务院办公厅设置国务院应急管理办公室,承担国务院应急管理的日常工作和国务院总值班工作,履行应急值守、信息汇总和综合协调三大职能。各省、市、自治区设立应急办公室。2006 年 1 月,国务院正式发布《国家突发事件总体应急预案》(简称《预案》)。该预案不止适用于突发公共卫生事件,而是适用于所有突发事件,包括自然灾害、事故灾难、社会安全事件等。《预案》指出,参与应急处置的人员不止涉及医疗卫生部门,还涉及公安(消防)、地震救援、海上搜救、矿山救护、森林消防、铁路、民航等多个部门。这就体现了"大救援"的概念:救援医学早已逾越了医学的范畴,有着广泛的外延,与多学科、多部门有关联。随着我国政府对于灾害救援工作的投入,各省、自治区、直辖市也都成立了应急管理厅(局),全面统筹突发事件的应急救援管理工作。

2007 年 11 月,在应急预案的制订和应急体制、机制、法制(即"一案三制")建设的基础上,国家颁布了《中华人民共和国突发事件应对法》,目的是预防和减少突发事件的发生,控制、减轻和消除突发事件引起的严重社会危害,规范突发事件应对活动,保护人民生命财产安全,维护国家安全、公共安全、环境安全和社会秩序。

2009 年起,我国将每年的 5 月 12 日定为"防灾减灾日",可见国家层面对防灾减灾工作的重视。

2010 年以来,从国家到地方逐步建立了多支卫生应急队伍,其中仅国家级的卫生应急队伍就包括了紧急医学救援类、突发急性传染病防控类、突发中毒事件处置类、核和辐射突发事件卫生应急类共 4 类国家紧急医学救援队 48 支,以及国家卫生应急移动医疗处置中心 10 个。目前这些队伍主要是由各级医疗机构的医护人员和后勤人员组成,并非全职的救援队员。

2018 年 3 月成立中华人民共和国应急管理部。由于我国是灾害多发、频发的国家,为防范化解重、特大安全风险,健全公共安全体系,整合优化应急力量和资源,推动形成统一指挥、专常兼备、反应灵敏、上下联动、平战结合的中国特色应急管理体制,提高防灾减灾救灾能力,确保人民群众生命财产安全和社会稳定,将国家安全生产监督管理总局的职责,国务院办公厅的应急管理职责,公安部的消防管理职责,民政部的救灾职责,国土资源部的地质灾害防治、水利部的水旱灾害防治、农业部的草原防火、国家林业局的森林防火相关职责,中国地震局的震灾应急救援职责以及国家防汛抗旱总指挥部、国家减灾委员会、国务院抗震救灾指挥部、国家森林防火指挥部的职责整合,组建应急管理部,作为国务院组成部门。按照分级负责的原则:一般性灾害由地方各级政府负责,应急管理部代表中央统一响应支援;发生特别重大灾害时,应急管理部作为指挥部,协助中央指定的负责同志组织应急处置工作,保证政令畅通、指挥有效。应急管理部的成立有利于降低部门之间进行协作的难度,提升应急管理的协同绩效,有利于救灾流程的优化。

应急管理部成立后不久就组建了中国救援队。救援队以北京消防总队为主要骨干,再加上中国地震应急搜救中心和应急总医院有关的人员组成救援队。他们从组建之始就按照国际一流水平,高标准、严要求,苦练精兵。2019 年 3 月,中国救援队参加了莫桑比克洪涝灾害的国际救援工作,受到了联合国的高度评价,也受到莫桑比克政府的高度评价。2019 年 10 月救援队通过了联合国国际重型救援队测评,我国成为亚洲首个拥有两支重型救援队的国家。

2020 年 3 月,国务院办公厅印发《关于开展第一次全国自然灾害综合风险普查的通知》,定于 2020 年至 2022 年开展第一次全国自然灾害综合风险普查工作。这次普查是一项重大的国情国力调查,是提升自然灾害防治能力的基础性工作。开展全国自然灾害综合风险普查,是摸清我国灾害风险隐患底数的重要手段,可以为国家和地方各级政府应急管理和经济社会发展提供科学的决策依据。这次普查将首次实现自然灾害风险要素的"全集"调查。也就是,普查既涉及多个自然灾害类型的致灾要素调查,也涉及房屋建筑、交通设施等重要承灾体要素的调查,还涉及历史灾害、综合减灾资源(能力)的调查。由此可见,我国政府有忧患意识,不仅重视灾害发生后的救援,更要防患于未然,最大程度减少灾害带来的影响。

四、我国救援医学学科的形成与发展

1992 年,中华医学会急诊医学分会成立了"灾害医学专业组",研究防灾减灾的问题,并举办全国及国际灾害救援医学研讨会,灾害救援医学在国内开始逐渐受到关注。

从 20 世纪 90 年代起,越来越多的中国专家投入到救援医学的研究中,相关著作也相继出版。如 1992 年 Baoskett 和 Weller 合著的《灾害医学》(张建平,译);1993 年张鸿祺等主编的《灾难医学》;1994 年华积德主编的《灾难医学》;2008 年郑静晨等主编的《灾害救援医学》;2009 年王一镗等主编的《灾难医学》。

为了方便国内专家进行学术交流,我国逐步开展了有关救援医学的学术会议。1993 年 11 月在上海召开了第一次全国灾害医学学术会议,来自全国 12 个省、市及解放军、铁路、民航、钢铁、化工等系统和单位的 70 多名代表参加了会议。在会议讨论中,大家一致认为救援医学不仅仅是医疗问题,而是一项复杂的系统工程,是整个社会乃至全人类的共同责任。这次会议的胜利召开标志着我国灾害救援医学的研究开始步入一个新的阶段。

2001 年 1 月,民政部批准在中国灾害防御协会下成立救援医学专业委员会;同年 4 月,选举产生了由国内从事救援医学的专家组成的救援医学专业委员会,我国的救援医学专业及队伍开始步入正轨。专业委员会旨在普及救援医学知识,提高公众救援和自救互救能力;自成立以后一直致力于我国医学救援工作,并以医疗卫生领域为主体,立足中国国情,结合国际急救医学进展及重大灾害医学救援态势,积极开展医学救援的专业工作和公众自救互救的普及工作。

自 2003 年开始,救援医学专业委员会每年举办一次的"中国国际现代医学救援论坛",为国内外救援医学专家的交流、讨论搭建了平台,是国内最权威的行业论坛之一。2004 年在杭州举办的"中国国际第二届现代救援医学论坛"上,李宗浩教授提出的"共创全球救援一体化"理念得到了广泛认同。这个理念与"全球经济一体化"的口号相适应,是医学面向人类社会更加开放、交往的时代特征,是医学处在科技高度发展的年代的必然大走向、大趋势。

2008 年 11 月,中国医学救援协会成立,它是全国性一级行业协会,由卫生部主管。协会的创立发展,是以科学发展观为统领,以"关爱生命、科学救援"为宗旨,团结广大医务工作者和社会相关领域的救援人员,当好政府的助手,配合政府的有关工作,积极推动行业建设,制定标准、规范,开展学术活动,进行科学研究、培训教育和国际交流合作。协会创办了国内唯一的灾害医学统计源期刊——《中国急救复苏与灾害医学杂志》。

2011年5月，由世界灾难与急诊医学学会授权，我国承办的第17届世界灾难与急救医学学术会议在北京隆重召开。来自世界各地的从事灾害救援、急救、公共等领域的600余名专家学者及1500余名来自全国各地的医务工作者、救援医学研究学者等参加了会议，为我国政府相关部门及急救医学工作者提供一次向世界发达国家和地区学习灾害救援的策略、防范措施与方法等的良机，有效推动我国社会大众对灾难与急救医学领域的认知水平。

2011年12月，中华医学会灾难医学分会在上海成立，成为中华医学会第86个分会。学会陆续建立常委会、青委会及年会制度，陆续组建地震、火灾、水灾、爆炸、科普等多个学组，20余个省、市建立了二级分会，为中国灾难医学的起步打下坚实的人才储备基础。

2017年《灾害事故现场急救与卫生应急处置中国专家共识》发布，共识中提到：应广泛利用先进交通工具，信息化、网络化救治，迅速救援，保证医疗救护网络、通信网络和交通网络高效运行。2018年《中国灾难应急医疗救援队伍建设专家共识》发布，共识建议：应规范有关灾害应急救援的理论知识和管理方法，系统培养灾害应急医疗救援技能和管理的复合型人才，建立统一标准、统一装备、统一管理的专业化应急救援队伍。

五、我国救援医学教育的发展

2008年以前我国在灾害教育方面非常不足，没有系统的教育课程与规划，对于医务人员的教育也比较滞后，救助人员的综合素质不高，灾害医学研究不足，而对于全民的灾害教育更是严重不足。2008年11月，在第九届亚太灾难医学大会上，南京医科大学王一镗教授在大会上作了有关"如何建立灾难医学教育体系"的报告，他指出：当今世界，我们时时刻刻都面临着灾害和事故，但是灾害医学体系的建立却大大滞后。他还指出：应该在尽可能广泛的人群中进一步推广基础生命支持技能的培训，建议加强医学生和住院医生灾难医学的教育与培训。

2008年汶川发生的特大地震是对中国灾害救援医学理念和实践的一次全面考验，灾后我国政府认真总结了地震救援的经验和教训，在各省、市设立了应急救灾办公室，平时负责制订各种救灾预案、专业人员培训和科普教育，发生灾情时参与救灾的组织指挥和各部门的协同工作。在一些大学和医学院校，开办了灾害救援医学课程，组织全国性的学术讨论会，有的还筹建了灾害医学专业学科，例如：同济大学医学院（上海）、武警后勤学院（天津）、暨南大学医学部（广州）、四川大学华西医学中心（成都）等高校相继成立了"灾难医学系"，还有一些高校开设了救援医学选修课。

2013年国家卫生和计划生育委员会应急办公室组织编写并出版了《灾难救援技术培训大纲》，旨在指导和规范这项培训工作，以保证培训的质量。全国各地都在开展这项工作，但是培训目的、培训内容、培训教材、培训方法尚未完全统一，尚未标准化、规范化。随着救援医学的发展，救援医学教育一定会更加规范。普及救援医学教育水平，对提高救援人员的素质，减少灾害事件造成的伤残和死亡大有益处。

我国是世界上人口最多的国家，也是一个灾害频发的国家。我国救援医学虽然起步较晚，与发达国家有明显差距，但是经过多次救灾实践，已经建立了相关的机制，积累了丰富的经验，但有关基础研究、体系建设、减灾教育还有待进一步完善。

第三节　发达国家救援医学体系建设的研究与借鉴

发达国家经济发展水平较高，技术较为先进，工业化程度较高，救援医学发展较早，体系建设相对完善。根据不同国家在地方医疗卫生系统和军队卫勤系统参加救援时协调的模式以及合作的紧密程度差异情况，发达国家的灾害救援医学体制大致分为三类：第一类是形成全国性灾害救援医学系统的军民一体化的灾害医学救援体制，如美国；第二类是与军民一体化卫勤体制一致的灾害医学救援体制，如以色列、瑞士和奥地利等国家；第三类是以军队提供机动性支援为特点的军民协调的灾害医学救援体制，如日本、意大利、法国、德国、英国等。下面重点介绍美国、以色列、日本的灾害医学救援体系。

一、美国救援医学体系

（一）美国救援医学的发展历史

美国在应急管理及灾害救援方面发展较早，一系列大型灾害事件推动了应急管理体制机制的变革，救援医学体系相对完善。19世纪时，应急救援工作主要由地方政府负责；20世纪50年代之前主要由红十字会来完成。1803年美国国会批准为新罕布什尔州的一系列火灾提供援助，是联邦最早介入地方应急救援的行为。20世纪50年代之后，联邦政府介入应急救援逐步增多，当时的重点是核灾难应急救援。

20世纪60年代到70年代初，美国连续遭遇了自然灾害，如1962年卡拉飓风、1964年阿拉斯加地震、1965年贝特西飓风、1971年圣费尔南多地震、1972年艾格尼丝飓风等，对美国多地造成严重影响。频繁发生的灾害推动了相关法规的修改。1974年，《斯坦福减灾和紧急灾害救助法案》被正式宣布通过。当时处理突发公共事件的系统并不完善，涉及应急管理、灾害救援的联邦机构有100多个，美国各州和地方政府也有一些重复性的政策，有时联邦政府、州政府和地方政府在处理突发事件时各行其是，增加了联邦政府处理应急事务的复杂性，降低了灾害救援的效率。因此，全国州长协会建议精简州和地方政府设立的机构，将处理突发公共事件的机构进行统一、集中管理。经过不懈的努力，1979年卡特总统宣布，将多个分散的与灾害救援有关的机构合并，形成一个新的机构——联邦紧急事务管理局（Federal Emergency Management Agency，FEMA）。它接管了国家火灾预防和控制管理局、国家气象服务组织、联邦保险局、服务总局的联邦预备局及住房和城市发展部的联邦灾害管理局的部分工作。自此，美国突发公共事件由FEMA全权负责协调。

美国国防部于1980年建立军民应急医院系统（CMCHS），由较大的军队医院或退伍军人医院作为联邦协调中心进行协调指挥，并负责招募民间综合医院加入该系统。1985年美国国家卫生部和FEMA提出以CMCHS为基础，与联邦民防人员相协调，建立独立的全国性医疗反应系统，即国家灾害医学系统（National Disaster Medical System，NDMS）。平时NDMS的救援准备工作包括：灾害卫生救援计划的维持和发展、人员的训练和演习、特殊事件的处理、召开年度会议。美国的灾害医学救援系统可以统一协调军队卫勤力量与地方医疗卫生力量，并把军队卫勤力量作为国际灾害卫生救援的首选力量和国内灾害卫生救援的重要力量。NDMS在全国各大城市及战略要点都组建了专业性的医疗队，灾害期间，当地方急救医疗系统超负荷时，这些医疗队和其他专业医疗队可向患者及伤员提供直接的医疗服务。医疗队可分为以下三种类型：灾害医疗救援队、国家大规模杀伤武器医疗反应队、灾难死亡处理反应队。

美国于1999年通过《联邦应急预案》（Federal Response Plan），用于指引国内的灾害救援。2001年发生"9·11恐怖袭击事件"之后，美国对反恐紧急事件的处理极为重视，把人为事件和自然灾害的救援作为重中之重，在全国自上而下建立了紧急救援组织机构。

2002年11月，联邦应急管理局和联邦调查局、环境保护局、移民局、海岸警卫队等22个政府机关合并，组成了美国国土安全部。其目标是确保边境和运输安全、保护国家主要基础设施。综合、分析情报，准备、培训、武装第一线的应急救援人员，管理紧急情况。这个部门的成立使得美国在处理突发事件方面能够更加集中、高效。联邦应急管理局成为国土安全部的下属部门，主要负责灾前准备、培训、演练，应急救援过程的各项协调、联邦层面的物资支持，应急决策和灾后重建等工作。

2004年3月，国土安全部建立了国家事故管理系统（National Incident Management System，NIMS），目的是向美国三层行政区划（联邦、州、本地）提供全国性一致性援助。2004年12月，《国家应急预案》（National Response Plan，NRP）正式生效，这是一个用来应对突发事件的国家计划。2008年，"国家应变计划"正式被国家应对框架（National Response Framework，NRF）取代。2017年10月，美国联邦政府发布了第3版《全国突发事件管理系统》，这标志着美国第三代全国突发事件管理系统的诞生。通过把"统一行动"新增为基本原则，进一步强调了其重要性，超出了突发事件指挥系统的范畴；澄清了突发事件指挥系统的概念；增强了突发事件应对中关于"互助"的指导；扩大了应急管理组织架构中的情报、调查职能设计；突出了全国突发事件管理系统和全国响应框架间的一致性行动，进而大幅提升了美国应急管理系统的一体化和科学化。

（二）美国救援医学体系现状

美国的紧急救援管理体系分为联邦、州和地方政府三级。应急救援一般采用属地原则和分级响应原则。美国的灾害应急管理由国土安全部负责，具体由联邦紧急事务管理局（FEMA）负责全面协调灾害应急管理工作。FEMA作为NIMS的主要核心部门，主要负责制定灾害应急管理方面的政策和法律，组织协调重大灾害应急救援,提供资金和科学技术方面的信息支持,组织开展应急管理的专业培训,协调外国政府和国际救援机构的援助活动等。FEMA 在全国设立了 10 个应急管理分局。每个分局负责 3~7 个州的紧急事务救援工作。各州、市、郡都设立了紧急事务救援办公室,并在各地配备了许多合作救援机构和地震、医疗、消防、交通等各种相应的紧急救援分队。FEMA 总部设在华盛顿,局长兼任国土安全部副部长,直接对总统负责,如有紧急事件发生,逐级上报,直至总统,重大事件由总统发布命令实施指挥。

FEMA 的使命是:在任何危险面前,领导和支持全国范围内抵御灾害,通过实施预防、准备、响应和恢复四个阶段,减少生命财产损失,维护社会稳定。这也体现了突发事件应急管理 2P2R 模式,即:预防(prevention)、准备(preparedness)、响应(response)、恢复(recovery)四个阶段。该模式充分体现了"预防为主、常备不懈"的应急理念。FEMA 下设联邦疾病控制中心(Centers for Disease Control,CDC),负责全国范围内的疾病监测及发布、制定全国疾病控制和预防战略、公共卫生领域的管理人员培训、资源整合、突发事件应对,以及对国际疾病预防和控制予以支持。

州政府主要负责制定州一级的应急管理和减灾规划,建立和启动州级的应急处理中心(Emergency Operations Center),监督和指导地方应急机构开展工作,组织动员国民警卫队开展应急行动,如遇重大灾害及时向联邦政府提出援助申请。在防灾救灾方面,当地方政府遇到无法应对的重大灾害时,州政府有责任和义务给予帮助。州政府各职能部门,如警察、消防、医疗卫生、环保等部门,负责各自职责范围内的防灾救灾工作,发生灾情时负责进行应急处置和救援。为了加强对防灾救灾的综合管理和统一指挥,州政府都设有应急管理办公室作为常设办事机构,负责州防灾救灾工作的日常管理和综合协调,主要职责是协助州长处理州应急管理事务,协调州政府各部门、公立机构和私人机构的关系,指导地方政府应急管理工作,协调联邦与地方政府之间的关系。

地方政府(主要县、市级)承担灾害应急一线职责,具体组织灾害应急工作。灾害发生后,首先由地方政府发出警报,根据灾害的严重程度和自身应对能力逐级向 FEMA 所属地方紧急协调中心、FEMA 总部、总统汇报;宣布灾害状态后,将由联邦和地方政府成立灾害现场协调办公室,各个职能部门提供全方位保障,开展搜索、营救、医疗救护、灾后重建等工作。一般性灾情由当地政府自己处置和应对;如果遇到无力应对的重大灾害时,可请求州和联邦政府提供帮助。地方政府行政首长是所辖区域内应急管理事务的最高领导,负责领导和协调本地防灾救灾工作。地方应急管理办公室由行政首长直接领导,负责地方应急管理事务的日常管理和组织协调。地方政府各职能部门对各自主管业务范围的防灾救灾工作负责,例如:自然灾害由应急管理办公室、气象局、交通局、卫生防疫局、国民卫队参与;公共工程事故由公共建设工程局、消防局负责;火灾、爆炸由消防局、警察局参与;公共卫生和健康事件由紧急医疗救护中心、卫生防疫局负责;社会安全事件由警察局、紧急医疗救护中心参与处置。

地方应急管理中心由地方政府和相关部门组成(有的城市建有"911"中心),作为直接受理和处置各种突发事件的实战机构。应急管理中心或"911"中心大多设在警察局,有的为独立机构,其核心组成部门包括警方、消防和紧急医疗救助机构,其他政府部门在该中心都设有固定席位,直接处理与派驻部门相关的事件,或者联系派驻部门采取联合行动。

灾害医学救援工作是灾害救援工作的核心内容,其主管部门是美国国家卫生部,行使职能的主体是国家灾害医学系统(NDMS)。NDMS 是军民一体化的系统,其指导思想是:在国内发生重大灾害事件或对外发生常规战争时,对大批伤员进行救治。

美国各地区的急救医疗系统特别发达,每个城市都设有一个急救医疗系统和几个创伤救治医学中心。这两个系统具有较大的储备救治能力,当大量伤病员产生时,可以处理平时 3 倍数量的患者;而且根据邻近地区之间的互相援助协议,在地方救援能力不足时,邻近地区的急救医疗系统可以提供救援人员和救护运输工具。但美国的急救医疗系统并不能真正满足重大灾害时产生大量伤病员的救护要求。

平时 NDMS 的救援准备工作包括灾害卫生救援计划的维持和发展,人员的训练和演习,特殊事件的处理以及召开年度会议。NDMS 的演习分为两个层次:一个是地方层次,如联邦协调中心、NDMS 医院、NDMS 救援队、专科救援队的演习;另一个是国家层次,如军事紧急事件演习,以 FEMA 为主的应急灾害救援演习。

NDMS 的建立:一方面,可以最大限度利用现有救灾资源,提供确定的救援水平,协调各卫生救援机构的院外救援工作,协助降低卫生救援开支,降低死亡率;另一方面,可以改进联邦政府的灾害救援准备工作,包括动员与部署医疗队、卫生装备及物资供应的能力,提供伤病员后送系统的能力,提供确定性治疗的能力。

（三）美国灾害医学救援体系的特点

1. 应急救援系统化 发生重大灾害事故时,州、地方或联邦政府通过 FEMA 所属的国家事故管理系统与 NDMS 取得联系,由卫生部下达命令,NDMS 下属的各个救灾救援队根据救灾机构的请求做出反应。救援队可利用军队医疗单位和特种救灾队（主要指放射性、生化灾害）医疗资源。FEMA 作为最高应急管理机构,协调相关政府机构和组织,提供救灾资源,并随时向民众通告灾情变化。这样的统一管理便于各个部门协作,提高灾害救援效率。

2. "军民一体化"救援模式 当发生超越地区卫生救援力量的重大灾害时,需要国家动员卫生资源。美国的灾害医学救援系统可以统一国家级灾害卫生救援行动组织和指挥,协调军队卫勤力量与地方医疗卫生力量。此外,军队是国际灾害卫生救援的首选力量,美国对外灾害卫生救援和人道主义援助派遣的救援力量主要为军队。由此可见,美国的灾害救援属于紧密的军民一体化救援模式。

3. 注重培训和宣传教育 美国联邦政府在各州、市、郡建立了培训中心或培训基地。他们采取循环培训的方式,每年都对从事紧急救援工作的人员进行两级强化培训,同时对一些自愿参加者也进行培训,不断提高全联邦的应急救援能力。他们本着"重点是把紧急事件的威胁度告诉每一位国民"的指导思想,大力加强宣传教育的力度,以提高国民的防范意识和自我应急处理能力。联邦、州、市、郡各级应急救援机构经常向国民印发各类宣传资料,做到家喻户晓、人人防范,形成了全民共同应对紧急事件的强大合力。

二、以色列救援医学体系

以色列是军民一体化卫勤体制一致的国家,其灾害医学救援体系既能运用于战时大批伤员的救治,又能运用于国家重大灾害发生时大批量伤员的救治。

（一）决策与指挥层次

最高住院指挥当局(SHA)在国家紧急情况下负责对所有卫生救援组织的协调与指挥,计划和组织全国医院系统及其医学救援行动。SHA 的主席由国家卫生部长担任,SHA 的其他两名成员由普通劳动者联合的医疗卫生组织(KHC)主席和以色列军卫生军总监察长担任。SHA 在卫生军总部内设置一个后方住院救治办公室,在国际卫生部设立一个应急办公室。

（二）执行层次

1. 国防卫生军 为陆、海、空三军提供卫勤保障。国防军分为三个军区,每个军区设有一名卫生主任,负责向卫生军总监察长报告有关情况。

2. 军区卫生主任 在其辖区内发生大批量伤员时全面负责卫生救援工作,并作为其所辖区的 SHA 委员会的主席,监督其所辖区内医院之间伤员的分配与转运,监督医院应对大批量伤员的卫生救援准备工作。

3. 国家卫生部 担负大量卫生救援职能,包括提供医院救治服务、预防医学服务以及初级卫生救援服务,而且担负组织全国性卫生救援准备工作。

4. 普通劳动者联合的医疗卫生组织(KHC)以劳动者及其家属预付的医疗保险金为基础,KHC 在全国范围内以一个综合性医疗卫生服务系统向全国 75% 以上的人口提供服务。KHC 拥有并控制着综合性医院、精神专科医院、老年及康复医院,控制着一个广泛的初级卫生救援系统,该系统包括 1 000 多个社区门诊和100 个地区门诊。

5. 红色大卫盾会(MDA) 是以色列的一个相当于红十字会的组织,提供伤病员初级救护,设有重症监护的救护车和一个中心血库。

6. 医院 每家医院都设置一个特别应急救援小组,准备应急救援的标准程序,以及提前向医院的医务人员指派救援任务,并对个人和医疗队进行操练及演习。

（三）运行机制

1. 灾害医学救援需求信息的收集 SHA 下设一个全国紧急卫生需求数据信息中心,在紧急情况下负责从各个医院收集卫生需求信息,并为 SHA 的决策提供咨询服务。

2. 大批量伤员的救援过程 MDA 负责在现场救治和后送伤员;警察负责封锁灾区,维护法律和秩序;根据发生伤病员的数量和类型以及当地医院的承受能力,各军区卫生主任负责后送伤病员到当地或远距离的医院。其他救援力量如消防部门、民防,在需要时给予支持。

（四）救援体系的特点

1. 与战时军民一体的卫勤体制一致　以色列曾经历了5次大规模的战争,还有大量恐怖袭击与导弹袭击事件,以色列地方医疗卫生系统和军队卫勤系统在处理大批量伤员方面积累了大量合作经验。

2. 全国卫生资源以救治大批量伤员为目标,统一调度　在战争期间SHA承担国家卫生救援决策,战时全国医院总床位可扩大1倍,地方和军队伤病员成为一体进行救治。

3. 重视开展以平民为目标的灾害卫生救援的准备和训练　由于认识到以平民为基础的救灾准备与训练可以降低死亡率和发病率,所以以色列十分重视平民训练,包括鉴别灾害来临的征兆,搜索与营救,战时自救与互救,基础设施重建等。

三、日本救援医学体系

（一）日本救援医学的发展历史

日本位于太平洋西岸,处于亚欧板块与太平洋板块交界处,领土由本州、四国、九州、北海道四大岛及6 800多个小岛组成,总面积37.8万 km²。因其地理位置特殊,日本从古至今都是地震、台风、海啸、火山爆发、暴雨、泥石流等自然灾害频发的国度。最近100年中,日本发生的5级以上地震就有100多次。

由于自然灾害频发,日本自古就重视灾害的防治,比如在房屋周边种植大量竹子,一方面可以减少洪水袭来时所带来的破坏性,另一方面也有效地减少了水土流失。19世纪,政府制定了专门的法律,将地方税收的一部分设置为备荒储蓄金,以提高抗灾的能力。

二战结束后,为了实现国家复兴并加强灾害的防治,日本政府开始将防灾救灾工作纳入各省厅行政工作中,逐步建立制度性的防灾法制体系。1947年日本出台了《灾害救助法》,它是日本第一部关于灾害应急救助方面的法律,其宗旨是:在灾害发生时,国家要在地方公共团体、日本红十字会以及其他团体及国民的协助下,进行应急的、必要的救助行动,来保护受灾者和维持社会秩序。该法明确规定了灾害救助的实施体系、适用标准、救助种类、经费支出及国库负担比例。

1952年3月,北海道十胜冲一带发生大地震,引起“全国知事会议”的关注,随即成立了“灾害对策调查委员会”,对当时的防灾行政管理体制进行调整。同年11月,决议通过了《非常灾害对策法要纲》,主要内容为:要求设立由内阁总理大臣与各相关省大臣组成的“中央灾害对策委员会”,下设区域“地方灾害对策协议会”,都道府县及市町村设置“灾害对策协议会”,这成为了《灾害对策基本法》的起源。

1959年日本中部地区遭到“伊势湾台风”袭击,当时灾害预防和灾后救助的无序,造成了5 000多人遇难。日本政府于1961年颁布了《灾害对策基本法》,确定了国家、地方政府等的防灾体制、防灾计划、灾害预防、灾害应急对策以及灾后重建等灾害对策的基本内容。这是指导日本应对和处置各类灾害的“根本大法”。日本政府相继出台了一系列有关防灾救灾的法律,并先后设立了一大批有关防灾救灾的研究机构和行政部门,其中包括东京大学地震研究所(1925年)、建设省(1948年)、京都大学防灾研究所(1951年)、国家消防本部(1952年)、气象厅(1956年)、自治省消防厅(1960年)、中央防灾会议(1962年)、国土厅(1974年)和国土厅防灾局(1984年)等。

1995年1月,日本发生了里氏7.3级的“阪神大地震”,造成6 434人死亡,35 000多人受伤。地震发生后政府因反应迟钝而饱受民众和媒体的质疑,既暴露了日本灾害救援体系的缺陷,也促进了国家危机管理体系的构建。日本一方面相继制定了《地震防灾对策特别措施法》《建筑物抗震改修促进法》以及《受灾者生活再建支援法》等法律,另一方面进行体制改革。日本把防灾减灾上升为国家危机管理,直接置于首相管辖之下,并由此形成了日常行政管理、危机管理、大规模灾害管理的法规制度和组织体系。为了提高灾害应急能力,日本于1996年2月成立“内阁官房危机管理小组”;同年5月,在首相官邸设立“内阁危机管理中心”。1998年4月,内阁官房机构改革,设立副官房长官官职的“内阁危机管理监”及其管辖的“内阁安全保障与危机管理室”。“内阁危机管理监”的主要职责是:在突发事件发生时,负责评估危害,迅速与有关省厅联络和进行综合协调,协调中央各部门发布最初的应急措施,协助首相和官房长官采取相应对策;在平时,研究制定各种危机管理对策,站在内阁的立场检查和改善各个部门的危机管理机制。

2001年中央机构改革,进一步强化了首相的危机管理指挥权、内阁官房的综合协调权以及各危机管理部门防灾减灾工作的地位和作用,并由首相直接担任“中央防灾会议”主席。2002年,日本政府应用最新技术和装备改造升级了首相官邸“危机管理指挥中心”,形成了“国家安全保障—危机管理—防灾救灾”的现代化综合指挥体系。日本政府中央各部门如警察厅、消防厅、国土厅、防卫厅、厚生省、法务省、外务省等,也相应制定和实施了部门危机管理体制。全国各都道府县都设立了"防灾中心",形成了从中央到地方的整体管理体系。

2011 年 3 月,日本东北部地区发生 9 级大地震并引发海啸、核泄漏等次生灾害。面对这次巨大的复合型灾害,日本政府对危机管理组织形式以及防灾理念等进行了深入探讨。2015 年 3 月,内阁府完成《关于政府防灾、安全保障危机管理体制现状调查报告》,就建立统一的国家危机管理响应机制、设计能够最大限度地发挥中央与地方政府作用的制度、完善紧急灾害对策本部与核灾害对策本部的整合等提出了建议。此外,日本政府在反思此次教训后认为:重新评估灾害对策,把"防灾"思路向"减灾"理念转变。

2020 年,新型冠状病毒肺炎疫情发生以后,日本中央政府设立了以首相为本部长的"新型冠状病毒感染症对策本部"。为了遏制疫情的蔓延,日本政府于同年 2 月出台了《新型冠状病毒感染症对策基本方针》,指导全国的防控工作。

总之,日本防灾救灾管理体系经历了由"单灾种防灾管理体系"向多灾种"综合防灾管理体系",再向综合性"国家危机管理体系"的转变。

（二）日本灾害救援医学体系

日本的应急管理体系分为中央、都道府县、市町村三级制,各级政府在平时召开灾害应对会议,在灾害发生时,成立相应的灾害对策本部。日本的"防灾会议"是承担综合性联络协调应急全局任务的决策体系,它的主要任务为:灾害应对计划的制订、审查及推动各项灾害应对措施。不同层次的对策本部是在灾害状态下进行指挥决策的核心机构。各种类型的灾害应对计划则是日本各级政府执行各项防灾救灾工作的基本依据。

首相（内阁总理大臣）是日本处置的最高行政首长,负责领导防灾救灾工作。中央防灾会议是日本中央政府防灾救灾的主要决策议事机构,由首相担任会议主席,由防灾大臣、各省厅大臣、指定的公共部门首长和专家学者组成。中央防灾会议的主要职责是:促进防灾基本计划的制订及实施;在灾害发生时,制订有关紧急措施的计划并实施;根据首相的要求审议有关防灾救灾的重要事项;就重要事项向首相和防灾大臣提出建议。中央防灾会议设事务局处理防灾会议的事务,事务局长受会长之命掌管局务。

作为首相的辅佐机构,内阁官房负责同各部门、各机构总体协调联络,在整个应急处置体系中发挥着重要作用。为了确保在发生大规模灾害时,日本首相官邸、中央省厅与相关防灾公共机构间的情报搜集、联络,以及灾害本部做出正确的判断,在内阁府还设置了被称为"中央防灾无线网"的情报通信网络。内阁官房应急管理的主要职责是:收集危机信息并向有关部门传达;召集各省厅建立应对危机的机制;综合协调各省厅的应急决策措施;负责对外宣传,以消除国民的恐惧和不安。

当意外灾害规模较大,需要实施灾害应急对策时,首相可临时在首相府内设置意外灾害对策总部,以实施有关的紧急措施和计划。在发生可使国家的经济及社会福利受到重大影响的灾害时,首相可以在内阁会议上对有关全部或部分地区发布紧急事态公告,但此公告必须得到国会的批准。

日本中央政府各部门分别负责各自职责范围内的防灾救灾工作,处置可控范围内的突发事件。发生较大灾情时,中央各部门将根据灾害管理法律和规划,在首相及内阁危机管理总监的总体协调下,开展紧急救援救助工作,其中警视厅、消防厅、气象厅、自卫队等部门是应急管理的核心部门。

日本都道府县和市町村地方政府都设有地方防灾会议,作为防灾救灾的决策议事机构。行政首长（知事）是地方政府防灾救灾工作的最高领导,直接负责本地的应急管理工作。防灾会议由当地行政首长任会议主席,由地方政府部门、公共机构和都道府县或市町村的代表组成,主要任务是制订防灾规划和推进实施。在都道府县等地方政府与中央机构配套,都设有"灾害管理总监"或"危机管理总监",主要职责是:发生紧急事件时辅助行政首长进行应急处置,强化政府各局的应急功能,协调相关机构的应急救援行动。同时,地方的城市政府以及农村的村町政府也设有专门灾害管理人员,协助地方行政首长进行防灾救灾工作。

综合防灾部是地方政府应急管理的综合协调机构,由危机管理总监领导。综合防灾部由信息管理和实际行动两个方面的部门组成。信息部门主要负责灾害信息的收集、分析、战略判断;灾害发生时,警视厅、消防厅、自卫队等部门的派驻人员将本部门渠道收集的信息汇总到信息部门。实际行动部门主要负责灾害发生时的指挥协调。综合防灾部在危机管理总监的管理和指挥下,进行防灾救灾工作的日常管理和综合协调,与政府各局进行沟通联系,确保政府防灾机构之间的信息联络。

地方政府各部门根据地方制订的灾害管理规划、手册、预案等,都有明确的职责分工,例如,在发生灾害时,总务局负责与相关防灾机构进行联络协调,与市、町、村进行联络沟通,收集和分析灾害信息并进行通信联络,担负灾害对策的综合协调等职责。财务局负责灾害对策的预算,车辆的调度,紧急通行车辆的确认标志,征用应急设施工程等职责。生活文化局负责宣传灾害,听取居民意见,收集灾害纪录、照片和信息,与外国团体联系,支持志愿者活动等职责。教育局负责受灾学生的救护和应急教育,发放受灾学生的学习用品,检查、改善和维修文教设施,与避难场所协作等职责。

1995年阪神地震后,日本建立了完备的现代化灾害医学救援体系,是日本"国家危机管理体系"的重要组成部分,由"现场紧急救护体系"和"灾害医疗救治体系"两个子系统构成。该体系以卫生、消防为主体,中央政府、都道府县、市町村联合互动,是卫生、消防、警察、环保、交通、自卫队等各部门密切合作的立体式网络化救援系统。消防厅负责灾害现场救护:各级消防厅(局)都设有急救部和指挥中心,各消防队均配属有急救队,由此形成了高度发达的城乡急救网络;一般情况下,消防队员赶到现场后,对患者的呼吸、脉搏、体温、血压等进行测量,诊断基本症状,根据伤病员情况和指挥中心指令,就近将患者快速送达最合适的急救中心或专科医院。厚生劳动省负责灾害医疗救治:该体系由1个国家级灾害医疗中心、2个区域性中心、12个地区中心和550家指定医疗机构或急救中心组成,其中包括国立医院、红十字会医院、地方政府医院以及私立医疗机构;各指定医疗机构都具备高水平的急救能力和接收灾后重症伤病员的能力,都能快速派遣急救医疗队实施灾后医学救援,都能开展灾害医学专业培训。

另外,在较大灾害发生时,警察和自卫队也会参与救援工作。警察会迅速收集地区灾害情报,劝导和指挥居民避难,开展急救,寻找失踪人员,维持社会治安以及开展验尸等工作,从而进行广泛而全面的灾害紧急应对工作。日本的自卫队属于国家行政机关,自卫队所有的经费都来源于国家财政,与地方财政没有直接关系。当灾害发生时,如果需要自卫队参与救灾抢险,根据灾害发生时的紧急状态,由所在都道府县的知事向防卫厅长官或防卫厅长官指定的代理人提出书面申请,或通过电话等通信手段提出申请,自卫队长官则根据申请的内容和实际需要向灾区派遣灾害救援部队。自卫队提供的灾害救援范围很广泛,包括搜寻和营救伤员,处理飞机残骸,防洪抗险,医疗援助,预防疫病蔓延,供应水、食品、运输人员和物资等。

(三) 日本的灾害教育现状

在《灾害对策基本法》中提到:国民需要积极参加防灾活动,并且采取必要措施防范灾害发生,这是国民的责任和义务。日本政府非常重视灾害教育,将防灾理念融入教育中,加强日常防灾演练,培养全民防灾意识。

灾害教育由学校、家庭、社会、企业等共同参加,其中学校是开展灾害教育的最佳场所和主要途径。日本政府联合教育界各团体,将防灾教育列入了国民教育各个阶段的课程之中。同时,规定中小学校各个学期都要进行防灾演习,举行防灾宣传活动。日本各级教育委员会都编写了《危机管理和应对手册》《防灾指导资料》等相关教材。同时,学校与消防部门之间建立了合作关系,请消防部门工作人员为学生进行指导和教育。

针对不同年龄段的人群,日本制定了符合年龄特点的防灾教育。对于幼儿园的儿童,主要培养他们养成安全的生活习惯和态度,发现危险情况时能告知附近的大人;当地震发生的时候,知道哪里安全、哪里危险,能够第一时间找到安全的避难场所。在小学阶段,通过将灾害融入游戏、运动会等方式,拉近学生与灾害的距离,亲身体验灾害,从而提高防灾救灾的能力,加强防灾意识。对于中学生,学校教育他们在保证自身安全的情况下,救助他人,承担社会志愿者的角色。

除了学校外,家庭、企业、社会等也非常重视防灾教育。日本普通家庭中常备应急物资,比如食物、饮水、保温毯、急救哨、手电筒、药品等。在建造房屋时,根据相关规定进行房屋耐震测定,同时注意家具的摆放和固定,以减少地震发生时因房屋、家具倒塌而造成的人员伤亡。企业会组织员工进行防灾教育,尽量提高员工的防灾意识,定期检查办公设备的安全性。社区会组织防灾演习,发放防灾知识宣传册,提高社区民众的防灾救灾能力。此外,在地区政府、图书馆等公共服务设施,会不定期举办讲座、宣传会等活动,普及防灾知识,提高全民的防灾意识。

（四）日本救援医学体系的特点

1. 具有健全的防灾救灾法规　日本不仅有综合性防灾救灾法规,如《灾害救助法》《灾害对策基本法》,而且根据本国灾害发生的特点制定有单项防灾救灾法规,如地震相关法规。以上法规对国家、各级地方政府和军队的救灾职责以及全国防灾救灾的对策与措施进行了明确规定,并在实践的基础上进行多次修订,使全国的防灾救灾工作法制化。"依法应急"是日本取得高水平应急效果的重要原因之一。我国政府制订了各种应急预案,但由于缺乏实践的检验,很多预案需要逐步完善和优化,应尽力使其更具操作性和适用性。

2. 防灾救灾组织机构设置完善　日本政府通过设置各级"防灾会议"的方式来综合协调纵向的防灾组织体制。当发生灾害时,通过设置"灾害对策本部",统领紧急状态下的组织、指挥和协调职能,使灾害救援效率得到提高。我国各级政府在灾害救援过程中,经常通过设置"现场指挥部"进行指挥,但由于有时缺乏法律和规范,会出现准备不足、长官意志决定一切等倾向,这些需要通过加强立法等方式予以规范和完善。

3. 重视防灾救灾的宣传教育,重视提高全民的防灾意识　日本非常重视对民众的灾害教育,并取得了显著的效果。日本有完善的应急教育体系和丰富的应急宣传活动。日本民众整体的防灾意识、救灾能力在全世界首屈一指。灾害教育在我国一直未受到重视,已开展的灾害教育以地震、火灾为主,对其他方面如台风、海啸、爆炸、泥石流等涉及较少,而且教育形式单一,与学生互动少,实用性差,与日本还有很大的差距。

4. 经常举行不同层次的防灾救灾演习,切实做好防灾救灾训练　从 1960 年开始,日本将每年的 9 月 1 日定为"防灾日",进行全国性防震演习和综合防灾训练,内容包括通信联络、消防、医疗等各部门之间的运转、协调模式。针对不同的人群,日本制订了不同的演习计划,各学校、机关、企业、街道等都要训练。通过防灾救灾演习,使民众在面临灾害时更加从容,提高了全民防灾救灾的意识和能力。而我国防灾救灾演习规模小,数量少,距离全民参与的程度还很远。

日本经济、科技水平都处于世界领先地位,信息、通信都很发达,但由于特殊的地理位置,面临着各类天灾人祸的威胁,各类突发公共事件的发生,尤其是自然灾害,给日本带来严峻的挑战。在长期的实践和发展中,日本政府逐步建立起了高效、完善、实用的救援医学体系,为世界各国做出了榜样。其中有很多经验和举措值得我们学习和借鉴。

第四节　我国救援医学体系建设面临的挑战与机遇

我国是一个灾害多发的国家,灾害成为影响我国经济发展、社会稳定的重要因素。完善救援医学体系建设,可以最大程度减少灾害造成的损失。每个国家的地理位置不同,气候环境不同,国情不同,我们必须从本国情况出发,在借鉴发达国家研究成果和建设经验的基础上,建设具有我国特色的救援医学体系。

一、我国救援医学体系现状

1949 年后,我国各级政府高度重视灾害救援工作,采取"以防为主,防救结合"的原则,制定了一套适合我们国家突发事件应急现状的处置体系,即突发事件应急处置"一案三制"。"一案"是指突发事件应急处置中央和地方预案;应急预案是一种在危机时刻制订的一种处置方案,在具体制订时既要科学规范,又要针对各种突发事件的性质、类型和实际情况。"三制"主要包括突发事件应急处置的管理体制、运行机制和相关法律制度。"一案"是基础;"体制"是主要构成要件,发挥的是一种突发事件中枢指挥的作用;"机制"是应急处置体系的基本架构;"法制"是"体制"和"机制"的基础与归宿,是确保突发事件应急处置工作得以开展的精髓。只有把"一案三制"有机结合,才能发挥最大效用,降低突发事件的损害。

（一）我国应对突发公共事件的应急处置体系

1. 突发公共事件的分类分级　突发公共事件是指突然发生,造成或者可能造成重大人员伤亡、财产损失、生态环境破坏和严重社会危害,危及公共安全的紧急事件。根据突发公共事件的发生过程、性质和机制,突发公共事件主要分为自然灾害、事故灾难、公共卫生事件和社会安全事件。

各类突发公共事件按照其性质、严重程度、可控性和影响范围等因素,一般分为四级:Ⅰ级(特别重大)、Ⅱ级(重大)、Ⅲ级(较大)和Ⅳ级(一般)。

2. 应急预案体系

（1）突发公共事件总体应急预案:是全国应急预案体系的总纲,是国务院应对特别重大突发公共事件的规范性文件。

（2）突发公共事件专项应急预案：主要是国务院及其有关部门为应对某一类型或某几种类型突发公共事件而制订的应急预案。

（3）突发公共事件部门应急预案：是国务院有关部门根据总体应急预案、专项应急预案和部门职责为应对突发公共事件制订的预案。

（4）突发公共事件地方应急预案：具体包括省级人民政府的突发公共事件总体应急预案，专项应急预案和部门应急预案，各市（地）、县（市）人民政府及其基层政权组织的突发公共事件应急预案。上述预案在省级人民政府的领导下，按照分类管理、分级负责的原则，由地方人民政府及其有关部门分别制定。

（5）企事业单位根据有关法律法规制订的应急预案。

（6）举办大型会展和文化体育等重大活动，主办单位应当制订应急预案。

各类预案将根据实际情况变化不断补充、完善。

3. 组织体系

（1）领导机构：国务院是突发公共事件应急管理工作的最高行政领导机构。在国务院总理的领导下，由国务院常务会议和国家相关突发公共事件应急指挥机构（以下简称"相关应急指挥机构"）负责突发公共事件的应急管理工作；必要时，派出国务院工作组指导有关工作。

（2）工作机构：国务院应急管理部。主要职责：组织编制国家应急总体预案和规划，指导各地区、各部门应对突发事件工作，推动应急预案体系建设和预案演练；建立灾情报告系统并统一发布灾情，统筹应急力量建设和物资储备，并在救灾时统一调度，组织灾害救助体系建设，指导安全生产类、自然灾害类应急救援，承担国家应对特别重大灾害指挥部工作；指导火灾、水旱灾害、地质灾害等防治；负责安全生产综合监督管理和工矿商贸行业安全生产监督管理等。

按照分级负责的原则：一般性灾害由地方各级政府负责，应急管理部代表中央统一响应支援；发生特别重大灾害时，应急管理部作为指挥部，协助中央指定的负责同志组织应急处置工作，保证政令畅通、指挥有效。应急管理部要处理好防灾和救灾的关系，明确与相关部门和地方各自的职责分工，建立协调配合机制。

（3）地方机构：地方各级人民政府是本行政区域突发公共事件应急管理工作的行政领导机构，负责本行政区域各类突发公共事件的应对工作。

（4）专家组：国务院和各应急管理机构建立各类专业人才库，可以根据实际需要聘请有关专家组成专家组，为应急管理提供决策建议，必要时参加突发公共事件的应急处置工作。

4. 应急处置机制　我国突发事件应急处置应对机制的构成包含多个系统，主要包括监测预警、信息沟通、决策指挥、应急社会动员、应急保障、恢复重建机制等。

监测预警是突发事件应急处置的第一道防线。如果能及时评估突发事件的危险程度，及时进行有效应对，则会大大提高应急处置的效率。我国建立了一个中央各灾害信息管理部门的灾情会商机制，每个月进行灾情会商。同时建立了预警警报体系，包括地震局负责地震的监测、气象局负责气象灾害的监测等，这既是我们的灾情会商机制，也是灾情的监测预警系统，还是中央综合管理的抗灾救灾综合协调机制。

突发事件的信息主要由各级人民政府、专业机构、监测网点、公民、法人以及其他组织在应急处置过程中收集。他们将各自收集的信息相互报告、传递、分享，从而加强信息的有效沟通。相关部门在第一时间将有关信息向公众发布。

应急决策指挥机制必须做到迅速有效、协调统一、责任明确、科学精准和规范灵活，要满足应急处置工作的现实需要。我国在1989年建立了减灾组织指挥系统，成立之初命名为"中国国际减灾十年委员会"，2005年更名为"国家减灾委员会"，2018年并入国务院应急管理部。应急管理部的成立整合了多个政府部门，有利于减少这些部门之间进行相互协作的难度，提升应急管理的协同绩效，提高应急指挥的效率。

5. 应急处置法制　在应急处置中必须坚持"依法治国"的基本原则，确保救援工作"有法可依、有法必依、执法必严、违法必究"，才能最大程度地保障国家和人民的利益。在"一案三制"中，法制是体制和机制的基础与归宿，是确保突发事件应急处置工作得以展开的精髓。经过几十年的法制改革与发展，我国突发事件应急处置法制已初具规模。

2006年1月国务院颁布了《国家突发公共事件总体应急预案》；2007年8月30日在中华人民共和国第

十届全国人民代表大会常务委员会第二十九次会议上通过了《中华人民共和国突发事件应对法》,并于2007年11月1日开始施行。

针对自然灾害类的法律有:《防震减灾法》《防洪法》《地质灾害防治条例》《消防法》《国家森林火灾应急预案》等。事故灾害方面的法律、法规及预案主要有:《安全生产法》《核电厂核事故应急管理条例》《对外合作开采海洋石油资源条例》《矿山安全法》等。公共卫生事件方面的法律、法规及预案有:《传染病防治法》《突发公共卫生事件应急条例》《国家突发公共事件医疗卫生救援应急预案》等。社会安全事件方面的法律有:《戒严法》《国防法》《兵役法》《人民防空法》等。

目前,我国已基本建立了以《宪法》为依据、以《突发事件应对法》为核心、以相关单项法律法规为配套的一系列应急处置法律、法规及预案。

(二) 我国灾害医学救援的组织体系

1995年卫生部颁布《灾害事故医疗救援工作管理办法》,2006年国务院发布《国家突发公共事件总体应急预案》后,我国陆续公布了多个公共卫生类突发公共事件专项应急预案,包括《国家突发公共卫生事件应急预案》《国家突发公共事件医疗卫生救援应急预案》《国家突发重大动物疫情应急预案》《国家重大食品安全事故应急预案》等。我国的灾害救援医学逐步走上正轨和日常化。

这些预案的制订目的是:在突发公共事件发生后,各项医疗卫生救援工作能迅速、高效、有序地进行,提高卫生部门应对各类突发公共事件的应急反应能力和医疗卫生救援水平,最大程度地减少人员伤亡和健康危害,保障人民群众身体健康和生命安全,维护社会稳定。

1. 医疗卫生救援的事件分级　医疗卫生救援应急预案根据突发公共事件导致人员伤亡和健康危害情况将医疗卫生救援事件分为:特别重大(Ⅰ级)、重大(Ⅱ级)、较大(Ⅲ级)和一般(Ⅳ级)四级。

(1) 特别重大事件(Ⅰ级):①一次事件出现特别重大人员伤亡,且危重人员多,或者核事故和突发放射事件、化学品泄漏事故导致大量人员伤亡,事件发生地省级人民政府或有关部门请求国家在医疗卫生救援工作上给予支持的突发公共事件;②跨省(区、市)的有特别严重人员伤亡的突发公共事件;③国务院及其有关部门确定的其他需要开展医疗卫生救援工作的特别重大突发公共事件。

(2) 重大事件(Ⅱ级):①一次事件出现重大人员伤亡,其中死亡和危重病例超过5例的突发公共事件;②跨市(地)的有严重人员伤亡的突发公共事件;③省级人民政府及其有关部门确定的其他需要开展医疗卫生救援工作的重大突发公共事件。

(3) 较大事件(Ⅲ级):①一次事件出现较大人员伤亡,其中死亡和危重病例超过3例的突发公共事件;②市(地)级人民政府及其有关部门确定的其他需要开展医疗卫生救援工作的较大突发公共事件。

(4) 一般事件(Ⅳ级):①一次事件出现一定数量人员伤亡,其中死亡和危重病例超过1例的突发公共事件;②县级人民政府及其有关部门确定的其他需要开展医疗卫生救援工作的一般突发公共事件。

2. 医疗卫生救援组织体系　各级卫生行政部门要在同级人民政府或突发公共事件应急指挥机构的统一领导、指挥下,与有关部门密切配合、协调一致,共同应对突发公共事件,做好突发公共事件的医疗卫生救援工作。

医疗卫生救援组织机构包括:各级卫生行政部门成立的医疗卫生救援领导小组、专家组和医疗卫生救援机构[指各级各类医疗机构,包括医疗急救中心(站),综合医院,专科医院,化学中毒和核辐射事故应急医疗救治专业机构,疾病预防控制机构和卫生监督机构,现场医疗卫生救援指挥部]。

(1) 医疗卫生救援领导小组:国务院卫生行政部门成立突发公共事件医疗卫生救援领导小组,领导、组织、协调、部署特别重大突发公共事件的医疗卫生救援工作。国务院卫生行政部门卫生应急办公室负责日常工作。省、市(地)、县级卫生行政部门成立相应的突发公共事件医疗卫生救援领导小组,领导本行政区域内突发公共事件医疗卫生救援工作,承担各类突发公共事件医疗卫生救援的组织、协调任务,并指定机构负责日常工作。

(2) 专家组:各级卫生行政部门应组建专家组,对突发公共事件医疗卫生救援工作提供咨询建议、技术指导和支持。

(3) 医疗卫生救援机构:各级各类医疗机构承担突发公共事件的医疗卫生救援任务。其中,各级医疗急救中心(站)、化学中毒和核辐射事故应急医疗救治专业机构承担突发公共事件现场医疗卫生救援及伤员转送；各级疾病预防控制机构和卫生监督机构根据各自职能做好突发公共事件中的疾病预防控制及卫生监督工作。

（4）现场医疗卫生救援指挥部：各级卫生行政部门根据实际工作需要在突发公共事件现场设立现场医疗卫生救援指挥部，统一指挥、协调现场医疗卫生救援工作。

3. 医疗卫生救援应急分级响应

（1）Ⅰ级响应

1）Ⅰ级响应的启动。符合下列条件之一者，启动医疗卫生救援应急的Ⅰ级响应：①发生特别重大突发公共事件，国务院启动国家突发公共事件总体应急预案；②发生特别重大突发公共事件，国务院有关部门启动国家突发公共事件专项应急预案；③其他符合医疗卫生救援特别重大事件（Ⅰ级）级别的突发公共事件。

2）Ⅰ级响应行动。国务院卫生行政部门接到关于医疗卫生救援特别重大事件的有关指示、通报或报告后，应立即启动医疗卫生救援领导小组工作，组织专家对伤病员及救治情况进行综合评估，组织和协调医疗卫生救援机构开展现场医疗卫生救援，指导和协调落实医疗救治等措施，并根据需要及时派出专家和专业队伍支援地方，及时向国务院和国家相关突发公共事件应急指挥机构报告和反馈有关处理情况。凡属启动国家总体应急预案和专项应急预案的响应，医疗卫生救援领导小组按相关规定启动工作。

事件发生地的省（区、市）人民政府卫生行政部门在国务院卫生行政部门的指挥下，结合本行政区域的实际情况，组织、协调开展突发公共事件的医疗卫生救援。

（2）Ⅱ级响应

1）Ⅱ级响应的启动。符合下列条件之一者，启动医疗卫生救援应急的Ⅱ级响应：①发生重大突发公共事件，省级人民政府启动省级突发公共事件应急预案；②发生重大突发公共事件，省级有关部门启动省级突发公共事件专项应急预案；③其他符合医疗卫生救援重大事件（Ⅱ级）级别的突发公共事件。

2）Ⅱ级响应行动。省级卫生行政部门接到关于医疗卫生救援重大事件的有关指示、通报或报告后，应立即启动医疗卫生救援领导小组工作，组织专家对伤病员及救治情况进行综合评估。同时，迅速组织医疗卫生救援应急队伍和有关人员到达突发公共事件现场，组织开展医疗救治，并分析突发公共事件的发展趋势，提出应急处理工作建议，及时向本级人民政府和突发公共事件应急指挥机构报告有关处理情况。凡属启动省级应急预案和省级专项应急预案的响应，医疗卫生救援领导小组按相关规定启动工作。

国务院卫生行政部门对省级卫生行政部门负责的突发公共事件医疗卫生救援工作进行督导，根据需要和事件发生地省级人民政府和有关部门的请求，组织国家医疗卫生救援应急队伍和有关专家进行支援，并及时向有关省份通报情况。

（3）Ⅲ级响应

1）Ⅲ级响应的启动。符合下列条件之一者，启动医疗卫生救援应急的Ⅲ级响应：①发生较大突发公共事件，市（地）级人民政府启动市（地）级突发公共事件应急预案；②其他符合医疗卫生救援较大事件（Ⅲ级）级别的突发公共事件。

2）Ⅲ级响应行动。市（地）级卫生行政部门接到关于医疗卫生救援较大事件的有关指示、通报或报告后，应立即启动医疗卫生救援领导小组工作，组织专家对伤病员及救治情况进行综合评估。同时，迅速组织开展现场医疗卫生救援工作，并及时向本级人民政府和突发公共事件应急指挥机构报告有关处理情况。凡属启动市（地）级应急预案的响应，医疗卫生救援领导小组按相关规定启动工作。

省级卫生行政部门接到医疗卫生救援较大事件报告后，要对事件发生地突发公共事件医疗卫生救援工作进行督导，必要时组织专家提供技术指导和支持，并适时向本省（区、市）有关地区发出通报。

（4）Ⅳ级响应

1）Ⅳ级响应的启动。符合下列条件之一者，启动医疗卫生救援应急的Ⅳ级响应：①发生一般突发公共事件，县级人民政府启动县级突发公共事件应急预案；②其他符合医疗卫生救援一般事件（Ⅳ级）级别的突发公共事件。

2）Ⅳ级响应行动。县级卫生行政部门接到关于医疗卫生救援一般事件的有关指示、通报或报告后，应立即启动医疗卫生救援领导小组工作，组织医疗卫生救援机构开展突发公共事件的现场处理工作，组织专家对伤病员及救治情况进行调查、确认和评估，同时向本级人民政府和突发公共事件应急指挥机构报告有关处理情况。凡属启动县级应急预案的响应,医疗卫生救援领导小组按相关规定启动工作。

市(地)级卫生行政部门在必要时应当快速组织专家对突发公共事件医疗卫生救援进行技术指导。

4. 现场医疗卫生救援及指挥 医疗卫生救援应急队伍在接到救援指令后要及时赶赴现场,并根据现场情况全力开展医疗卫生救援工作。在实施医疗卫生救援的过程中,既要积极开展救治,又要注重自我防护,确保安全。

为了及时、准确地掌握现场情况,做好现场医疗卫生救援指挥工作,使医疗卫生救援工作紧张、有序地进行,有关卫生行政部门应在事发现场设置现场医疗卫生救援指挥部,主要或分管领导同志要亲临现场,靠前指挥,减少中间环节,提高决策效率,加快抢救进程。现场医疗卫生救援指挥部要接受突发公共事件现场处置指挥机构的领导,加强与现场各救援部门的沟通和协调。

(1)现场抢救:到达现场的医疗卫生救援应急队伍,要迅速将伤员转送出危险区,本着"先救命后治伤、先救重后救轻"的原则开展工作,按照国际统一标准对伤病员进行检伤分类,分别用蓝、黄、红、黑四种颜色,对轻、重、危重伤病员和死亡人员作出标志(分类标记用塑料材料制成腕带),扣系在伤病员或死亡人员的手腕或脚踝部位,以便后续救治、辨认或采取相应的措施。

(2)转送伤员:当现场环境处于危险或在伤病员情况允许时,要尽快将伤病员转送并做好以下工作。

1)对已经检伤分类待送的伤病员进行复检,对有活动性大出血或转运途中有生命危险的急危重症者,应就地先予抢救、治疗,做必要的处理后再进行监护下转运。

2)认真填写转运卡,提交接纳的医疗机构,并报现场医疗卫生救援指挥部汇总。

3)在转运中,医护人员必须在医疗仓内密切观察伤病员的病情变化,并确保治疗持续进行。

4)在转运过程中要科学搬运,避免造成二次损伤。

5)合理分流伤病员或按现场医疗卫生救援指挥部指定的地点转送,任何医疗机构不得以任何理由拒诊、拒收伤病员。

5. 疾病预防控制和卫生监督工作 突发公共事件发生后,有关卫生行政部门要根据情况组织疾病预防控制和卫生监督等有关专业机构及人员,开展卫生学调查和评价、卫生执法监督,采取有效的预防控制措施,防止各类突发公共事件造成的次生或衍生突发公共卫生事件的发生,确保大灾之后无大疫。

6. 信息报告和发布 医疗急救中心(站)和其他医疗机构接到突发公共事件的报告后,在迅速开展应急医疗卫生救援工作的同时,立即将人员伤亡、抢救等情况报告现场医疗卫生救援指挥部或当地卫生行政部门。

现场医疗卫生救援指挥部、承担医疗卫生救援任务的医疗机构要每日向上级卫生行政部门报告伤病员情况、医疗救治进展等,重要情况要随时报告。有关卫生行政部门要及时向本级人民政府和突发公共事件应急指挥机构报告有关情况。

7. 医疗卫生救援应急响应的终止 突发公共事件现场医疗卫生救援工作完成,伤病员在医疗机构得到救治,经本级人民政府或同级突发公共事件应急指挥机构批准,或经同级卫生行政部门批准,医疗卫生救援领导小组可宣布医疗卫生救援应急响应终止,并将医疗卫生救援应急响应终止的信息报告上级卫生行政部门。

二、我国救援医学体系建设面临的挑战

我国救援医学经过几十年的发展,已经初步形成体系。国家先后出台了一系列法律法规,全国各地区、各部门、各行业相继制定了各类应急预案,为构建中国特色的救援医学体系奠定了坚实的基础。国务院应急管理部已与32个部门和单位建立了会商研判及协同响应机制,与中央军委联合参谋部建立了军地应急救援联动机制,在应对诸多突发事件的救援中不断实践,及时、有效地实施了多次地震、洪涝灾害、超强台风、森林火灾、山体滑坡等灾害救援,挽救了广大人民的生命,减少了财产损失,维护了社会稳定。然而,我国救援医学仍面临巨大的挑战,譬如灾害应急法制体系不完善,灾害预警和监控系统不完善,国民灾害教育需不断加强等。

(一)灾害应急法制体系尚不完善

灾害应急法律制度是指国家针对各种自然灾害及其引起的紧急情况制定的有关防灾、减灾、救灾和灾后重建等法律规范和原则的总称。灾害应急法律制度是国家危机管理制度的重要组成部分,是政府及时、有效应对各类灾害,保障人民身体健康、财产安全,保障经济发展,维护社会稳定的重要手段。我国现行的突发公共事件方面的法律法规很多,这些法律法规为突发事件救援提供了基本的保障。但由于各法律法规为不同历史时期所制定,有些已不适用于现在的情况,有些有重复及交叉,整个法律体系缺乏系统性、整体性、科学性。

《突发事件应对法》涉及自然灾害、事故灾难、公共卫生事件和社会安全事件。这四类突发公共事件在发生的原因、特点、处置措施等方面差异很大。《突发事件应对法》兼顾各类突发事件的共性,导致条文过于笼统,可操作性不强。由于《突发事件应对法》等法律法规未明确规定各部门的职责,在突发事件的救援中,有时会出现信息对接不通畅、现场组织指挥不顺畅、物资装备调配不及时、灾区道路拥堵等问题。

在汶川大地震、特大雪灾以及新型冠状病毒肺炎疫情等重大突发事件的救援中,主要依靠的仍是国家组织协调的制度优势,而不是由法律主导开展的救援,某些法律法规在救援实践中的实用性严重不足。我国应统筹推进相关法律法规的修订工作,使其更适应现在的国情,为防灾、减灾、救灾及灾后重建等工作提供法制保障。

在 2020 年抗击新型冠状病毒肺炎疫情的救援工作中,我国政府探索了分区分级分类的管控方法,比"一刀切"的管控方法更加科学、合理。救援中还多次进行跨地区、跨行业统筹调配物资装备及救援力量。这些有益的方法和经验为法律法规的修订提供了可靠的依据,帮助我们今后更好地应对突发事件。

（二）灾害预警和监控系统不完善

多数突发事件在暴发前都有征兆,如果加强监测与分析,是可以发现或预测出突发事件的发展趋势和严重程度的,从而避免严重的后果。而我国的灾害预警和监控系统还不够完善,在很多方面存在缺陷,比如潜伏期的科学预测和判断、灾害发生的概率以及灾害发生后可能产生的负面影响等。所以我国要建立完善的预警机制,以切实做到对各类突发性公共事件的科学识别、准确分级、及时响应和有效沟通。

我国现行的法律对于灾害预警的责任人、执行程序及执行标准等都没有作出明确规定,可能会因缺乏预警和监控而发生灾害或导致灾害范围扩大,事后也无法追责。我国在今后的法律法规修订中,应明确预警责任人、预警条件、预警流程及运行机制。

各地紧急救援中心未建立统一的信息共享网络,没有统一的监控预警系统和机制,使得灾难发生后,无法及时获得准确的灾害信息,导致救援出现滞后现象。我国应抓紧建立健全多元化、全方位的信息收集网络,建设统一监控预警系统及机制,为处置突发事件提供可靠基础。

（三）巨灾保险体系不完善

社会应急保险体系是保障人民群众最基本需求的底线,而我国的保险业起步晚,与发达国家差距大,尤其巨灾保险发展更是落后。

严重灾害可能会对人民群众的身体健康及财产造成巨大的损害。一次事故可能导致受害者终身残疾、失去劳动能力,可能导致幸福家庭家破人亡,可能让小康家庭重返贫困,可能导致企业破产。及时、有效的救援只能尽量降低对身体健康的影响,减少财产的损失,却无法保证人身、家庭、企业不受任何损失。因此,建立完善的巨灾保险体系,对灾后恢复生产、恢复家庭正常生活状态等有着重大的意义。目前,我国巨灾保险知晓率低,参与者少,还有很大的发展空间。

我国应该尽快建立完善的巨灾保险体系,将巨灾保险制度纳入国家综合灾害防范和救助体系,从立法保障、制度设计、组织推动、风险分担等方面推动巨灾保险体系的建设。国家和相关保险机构应在灾害救援领域探索适宜的保险机制,形成与中国特色救援医学相适应的覆盖全社会、保障人民群众利益的保险机制。

（四）国民灾害意识薄弱,应急知识缺乏

相对于很多发达国家,我国应急知识的普及率很低,国民自救互救能力严重不足,安全避险意识不强。究其原因,一是我国长期处于和平环境下,安逸的生活环境使我们缺乏危机意识,二是我国灾害教育普遍落后,各地政府不重视灾害教育,三是我国幅员辽阔,各地区发生灾害类型不同,管理和教育很难做到面面俱到。

要提高我国国民的灾害意识,提高应急能力:一方面要进行灾害教育,储备灾害救援的相关知识;另一方面应定期开展灾害救援模拟训练,提高面对灾害的心理承受能力,提高自救互救能力。因此,我国应从幼儿园、小学、中学到大学针对不同年龄段人群分别开展灾害教育课程。国家机关、企事业单位工作人员在日常工作中也应进行灾害救援的培训学习,定期开展模拟演练,增强应对能力。另外,各地政府、社区也应在日常生活中普及灾害救援方面的知识。

提高全民灾害意识不是一朝一夕的事,必须将灾害教育融入生活、工作中,全民普及"大急救"理念,从小培养灾害意识,定期开展各种形式的灾害救援模拟训练,提高自救互救能力,真正做到全民齐心协力防灾抗灾。

（五）缺乏及时、有效的灾害心理干预

由于目前我国救援医学体系的构建尚未成熟,面对灾害,更多注重对伤者的现场救治及灾后的灾区重建,而对灾后相关受害者的心理干预重视不够,灾害心理干预大多滞后、被动甚至缺失,从而导致灾后灾区出现大批心理疾病患者,严重影响其生活质量,影响灾区的生产恢复。我国应组建由专业的心理咨询师及专业精神科医生等人员组成的专职型灾害心理救援队,从灾害发生早期即开始对相关受害者进行心理干预,从而预防创伤后应激障碍的发生,减少幸存者心理致残率,使其尽快走出灾后的心理阴影,更好地投入新生活的建设中。

（六）医疗救援工作存在不均一化

我国幅员辽阔,各地区经济发展不均一,导致医疗救援工作不均一化。在北京、上海等一线城市,因医疗资源相对发达,已经形成较为成熟的救援网络。但在中西部,医疗资源相对缺乏,交通、通信设施相对落后,造成医疗救援能力不足。我国应加强不同地区间的医疗救援交流,促进相对落后的地区发展。

另外,救援种类也不均一。我国在常见的自然灾害,如地震、交通事故等的救援方面积累了一定经验,但在核辐射、生化危险品,以及特殊地域,如地铁、高原的救援方面还缺乏专业化的队伍。针对不同类型的灾害,我们需探索及制订不同的救援方案。

三、我国救援医学体系的发展机遇

2020 年是多灾多难的一年。前半年,全国自然灾害以洪涝、风雹、地质灾害为主,森林火灾、地震、干旱也有不同程度的发生,共造成 4 960.9 万人次受灾,农作物受灾面积 61 702km^2,直接经济损失 812.4 亿元。新型冠状病毒肺炎疫情仍未消除,给人民群众的生活造成巨大的影响,使全国经济发展严重受阻。灾害频发是对人类的考验,也是大力发展救援医学的时机;灾害救援的能力是国家强盛与否的重要标志,发展救援医学是社会发展的必然要求。灾害救援医学体系的建设早已逾越了医学的范畴,是一项与各学科发展有关,与社会进步、政府职能、百姓利益等关系极为密切的重大事业。目前我国的救援医学体系建设诸多方面急需改进及加快建设,我们面临着前所未有的挑战与机遇。

（一）救援医学"军民一体化"模式的推进

灾害救援医学是一项非常庞大的社会系统工程,灾害种类繁多,涉及方面广泛,故而灾害救援工作极其复杂、烦琐,需要社会各方面的积极参与。军队具有组织严密、反应迅速、突击力强、战备程度高等优点,能够迅速投入灾害救援中,具有其他救援力量无法比拟的优势,在灾害救援中占据重要的地位。美国、德国、日本等国的灾害医学救援系统可以统一协调军队卫勤力量与地方医疗卫生力量,并把军队卫勤力量作为灾害救援的首选力量。2006 年我国发布的《国家突发公共事件总体应急预案》中提到:中国人民解放军和中国人民武装警察部队是处置突发公共事件的骨干和突击力量,按照有关规定参加应急处置工作。

一旦发生严重灾害事件,各地区急救中心(站)和综合性医院是灾害医疗救援的主体。但地方医院的日常任务是针对单个患者的医疗救治工作,多数医院灾害应急预案不完善,针对灾害救援的培训不系统。军队医疗系统在救援方面具有独特的优势,解放军和武警部队医院的一项重要日常任务就是卫勤保障,医院有自己的战备库房、战备小组,医护人员基本都接受过专业的军事医学、战伤救治技能等相关训练,具备丰富的急救知识和技能,平时定期参加组织野战医院训练和演习,定期参加大型军事行动卫勤演练,具备基本的野外生存技能,这为参加重大灾害医疗救援提供重要保证。2006 年我国发布的《突发公共事件医疗卫生救援应急预案》在"医疗卫生救援的保障"中提到:总后卫生部负责组织军队有关医疗卫生技术人员和力量,支持和配合突发公共事件医疗卫生救援工作。目前我国发生重大疫情时军队往往冲在最前面,例如在抗击新型冠状病毒肺炎疫情中,武汉市雷神山医院、火神山医院建成后,就由军队医院接手,并展开救援工作,在抗击疫情中发挥了重要的作用。

建立全国性军民一体化的灾害救援医学体系是我国救援医学发展的一个重要方向,是一项高度社会化、综合化的系统工程,涉及医学、灾害学、管理学、心理学、气象学、地质学、天文学、水文学、建筑学等多学科、多专业,这对于稳定我国的政治与社会、维护广大人民群众根本利益必将有着重要的历史和现实意义。

（二）加快救援队伍建设

过去,我国只是在灾害发生后由当地政府牵头,组织军队、警察、医疗等部门临时组建救援队。近20年以来,随着我国经济实力的增强,从国家到省、自治区、直辖市逐步成立各类救援队。按照组建的级别可以分为:国家级救援队、部门救援队、省市级救援队。国家级救援队如中国国际救援队,部门救援队如中国红十字会救援队、卫生部门卫生救援队等。按照救援装备的类型可以分为重型救援队和轻型救援队。按照救援任务特点可以分为行业救援队和综合性救援队。行业救援队有的以搜索、营救为主(如消防、地震、矿山),把后续医疗救治工作交给当地医疗部门;有的以医疗为主,不能开展搜索、营救及自身保障任务。更为重要的是大多救援队缺乏地震、火灾等灾害专业人才的现场指导。

重大灾害发生时,灾区不能提供任何保障措施,救援队需要完全自给自足地开展工作,如:在震后建筑物内搜救幸存者,就需要在工程力学、地震专业人员指导下,搜救人员、医疗队员共同参与;灾害现场环境复杂、混乱,自身安全、饮食、医疗器械消毒等后勤工作都需要救援队自身保障;灾后传染病的防控、心理障碍的处理需要医疗队员的参与。以上问题单靠行业救援队都无法解决,也无法开展工作。只有综合性救援队才能在世界各地、全天候、不需要补给地长时间开展多种类型灾害的救援任务。2001年成立的中国国际救援队和2018年成立的中国救援队就属于综合性重型救援队,且均已通过了联合国国际重型救援队的测评,其救援能力已达国际水平。

灾害救援工作的核心是医疗救援,灾害发生时,对专业的卫生应急救援队的需求巨大。我国为提高医疗救援能力,结合我国不同地区自身特点以及经济发展情况,依托于现有医疗卫生机构,从2010年开始在全国范围内逐步建设国家卫生应急救援队,目前已建成紧急医学救援、突发急性传染病防控、突发中毒事件处置、核和辐射突发事件卫生应急4类48支国家卫生应急救援队。自建立起,多次参与国内外灾害救援任务,在灾害救援领域发挥了重要作用,赢得国内外的赞誉。为了与国际接轨,我国5支国际应急医疗队通过了世界卫生组织"应急医疗队"的认证,他们分别来自上海、广东、天津、四川和澳门。

目前我国的灾害救援队伍众多,但整个体系不完善,发生灾害时,没有统一的指挥,应急指挥协调机构职能不清,缺乏在复杂情况下的应变能力。虽然有些医疗队已通过联合国认证,救援水平在国际上处于领先位置,并多次参与国外灾害救援工作,在国际救援舞台上大放光彩,但由于救援队伍众多,每支队伍的业务水平差异较大,管理方法也参差不齐。我国在城市应急、消防救援、水上搜救、山林救援、危险化学品处置、地质灾害救援、特种救援等方面建立了各类救援队,但是救援队伍量大而不精,在实际救援中存在各自为战、资源浪费的情况;另外由于人员多为兼职,无固定办公场地,管理相对松散,队伍不够稳定,业务培训不足,救援装备也不健全。我国应借鉴联合国以及发达国家的经验,建立起统一的建设标准及考核机制,加强救援队的专业能力培训,强化训练,做好资金和装备保障,促进我国救援队更加系统性、科学性发展。

（三）加速高科技的应用

新时代高科技迅猛发展,高科技的应用是救援医学现代化的重要标志,高科技在救援医学领域的应用是大势所趋,是高效预防和处置突发事件的强大工具。从目前我国高科技的应用实践来看,商业化创新应用得最早、最快、最好,但在救援医学方面的应用和创新相对迟缓。所以我们要加快遥感遥测遥控的监测技术、基于地质地理信息技术、GPS(global positioning system,全球定位系统)和北斗导航卫星系统的导航定位技术、可视化的屏显技术、网络通信技术、云计算、大数据、物联网、人工智能、移动互联等技术的应用,加快高技术成果的综合集成转化,强化应急管理装备技术支撑以及关键技术研发,依靠高科技做好灾害预警和监测、救援实战等工作,提高应急管理的科学化、智能化水平。

从严重急性呼吸综合征疫情到汶川地震,是我国救援医学体系发展的两个重要契机;而新型冠状病毒肺炎疫情,将是我国救援医学的一个新起点。我国救援医学必将飞速发展,以适应时代变迁,更好地服务国家、服务人民。

第三章 救援医学工程体系

救援医学是一项系统工程，是一门综合性学科，是研究灾害条件下实施医学救援的规律、理论、技术、组织和管理的一种科学方法，不仅涉及自然科学和工程技术领域里的医学、数学、物理学、化学、地质、水文、气候、气象、机械工程、信息通信、物流运输、建筑、消防等，还涵盖了社会、经济、管理、人口、军事、行政、法律、情报等社会科学，其核心目的是拯救生命、减少伤残。

狭义的灾害救援医学是研究灾害环境下医疗救援规律的科学，"灾害环境"界定了本学科研究范围的时间、空间与性质，"医学救援"进一步界定了本学科的研究内容。但广义的灾害救援医学正在突破上述四维限制，拓展外延。首先是突破时间界限，从受灾之时延伸到灾前及灾后；其二是突破空间界限，超出废墟之下，远至灾区之外；其三是突破性质界限，超过传统的自然灾害，覆盖各类突发公共事件；其四是突破技术界限，超越传统的现场医疗急救技术，融会工程脱险技术，整合卫生防疫、心理干预技术，纳入应急医疗指挥与应急医疗保障，涵盖医疗信息技术支持与应急医疗评估。截至目前，广义的灾害救援医学，不仅超越了医学门类下的一级学科，甚至已超越医学门类本身，向着工程科学与管理科学延伸、嫁接、融合。

救援医学体现了大救援的观念，其内涵更丰富，覆盖的范围更广泛，目的是通过高效的救援行动，将各类灾害对人类健康的损害、对财产的破坏程度控制在最低水平。在救援医学体系的建设中，我们需要相关学科的支撑，需要相关专业人员的指导、配合。经过多年的发展，救援医学已经由单纯的以医院为基础的急救行动逐步发展为包括灾害预防、灾害现场救援、灾后重建等多方面的综合学科，在理论和实践上都有了重大进步。救援医学工程体系的建立与完善，可以帮助我们更好地应对灾害。

第一节 救援医学与自然科学

一、地球学

在所有的突发公共事件中，最常见的就是自然灾害。其发生频率高、造成损失重、破坏范围广，从古至今就是严重影响人类生活、生产的因素之一。严重自然灾害的发生会造成社会发展停滞，甚至经济发展后退。随着时代的发展，全球自然灾害并未减少，极端气候反而愈发常见：全球变暖已经是不争的事实，北极圈冰川不断融化，海平面上升；南极洲首次出现了超过 20℃ 的高温，企鹅的生存环境受到威胁；欧洲世纪暴风雨席卷而来，损失惨重。我国极端天气灾害也呈明显增加趋势，发生流域性大洪水、特大地震、漫坝、溃坝、特别重大森林火灾的风险加大。2020 年入汛后，我国南方出现持续强降雨天气，湖北、广西、贵州、重庆等多个省、市出现严重洪涝灾害，造成逾千万人受灾，直接经济损失达数百亿。

地球学与自然灾害的发生关系密切，我们只有了解地球学的原理、规律，才能更好地防范自然灾害，更有效地进行灾害救援。地球学是以地球系统（包括大气圈、水圈、岩石圈、生物圈和日地空间）的过程与变化及其相互作用为研究对象的基础学科，主要包括地质学、地理学、地球物理学、地球化学、大气学、水文学、海洋科学和空间物理学以及新的交叉学科（地球系统科学、地球信息科学）等分支学科。其中与救援医学关系最为紧密的是地质学、大气学和水文学。

（一）地质学

地质学的研究对象为地球的固体硬壳——地壳或岩石圈，是研究地球的物质组成、内部构造、外部特征、各层圈之间的相互作用和演变历史的知识体系。随着社会生产力的发展，人类活动对地球的影响越来越大，地质环境对人类的制约作用也越来越明显。

地质灾害是指由于自然或人为诱发引起的地壳变形、位移及地表物质运动所产生的对人民生命和财产安全造成危害的地质现象。地质灾害与气象灾害、生物灾害都是自然灾害的主要类型，具有突发性、多发性、群发性等特点，往往造成严重的人员伤亡和巨大经济损失，因此在自然灾害中占突出地位。常见的突发性地质灾害有地震、火山喷发、滑坡、泥石流、崩塌、地面塌陷等。

由于全球气候异常变化，世界范围内的降水、降雨量日渐增多，地质灾害隐患也在不断增加。随着人类活动范围的不断扩大,工程建设造成的地质破坏也越来越多。我国疆域辽阔,国土面积广大,自然地质环境条件复杂多变,所以发生地质灾害的危险较大。全球各国对于地质灾害的防治越来越重视,包括了灾前预警、灾情应急、灾后治理整个过程。

国际上对于地质灾害防治管理强调对灾害风险的主动识别、主动避险与主动处置。我国颁布的《中华人民共和国突发事件应对法》十分重视强调突发事件的应急准备工作,对地质灾害防治管理更加强调应急的准备阶段。自 2014 年以来,国家推行地质灾害综合防治体系建设,提出地质灾害综合防治理念。地质灾害防治机制的建立,既要在健全相关制度,又要在合理调配各部门的组织职能。通过防控机制的设计与完善、综合防治体系的构建、防治效果的动态评估,以达到对地质灾害风险进行有效管控。目前针对地质灾害管理逐渐出现了一些新的变化:从传统的管理灾害向主动的灾害预防转变;从传统的被动应急向主动的防灾避灾转变;从单一的信息管理向综合的信息管理转变;从传统的框架式管理向现代的精细化管理转变;从单纯的业务管理向社会管理转变。

（二）大气学

大气学是研究大气的各种现象及其演变规律,以及如何利用这些规律为人类服务的一门学科。它的研究对象主要是覆盖整个地球的大气圈。气象学是大气学的重要分支之一。气象灾害是自然灾害中常见的一类,包括台风、暴雨(雪)、寒潮、大风(沙尘暴)、低温、高温、干旱、雷电、冰雹、霜冻和大雾等。另外森林火灾也与气象学关系密切。

我国幅员辽阔,地形复杂,跨高、中、低三个维度区,南北地区气候差异较大,南方地区降雨偏多,同时,北方地区降雨偏少,往往形成“南方暴雨,北方干旱”的局面。暴雨可能造成山洪暴发,江河、湖泊水势陡涨,洪水来势凶猛,短期内农田被淹、房屋倒塌,人民的生命安全和财产受到极大威胁。干旱可能影响农作物的生长,造成湖泊、河流水位下降,导致草场、植被退化,加剧土地荒漠化进程。气象灾害发生频率高,且容易造成严重后果,所以对于气象灾害学的研究具有重要意义。

大气学的各分支学科(如云和降水物理学、强风暴物理学、大气动力学及天气气候学等)提供了各种气象灾害的现象、时空分布、成因、发生发展及消亡规律等,研究了对它们的观测、探测、监视和预报等方法及手段,成为气象灾害学的重要理论基础。通过对气象灾害的成因、过程等方面的研究,可以针对性地对气象灾害进行监测、预警、预报、救援等工作,通过现代化科学的措施最大幅度减轻灾害的影响。

气象灾害学与人民生命财产密切相关,所以要求学科与减灾实际紧密结合,通过气象灾害学研究促进减灾事业。要达到减灾的目的,就必须更加深刻地了解和认识气象灾害的成因和规律。

（三）水文学

水文学是研究地球大气层、地表及地壳内水的分布、运动和变化规律,以及水与环境相互作用的学科。水文灾害是由水体的运动变化而给人类生命财产和生存条件带来的祸害。全世界各国每年都要遭受程度不同的水文灾害,其中洪涝灾害又是出现频率最高、造成损失最大的自然灾害。

水文灾害的类型是多种多样的,根据其成因可分为自然水文灾害和人力水文灾害两大类。自然水文灾害是由自然因素引起的水文灾害。每一种自然水文灾害都有其特定的成因,如冰川跃动起因于冰川底部切应力的释放。人为水文灾害是由人类活动因素引起的水文灾害。

世界上许多国家都发生过洪涝灾害,严重的洪涝灾害可导致上万人死亡,千百万人无家可归。我国也是一个饱尝水患之苦的国家,春秋时的著作《管子》中就提到“国有五害,五害水为先”。我国历来有“治国先治水”之说,例如 1998 年发生的全国范围、全流域的大洪水,洪水持续之间之长,洪峰水位之高均为历史罕见,灾害对流域范围内居民的生命财产都产生了巨大威胁,全国共有 29 个省(自治区、直辖市)受灾,成灾面积 1.96 亿亩,受灾人口 2.23 亿人,倒塌房屋 685 万间,直接经济损失达 1 660 亿元。

长期以来人类一直遭受严重的水文灾害,并且随着人类活动的加强,水文灾害还有不断加重的趋势。这就要求我们要研究水文现象随时间和空间变化的特性,努力探索水文灾害的成灾规律,采取行之有效的对策和措施来减轻其影响。

二、生物学

生物学是研究生物(包括植物、动物和微生物)的结构、功能、发生和发展规律的科学。生物的特征在于有生命,地球由于充满生命而生机勃勃。自然界中存在几百万种动植物,它们互相依存、和谐共处,从而使地球气象万千。生态一旦受到破坏失去平衡,灾害随之而来。生物灾害直接或者间接危害人类生命,导致成千上万人的死亡,其后果不亚于地震、洪水、战争等大的灾害,例如:人类大量捕杀鸟、蛙、蛇等,就会导致老鼠泛滥成灾;引进外来植物会排挤本国植物的生长;新型病原微生物造成传染病暴发流行。

生物灾害是由人类生产、生活不当,破坏生物链或某种生物过多、过快繁殖(生长)而引起的对人类生命和财产造成危害的自然事件。生物灾害可以分为三类。

第一类是动物灾害。其发生的原因是多方面的:有自然的因素,如气候变化、环境变化使动物的数量、习性发生改变;有动物本身的因素,如繁殖力的强弱、数量过多或过少。例如 2020 年非洲遭遇了严重蝗灾,大量蝗虫吞食禾田,使农作物遭到严重破坏,导致严重的粮食短缺及经济损失。

第二类是植物灾害。有些植物生命力强、繁殖快,如葛藤、水葫芦、大米草等,它们掠夺其他植物养分,致其死亡。全世界很多地区由于恶性杂草成灾导致农作物严重减产,经济发展受到影响。有些植物毒性极强,如毒蘑菇,一旦误食会导致中毒反应,甚至危及生命。

第三类是微生物灾害。这类灾害最常见,与我们每一个人息息相关。微生物病原体通过呼吸道、消化道等途径传播,引起各种传染病。它们引起的每一次传染病暴发流行,都给人类造成严重的后果,夺去无数人的生命与健康。在人类的历史上,传染病留下了无数肆虐的痕迹。14 世纪黑死病在欧洲流行,5 年内导致欧洲三分之一的人口死亡。18 世纪欧洲天花肆虐,当时死于天花的人占所有死亡人数的 10%。1918 年全球流感大流行,导致数千万人死亡。随着社会和经济的发展,安全的饮用水供应,抗生素的发生和使用,疫苗的诞生和推广,医疗卫生的普及和改善,对传染病的控制起到了重要的作用。至 20 世纪末,人类已成功消灭了天花,并有效控制了麻风、白喉、鼠疫等多种传染病。然而,新型传染病的传播并未停下脚步。2020 年新型冠状病毒肺炎全球蔓延,导致上千万人感染,无数家庭支离破碎,全球经济发展严重受创。

生物灾害是危及国家安全、企业生存和人类身心健康的重要因素,所以保护生态环境及生态减灾就是保护及发展生产力。针对生物灾害的综合治理应从大生态系统的整体出发,根据有害生物与环境之间的相应联系和人类对社会经济生产及发展的具体要求,充分发挥自然控制因素的抑害减灾作用,因地制宜地协调运用必要的防治措施,将有害生物控制在经济受害允许水平之下,避免或减轻灾变,以获得综合的生态效益。我们应该科学地开发资源、利用资源,对各种自然资源进行改造,以改善我们的生活。在生产、生活中及时进行监测,预防生物灾害的发生,建立完善的生物灾害处置机制,以便在发生生物灾害后快速、高效地应对。

三、化学

化学灾害是指有毒有害的化学物品在生产、使用、经营、贮存和运输过程中,由人为或自然的原因,引起泄漏、污染、起火、爆炸,造成人员伤害或财产损失的事故。我国将化学危险品分为八大类:爆炸品,压缩气体和液化气体,易燃液体,易燃固体、自燃物品和遇湿易燃物品,氧化剂和有机过氧化物,毒害品和感染性物品,放射性物品,腐蚀品。化学毒物可通过多种途径侵入人体,如呼吸道吸入、皮肤渗透、消化道食入。

随着化学工业的发展,化学危险品的种类与数量迅速扩增,各类恶性突发性化学灾害频频发生,不仅造成大量人员伤亡、环境污染、生态破坏,甚至引起社会动荡,例如:1986 年苏联切尔诺贝利核事故,放射性污染不仅影响周边大片地区,还波及瑞典、芬兰、波兰等国家,成为引起世界震动的重大核电站事故;1995 年日本东京地铁沙林恐怖袭击事件,造成 12 人死亡,5 500 人中毒,造成了严重社会影响;2015 年天津滨海新区危险品仓库发生火灾爆炸事故,造成 165 人遇难,8 人失踪,798 人受伤,304 幢建筑物、12 428 辆商品车、7 533 个集装箱受损,直接经济损失超过 68 亿元,成为近年来我国代价最大的化学灾害事故。因此,突发性化学灾害及其防治、应急处置已成为当今国际社会关注的重点灾害问题之一。

化学灾害发生原因主要可以分为三类。第一类是技术因素:指人类对所从事的工作尚未掌握客观规律,如工厂选址不合适,生产设施及工艺流程落后;也包括责任心不强的因素,如管理紊乱、违章操作等。第二类是自然因素:指遇到不可抗拒的天灾,如雷击、地震、泥石流、风灾及太阳黑子周期性爆发引起的对地球大气环流变化的影响。第三类是战争因素:指国家和政治集团之间发生战争,使用化学战剂、化学毒物或用常规武器破坏对方化工企业而使人员中毒伤亡,当地环境被污染,生态平衡遭到破坏。

由于化学灾害发生率高、群体损伤重，并常见于复合性灾害，需要特殊救治，医学救援成为减轻化学灾害后果的强效有力的手段，所以对突发性化学灾害的控制、防治、应急处置等应成为灾害医学的重要内容。化学灾害事故救援工作是一项庞大的系统工程和社会工程，不仅需要一个高效、健全的救援体系，还需要高质量、高素质、装备精良的消防救援队伍。目前我国化学灾害事故应急救援工作有了一定的基础，但是还没有形成统一、系统的应急救援体系，在救援能力以及整体综合协调能力上仍存在不少问题。因此，探索建立化学灾害事故防控和应急处置体系，整合现有化学灾害事故应急救援力量，最大限度地减少化学灾害事故所造成的危害，研究建立适应我国的化学灾害事故应急救援体系就显得尤为重要。

四、心理学

心理学是一门研究人类心理现象及其影响下的精神功能和行为活动的科学。灾害不仅会造成人身伤害、财产损失，而且还会给人的心理健康带来重大影响，甚至产生多种心理疾病。在灾害救援中，心理救援是不可或缺的一个环节，只有做好心理救援预案并及时、有效地执行，才能最大程度地减少灾害对人们心理健康的影响。

当人面对重大突发事件时，会产生心理应激状态。心理应激状态是指机体在不良刺激作用下，由于客观要求和应对能力不平衡所产生的紧张情绪状态。在心理应激状态中人的情感、行为、生理都会发生改变。情感方面表现出害怕、惊恐、焦虑、沮丧、悲伤、无助、易激惹、过分敏感等；行为方面表现出坐立不安、强迫、回避、拒食或暴饮暴食、酗酒等；生理上表现为心悸、过度换气、头晕、颤抖、腹泻、失眠、坐立不安、暴饮暴食、酗酒等现象。如果应激状态持续时间过长、强度过大，会对人的心理健康构成威胁，导致心理疾病的发生。轻者将导致神经衰弱，重者将可能导致抑郁症或精神分裂等严重的精神疾病。

由于灾害具有突发性、紧急性和毁灭性，每一个直接或间接接触到灾害的人，其心理或多或少都会受到影响，因此心理救援的对象不只限于幸存者，还应包括受害者家属、救助者、目击者等相关人员。

第二节　救援医学与工程技术

一、计算机通信技术

（一）信息数据技术

信息技术是主要用于管理和处理信息所采用的各种技术的总称。大数据是指无法在一定时间范围内用常规软件工具进行捕捉、管理和处理的数据集合，是需要新处理模式才能具有更强的决策力、洞察力和流程优化能力的海量、高增长率和多样化的信息资产。

多种原因使得救援医学的发展具有紧迫性和艰巨性。一是灾害具有破坏性和社会性，使得灾害防御、灾害救援和灾后重建三阶段的工作需要多系统、多部门的合作，既需要国家、地方政府的统筹与指导，也需要各部门、企事业单位乃至个人的合作等。二是灾害医学涉及面宽泛，灾害涉及的内容和信息主要包括灾害救援的地点、范围及其周围环境，灾害所致的伤情种类，灾害导致人员伤亡的严重程度，灾害救援的实施方案，灾害救援的人力、物力、财力统筹与调配等。三是灾害医学既强调对灾害实现前瞻性、有效性、可调控性的预防，又强调救援的及时性、有序性、科学性等。

救援医学发展已呈现出急救社会化、结构网络化、抢救现场化、知识普及化，以及跨学科、跨部门、跨地区、跨国界合作的趋势，由此使相应的知识技能、组织结构、实施运作和管理模式发生重大变革。因此救援医学体系建设必须以信息数据技术作为技术手段和支撑。

世界各国都将信息技术应用在灾害预警系统中。灾害预警系统是在一国或多国的地球表面按照一定的规则分布大量地球物理和大气环境的监测仪器，利用高速信息网络连接成为一个巨大的监测网，同时还建立一个在不同国家和地区间传递预警信息的交流网络。灾害预警系统分为两种类型，灾害速报型预警系统和灾害预测预警系统。以目前的科学技术水平，灾害速报预警系对地震、海啸等重大突发性自然灾害的精确预报还难以做到，但从灾害暴发的瞬间到灾害能量传递至远方造成大面积破坏之间，还有数秒（地震）乃至数小时（海啸）的时间差。由于信息网络的传递速度接近光速，所以为灾害速报预警，提醒人们逃生，减少生命损失提供了可能。

2004年12月印度尼西亚发生了8.7级地震并引发了海啸。由于当时环印度洋各国大部分没有建立海啸预警系统，并且相互间没有建立传递预警信息的机制和信息网络，所以在海啸巨浪推进的数十分钟到数小时内，沿海的居民和游客均毫不知情，最后导致26万人死亡的惨剧。其后环印度洋各国相继建立了海啸预警系统，并建立了传递预警信息的交流机制和信息网络。

灾害发生后，如各医疗机构和疾病控制部门建立统一完善的网络体系，就能准确掌握各医疗机构可利用的床位、转运能力、专业医生、护理能力、诊疗设备、救治药品、防护设施等各种资源信息，极大地提高救援效率。

信息技术在救援医学中的应用越来越多，贯穿于灾害预防、救援和管理等各个环节，包括灾情信息的快速获取、传输、评估，应急救援的决策和指挥，救援行动以及医疗救助等。信息技术的应用对于建设完善的救援医学体系起到了重要作用。

（二）通信技术

通信就是信息通过传输媒介进行传递的过程。随着计算机网络和通信技术的迅猛发展，网络通信成为最便捷的通信方式，手机已经成为最普遍的通信工具。通信技术的发展给我们的生活带来了巨大的便利，成为日常生活不可或缺的一部分，也与救援医学体系建设关系密切。

重大的突发自然灾害（如地震、洪水、台风等）对于水利、电力、建筑、交通、通信等基础设施往往造成严重破坏，在导致巨大人员伤亡的同时，使电力、通信等设施瘫痪，信息传递中断；救援人员无法及时了解灾情以进行抗灾工作，使救援变得极其困难。"5·12"汶川大地震中，各个重灾区、县均成为孤岛，救援人员火速抢进几十小时以后才艰难到达，通信联络在数日后才抢通，突显在重大自然灾害中信息传递的重要性和特殊性。

灾害发生后，在第一时间内将灾情传递出来，是进行救灾决策的基础和关键，也是成千上万受灾者的生命能否得到延续的关键。由于通信系统的基础设施遭到破坏，灾情信息传递变得很困难。灾情信息传递是否成功取决于通信系统的稳健性以及是否有应急信息通道。

目前主流的通信系统稳健性较差，严重灾害破坏其设施往往导致系统彻底崩溃，不能与外界进行信息交换，因此建立健全应急信息通道非常重要。目前可以利用的应急信息通道技术有海事卫星通信、北斗导航卫星系统等。

北斗导航卫星系统是我国自主研制的卫星导航系统，与GPS系统相比，北斗导航卫星系统不仅提供快速定位功能、精密授时功能，还可提供短报文通信功能。虽然北斗导航卫星系统的定位精度、实时性和终端用户成本比GPS系统差，但却是具有双向文字通信功能的综合性系统。由于北斗导航卫星系统的终端是移动型设备，可以由电池供电，所以在地震后电力系统被破坏时仍能通过卫星建立应急信息通道，传递灾情信息。相信北斗导航卫星系统在我国的抗灾减灾领域中将会发挥越来越大的作用。

计算机通信技术的应用，在提高应对突发性自然灾害的反应速度、救援效率，降低人民生命财产损失等方面起到关键性的作用。

（三）人工智能技术

人工智能（artificial intelligence），英文缩写为AI，是研究、开发用于模拟、延伸和扩展人的智能的理论、方法、技术及应用系统的一门学科。人工智能技术日趋成熟，应用领域也不断扩大。由于灾害具有动态性、复杂性、紧迫性和不确定性等特征，使得灾害治理非常具有挑战性，决策者作出科学决策往往非常困难。人工智能为防灾、减灾和救灾提供了快捷、形象与直观的科学决策。通过建构人工智能灾害治理模型，有利于为灾害治理者提供实践参考、掌握治理逻辑及发现内在规律。

人工智能有利于提高灾害监测、评估、应急与处理能力，已成为灾害治理的重要创新，也为维护社会稳定与社会良性发展提供了新途径。人工智能理论模型侧重于实践层面，试图将抽象理论用于指导实践并相互对照。人工智能分析框架以人工智能理论、灾害治理体系、灾害治理过程及灾害治理方法为依据，顺着"研究人工智能灾害治理趋势有哪些（人工智能灾害治理国际经验与中国模式）—为什么需要人工智能灾害治理（人工智能灾害治理微观组织与宏观社会环境）—如何建立人工智能灾害治理模型（构建人工智能灾害治理预防、监测、预警、应急及灾后重建体系）—如何利用人工智能应对已暴发的灾害（构建人工智能灾害治理决策、社会处理与社会发布机制）"的思路而展开。

基于地理信息系统和人工智能等技术基础之上的灾害治理系统，不仅能有效识别灾前风险结构和社会系统脆弱性，还能快速评估灾后损失情况，为政府、社会组织与民众灾害治理提供重要的辅助决策支持。在灾害治理领域，人工智能不仅具有重要的理论意义，还有光明的理论前景。人工智能与灾害治理的结合被认为是新兴起的交叉研究领域，它整合了不同学科与不同领域，掌握了跨学科灾害研究的复杂性。同时，它也促进了灾害治理理论的重大转型，为新灾害管理学提供了重要的理论指向，也为政府和实务界提供了极具启发性的政策工具及实践指南。

二、交通运输

经过长期的发展，我国交通运输领域取得了巨大的成就，创造了"中国速度"和"中国模式"，高速铁路、高速公路通车里程均居世界第一位。党的十九大提出了建设交通强国的宏伟目标。《交通强国建设纲要》的发布，意味着我国交通运输行业已经进入新的发展阶段。据不完全统计，截至 2019 年底，我国公路总里程为 517 万公里，铁路营业里程超过 13.9 万公里，高等级航道达 6.68 万公里，民用机场达 238 个。交通运输网络的不断完善及运输能力的提升，为我国应急交通运输体系奠定了良好的基础。近年来，在抗震救灾、防汛抗洪、奥运保障、节日供应等方面，公路、铁路、航空等较好地完成了应急运输保障任务，在重大自然灾害等突发事件发生时发挥了重要作用。

应急交通运输体系是救援医学体系的重要组成部分，其健全与否关系到应急物资能否及时高效送达，直接影响到我国的灾害救援能力。重大灾害发生后，交通运输业承担着救援物资及人员的应急保障运输任务，对灾害救援起着重要的作用。2020 年新型冠状病毒肺炎疫情暴发后，许多地区出现口罩、消毒液、防护服等防护物资缺乏，援助湖北的物资无法及时送达，一定程度上体现了我国应急交通运输体系的不足。因此，我国交通运输部门应不断总结经验，加快我国应急交通运输体系的建设，以提升应急运输能力，提高运输效率。

为优化应急联动响应机制，提高联动效率，需从两方面着手：一方面建立健全应急运输规章制度，做到公路、铁路、水运、民航等不同运输方式之间的联动响应，包括信息联动、运力资源联动、场站资源联动等；另一方面建立健全交通运输部门与卫生部门、公安系统、移动运营商等之间的重大疫情联防联控机制，在人员管理、信息系统管理、应急物流管理、应急物资管理等方面，健全规章制度，提升整体应急管理水平。交通运输部应做好交通部门内部及与外部之间的沟通协调工作，做到不同层级、不同部门间的协同联动，助力国家重大疫情联防联控机制的完善与健全。

三、航空

航空应急救援是指利用空域资源，配合航空设备和飞行人员对各类突发事件实施的救援手段，与海域或地面的其他应急救援方式相比，具有快速、高效、受地理空间限制少的优势。航空应急救援可广泛应用于抢险救灾、森林防火和消防救护等多个方面。在所有救援方式中，航空救援的速度最快、效率最高。特别是在水陆交通被阻断时，能够垂直起降的直升机具有其他交通工具无法比拟的优势。在"5·12"汶川大地震的救援中，由于陆路交通完全瘫痪，民航成立了民用直升机抗震救灾飞行指挥部，在国务院抗震救灾总指挥部的领导下，统一负责管理调用的民用直升机，这些直升机在救援中起到了巨大的作用。2020 年新型冠状病毒肺炎疫情暴发后，航空企业主动请战，积极参与疫情防控，使其在应急服务保障方面的作用和优势充分体现，得到了政府和社会的认可。

目前我国航空应急救援体系尚不完善，应高度重视和加快航空应急救援发展，深入推进航空应急救援体系建设，提升航空应急救援能力。2019 年国家应急管理部出台《应急救援航空体系建设方案》，对应急救援航空体系建设做了系统部署。在各级地方政府应急救援航空体系建设中，要高度重视通用航空的作用，加强与军、民航管理部门的协调联动，搭建统筹协同平台，推动指挥系统对接和关键资源共享，如加强通用航空飞行服务保障体系与应急救援指挥体系的衔接等。要充分考虑通用航空市场主体以民营企业居多的特点，进一步明确和畅通渠道，完善社会力量参与应急救援的常态化机制；加快完善平战结合、市场化运作的模式，加大政府购买服务的力度，建议建立"航空应急协议服务商"制度，通过"基础付费和执行任务付费"相结合的方式，引导鼓励通用航空企业加强应急备勤能力建设。

四、安全生产

安全生产事故是指生产经营单位在生产经营活动中发生的造成人身伤亡或者直接经济损失的事故。安全生产事故种类繁多,常见的有矿山事故、爆炸事故、坍塌事故、电气事故、机械伤害、高处坠落、物体打击、中毒窒息等,例如,我国煤矿瓦斯爆炸伤害频发,分布广,事故总量大,死亡人数多。2007年山西新窑煤矿瓦斯爆炸导致105人遇难;2009年黑龙江鹤岗煤矿瓦斯爆炸造成107人死亡。2018年11月,河北盛华化工有限公司发生氯乙烯泄漏扩散至厂外区域,遇火源发生爆燃,造成24人死亡、2人受伤,38辆大货车和12辆小型车损毁,直接经济损失4 000余万元。

我国安全生产事故发生率高,事故多种多样,往往造成严重的人身伤害、巨大的经济损失和恶劣的社会影响。救援医学在安全生产事故中的抢救伤员、减少损失方面发挥着重要作用。2006年1月我国发布了《国家安全生产事故灾难应急预案》,目的是规范安全生产事故灾难的应急管理和应急响应程序,及时、有效地实施应急救援工作,最大程度地减少人员伤亡、财产损失,维护人民群众的生命安全和社会稳定。

应牢固树立"生命至上、安全第一"的理念,进一步明确和层层压实每一个行业领域、每一个生产经营单位、每一个环节的安全生产责任,细化、强化安全生产工作,坚决遏制重、特大事故发生。建立完善安全生产责任、保障、实施和监督体系,将安全政策和法规纳入各级党组中心组理论学习和职工宣传教育内容。进一步加强队伍建设,依法依规设置安全管理机构,配备专职安全管理人员,严格落实注册安全工程师评聘规定,推进安全技术岗位向基层延伸。突出重点环节安全监管,实施全方位管理,强化恶劣气象条件下的安全管理,加强节假日和重大活动期间的安全管理,做好应急处置的各项准备工作。

五、应急管理

应急管理体系和能力是国家治理体系和治理能力的重要内容,直接影响一个国家的总体安全与发展。党的十九届四中全会指出:"构建统一指挥、专常兼备、反应灵敏、上下联动的应急管理体制,优化国家应急管理能力体系建设,提高防灾减灾救灾能力。"2019年11月,习近平总书记明确提出"要发挥我国应急管理体系的特色和优势,借鉴国外应急管理有益做法,积极推进我国应急管理体系和能力现代化。"

中华人民共和国成立以来,我国应急管理体系不断调整和完善,应对灾害的能力不断提高,成功应对了一次又一次重大突发事件,例如1976年唐山大地震、1998年长江特大洪水、2003年的严重急性呼吸综合征、2008年的冰雪灾害和汶川特大地震灾害等。不断加强党对应急管理的集中统一领导,形成了统一指挥、专常兼备、反应灵敏、上下联动的应急管理体制,大力推进应急管理法治建设,强化应急预案编制与演练,不断提升应急管理能力,逐步形成了具有中国特色的应急管理体系。2020年我国在新型冠状病毒肺炎疫情防控方面取得了重大战略性成果,充分展现了我国应急管理体制机制的显著优势和超强能力。

应急管理是救援医学体系中非常重要的一部分,对灾害救援工作的有序开展起着至关重要的作用。我们要继续发挥党的集中统一领导特色和优势,建立健全常态化的应急管理领导体制,推进应急管理体系和能力现代化,加快健全应急管理法治体系,切实加强应急预案管理,大力提升应急管理能力,为实现中华民族伟大复兴的中国梦保驾护航。

六、工程机械

在重大灾害发生时,往往出现房屋倒塌、桥梁断裂、路面毁坏、道路堵塞等情况,只靠人的力量无法施展有效救援,必须依靠机械救援设备的帮助,例如挖掘机、推土机、装载机、起重机、应急发电机、工程运输车、拖车、叉车、消防车、运输车、登高车等。以前由于机械救援设备缺乏,一旦发生重大灾害,往往因救援进展缓慢导致严重伤亡。随着工程机械的发展,这种局面已经改变。2008年汶川地震抢险过程中,工程机械企业捐赠和援助的设备近千台,价值超过3亿元。工程机械以其良好的作业性能,灵活多变的抢险功能,快速高效的救援效率为抢险救灾做了卓越贡献。

自然灾害面前,工程机械成为人们挽救生命最急需的救援设备之一,大型工程机械设备成为灾区救援的中坚力量。各种性能先进、款式独特的应急救援装备不断被研发出来,特别是智能化、自动化技术在救援装备领域的应用,改变了我国应急救援装备领域落后的现状,将应急救援装备提升到了新的高度,例如多功能滑移转向装载机、防辐射推土机、远程遥控挖掘机等。

工程机械作为应急救援工作的重要物质基础,对于保障国家有效应对各类灾害,维护社会稳定和发展,具有重要而深远的意义。所以发展工程机械应急救援产业很有必要,能使大量的社会工程机械资源服务于政府,提高处理社会经济系统运行中的突发事件的能力,可以大大减少生命健康和财产损失。

七、建筑

地震之所以会造成严重伤亡,主要与建筑物和土木工程质量有关。据统计,全世界每年有约 6 万人死于地震,其中 90% 的遇难者来自发展中国家,且大部分死于建筑物倒塌。发达国家普遍重视建筑的抗震性,尤其是学校建筑物的抗震性,例如日本强制执行"学校设施抗震推进指南",以提高全国中小学建筑的抗震能力。而我国由于历史、经济等多种原因,在建筑物抗震设计方面发展较迟缓。

随着城市化进程的不断加快,人口居住也越来越密集,住宅建筑楼层越来越高,但我国又是处于地震带交汇处、地震灾害频发的国家;为避免在人口密集的地区发生较大的灾害损失,就必须加强住宅结构的抗震设计,从地理位置的选择、建筑结构的优化和建筑材料的选择等多个方面进行优化设计,达到增强建筑抗震能力、减少灾害损失的目的,保证人们的人身安全和财产安全。

中国是世界上地震活动最频繁和地震灾害最严重的国家之一。我们应高度重视防震减灾工作,坚持以人为本、尊重科学,坚持"预防为主,防御与救助相结合"的防震减灾工作方针,制订国家防震减灾规划,大力推进地震工程领域的科学研究、技术创新和成果应用,建立地震监测预报、预防、紧急救援等体系,逐步形成全社会共同抗御地震灾害的局面。

八、水利工程

水利工程是为了控制、利用和保护地表及地下的水资源与环境而修建的各项工程建设的总称,目的是消除水害和开发利用水资源。水利工程规划是流域规划或地区水利规划的组成部分,而一项水利工程的兴建,对其周围地区的环境将产生很大的影响。水是人类生产和生活必不可少的宝贵资源,但其自然存在的状态并不完全符合人类的需要。只有修建水利工程,才能控制水流,防止洪涝灾害,并进行水量的调节和分配,以满足人民生活和生产对水资源的需要。在救援医学体系中,水利工程与防洪抗洪有着密切的关系。

我国是洪涝灾害频发的国家。1949 年后,我国逐步建成了防洪体系,为保障国民经济发展、保护人民生命财产安全,发挥了巨大作用。1998 年大洪水灾害过后,我国对灾后重建、江湖治理和兴修水利工作极为重视,从退耕还林、改善生态环境、加高加固堤防、加强河道整治等多方面进行治理,加大了水利基础设施的建设投入,提高防洪现代化技术水平。按照统一领导、统一规划、统一标准的原则,逐步建成覆盖全国重点防洪地区的防汛指挥系统。加速发展气象卫星和新一代多普勒天气雷达网,配备现代化水文观测设施,加强暴雨洪水预警系统建设。

九、矿山开采

矿山开采与其他行业相比,危险系数较高,这是由其复杂的作业环境决定的。对于矿山企业来说,要想实现更高的综合效益,就必须重视安全生产,构建一套有效、完善的矿山应急救援体系,为矿山作业人员构筑起生命安全保护的基本屏障。当前,我国的矿山应急救援体系存在诸多问题,如矿山应急救援设施不完善,应急救援体制存在缺陷,缺乏全员参与的救援意识等,多种因素制约了应急救援能力。

企业在矿山开采中必须充分重视安全问题,才能促进其更好地发展。为了使得矿企在开采时将人员伤亡事故发生率降到最低,最大程度保障人员及财产的安全,必须努力打造一套适合矿山开采所使用的应急救援体系。可以从以下几个方面加强矿山应急救援设施建设:第一,加强应急救援设施建设,加快应急救援队伍建设;第二,构建统一化的矿山救援领导体系,使领导指挥职能集中、职责清晰,提高救援效率;第三,具体制定各层次的具体救援职责,避免在应急救援中出现工作混乱的状况;第四,培养全员救援意识,在意外事故发生时,第一时间形成救援的强大合力。

矿山企业的安全生产得到了全社会的共同关注。为了适应复杂的作业环境需求,矿山企业必须加快现代化应急救援体系的建设。对于矿山事故,既要重视预防,也要重视救援。在意外事故发生时,要第一时间制定精准、有效的应对措施,力求将人员伤亡降到最低,为企业实现更高的综合效益打下坚实的基础。

第三节 救援医学与医学救援

救援医学体系中的核心是医学救援。医学救援是指灾后紧急实施的医学救治、疾病预防和卫生保障的救援行动,其目的是最大限度地降低伤员死亡率和残疾率,特指灾害发生后应对大规模伤亡现场的大救援,需要建立强有力的组织指挥系统和科学应急救援网络,动员一切可以借助的卫生资源以及通信、交通、能源、建筑、保险、气象、供水等部门的力量,依靠消防、公安、军队等救援人员的配合,共同完成救援任务。现代医学救援不同于传统的院内或院前的医疗急救,是一项社会系统行动。

在重大灾害发生时,往往伴随着大量伤病员。医学救援体系既要承担伤员现场验伤分类、救治、转运等工作,又要开展疾病控制、卫生监督和心理疏导等工作。医学救援以大卫生观念为先导,将医疗救治、预防医学、军事特种医学有机结合起来,协同做好突发公共事件紧急医学救援的医疗救治和卫生防疫等工作。

很多国家平时建立起"紧急医疗服务系统",灾害或战时转化为区域性紧急救治服务体系。紧急医疗服务系统一端是现场急救,一端是急诊室抢救;转送工具主要包括救护车、卫生直升机、救生艇等。灾害医学救援的"十项基本原则"被总结为"快救、快送、快分类;分阶、分级、分类别;整体、立体、合一体;医疗贯彻全过程",已在很多国家执行。其中,"三快"分别指快速救治、快速后送、群体伤员快速检伤分类,"三快"中"快"是共性;"三分"分别指分救治阶梯、分灾害等级、分灾害灾种类别,强调分门别类、辨证施救;"三体"分别是搜索、营救、医疗融为一体,空中、地面、水上救援力量形成立体网络,救援的指挥与保障,医疗及医疗以外的救援指挥与保障(如应急通信、交通、治安等),强调救援力量的整合;再加"全",强调医疗贯穿始终。这些救援经验来自全球医学救援的广泛实践。

一、医疗

医学救援的重点是抢救生命,关键是争分夺秒开展救援、快速抢救危重伤员。紧急医疗救治包括现场救治、伤病员转运和伤病员安置3个环节。灾害发生时特别强调医学救援工作的时效性。首先是要求医疗救援的速度,在救援工作中要争分夺秒,受伤后的第一个小时称为"黄金一小时",其中前十分钟又称为"白金十分钟",救援工作要和事件赛跑,避免错过最佳的救治时机。另外就是救援的效果,即被救援者的存活率和残疾率,是评判医疗救援水平的重要指标。紧急医疗救援应兼顾反应速度与反应效率,从灾害现场到医院的每一个环节都能确保重伤员的救治。在灾害现场设立临时医疗救助点,按病情轻重采取"直接转送,先救后送,边救边送,边送边联络"等办法,使受灾者经过基本生命支持,情况趋于平稳后,再转送到条件相对完善的医院进行进一步的诊治,最大限度地降低危急重症患者的病死率与残疾率。

(一)急救复苏技术

灾害发生时,对于创伤患者的救治必须从现场开始,尽快实施;救治越早,后送越快,对提高伤病员的救治成功率就越有利。现场救治的原则是:先抢后救,先重后轻;先急后缓,先近后远;先止血,后包扎,再固定后搬运。急救复苏技术主要包括三个方面:基础急救技术、高级急救技术以及紧急复苏技术。

基础急救技术包括止血、包扎、固定、搬运四项。公元18世纪拿破仑"大军团"的医官巴伦·拉尔开创了战场创伤急救的先例。瑞士人亨利·杜南发起红十字运动,对志愿者进行急救技术培训,创伤急救技术进一步普及。除了战场急救外,创伤急救技术也成为各种灾害现场急救及常态院前急救的主要技术,创伤急救的四项技术经常一起被列入各类急救培训教材,称为"四大技术"。随着在全球范围内的广泛应用,创伤急救技术渐趋成熟。

高级急救技术包括"CABCDE"六个步骤,分别代表致命性出血止血技术、气道管理、呼吸支持、循环支持、失能评估和充分暴露/环境控制。高级急救技术是在基础急救技术基础上,对伤员提供更强的医疗支持,需要更多的器械设备,如气管导管、简易呼吸器、便携式呼吸机、超声机等,也需要救援人员具备更高水平的急救技术,如气管插管、机械通气、胸腔穿刺术等。

紧急复苏技术主要包括心肺脑复苏、液体复苏、体温管理。1966年美国国家科学院首次依据彼得沙法和考恩霍文两位教授的研究成果制定了《心肺复苏指南》,并建议所有参与心血管急救的医务人员均应接受心肺复苏(cardio-pulmonary resuscitation,CPR)的培训,从此CPR风靡全球,成功地抢救了大量患者的生命。严重创伤患者往往伴有体液的大量丢失,甚至导致休克状态,液体复苏治疗必不可少。快速建立有效的循环通路,及时进行液体复苏,对于改善休克状态,提高患者生存率有着重要意义。心肺复苏后,将患者体温控制在相对较低的状态,能够降低细胞的新陈代谢率,降低耗氧量,减少炎症因子,减轻细胞水肿,有利于脑复苏。

（二）救命手术

重大灾害发生时，大量伤病员存在致命伤，如不及时手术，可能导致严重的后果，甚至危及生命，例如急性气道梗阻、气胸、严重骨折、脾破裂、颅内出血等。因此在灾害现场进行紧急救命手术是抢救危重伤员的关键环节。一系列问题制约了灾害现场的手术开展，例如：现场手术室空气净化和手术设备不易携带；手术器械无法快速消毒和重复使用；大型检查设备不易搬到现场；无法得到后方专家直视指导等。目前研发了一系列基于集成式、便携式、模块化的手术装备，其中最有特点的是大拓展比重症处置方舱车。该车可上扩舱体纵向展开两层，供医护人员休息；在横扩两翼的同时，四级舱体逐项展开，供开展现场手术、危重症监护。有了硬件环境的支撑，目前我们已经可以在灾害现场进行许多手术。

（三）转运后送

转运后送指在灾害现场对伤病员实施救治并将其运送至安全地带进一步救治的方法和过程，包括伤病员经过现场抢救后，通过各级救治机构的分级救治与妥善安全转运，逐步得到完善治疗的卫生保障工作。

转运后送被认为由拿破仑"大军团"的医官巴伦·拉尔开创，截至第二次世界大战，才形成针对在战争中受伤的伤病员的医疗救治分级后送结构。早期的后送设备非常简陋，甚至没有医疗设备与人员，甚至仅是可以平躺的车。直至 20 世纪 60 年代中期，很多需要紧急救护的患者仍是被灵柩车送到"急诊室"，因为当时还没有像现在这样配备医疗人员与医疗装备的救护车，灵柩车是唯一可以让患者平躺的运输工具，患者只有到达医院后才能获得治疗。很显然，连接急救网络的运输线就是转运后送，从灾害现场到临时医疗点再到后方医院之间的转运就是转运后送。即使常态下急救只有院前与院内两级阶梯，救护车也起到了医疗后送的作用。随着运输、通信工具及医疗装备的进一步改善，以及救治人员素质和技术的提高，在后送的途中同时提供良好的医疗监护，后送转运成为名副其实的"有医疗监护条件下的后送"并广为人们接受，因为转运后送提高了整个系统的医疗救援效率。

（四）检查检验技术

检查检验技术都属于辅助检查，是医务人员进行医疗活动、获得有关资料的方法之一，即通过医学设备进行身体检查，是一种相对于主要检查方法（问诊、查体）的辅助检查方法。

在现代医学中，辅助检查为医疗服务提供了有力的技术支撑和保障。由于物理检查的局限性，在临床诊断方面很多时候要依赖于辅助检查的补充和完善；在疾病的治疗过程中，为了了解药物治疗效果，需要辅助检查；在疾病的转归过程中，同样需要辅助检查提供依据。提高辅助检查的质量，可为临床确定诊断以及观察、判断疗效和预后提供依据，有效地提高整体医疗水平。

检查检验技术繁多，包括 X 线片、CT（computer tomography，计算机断层扫描）、磁共振成像、心电图、病理检查、核医学检查、超声、血液学检查、体液检查、免疫学检查、微生物检查等。医学救援中，检查检验技术也必不可少，对于早期诊断和治疗有着重要意义，例如在新型冠状病毒肺炎疫情期间，在新型冠状病毒肺炎的诊断中，新型冠状病毒核酸检测、抗体检测、血常规、胸部 CT 这"四件套"在疫情防治方面起到了关键作用。

（五）专科救治技术

自从 17 世纪显微镜被发明后，医学从宏观向微观迅猛发展。医学很快分为基础医学、临床医学、预防医学等。临床医学先分成内科、外科、妇科、儿科、眼科等二级学科，继之再细分成心内科、呼吸科、消化科、血液科、骨科、普通外科、泌尿外科等诸多三级学科。随着现代医学的发展，很多三级学科再次细分，比如：骨科分为脊柱外科、关节四肢外科、手外科等；消化内科再分为胃肠外科、肝病外科、肛肠外科、胰病科等。这种学科的细分确实带来了现代医学的更大发展，促进了医学的研究，加深了对疾病的理解。医学分科造就了大批专科医学人才，精通于某一分科，技术水平更精进，提高了诊疗的效率。

重大灾害发生时，众多伤员发生复合伤，这就需要多科协助诊治。而伤病员往往受伤部位、受伤程度均不一致，所以需要针对性专科救治。在医学救援队伍中，一般会配置内科医生、外科医生、护士、超声医生等专业人员，但是不可能所有临床学科都面面俱到，所以专科救治技术更多依赖于后方综合性医院。

（六）康复医学

康复医学和预防医学、保健医学、临床医学并称为"四大医学"，它是一门以消除和减轻人的功能障碍，弥补和重建人的功能缺失，设法改善和提高人的各方面功能的医学学科，也就是对功能障碍进行预防、诊断、评估、治疗、训练和处理的医学学科。康复医学起始于第二次世界大战之后,原以残疾人为主要服务对象。现代康复医学是近半个世纪来蓬勃发展起来的,它的发展是人类医学事业发展的必然趋势,也是现代科学技术进步的结果。

重大灾害的发生往往导致极高的致残率,尤其是像大地震这类具有严重毁损性的自然灾害。当把伤员从死亡线上挽救回来后,重中之重的任务就是对其实施康复。康复医学通过综合应用物理治疗、语言治疗及中医康复等方法将灾害对身体功能、肢体活动的损伤降到最低程度。实施早期康复干预,可有效避免或减轻残疾的发生;恢复期及后期的康复治疗,可最大程度上恢复和改善功能;社区、家庭康复治疗,可促进患者早日回归家庭和社会。

康复医学的诊断不同于临床的疾病诊断。康复医学着眼于各种神经功能的损害,以及肢体运动、言语交流、视觉、听觉、认知、心理情绪等方面的障碍,在救援医学体系中发挥着重要的作用。

二、预防医学与公共卫生

预防医学是从医学科学体系中分化出来的,它是研究预防和消灭病害,讲究卫生,增强体质,改善和创造有利于健康的生产环境及生活条件的科学。我国对公共卫生的定义是:组织社会全体成员共同努力,改善环境卫生条件,预防控制传染病和其他疾病流行,培养良好卫生习惯和文明生活方式,提供医疗服务,达到预防疾病,促进人民身体健康的目的。

突发公共卫生事件是指突然发生,造成或者可能造成社会公众健康严重损害的重大传染病疫情、群体性不明原因疾病、重大食物和职业中毒以及其他严重影响公众健康的事件。2003年严重急性呼吸综合征和2020年新型冠状病毒肺炎疫情就属于突发公共卫生事件。重大自然灾害发生之后,要做到"大灾无大疫",就必须做好卫生防疫工作。所以救援医学体系和预防医学与公共卫生有密切的关系。

(一) 环境卫生

重大灾害发生后,首要的工作是紧急医学救援,救治伤员,应急安置灾民;同时,还应加强灾后的环境卫生工作,避免次生灾害的发生。

灾害发生后,应首先进行灾区的卫生评估,为灾后的救灾、防疫提供基础资料,主要包括三个方面:①基本卫生资料评估。收集该地区基础人口资料,卫生设施(人员)可及性资料以及传染病、地方病流行情况等基础资料。②环境卫生脆弱性评估。应首先确定供水、食品卫生、粪便处理、垃圾处理、帐篷等的需求和优先顺序,还应从放射性危险、化学物污染、火灾、爆炸、毒气泄漏的角度综合考虑空气、水、土壤的污染情况对健康的影响。③环境卫生需求评估。应充分评估医疗点和医疗人员配备量,药品和杀虫剂配备量,供水和消毒剂配备量,临时厕所和垃圾收集点的设置量等环境卫生需求。

(二) 传染病

传染病是由各种病原体引起的能在人与人、动物与动物或人与动物之间相互传播的一类疾病。病原体中大部分是微生物,小部分为寄生虫;由寄生虫引起的疾病又称寄生虫病。对于有些传染病,防疫部门必须及时掌握其发病情况,及时采取对策,因此发现后应按规定时间及时向当地防疫部门报告,称为法定传染病。传染病是一种可以从一个人或其他物种,经过各种途径传染给另一个人或物种的感染病。传染源包括感染者的体液及排泄物、感染者所污染到的物体等,传播方式包括空气传播、水源传播、食物传播、接触传播、土壤传播、垂直传播等。重大传染病疫情属于突发公共卫生事件中最常见的一种。严重急性呼吸综合征和新型冠状病毒肺炎疫情就属于重大传染病疫情。

在人类历史上,传染病始终是各种疾病中发病率和病死率最高的一类疾病。曾经天花、鼠疫、霍乱的肆虐传染,造成大量死亡,甚至影响了人类的历史进程。直到近1个世纪以来,随着公共卫生策略的实施、科学技术进步、生活条件的改善和免疫规划的实施,很多传染病才得到有效的控制。但至今,无论在发达国家还是发展中国家,传染病仍是一类影响人们健康的重要疾病。我们要加强传染病的监测,避免其扩大传播。

预防为主是我国的卫生工作方针。我国的传染病预防策略可以概括为:以预防为主,群策群力,因地制宜,发展三级保健网,采取综合性防治措施。传染病的预防就是要在疫情尚未出现前,针对可能暴露于病原体并发生传染病的易感人群采取措施。传染病的预防措施包括传染病报告和针对传染源、传播途径及易感人群的多种预防措施。

（三）防疫

人们常常把自然灾害与传染性疾病联想在一起,自古就有"大灾之后必有大疫"的说法。是否有清洁的水源、卫生设施、正确的消毒以及适当的医疗服务等,都会影响灾后传染病疫情暴发的风险。灾后防疫是指突袭而来的灾难发生后,生态环境平衡遭受严重破坏,动植物丧失生命而腐烂变质,对产生的疫原的消毒处理以及应用药物杀灭疫区昆虫和微生物(如细菌、病毒等)的过程。

要保证"大灾无大疫",就必须重视灾区的卫生防疫工作,其具有内容多样、覆盖面广和长期持久3个特点:内容多样是指卫生防疫涉及食品卫生、饮水卫生、环境卫生、虫媒防治、卫生宣教等多方面;覆盖面广是指所服务的对象包括伤病员、灾区居民、救援人员、志愿者以及卫生防疫人员自身;长期持久是指疫情可能出现在灾后不久,也可能发生在灾后数月或1年左右。卫生防疫救援工作可分为应急救援和灾区重建两个阶段,灾区的卫生防疫救援工作必须检查做好,确保大灾之后无大疫和强化公共卫生措施是灾后应急救援阶段公共卫生的优先重点。

三、军事特种医学

战争贯穿人类的发展史,残酷的战争给人类带来巨大的灾害,几乎每一场战争都会造成严重的伤亡。军事特种医学是运用一般医学原理和技术,研究军队平时和战时特有的卫生保障的科学。其成果通过卫生勤务的实施,达到维护部队健康,提高野战医疗、防疫水平,巩固与增强部队战斗力的目的,主要应用于军事领域。但是许多军事医学的研究成果能够为救援医学研究、借鉴,因为战争本身就是灾害的极端形式,同样需要医学救援。

在很长时期内军队的医学处于经验医学阶段,19世纪以后才上升为一门科学。现代军队在作战和训练中常常遇到许多日常生活中少见的医学问题,需要专门研究解决,促进了军事医学的发展。目前军事医学主要研究解决现代战争条件下部队的实际医学问题,例如:现代战争中的战伤救治技术;核、化学、生物等武器的医学防护及救治技术;检伤分类技术;激光武器伤害的防护;如何提高军人的适应能力;伤病员的运送问题;深潜、高空、航空的卫勤保障等。

（一）战伤救治

战伤是指战争中作战武器所造成的损伤。随着火药武器在战争中逐步取代了冷兵器,战争的破坏性、残酷性及创伤性随之加剧。作战武器的杀伤力强,战时的伤员数量多,且成批出现。加之战争环境的特殊性和军队指挥方面的要求,战伤救治工作需要区别于平日的医疗救治。现代战伤救治工作遵循分级救治、时效救治、整体救治、精确高效的基本原则。我军在以往的战争中,积累了丰富的战伤救治经验。随着社会的发展,随着高科技在战争中的应用,现代战争的武器、运载工具和作战方法已与过去有所不同,战争伤呈现新的特点,战伤救治技术也在不断发展。战伤救治属于军事医学中重要的一部分,也是救援医学体系中的十大技术之一。

（二）核化生特种医学

核化生灾害指的是核辐射灾害、化学突发事件和生物突发事件。核化生事件因其破坏性巨大、实施手段隐蔽、袭击方法多样、防御困难等特点,被用于各类战争中,也备受恐怖组织关注,成为影响国内外社会安全稳定的重要因素。核化生安全生产事故是指放射性物质、有毒化学物质、生物毒素泄漏导致的事故,同样会造成人员伤亡、财产损失和生态破坏。核化生事故容易造成心理恐慌,引起民众心理紊乱、焦虑,其社会危害比事件本身更严重。因此,核化生医学救援成为战时和非战争军事行动中重要的特种救援。从世界发展现状来看,军队是国家核化生医学救援体系中的重要力量。

核辐射灾害的种类可分为核事故和放射事故:核事故是指核设施(如核电站)发生意外情况,因核反应堆失控造成放射性物质外泄;放射事故是指放射源失控(如丢失)或放射性物质非正常散布。放射性物质可污染大气、水源、土壤、植物和食品等,造成严重的环境污染,对人体产生的伤害类型主要有放射性损伤、烧伤、爆炸伤、复合伤等。放射性物质可通过呼吸道、消化道、皮肤黏膜、伤口吸收进入体内,引起内辐射;放射线可穿透一定距离被机体吸收,使人员受到外照射伤害。身体接受的辐射能量越多,其放射病症状越严重,致癌、致畸风险越大。中度、重度放射病救治困难,死亡率高。

化学突发事件是指突然发生的有毒有害化学品泄漏、燃烧或爆炸,造成或可能造成群体人员急性中毒,引起较大社会危害,需要社会性救援的紧急事件。可分为人为因素导致的化学恐怖袭击事件和非人为因素引起的化学意外事故。化学毒剂多属剧毒或超毒性毒物,其杀伤力远远大于常规武器,造成大批同类中毒伤员。化学毒剂主要有神经性、糜烂性、全身中毒性、窒息性、失能性、刺激性等种类;袭击方式有爆炸分散型、热分散型、布洒型等;中毒途径有呼吸道吸入、皮肤接触等;部分毒剂具有高度速杀性,短时间内即出现中毒症状乃至死亡。

生物事件是指由生物威胁因子(如病原体、生物毒素、媒介生物等)引起人、动物、农作物及植物、生态环境等的伤害事件。生物袭击是指人为故意使用病原微生物或生物毒素导致敏感人群、动物、植物疾病或死亡,引起社会恐慌以达到政治或信仰目的的恐怖行为。致病微生物一旦进入机体便能大量繁殖,破坏机体功能,甚至导致死亡。它还能大面积毁坏植物和农作物等。生物毒剂杀伤能力强,杀伤面积大,危害时间长,有传染性效应。生物袭击具有潜伏性、散发性、隐蔽性、突发性、欺骗性和恐慌性等特点;袭击方式有气溶胶喷洒以及带菌昆虫、动物施放等。另外,通过基因重组等生物技术制作的微生物或毒素,具有侦检难、救治难、无疫苗预防等特点。

（三）检伤分类

检伤分类是指在灾害情况下,医疗资源不足而由专业人员(专业救援队员、医学专业员等)根据伤病员情况来决定医学处置先后顺序的方案。目标是将批量伤病员分为不同优先级的处置类别。现代医疗救援的理念是能从现场处理中获得最大医疗效果的伤病员获得优先处理,而对那些不经过处理也可存活的伤病员和即使处理也会死亡的伤病员则不给予优先处理,最大限度地降低死亡率,让有限的医疗力量发挥最大的作用。

对伤员进行检伤分类的根源同样可以追溯到发生在18世纪的因军事战争而受伤的伤员救治中。拿破仑"大军团"的医官巴伦·拉尔管理在战场上受伤的大量伤员,即开始实行现场检伤分类。检伤分类可以用来决定优先治疗的顺序,也可以用来决定转送方式的顺序,还可以用来决定转送医院的顺序,分别为救治分类、后送分类与医疗机构分类。

第四章 救援技术

第一节 搜索营救技术

当地震、泥石流、滑坡、火灾、爆炸等灾害发生后，往往导致建筑物倒塌或毁损等，灾害现场环境复杂，必须先进行搜索营救工作，寻找受灾者。搜索营救工作的及时有效开展，为救治生命争取时间，对于提高受灾者的救治率有着至关重要的作用。在开展搜索营救工作之前，应在工作区域周围设置封锁线，只允许救援队伍和救援人员进入，并保证相关工作人员安全。

一、搜索技术

搜索就是在灾害发生后找寻遇难者并判断其位置，为营救行动提供依据。根据区域不同，搜索可分为陆地搜索、水上搜索和空中搜索。

陆地搜索主要有三种方式，人工搜索、搜索犬搜索、仪器搜索。首先组织初步的人工搜索，以尽快发现地表或浅埋的遇难者；然后进行犬搜索，以寻找被掩埋于废墟下的遇难者；最后在人工搜索与犬搜索成果的基础上，对重点部位进行仪器搜索，以精确定位。常用的搜索仪器有声波/振动生命探测仪、光学生命探测仪、电磁波生命探测仪和救援机器人等。

相对于陆地救援而言，水上救援具有以下特点：一是海上环境复杂，生存风险高；二是海况复杂，救助难度大；三是海上医疗救治及后送困难；四是专业性强，救援队伍不仅要精通水上作业，还要掌握救援基本技能。随着各国海上救援机构的建立与发展，海上搜救体制已由军队组织或民间单一组织体制向军民一体化转变，以实现资源共享，提高资源利用率。首先根据船舶或飞机海上遇险的确切信息、可能的海域，由失事海域所在国派出搜救舰船、飞机等；然后利用舰船、飞机的搜索、定位装置，以及借用海事卫星、岸基地面站获取搜索定位信息，并对信息进行处理、传输，确定遇险船舶、飞机和人员的位置。

在所有救援方式中，航空救援的速度最快、效率最高，且通用航空的航空器比公共航空运输使用的航空器更加机动灵活，特别是在水陆交通被阻断时，直升机具有其他交通工具无法比拟的优势，如灵活机动、小面积垂直起降、自由悬停、低空低速、点对点飞行等。近年来，空中搜索机器人也被应用于空中搜索。该系统外形类似于直升机，是由飞行控制器自动驾驶的飞行器，通过地面控制站设置后可完成预定飞行任务。该系统可垂直起降，定点悬停，随救援车辆机动，并可对指定区域进行持续监测，主要用于灾情调查和救援。空中救援机器人与传统救援方式相结合，进行"空地协同全方位搜索"。

二、营救技术

营救是指在确认位置后，利用救援专用设备和器材，采用破拆、顶升、支撑等方法，创造通道，抵达被困人员处，必要时可扩大施救空间，以保证救援人员的进入和处置。医疗救治应贯穿营救的全过程。在清理废墟并抵达被困人员位置后，医疗人员应立即展开救治，实施固定包扎，进行心理安慰等。根据区域不同，营救可分为陆地营救、水上营救和空中营救。

在进行陆地营救时，要考虑两个方面：人以及环境。陆地营救技术一般分为5个步骤：第1步，了解被困人员信息；第2步，考察建筑物被破坏情况；第3步，进一步了解幸存者情况；第4步，侦查被困人员所处空间情况；第5步，空间稳定性评估。另外还需考虑其他危险因素，如是否存在有毒有害物质，是否存在其他不安全因素等。要扩大被困人员所处空间，一般会用到破拆、升顶、支撑、障碍物移除、绳索救援、吊装等技术。

水上救援时，当发现落水人员后，即应迅速派遣、调集救援船舶和飞机赶赴相应海域实施打捞救助。训练有素的捞救援人员（包括蛙人）依靠救生网、救生吊篮、救生吊带、救生浮索等救捞工具，争分夺秒打捞遇险落水人员。打捞中应坚持以下原则：先发现先救，后发现后救；先救单人，后救群体；先救无救生器材者，后救有救生器材者；先救浸泡于水中者，后救乘救生艇、筏者；先救伤病员，次救健康者，后捞死亡者。

空中救援一般由直升机或无人机来完成。直升机通过悬停、吊运的方式实施营救，在高原、山地、丛林、岛屿、江河湖海水面上救护伤病员方面有独特的优势。直升机速度快、飞行灵活，能为伤病员的救治争取到更多时间。另外直升机还可以携带灾区急需的医疗用品等物资送往灾区。

第二节　检伤分类技术

目前常用的检伤优先等级划分标准是根据伤情急缓轻重,分为以下四类:第一优先,需紧急处置的重度伤员;第二优先,可延迟处置的中度伤员;第三优先,可常规处置的轻度伤员;第四优先,指伤员死亡或不可救治的创伤。

检伤分类标签是检伤分类专业人员给予每个检伤分类后伤病员的预制标识,主要功能包括:识别伤病员,记录评估结果,确定患者的医疗和运输的紧急情况优先顺序,通过分流过程跟踪患者的进展,识别其他危害(如污染)。检伤分类的标签宜至少设置为红色、黄色、绿色和黑色四大类。其中,红色标签应使用于需要立即处理的危重伤病员;黄色标签应使用于可以延迟处理的伤病员;绿色标签应使用于暂无需特殊医学处理的伤病员;黑色标签应使用于现场无法挽救的危重伤病员。常用的分类标签包括伤标、分类牌和伤票。所有分类标志均应悬挂于伤员左前胸的醒目位置。

检伤分类可分为初次检伤分类和二次检伤分类。

初次检伤分类目标应是:初步决定大量伤病员的优先救治与转诊秩序,应在救援人员首次发现伤病员且确认环境安全的情况下进行;当环境不安全而伤病员可以被移动时,应先将伤病员移出危险环境后再进行检伤分类;当环境不安全而伤病员无法被移动时,须首先考虑救援人员的安全再决定是否进行。

二次检伤分类目标应是:初次检伤分类后,根据伤病员的病情变化,再次给予相应的检伤分类标签。可分为两种情况:灾害现场的二次检伤分类和医院内的二次检伤分类。灾害现场的二次检伤分类,宜针对初次检伤分类后非立即处理的伤病员在观察期间进行,应由现场医护人员操作,可采用创伤评分进行;医院内的二次检伤分类应在伤病员转运到医院时立即进行,应由经过检伤分类培训的医护人员操作,可采用创伤评分或根据到达医院的情况再次给予相应的检伤分类标签。

第三节　急救复苏技术

一、基础急救技术

基础急救技术包括止血、包扎、固定、搬运四项技术。

在灾害现场特殊环境下,无论是什么性质的外伤,也无论是什么部位的外伤,最基本的急救处理都需要这四项技术。这些技术若能得到及时、正确、有效的应用,往往在挽救伤员生命、防止病情恶化、减少伤员痛苦以及预防并发症等方面均有良好的作用。

对于出血伤员的急救,只要稍拖延几分钟就可能危及生命,所以对于出血的现场急救尤为重要。常用的现场止血术有指压动脉止血法、直接压迫止血法、加压包扎止血法、填塞止血法、止血带止血法。止血要根据具体情况,可选用一种,也可以把几种止血法结合在一起应用,以达到最快、最有效、最安全的止血目的。

伤口包扎在急救中的应用范围较广,可起到保护创面、防止污染、固定敷料、止血及止痛等作用,有利于伤口的早期愈合。包扎伤口时应将伤口全部覆盖,动作轻巧,不要碰撞伤口,以免增加出血量和疼痛。接触伤口面的敷料必须保持无菌,以免导致伤口感染,包扎要快且牢靠,松紧度要适宜,打结避开伤口和不宜压迫的部位。常用的包扎材料有三角巾、绷带等。在应急情况下,也可以用干净的毛巾、布料等包扎。

固定术是针对骨折的急救措施,可以防止骨折部位移动,减轻伤员痛苦,能有效地防止因骨折断端的移动而损伤血管、神经等组织造成的严重并发症。急救固定的目的不是让骨折复位,而是防止骨折断端的移动,所以刺出伤口的骨折端不应该送回。固定时动作要轻巧,固定要牢靠,松紧要适度,皮肤与夹板之间要垫适量的软物,尤其是夹板两端骨突出处和空隙部位更要注意,以防局部受压引起缺血坏死。固定范围应包括骨折上、下两个关节。固定材料有木制夹板、钢丝夹板、充气夹板、负压气垫、塑料夹板等。

伤员在经过现场初步病情评估及处理后,需要从现场转运至医疗条件较完善的医疗机构,做进一步检查和治疗。搬运工作如做得及时、准确,可使伤员及早得到有效救治,减轻痛苦。搬运伤员时需要结合伤情,否则会引起伤员不适甚至危害。搬运时要能随时观察伤情,一旦病情变化立即抢救。常用的徒手搬运方法有单人抱持法、单人背负法、双人拉车、多人平托法等。也可以借助器械,如担架、木板、椅子等。在搬运过程中,既要注意保护伤病员,也要保护自身,避免扭伤、摔倒。

二、高级急救技术

高级急救技术包括"CABCDE"六个步骤,分别代表致命性出血止血技术(critical bleeding,C)、气道管理(airway,A)、呼吸支持(breath,B)、循环支持(circulation,C)、失能评估(disability,D)和充分暴露/环境控制(exposure/environment,E)。

致命性出血是指创伤导致伤员发生动脉断裂、腹腔脏器破裂出血、骨盆及长骨骨折大出血等,因出血量大,随时可能导致失血性休克,危及生命。针对这类伤员,应立即果断采取止血技术,避免延误治疗导致严重后果。对于四肢开放性损伤,在手术止血之前可应用止血带以控制致命性的大出血。对于有出血性休克的骨盆环分离患者,应立即采取闭合和稳定骨盆环的措施。另外还可以采取填塞、直接外科止血和局部止血等措施以尽早控制致命性出血。

灾害对于呼吸系统的损害包括肺内源性与肺外源性损害。内源性损害主要是由胸部创伤、误吸、毒气中毒、肺部感染等导致;外源性损害主要是严重创伤、休克等导致。无论何种原因导致的呼吸衰竭,呼吸支持技术是救治关键。人工气道的建立包括口咽通气管、喉罩、气管插管、气管切开、环甲膜穿刺等。呼吸支持主要使用简易呼吸器、便携式呼吸机。对于气胸的患者,要进行紧急胸腔闭式引流术。

在灾害救援中,对于循环的支持必不可少,因为循环关乎全身各个器官的灌注。对于心搏骤停的患者,胸外按压就是维持循环的手段。对于低血压患者,液体复苏和升压药物是循环支持的常用方法。

三、紧急复苏技术

紧急复苏技术主要包括心肺脑复苏、液体复苏、体温管理等。在灾害现场,徒手心肺复苏按"DRABC"的顺序进行:D 即检查现场是否安全(dangerous);R 即检查伤员反应(response);A 即解除气道(airway)梗阻,保持气道通畅;B 即口对口人工呼吸(breathing);C 即胸外心脏(circulation)按压,建立有效的人工循环。《2010 美国心脏学会国际心肺复苏和心血管急救指南》强烈建议普通施救者仅做胸外按压的CPR,弱化人工呼吸的作用,对普通目击者要求对"ABC"改变为"CAB",即胸外按压、气道和呼吸。随着电除颤的出现,心脏电除颤能使复苏成功率进一步提高,电除颤技术也被列为最基本和最重要的急救手段,除颤也是一项基本生命支持措施。

对于创伤失血性休克患者,如已控制出血,可采取确定性复苏,在未控制出血前采取损伤控制复苏策略。损伤控制复苏策略主要包括:最少量的晶体液复苏,允许性低血压,平衡比例的血液制品,目标导向地纠正凝血功能障碍。允许性低血压是指维持重要器官灌注的最低血压。

心肺复苏后,更重要的是脑复苏。控制体温水平对于脑复苏至关重要,临床常用亚低温疗法。控制体温与脑细胞代谢紧密相关,体温每升高 1℃,脑基础代谢率提高 6%~7%,对于已存在受损或功能障碍的脑细胞,体温的升高会带来更大的危害。将体温控制在较低水平,可以降低脑细胞代谢率和耗氧量,减少自由基产生,减轻因氧化应激而产生的损伤,限制缺血再灌注损伤,抑制炎症因子的产生,稳定细胞膜,减少细胞凋亡,因此可成为脑细胞保护的重要措施。

第四节 救命手术技术

随着高科技在救援医学中的应用,灾害现场移动医院的建设使得救命手术得以开展,例如:针对急性呼吸道梗阻患者进行紧急环甲膜切开术或气管切开术;对开放性气胸患者实行封闭缝合,对张力性气胸患者行胸腔闭式引流;对胸腹腔损伤患者实施胸腹探查止血,对有脏器损伤者进行缝合、切除、修补、吻合、造口等手术;对有颅内出血的患者,行开颅减压术,清除血肿;对于大血管损伤患者行大血管损伤修补、吻合或结扎;另外还可进行心包腔穿刺术、耻骨上膀胱穿刺术等。未来我们将在灾害现场应用更加先进的救命外科技术,如移植手术、微创手术、介入手术。除手术外,灾害现场外伤造成的严重组织缺损病例并不少见,活细胞 3D 打印技术有较好的应用前景。

第五节 心理干预技术

灾害往往给受害者造成强烈的心理打击,从而引起害怕、焦虑、恐惧、悲伤等不良情绪。有的个体可以进行自我调适,但有的患者心理应激状态不能缓解,无法适应新的生活,这就需要专业的心理咨询师或者精神科医生介入。心理干预技术的基本原则包括整体-综合原则、可接受原则、调动自我心理防御的原则、巩固原则等。

心理干预应贯穿灾害救援的整个阶段,包括灾害防御、灾害应对及灾后重建等。目前我国灾害心理干预大多是在灾害发生之后被动参与的,而主动干预的较少。我国应建立完善的心理干预机构及网络,建设专业的心理救援队伍。为了更好地进行灾害心理干预,应把心理干预纳入救灾预警机制,建设各级干预机构,形成自上而下的完善体系。同时要加强心理援助者的培训和教育,大力培养心理干预专业人员,以便灾害发生之后,能快速、有效地进行心理干预。

灾害发生后救援人员应引导受灾者进行自我疏导,迅速排解不良情绪,调整心态,恢复镇定。可以尝试与受灾者建立良好的关系,用心倾听受灾者的声音,陪伴他们一起解决问题;根据不同个体的需求,尽量给予他们必要的帮助,协助他们了解目前的情况,协助他们制订恢复正常生活的具体步骤。可以向受灾者传授一些积极的心理防御方法,例如转移替代法、疏泄法、升华法、补偿法、自我解围法等。

对灾区一般民众可利用集中讲课或设立流动心理救援站等模式。针对严重心理应激状态的患者,应该做专门的一对一心理救援,可采取专业的心理干预方法,例如放松训练、晤谈技术、催眠疗法、森田疗法、精神分析法、生物反馈法、行为疗法等。

严重灾害发生时,提供物质上的援助只是救援的一部分,提供心理上的援助也是非常必要的。心理干预就是及时帮助处于心理应激状态的人恢复心理平衡,减少或预防心理疾病的发生。对灾害相关人员进行必要的心理干预,是建设救援医学体系必不可少的一部分,是减少灾害带来的心理影响的不可或缺的重要工作。

第六节 卫生防疫技术

在灾后卫生防疫工作中,首先要重视防疫宣传,让防疫知识走进千万家。利用一切可以利用的宣传手段和传播媒介,做好群众的卫生防病宣传教育和动员工作。各地要结合灾区的实际情况,因地制宜地把简便易行的各种防治措施和卫生知识教给群众;最大限度地提高宣传教育的覆盖面,提高群众自我防病、自我保护和心理调节的能力。

灾后各种供水水源可能遭受不同程度的污染,导致饮水水质卫生条件恶化,组织应急供水是卫生工作最迫切的任务之一。灾后初期可使用包装水和水车送水,同时积极寻找备用水源,加强饮水消毒。灾后房屋等设施破坏,临时设置的灾民安置点应合理规划,分区设置。灾后粪便的管理是预防传染性疾病发生的有效措施。灾后厕所的设置应满足群众需要,同时应因地制宜,尽快设立临时厕所,避免分散如厕。灾区卫生条件受限,卫生防病的首要任务是预防肠道传染病的发生与流行;加强粪便管理和防止病从口入尤为重要,而流水洗手是最有效的预防肠道传染病的措施。安置点垃圾应实行分类集中收集处理。地震灾害发生后,环境条件的改变可能会导致某些昆虫和鼠类数量的增加,公共卫生设施破坏也有利于蚊蝇等大量孳生,因此,应加强虫媒防治,防止蚊蝇鼠患影响人群健康。

第七节 立体后送技术

转运后送组主要由以具备急救技能的医护人员为核心的各级医疗机构、救援队、社会志愿者多方参与:一般设1名医疗组长总负责,每组至少配置1名医生、1名护士及运输工具操作人员,明确职责,分工协作;航空、水上后送配备医务人数不低于伤员人数的1/4,需参加过航空(水上)救护培训,掌握航空(水运)基础知识。紧急救护人员需具有现场分析判断和急救处置能力;机(车、船)队的后送团队需涵盖但不限于急诊、呼吸、心血管、中毒、神经等专业;运输工具操作人员需明确任务、熟悉交通运送条件;调度、通信人员需熟练掌握网络、通信以及数据库等技术,准确、及时地传递后送信息。

后送设备具有机动灵活、部署展开快、救治能力强以及受外部环境影响小的优点;主要有便携式监护仪,转运呼吸机,气管插管器械,除颤仪,吸引器,氧气瓶,担架,包扎、止血物品,夹板,颈托,血液药品冷藏箱和通信保障装备等基本生命监护仪器及急救处理设备。

转运方式包括多方式(海陆空)立体选择、多手段前接后送、多力量联合运用。航空后送方式包括固定翼救护飞机、救护直升机、航班担架、航班轮椅等几种方式,通常选用固定翼救护飞机和直升机两类;具有后送速度快、机动性强、不受地形道路限制等优点。陆地后送方式包括救护车、火车专列、高铁、客车等,通常选用救护车、火车专列两类;火车专列以空调硬卧列车为主,具有容量大、空间宽敞、运行速度较快等特点。水上后送方式包括快艇、救护舰、船舶、游轮、医院船等几种方式。

第八节 极端环境下的医疗救援技术

我国地域辽阔,各地自然地理环境差异明显,地形多种多样,有平原、丘陵、高原等。不同的环境因素都会对机体产生不同的负面影响,学习和掌握极端环境下的医疗救援技术,对提高救援医学水平具有重要意义。常见的极端环境有海洋、高原、高寒、沙漠等,这些环境不同于一般的陆地环境,在救治技术方面有其各自的特点。

一、海上环境下的救治技术

海上气候与陆上气候不同,海上救治还与海况关系密切。海况是指海面风与浪的情况。海水浸泡后的特点有溺水死亡率高、休克严重、体温过低等。人落入海中容易出现体温迅速下降:当中心温度降至35℃时,出现疲倦、共济失调和精神错乱等症状;降至32℃时,将失去知觉,肌肉僵硬,瞳孔散大,心律失常,最终死亡。海水渗透压高,海水与皮肤、伤口接触后可致组织细胞脱水,毛细血管通透性增加,引起水电解质、酸碱平衡紊乱。海水中有多种致病菌,可污染伤口。海况及舰船环境对伤员救治影响大,当风力7级以上,舰船摇摆严重,大部分人员出现晕船反应,且舰船空间小,不方便进行伤员救治与转运。海上创伤救治最常见的是对溺水伤员的急救:应立即清除口鼻腔的水或异物,采用膝顶、肩顶、抱腹法倒出呼吸道和消化道内的水,松解领口和紧裹的内衣、腰带,确保呼吸道通畅。对于海水浸泡伤口的处理,尽早在伤后6~12h内用生理盐水反复冲洗,减压引流和清创。

二、高原环境下的救治技术

高原环境因高海拔导致大气压低、氧分压低,日照时间长、辐射强,气温低,风大,干燥。常见的地质灾害有地震、泥石流、雪崩等。高原环境创伤的特点是伤情重、休克发生率高,易致肺水肿或脑水肿,感染时限延长,多器官功能衰竭发生早。所以在高原地区的救援现场应快速纠正缺氧,尽早进行伤口包扎、止血等,积极抗休克,同时要防止输液所致的肺水肿或脑水肿。高原地区往往山高路少,交通不便,应采用多种后送工具,加强后送途中的病情观察及救治。

三、高寒环境下的救治技术

高寒地区的气候特点是气温低、寒期长、寒潮多、温差大。高寒地区创伤的特点是继发冷伤多见,四肢伤进展迅速,现场救治困难。救援中应迅速脱离寒冷环境,快速合理复温,注意局部和全身保暖,同时避免烫伤。常用的复温措施包括:用40℃~42℃的水快速复温,禁止用拍打、冷水浸泡、雪搓或火烤等方法加温;耳郭或面部冻伤,可用热毛巾局部热敷,但注意水温不可过高;将Ⅰ、Ⅱ度冻伤患者放置于25℃的室温环境,用毛毯保暖,喝热饮料,当温度恢复后,保护患部,涂冻伤膏。

四、沙漠环境下的救治技术

沙漠地区的环境特点有:土质坚硬,沙尘大,植被稀少,水源缺乏,相对湿度低,日照时间长,夏季高温,冬季严寒。沙漠地区创伤的特点是伤员易休克、脱水、衰竭,伤口易受污染。沙漠地区的救治要注意夏季防暑、防烫伤,冬季防冻伤,注意补充水分。脱水衰竭的处理包括:迅速把伤员转移至阴凉通风处,脱离热暴露;有血容量减少者给予静脉补液;无呕吐伤员可给予口服补液盐。

第九节 战伤救治技术

战争中对于成批的伤员必须按伤情的轻重缓急,确定救治和后送的次序,工作方能有条不紊地进行。先在现场进行初步分类工作;其次在收容分类室进行治疗分类,确定治疗的要求和次序;还需进行后送分类,确定后送伤员的次序和方法。担任分类工作的军医应具有丰富的战伤救治经验和较强的组织工作能力。分类可根据伤因、伤部、伤型和伤情的诊断,一般采用综合分类法。

战伤救治技术可分为现场急救技术和早期救治技术。现场急救技术又分为初级急救技术和高级急救技术。初级急救技术是在以往四项创伤急救技术的基础上，再增加几项内容，包括检伤评估、止血、通气、包扎、固定、搬运、基础生命支持技术等。高级急救技术包括环甲膜切开术、胸腔穿刺术等技术。

早期救治技术一般在野战医疗机构中应用，包括紧急救治和外科复苏技术。常用的紧急救治技术有气管插管、气管切开、环甲膜切开、机械通气等。外科复苏包括清创手术、损伤控制手术、重症监护等。

第十节　核化生救治技术

一、核辐射救治技术

核辐射医学救援方法主要为分级防护、多重分类、洗救并举、抵近评价、尽早处置。

（1）分级防护：主要是根据进入区域、承担职责以及接触放射性的情况来确定防护等级，比如：处理洗消后伤员的救援人员相对处于清洁区，只需通用卫生等级防护；洗消去污的救援人员处在半污染区，需佩戴个人剂量计，穿着密封的防护服、靴套、手套、口罩式面具、眼罩；负责伤员分类和接收的救援人员，需采取较高等级防护措施，使用全面部密封的防毒面具等。

（2）多重分类：目的是确保救治的高效、有序，按照"先伤后核、先粗后细、先外后内、先重后轻"的原则，观察与检测相结合，先定性后分级，先有无后轻重，进行初始分类、二次分类和终极分类。

（3）洗救并举：按照"先救命后治伤、先治伤后去污、先重度后轻度、先处置再后送"的原则，视伤情和污染程度决定是先救治还是先去污。

（4）抵近评价：主要是将实验室内相关评价关键设备车载化，抵近现场，解决放射性内污染检测难的问题，缩短确诊时间。

（5）尽早处置：主要是尽早给药和尽早救治。防护药物种类多，首先要根据不同情况，选择相应药物；其次，无论是内照射还是外照射，防护性用药越早越好。

二、化学突发事件医学救援方法

化学突发事件医学救援方法主要为侦检先行、分级防护、划区设置、时效救治、分类救治。

（1）侦检先行：指化学袭击发生后，第一时间侦检毒剂种类和浓度，对于后续的事件处置和人员救治具有重要意义。

（2）分级防护：指针对不同情况采取有区别的等级防护，根据有毒化学物质的性质、浓度、毒理学作用等，采取分级防护，防护等级分 A、B、C、D 四级。

（3）划区设置：指根据侦检结果划定污染区（亦称"热区"）、缓冲区（亦称"温区"）、清洁区（亦称"冷区"）。抢救组、洗消组、转送组人员分别位于污染区、缓冲区、清洁区，救援人员的救援活动必须在指定区域进行，不得随意跨区活动。

（4）时效救治：指第一时间组织救援，处理好救命、洗消和治疗的相互关系。救治遵循"四优先"原则：先防护，后抢救；先撤离，后救治；先救命，后治伤；先洗消，后治疗。

（5）分类救治：指根据化学毒剂毒性、污染程度、生命体征、中毒症状、防护状况等，对染毒人员的伤情做出客观判断，决定伤员接受医疗救治的优先权和救护措施。

三、生物突发事件医学救援方法

生物袭击医学救援方法主要为快速侦检、抵近处置、智能评估、隔离后送、立体消杀。

（1）快速侦检：主要包括样本采集和现场快检两个环节，快速判明生物恐怖剂的种类与性质。生物恐怖剂的实验室确诊是反生物恐怖医学救援的关键环节。

（2）抵近处置：是将生物检验车和移动实验室等平台机动至事发现场附近，实施抵近检测和鉴定。

（3）智能评估：即全面分析、综合考虑，分析评估生物危害的范围和走势，为后续现场处置提供重要的依据。

（4）隔离后送：主要是按照"早甄别、早隔离、早防控"的原则，综合利用负压担架和生防急救车实施伤员的紧急救治与暴露人群的隔离转运。

（5）立体消杀：主要是科学划定污染区或疫区，进行空间上立体化、技术上多元化、功能上整体化的消毒、杀虫、灭鼠相统一的综合处置措施，按照"先面、再线、后点"的顺序进行立体消杀。

第五章　国家与国际医疗救援能力建设与技术改进

第一节　救援医学的现代化

救援医学以人道主义为思想核心,以挽救人的生命、减轻人的痛苦、维护人的最基本尊严为行动目标。可以预言:随着时代的进步,对救援医学范畴的认识必将更为深刻,关注的焦点将集中于现代救援医学体系的创建和完善上。救援医学体系是一项系统工程,不仅是政府和救援人员的事情,更需要全社会的共同参与,构建公正、高效的医学救援体系,才有可能成功地实现救援行动的目标,发挥出"救死扶伤,实行人道主义"的救援医学的最高价值。

伴随着灾害的频发和各国对灾害救援的重视,救援医学逐渐朝着现代化、标准化、国际化的方向发展。不同于以往的传统医学,救援医学是一门涉及多学科、多领域的交叉医学学科。它有其突出的专业特殊性要求,在平常的时间里,医学救援人员需紧抓应急医学救援的技能不放松,并为可能的灾害积极准备药品、装备和器械等。灾害救援人员总是希望灾难不要发生,但是当灾害一旦发生时,就需要救援人员立即开启工作状态,并迅速投入到以拯救生命为目标的战斗中去。

现代化的高科技技术与传统的医学救援卫生器材、设备和运输工具相融合,大大改进了传统医学急救装备的功能,提升了医学救援的效率。救援医学的现代化体现在灾害救援领域各方面使用救援装备的现代化,例如,在搜索和营救方面,使用人员和装备远程投送大型运输装备(飞机、船舶、车辆),可以将医疗救援人员快速、准确地运送到受灾最严重,也最需要医疗救援的地方。大型工程机械设备(吊车、推土机、挖掘机、凿碎机等)等救援辅助装备,在大规模地震灾害现场使用具有重要的救援辅助作用,可以争取营救时间,为拯救生命创造更多的"黄金时间"。地震、海啸过后受灾地区的公共通信网络容易受到破坏,影响灾害救援早期信息的沟通。在我国的汶川地震中就出现通信不畅通、震中的损害无法评估、道路不畅通、搜索和医学救援人员无法到达的情况。原有的应急通信技术因体积和重量庞大、不便携带等因素限制了其应用,而地球同步轨道卫星通信技术是灾害发生时有效的通信技术,适合广泛应用于灾害救援装备中。具有集成化、模块化的折叠式方舱医院,是既可以用于救治大规模群体伤员的现代化野战医院,又可以拆分用于医疗分队行动。同时将海事卫星传输系统与方舱医院指挥系统相融合,极大地提高了方舱医院现场指挥调度效能和现场救治能力。在医学救援培训方面,还有灾难管理模拟系统,可以真实地模拟灾害发生时多现场的情景,培训指挥官在多种灾害场景和复杂现场情况下的应急指挥能力。

第二节　救援医学的标准化

所谓标准,即为了在一定范围内获得最佳秩序,经协商一致制定并由公认机构批准,共同使用和重复使用的一种规范性文件。而标准化,是指制定、实施标准,并监督标准实施的活动。救援医学的发展,需要一系列的规矩或标准来引领和推动新技术在医学救援装备建设中的应用,解决医学救援实践中现实及潜在的问题,例如,在汶川地震时出现军队和地方分头指挥,导致医学救援力量部署不科学,有些地方医疗救援人员过多,有些地方医疗救援力量不足等情况。尽管在玉树地震时我们已经吸取了这方面的经验教训,但是还没有提炼至使救援行动达到标准化的高度。国际性救援组织和国家强有力的政策支持在医学救援标准化方面起了重要的作用。

第三节　救援医学的国际化

受经济全球化的影响,救援医学也越来越表现出国际化的发展趋势。救援医学体制在国家层次及地区层次之外已出现一个国际层次,并且在全球灾难频繁发生的大背景下发挥着越来越重要的领导和协调作用。在经济全球化和救灾国际化的浪潮中,我国政府审时度势地于 2001 年组建了我国第一支国际救援队——CISAR,并先后参与国内、国际救援行动。CISAR 定期参与 OCHA 及 INSARAG 组织的灾害医学救援的国际会议和救援实践演练,有力地推动了我国医学救援的国际化。中国国际救援队医疗分队代表国家参与了阿尔及利亚地震、伊朗地震、印度尼西亚齐海啸、巴基斯坦地震及洪灾、印度尼西亚日惹地震、海地地震、新西兰地震、日本地震及海啸等多次国外救援,彰显了我国作为负责任大国的国家形象。

在全球经济一体化和信息全球化发展的趋势下,加之世界范围内地震、海啸等自然灾害和恐怖袭击事件频繁发生,以及"一国有难,多国支援"的国际惯例,这些因素都促进救援医学迅速地发生了质的变化,并且具有鲜明的现代化、标准化、国际化特征。现代化是指应用现代化的科学技术成果和救援装备,以及现代医学救援管理方法,使医学救援效率得到极大提升的过程,具有与时俱进的内涵。标准化是指救援医学的学术团体或学科领域的实践者通过集体讨论来制定医学救援实践的具体操作规范或标准,并将标准推而广之,最终通过政策、法规等方式监督标准和规范实施的过程。标准化可以使错综复杂的医学救援方法简单化、科学化;还可以使医学救援装备建设模块化、通用化。国际化是指医学救援的实践标准及救援装备与国际上大多数国家先进的做法保持一致。国际化有利于发展先进的医学救援技术及管理方法,有利于推动救援医学的国际间交流,有利于提升全国医学救援水平。因此,现代化、标准化、国际化是救援医学在新世纪所展现的互相交织、密不可分、三维统一的发展特点。

第二篇　技术

第一章　搜索营救技术

第一节　陆地搜索技术

陆地搜索行动是迅速寻找被困在建筑物内或其他隐蔽空间的被困者,为营救行动提供被困人员的准确位置及相关信息。实践证明,比较好的搜索方法有人工搜索、搜索犬搜索和技术搜索。但是为了更高效地完成搜索工作,应综合运用搜索方法。所以按照搜索方法与搜索策略分为人工搜索、搜索犬搜索、仪器搜索和综合搜索。

一、人工搜索

（一）搜索方法

1. 人工搜索　是救援队在执行救援行动过程中使用最频繁、最便捷的搜索手段,是救援队最基本的搜索能力。人工搜索常用的方法和手段有:利用地图,包括电子地图、GPS 定位等先进技术,进行初步现场宏观定位;通过询问、打探,尤其是听取当事人、目击者的表述,收集各方信息,进行整理;通过目睹、观察,直接从现场废墟的外部特征判断和发现受困者最有可能存活的区域与部位;通过大声喊话,敲击坚硬物体,如水泥板、铁板、钢管等,提醒受困者注意,引导受困者做出回应;保持现场安静,仔细倾听任何来自受困者发出的求救信号,最大可能地发现受困者。

人工搜索是最简单的搜索方法,也是最容易实施的搜索类型,但难以保证其精确度,只能针对废墟表层展开,并且搜索者自身的安全也受到潜在威胁。救援队长应根据地形和兵力选择搜索队形,注意控制队员之间的间隔和搜索线的推进速度;队员应注意相互间配合,根据指挥员的指挥保持呼叫、敲击和收听回应的一致,做到同时呼、同时停;每次敲击呼叫后,应保持肃静并倾听 10~30s 左右,尽最大可能接收受困者的回应。

2. 人工搜索基本手段

（1）直接搜索。

（2）呼叫并监听幸存者的回音。

（3）拉网式大面积搜索。

3. 人工搜索装备

（1）个人防护装备和急救包。

（2）无线电通信设备。

（3）标识器材。

（4）呼叫装备:扩音器、口哨、敲击锤等。

（5）搜索记录设备:照相机、望远镜、手电筒。

（6）搜索表填写器材:书写板、纸笔、表格。

（7）有毒有害气体侦检仪、漏电检测仪等。

4. 人工搜索要点

（1）搜集、分析、核实灾害现场有用信息。

（2）保护工作现场,设置隔离带。

（3）调查和评估建筑物的危险性。

（4）直接营救表面幸存者和极易接近的被困者。

（5）如有必要,做搜索评估标记。

（6）绘制搜索区和倒塌建筑物现状草图。

（7）确定搜索区域和搜索顺序。

（8）确定搜索方案。

（9）边搜索,边评估,边调整搜索方案和计划。

5. 人工呼叫、倾听、敲击法　在采用技术救援队的设备来确定被埋压人员的位置前,应首先满足以下前提条件。

（1）被埋压人员本身有能力使人注意到自己。

（2）要消除一些会妨碍察觉生命信号的杂音。

在定位搜索期间,主管救援任务的小队长要确保停掉那些干扰的杂音,或是将噪声降低到可以接受的最低限度。定位搜索时,救援人员应当围成一个圈,尽可能平均分布(相互距离约 $2\sim5m$)在废墟山上。救援人员应俯卧在废墟上,通过废墟上的孔洞或导声结构(木梁、支架、管道)仔细倾听废墟内的动静。每个救援步骤都需由小队长发出口令。

如果没有察觉到有代表生命信号的声响,则要通过呼叫,要求失踪的被困人员表明自己的位置。必要时也可以使用扩音器或喇叭。不过,为了突出音节、便于理解,建议呼叫:"我是搜救队——请回答。"呼叫后,再次仔细倾听废墟中的动静。如果没有回答,则应当呼叫:"我是搜救队——请您敲打。"要求被埋压人员发出敲击信号。

如果还是没有回答,救援人员应当在小队长的命令下,每隔一段时间就重复呼叫,一直持续到废墟中央地带。在这个过程中,救援人员相互之间的距离不断缩小。

如果废墟瓦砾的成分混杂不一,尤其是当有管路、钢支架或类似传声喇叭的结构时,可能会干扰定位救援人员确定被埋压人员的真实位置,从而误导他们的工作。

当救援人员察觉到呼救声或敲击声之后,便可以确定声音是从哪个方向传来的。然后,小队长便可以找出一个交叉点,估测出被埋压人员可能位于何处。

如果一名被埋压人员发出敲击声,那么在提问时,一定要采用被埋压人员可用"是"或"不"来回答的问句。要向被埋压人员解释清楚敲击声的含义(比如敲一次代表"是",敲两次代表"不")。

原则上说,如果一名被埋压人员呼叫求救或发出敲击声,就必须尝试用问话的方式确定其所在的位置,此外还要询问对方的状况如何。

比如,为确定对方的位置,可以使用以下问句:您是在山墙的……边吗?　您是在房屋的中央吗?

您是在屋门那边吗?　在浴室里?　在楼梯间?

……

也可以询问被埋压人员的状况:有水淹(燃气泄漏、烟熏、着火等)危险吗?　您受伤了吗?　(如果回答"是",要问哪里受伤了)您能动吗?

您被压住了吗?　您身边还有其他人吗?

有几个人(说出人数或敲击几下)?

其他房间里还有被埋压的人吗?　您和这些人有联系吗?

……

一旦获得所有关键的信息,救援人员就可以开始营救了。如果无法即刻开始营救,那么必须将这种情况通知被埋压人员。这样做是非常有必要的,可使被埋压人员不失去生存的勇气,知道自己不久就会得到救助。救援人员应当不断和被埋压人员保持通话联系,直到营救行动开始。

6. 人工搜索基本队形方法

（1）人工一字形搜索法:主要用于开阔空间地形的搜索。如图 2-1-1 所示,队员呈一字形等距排开,从开阔区一边平行搜索,通过整个开阔区至另一边,到开阔区的另一边后可以反方向搜索,再回到出发的一边,达到反复搜索的目的。

（2）人工环形搜索法:主要用于已大致判断受困者所在区域,要继续缩小范围并精确定位时的搜索。队员沿废墟四周或搜索区域边缘呈圆形等距排开,进行向心搜索,直至将任务区搜索完毕,如图 2-1-2 所示。使用该法搜索时动用人数较多,以保证形成一个能围住搜索区域的完整圆弧,所以它通常被用于对重点区域重点部位的搜索。

（3）人工弧形搜索法:当开阔区的一边存在结构不稳定的倒塌建筑物时,通常采用这种搜索方法。当搜索小组人数有限,无法一次性形成一个环形围住搜索区域时,也可采用这种方法。它是采用多次使用多

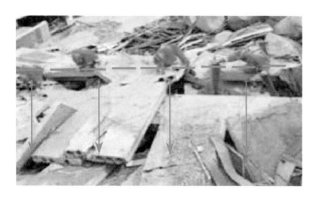

图 2-1-1 人工一字形搜索法

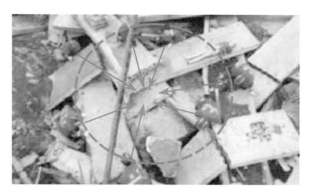

图 2-1-2 人工环形搜索法

段弧形连接的方法,起到与环形搜索相同的效果。如图 2-1-3 所示,队员沿着废墟的边缘呈弧形等距展开,等速搜索前进,从废墟的边缘逐渐向弧所在圆的圆心点收缩,直至将任务区搜索完毕。

(4)人工网格式搜索法:网格搜索需要较多的搜索人员。在搜索区草图上,将搜索区域分成若干个网格,如图 2-1-4 所示。每个网格由 6 名搜索人员(志愿者、救援人员均可)组成搜索组,通过呼叫搜索被困者。注意避免各网格搜索组相互干扰。各网格搜索结果向现场指挥员报告。

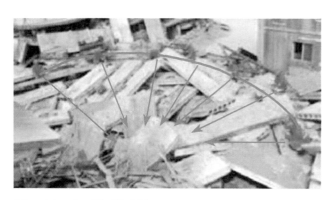

图 2-1-3 人工弧形搜索法

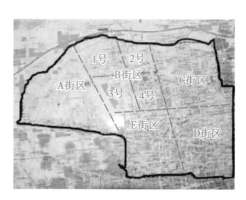

图 2-1-4 人工网格式搜索法

网格搜索小组完成空间搜索工作后,由现场指挥员决定是否还需继续进行其他形式的搜索。

所有未能确定遇难者的位置都应该标记在该网格上,同时向搜索队领导报告。如有必要,该网格可由搜索犬和专门监听仪器进一步搜索。

7. 人工搜索时信息报告 人工搜索的所有发现应向信息中心报告,报告内容包括幸存者位置、周围条件以及他们是如何被困等。营救人员必须注意建筑物的周围条件以及任何已确认的危险,注意有关进入建筑物的最佳线路信息,也应注意救出幸存者的最佳线路,以及任何其他专门的安全通道信息,如在幸存者下方或上方的其他逃脱线路。

8. 人工搜索注意事项 在具体的搜索过程中,还应注意以下几点。

(1)人工搜索行动包括在受灾区域内的相关人员部署。这些人员能在空隙之间以及狭窄区域内进行单独的视觉评估,以发现任何可能的受困者发出的信号。他们也可以作为监听者协助其他人员开展救援工作。

(2)使用大功率扬声器或其他喊话设备为被困的幸存者提供指引。喊话完毕后保持受灾区域安静,由搜索人员负责监听并尝试定位发出声响的确切方位。

(3)与其他搜索方式相比,人工搜索需要更加小心谨慎,而且参与救助行动的人员也存在相当大的危险。

二、搜索犬搜索

犬的嗅觉是人的 100 倍以上,听觉是人的 17 倍。训练有素的搜索犬能在较短时间内进行大面积搜索,并有效确定埋压在瓦砾下被困人员的位置,是现今地震灾害救援最为理想的搜索方法。犬搜索的最小搜索单元是 3 名训导员和 3 只搜索犬。救援搜索犬在服役前必须经过严格的选拔和训练。犬搜索训练包括训导员的培训和搜索犬的训练。搜索犬训练包括犬种选择、服从性训练和技能训练。

救援搜索犬宜选择体形中等、灵活、反应灵敏的犬,如比利时牧羊犬、德国黑贝、拉布拉多和斯宾格犬等。服役的搜索犬应通过国家有关部门的严格考核认证。通常每半年考核一次,不合格者应继续训练。在紧急救援时,如搜索犬的数量不能满足要求,可对不合格或未经考核的犬进行临时训练,满足搜索犬的最低要求后使用。

训导员必须经过专业培训并获得认证。由于犬搜索将随时配合其他救援组工作,训导员还必须掌握基本救援技术、了解危险物质知识以及具有紧急事件指挥能力和现场询问经验。

搜索犬的主要功能是寻找被埋压的幸存者,然而有许多犬对死者也能给出模糊的表现,对于这些模糊的表现也必须标记在搜索草图上,供进一步搜索排查参考。注意犬搜索能力受环境条件(风向、湿度、温度)影响较大,为此,犬引导员应通过绘制空气流通图,指导犬搜索的行进方向(犬应位于下风口),提高搜索效果。搜索犬每工作 30min,需休息 30min。

1. 搜索犬搜索要点

(1)搜索准备:搜索前,搜索组长、犬引导员(多为训导员担当)应首先对救援区域一天各时段的气温变化、搜索区范围和建筑物倒塌形式等进行调查评估,以确定犬最佳搜索策略。通常将搜索场地分成若干个搜索子区域,由搜索组长绘制每个子区段的建筑物和废墟特征草图,并记下对搜索有用的所有信息(可用符号标记)。

(2)初期表面搜索:搜索初期,指挥犬对倒塌区域表面进行大面积迅速搜索,以较少的工作量确定人工搜索期间未能发现的,位于瓦砾浅表处因丧失知觉而不能呼救的被困者,并标识被困者的位置。

(3)细致搜索:指挥犬自由搜索。对人不容易接近的被掩埋空间或狭小空间(犬可以容易地进入)进行逐一搜索,尤其在重型破拆装备到达之前,搜索犬还可以进入废墟内搜索。

2. 搜索犬搜索方法

(1)自由式搜索:在安全区域,引导员首先安排一只犬(称为 1#犬)进行自由式搜索。如果搜索犬没有报警,也没有发现值得注意的信息,引导员应指引搜索犬在更小的扇形区实施网格式加密搜索。此时,其余犬引导员以及搜索组长应从不同角度观察 1#犬的搜索行动。这些观察点应给执行任务的引导员提供指导搜索犬进行拉网式搜索的重要信息,包括发现需要重新搜索和怀疑有遇难者的位置。

(2)验证性搜索:1#犬在进行搜索时,第二只犬(2#犬)在搜索区附近休息待命。当 1#犬探测到人体气味并报警,1#犬引导员应及时在搜索区草图上做标记并给搜索犬奖励,遂将 1#犬带离搜索区。然后将 2#犬带进 1#犬报警区域实施自由搜索。如 2#犬也在同一位置报警,经训导员核实后在建筑物上做搜索标记。一般情况下,训导员可向搜索组长报告,搜索组长立即向救援队领导报告,开展营救。如情况复杂,可由 3#犬进一步复核确认。

如果 1#犬工作约 20~30min 后,在所搜索区内,没有发现幸存者,将 1#犬转移到其他地区休息 30min 后再转入新的搜索区搜索。由 2#犬在该区域重新进行搜索;通常引导员将指挥 2#犬以与 1#犬不同的搜索路径或方式进行搜索。当 2#犬完成搜索后,可转入一个搜索区进行搜索,直至将整个搜索场地全部搜索完毕。

(3)配合救援搜索:搜索犬也可配合正在进行的救援工作,进一步确定被困人员的位置,但注意搜索与救援工作不能相互干扰。

(4)报警:根据训导员的训练习惯,犬发现目标后的报警方式各异,通常为:①兴奋、吠;②盯着目标不动;③用爪刨目标处;④围绕目标处来回走动。

3. 搜索犬工作条件

(1)最佳工作条件:搜索犬主要依靠其灵敏的嗅觉和听觉,因此环境条件对瓦砾下人体气味扩散影响较大。一般认为犬的最佳工作条件是:①早晨或黄昏气味上升时;②气温较低,微风(20m/h);③搜索路径为无滑、稳定的瓦砾表面;④小雨天气。

(2)不利工作条件:①天气炎热,气温 27℃以上或中午;②无风或大风天气;③降雪使得搜索路径湿滑或掩盖了瓦砾表面;④搜索区存在灭火泡沫或其他化学物质气味干扰。

（3）其他情况：①建筑物废墟内幸存者的气味通道畅通有利于犬搜索准确定位，如在轻体结构材料（轻型框架结构构件、木质楼板的砖砌体结构）和破坏严重的混凝土建筑物等情况下，气味能比较通畅地通过瓦砾扩散，有利于犬较准确地追踪气味源或受困者的位置；②人体气味沿着复杂的路径传播出来不利于犬搜索准确定位，如钢筋混凝土楼板、大的混凝土构件和粉碎性密实瓦砾使人体气味流通不畅，犬不能准确追踪幸存者的位置；③通过破拆和移动建筑物构件改善人体气味扩散通道会获得较好的搜索效果。

4. 搜索犬搜索优缺点

（1）犬搜索优点：①能在短时间内进行大面积搜索；②适合于诸如因爆炸产生建筑物倒塌的危险环境搜索，犬的体型和质量更适合于在较小空间或不稳定的瓦砾表面等环境搜索；③对失踪的幸存者，犬搜索是非常成功的；④犬嗅觉敏锐，对幸存者定位较可靠；⑤通过训练，有些搜索犬具有区分生命体和尸体的能力；⑥通过热红外线和光学搜索仪器配合，训导员可观察犬正在注视的搜救目标，此外，犬的提前进入可减轻伤员的紧张情绪；⑦对威胁搜救人员安全的区域，可指导搜索犬实施搜救工作。

（2）犬搜索缺点：①搜索犬工作时间比较短，通常工作 20~30min 后，需休息 20~30min；②至少需要 2 只搜索犬对搜索目标独立进行搜索；③犬搜索效果不仅取决于犬的能力，而且也取决于训导员的训导经验；④搜索犬资源比较缺乏，驯养成本较高；⑤犬搜索易受气温、风力等环境影响，对于有些情况搜索犬无能为力。

5. 搜索犬搜索注意事项

（1）搜索犬的报警表现往往因目标而异，如对幸存者、尸体或物质气味的报警表现存在细微差别，训导员必须十分熟悉犬的各种反应才能获取更多的信息。

（2）如果 2 只犬先后都在同一处报警，幸存者存在的可能性极大，救援人员应立即准备挖掘工作。

（3）犬搜索是建筑物倒塌灾害救援中非常重要的技术手段。在灾害发生后应第一时间派出搜索犬队，以充分发挥犬的搜索优势。

（4）如果搜救区正在着火或废墟尚未冷却，应杜绝使用搜索犬，以防止犬足被灼伤；如必要，犬在工作时应佩戴防护器具，避免受到伤害。

（5）搜索犬大面积自由搜索，有时会失控。如有可能，在犬颈上安装遥控装置或许是最佳选择。

三、仪器搜索

仪器搜索的实质是根据存活的受困者所能表现出的任何体征和发出的任何信号，运用物理学与生物学原理，使用相应的仪器设备及技术手段，发现和捕捉这些体征与信号，达到对受困者做出准确定位的目的。目前，常用的搜索仪器有声波/振动生命探测仪、光学生命探测仪、电磁波生命探测仪和热成像生命探测仪，这些仪器具有各自的优势和缺陷，适用不同的场合及环境。要求搜索队员熟练掌握各种仪器的原理及功能，准确分析与判断现场废墟的环境和结构，选择适用的仪器，进行合理的搭配，运用实用技术与技巧，安全、规范操作，达到搜索受困者的目的，完成搜索行动。

（一）声波/振动生命探测仪

声波仪器探测法主要利用声波/振动生命探测仪来缩小受困者范围，达到定位受困者的目的。该仪器为专门接受幸存者发出的呼救或敲击声音的监听仪器。该声波/振动生命探测仪定位系统由拾振器、接收和显示单元、信号电缆、麦克风及耳机组成，如图 2-1-5 所示。

1. 系统工作原理　通过安装在搜索区域内的若干个拾振器，检测发自幸存者的呼叫声音或振动信号，测定其被困位置。拾振器间距一般不宜大于 5m。

2. 搜索方法　①环形排列搜索：将拾振器围绕搜索区域等间隔布设，最多为 6 个传感器，如图 2-1-6 所示；②半环形排列搜索：将搜索区分成 2 个半环形区域，分 2 次进行搜索；③平行搜索排列：将搜索区分成若干个平行排列分别进行搜索，排列间距为 5~8m；④十字搜索排列：在搜索区布设相互垂直的搜索排列，每条排列单独进行搜索。

3. 搜索技术

（1）联络信号：搜索时可直接探测幸存者发出的呼救信号（呼叫或敲击）并测定其位置。如未接收到幸

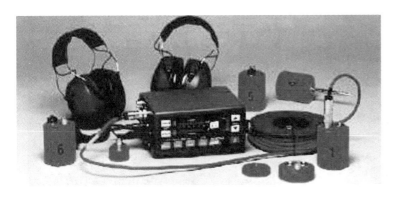

图 2-1-5　声波/振动生命探测仪组成

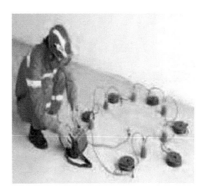

图 2-1-6　环形排列搜索

存者发出的信号,搜索人员可通过呼叫或敲击(重复敲击 5 次后,保持现场安静),向幸存者发送联络信号,通过仪器探测幸存者的响应信号并测定其位置。

(2)测定幸存者位置:如探测到幸存者的呼救或响应信号,通过各拾振器接收到信号的强弱(理论上信号最强、声音最大的那个传感器距幸存者最近)判定幸存者位置。如有必要,将传感器排列重新布置,以进一步精确确定被困者的位置。

(3)传感器安置:将所有传感器尽量安置在相同的建筑材料介质上,并且与建筑材料接触要完全吻合,才能有效提高搜索定位精度,同时还应注意建筑材料不同或结构物破坏形式不同对声波的传播和衰减效果也不相同,因此,不能简单地根据信号的强弱来判定受害者的位置。

此外,在进行探测时,应选择型号、性能相同的传感器,否则各传感器相互比较将失去意义。

4. 声波/振动生命探测仪优缺点

(1)优点:搜索探测面积较大;能拾取微弱的呼救声或敲击信号;可由其他搜索仪器进一步验证其发现;该仪器还可用来探测气体、流体的泄漏声音。

(2)缺点:该仪器探测不到失去知觉的幸存者;受环境噪声影响极大;要求受困者发出可识别的声音,婴幼儿则很难做到;监测范围较小(声波生命探测仪为 7.5m,振动生命探测仪为 23m),确定受困者的准确方位慢。

(二)光学生命探测仪

光学生命探测仪搜索法是指使用蛇眼生命探测仪对废墟内部的受困者进行搜索的方法。它利用安装在探杆或软管上自带光源、小直径的视频、音频探头,伸入人员难以到达的废墟内部进行窥探,收集受困者的图像和声音信息供搜索人员进行分析。它的主要特点在于利用该仪器可直观观察探头周围,尤其是狭小空间的情况,有的仪器同时还装有传声器,实现语音传递。目前使用的光学生命探测仪多为杆式和蛇簧线缆式。按照信号传输方式分为普通电缆和光纤两种。利用蛇眼生命探测仪实施探测前,应先根据现场的位置和条件,选用长、短探杆或延长线与探头连接;当目标被埋压较浅时,可选用短杆连接;当目标被埋压较深时,可选用长杆连接;当目标处于垂直的竖井式空间中时,可选用延长线连接,将探头悬垂到竖井中。

在存在自然孔洞或缝隙的地方,可直接将探测仪的探头伸入孔洞或缝隙进行搜索;在无自然孔洞或缝隙的地方,可以采用先凿孔,后伸入的方式进行,很多时候需要钻足够数量的孔洞,才能看清废墟内部的情况,具体如图 2-1-7 所示。

队员根据探杆和探头的方向及受困人员在显示器上的位置,确定受困人员的方位;根据受困人员在显示器上显示的图像大小,结合探杆或连接线的伸入长度,确定受困人员的距离。根据综合分析得到的图像,确定废墟内部情况,并将信息提供给营救队员。图像大小与受困人员距离测算如图 2-1-8 所示,操作手应反复练习,以形成快速测算能力。

1. 优点

(1)能直接观察被困者的状态和所处环境。

(2)比其他搜索方法的定位更直观、可靠。

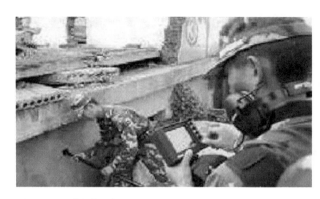

图 2-1-7　孔洞探测

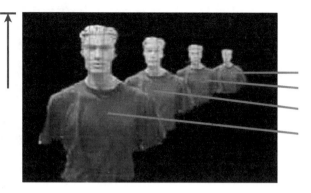

图 2-1-8　距离测算

（3）在营救期间可指导救援人员进行安全的营救行动。

（4）仪器操作简单、方便。

（5）记录图像可远距离传输。

2. 缺点

（1）工作环境受限制，必须有直径不小于 5cm 的孔隙或空洞。

（2）如必要，需钻观测孔，但成本偏高。

（3）视野有局限性。

3. 搜索要点

（1）有自然空洞或缝隙的地方，可将光学仪器直接插入其中进行搜索。

（2）对无自然空洞的构筑物，其下有可能存在被困者，首先需机械成孔，然后进行搜索。钻孔排列方式视构筑物的几何形状而定，可以是平行排列，也可以环形或交叉形排列。

（3）根据显示器看到的图像确定该图像位于孔中的方位是十分困难的，这需要有经验的仪器搜索人员根据全方位图像进行分析确定。比较简单的办法是孔壁定位。

（4）配合营救行动时，采用该仪器可有效指导营救工作，避免伤害受困者。

（5）当探测到幸存者后，应标记其位置。

（三）电磁波生命探测仪

电磁波生命探测仪搜索法所采用的仪器有主动式和被动式：主动式是基于发射源和被探测目标之间在电磁波射线方向上存在运动时，从被探测目标反射回来的电磁波将发生振幅和频率变化，通常称为多普勒效应；被动式是基于探测生命体自身的电磁场。

1. 电磁波生命探测仪　属于主动式搜索被困生命体的仪器。

（1）优点：电磁波生命探测仪是真正意义上的搜索仪器，具有很大的应用潜力。当人体静止时，仪器检测到呼吸和心脏搏动（主要为呼吸）产生的频移，通过数据分析处理可准确探测生命体的存在，无需与人体接触；当人体移动时产生较强的频移，更有利于确定生命体的存在。该方法适用于空旷场地、一定厚度的墙壁和建筑瓦砾，通过提高发射电磁波的功率能改善穿透瓦砾堆的厚度。

（2）缺点：仪器易受环境电磁波干扰，发生判断失误；瓦砾堆的钢筋和磁性金属含量高也影响探测能力；被困人员的定位精度不高，有待进一步完善仪器性能和积累搜索经验。

（3）探测要点：架设发射和接收（有的仪器发射与接收天线为一体）天线，确保拟搜索目标位于电磁波辐射范围内；对于分体式仪器应连接电源、控制单元、天线单元和计算机；搜索前应了解工作区是否存在电磁波干扰，电磁波发射频率应尽量避开干扰；无关人员应撤离搜索现场；如发现异常，应改变天线位置，采取反复交叉定位方法确定被困人员的埋压位置。

2. 生命探测雷达　通过人体自身发射出的超低频电磁波探测生命体的存在。该仪器的工作原理至少在地震灾害中的应用目前尚存在争议，还有待进一步试验研究。

（1）优点：仪器体积小、轻便、手持移动快；有经验的操作人员可准确探测生命体的存在；具有穿透混凝土等障碍物的能力。

（2）缺点：易受环境（包括人体）低频电磁波干扰；探测误差较大；操作难度大，要求经验丰富的高水平人员操作。

（3）探测要点：手持探测仪扫描杆应始终保持向一个方向直线移动；各次扫描应首尾重叠；包括操作者在内，扫描 3m 范围内，不允许其他人存在；应避免风对扫描杆的干扰；扫描时，探测仪应保持略低于水平线2°左右。

（四）红外线探测仪

红外线探测仪也称热成像仪。该仪器是目前在烟雾和灰尘环境下搜索受困者的唯一方法。红外线仪的种类较多，其分辨率差别也较大。常用的红外线仪为手持式和头盔式。搜索人员通过位于头盔上的小型红外线仪所发现的热异常成像来搜索受困者或火源。

1. 优点　适用于地震灾害的次生火灾、烟雾较大或黑暗区域的环境搜索，亦适用于烟雾环境下大面积搜索。

2. 缺点　不能穿过固体介质探测温度差。在搜索中，除了埋在瓦砾下的人体热源作为有效信号外，其他热源对其也产生较强干扰。

3. 搜索定位要点　在地震灾害搜索救援中，主要用于在开阔空间且烟雾大的环境下搜索孔隙度较大的松散瓦砾下埋压较浅的受困者：①配合人工搜索确定废墟浅部被困人员的位置；②在浓烟、灰尘严重、能见度极低的环境下直接搜索、定位被困人员。

四、综合搜索

人工搜索、搜索犬搜索与仪器搜索方法均具有各自的特点和适用条件。因此，在进行搜索救援行动时，应根据灾害情况和环境条件确定搜索方法。综合搜索方法对复杂环境下提高搜索效率和定位精度十分必要。

（一）搜索方法

1. 犬、仪器联合搜索方法

（1）在第一时间抵达救援现场后，若现场尘土、烟雾大，应首先采用电子仪器进行大面积搜索定位。当条件允许时，采用犬搜索进一步确定被困人员位置。对无响应的受困者，或声音、振动传播条件不利的环境下，应首先采用犬进行搜索定位，然后通过光学仪器进一步观察被困者状态及受困者所处的环境和埋压情况。

（2）对气温较高或其他不适宜犬搜索的环境，应首先采用声波/振动生命探测仪进行大面积搜索定位；而在黄昏或环境条件适合犬搜索时，采用搜索犬对仪器搜索进行验证。

（3）对大型混凝土板式结构，首先应采用声波/振动生命探测仪进行搜索定位，而不是犬。

2. 人工、仪器联合搜索方法

（1）采用人工进行表面搜索时，必要时可配合红外线探测仪或光学生命探测仪进行联合搜索已确定埋压较浅的受困者。

（2）一旦发现幸存者，应由光学生命探测仪进一步精确定受困者的方位、位置和被埋压情况，以指导营救方案的制订。

3. 人工、犬联合搜索方法　在大面积实施人工搜索过程中，对怀疑有可能存在受困者的区域，应由搜索犬进一步确定；对一些狭小的空间，或人员难以进入的区域，应由搜索犬配合进行搜索定位。

4. 人工、犬、仪器联合搜索方法　针对已确定的大范围的搜索面积，首先在实施人工搜索中，对怀疑有可能存在受困者的区域，可用仪器搜索来缩小搜索范围，并由搜索犬进一步确定。对一些狭小的空间、危险区域或人员难以进入的区域，应由搜索犬配合进行搜索定位，从而缩短搜索时间，避免危险情况，提高搜索效率。

（二）标识系统

当搜救区域范围很大时，每次中断或完成了某个破坏地点的救援及搜救工作，救援人员都必须在该破坏地点做好标识，标识记号应明确、易懂。标识时应采用国际通用规则，说明当前的救援工作现状。为了提高救援措施和效率，每名救援人员都必须认识各种标识；这样，即便是一支救援队被拆分为小组或分组，也能及时掌握当前的救援形势。在做标识时,基本标识的图形边长至少要达到 1m,然后在方形的外部和内部再添加其他必要信息。

1. 国际通用搜救行动标识 主管该处救援工作的救援队队长/小队长负责书写危险标志,并在地形图上做好标记,然后将破坏地点的情况通知给救援委托方的救援指挥部或技术救援指挥部。如果需要标识出特殊危险,应采用以下标志方法;如果危险已解除,则应划掉基本标志上方的危险标志。

(1) 标识搜索过的建筑物方法,如图 2-1-9 所示。

(2) 特殊危险的标识方法,如图 2-1-10 所示。

(3) 搜救过的建筑物标识方法,如图 2-1-11 所示。

(4) 救援工作结束后,应在标志外侧画一个圆圈,并画上横线,如图 2-1-12 所示。

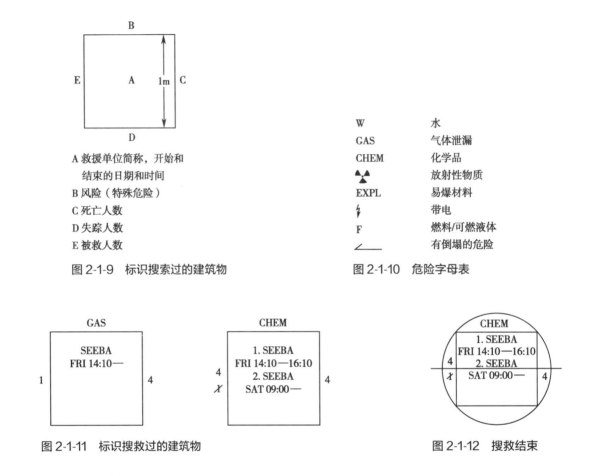

A 救援单位简称,开始和
　结束的日期和时间
B 风险(特殊危险)
C 死亡人数
D 失踪人数
E 被救人数

图 2-1-9 标识搜索过的建筑物

W	水
GAS	气体泄漏
CHEM	化学品
☢	放射性物质
EXPL	易爆材料
⚡	带电
F	燃料/可燃液体
◣	有倒塌的危险

图 2-1-10 危险字母表

图 2-1-11 标识搜救过的建筑物

图 2-1-12 搜救结束

2. 受困者位置标识 搜索行动的结果是明确被困人员的位置或可能被困的位置。专业搜索队或其他实施搜索和救援的任何团体或个人,都应随时标识所发现的确定或不确定被困人员的可能位置。

标识方法:在尽可能靠近已知或可能存在被困者的位置处绘制高 60cm 左右的大写 V 字符号。根据被困者情况,其表示方法分别为:①如果只知道可能有被困人员,但其位置不详,则在靠近被困人员可能的位置处标识 V 字符号,但不是最后结果,如图 2-1-13A 所示。②如果通过视觉或听觉确定了幸存者的位置和人数,则在靠近 V 字的地方绘制一指向幸存者位置的箭头,如图 2-1-13B 所示。③如果被困人员被确定已死亡,则绘制一条穿过 V 字符号中间的水平线,并绘制一箭头指向遇难者的位置和人数,如图 2-1-13C 所示。④V 字符号下面的 L-3 表示有 3 名幸存者,D-2 表示有 2 名遇难者,但都不是最终结果。随着救援行动的进行,这些数字随时变更,如图 2-1-13D 所示。注意:由第 1 只搜索犬发出的信息只能用不带箭头的 V 字表示可能的受困人员位置;如果第 2 只搜索犬在同一位置处也发出信息,则可以用带箭头的 V 字标示,表示被困人员的位置已被确定。⑤画圆将图 2-1-13B 或图 2-1-13C 包围,表示被困人员被全部救出(幸存者)或抬出(死亡者)。

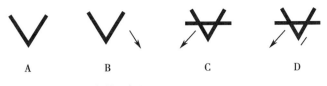

图 2-1-13 受困者位置标识

（三）搜索表格与图件

在搜索过程中或完成一个搜索现场后均应完成如下搜索表格和图件。

倒塌建筑物搜索数据见表 2-1-1。

被困人员调查见表 2-1-2。

被困人员鉴别见表 2-1-3。

建筑物信息见表 2-1-4。

图 2-1-14、图 2-1-15 分别为搜索现场草图及草图绘制的常用图例。

表 2-1-1　倒塌建筑物搜索数据

日期		搜索救援队鉴定	
时间		建筑物名称或描述	
倒塌日期		倒塌时人员占有率	
倒塌时间		建筑物的位置	
倒塌时的人员占有率类型			
居民	商业	工业	
其他/描述			
结构类型			
轻型框架		预制板/砼楼顶	
承重墙	重型楼板		
层数	塔式	可利用的蓝图或照片	
结构工程师评价			
姓名			
建筑物现状			
营救信息			
已救出人数	发现受困人数		
救援队前期成果			
救援队名字	领导姓名	相关资料	

表 2-1-2　被困人员调查

亲属(被困者邻居、亲属、目击者,居民或可能提供关于被困者信息的其他人员均为调查对象)			
受困者全名	建筑物业主	被困者可能的位置	相关信息

表 2-1-3　被困人员鉴别

被困人员全部或其他鉴别资料	日期	时间	地点	救援人员的身份
发现的尸体				
死者全名或其他鉴别资料	日期	时间	地点	救援人员的身份

表 2-1-4　建筑物信息

存在的潜在危险
被证实的危险
可利用的搜索手段
可利用的设备

队名　日期　时间　位置/GPS　第　页　共　页

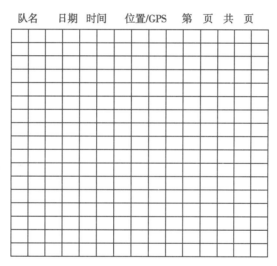

图 2-1-14　搜索现场草图

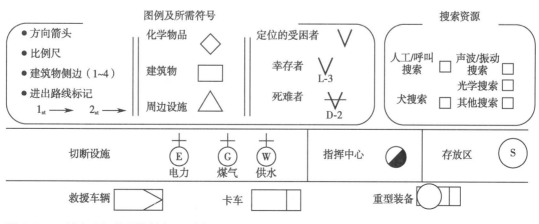

图 2-1-15　搜索现场草图绘制常用图例

（四）注意事项

经验表明,营救被困在建筑物内人员的最佳时间通常为72h。迅速搜索到和救出幸存者是影响救援时间的两个关键因素。然而目前的搜索技术尚存在许多不尽人意的地方,还需在如下几方面进一步完善与提高。

1. 提高快速锁定在建筑物坍塌事故中失踪者精确位置的能力。
2. 提高潜在危险建筑物的搜索技术,如开发并完善搜索机器人技术。
3. 提高搜索犬进入危险区工作时,引导员对犬的掌控和信息传递技术。
4. 改进与提高电磁波类搜索仪器的穿透能力和抗干扰能力。
5. 提高搜索人员对搜索仪器的深入了解和搜索技能。

第二节 海（水）上搜索技术

海（水）上搜索与营救是指外来力量在得知海（水）上遇险信息后所采取的搜寻和救援行动,由海（水）上搜索和海（水）上营救两部分组成。外来力量是指本船以外的任何形式和种类的海（水）上营救力量,船舶开展的自救行为一般不属于海（水）上搜索与营救的范畴。

（1）海（水）上搜索:由海（水）上安全主管部门［通常是海（水）上搜救中心或搜救分中心］协调,利用现有的人员和设施以确定遇险人员位置的行动。

（2）海（水）上营救:由任何可以利用的营救力量（SAR resources）找回遇险人员,向其提供初步的医护或其他必需品,并将其转移到安全地点的行动。

由于海（水）上搜索与海（水）上营救在工作时间和工作内容上的连续性,所以,通常将这两项工作一并称为海（水）上搜索与营救、海（水）上搜寻救助或简称为海（水）上搜救。

搜索与营救服务是指使用公共和私有资源,包括航空器、船舶和其他空中或海（水）上运载工具及装置,履行遇险监测、通信、协调和搜索与营救的职责,包括提供医疗咨询、初步的医疗援助和医疗转移。显然,搜索与营救服务不但包括海（水）上应急阶段的各项行为,还包括应急前的预警、协调等与救助行动密切相关的行为。

一、人员

依据《国家海上搜救应急预案》,中国海上搜救中心负责全国海上搜救的统一组织协调工作,日常工作由交通部海事局承担,发挥保障社会稳定,促进海上交通事业的发展、海洋资源的开发以及对海洋的综合利用,进而促进国家的经济发展,提高政府的声誉和国际形象的重大作用。

我国的海（水）上搜救工作,由国务院相关部委、军队有关部门组成的"国家海上搜救部际联席会议"负责协调。其办事机构中国海上搜救中心主要负责海（水）上突发事件预警预防,人命救助、环境救助和财产救助,重要通航水域清障以及海盗事件信息的接收与处理。

其中海上搜救指挥中心成员单位包括:海事管理机构或者政府、民航监管和空管部门、交通运输主管部门、安全生产监管部门、渔业行政主管部门、公安机关、民政和相关部门、财政部门、卫生行政部门、通信行政管理部门、环境保护行政主管部门、旅游行政主管部门、气象主管机构、体育行政部门、外事部门。各单位要按照"政府领导,社会参与,依法规范;统一指挥,分级管理,属地为主;防应结合,资源共享,团结协作;以人为本,科学决策,快速高效"的原则,居安思危,不断增强忧患意识。

（一）海上搜救指挥中心成员单位工作任务

1. 海事管理机构或者政府是确定负责水上搜救指挥中心日常工作的部门,负责组织、协调相关船舶、浮动设施参加水上搜寻救助行动。

2. 民航监管和空管部门负责提供民用航空器的水上遇险信息和搜寻救助技术支持,参加民用航空器的水上搜寻救助指挥和协调工作。

3. 交通运输主管部门负责组织实施用于水上险情应急反应行动的重点物资和紧急客货运输,根据水上搜救指挥中心的要求,组织交通系统力量参与水上搜寻救助活动。

4. 安全生产监管部门在职责范围内,参加或者组织水上事故调查处理工作。

5. 渔业行政主管部门负责组织本系统船舶和渔船参与水上搜寻救助活动,渔船水上遇险时应当及时向水上搜救指挥中心报告。

6. 公安机关负责组织公安系统力量参加水上险情应急行动,维护水上应急救援现场治安秩序和陆上交通管制,组织力量对船舶、浮动设施等发生在水上的火灾、爆炸事故的救助,并且在水上搜救指挥中心的组织下对公民人身水上遇险实施救助。

7. 民政和相关部门根据本部门的职能做好有关的善后处理工作。

8. 财政部门提供资金支持,确保水上险情应急行动有效进行。

9. 卫生行政部门负责组织医疗系统力量参加水上险情应急行动,实施现场急救,协助安排医院接收获救伤员。

10. 通信行政管理部门负责提供水上应急行动指挥救援的通信保障。

11. 环境保护行政主管部门负责水上防污染应急有关工作。

12. 旅游行政主管部门负责组织险情区域旅游团队的安置与疏散工作。

13. 气象主管机构负责为水上搜救指挥中心提供有关的气象信息。

14. 体育行政部门负责水上救生员的培训并参与组织水上搜寻救助活动。

15. 外事部门负责协助做好有关涉外事宜的联络、协调和沟通。

海(水)上搜救力量主要由专业救助力量、军队、中央有关直属部门和地方部门的力量,以及各港口、企事业单位和航行于中国水域的大量商船与渔船组成。专业救助力量主要为交通运输部救捞局,其下设北海、东海、南海三个救助局,烟台、上海、广州三个打捞局,以及上海、大连、湛江、厦门四个海(水)上救助飞行队,指挥联络组、医疗、护理组、后勤保障组。

(二)海(水)上搜救力量组成

1. 现场指挥(员) 由负责组织海(水)上突发事件应急反应的应急指挥机构指定,执行应急指挥机构的指令,承担现场应急协调工作。

2. 海(水)上应急救助力量 由各级政府部门的救助力量(政府公务人员、政府专业人员)、军队武警人员和社会资源组成,服从应急指挥机构的协调、指挥,参加海(水)上应急行动及相关工作。

海(水)上搜救力量应该能够快速到达遇险现场,具备下列一项或多项职能。

(1)搜寻遇险目标:搜寻是搜救单位用极大的注意力寻找遇险目标的行动,就是利用现有人员和设备寻找失踪或遇险的船舶、航空器、其他空中或海(水)上载运工具、幸存者或有关的搜寻目标或证据。每次的救助行动都要首先进行搜寻以确定救助目标的具体位置,然后才能开展相应的救助作业。与救助技术相比,在夜间、能见度不良或其他恶劣气象海况条件下,搜寻技术的合理应用成为救助成功的关键。

(2)救助幸存者:使遇险者脱离险境,挽救生命。搜救系统的建立是要确保在任何人遇险时,无论他们的国籍或环境如何,在哪里都能得到救助。这是在传统的人道主义基础上所公认的国际惯例,同时也是国际法所确定的。

(3)紧急援助:是搜救力量对处于严重局面或潜在的严重局面,或处于将导致搜救事故的危险之中的航空器、船舶、潜水器进行的援助。如果搜救设施不采取该行动,可能导致遇险搜救。

严重局面包括海(水)上碰撞事故以及船舶丧失推进能力、搁浅、船体进水、燃料不足、人员伤病、弃船等待等。

紧急救援采取的一般措施有拦截和护航服务,播发海(水)上安全信息,在搜救责任区以外进行搜救、救助财产等。

(4)其他:将幸存者运送到安全的地方,向幸存者提供食品、药品或其他基本的必需品,向现场运送补给品和救生设备。

(三)搜救力量分类

从搜救力量的组成和专业性来看,分为指定的搜救单元、专业搜救单元、其他搜救单元三类。

1. 指定的搜救单元 指定的搜救单元是指一个包括训练有素的人员并配备适于迅速、有效地实施搜救装备的单位。搜救单元的搜救服务范围广泛,涉及搜救各个环节上的工作。搜救成员单位是指由政府以协议、合同、计划等方式明确指定的,纳入本地搜救系统的海(水)上搜救力量,主要来源是政府各主管部门和企业提供的各种工作设施和人员,这些设施和人员平时为各自的行业服务,一旦发生海(水)上搜救事件,搜救中心召集这些力量开展救援行动。被指定的搜救单元大都分配承担其所熟悉的工作,具有实际工作经验;由这些部门提供专业人员、专门设备和专项服务,会大大提高搜救工作效率。

政府部门一般包括交通、农林、卫生、气象、海洋、民航、安全、警察、海运与渔业等部门。

企业主要包括打捞、海运、海洋、石油、潜水单位等。

2. 专业搜救单元 指经过特殊训练,配备专用设备,专门承担搜救任务的队伍,如海岸警卫队、专业海(水)上救助单位(如我国的救助局、打捞局、救助飞行队、潜水单位)、水上打捞单位、消防单位以及其他应急救援单位。

3. 其他搜救单元 包括过往商船、渔船、游艇、小型船只、志愿者组织等。

(四)搜救力量的阶梯式三线分工

根据海(水)上事故类型不同,可分为三线救护组织,具体安排如下。

1. 第一线救护组织 由当地干部、民兵、驻军、广大群众的自救互救以及海(水)上搜救指挥中心成员的现场抢救组成。因该救护组织熟悉现场的情况,常能迅速找到伤员和被困人员,对危重伤及时进行就地抢救并予以转运。主要任务是搜寻和现场救治受伤及受困人员。

2. 第二线救护组织 由事故地区及其附近的卫生机构以及各医疗机构派出的医疗小分队组成,对伤员作进一步救护。主要任务是对一线转来的危重伤员继续进行监护、抢救,同时对伤员进行再次评估,根据伤员情况进行分类后送,有的可以进行留治。

3. 第三线救护组织 由事故地区,县医院,省、市医院和专科医院以及部队医院等组成。主要任务是分工负责现场及第二线转送来的所有伤员。同时对于短时间内发生的大批伤员,在现场经过初级救治、检伤分类后,因受当地医疗力量、条件的限制,部分伤员仍需组织力量继续后送。

(五)海(水)上搜救力量的调用与指挥

1. 海(水)上搜救机构负责组织、协调、指挥搜救力量。未经搜救机构批准,不得调用承担救助值班任务的专业救助力量。

2. 国外搜救力量由中国海(水)上搜救中心协调。

3. 地区间有协议的除外,香港、澳门、台湾地区搜救力量的协调,由中国海(水)上搜救中心负责。

4. 搜救机构应与军事指挥机关建立信息沟通渠道,根据工作程序,协调军事力量参加海(水)上应急反应。

(六)军队搜救力量

以下救援力量由军队指挥机关指挥:

1. 军队舰船、飞机等相关交通工具驾驶员、导航员、机械师等。

2. 相关设备工具的操作人员。

(七)医疗援助的方式

搜救机构会同卫生主管部门指定具备相应医疗水平的医疗机构承担医疗援助任务。被指定的医疗机构须:提供远程海(水)上医疗咨询、医疗指导;派出医疗人员携带医疗设备赶赴现场执行任务;为接收伤病人员做出必要的安排。

(八)医疗援助的实施

1. 由所在地的医疗机构承担;力量不足时,可逐级向上请求支援。

2. 上一级海(水)上搜救机构可对下一级海(水)上搜救机构的医疗援助进行指导,协调相应的医疗机构实施医疗援助行动。

3. 中国海(水)上搜救中心负责对省级海(水)上医疗援助工作进行指导。应省级海(水)上搜救机构的请求,可协调其他省级海(水)上搜救机构提供支援。必要时,可由国家卫生健康委指定的医疗机构直接实施海(水)上医疗援助行动。

二、装备

(一)海(水)上搜救系统

1. 全球海(水)上遇险与安全系统(global maritime distress and safety system,GMDSS) 是一个为海(水)上航行船舶提供自动紧急通信的全球网络系统,适用于国际航线 300 总吨以上的运营货船和所有的客轮。GMDSS 指岸上的搜寻与救助组织(SAR)及海难地点附近的船舶,通过卫星地球站和地面通信岸站尽快地得到报警,在搜索与救助组织的统一协调下展开救助。国际海事组织(IMO)为 GMDSS 定义了九种基本的通信功能,包括:船对岸海难报警;船对船海难报警;岸对船海难报警;搜索与拯救协调通信;现场通信;定位信号;发送和接收海(水)上安全信息;常规无线电通信;驾驶台对驾驶台通信。针对这些功能对其设备提出了特殊要求。船舶无论航行在任何海域,在航行过程中,都必须配备能执行这九种通信功能的无线电设备。

(1)海洋卫星通信系统:卫星通信是 GMDSS 的重要组成部分。GMDSS 目前使用的海洋卫星通信有两大系统:国际移动卫星组织(INMARSAT)系统和全球卫星搜救系统(COSPAS/SARSAT 系统)。

1)国际移动卫星组织(INMARSAT)系统:主要由海事通信卫星,卫星控制中心(SOC)和测控站(TT&C),网络协调站(NCS),网络控制中心(NCC)以及海岸地球站(地面站,LES)与船舶地球站(移动站,MES)组成。INMARSAT 卫星控制中心设在伦敦 INMARSAT 总部,它通过测控站负责对 INMARSAT 卫星进行监测、协调和控制。INMARSAT 在全球四个洋区都指定一个岸站兼作网络协调站,负责对本洋区通信网的营运和管理。地面站是陆地网络和移动终端的网关(接口),通过卫星和移动站进行通信,并为移动站提供国内或国际网络通信的一个接口。

2)全球卫星搜救系统(COSPAS/SARSAT 系统):是一个国际性卫星辅助搜救系统,为世界上所有负责海(水)上、空中和陆地搜救行动的组织提供服务,主要功能是无线电定位。该系统由卫星、船载紧急指位无线电信标(EPIRB)、本地用户终端(LUT)和任务控制中心(MCC)组成,其工作频率为 121.5MHz、243MHz、406MHz。系统目前使用四颗低高度极轨道卫星,提供全球包括两极区域在内的船对岸遇险报警服务。GMDSS 系统要求航行于四个海区船舶必须配备 406MHz 自浮式卫星应急无线电示位标。EPIRB 在遇险时可人工或自动启动,发出包括本船识别码在内的遇险报警信息。当极轨道卫星通过时,由卫星转发器接收处理和中继后转发到地面上的区域用户终端;然后通过陆上公众交换网或专用线路通知任务控制中心和有关的搜救协调中心,完成船对岸的遇险报警。

(2)海(水)上安全信息播发系统:为了保证航行安全,需要及时、有效地由岸上向航行的船舶提供有关海(水)上航行的安全信息。海(水)上安全信息包括航行警告、气象警告、气象预报和其他海(水)上紧急信息。世界航行警告业务(WWNWS)是由 IMO 和 IHO(国际航道组织)为协调发射区域性无线电航行警告业务和其他紧急信息而设置的。WWNWS 的区域界限不是按国家所有权海域划分的,而是按地理位置和电波可能覆盖的范围划分的,称为导航区域(navigation area),把世界划分为 16 个航行警告区,每一区域都由一个指定的协调国负责。

1)无线电数字选择性呼叫系统:地面无线电数字选择性呼叫分系统是指通过中频、高频和甚高频三个频段,利用数字选择性呼叫(DSC)、窄带直接印字电报(NBDP)、单边带无线电话(SSBRT)和甚高频无线电话(VHFRT)进行的遇险报警、遇险安全通信及搜救现场通信。

2)奈伏泰斯(NAVTEX)系统:是全球海(水)上遇险和安全系统的一个组成部分。这个系统就是海岸电台在 518kHz 单一频率上用英语以窄带直接印字电报方式,向船舶播发航行警告、气象预报及其他紧急信息的公益性广播服务系统。它的业务包括航行警告、气象警告、大风警告、冰况报告、搜救和营救通知、领航业务及电子导航系统(包括台卡、罗兰、奥米加、卫星导航)的有关信息等。

3)船舶报告系统:在 GMDSS 中是作为收集、选择、传播信息并有助于减少海损事故或促进遇险船舶尽快得到救助的一种预防措施。

4)船舶交通管理系统:简称 VTS(vessel traffic services system),是主管机关为了增进船舶交通安全和效率以及保护环境所设立的一种设施。其主要功能是:收集水域内船舶交通的有关信息;对搜集到的信息进行处理;实现对水域内船舶的监视、咨询服务及交通组织管理。自世界上众多国家建立 VTS 以来,它在增进船舶航行安全、提高航运效率、保护水域环境等方面,做出了卓有成效的贡献,它所带来的经济效益和社会效益也已被众多国家所证实。

A. 脉冲多普勒雷达在VTS中的应用:VTS作为交通管理系统,离不开交通监视及船舶运动等大量信息的搜集,而雷达则是完成这一任务的技术手段,因此雷达子系统是VTS的重要组成部分。目前,VTS中的雷达子系统普遍采用单载频非相参脉冲体制。该体制雷达的优点是形成与处理较简单、成本低,虽然其目前仍能基本满足探测目标和测定目标位置的要求,但随着水上交通航运业的发展,船舶趋于大型化、高速化,交通密度和危险货物量不断增加。这就要求现代化港口船舶交通管理系统必须具有更完善的功能和拥有更先进的技术手段,特别是作为VTS系统心脏的电子计算机信息存储和数据处理子系统技术性能的迅速提高,要求有更高质量的雷达传感信息。显然,普通脉冲体制的雷达信号由于其固有的局限性,已与发展形势越来越不适应,这就要求人们研究新体制下雷达在VTS中的应用。

为了克服单载频非相参脉冲信号的局限性,可采用可压缩大时宽带宽积的雷达信号。它可独立地选择波形参数以同时满足雷达的最大作用距离、距离分辨力和测量精度。脉冲多普勒雷达采用无穷序列相参脉冲的发射信号,当波束扫描时,收到的是有限序列的相参脉冲串信号。分析表明相参脉冲串信号具有大时宽带宽的特点。它既保留了窄脉冲信号形式,具有一定的带宽,从而具有高的距离分辨力,又采用相参信号形式,延长了信号的持续时间,即增加了信号的等效时宽,从而获得高的速度分辨力和最大作用距离。因此,这种雷达具有脉冲雷达的距离分辨力和连续波雷达的速度分辨力,能较好地在杂波背景中,分辨所需的运动目标回波。由于脉冲多普勒雷达可以兼得这两项功能,用于VTS将改善目前VTS中雷达子系统存在的缺陷,更有效地提高和加强VTS系统的功能,因此采用该体制的雷达是必要的。而且,比起VTS建设的总投资,新体制雷达的价格仅占很小的比例,性价比极高。

B. GPS在VTS中的应用:目前,VTS仍采用雷达作为主要监测技术手段。由于所采用的雷达存在着目标观测性能的局限性,使得所提供的目标位置精度及分辨力不高,目标特征参数少,不易识别,以及造成目标的误漏跟踪、丢失跟踪及动态精度不高等问题。特别在目标密集、机动大(搜救任务范围大)或海浪、雨雪等杂波干扰时更为严重,影响了系统对目标的监测,制约了系统的整体功能。

全球定位系统(GPS)提供了全球、全天候、连续、高精度定位的优良性能。应用GPS资源将为水上运动目标有效监测、识别、跟踪开辟一个新的途径。其高精度的定位信息将有助于改善目前雷达存在的各种局限性。利用GPS资源,VTS可建立高精度定位子系统,即:船舶将GPS接收机所测得的数据通过数据链发送给VTS中心,经数据融合处理,可在VTS终端显示器的电子海图背景上显示出目标的高精度船位和航向、航速等数据,利用多传感器(雷达、GPS)的数据融合,在解决系统探测、跟踪和识别方面有重要的应用。

C. AIS(船舶自动识别系统)技术的应用:在VTS中使用GPS资源,其关键技术在于如何将船舶的GPS信息可靠、高速地发送至系统,以及系统如何将雷达与GPS数据融合处理,即多传感器信息融合处理,以实现雷达和GPS的信息互补,改善雷达存在的局限性。国际海事组织(IMO)提出的,作为未来全球海(水)上实施的系统——船舶自动识别系统(AIS)将为船舶GPS信息的发送提供技术支持。

根据IMO的规定,AIS应具有以下性能:改善避碰的船载自备工具;无需雷达即可使VTS获得交通信息的工具;船位报告系统的工具。具体来说,AIS是船载的、工作于海(水)上的甚高频VHF频段的广播应答系统。它以一定的更新率向船岸发送船舶识别、船位及其他船舶信息。

2. 地面无线电通信系统

(1) 甚高频(VHF)通信技术:是海(水)上搜寻最重要的通信方式,通常用来进行水上近距离无线电通信。甚高频又称超短波(米波),指波长为10~1m,频率在30~300MHz之间的无线电波。正常情况下,这个频段内的无线电信号基本上都是沿直线方式传播,传播的距离一般在100n mile以内,实际正常范围在30~50n mile。VHF在四个海区中都采用:在A1海区进行船-岸无线电通信、船-船驾驶台之间通信和现场搜救作业通信;在A2~A4海区进行船-船之间通信和现场搜救作业通信。VHF 70频道(VHF CH 70)遇险安全数字选择性呼叫(DSC)功能则在四个海区中都能使用。

(2) 中/高频(MF/HF)通信技术:是海洋通信和海(水)上搜寻中使用历史较长的一种传统通信方式,

目前在 A1 以外海区的搜寻通信中仍占有重要地位。

中频(MF)指波长为 1 000~100m,频率在 300~3 000kHz 之间的无线电波。这个频段内的无线电信号主要靠地波传播,也伴有部分天波。白天靠地波,可传播 200n mile;夜间靠地波和天波,可传播 400n mile,主要用于海(水)上中距离通讯业务。高频(HF)又称短波,指波长为 100~10m,频率在 3~30MHz 之间的无线电波。这个频段内的无线电信号主要靠电离层波(天波)传播,传输距离可达数千公里,主要用于海(水)上远距离通信。

3. 国际搜救卫星系统　全球卫星搜救系统(COSPAS-SARSAT)是由加拿大、法国、美国、俄罗斯四国建设并管理,用于协助搜救工作而设计的卫星系统。它由三个基本部分组成:第一部分是示位标,是一些小型应急发射机,可分为船载紧急指位无线电信标(EPIRB)、机载紧急指位发射机(ELT)、便携式陆用信标(PLB);第二部分是低极轨道空间器,标准的空间系统由四颗卫星组成;第三部分是由本地用户终端(LUT)和搜救任务控制中心(MCC)组成的地面段,LUT 与 MCC 紧密相连。LUT 是接收卫星转发遇险示位标信号的地面站,并对这些信号进行处理,把解出的位置数据和报警信息送至相应的 MCC。MCC 的主要功能是:对来自其他 MCC 的数据进行收集、存储和分类;在 COSPAS/SARSAT 系统内提供数据交换;分配报警和定位数据并传送到有关的搜救控制中心。

4. 国际海事卫星标准岸站系统　海事卫星通信将在遇险安全通信中发挥更为重要的作用;高新技术在卫星通信系统的应用也将会为海(水)上航行船舶人员的生命、财产安全提供更有力的保障。

5. 海(水)上搜寻智能辅助决策系统　可以说是海(水)上各类信息的综合应用体系,包括数据库的集成应用,各部门数据的综合应用,实时监控数据及图像的显示,电子地图的应用显示,指挥决策系统的结果输出和发布(包括使用通用通信工具发布调度指令)等。其涉及的技术包括地理信息系统(GIS)技术、网络技术、元数据的应用、动态过程模拟技术、人工智能技术、数据挖掘技术(data mining)等。其基础技术设施包括完善的计算机网络,畅通的通信系统,大型的数据可视化设备(组合大屏幕或投影显示系统)。搜救值班人员配备的工具包括灵活的数据挖掘工具,可靠的数据分析工具,快捷方便的数据可视化工具,快速的地理信息检索工具,强大的空间分析工具,方便调度的数据、语音、图像通信工具。

(1) 手机定位技术:是指通过特定的定位技术来获取移动手机或终端用户的位置信息(经纬度坐标),在电子地图上标出被定位对象位置的技术或服务。定位技术有两种:一种是基于 GPS 的定位;一种是基于移动运营网基站的定位。基于 GPS 的定位方式是利用手机上的 GPS 定位模块,将自己的位置信号发送到定位后台来实现手机定位的;基站定位则是利用基站对手机的测算距离来确定手机位置的。前者的定位精度较高;后者不需要手机具有 GPS 定位的能力,但是其精度很大程度上依赖于基站的分布及覆盖范围的大小,误差会超过 1km。

(2) 声呐(声波导航和测距装置)探测技术:是一种利用声波在水下的传播特性,通过电声转换和信息处理,完成水下探测和通信任务的技术,主要用于水下搜寻。

(3) 黑匣子技术:黑匣子在水下定位主要依靠水下定位信标。它是一个电池供电的水下超声波脉冲发生器,被牢固地安装在黑匣子外部。一旦黑匣子入水,信标上的水敏开关启动信标工作,通过信标的金属外壳把频率为 37.5kHz 的超声波信号发射到周围水域,每秒一个脉冲。其内置电池可连续工作至少 30d;30d 后随着电量逐渐耗尽,超声波信号将越来越微弱,直至停止工作。

水下定位信标发出信号时,可以通过专用声呐探测仪进行定位。由于信标信号的可探测范围相对于大海而言极其有限,一般先要进行残骸大致范围定位,然后再通过拖曳式声呐缩小定位范围,最后再使用可以定位信号来源方向的水听器,定位黑匣子的方位。

(4) 基于蒙特卡洛方法的海(水)上搜寻区域确定模型(海洋漂流模型)技术:无论是陆地还是海洋,计划搜寻的第一步是确定搜寻范围,该范围包含了所有可能存在幸存者的位置。通常有两类力量使搜寻目标产生移动或漂移,风和流。为了计算幸存者的位置,就必须估算漂移的方向和速率。一旦估算出风压差和总流压差矢量的大小及方向,就可以根据矢量迭加原理计算出漂移的方向和速度,从而进一步确定搜寻区域。

(5) 搜救优化计划系统(SAROPS):美国海岸警卫队利用先进搜救技术协助搜索法国航空 447 号班机。

搜救优化计划系统,其中也包括反向追踪能力,可根据漂浮残骸发现的位置预测搜寻区域。该功能使得搜救计划制订者制订出最佳的搜寻方式,最大化目标搜寻的成功率。通过残骸发现的时间、地点等追踪信息,搜救优化计划系统依据指定时段的气象、风和海洋数据进行反演计算,从而推测飞机的可能坠毁地点。以此位置为基础,集中搜索飞机的黑匣子。

（二）搜索装备

1. 空中搜索装备　如救助飞机(包括固定翼飞机和直升机搜救飞机)、无人机等。

2. 水上搜索装备　如救护艇、救助船、救助拖船、救助艇、救生艇、救生筏、特种艇(指挥艇、冲锋艇、摩托艇、巡逻艇、救援艇等)。救援艇在飞行期间停泊于飞机降落区值班。救护艇必须速度快、容积大、设备全,可供近海和远船救护使用。同时艇上应备有若干个床位,分有抗休克室、溺水抢救室、冻僵复温室、外伤处理与手术室,对伤员进行分类治疗和紧急抢救,并且艇上应配备无线电通信设备,随时向营救指挥部报告救援情况和请求支援。

3. 水下搜索装备　主要指潜水设备以及水下监测、扫测设备等。

4. 陆地搜索配套车　如应急救援净水车、应急救援装备车、军警冲锋舟拖车、应急救援工具车。

5. 智能化搜索装备　是指以计算机网络技术为支撑,以各种数字化仪器设施为平台的用于探索生命存在的各种装备,包括声波探测仪声波探测仪、光学声波探测仪和红外线探测仪等(详见本章第一节),主要负责对灾害(灾难)事故现场的受灾群体或遇难者存在的生命信息源实施探索与搜寻。

（三）营救装备

1. 专业力量　指专门用于海(水)上救助或打捞的船舶、飞机及其他设施。

（1）专业救助船舶:是指专门用于海(水)上救助的船舶。我国北海救助局、东海救助局、南海救助局和烟台打捞局、上海打捞局、广州打捞局,及海洋机构、海事机构、海军也拥有类似的救助船舶。

救助船属于特种船。它航速快、抗风浪能力强,并能在海(水)上通信频率上与任何遇险船或艇建立无线电通信。较大的救助船能完成包括远距离搜救等一切搜救工作。

救助艇一般较小,不能容纳大量遇险幸存者,通信能力及救生设备的配备都不及救助船;但救助艇比较灵活,航速快,适合近海域救助。所以,当遇险人员较多时,应派出多艘救助艇并多配一些救生用具,以使尽可能多的落水者登船,并保证那些不能立即获救的幸存者,在等候下次来艇的过程中保持漂浮。目前我国专业救助船主要有"南海救101"和"北海救201"两型,救助船的功能参数如表2-1-5、表2-1-6所示。

（2）专业救助飞机:一般为救助飞行队、海警、军队、民航、海洋勘探、森林消防部门所拥有。救助飞机根据其有效活动范围和构造特点分为多种。它们的特点和适合的工作如表2-1-7所示。

表2-1-5　快速救助船"南海救101"功能参数表

项目	功能参数	项目	功能参数
海河船	海船	型深	7.6m
船籍港	广州	满载排水量	6 235.97t
船舶类型	救助船/拖轮/消防船	满载吃水	5.5m
船体材料	钢质	最大航速	22kn/h
航区	无限航区	救助艇	2艘,航速28kn/h,载员18人
船舶所有人	交通运输部南海救助局	救生艇	2艘,航速6kn/h,载员30人
主机总功率	13 860kW	救生吊篮	1个,载员10人
总吨	4 091t	救生捞网	(5.0×9.0)m²
净吨	1 227t	可吊式转载救助筏	2个,载员25人
船宽	16.2m	气动撇缆枪	9套

表2-1-6 快速救助船"北海救201"功能参数表

项目	参数	项目	参数
海河船	海船	型深	4.5m
船籍港	烟台	满载排水量	250t
船舶类型	救助拖船	满载吃水	1.75m
船体材料	铝合金	最大航速	30kn/h
航区	近海	救助艇	1艘(封闭),航速15kn/h,载员9人
船舶所有人	交通运输部北海救助局	救生艇	1艘(敞开),航速15kn/h,载员6人
主机总功率	4 480kW	救生吊篮	1个,载员10人
总吨	552t	救生捞网	2×(9.0×5.0)m²
净吨	165t	可吊式转载救助筏	1个,载员25人
船宽	13.1m	气动撒缆枪	2套

表2-1-7 专业救助航空器信息

型号/编号	作业半径/n mile	最大允许速度/(kn/h)	最大起飞质量/kg	最大外挂载重/kg	最大载客数	机载装备配备情况
EC225/B-7136	110	149	11 200	3 800	24	绞车
EC225/B-7137	110	149	11 200	3 800	24	绞车
S76D/B-7340	110	155	5 386	1 496	13	绞车
S76D/B-7341	110	155	5 386	1 496	13	绞车
S76D/B-7358	110	155	5 386	1 496	13	绞车

1)救助直升机从事的海(水)上救援作业主要包括:①利用目视、雷达、方位搜索仪(追踪应急示位标信号)、卫星定位系统或红外线探测,对遇险目标实施快速搜寻;②施放搜寻救助基点浮标;③引导水面救助船(艇);④投放直升机救生员/急救医生救助水面或船上的遇险人员;⑤用救生吊篮、担架或吊带等吊运设施吊救遇险人员;⑥专业救助遇险人员;⑦移送排水、灭火工具等救助设备;⑧向失火船投放灭火剂;⑨空投或吊放救生设备和生命维持品;⑩提供救助现场夜间照明;⑪协助救助拖船带缆;⑫执行各种巡航巡护、指挥、拍摄及无线电通信任务。

2)固定翼救助飞机从事的海(水)上救援作业主要有:①固定翼救助飞机装有360°搜索雷达、前视红外线(FLIR)系统等仪器,能够在白天和夜间长时间地快速进行远距离、大范围搜寻,并增大通信联络范围;②能够迅速发现目标,投下标示信号和应急物品,引导救助船舶或直升机对目标进行核实和施救;③可在水上降落、滑行、起飞的固定翼飞机在一定条件下也可执行直接救生任务。

2. 非专业力量 指过路船及在附近水域(包括港口)航行、作业和停泊的各种船舶,是潜在的救助工具。对远海域搜救来说,过路船可能是唯一能迅速到达的救助工具。

由于此类船舶并非专为海(水)上救助所设计,故不能直接列出其适合的工作。但是,根据海(水)上事故险情的特点,参与救助的船舶应该具有比较快捷地到达救助地点、能够在该水域航行并具备胜任某种性质的救助工作的特点。

(1)参与救助的船舶应具备的基本特征

1)高速性能:船舶遇险程度可能随时间的延长变得更加严重,所以要求救助船能在最短的时间内到达出事地点,在需要时能以最快的速度将船员送上岸或将船舶拖至安全地点。

2)良好的适航性:根据有关救助法律及考虑到救助的危险性,救助船应该在"不严重危及自身安全"的前提下参与救助,故参加救助的船舶本身应首先适航。

3)横摇慢:无论从事何种性质的救助工作,救助船都必须有一个"平稳的工作环境"。

4)能压载:能够调节吃水、稳心,使之更适合于救助工作。

5)低速航行时操纵灵敏:许多救助工作要求船舶在静止或慢速状态下进行,如果船舶不能在低速时操纵灵敏,则无法完成一系列"动作"。

6)直线型:船体外形为直线型。目的是当从水中救起落水人员时,方便收放救生设备及使用网具、软梯。

7)干舷低:方便从水中救起落水人员及收放救生设备。另外,干舷低时船舶比较平稳。

实际上,参与救助的船舶除了应具有上述基本特征外,还应针对遇险形式、需要提供的救助方式、当时的水文气象条件等实际情况进行综合考虑,例如:①深吃水船无法靠近搁浅或触礁的船舶;②油船、化学品船不宜参与灭火救助(实际上,即使在正常航行的条件下,油船、化学品船也应与其他船舶保持相当的距离);③船速慢、没有船医的船舶不适合救助伤员;④满载船舶无法帮助搁浅的船舶卸货减载等。

(2)选择的船舶:在选择船舶参与救助活动时,不但应了解遇险船需要什么方式的救助,还应了解遇险性质及周围环境,才能合理地选择救助船,即按照"需要的救助工作—遇险性质—能够从事该项救助的船舶"来选择船舶的思路进行工作,如表2-1-8所示。

表2-1-8 救助活动表

救助方式	遇险性质	船舶特征
排水(提供设备并向他船补充人员)	碰撞	一般船舶
	触礁	浅吃水船舶
	触碰	浅吃水船舶
	搁浅	浅吃水船舶
	爆炸	依破损程度选择一般船舶(不包括油船、化学品船)
	倾覆	一般船舶
	冰损	大马力(P)、深吃水(D)船舶
堵漏(提供堵漏器具;提供消防器材;提供合理建议)	碰撞	一般船舶
	触礁	浅吃水船舶
	触碰	浅吃水船舶
	搁浅	浅吃水船舶
	爆炸	一般船舶(不包括油船、化学品船)
	冰损	大马力(P)、深吃水(D)船舶
	浸水	一般船舶
拖船(拖带驶往安全地点)	碰撞	大马力船舶
	触礁	
	触碰	
	火灾	
	爆炸	
	冰损	
	失控	
	漂浮	
	弃船	

救助方式	遇险性质	船舶特征
运送备件（按预定要求运送急需物品）	碰撞	海况允许,有能力到达并有所需备件的一般船舶
	触礁	海况允许,有能力到达并有所需备件的一般船舶,但要求浅吃水船舶
	触碰	海况允许,有能力到达并有所需备件的一般船舶,但要求浅吃水船舶
	搁浅	海况允许,有能力到达并有所需备件的一般船舶,但要求浅吃水船舶
	爆炸	海况允许,有能力到达并有所需备件的一般船舶
	浪损	
	冰损	
	失控	
脱浅（由外来力量帮助卸货减载或帮助拖曳离滩）	搁浅	大马力、浅吃水船舶
	触礁	
伴航	倾覆	一般船舶
	搁浅	非专业船舶可能性不大
卸货减载（通过减载使船舶减小吃水或纠偏）	浪损	半载或空载的一般船舶
	倾覆	非专业船舶可能性不大
	触礁	非专业船舶可能性不大
灭火（洒水或提供消防器材）,救助落水人员（直接从艇筏或水中救起人员）,破冰（破冰开出航道）	火灾	除油船、化学品船之外的一般船舶
	爆炸	
	沉船	一般船舶
	弃船	
	冰损	大马力(P)、深吃水(D)船舶
切割（分开镶嵌部分）	碰撞	一般船舶
撤离伤员（将伤员运送上岸）	碰撞	一般船舶
送医生上船	碰撞	一般船舶
	火灾	
	爆炸	
医生指导救助伤员	碰撞	通信设备良好的船舶
	火灾	
	爆炸	
其他	不详	视情况而定

注:当船舶同时具备海况、续航能力及备件条件时才能选择;当有多艘船舶符合上述条件时,在船舶特点上无特殊要求。

（四）救生设备

救生设备用于救援活动中协助水上搜救机乘员完成全部营救任务,是水上搜救机完成任务的重要设备（表2-1-9）。

1. 充气软梯　当水上飞机停泊的位置离待救人员较近时,待救人员可顺着充气软梯爬上飞机。

2. 动力橡皮艇　对于离搜救机较远的落水者,机上救生员可应用动力橡皮艇将其救助到机上。

3. 空投箱　遇到水上飞机难以降落的海岛或天气和海况不适合降落的情况时,对于发现的待救人员,水上飞机可通过超低空飞行,给落水者投放补给物质和联络装备。

4. 救援绳索　主要用于救援时将落水者拉近搜救机。一套救援绳索应包括救援绳索发射器、救援绳索和救援绳索浮球。

表2-1-9 海（水）上救生设备及其性能和参数

海（水）上救生设备名称	性能和参数
水救援头盔	是皮划艇运动员、筏夫、站立式桨手和独木舟选手寻求安全、经济、舒适头部保护的最佳选择：ABS^a 塑料外壳可消除冲击；双密度 EVA^b 发泡材料提供出色的舒适性；8 个通风口让佩戴者保持凉爽；具有多种尺寸和快速调整系带，确保找到适合佩戴者头型的头盔
水救援靴	专门为水救援人员、救援机构和作战部队而设计，结实耐磨，在水中和岸上均可使用。此救援靴为系带式，且带有可调粘扣。鞋面由合成皮革和5mm 厚的氯丁橡胶（此材料被广泛用于抗风化产品、黏胶鞋底和涂料等，是专业的潜水材料）加固材料制成，内有弹性潜水材料内胆，为足部提供很好的保暖性以及踝部支撑和保护。靴子内侧设有 1 个排水孔。鞋内底厚7mm，由氯丁橡胶制成，具有吸收（走路时所带来的）震动、减缓冲击的功能；鞋底防滑设计坚固结实，安全舒适，可适应各种地形
救援手套	划船及急流救援者均可使用。该手套紧贴且舒服，手腕带可以固定手套。手心为合成皮革，并使用芳香尼龙纤维加强，增强了耐磨性；手背由 2mm 厚的氯丁橡胶制成，起到保暖的作用，并加有 3mm 厚的衬垫，提供了额外的保护。手掌和手指部位由结实的带弹性的 Amara 合成皮革^c 制成，且带有涂层，结实耐用，使其更容易抓握。质量141g
15m 绳包	用于在急流水域救人。绳包和绳子可漂浮在水面上；特殊提带设计使得抛投更精确、轻便，快速释放扣环可迅速把绳包连接至船艇或救生衣上。绳长 15.24m，质量 0.9kg；尼龙布绳包，明黄色绳包和水绳在水中非常显眼
30m 绳包	用于在急流水域救人。绳包和绳子可漂浮在水面上；特殊提带设计使得抛投更精确、轻便，快速释放带扣可迅速把绳包连接至船艇或救生衣上。绳长 30.48m，质量 1.8kg；网状绳包，明黄色绳包和水绳在水中非常显眼
救生套圈	当扔下套圈后，被救者可将套圈套在腋下，救援者拉动套圈，由于被救者的体重，连接环释放，套圈收紧，并紧紧套住被救者。该套圈具有浮力，可漂浮在水上。广泛应用于直升机主导的水上救援，通过直升机将救生套圈投掷于陆地和水上交通工具上。面料：500D Cordura^d，带涂层。泡沫材料：闭孔发泡料。D 形环承重 2 272kg
浮力背心	外侧具有 3 对38mm 宽并可调长度的快速卡扣，可进行加固（注：若救援人员在水底被物体挂住，快速卡扣可以快速解开，让救援人员解脱出来；如果使用系绳方式，在水下时很容易解不开，救援人员无法自我解脱，可能造成生命危险）。内侧拉链设计，穿戴安全、快捷，即便在水中漂浮时间过长或湍急的水流中，也不会松脱。前、后肩部网状设计，底部有 8 个排水孔，防止兜水。颈部领加厚，更加保护颈部免受冲击。胸前 4 条反光带，背部和颈部各 1 条反光带，整体颜色为鲜艳的橘红色，便于迅速被发现。前襟下方两侧各有 1 个 17cm×17cm 的粘扣口袋，每个口袋带有 3 个排水孔；口袋下方有 2 处挂钩设计。前襟处有应急定位哨，方便被救人员呼救。常用规格：胸围 102~107cm，浮力 7.7kg
自带逃离装置水面救生衣	该个人漂浮设备对于急流救援技术人员非常有帮助。胸前两个大口袋可放置挂钩、网带及 1 个 GPS 定位装置或收音机。还有一个口哨按环，在右侧编织网带上可连接挂钩。背部有两个结合点，一个可挂荧光棒，另一个可连接手电筒。表面材质为结实的 500D 的尼龙，两侧有多处反光条。肩部和侧部都可调节。黄色救生衣，漂浮能力为 98N，重 1.4kg。救援时可将安全绳挂钩固定在救生衣后面，并配有在紧急情况下手动逃生的拉环
干式救援服	用于水面救援，是冬季潜水的最佳保护服。橙色，属于军用规格；具有三层 85g 的聚酯材料涂层，该防水涂层涂于救援服内部，可以防止来自外部的抓、划等破坏行为。产品特色：①薄型防水耐磨布料，透气、舒适，适合不同季节穿着，夏季单穿，冬季可贴身加穿舒适的保温服装。②后背横向加长高级防水拉链（OEB 防水拉链，专业生产水密封拉链，并配有拉链润滑油一瓶），穿脱方便，拉链带拉环，可完全隔绝水分。③领口和袖口均使用宽幅伸缩弹性光面皮料密封，防水效果更佳，保证身体干爽。腰部收紧设计。臀部和膝部采用过胶尼龙材质，兼具保护和防滑的作用。两只手臂上还设有 25mm 的水平反光带。④是一款非常结实的干式救援服，兼具保暖、耐磨、舒适等优点。⑤裤腿连体潜水袜，完全隔水，另配有 4 块衣服补丁
激流救援网	可以布置在上涨的溪流沟渠或水坝两端的物体上。宽 500cm，高 122cm；对于无法自救的遇险者，可以通过斜拉把遇险者拉上岸，大大节省遇险者的力气。使用方法：通常将救援网放置于激流下游，救援网上端挂在桥上，使网垂在大坝的下部，采用斜拉方式，把遇险者拉上岸或拉上船。配有通过 NFPA^e 认证，直径 12.7mm，最小断裂强度 41kN，长 20m 的救援绳 1 根

海（水）上救生设备名称	性能和参数
水用抛投器	以高压空气为动力，可将绳索或自动充气救生圈快速、安全、准确地发射至目标。工作压力：3 000psi/207bar。基本配置：直径6mm、长92m的水绳及绳箱1套；自动充气救生圈1个；充气接头1个；可折叠发射器1个；发射器清洁剂1瓶；泡沫耳塞2个；手提包1个；发射气瓶1个（带气瓶保护套3个）；水用接力锚钩1套；CO_2气瓶溶解塞各5个。绳索最小断裂强度：水绳400kg。水平发射距离：水绳≤70m（带救生圈）；垂直发射距离：水绳≤20m
水救援绳索工具套装	用于水上救援，内部的组件可以建立3：1滑轮组来应对水难事故现场的救援任务。含以下组件：①直径11.1mm，长100m的水上救生绳1条；②直径11.1mm，长50m的水面救生绳2条；③黄色绳包3个；④救援人员随身腰包1个；⑤铝制D形环10个（NFPA标准，30kN）；⑥铝制锚分配器1个（NFPA标准，36kN）；⑦CMC^{f}救援滑轮3个（NFPA标准，22kN）；⑧长46cm，直径8mm的套圈2根（20kN）；⑨固定带1根（18kN）；⑩红色铝制D形环一个（NFPA标准，30kN）；⑪1英寸扁带（3.65m）2根（17kN）；⑫个人缓降8字环1个（NFPA标准）
救生圈	通过美国海岸警卫队（USCG）认证，救生圈内层为聚氨酯泡沫材质，外层为尼龙乙烯基材质，具有阻燃、耐化学药品性高、机械强度及电绝缘性良好的优点，使得救生圈更加经久耐用。颜色为鲜艳的橙色，在水中非常显眼。质量1.3kg，直径61cm
荧光棒	绿色或黄色，可持续12h，非可燃，无毒，无腐蚀性，不起火花，不受气候影响，可用于援救现场或直升机坪，清晰标记人员、设备的位置。长15cm，含10.1ml液体
潜水刀	总长度25.5cm，刀刃长度12.5cm，带快速卡扣、2条橡胶腿绑带、硬塑料刀鞘。单刃带7齿锯，刀刃带钩口；手柄带护口，塑料成型外嵌橡胶，并附捆扎带便于水下作业，刀刃材料为钛合金，硬度38HRC
多功能漂浮救援担架	担架由柔韧塑料制成，强度高、耐磨性好，有一定的厚度，在使用过程中不会因为担架太软或太硬而对被救援人体造成伤害。使用此担架可紧紧固定被救助者，可垂直或水平吊运或在光滑的地面拖拉。也可卷起存储，使用简单，储存方便。担架规格为2 440mm×920mm，颜色为橙色；在温度−20~45℃时不变形、断裂。两侧各有2个提手；左右两边、头部、腿部各1块泡沫浮标。在水面救援时，一名救援人员即可将遇险者放入担架内固定并拖入安全地点。在山地救援时，一人即可携带此担架。包括：担架1个；钢制D形环1个；垂直竖井提升绳1条；便携提手绳4条；直升机吊装带2条；担架捆扎带1条；专用可双肩背负担架包1个；浮漂1套。担架质量：5.2kg（不含包质量）；整套质量10kg
投掷型自动充气救生圈	包括4个救援漂浮棒、1个抛绳包和1个存储箱。救援漂浮棒可快速提供浮力，用于稳定落入水中的多名被救者，使用简单。漂浮棒可被准确地扔到30多米远处的被救者附近，遇水后，数秒内自动充气，变成一个带把手的浮力为16kg的U形救生圈；被救人员使用救生圈漂起来，头部保持在水面之上，以便施救人员有时间将被救者转移到安全的地方。①漂浮棒装在一个防水袋中，包装紧凑；漂浮棒长35.6cm，质量低于0.45kg，便于携带和使用。且简单易用，只要能将漂浮棒扔向水面就能使用。②抛绳包：易识别，结实，用于快速拉回被救者。在使用漂浮棒将被救者支撑起来后马上将抛绳包扔在被救者前面，等被救者抓住漂浮绳后将其拉回。抛绳包包括1个很结实的漂浮包和15m的漂浮绳
水面漂浮救生绳	可漂浮于水面，标识明显，不吸水，直径9.5mm，长200m。最小断裂强度14.6kN。通过NFPA认证
激流救生筏	可折叠，底部坚硬耐磨，适用于冰面、水面救援。组装操作简单，使用方便。船体两端为开放式设计，救援时，船身可越过被困人员头部，救援人员无需脱离船心位置，即可直接实行拖拽救援。1人便可抬动运输。充气时间快，几秒钟就能完成充气。船体采用PU聚氨酯^{g}合金材料制成，外层涂氨基甲酸乙酯涂层，抗晒，缝隙处采用焊接工艺，结实牢固；船底采用I-Beam^{h}设计，空气压强小，结实耐用。体积：4.7m（长）×121cm（宽）×30cm（直径）。船底长2.4m。两侧镂空处：56cm×101.6cm。折叠后体积：0.06m^3。重23kg，浮力>907kg
卡尔森激流救援板	用于单人进行水面救援及运送伤员，表面为闭孔泡沫材料，设有4个材质为聚乙烯的把手，可将其牢固紧握，最大化操控性。底部为硬塑料材质。板尾强化，板上有轨道型设计，增加了其耐用性，且大大提高了产品的使用安全性。产品不含油脂，防滑利于抓握。尺寸为145cm×58cm×13cm，重3.9kg
可抓握浮漂	供水面救援抓握用，有6个把手，凹空设计，可放置袖珍面罩；质量轻，水中阻力小。橘红色。尺寸为70cm×22cm，重1.8kg

海(水)上救生 设备名称	性能和参数
充气浮桥	适用于在水面、泥浆、沼泽地及施冰面上实施救援。充气浮桥采用高强度橡胶制成,耐腐蚀、耐紫外线、耐老化,最大荷载量 1 000kg,可乘人数 10 人;展开尺寸为 1 000cm×137cm×24cm,包装尺寸为 115cm×65cm×50cm,配有便于携带的浮桥盛放包
小型可折叠冲锋舟	体积小,质量轻,方便存放在消防救援车上:①打开后可直接用随身携带气瓶快速完成充气,实施救援;②高强度软底设计,方便运输和快速部署;③在尾部配有内置可开关自动排水阀;④引擎负荷 15HP;⑤充气时间 5~7min;⑥可载 3 名成人或 365kg 货物;⑦质量 27kg;⑧配有 25HP 雅马哈舷外机
小型折叠救生筏	适合水面救援用,可折叠,底部坚硬耐磨,组装操作简单,使用方便。配有 2 个排水阀,2 个长 1.5m 的船桨,12Vdc[i] 电动充气泵,1 个维修包

注:a. ABS(acrylonitrile-butadiene-styrene)为头盔的材质名称,它由丙烯腈(acrylonitrile)(23%~41%)、丁二烯(butadiene)(10%~30%)和苯乙烯(styrene)(29%~60%)三种单体共聚而成的聚合物,是一种强度高、韧性好、易于加工成型的热塑型高分子结构材料,又称 ABS 树脂。

b. EVA(ethylene vinyl acetate)为材质的名称,是乙烯-醋酸乙烯共聚物(也称为乙烯-乙酸乙烯共聚物)是由乙烯(E)和乙酸乙烯(VA)共聚而制得,具有质量较轻、不含臭味、不含重金属、不含邻苯二甲酸盐、高透明、柔软及坚韧度、超强耐低温(-70℃)、抗水、高热贴性、低贴合温度、可丝印或柯式印刷等特点。

c. Amara 合成皮革:为手套皮面材质名称,常采用 90% neoprene(氯丁橡胶)和 10% Amara 组合,可提供额外的保护,带有涂层,手套结实、更容易抓握并且划船及急流救援者均可使用。

d. Cordura 是一种轻量化,高强度的面料,由尼龙面料和 Dyneema(为注册商标)线组合而成,有一定的防泼水性能。

e. NFPA 是美国消防协会制订的标准。

f. CMC 是美国救援装备品牌。

g. PU 聚氨酯是一种高分子材料,PU 是聚氨酯成份的表皮,聚氨酯全称为聚氨基甲酸酯,是主链上含有重复氨基甲酸酯基团的大分子化合物的统称。

h. I-Beam 即工形梁,工形梁指横截面形式为 H 型的梁。其上面的翼板称为上翼缘,下面的翼板称为下翼缘,连接两翼缘的板称为腹板。

i. Vdc 为直流电。

5. 救援服　救生员专用,用于机上救生员下水实施救助时穿着的服装。

6. 营救专用包　救生员专用,包内装有一些实施救援的专用装备。

7. 救生帽(带无线电通话功能)　救生员专用,既可对救生员的头部起保护作用,又可在救援时与机上实时通话。

8. 头盔(带机通功能)　飞行员专用,作用与软帽相似。

9. 营救专用刀具。

10. 喊话设备　用于救援时指挥员喊话。

三、技术

(一)海(水)上搜索方式

1. 视力搜寻

(1)扇形搜寻方式:如果搜寻目标的位置准确,并且搜寻面积较小时,采用扇形搜寻模式最有效。船舶进行扇形搜寻时,搜寻半径通常在 2~5n mile 之间,在每段搜寻半径的终点向右转向 120°。航空器在进行扇形搜寻时,搜寻半径通常在 5~20n mile 之间,转向角度根据预定的搜寻线间距确定。

扇形搜寻模式的中心点为搜寻的基准,即目标的最可能位置。扇形搜寻模式在中心点位置进行多次覆盖,因而提高了中心点附近目标的发现概率。如果在此位置投放一个浮标作为扇形搜寻的参考点,能够使搜寻过程中目标受水流的漂移影响得到自动补偿。

如果第一次扇形搜寻未发现目标,需要进行第二次扇形搜寻时,则将扇形模式旋转搜寻线夹角的 1/2,再进行搜寻。

由于扇形搜寻面积较小,出于搜寻设施的航行安全考虑,不宜使用多架飞机或多艘船舶对同一搜寻区域同时进行扇形搜寻。但是,可以使用一架飞机和一艘船舶对同一搜寻区域同时执行各自的扇形搜寻模式。

(2)扩展方形搜寻方式:适用于搜寻目标的位置较准确,搜寻面积在 $100(n\ mile)^2$ 左右的场合。搜寻起点是基准点,搜寻线以同心方形向外扩展。如果基准的类型是线形的,那么搜寻线扩展成为矩形。

执行扩展方形搜寻模式的船舶必须能够准确航行,以避免搜寻线间距不等而出现未能覆盖的空隙。搜寻船舶使用不考虑水流影响的航迹推算法航行,扩展方形能自动补偿水流对搜寻目标的漂移作用。如果需要进行第二次扩展方形搜寻,则将搜寻模型旋转45°,从基准位置起重新进行搜寻。

与扇形搜寻模式一样,由于搜寻面积较小,出于搜寻设施的航行安全考虑,不宜使用多架飞机或多艘船舶对同一搜寻区域同时进行扇形搜寻。但是,可以使用一架飞机和一艘船舶对同一搜寻区域同时执行各自的扩展方形搜寻模式。

(3) 平行扫视搜寻方式:适用于对大面积的搜寻区域进行均匀覆盖。当搜寻目标位置很不确定并要求均匀覆盖一广阔区域时,通常使用平行线搜寻,平行线搜寻的覆盖区域为矩形。当搜寻区域较大,需要多个搜救力量联合搜寻时,则可将其分割成几个分区并分别安排给各搜寻设施。当执行平行扫视搜寻时,先设定一搜寻区域,并根据现场情况确定搜寻线间距,搜寻设施把搜寻区域的一角作为搜寻起始点;搜寻起始点通常在搜寻矩形内距两直角边各1/2搜寻线间距的位置,然后沿矩形长边来回保持间距搜寻。如在平行扫视搜寻模式中,搜寻线与矩形搜寻区域的长边平行,也是搜寻目标的预计移动方向。

有多艘船舶可用于平行扫视搜寻时,各船之间保持同等距离齐头并进行搜寻,如三艘船舶的平行扫视搜寻方式。

(4) 航迹线搜寻方式:当搜寻目标在一段计划航线上失踪时,首次搜寻通常采用航迹线搜寻模式。如果遇险人员离计划航线不远,而且能够发出信号引起搜寻设施的注意,那么航迹线搜寻模式能取得较好的效果。

航迹线搜寻适用于失事船舶在计划航线上或附近遇险而对事发位置不太确定的情况。将搜寻力量集中于基准线附近,搜寻设施沿着遇险船舶的计划航线进行搜寻。也可先沿一侧搜寻,然后返回相反方向搜寻,或者沿航迹线或其中任何一端沿线搜寻而不返回。该方法要求搜寻设施在搜寻时保持在搜寻目标最可能的路线或与搜寻目标接近平行的路线上。

由于航迹线搜寻的优点在于快速,所以航空器最适宜执行航迹线搜寻任务。搜寻航空器进行航迹线搜寻时,白昼飞行高度通常是300~600m,夜间是600~900m。根据搜寻设施是否保持原航向,航迹线搜寻模式分为返回和不返回两种。在返回方式中,搜寻设施沿目标的航迹线两侧各搜寻1次,然后返回原出发地点。在不返回方式中,搜寻设施先沿目标的航迹线搜寻,接着沿航迹线两侧各搜寻1次,搜寻完毕后继续执行原航向离开搜寻区域。

(5) 横移线搜寻方式:与平行扫视搜寻模式相似,只是搜寻线与矩形搜寻区域的短边平行,也就是垂直于目标的移动方向。横移线搜寻也适用于对大面积的矩形搜寻区域进行均匀覆盖,但由于搜寻设施要作更多次的转向,搜寻相同面积的区域比平行扫视方式花费更多的时间。其优点在于搜寻设施沿着目标的移动方向快速推进。

横移线搜寻模式通常不单独使用,而是由船舶和航空器协调进行搜寻,即协调横移线搜寻模式。在此搜寻模式中,搜寻船舶沿搜寻区域的中心线作直线航行搜寻,航空器在搜寻区域的上空作横移线搜寻。

(6) 横移线协调搜寻:一般情况下,横移线协调搜寻由按搜寻横移线飞行的航空器和沿搜寻区域主轴线航行的船舶实施海空协调搜寻。航空器的搜寻路线与船舶航线相垂直。

此法需要计划好船速、航空器航速、航空器的搜寻线长度和搜寻线间距,以使航空器在横移方向上的距离等于水面搜寻设施的速度,完成对搜救区域的覆盖。水面搜寻设施航速、航空器飞行速度、搜寻线间距和搜寻线长度之间的关系见下式:

$$V_s = \frac{S \times V_a}{L + S}$$

式中,V_s 为水面搜寻设施速度;S 为搜寻线间距;V_a 为航空器真空速度(TAS);L 为航空器的搜寻线长度。V_s、S、V_a 对特定的船舶和飞行器来说是固定的,因此可以通过该等式确定 L 的大小,从而确定搜救区域的大小。

(7) 岸线搜寻:通常由小型船舶,或能在低空低速安全飞行的航空器紧贴岸线进行仔细搜寻。此种搜寻方法已经不再过多地依赖导航方式,船舶在熟知自身航行性能和航行水域状况时采取此种搜寻方法。

(8) 移动矩形搜寻:是我国南海救助局的于新洪介绍的一种新的搜寻方法。这种搜寻方法在风浪大,能见度低,夜间搜寻有效距离近,被搜寻目标小、不易发现,目标漂移的速度较快的情况下得到了成功的应用。实际上,移动矩形可以看成是扩展方形的一种变形。此种搜寻方法需要根据当时的海况气象等条件估算出漂移方向(C)和漂移速度(S),并估算出漂移方向的误差值($\pm C$)和速度的误差值($\pm S$)范围,以便确定搜索范围:根据目标的特点及气象条件定出搜索的有效距离(D),根据救助船的到达时间定出搜索起始点(A),可根据此公式计算:

$$S=救助船到达的时间与目标遇险时间之差×推算目标漂移速度$$
$$-救助船到达的时间与目标遇险时间之差×推算目标漂移速度误差(取正值)$$

从遇险位置向推算漂流方向上量取 S,D 为搜寻起始点;从搜寻起始点至第一次转向之间的距离称为搜寻纵距,可以这样计算:

$$搜寻纵距的长度=推算目标漂移误差(取正值)×2+进度系数$$

进度系数可根据搜索进度决定,一般取 0.5~1.5n mile 较为合适。相邻两条垂直于目标漂移方向的航迹线之间的距离称为横向搜寻间距,它的值为搜索有效距离的 2 倍。相邻两条垂直于目标漂移方向的航迹线之间的距离称为纵向搜寻间距,它的大小由搜索进度决定,在搜索过程中可根据搜索进度做适当调整。一次搜索完成后,如果还需继续搜索,可以按以上方法重新确定第二次搜索的起始点,继续进行第二次、第三次搜索。

此种搜寻方法的优点是:可使搜寻区域随时间的流逝往推算的漂移方向移动,不至于把有限的时间浪费在因时间的流逝而目标已经不可能存在的海域,始终使搜寻的区域保持在最可能的区域,提高搜寻的成功率。

但是选择此种搜寻方法应当保持足够慎重:最可能的区域并不代表一定存在的区域。一旦采用此种方法,则将表示其假定了目标距离的基准位置较近,搜寻过程对距离基准位置较远的区域有所舍弃,在搜救力量有限的情况下,此种搜寻方法是可行的。但作为一种系统的搜寻方法,在可能的情况下不应当作为整个搜救行动唯一的搜寻方法。

另外,对一个搜救区域的每一次搜寻,即使不成功,也都会对该区域的包含概率(POC)值作出一次更新。在区域内的搜寻未能找到幸存者意味着目标存在该区域内的可能性应适当降低,新的 POC 应当按以下等式进行计算:

$$POC_{NEW}=(1-POD)×POC_{OLD}$$

注:POC_{NEW} 代表新的包含概率;POD 代表发现概率;POC_{OLD} 代表旧的包含概率。

在作出若干次搜寻行动后,如果还没有成功,那么就应当对搜寻的方法重新进行一次评估。因为在 POC 越来越小时,继续在该区域内投入大量的搜救力量成功的可能性也是极为有限的。

2. 夜间搜寻方法　一般来说包含了使用降落伞闪光信号搜寻、红外线设备搜寻或者借助夜视仪探测失踪目标。与常规的视力搜寻方式相比,夜间搜寻方式更为困难,搜寻间距更短,发现概率也更低,如果不借助电子仪器,夜间的搜救能力极其有限。

在夜间可利用降落伞照明弹的光亮进行搜寻,但是搜寻效果一般不理想,只能用于搜寻较大的目标,而且搜寻人员容易受到其他物体的阴影和反光的干扰。进行搜寻时,一般使用固定翼飞机作为投放照明弹的工具,而搜寻设施为直升机或船舶。由于固定翼飞机的飞行高度和速度较大,不适合作为夜间照明弹搜寻的搜寻设施。

(1) 直升机作为搜寻设施:搜寻直升机通常顶风或顺风飞行,飞行高度在 150m 左右。投放照明弹的固定翼飞机在直升机上空盘旋,并在直升机的左前方和右前方上空投放照明弹。固定翼飞机选择适当飞行高度和速度,使得投放的照明弹在直升机的下方燃尽熄灭,并且在前一个照明弹熄灭前到达下一个投放位置投放另一个照明弹。

(2) 单艘船舶作为搜寻设施:使用一艘船舶作为搜寻工具时,固定翼飞机在搜寻船舶的前方上风侧连续投放照明弹,每个照明弹在船舶的一舷起燃,在另一舷熄灭。

(3) 多艘船舶编队作为搜寻设施:使用多艘船舶并列前进搜寻时,投放照明弹的飞机在船舶编队的上空盘旋前进,在每一艘船舶的前方上风侧投放一个照明弹,并在这一组照明弹熄灭前投入下一组。

除降落伞照明外,还有其他夜间搜寻方法,如红外装置(红外电视摄像机和前视红外雷达)和夜视镜等工具也可用于夜间搜寻。

3. 电子搜寻方式　一般是搜救力量探测失踪漂浮物自身所装备的无线电示位装置所发出的无线电信号,从而确定失踪目标的位置。一般的无线电示位装置有 EPIRB(应急无线电示位标)、ELT(机载紧急指位发射机)、SART(雷达应答器)等。

此外,雷达搜寻也是一种重要的电子搜寻方法。当搜寻目标配备了电子示位装置时,其被发现能力将大大增强。

方法一:搜寻设施将第一次收到无线电标信号的位置标记在海图上,然后保持原航向航行一小段距离,再向左或向右转向 90°,直线航行直到信号消失,将这个位置标记在海图上。接着转向 180°航行,将信号第二次出现和消失的位置记录下来。用线段分别连接信号出现和消失的位置,得到信号最大距离圆周上的两条弦。作这两条弦的垂直平分线使之相交,那么交点就是无线电示位标的位置。

方法二:搜寻设施将第一次收到信号的时刻记录下来,保持原航向继续航行直到信号消失。然后转向 180°,沿原航线航行(航行时间为第一次信号出现和消失之间时长的一半),再左转向或右转向航行,直到信号消失。然后再转向 180°,航行直到信号又出现并记录时刻,继续保持航线航行,信号又将再次消失,记录信号消失的时刻。接着,转向 180°沿航线航行(航行时间为上一次信号出现和消失时长的一半),到达的位置就是示位标的位置。

方法三:两架飞机在目标海域上空飞行,如果它们都收到无线电示位标的信号,那么分别以收到信号的位置为圆心,以对应的最大理论接收半径画圆,两圆的重叠部分即为无线电标所处区域。

方法四:由一架飞机沿直线飞行,将初次收到无线电示位标信号的位置 X 和信号消失的位置 Y 记录下来,分别以 X 和 Y 为圆心,以接收半径画圆,得出两个交点。那么无线电示位标的位置可能是其中之一。

(二)海(水)上搜索的实施

由于搜救行动具有很强的针对性,而不同的搜寻方法有各自所适用的条件,所以在选择合适的搜寻方法之前应当仔细分析所有的相关因素,一般来说有如下几项:①搜寻目标位置的不确定性;②各搜救设施的航行能力;③所用探测设备的类型;④搜寻目标的类型;⑤搜寻时的海况;⑥搜寻期间目标运动的趋势和幅度;⑦幸存者的预期生存时间;⑧搜寻设施的持续搜寻时间;⑨搜寻方法应符合每个可用搜寻设施准确、安全完成搜救任务的能力范围;⑩所选搜寻方法应使进行搜寻的力量间发生碰撞的概率降到最小,避免可能发生的航行灾难。

1. 搜索技术的选择

(1) 无线电示位标搜寻:是目前最快速、高效的电子搜寻方式。电子搜寻能在短时间内完成大面积区域的覆盖并取得很高的发现概率。

(2) 视觉信号搜寻:如果海(水)上遇险人员能发出光亮,那么在晚上搜寻光亮信号也是很有效的搜寻方式。搜寻人员应尽可能在遇险事故发生后紧接的夜间尽早进行光亮信号搜寻,避免在搜寻前这些光亮信号源被遇险人员丢失,或者由于遇险人员过于疲劳而不能有效地使用。白天可以通过遇险人员用反光镜、烟雾或海水染色发出的信号进行视觉搜寻。因此,白天的第一次视觉搜寻最好搜寻此类目标。考虑到遇险人员的精神状态和体力在遇险后不断恶化,有效地使用这些视觉信号的能力也在不断下降,所以白昼视觉搜寻也应尽快进行。

(3) 救生筏搜寻:在海(水)上遇险事故发生后,如果无线电示位标搜寻、夜间和白天的视觉信号搜寻都没有成功,接下来必须搜寻救生筏。为了能视觉发现救生筏,搜寻飞机要以较低的速度在低空飞行,航线间距也应较小。如果搜寻救生筏仍然不成功,搜寻救援人员只能采用很小的航线间距搜寻可能落水的遇险人员、船舶残骸或碎片。

2. 搜索方法　对任何一次搜救行动来说,评判搜寻方法优劣的标准只有一个:是否能够最大限度地提高搜救任务成功率。将此标准细化,可以分为:①区域的覆盖能力。所选择的搜寻方法是否能够最大限度覆盖所选择的搜寻区域而没有遗漏,例如,扇形搜索方法仅对小范围的搜寻有效,当所设定的搜寻区域过大时,其外围将有大量区域因搜寻设施的扫视宽度有限而被遗漏。②快速性。所谓快速性是指所选择的搜寻方法能否以最快的速度完成所选区域的搜索。毫无疑问,平行线、扩展方形等搜寻方法由于未存在对区域的重复搜索,从而最具有快速性的优势。而移动矩形搜寻、扇形搜索因为对中心区域存在过多的重复搜索,在快速性指标上略低于其他搜寻方法。③可操作性。搜寻方法的可操作性,尤其是在恶劣海况下的可操作性是评价一个搜寻方法好坏的重要指标。有的搜寻方法尽管在理论上具有较强的指导性,但是由于过多的转向将加大驾驶者的负担,而且很容易产生误差,所以实际航行中无法严格按照计划的航迹航行,使部分搜寻区域未能覆盖,降低了搜寻效率。④安全性。安全性即此种搜寻方法是否与船舶、飞行器的燃料储备相适应,搜寻方法是否会加重搜寻设施间发生碰撞等事故的危险。在入水搜索前,首先要确定搜索对象和范围;可根据落水者最终消失在水面的位置和水流流速、方向,大致估算出溺水者有可能失踪的大致范围,建立1个搜索区;搜索区的建立既要做到将被搜救对象不在此区域的可能性降至最低,又要做到尽量缩小搜索范围。其次是选择合适的搜索方法后再开展搜索。搜索方法是搜索技术的核心,也可以称为搜索形态。目前常用的搜索方法有U形搜索法、方形搜索法、圆形搜索法、扇形搜索法和杰特搜索法。

(1)U形搜索法:适用于水流平静且水底平坦、无障碍物的区域。U形搜索的方法是先从搜索的一角开始,呈一连串密集U形搜索。根据水下能见度来控制U形的密集度,即图形转角的宽度如图2-1-16所示。

(2)方形扩展搜索法:适用于水流平静但水底地形较崎岖的地带,特别是搜索范围较小时,方形扩展特别有效。方形扩展搜索的方法是从落水者最终消失的失踪位置开始,根据水下能见度,采用"松紧度"较为合适的螺旋状进行搜索,如图2-1-17所示。

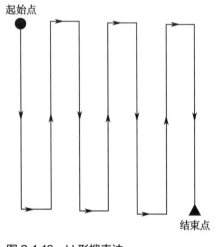

图2-1-16 U形搜索法

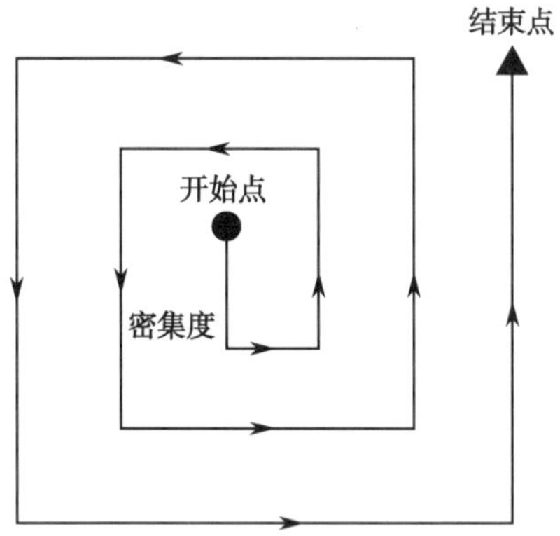

图2-1-17 方形扩展搜索法

(3)圆形搜索法:适用于平坦、无障碍的小范围水底搜索,搜索时可以由1名潜水员执行搜索,也可以由2名人员配合执行。利用锚点或者1名潜水员作为圆形搜索的圆心,控制绳子的一端,执行搜索的潜水员控制绳子的一端,拉着绳子围绕轴心游动,完成1圈搜索后放一段绳子继续搜索,如图2-1-18所示。

(4)扇形搜索法:同圆形搜索法的原理一样,区别是以岸边为起点,绳控人员或者锚点在岸上进行控制,呈扇形不断扩大搜索范围,如图2-1-19所示。

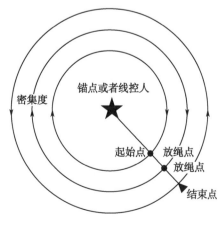

图2-1-18 圆形搜索法

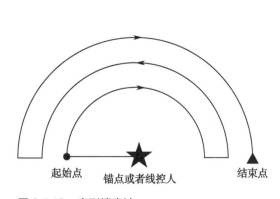

图2-1-19 扇形搜索法

（5）杰特搜索法:适合于能见度极低水域的搜索,利用潜水员肢体操作进行搜索。在搜索区域一端,利用2块重物分别系在引导绳的两端,作为标定点;2名潜水员并列同时操作,各负责水底标识绳的左右两边,从开始点出发;每次到达系重物的标识绳一端时,就把重物向即将要搜索的区域移动一小段距离,并沿着引导绳再次搜索回到另一端,重物每次移动的距离以一臂手长为准,如图2-1-20所示。

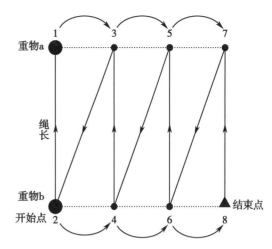

图2-1-20　杰特搜索法

从以上的分析可以看出,U形搜索法和方形扩展搜索法可以由1名潜水员来执行,不需要绳索牵引,但需要较好的水下导航技术。圆形搜索法、扇形搜索法和杰特搜索法需要利用水下引导绳,一般需要一两名人员共同完成。

以上列举的各种搜索方法最终目的都是为了对可能区域在几何上予以完全覆盖。

由于在以往的搜救工作中,对方向、水况等环境因素比较难以估计,上述部分漂移方法(如扇形、扩展方形搜索法)中使用推算船位航行能自动补偿总流压的影响,因此,上述搜寻方法并非为完全修正的几何搜寻方法。

第三节　空中搜索技术

一、人员

人员主要包括飞行员、救护员、医疗人员和船员等。由于空中救援对飞行员的驾驶技术要求较高,除了需要有专业的培训认证外,还要有相应的飞行经验,如美国要求飞行驾驶员的飞行时间在1 200~1 500h以上,德国也要求至少要有1 500h以上的飞行经验。救生员的任务是营救受困的伤员,或索降到受损船只上进行营救,因此需要具备专业的救生技能,并具备良好的身体素质,同时还要掌握一定的急救知识,以便对伤员进行基本生命支持。国外的救生员已形成职业化,通常都接受约2年的院前急救培训,可独立完成心肺复苏、呼吸道管理及建立静脉通道等医学急救操作,除需经考核获得专业的执业资质外,每年还必须完成一定学时的医学操作练习。为保证救援的顺利实施,体系中还需配备一定数量的专业医护人员。由于灾难的性质和规模不同,需要根据不同灾害伤员的特点和伤员数量来派遣相应的医疗人员。因此,医护人员需包括急诊、重症监护、骨科、烧伤、外科、内科等医疗力量,方便根据灾难情况分类响应。同时每个医护人员还要接受全科培训,保证可以应付多种复杂病情,并且需进行生理性和适应性训练,克服晕机、晕船等生理性反应,保证在颠簸的环境中进行医疗操作。

机组人员还可能需要针对其特定飞机上的设备类型进行其他培训,例如夜视镜。医务人员有时会扩大执业范围。比如,护理人员或护士具备放置胸腔引流管的能力。这对于伤情急迫,必须立即救治,但需要长距离转运后才能获取最终治疗的患者是必要的。医务人员必须非常精通其业务范围的各个方面,因为几乎所有患者都具有紧急特殊的伤情需要。

（一）直升机小组

指挥员:1人;电台操作:1人;图像传输:1~2人;开舱:1~2人;担架员:2~4人;医护人员:2~3人。职能分解如下。

1. 指挥员　由专业的灾害救援人员或者有丰富救援经验的临床医医师担任,负责对救援现场进行安全性评估,并指挥其他成员井然有序地完成救援工作。

2. 电台操作　由专员负责与远程地面接应人员时刻交流,使空中营救与地面接洽做到无缝衔接。

3. 图像传输　将空中转运伤员的情况以图像或视频形式及时上传,由远程专家指导并会诊。

4. 开舱　负责将舱门打开或关闭,为救援人员节省体力和时间。

5. 担架员　由专业救援人员组成,负责稳定、安全、快速地将伤员转运至直升机上。

6. 医护人员　由临床医师和护士组成,负责在安全、稳定的现场给伤员进行处理,并在空中转运的过程中给予必要的生命支持。

（二）固定翼飞机人员组成

指挥员:1 人;电台操作:1 人;图像传输:1~2 人;开舱:1~2 人;担架员:2~4 人;医护人员:2~3 人。职能分解如下。

1. 指挥员　由专业的灾害救援人员或者有丰富救援经验的临床医师担任,负责对救援现场进行安全性评估,并指挥其他成员井然有序地完成救援工作。

2. 电台操作　由专员负责与远程地面接应人员时刻交流,使空中营救与地面接洽做到无缝衔接。

3. 图像传输　将空中转运伤员的情况以图像或视频形式及时上传,由远程专家指导并会诊。

4. 开舱　负责将舱门打开或关闭,为救援人员节省体力和时间。

5. 担架员　由专业救援人员组成,负责稳定、安全、快速地将伤员转运至直升机上。

6. 医护人员　由临床医师和护士组成,负责在安全、稳定的现场给伤员进行处理,并在空中转运的过程中给予必要的生命支持。

二、装备

（一）卫星定位导航

卫星利用高分辨率对地成像、可见光拍摄等技术随时为救援行动提供持续、快捷、精确的云图及卫星通信等信息和数据服务,为搜救飞机提供可靠的导航、通信支持。

发展日趋成熟的卫星搜索与救援系统(search and rescue,SAR),利用卫星探测来自海上、空中和地面示位标发出的遇险信号,从而达到快速确定目标位置并进行救援的目的。由加拿大、法国、美国等联合发起成立的全球卫星搜救系统(COSPAS-SARSAT)是国际移动卫星公司推行的全球海(水)上遇险与安全系统(GMDSS)的重要组成部分。自 1982 年以来,该系统已经成功救援众多遇险人员,仅 2010 年就救援了 2 338 人。世界各地的军事和民用 SAR 组织通过该系统,与在危急事故中被激活的示位信标、发射机或者其他定位装置进行通信。

系统具体工作流程如下:当危险事故发生时,遇险示位标[包括机载紧急指位发射机(ELT)、船载紧急指位无线电信标(EPIRB)和便携式陆用信标(PLB)]被人工或者自动激活(信标激活后可以工作 48h),发送遇险报警信号,经由搜救卫星变频转发后,再由遍布全球的卫星地面信号接收站[或称本地用户终端(LUT)]接收并计算出遇险目标的位置,将信标的报警数据和统计信息转发给任务控制中心(MCC);MCC 收集、整理、储存和分类从用户终端与其他控制中心送来的数据,过滤虚假报警信息,将正确的报警或定位信息发送给搜救调度中心(RCC);RCC 将进行真正的海陆空搜救工作。COSPAS-SARSAT 组织主要通过低极轨道卫星搜救系统(LEOSAR)和对地静止轨道卫星搜救系统(GEOSAR)来实现定位。

（1）LEOSAR 采用多普勒效应的原理来计算遇险目标的位置。举例来说,应急无线电示位标发射406MHz 的信号,功率输出为 5W,示位标信号包括用户名称、国籍和类型(海上、航空和地面)等信息。卫星接收、处理、存储并转发该信号给地面接收站。处理信号时,示位标在地面静止不动,用准确的 406MHz 发射信号;卫星接收到的信号频率高于或低于该频率,这取决于卫星的速度方向。如果卫星轨道、信标频率和卫星接收到的多普勒频移已知,就可以确定示位标的位置。

（2）对地静止轨道卫星搜救系统(GEOSAR)中,因为静止轨道(GEO)卫星相对遇险目标是静止的,所以静止轨道本地用户终端(GEOLUT)不采用多普勒效应,而是用信号自身携带的信息完成定位。

近地轨道(LEO)、GEO 的上行频率分别为 406.05MHz、406.025MHz,下行频率均为 L 频点 1 544.1MHz,这些都是国际电联规定的专用搜救频点,其他系统不得使用。

遇险示位标使用的频率有 121.5/243MHz 和 406MHz 两种。121.5/243MHz 的示位标内部没有登记信息,造成虚假报警事件太多。为规范系统运营,国际搜救卫星组织决定在 2009 年终止对 121.5/243MHz 的示位标业务,要求全球所有航空器、船舶、陆地用户必须装备统一的 406MHz 示位标。遇险报警信号以下行L 频段 1 544.1MHz 实时转发给本地用户终端进行处理。

目前,LEOSAR 主要由美国提供的 5 颗和俄罗斯提供的 2 颗低极轨道卫星组成;GEOSAR 主要由美国和印度提供的 5 颗静止轨道卫星组成。LEOSAR 因轨道低,单颗卫星覆盖面积小,遇险目标等待时间长;GEO-SAR 轨道高,传输时延大。因此寻求下一代卫星搜救系统就显得极为迫切。

（二）飞机

空中力量包括多用途飞机、水上飞机、无人机及大中型直升机,其中应用最多的是直升机。这是由于与固定翼飞机相比,直升机受天气影响较小,而且对降落场地要求低,可实现点对点垂直升降和向后方飞行,并可以在空中进行悬停施救,应用起来更加灵活机动。不仅如此,直升机还不受航线或其他条件的影响,可救援搁浅在礁石浅滩上的船只,是比较理想的海上救援工具。它能在突发事件发生后以最快的速度抵达现场,并即刻进行搜寻活动,提高搜救效率,节省救援时间,属于海上救援的主力军。但同时直升机也有一定缺点,如飞行半径小、留空时间短、承载力不足等。同时飞行时噪声较大,影响救援时与伤员的沟通以及对现场情况的判断。而且直升机的下冲气流较大,有时会掀翻救生筏,造成伤员和救生员的二次损伤。

1. 直升机 主要由旋翼、机身、发动机、起落装置和操纵机构等部分组成。直升机的旋翼是一种安装在机身上方的升力螺旋桨,可分为单旋翼式、双旋翼式和多旋翼式,由发动机带动,在水平方向旋转而产生升力。升力大于直升机全重时垂直上升,小于直升机全重时垂直下降,等于直升机全重时在空中悬停。直升机利用特殊的传动机构,可使旋翼桨叶在不同方位上周期地改变引角,而使直升机向前后、左右或任意方向推进。单旋翼式直升机尾部还装有抗扭螺旋桨,用以平衡单旋翼产生的反作用力矩和控制直升机灵活地转弯。此外,直升机能够在范围狭小的场地起落而无需飞行跑道。直升机的上述特殊结构形成了它能够在空中悬停、盘旋,在任意方向上左右、前后推进,垂直升降和无需跑道的飞行特性。这些机动灵活的飞行特性,保证了直升机能有效地执行抢险救灾中的各种技战术任务。

在现代抢险救灾的各类复杂行动中,直升机需要承担火灾扑救,空中观察和巡逻,通信联络,人员和设备的运输,搜索救援及紧急救护等各项艰巨任务,因而要求该类直升机必须具备良好的安全性、灵活性、经济性、可靠性和强大的飞行效能,尤其是具备在各种恶劣外部环境中稳定执行任务的能力。由于直升机具有机动灵活的飞行特性,因此,在抢险救灾活动中,直升机具有各类地面抢险救灾设施无法比拟的优点,主要表现在以下几个方面。

（1）直升机不受地形、道路和交通的限制,可以飞越江河和山岳,而且着陆场地易于选择,只需几十米见方的场地即可起降,不需备用固定翼飞机起降时必用的飞行跑道。

（2）直升机一般飞行时速在 200km 以上,为地面行驶车辆速度的数倍,是城市中速度最快的"空中抢险救灾车"。

（3）直升机可分为轻小型、中型和重型,其载重量分别是 8t 以下、16t 以下和 50t 以上。有关部门可根据需要,选择使用不同载重量的机型,把相关抢险救援器材和人员从空中快速送往灾害发生现场及其他需要即刻控制的突发事故现场,完成空中抢险救灾的技战术任务。

（4）直升机还能配备各种与控制灾难现场和突发事故现场有关的特种装备,居高临下地执行抢险救灾任务。

1）直升机扑救船舶火灾:船舶火灾的发生较为复杂,且涉及的因素较多。据国外资料统计,近几年船舶在航行中发生火灾时,依靠船舶自身的消防力量进行扑救,成功率较低,仅 35.2%。船舶在航行途中发生火灾后,报警是比较困难的,即使消防部门接警后立即派出消防艇,或者调用渡船装载消防车前来扑救,也无法在火势发展的初期赶到。这是因为水路航行的速度太慢,等到这些外援力量赶到时,火势已发展到猛烈阶段。为此,应用消防直升机扑火,或用直升机迅速将消防人员和灭火器材运到船上,可快速扑灭航行中或停泊在城市港口中的船舶初起火灾。

2）直升机救援水灾:水灾区域辽阔,加上交通、通信中断,灾情不明。难以进行地面抢救工作时,直升机可用于执行下列任务:飞临灾区上空侦察水灾灾情,并利用直升机上的通信设备,指挥地面救生艇抢救,或直接从灾区救出被困灾民;在舟车无法到达的水灾区,可运送救灾物资给被困灾民,也可运送医务人员及药品器材到灾区实施急救;可自灾区运送紧急伤病员到医院抢救。

3）直升机救援地震灾害:地震发生之后,满目疮痍,通信中断,对外交通阻绝。只有直升机能畅行无阻,承担起挽救生命财产等各项艰难任务,成为地震现场中"全能"的救灾工具;地震区发生次生火灾时,消防车往往无法直接进入火灾现场进行扑救,唯有直升机能够运载消防器材及救灾人员,迅速空降至灾区现场,有效地展开扑救工作;地震区伤员遍地,直升机可运载大批医疗救护人员及医疗器材,降至灾区直接进行救护,或迅即运送重伤员至医院抢救。

4)直升机救援交通不便地区发生的各种灾害:在荒山野外、交通不便的地区发生的各种灾祸,如空难、山难、山地公路车祸,以及其他意外事故等,均可利用直升机侦察寻找灾祸的发生地点,并从险恶地形中将遇难者运送就医,或将救援人员送入现场负责救护。

2. 固定翼飞机　固定翼飞机是指由动力装置产生前进的推力或拉力,由机身的固定机翼产生升力,在大气层内飞行的重于空气的航空器,通常包括机翼、机身、尾翼、起落架、推进/操纵系统、航空电子设备,以及运输、武器、救援装备等。具有机动航程远、仪表飞行、高空巡航、增压舱、飞行平稳的飞行特性,因此,在抢险救灾活动中,具有直升机和陆路运输设备无法比拟的优点,主要应用于以下情况。

(1)恶劣天气条件下的救援行动:天气条件是空中医疗运输的重要考虑因素。直升机容易受到强风或大雪等恶劣天气的影响。比如,当气象恶劣,能见度很差时,一般直升机通常无法飞行。固定翼飞机平流层等巡航,可以避免对流层天气变化对飞行的影响,依靠仪表飞行,克服能见度差的问题。

(2)执行远距离救援任务:固定翼飞机具有航程远的优点,飞行距离比直升机大,可不着陆飞行十余小时,航程达万里。因此,在需要长距离运送患者的情况下使用固定翼飞机。但固定翼飞机必须在大型机场起降,需要先将患者从救援现场陆路运送到机场登机,然后再次在目的地机场接机,以运输到最终医疗机构,增加了伤员搬运的次数。

(3)满足危重伤员生理病理需要:选择固定翼飞机的另一个考虑因素是由高度会引起伤员的生理病理变化。依据波义尔定律随着飞行高度的增加,大气压降低,机上任何气体的体积都会增加。随着飞机的上升,机上任何气体的体积都会增加。比如气胸患者,如果没有采取适当的胸腔穿刺术,低气压可能会导致气胸加重,但是固定翼飞机机舱具备的增压舱的功能,可以帮助避免因高空飞行导致低气压的问题。

(三)空中搜索探测机器人

空中搜索探测机器人是在国家"863"计划、国家科技支撑项目的支持下,由中国地震应急搜救中心与中国科学院沈阳自动化研究所联合研制完成。该系统外形类似于直升机,是由飞行控制器自动驾驶的飞行器。通过地面控制站设置后可完成预定飞行任务。该系统可垂直起降,定点悬停,随救援车辆机动,在10min内迅速起飞作业,并可对指定区域进行持续监测,主要用于灾情调查和救援。

1. 快速全面获取信息　空中搜索探测机器人具有小巧轻便的特性,可以随救援队快速部署。当救援队到达灾区后,首先释放空中搜索探测机器人,对指定搜索区域进行低空高分辨率排查,获取区域灾害程度、倒塌房屋位置、受灾人员分布、灾区道路交通信息等关键信息,使救援队能够在第一时间对灾害造成的综合影响进行快速评估,生成搜索救援指挥图。依照救援指挥图,可以安排地面人员有针对性地开展搜救工作,提高搜救效率。

2. 空中指挥　在地面人员搜救的过程中指挥员往往通过对讲机进行指挥调度,缺乏全局的救援人员影像。使用空中搜索探测机器人,可以在搜救队员搜索过程中实时观察救援人员所处位置分布以及搜救情况,为指挥调度提供依据。最重要的是,地面人员在危险地势搜救及对高层危楼进行救援时,指挥员利用空中搜索探测机器人,可以实时监测周围危险环境的变化,判断对地面救援人员的潜在危害,实时与救援人员沟通,确保救援人员的安全。

3. 搜索未完全倒塌楼房幸存者　地震灾后未倒塌楼房的搜救一直是救援的难点。由于未倒塌楼房属于危房,救援人员无法到楼房内排查有无幸存者。传统的方法往往通过喊话、询问目击者等方式确认上层建筑中的人员情况。空中搜索探测机器人具有定点悬停特性,并携带可见光及红外线视频设备,可以通过窗户获取到救援人员无法到达的上层建筑中的幸存者情况,减少救援人员的危险。

4. 震后人员排查　地震灾后的人员排查是搜救工作的重中之重。排查工作往往通过搜救人员挨家挨户来完成。尤其在搜救后期,排查工作更需要大量人力和物力。而空中搜索探测机器人可进行低空大范围排查,对灾后救援工作的开展情况进行实时反馈。在探明无明显灾情或救援队伍已入驻的情况下,指挥员可不派或派少量搜救人员进行详细排查,节省大量人力和物力成本。

空中搜索探测机器人是传统地面搜救的有力补充，开辟了空中与地面协同全方位搜索的新模式、新方法，现有救援水平可以得到极大提高。该系统已经完成研制工作，并通过多次演习和芦山地震的实际救援应用，凸显出该系统的优势。不久的将来，空中搜索探测机器人装备应用到各类救援队，必将提高整体救援效率，提升救援水平。

三、技术

（一）空中搜索方式

搜寻方式主要有视力搜寻方式、电子搜寻方式和夜间搜寻方式。

1. 视力搜寻方式

（1）扇形搜寻（VS）：当搜寻目标的位置准确或搜寻区域较小时，扇形搜寻是最有效的方式。扇形搜寻用来搜寻以某个基点为中心的圆形区域。搜寻设施能容易地航行在基点附近区域，并仔细搜寻这个最易发现搜寻目标的区域。由于涉及范围小，上述程序不能用于在相同或相近高度飞行的多架航空器同时进行的搜寻行动；多船同时搜寻同样不适用该程序。可以同时用一架航空器和一艘船舶来执行同一地区各自的扇形搜寻行动任务。

如果在完成一遍扇形搜寻后仍未找到搜寻目标，应转动扇形，并下移第一次搜寻半径的一半进行第二次扇形搜寻。

（2）扩展方形搜寻（SS）：当搜寻目标位置处于相对较近的区域内时，扩展方形搜寻方式也是最有效的。这种搜寻方式的搜寻起始点始终是基准位置，搜寻行动以同心方形向外扩展，从而基本均匀覆盖了以基点为中心的区域。如果基准不是一个点而是一条短线，方案应改成向外扩展的矩形。由于涉及区域小，上述提到的扇形搜寻方式中多设施搜寻的注意事项同样适用于扩展方形搜寻。扩展方形搜寻是一种精确的搜寻方式，要求搜寻设施能精确航行。

（3）航迹线搜寻（TS）：当航空器在从一点飞/驶往另一点的途中失踪时，通常选用航迹线搜寻方式。假设遇难船舶或航空器坠毁、迫降或船舶在计划航线上或附近沉没，就选用航迹线搜寻方式，并将搜寻力量集中于基准线附近。通常认为，幸存者能够通过某种方式，如信号镜或彩色烟雾（白天）、烟火信号、闪光灯或火光信号（晚上）或电子信标（白天或晚上）在一个相当大的范围内吸引搜寻设施的注意力。航迹线搜寻指搜寻设施沿着遇险船舶或航空器的计划航线进行快速、合理的搜寻。搜寻设施也可沿一端搜寻，然后返回相反方向；或者沿航迹线或其中任何一端，然后沿线搜寻而不返回。由于航空器的速度较快，因此经常用来执行航迹线搜寻，通常在白天飞行高度为 300~600m，夜间为 600~900m。这种搜寻方式经常被用作先期搜寻，因为它需要相对较少的计划并能够迅速执行。如果航迹线搜寻未能找到幸存者，那将执行内容更详细、范围更广阔的搜寻行动。

（4）平行扫视搜寻（PS）：当幸存者位置很不确定并要求均匀覆盖一广阔区域时，通常使用平行线搜寻方式。在水上或相对平坦的地形，该方式是最有效的。平行线搜寻的覆盖区域为矩形。将一块大的搜寻区域分割成几个分区，并分别指派给各搜寻设施，使它们同时抵达事发现场的情况下，通常也使用平行扫视搜寻方式。

当执行平行扫视搜寻时，搜寻设施把指定分区的一角当作搜寻起始点。搜寻起始点通常在搜寻矩形内距两条直角边各 1/2 航迹间距的位置。搜寻航线与矩形的长边平行。首条搜寻航线与最接近搜寻起始点的矩形长边相隔 1/2 搜寻线间距。接下来的搜寻航线保持相互平行并相隔一个搜寻线间距。

通常由单个搜寻设施进行单个分区内的平行线搜寻工作。在同一搜寻分区内，多架航空器飞行在相同高度上时，搜寻效率会降低。尽管如此，多设施搜寻很多时候可能发挥出巨大优势。可能通过或接近搜寻区域的船舶、渔船等都可被要求转向或沿着特定的平行航迹线覆盖搜寻区域，同时保持瞭望寻找幸存者。此类搜寻方式效率高且有成效。同样，通过有关空中交管部门使用在航航空器，让它们转向并沿着平行航线通过搜寻区域，同时收听应急示位标发出的信号。

（5）横移线搜寻（CS）：除了搜寻路线平行于矩形的短边而不是长边外，横移线搜寻方式与平行扫视搜寻基本一样。因此在覆盖同一区域时，横移线搜寻方式要求更多次的转向。它通常不如平行扫视搜寻方式有效，除非航空器和船舶协调进行横移线搜寻行动。

（6）横移线协调搜寻（CSC）：一般情况下，由按搜寻横移线飞行的航空器和沿搜寻区域主轴线朝航空器飞行方向航行的船舶实施海空协调搜寻。航空器的搜寻路线与船舶航线相垂直。应计划好船速、航空器航速、航空器的搜寻线长度和搜寻线间距，以使航空器在横移方向上的距离等于水面搜寻设施的速度。如果航空器在每条搜寻线中心点直接通过船舶的上空，就说明已精确实施了横移线协调搜寻。

（7）等高线搜寻：在环山和山谷中搜寻时，因为海拔变化明显，其他搜寻方式无法进行，所以应使用等高线搜寻方式。高山搜寻通常从山顶到山底，而不是从山底到山顶。航空器从最高峰开始搜寻，在此高度围转整整一圈。为使航空器缓慢且安全地下降到另一等高线搜寻高度，一般下降幅度为100～300m。在重新开始较低高度的等高线搜寻前，航空器要沿下降轨道离开山脉。当无足够空间进行逆搜寻方向环形飞行时，航空器可以低速且大致稳定地盘旋下降。如果由于某种原因不能进行环山搜寻时，航空器应沿着上述等高线间隔的边缘飞行。环形飞行搜寻也应用于：山谷搜寻行动，每完成一次环形飞行，将环形中心移动一个搜寻线间距。

（8）岸线搜寻：等高线搜寻相似的海上搜寻方式是岸线搜寻。通常由能在低空低速安全飞行的航空器紧贴岸线进行仔细搜寻。

2. 电子搜寻方式

（1）救生信标搜寻：当获知或确信遇险航空器、船舶或人员配有救生信标，无论是否已经通过COSPAS/SARSAT收到有关信息，应立即实施高空电子搜寻。除了幸存者使用EPIRB以外，许多航空器携带ELT，当到达一定的压力值时，上述设备开始工作。由于电子搜寻的成功取决于救生信标的信号发射能力，所以它与视力搜寻行动并不冲突。

由于大多数应急信标只在视线范围内能接收到的频率上工作，所以电子搜寻中的扫视宽度应根据所选搜寻平面的水平视距来估计。尽管如此，如果可测距离已知，且小于测者地平视距，应使用可视距离。当救生信标的可测距离未知，海上以及没有或几乎没有林木覆盖的平坦地区的扫视宽度应约为测者水平视距的一半。在密林或山区，扫视宽度可能将减少到测者水平视距的1/10。与水面或平原相比，在山地或密集覆盖的地区，信号传播距离大大减小。

通常，在救生信标搜寻中应使用平行线或横移线搜寻方式。虽然电子搜寻的探测面可能与视力搜寻不一样，但如果首次搜寻未能在区域内找到信标，应实施与首次搜寻航线成直角的第二次搜寻行动。如果仍未找到信标，只要确信它在区域内并正在工作，就应考虑实施与首次搜寻线平行，搜寻线间距为原来一半的第三次搜寻行动。在山区，应计划好首次搜寻行动，尽可能地以直角横越主山脊线。

（2）雷达搜寻：在海上搜寻中，雷达是基本的设备。大多数航空器上的雷达探测不到陆地上的搜寻目标，除非是在开阔区域，如沙漠或高原上的金属残骸。

用于计算最佳搜寻区域的扫视宽度将取决于雷达的种类高度、环境干扰因素和噪声、搜寻目标在雷达上的横截面、雷达波束的大折射以及操作者的能力。值得注意的是，当海浪增加到1～2m时，几乎所有雷达的探测能力都大大减弱，因此，扫视宽度也相应减小。对于搜寻小目标的航空器来说，通常的飞行高度在800～1 200m之间。如搜寻较大的目标，搜寻高度不应超过2 400m。当估算航空器的扫视宽度以及在现有搜寻条件下确定合适的搜寻线间距时，有必要向机长提出咨询。

3. 夜间搜寻方式

（1）降落伞闪光信号搜寻：如果幸存者没有诸如闪光或灯光的夜间信号装置，那么在夜间就不可能发现他们。使用航空器降落伞闪光信号不能显著地提高发现目标的机会。除非是在平坦陆地或海上的确定区域内搜寻较大目标，否则此类闪光的潜力非常有限。另外值得注意的是，在陆地上非搜寻目标的外形或反射将会分散搜寻人员的注意力。

除非特定环境允许，否则不应在居民区上空投放降落伞照明弹；除非不会引起陆地着火，否则不应在任何陆地上空投放闪光信号。在陆地上空投放闪光信号通常需遵守搜寻地区所在国的规定程序和政策。

降落伞照明弹一般由在搜寻设施上空前方飞行的固定翼航空器投放。在此类搜寻中，船舶和直升机是最有效的搜寻设施，而固定翼航空器效果较差。降落伞照明弹不能以上述方式投放，因为脱落物或其他材料可能会落在搜寻设施上。在投放降落伞照明弹时，必须保证直升机和固定翼航空器之间的飞行距离。如果闪光信号在燃烧之后就自由下落,必须确保它不会在搜寻设施的上方燃烧。闪光信号必须由熟悉用法的机组人员小心使用。

当把直升机用作主要搜寻设施时,必须保证直升机和照射目标的航空器之间的安全距离;必须小心谨慎,确保照明弹或脱落物不会与搜寻直升机相碰。通常,直升机在150m的高度逆风或顺风飞行,而照射目标的航空器,在直升机飞行高度以下投放闪光信号。为了搜寻人员在搜寻被直接照亮的地区的同时,还能发现轮廓和阴影,固定翼航空器应在直升机的正前上方60°左右的位置投放闪光信号。应算出闪光信号之间的距离,以保证能覆盖整个区域。应仔细选择航空器投放闪光信号的位置,保证燃烧完前一个闪光信号之后,适时投放下一个。当投出闪光信号时,直升机飞行员应能看见闪光信号和投放信号的航空器。

当主要搜寻设施为固定翼航空器时,即使搜寻目标大而明显,成功的机会仍然很小。固定翼航空器应只能在紧迫局面时,而且没有其他搜寻设施的情况下使用。行动方式与直升机的搜寻方式相似。

(2)利用红外线设备进行搜寻:红外线装置,如红外线摄像机或前视红外线雷达是用于探测热量放射物质的被动探测系统。装置通过探测温度差值来产生可视画面。所以,通常通过探测目标体热,红外线探测装置就可实施搜寻。

红外线装置通常用于夜间。对于航空器的搜寻高度,通常从搜寻小目标(如落水人员)时的70~150m,增加到搜寻较大目标或较强热信号目标时的约450m。

(3)夜视仪:在直升机、固定翼航空器、救助船、工作艇及陆上搜寻队实施的搜寻行动中,使用夜视仪是很有效的。在夜视仪使用人员所处的设施内应该减少炫目的亮光。在可行的情况下,通过打开和移动窗户,或者正确利用扫描技术可以减少月光,包括灯塔、海上钻井平台、船舶、防撞灯等在内的人造光源造成的负面影响。

4. 发现及后续程序　当确定搜寻目标后,救助设施应牢记救助幸存人员比搜寻更加困难和危险。

(1)通过下列任一方法向幸存人员示意他们已被发现:使用信号灯或探照灯发出闪光;每间隔几秒钟,发射两个最好是绿色的烟火信号。飞行员可以打开降落灯或摇摆机翼在搜寻目标上方低空飞行。

如果不能立即实施救助,应:考虑投放通信和救生设备;保持遇险现场在视线内;仔细搜索现场并准确标绘位置;用染色标识、烟雾浮标或浮式无线电信标对其做好标识。

(2)向搜救任务协调员报告所见情况,尽可能说明:①发现时间,应标明时区;②搜寻目标的位置;③遇险现场的描述;④所发现的幸存人员的数量及其状况;⑤遇险航空器/船舶/潜水器的现状;⑥幸存人员所需的物品和救生设备(通常,水应比食品更优先提供);⑦从幸存人员处所得到的所有信息,包括通过无线电发送的信息;⑧天气情况(或海况);⑨附近水面船舶的位置和类型;⑩已经采取的行动或援助以及将来需要的行动;⑪该航空器的燃料存量和现场续航能力;⑫救助行动所存在的明显危险,包括危险物质。

(3)飞行员应努力:确定可供航空器、伞降救助人员、伞降医护人员使用的水域或陆域位置,或供着陆人员使用的最佳路线;引导救助设施和其他航空器/船舶/潜水器驶往遇险现场;从正常搜救的高度和方向,从较低的高度和不同角度,拍摄遇险船舶/航空器,如可行,还要将显著陆标拍摄在内;留在现场直到搜救任务协调员或其他救助设施解除其职责,或不得不返回基地,或救助成功为止。

(4)固定翼飞机:可向幸存人员空降设备和指引救助设施。可标注位置,作为无线电信标或雷达信标留在现场;显示灯光;释放火焰;通过其他救助设施提供无线电信号用于测向和导航。

(5)螺旋翼飞机,直升机属于螺旋翼飞机,可垂直起降,悬停,通过绞盘作业或降落在合适的平台或船舶上救助幸存人员。两栖直升机可降落在水面上,适合于恶劣海况或水面设施不能作业的地方。由于具有多种功能,只要可能,水上救援多使用直升机。

上述航空器可用于内陆海、大型湖泊、海湾或沿岸水域的搜救行动,在宽阔海面的行动只能考虑使用专用的水上飞机或水陆两用飞机。使用何种空中搜寻机型时应考虑下列因素:现有的援助航空器数量和类型;需要搜寻的区域大小;遇险航空器的大小;遇险航空器的类型;气象能见度;云层高度;海况类型;时间;到达基点的时间。

(二)空中搜索的实施

在理想和恶劣条件之间,搜寻计划的不同和可获得的成功率通常是差别非常大的。因此,准确评估搜寻条件很重要。决定搜寻条件的两个首要因素是：①扫视宽度。它与搜寻目标、所用探测设备和环境条件都有关系。②搜寻航空器按指定搜寻方式准确航行的能力。

决定搜寻条件理想或恶劣的一个主要指标是扫视宽度。实验证明，随着搜寻条件变差，搜寻宽度减小。

（1）搜寻目标的种类影响扫视宽度。与背景对比显著时，搜寻目标比较容易被发现。白天应用视力搜寻时，搜寻目标的种类、大小、颜色及其形状是重要因素；而在晚上视力搜寻时，目标的亮度和反射强度是重要因素。如使用电子搜寻手段，视线、雷达剖面图及信号强度是关键因素。所以，应从所有搜寻目标能获得最佳照明、颜色亮度或对比的方向去搜寻。

（2）在视力搜寻行动中，气象能见度也是决定扫视宽度的一个重要因素。气象条件可能会降低搜寻区域内的能见度，打断或阻碍搜寻行动。正常情况下，电子搜寻是唯一能从空中探测搜寻目标的适当方式。霾、烟和雾能降低白天的搜寻效率；低层云能导致搜寻失效；降水能够降低能见度并且使搜寻设施无法完成指定搜寻区域内的行动，雪或大雨也能使各搜救点间的扫描失效，降水对视觉和雷达搜寻都有不利影响。

（3）几乎所有情况下，地形、地势或海洋条件都能对扫视宽度产生影响。在一个平坦、几乎或根本没有植被的地区，很容易发现搜寻目标；而在森林或山区，却很难发现搜寻目标。在平静的海面上，能轻易地发现所有搜寻目标或适当大小的扰动。但是，白浪、飞溅的泡沫、开花浪、盐花、太阳反射都会遮挡搜寻目标或者降低发现目标或目标信号的机会。成片的海藻、海面油膜、云影、海洋生物或其他干扰物都有可能被错当成一个小搜寻目标，如救生艇。

（4）瞭望探测设备的高度对扫视宽度也有影响。指定一个适用所有情况的统一搜寻高度是不可能的。对航空器而言，白天视力搜寻最合理的搜寻高度通常为450m。150m的搜寻高度可能适用于直升机或慢速固定翼航空器，而不适用于绝大多数的喷气式航空器。

（5）白天的时间也是一个需要重点考虑的因素。在白天，视力搜寻最好的时间段是上午10点左右到下午3点左右，此时太阳高度相对较高。视力搜寻在晚上无法进行，除非幸存者有夜间信号装置，如焰火、灯或其他能产生亮光的途径（如点把火）。探测设备如雷达、红外线装置、低光电视或无源夜视镜也能使标准搜寻技术在夜间得到合理、有效的应用。对白天搜寻来说，太阳位置很重要。搜寻人员顺光能更容易从更远的距离看到目标。逆光时，霾的影响相当大，以致看不到海上或陆上目标的标志颜色，目标可能会在耀眼的光线和阴影下消失。顺光时，陆地和海洋显得相当暗淡，没有光辉，霾更加透明，白浪清晰可见，一切有颜色的目标与它们的背景对比就会明显。因此，应当确定搜寻行动的取向，尽量减少瞭望人员的逆光搜寻时间。在任何时候，瞭望人员都应配有太阳镜。

（6）瞭望效果对视力搜寻非常关键。瞭望效果取决于瞭望人员的训练、警觉和行动、是否处于合适位置、搜寻持续时间、陆地搜寻的地形地势、船舶搜寻的海况以及航空器搜寻的气流扰动等情况。为保证充分扫描到搜寻设施的周围区域，应安排足够的瞭望。进行长时间搜寻时，应安排更多的瞭望人员，以保证休息时间，减轻疲劳对搜寻效果造成的影响。

由于空中营救环境特殊，可能伴有强对流等恶劣天气的影响，并不能像陆地急救车一样转运平稳。因此进行空中营救任务时需要注意的情况如下。

（1）无论是直升机还是固定翼飞机，都必须确保救援现场有足够的能容下飞机停靠的地势，不仅保障飞机的降落安全，也能为转运患者避免不必要的麻烦。

（2）对于急需治疗的伤员，指挥员必须第一时间判断现场是否安全，能否让医务人员给予伤员必要的现场处理，坚决杜绝无谓的二次伤害。

（3）空中转运关键：一定要注意飞机起飞后的气压变化，如胸腔、腹腔引流管防止回流，颅内高压伤员形成脑疝等。

（4）无缝式连接：首先要建立指挥调度中心、救援飞机、地面救护车和接诊协作医院的四方通话机制，实现空中和地面的信息互通。信息通话方式包括①有线通信：起飞前使用固定电话。②无线通信：对讲机（车载式、手持式），手机（通话、短信）等。③无线视频监控资源共享：现场救援人员需携带掌上电脑、悬挂在耳边的蓝牙耳麦（语音采集）、悬挂在头顶或胸前的微型摄像头（视频采集），到达现场后通过平板电脑（Pad）与指挥中心和中央数据库的数据、音频建立互通；指挥中心可同步实时监视现场情况，并及时做出处置与增援;视频可通过指挥中心同时传到地面救护车与接诊协作医院,协作医院急诊科相关医务人员在伤病员未到本院前可实时掌握其病情,提前开通绿色通道做好接诊准备,如保证转送通道的畅通(包括飞机临时降落场地、救护车停靠车位、急诊科的急诊绿色通道、必要的特殊通道、高层电梯等的准备),以便在救护车到达时立即用于伤病员的院前交接。因此,院内医护人员可以最快的速度投入到伤病员的抢救中。

(5) 现场无线电通信注意事项:现场协调人(OSC)应协调现场通信并确保通信可靠;搜救设施通常在指定频率上向现场协调人报告;如果指定频率改变,应提供如果不能在新的频率上重新建立所需通信时的解决办法;所有的搜救设施应配备《国际信号规则》,该规则包含了与航空器、船舶或幸存人员联络的通信信息;通常,搜救任务协调员将选择搜救专用频率用于现场,它包括主要频率和次要频率。

(6) 瞭望员注意事项:瞭望员对有效搜寻非常重要。搜救设施应考虑到瞭望员的瞭望位置、巡视技巧和集中精力搜寻等方面的作用。瞭望员应报告任何所看到的目标或听到的声音。

航空器瞭望员必须在搜寻线间距内集中视觉搜索:飞机和船舶。影响观察效果的因素包括:①气象条件和能见度;②搜寻航空器/船舶/潜水器的类型(船舶、航空器、救生筏或人员);③海况(无浪、细浪或大浪);④陆地特点(树林、沙漠、丛林);⑤白天或夜间;⑥瞭望疲劳。

第四节　营　救　技　术

一、破拆技术

(一) 破拆技术的定义

破拆技术是营救技术中应用最为广泛的技术之一,它是指救援队在灾害现场,根据救援现场实际情况,使用合理的装备器材,综合运用凿破、切割、剪切等技术手段,在混凝土构件或其他障碍物构件上创建营救通道的综合技术(图 2-1-21)。根据现场条件和需要,破拆技术既可以单独使用,也可以与其他技术联合使用。

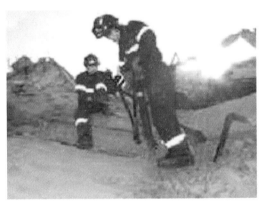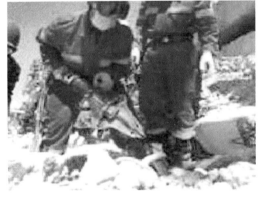

图 2-1-21　地震废墟破拆营救

根据不同的作业环境、破拆对象、破拆装备等,破拆技术被分成多种,例如:根据破拆作业环境的不同,可以把破拆技术划分为受限空间破拆和开放空间破拆;根据破拆作业对象的不同,可以把破拆技术划分为车辆破拆、门窗破拆、墙体破拆等;根据破拆使用装备的不同,可以把破拆技术划分为机械破拆、电动破拆、液压破拆等。

在地震救援技术中,一般以技术手段为要求,总结归纳破拆技术中所应用的技术要点,结合各种破拆定义的一般规律,将破拆技术统一划分为快速破拆技术(dirty breaching)和安全破拆技术(clean breaching)两种。

1. 快速破拆技术　是指为了营救灾害环境中的受困人员,在安全的情况下,救援队员综合利用多种破拆装备和技术手段,在倒塌建筑物构件或其他障碍物构件上快速打开人员进出通道的一种破拆方法。

在破拆作业时,破拆的对象通常是有稳固支撑的未被破坏或局部破坏的混凝土楼板,多为从上往下破拆。快速破拆由救援队中的营救组负责实施,一般情况下可根据作业的难易程度,选择不同的装备,主要选择凿破工具和剪断工具;按照确定破拆范围、破碎障碍物构件、处理钢筋三个步骤实施作业。

2. 安全破拆技术 这个名称来源于国外应急救援行业,也叫干净破拆法,是指在破拆救援行动中,为避免受困人员受到二次伤害,救援队员采取事先固定破拆对象,而后再对破拆对象进行切割的一种安全的破拆方法。

在安全破拆的整个过程中,要求不允许有混凝土碎块掉落至下方的空间砸到受困者,对其造成二次伤害。通常情况下,安全破拆由救援队中的营救组负责实施,根据作业的难易程度,选择不同的装备,主要选择凿破工具和切割工具;按照确定破拆范围、固定破拆对象、切割吊离三个步骤实施作业。

(二)破拆技术手段

在创建生命通道的过程中,主要运用的破拆技术手段有凿破、切割和剪切三种。

1. 凿破 是指利用装备器材的冲击力,对楼板、墙体或其他障碍物构件等进行钻孔、破碎、穿透的破拆技术手段。凿破又可以分为水平方向凿破和垂直方向凿破,常与切割、剪切技术配合使用。

(1)水平凿破:对象通常是钢筋混凝土或砖混材质的墙体,主要使用手动冲击器、电动冲击钻等装备器材。在水平方向上创建营救通道的过程中使用凿破手段时,通常是在墙体上开凿一个近似三角形的通道,破拆时可以先从三角形的底边开始作业,然后破拆三角形的剩余两边,破拆点之间的距离不大于10cm。

(2)垂直凿破:是在垂直方向上创建营救通道的过程中所使用的凿破技术手段;破拆对象通常是有稳固支撑的未被破坏或局部破坏的钢筋混凝土楼板,多为从上往下破拆;主要使用内燃凿岩机、液压破碎镐和液压钻孔器等装备器材,通常是在楼板上开凿一个矩形或圆形的通道。首先要在准备破拆的区域中央钻一个小孔,以便能够利用钩、杆等工具来提住被切下的混凝土块体,防止砸伤受困者;然后沿着矩形或圆形的边进行钻凿。

2. 切割 是指利用装备器材对楼板、墙体或其他障碍物构件等进行切割分离的技术方法。狭义的切割是指用刀等利器将物体(如木料、食物等硬度较低的物体)切开;广义的切割是指利用装备工具,如机床、切割锯、火焰等,使物体(如金属、混凝土等硬度较高的物体)在压力或高温等能量的作用下分离断开。

我们所讨论的切割技术主要针对救援环境中障碍物构件的机械切割技术和热切割技术。机械切割的原理是利用装备高速的撞击力,将接触物敲碎,再利用刀口将粉末移除,过程中可能会产生大量粉尘;热切割的原理则是利用热能使材料分离,也就是说利用化学反应能、电能和光能的切割法在实施切割时都伴有热过程。现在工业上应用的热切割法主要有氧气切割、等离子切割、激光切割、电弧切割技术等(表2-1-10)。

表2-1-10 热切割法

切割方法	原理、特点与主要用途	适用材料
氧气切割	利用铁和氧的燃烧反应及反应热进行切割的方法。设备简单,操作灵便性好,长期以来一直是切割钢材最常用的方法。切割质量良好,但切割速度低(通常在1m/min以下),切割变形较大,切割精度一般,最大切割厚度可达4m左右	碳钢、低合金钢
氧矛切割	先借预热火焰将切割区预热到燃点后,用直径3~12mm的厚壁碳钢管在管内供送氧气,是钢材在氧气中进行切割或穿孔的一种特殊气割法。适用于在极厚的钢材上打孔或将其断开。也可在钢管内添加各种熔剂,用于切割不锈钢、铸铁的特殊材料	碳钢、合金钢、不锈钢、铸铁、混凝土
等离子弧切割	是利用小孔径喷嘴压缩电弧所形成的高温、高速等离子流做热源进行熔割的方法。切割速度快(可达1~5m/min)、切割变形小、切割面光洁。切割厚度可达80mm	碳钢、合金钢、不锈钢
电弧-压缩空气切割(碳弧气刨)	是利用碳棒与工件间产生的电弧热使金属熔化,同时借助压缩空气将熔化金属吹除的切割方法。目前主要用于焊缝坡口加工、背面清根等	碳钢、合金钢、不锈钢、铸铁、有色金属
激光切割	是利用高能量密度激光束的加热作用使材料气化、熔化或氧化进行切割的方法。具有切割速度快、切口窄、热变形小、切割精度高等特点。是一种能够实时高精度、高速度的自动化切割方法,有广阔的发展前景	金属材料、非金属材料

3. 剪切　是一种物理动作,主要是指在救援环境中针对裸露的钢筋进行剪断处理的技术方法,常与凿破、切割技术配合使用,如图 2-1-22 所示。

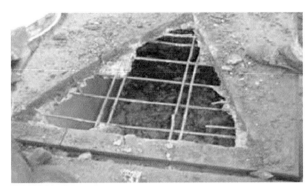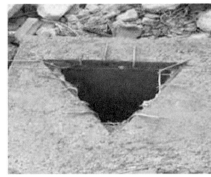

图 2-1-22　救援现场剪切技术

剪切过程中需要选择合适的装备对打通的生命通道进行处理,一般采取从中间剪断向外侧折弯的方式,这样可以减少剪切次数,同时避免剪切后的钢筋过短,不好弯曲。

针对过短的钢筋头需要做进一步处理,可以就地取材,利用废墟现场的塑料瓶、碎布头或手套对钢筋头进行保护,以免在进入或救出的过程中伤到救援人员和受困者。

（三）破拆对象

在地震灾害发生后,救援队员到达现场,在救援过程中会面临各种各样的救援环境,例如倒塌废墟中的墙体、楼板、梁柱、门窗、家具以及被压扁的车辆等。只有熟悉和掌握破拆对象的各种属性、特征、结构及构成,才能在救援过程中提高救援效率,为受困者赢得宝贵的时间。

在破拆过程中,救援队员所面临的破拆对象主要有木材、金属、砖墙、钢筋混凝土等,面对不同的破拆对象,所选用的装备也不相同。一定要选择合适的破拆装备才能大大提高破拆效率。

1. 木材　在地震救援环境中,针对木材的救援环境一般采用切割的方式将其破拆。所有建筑木材的密度几乎相同,约为 $0.44 \sim 0.57 \mathrm{g/cm^3}$,平均值为 $0.54 \mathrm{g/cm^3}$,其表现密度因树种不同而稍有不同。

2. 金属　破拆金属一般采用切割或剪切的方式。在地震救援环境中,常见的金属破拆对象有车辆、防盗门窗、钢结构等,一般直径或厚度在 30mm 以内。根据材料不同,其密度也不相同。几种常见金属,例如铸铁、碳素钢、不锈钢、铜材等,密度从 $6.6 \mathrm{g/cm^3}$ 到 $8.9 \mathrm{g/cm^3}$ 不等。

3. 砖墙　密度较混凝土低,标准红色砖头密度约 $1\,800 \mathrm{kg/m^3}$,因为 $1 \mathrm{m^3}$ 砖是 520 块,质量大概为 $2\,150 \sim 2\,360 \mathrm{kg}$。砖的密度取决于做砖的材料;其他材料砖墙规格如表 2-1-11。

表 2-1-11　常见的砖墙规格

名　　称	规格/mm	容重/（kg/m³）	备　　注
红砖	240×115×53	1 600～1 801	684 块/m³
矿渣砖	240×115×53	1 850	684 块/m³
灰渣砖	240×115×53	1 800	684 块/m³
粉煤灰砖	240×115×53	1 450～1 501	684 块/m³
焦渣空心砖	290×290×140	1 000	85 块/m³
黏土空心砖	290×290×140	1 100～1 451	85 块/m³
黏土空心砖	290×290×140	900～1 101	不能承重
水泥空心砖	290×290×140	980	85 块/m³
水泥空心砖	300×250×110	1 030	121 块/m³

名　　称	规格/mm	容重/(kg/m³)	备　　注
水泥花砖	200×200×24	1 980	1 042 块/m³
缸砖	230×110×65	2 100~2 151	609 块/m³
耐火砖	230×110×65	1 900~2 201	609 块/m³
耐酸瓷砖	230×113×65	2 300~2 501	509 块/m³
瓷面砖	150×150×8	1 780	5 556 块/m³

4. 混凝土　一般来说,C10~C20 等级的混凝土其容重为 2 360~2 400kg/m³;C25~C35 一般为 2 400~2 420kg/m³;C35~C40 一般为 2 420~2 440kg/m³。C30 的容重在 2 400~2 500kg/m³,素混凝土在 220~2 400kg/m³。C30 抗压强度(fck) = 20.1MPa、抗拉强度(ftk) = 2.01MPa、弹性模量(Ec) = 30 000MPa。

（四）破拆装备

破拆装备有很多种。根据用途不同,可分为凿破、切割和剪切三种装备;依据动力源不同,可以分为内燃、液压、电动以及手动四种类型。每一种装备都有各自的特性,针对不同的救援环境,选择合适的救援装备,采用合适的破拆策略,才能更好地发挥装备的效率,达到更好的救援效果。

（五）破拆策略

在充满危险、情况复杂的灾害现场,具有丰富救援经验的队员能够熟练使用精良、可靠、有效的救援装备是科学救援的保证。破拆作为地震救援中较为常用的科目,必须掌握合理的救援策略。

救援现场不是训练现场。第一,要始终树立安全救援的基本理念,掌握安全管理的基本要求;第二,运用规范的行动降低救援风险,提高救援效率;第三,针对现场环境,合理选择破拆工具和安全、高效的破拆路径;第四,尽可能地减少对周围环境的影响。

（六）快速破拆技术

快速破拆技术要求救援队员在保证安全的前提下以最快速度,不计较破拆对象掉落情况,快速打通营救通道,其中主要运用到的是凿破和剪切的技术手段。

1. 快速破拆分类　根据操作方向不同,快速破拆划分为水平定向快速破拆和垂直定向快速破拆(向上和向下)两种,其基本技术手段相同,只是工作环境、装备选择、注意事项等有所不同。

2. 快速破拆装备　通常快速破拆所需的装备包括:①切割装备:水泥切割锯、水壶、液压剪切钳、液压泵、水泥打孔器(直径 5cm);②破拆装备:内燃凿岩机、电动凿岩机、发电机、电缆绞盘、电钻、手动破拆套装、大锤、撬棍;③搜索装备:光学声波探测仪(蛇眼);④保护装备:绳子、喷雾器、卷式担架、三角巾、颈托、固定夹板;⑤标识装备:粉笔(喷漆)、警示带。

3. 快速破拆的基本步骤

（1）现场确认前的工作:通过钻孔器打孔,观察受困者的情况以及获知板有多厚(图 2-1-23),但现场如果有缝隙可不做。

（2）确定破拆方案:以破拆三角形为例,如图 2-1-24 所示,确定好三角形的边长,一般为 70~90cm,可供受困者及救援队员和担架通过即可。根据所要破拆楼板的厚度不同选择要切割的次数,综合考量破拆所需要的总体时长。

（3）切割凿破:根据上一步的操作,继续对障碍物构件进行切割或对已经切割结束的障碍物构件进行凿破操作,用最快的时间打通营救通道,如图 2-1-25 所示。

（4）剪切及后期处理:在一系列切割凿破操作后,障碍物构件上的通道被打通,这时候需要对裸露的钢筋进行剪切,以彻底打开营救通道。值得注意的是,在剪切钢筋时,无论是从钢筋中间剪切,还是从通道边缘剪切,最后都

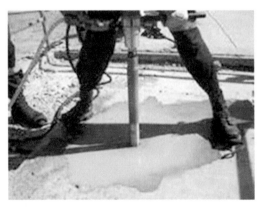

图 2-1-23　钻孔器打观察孔

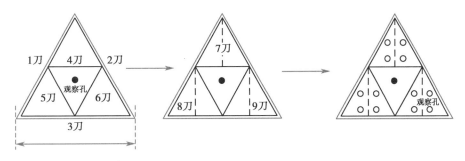

1~9刀：破拆切割顺序。

图 2-1-24　破拆三角形

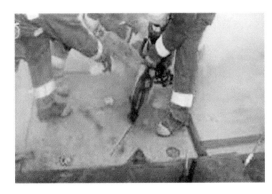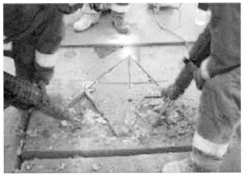

图 2-1-25　切割和凿破

需要对剪切完的钢筋进行安全处理，以防止划伤救援人员或受困者。

（七）安全破拆技术

安全破拆技术是救援队员在保证安全的前提下，在破拆救援过程中，为避免受困人员受到二次伤害，需事先固定破拆对象，然后再对破拆对象进行切割移除的一种安全的破拆方法。安全破拆要求救援队员在破拆过程中尽量避免破拆的废墟掉落，伤及受困者。在打通营救通道的过程中，主要运用的是切割和凿破技术手段。

1. 安全破拆分类　根据操作方向不同，分为水平定向快速破拆和垂直定向快速破拆（向下）。

2. 安全破拆装备　通常，安全破拆所需要的装备有：①切割装备：双片水泥切割锯、水壶、液压剪切钳、液压泵、水泥打孔器（直径 5cm）；②破拆装备：凿岩机（根据不同操作环境，选择不同种类凿岩机）、手动破拆工具组；③搜索装备：光学声波探测仪（蛇眼）；④保护装备：绳子、铁棒（长度 15~20cm，直径小于 10mm）、喷雾器、三角架系统、卷式担架、三角巾、颈托、固定夹板；⑤标识装备：粉笔（喷漆）、警示带。

3. 安全破拆的基本步骤

（1）现场确认前的工作：通过钻孔器打孔，观察受困者的情况以及获知板有多厚（图 2-1-23），但现场如果有缝隙可不做；确认要破拆的范围。

（2）切割：按照标记好的范围选取合适的装备进行切割操作（图 2-1-26）。

（3）凿破：按照切割的效果进行凿破，使操作面成一个回字形凹槽（图 2-1-26）。

（4）再次切割：用锯在槽内再次切割，先对应切割两边，倾斜一个内角，内侧角切割透后不会掉落砸到被困者；再切割垂直的两条边，垂直方向将破拆对象切割透，这样切割的废墟在移除过程中不会砸落，伤害受困者（图 2-1-27、图 2-1-28）。

（5）抬升：方式有很多种，可以利用装备，也可现场取材，利用杠杆原理将块体抬升移除。

二、顶升技术

顶升技术是指借助顶升或扩张装备器材将拟创建的营救通道上的重型预制板或桥梁、桥墩等物顶起或扩张，并对顶起的物体构件进行加固、支撑或利用装备本身进行支撑，从而为救援行动创造安全通道的综合技术。顶升是指利用装备器材将重物顶起或扩张，主要目的是创造营救通道或空间，这种通道或空间既

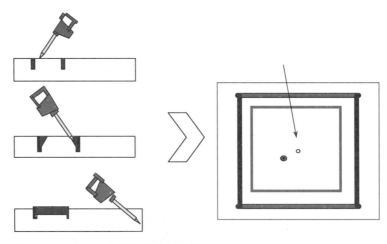

图 2-1-26 打孔、切割和凿破示意图

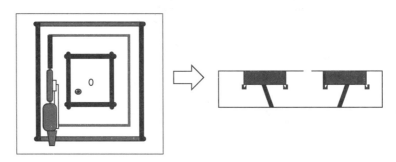

图 2-1-27 再次切割内侧角切割示意图

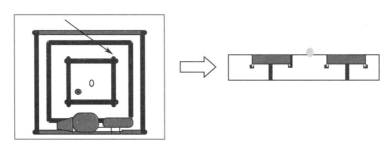

图 2-1-28 再次切割垂直边切割示意图

可以是营救的作业空间,也可以直接是营救通道的一部分;支撑是指利用装备器材或便利器材对不稳定构件进行加固和支护,主要目的是保护所创造的通道或空间,为在这种空间中作业的人员提供一定的安全保障。

顶升技术也是以创建和保护营救通道并救出被困者为目的,因此其既可单独使用,也可与其他营救技术综合使用。顶升也可以看作是创建营救通道工作的一部分,支撑则是为营救通道提供必要的保护。创建营救通道的过程往往需要一边顶升一边支撑保护。

顶升的方法包括气动顶升法、液压顶升法和人工机械顶升法。

根据中国地震灾害专业救援队省队能力分级测评工作指南及省队测评要求,常用的顶升救援装备及性能见表 2-1-12。

（一）气动顶升技术

对创建营救通道过程中遇到的可移动(或部分移动)的强度高且质量大(或上覆物较多)的废墟构件,需对其采取垂直、水平或其他方向的顶升与扩张方法。

常用的气动顶升设备有高压气垫、球形气垫和低压顶升气袋三种,一般由充气机、高压储气瓶、输气管、气动顶升工具和空气压力控制附件等组成。

表 2-1-12 常用的顶升救援装备及性能

名 称	图 示	参 数
方形气垫		最大起重能力:1~64t 顶升高度:7~50cm
液压撑杆器		最大撑顶力:11~21t 顶升行程:约30~70cm
液压扩张钳		最大扩张力:103t 扩张行程:约80cm
球形气垫		最大起重能力:23~132t 顶升高度:28~200cm
液压千斤顶		原始高度:196mm
机械千斤顶		支撑力:25t 原始高度:255mm 支撑高度:125mm

气动顶升设备的主要特点是:易于携带,操作简便,拆解迅速,顶升面积大,顶升力大(与气压和接触面积成正比),顶升距离范围广,可以任意角度进行顶升操作。

1. 装备 气动装备、开缝器(扩张钳)和木材等。

2. 方向 垂直方向顶升。

3. 空间高度 40~50cm。

4. 顶升类型 多支点顶升。多支点顶升是在被顶升物的多个位置同时进行顶升的操作。多数情况下应是两点或多点顶升,如两个千斤顶、两个气垫同时使用。多点顶升方法减小了单个顶升设备的反作用力,能够增强顶升作业的安全性和废墟稳定性。多支点顶升的关键在于:对一个物体进行顶升时,多个支点上的顶升速度应基本一致,通常采用双输出机动液压泵及液压顶升工具进行,而且多个支点的反作用力不易使支持构件发生破坏。

注意:单支点顶升方法是仅在一个位置(顶升支点)进行的顶升,多用于水平移动废墟构件的一端,或扩张受压变形的构件。单支点顶升要求能够提供足够顶升反作用力的支点位置及良好的表面条件。单支点顶升操作所用的设备通常为液压顶升设备,并辅以高强度垫块。

5. 技术步骤

(1) 安全评估:评估被顶升物的组成结构及稳定性,进行顶升计算分析。了解废墟的结构组成,分析废墟构件的静力学关系。顶升计算是根据倒塌废墟的建筑结构类型、建筑材料与现存状况,估算被顶升体的质量及静力参数数据,预估其在顶升操作后形成的新的稳定状态(表 2-1-13)。

表 2-1-13 废墟类型密度

废墟类型	密度/(kg/m³)	废墟类型	密度/(kg/m³)
重混凝土	>2 800	轻质混凝土	<1 950
普通混凝土	2 000~2 800	一般工程中设计混凝土	2 350~2 450,取 2 400

(2) 根据任务需求,确定顶升类型、顶升方法和顶升装备。

(3) 选定顶升支点位置,确定顶升操作的步骤。

(4) 准备顶升装备。

(5) 将顶升工具(气垫)放入顶升支点(如空间太小,应利用开缝器或扩张钳进行扩展)。

(6) 按设计的操作步骤实施顶升操作,并监控安全状况。

(7) 达到顶升目标位置后,利用木材或垫块等在顶升支点处对被顶升物进行支撑。

6. 气垫顶升应用技术

(1) 顶升对象(图 2-1-29)

1) 预制板厚度:2 块,每块厚 20cm。

2) 预制板长度:2.5m。

3) 预制板质量:2 块,6t。

(2) 顶升装备:气垫、扩张钳、开缝器、方木。

(3) 顶升时效果

1) 开始 3min(顶升进度 1/10):当队员确定开缝点的位置后先在一头开缝。用开缝器(扩张钳)进行开缝前要确定开缝点的上下结构稳定,防止在开缝过程中物体塌陷或坠落。如果被顶升物的下方是泥土或沙石,就要对下方进行处理,在下方放入制式垫木、方木、钢板,增加气动装备的受力面积(图 2-1-30)。

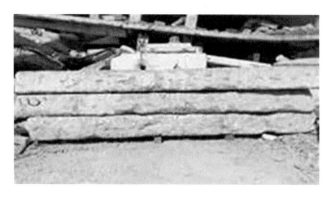

图 2-1-29 顶升对象

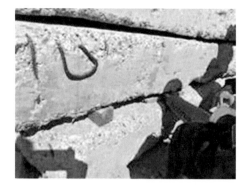

图 2-1-30 开缝

2) 开始 10min(顶升进度 1/8):选择合适的顶升支点,找好被顶升物的形状、中心位置、支点表面强度及所需支持力大小。当队员进行开缝或扩张时,另一名队员拿方木或制式垫木慢慢往里塞,打开缝隙直至能把气垫放入进去。先把一侧顶起来后放入支撑木或制式垫木,然后再顶另一侧,提升 1 寸,垫 1 寸。防止一侧顶升过高导致废墟不稳定或上面的废墟倾斜,造成二次坍塌。以此类推。每次顶起约 10cm 的高度就要进行一次加固(井字支撑)或用制式垫块加固,也就是边顶升边支护(不能顶得太高再支护)(图 2-1-31)。

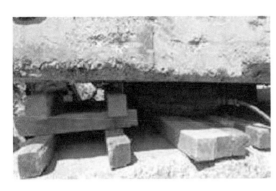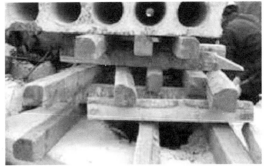

图 2-1-31 边顶升边支护

3) 开始 15min:当气垫顶升起的高度达不到时,可以在气垫的下方放入方木或制式垫木来增加气垫的高度。底部应有足够的接触面积,能够分担上压物体的质量(图 2-1-31)。

4) 开始 20min:在做井字支撑时,上下对应的方木要整齐,使受力点在一条直线上。

5) 开始 30min:球形气垫顶升物体的高度达不到时,在气垫的下方逐步增加方木或制式垫木来增加气垫的高度。底部应有足够的接触面积,能够分担上压物体的质量(图 2-1-32)。

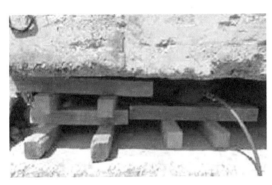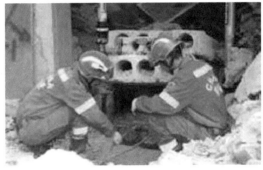

图 2-1-32 逐步增加气垫和支撑高度

6) 开始 40min:顶起的营救通道高度大概 40~50cm(可根据幸存者和救援队员的体型来确定高度),缓慢撤出顶升设备,检查确认支撑情况,如安全稳定,即可进入实施营救。为了达到最大稳定性,叠木的高度不应大于它所用木头长度的 3 倍(图 2-1-33)。

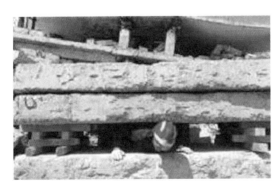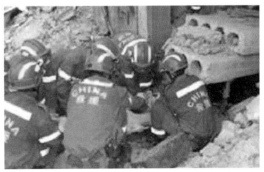

图 2-1-33 撤出顶升设备,确认支撑情况,实施营救

(4) 经验分享总结

1) 技术优势:①技术难度不高,易于掌握、普及;②对设备要求较低,现场可以任意转换球形气垫、方形气垫等主要顶升装备;③气动顶升速度快,上下接触面较大,安全系数高;④顶升力大,操作便捷,设备安全空间较小,平稳安全。

2）技术缺陷：①高压承重气垫顶升后只能做临时支撑用,不可长时间支撑,因为气垫的压强将随时间的延长而逐渐降低;②气垫不能直接接触表面尖锐、锋利的物体,以保护气垫不被划伤。

3）注意事项：①使用高压承重气垫时,应保证气垫整体都承受负荷,否则会引起气垫侧翻或被挤出气垫与顶升物的距离要足够小,否则气垫与被顶升物接触面积变小,顶升作用会大打折扣。②气垫和被顶升物之间的距离要足够小。③气垫在使用后应检查是否有损坏或化学腐蚀。④使用叠木方式垂直支撑时,应掌心朝上托举垫木进行放置,叠放过程中整个手掌始终处于垫木的下方,这样,当顶升的重物突然滑落时,也不会压到救援队员的手。⑤放置叠木所遵循的原则是,放置时手尽量不处于顶升重物的下方,若手不得不伸进顶升重物的下方才能放置垫木,应尽量不要将手放在垫木的上方。⑥在顶升的过程中,应充分使用橡胶垫块保护,在顶升位置周围可能发生构件侧滑和塌落的位置预置橡胶垫块,防止意外情况发生。

安全提示：气垫原则上是不能叠加使用的。因为当气垫顶起最大高度时,上下接触面、气垫与气垫的接触面会越来越小,废墟整体承受力就会偏移,气垫就会被挤出或弹出,废墟随之就会发生坍塌(图2-1-34)。禁止将方形气垫叠加使用,起重顶升救援必须同步使用支撑保护装备,以防二次垮塌。

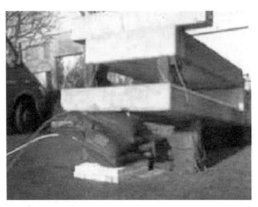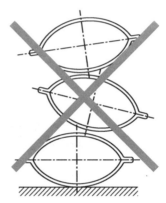

图 2-1-34　错误使用气垫顶升

7. 球形气垫顶升应用技术

（1）顶升对象(图2-1-29)

1）预制板厚度：2块,每块厚20cm。

2）预制板长度：2.5m。

3）预制板质量：2块,6t。

（2）顶升装备：球形气垫、扩张钳、开缝器、方木。

（3）顶升时效果

1）开始3min(顶升进度1/10)：当队员确定开缝点的位置后先一头开缝,开缝器(扩张钳)进行开缝前要确定开缝点的上下结构稳定,防止在开缝过程中物体塌陷或坠落。如果被顶升物的下方是泥土或是沙石就要对下方进行处理,在下方放入制式垫木、方木、钢板增加气动装备的受力面积(见图2-1-30)。

2）开始10min(顶升进度1/8)：选择合适的顶升支点,找好被顶升物的形状、中心位置、支点表面强度及所需支持力大小。当队员进行开缝或扩张时,另一名队员拿方木或制式垫木慢慢往里塞,打开缝隙直至能把球形气垫放进去;先把一侧顶起来后放入支撑木或制式垫木,然后再顶另一侧,防止一侧顶升过高、废墟不稳定或上面的废墟倾斜造成二次坍塌。以此类推。每次顶起约10cm的高度就要进行一次加固(井字支撑)或用制式垫块加固,也就是边顶升边支护(不能顶得太高再支护)(图2-1-35)。

3）开始15min：当球形气垫顶升起的高度达不到时,可以在球形气垫的上方或下方放入方木或制式垫木来增加气垫的高度。底部应有足够的接触面积,能够分担上压物体的质量(图2-1-36)。

4）开始20min：在做井字支撑时上下对应的方木要整齐,使受力点在一条直线上(图2-1-37)。

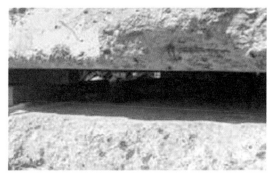
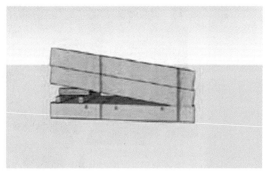

图 2-1-35　球形气垫顶升和加固

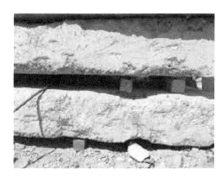

图 2-1-36　方木支撑

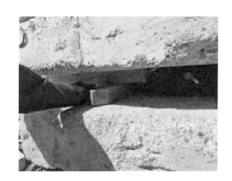

图 2-1-37　方木井字支撑

5）开始 30min：球形气垫顶升物体的高度达不到需要的高度时，在球形气垫的上、下方逐步增加方木或制式垫木来增加气垫的高度。底部应有足够的接触面积，能够分担上压物体的质量（图 2-1-38）。

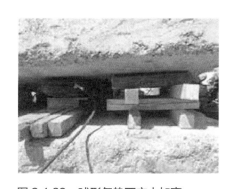

图 2-1-38　球形气垫下方木加高

6）开始 40min：顶起的营救通道高度大概为 40~50cm（可根据幸存者和救援队员的体型来确定高度），缓慢撤出顶升设备，检查确认支撑情况，如安全稳定，即可进入实施营救。为了达到最大稳定性，叠木的高度不应大于它所用木头长度的 3 倍。

（4）经验分享总结

1）技术优势：①技术难度不高，易于掌握、普及；②对设备要求较低，现场可以任意转换气垫主要顶升装备；③气动顶升速度快，上下接触面比气垫大，安全系数高。

2）技术缺陷：①高压支撑球形气垫顶升后只能做临时支撑用，不可长时间支撑，因为球形气垫的压强将随时间的延长而逐渐降低；②球形气垫不能直接接触表面尖锐、锋利的物体，以保护气垫不被划伤。

3）注意事项：①使用高压起重球形气垫时，应保证球形气垫整体都承受负荷，否则会引起球形气垫侧翻或被挤出。②球形气垫和被顶升物之间的距离要足够小。③使用叠木方式垂直支撑时，应掌心朝上托举垫木进行放置，叠放过程中整个手掌始终处于垫木的下方，这样，当顶升的重物突然滑落时，也不会压到救援队员的手。放置叠木所遵循的原则是，放置时手尽量不处于顶升重物的下方，若手不得不伸进顶升重物的下方才能放置垫木，应尽量不要将手放在垫木的上方。④在顶升的过程中，应充分使用橡胶垫块保护，在顶升位置周围可能发生构件侧滑和塌落的位置预置橡胶垫块，防止意外情况发生。

安全提示：由于球形气垫是椭圆形设计，上下是金属面板，应保持较大接触面积，从而保证较大的起重能力。因此球形气垫可以叠加使用，球形气垫叠加使用最多不超过 3 个。球形气垫由金属螺栓固定连接，状态稳定（图 2-1-39）。

8. 方形气垫和球形气垫的接触面积与起重能力对比　见表 2-1-14。

9. 方形气垫和球形气垫的起重能力对比　见表 2-1-15。

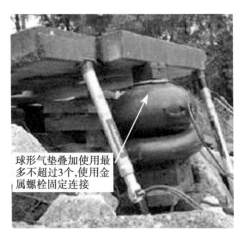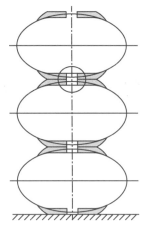

球形气垫叠加使用最多不超过3个,使用金属螺栓固定连接

图 2-1-39 球形气垫安全叠加使用

表 2-1-14 接触面积对比

名称	接触面积和起重能力
方形气垫	当高度增加,接触面积迅速缩小,导致起重能力急剧下降
球形气垫	椭圆形设计和金属面板能保持较大的接触面积,从而保证较大的起重能力

表 2-1-15 起重能力对比

类型	型号	最大顶升高度/cm	最大起重能力/t	最大高度起重能力/t
方形气垫	SQ24	30	24	0.5
球形气垫	NT2	27.5	23	4

注:最大起重能力 24t 的方形气垫,最终仅有 0.5t 的起重能力(即使是最大起重能力 64t 的方形气垫,在最大高度约 50cm 时,起重能力也仅有 1t 左右);球形气垫 NT2 型,在最大顶升高度时,起重能力为 4t,为方形气垫的 8 倍,且具备高度优势。

(二) 液压顶升技术

液压顶升技术是指以液压作为动力,推动工作油缸活塞,通过连杆将活塞的动力转换成顶升力,从而顶起或撑开预制板或桥梁、桥墩等物体的顶起或扩张法。运用液压顶升法实施顶升时,首先应根据顶升对象的质量、作业空间的大小、顶升的方向、拟顶升的高度来选择合适的装备器材:若顶升对象质量较重时可选择使用液压千斤顶;若顶升作业空间较小时可先使用液压开缝器;若实施水平方向顶升时可考虑使用液压扩张器;若顶升的高度较高,则选择使用双级液压顶杆。液压顶升设备一般由机动液压泵、液压管和液压顶撑工具组成。常用的液压顶撑工具有双向单级顶杆、单向双级顶杆与液压千斤顶等,如:RA3322、RA3332 为双向单级撑杆;TR3340、TR3350 为单向双级撑杆。另外,液压扩张器、足趾千斤顶和开缝器也是顶撑操作中必要的辅助工具。

液压顶撑设备的常用附件包括顶撑底座(HRS22)、牵拉链条及各种用途的顶撑头、延长杆等。液压顶撑设备的主要特点是:顶撑头小,顶撑力与顶撑距离较大,可以任意角度进行顶撑操作,但需要足够的顶撑附件放置空间。

三、木支撑技术

1. 支撑的基本用途

(1) 保障在被破坏的建筑物内开展救援工作时的安全。

(2) 防止已遭破坏或不稳定的建筑物进一步倒塌,避免危及救援人员的安全。

(3) 救援支撑是一个临时的措施,为暴露在结构坍塌危险中的救援人员提供一定程度的安全保障。

(4) 专人对建筑物全程不间断地加以监测。

2. 支撑应用环境

（1）楼板受到严重损坏的建筑物。

（2）具有松散混凝土碎块的建筑物。

（3）有裂缝或者破碎的预制板。

（4）有裂缝的砖石墙。

3. 常用支撑方法

（1）垂直支撑：是木质支撑中一个大类，主要为了支撑垂直方向上的力量，使所有受到的荷载都转移至垂直方向的地面。图 2-1-40 ~ 图 2-1-43 为一些具有代表性的垂直支撑。

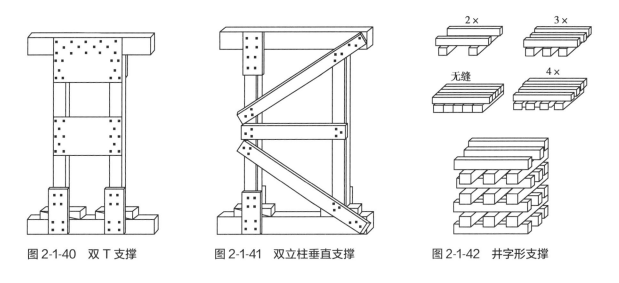

图 2-1-40　双 T 支撑　　　　图 2-1-41　双立柱垂直支撑　　　　图 2-1-42　井字形支撑

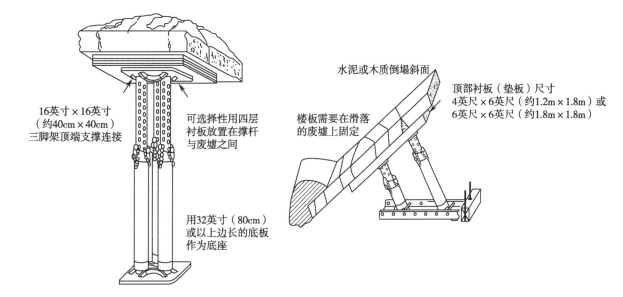

图 2-1-43　制式撑杆支撑

（2）水平支撑：是木质支撑中主要用于支撑水平方向力量的支撑，用于支撑垂直的墙体等横向方向不稳定体的力量，所受到的载荷转移至水平方向或地面（图 2-1-44、图 2-1-45）。

（3）门窗支撑：主要用于支撑并稳固一个窗户或门，承受由外向内的挤压力（图 2-1-46、图 2-1-47）。

四、障碍物移除技术

障碍物移除的方法包括徒手或使用简易器材。如遇到较大的瓦砾构件，就要用到专业的救援装备，主要的便携式装备有牵拉器、液压顶杆、液压扩张钳等。如遇到特大的废墟构件，还要用到大型机械，主要有起重机、挖掘机、叉车、推土机等。

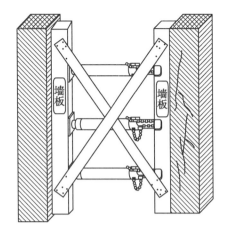

图 2-1-44　撑杆水平支撑

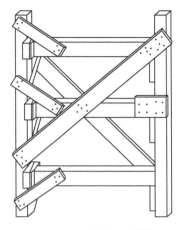

图 2-1-45　双立柱水平支撑

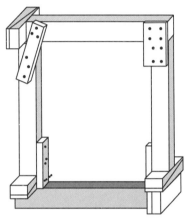

图 2-1-46　门窗支撑

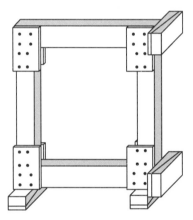

图 2-1-47　预制门窗支撑

　　障碍物移除技术是指在创建通道的过程中移开体积较大的障碍物和清除废墟瓦砾的方法。当移动被埋压人员周围的瓦砾时,需要一定的方法与技巧,而且是一个逐步的过程。这一点很重要。应遵循以下原则:①确定建筑物的倒塌方式和评估废墟的稳定状况;②移除一个废墟构件前须估算其质量,评估其移开的后果并设计移除方法;③先移走小的碎块,后移走那些可移动的大块,不能移动那些被压住的或者楔入的碎块;④为了移动被压住的碎块,必须进行必要的支撑或破拆;⑤避免移动承重墙体结构;⑥不要移动那些影响废墟或者瓦砾堆稳定性的构件,当有疑问时,应与结构工程师进行讨论。

　　移除重型瓦砾构件的方法主要有四种:提升并稳固重物;滚动重物;牵拉、拖曳重物;利用重型起吊与挖掘设备。

　　(一)　就便器材的应用

　　1. 杠杆　是一根刚性的杆(直或弯均可),在一个固定的支点下可以自由移动。当杠杆用于移动另一个物体时,支点可以是某一支持物或某个支撑点。

　　杠杆是提升重物最简单的方法,可用于移动、举升一个因为太重而用手搬不动的物体。杠杆有三个组成部分:支点、重物和力。根据支点相对于重物和力的位置,把杠杆分为三种。

　　(1)　支点位于力和重物之间:如图 2-1-48 所示,当垂直提升重物时,这种方法最有效,力臂越长,效率越高。

　　(2)　重物位于力和支点之间:这种方法对于水平移动物体最有效(图 2-1-49)。

　　(3)　力位于支点和重物之间:在这种情况下,当力用在较远的地方,费力且降低机械效率(图 2-1-50)。

　　2. 叠木　是由一些标准尺寸的木头排列堆叠而成的,可用于支持物体的质量。木头横纹方向的抗压强度一般为 $14\sim70(\mathrm{kg\cdot f})/\mathrm{cm}^2$,现以 $35(\mathrm{kg\cdot f})/\mathrm{cm}^2$ 为标准抗压强度来计算叠木的承载能力。叠木的承载力

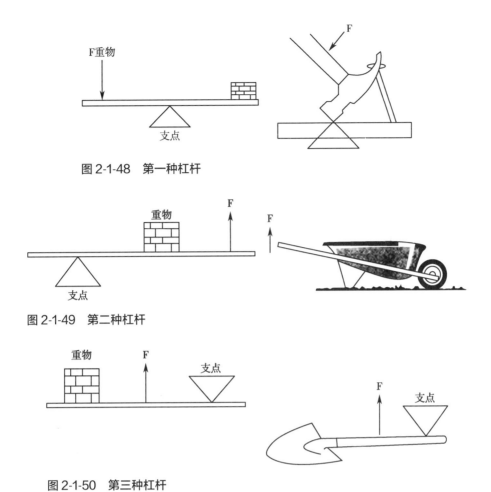

图2-1-48　第一种杠杆

图2-1-49　第二种杠杆

图2-1-50　第三种杠杆

由木头堆叠时最小相邻层的接触面积决定,例如,当每层叠木为2块时,盒式叠木的最大承重能力为:

10cm×10cm 方木:35×10×10×4＝14 000kg

15cm×15cm 方木:35×15×15×4＝31 500kg

当每层叠木为3块时,其承载力计算如下:

10cm×10cm 方木:35×10×10×9＝31 500kg

15cm×15cm 方木:35×15×15×9＝70 875kg

叠木有两种类型:①盒式。用方木条搭成正方形,每层有2个平行的木块,上、下两层互相垂直,上下相叠的木块错位10cm,盒式叠木的方木条之间有一定的空隙(图2-1-51)。②平板式(十字交叉)。以3个或更多的方木条拼成一层,层与层互相垂直,木方条之间的空隙很小(甚至没有)(图2-1-52)。

建立叠木的一般规则:①底层。应有足够的接触面积,能够分担上压物体的质量。②高度。叠木的高度不应大于它所用木头长度的3倍,例如,如果木头长1m,那叠木不应该超过3m高。

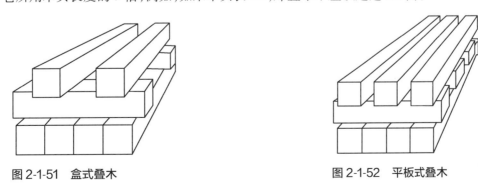

图2-1-51　盒式叠木　　　　　图2-1-52　平板式叠木

建立叠木的安全措施:①提升1寸,垫1寸;②当放叠木时,不要把手放在叠木下面;③为了达到最大稳定性,叠木的高度不应超过木块长度的3倍。

3. 利用叠木提升并稳定一个重物的程序 逐渐地抬升物体,一层接一层地塞入叠木块,直到拥有足够的空间和稳定性(图2-1-53)。具体程序如下。

(1)开始工作前穿戴好个人保护装备。

(2)用一个撬棍或类似的工具打开一个开口。

(3)用撬棍建立一个杠杆系统。

(4)慢慢撬起重物,当开口足够大时,放上第一层叠木。在撬起重物时,把要塞入的楔子逐渐插入重物下面,以防撬杆滑动或折断后重物落下。不必一次就将重物抬升到单层叠木的高度。

(5)提高支点,再次抬升重物,然后再安装一层叠木,其叠木插入方向与第一层叠木垂直。

(6)重新定位并抬高支点,继续利用叠木提升重物,直至能看见并可安全地救出幸存者。

4. 滚动重物 可以用滚动钢管来移动重物,其简单步骤如下。

(1)用第一种杠杆轻轻地抬起重物,在它下面放三根钢管(利用叠木抬升技术)。

(2)用第二种杠杆把重物向欲移动的方向推走。注意在滚动时,钢管有可能散开(图2-1-54)。

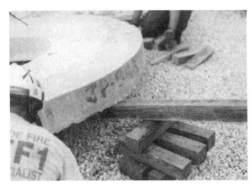
图2-1-53 利用叠木方法提升并稳定重物

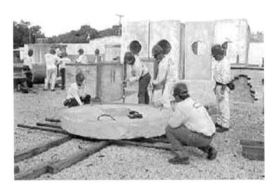
图2-1-54 利用钢管滚动重物

(二)救援装备移除法的应用

救援装备移除法是指使用专业的、专门用于救援的装备器材对障碍物进行移除,其特点是携带方便、使用灵活,不受动力源限制,适用于对质量在4t以下的各种障碍物的移除。

1. 牵拉器移除 牵拉器主要用于重物的起吊、缓降和拖曳。它利用一个杠杆和齿轮传动系统及钢丝绳来提升或拖拉重物(图2-1-55)。牵拉器移除是指利用牵拉器的杠杆和齿轮传动原理,通过钢丝绳拖曳、起

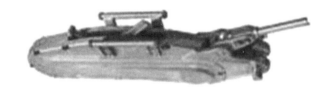

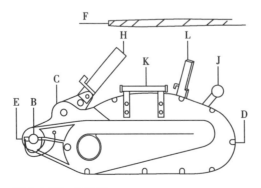

B.安全销
C.外壳
D.钢丝绳进口
E.钢丝绳出口
F.钢丝绳
H.操作手柄
L.控制手柄(升/降)
J.钢丝绳安全手柄
K.把手

图2-1-55 牵拉器

吊的方式移除障碍物的方法,主要适用于在较长的距离上移除障碍物。牵拉器障碍物移除就是指在创建营救通道的过程中清理废墟以及利用装备器材移除较大障碍物的救援技术。其通常与破拆技术、顶撑技术联合使用,一般在破拆难度较大、应用顶升手段无法托起障碍物且移动部分构件不会对被困者造成二次伤害的情况下采用该技术。

利用牵拉器实施障碍物移除时,应固定好牵拉器的两端:牵拉器一端固定或悬挂于固定物体上,如果需要,可连接能够承受同样吨位的钢丝绳或者索链,固定物所能承受的拉力应大于被牵拉物体的力;另一端则固定或悬挂于被牵拉物体上。

（1）牵拉器

1）功能:用于重物的起吊、缓降和拖曳。

2）结构:见图2-1-55。

3）主要技术参数:见表2-1-16。

表2-1-16 牵拉操作主要技术参数

参数项目	参数值	参数项目	参数值
最大起吊质量/kg	3 200	钢缆直径/mm	16
拖曳质量/kg	5 000	质量/kg	27
起吊高度/m	20	速度/(m/min)	3
尺寸/mm	720×320×140	钢丝绳断裂强度/kg	15 300
工作温度/℃	−20～60		

牵拉器支点的制作如图2-1-56所示。

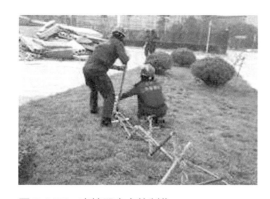

图2-1-56 牵拉器支点的制作

（2）扩张器

1）功能:通过液压泵和液压管与破拆工具连接,可扩张、牵拉各种构件。

2）结构:如图2-1-57所示。

（3）液压顶杆

1）主要用途:通过液压泵/液压管与液压杆的连接,可作为扩张、顶升、牵拉任务的动力来源。

2）结构:如图2-1-58所示。

2. 重型液压扩张钳移除 是指利用重型液压扩张钳两臂闭合时产生的牵拉力移除障碍物的方法,主要适用于在较短的距离内移除障碍物。

利用重型液压扩张钳实施障碍物移除时,应先在扩张头上安装牵拉链,而后将扩张器的扩张臂张开,张开的程度视牵引的距离而定,将其中一条牵拉链与牵拉物进行缠绕固定,另一条牵拉链与足够稳固的固定物连接,使固定物、牵拉物和扩张钳的拉力方向处在一条直线上。然后使扩张臂合拢,利用扩张臂合拢时产生的牵拉力移动构件。

扩张钳的最大牵拉距离为在其扩张臂完全张开状态下两个扩张钳头之间的距离,因此当移除距离较远时可分多次进行,此时扩张臂每扩张、闭合一次后就要重新将牵拉链的长度调整到接近绷紧状态,然后再进行下一次牵拉。反复操作,直至将障碍物移动到指定地点。

（三）大型工程机械移除法

大型工程机械移除法是指利用推土机、挖掘机、装载机和起重机等大型工程机械(特种车辆)对重型障碍物进行移除的方法。推土机、挖掘机、装载机和吊车等是建筑工程常用的施工机械,它们与专用的救援装备配合使用,能够在救援中发挥不可替代的作用。在救援的初始阶段,往往需要使用大型工程机械先移除一些诸如承重梁、预制板或钢梁等重型构件,将这些构件从废墟上剥离后再使用专业救援工具一层层往下

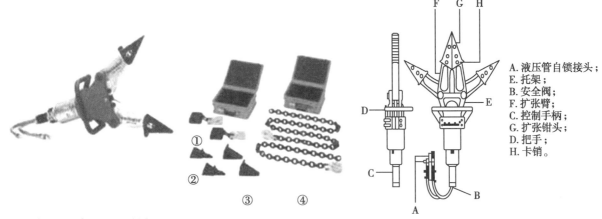

① 钳头；② 强力扩张钳头；
③ 紧固连接装置；④ 索引链接装置备用扩张。

A. 液压管自锁接头；
E. 托架；
B. 安全阀；
F. 扩张臂；
C. 控制手柄；
G. 扩张钳头；
D. 把手；
H. 卡销。

图 2-1-57 扩张器

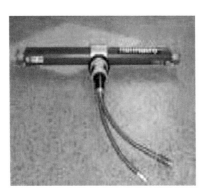

液压泵和液压管

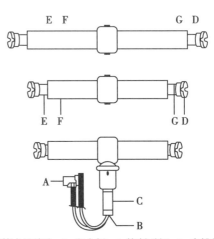

A. 液压管自锁接头；B. 安全阀；C. 控制手柄；D. 支撑接头；
E. 液压柱塞；F. 液压缸套；G. 附件螺旋接头。

图 2-1-58 液压顶杆

实施破拆、顶撑等营救作业;在救援的结束阶段,当确定幸存者已被全部救出、判断受困者已生还无望的情况下,可以用大型工程机械快速地清理废墟瓦砾并搜寻遇难者遗体。

1. 推土机移除 主要是利用其前端所装的推土装置,依靠主机的顶推力对松散状的废墟瓦砾或直径不大的废墟构件进行移除的方法,主要用于清理废墟瓦砾和移除废墟外围的重型构件。

(1)推土机在清理瓦砾废墟时,应从外围开始,逐步向废墟中心接近,尽量使铲刀贴近地面,以便将废墟清理干净。

(2)推土机在移除废墟外围的重型构件时,应先确认该构件相对独立,与其他大型构件并不构成互相叠压关系。通常先将构件面向推土机作业方向的松散的废墟瓦砾清理掉,使构件暴露出来,并使推土机能够接近作业目标。推时先用铲刀试推:若推不动,再清除构件与主废墟连接一侧的废墟瓦砾,将构件从主废墟堆中充分剥离,再进行移除;若构件能够移动,则将铲刀插到构件底部,根据负荷逐渐加大油门,利用推力移除构件。

2. 挖掘机移除 主要是依靠主机机械传动所形成的力,带动其前端的挖掘装置对松散状的废墟瓦砾或直径不大的废墟构件进行移除的方法,主要用于清理废墟瓦砾和移除废墟外围的重型构件。

(1)挖掘机在清理瓦砾废墟时,可采用正铲挖掘和反铲挖掘的方式,对废墟松散状的废墟瓦砾进行挖掘清理。

(2)挖掘机在移除废墟外围的重型构件时:一是直接利用挖斗铲挖直径不大的建筑构件;二是可与钢索结合,通过牵拉或起吊的方式移除障碍物。

3. 装载机移除　主要是依靠主机机械传动所形成的力,带动其前端的工作装置对松散状的废墟瓦砾或直径不大的废墟构件进行移除的方法,主要用于清理废墟瓦砾和移除废墟中的预制板等重型构件。

（1）装载机在清理瓦砾废墟时,可将铲斗前倾,对松散状的废墟瓦砾进行挖掘清理。

（2）装载机在移除预制板等构件时,可直接利用铲斗铲挖直径不大的预构件;也可换装叉车装置,叉铲直径较大的预制板构件;还可与钢索结合,通过牵拉或起吊的方式移除障碍物。

4. 起重机移除　起重机是现今建筑工程中的常用施工机械,是比较容易在地震灾区获得的现场救援资源之一。起重机移除是指利用吊车的吊臂将重型构件直接悬空吊离,从而对障碍物进行移除的方法。当采用自上而下、逐层剥离的策略移除废墟上的重型构件时,其对废墟整体结构稳定性的影响相对较小,因此在移除中应用范围最广。尤其是对于建筑横梁、大块楼板等直径较长、面积较大的构件,使用吊车移除十分有效,如在汶川地震救援中,国家地震灾害紧急救援队实施营救的7个现场中有5个都动用了吊车。

如果大量的瓦砾或重型构件阻碍了救援队的行动,救援队可将起重机作为重型清除装备来使用;在已知的幸存者被全部救出后或判定受困者基本无生还可能的情况下,可配合挖掘机快速地清除废墟瓦砾及搜寻遇难者尸体。

起重机在移除障碍物时,应首先在废墟的边缘选择平稳的便于作业的场地,放下支脚,做好起吊准备;而后对移除的构件进行捆绑固定（由于起吊的障碍物构件通常直径较大,要选择障碍物的重心进行固定捆绑,在固定捆绑时一定要反复检查,确保牢靠,因为大型构件在空中滑脱十分危险）;确认构件已固定好后,吊车作业手在旗语或手语指挥下进行起吊作业,将构件吊离到指定地点。

（1）起重机:主要用途是吊升、运送材料,在建筑施工和运输装卸行业得到广泛应用。通用起重机中应用最多的是旋转类起重机,亦称臂架类起重机,包括汽车式起重机、轮胎式起重机、履带式起重机、门座式起重机及塔式起重机等。其主要组成部分为升降机构、变幅机构、回转机构和行走机构。液压臂架式起重机还带有臂架伸缩机构。

起重机工作时常用的零部件有钢丝绳、滑轮与滑轮组、卡环。

起重机的主要性能参数包括起重量、起重范围、起升高度、工作速度。

1）起重机的一般使用要点:①作业时,起重臂的回转范围内应无任何障碍物;②起重臂的最大仰角不准超过78°;③不准超载起吊,被吊物应绑扎牢固,停机地面应坚硬平整;④起重机在架空电线下作业时,应保持一定的安全距离;⑤使用汽车式起重机时,应加支撑腿吊装,不准持重行驶;⑥轮胎式起重机臂长小于15m时可不加支撑腿吊装,大于15m时必须支腿,且支腿下面要垫上木块,确保平稳。

2）起重机作业指挥手势信号:图2-1-59为救援人员使用起重机作业时的指挥手势信号图。简要动作说明如下:①提升。右臂侧平举后,右前臂向上抬起,右手示指向上伸出并画小圆圈状。②下降。右臂斜伸向下,右手示指向下伸出并画小圆圈状。③摆动。左/右臂平伸,手指吊杆摆动方向。④吊臂上升。右臂平伸,四指合拢,拇指向上。⑤吊臂下降。右臂平伸,四指合拢,拇指向下。⑥慢动作。用一只手做任何指挥吊车的动作,另一只手放在它的前面（图中为做缓慢向上吊升的动作）。⑦侧移。臂向前伸,手掌轻抬,向移动的方向做按压动作。⑧吊斗移动。手指合拢,拇指指向移动的方向,手快速平移。⑨停。手掌伸出,掌心向下,停住不动。⑩急停。手掌伸出,掌心向下,左右摇摆。

3）伸缩式吊臂的指挥手势信号说明

双手手势:①延伸吊臂。双手握拳,拳心向前,拇指伸出指向外侧。②收缩吊臂。双手握拳,拳心向后,拇指伸出指向内侧。

单手手势:①伸出吊臂。在胸前单手握拳,拇指伸出轻点胸部。②收缩吊臂:在胸前单手握拳,拇指伸出指向前方,拳根轻点胸部。

（2）挖掘机:用挖土斗来挖掘土壤和装载物料,主要由动力部分、传动系统、工作装置、操纵机构和行走机构等组成。

根据工作装置传动方式的不同,可分为机械式和液压式;按行走机构的不同,可分为履带式和轮胎式。

一般应用较广的是轮胎-液压式挖掘机,主要是因为:其底盘行驶速度较高,机动性好,调动灵活;液压挖掘装置操作方便,挖掘力大。

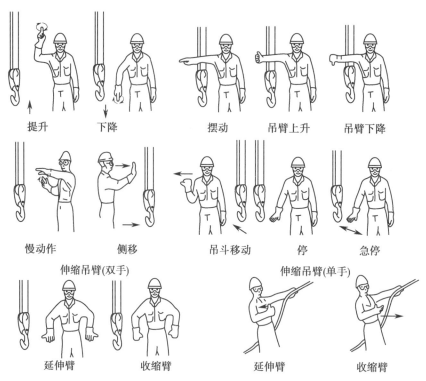

图 2-1-59 起重机作业指挥手势信号图

1）挖掘机一般使用要点：①挖掘机停机场地要坚实平整，作业前行走机构牢固制动；②挖土斗未离开土层不准回转，不准用挖土斗或斗杆回转拨动重物；③遇埋有地下电缆、煤气管线时应注意避开；④与架空输电线应保持一定的安全距离；⑤遇有雷雨、大雾天气时，不准在高压线下作业。

2）挖掘机作业指挥手势信号（图 2-1-60）

（四）障碍物移除的程序

障碍物移除的一般程序如下。

1. 综合评估 移除前，移除组组长应同结构专家一起对拟作业的废墟进行评估。评估内容包括：应移除哪些构件；移除该构件将对废墟结构稳定性产生何种后果。综合考虑现场结构稳定性、被困者所在位置、现场可支配的人员及装备器材，确定移除方法。

2. 路线设计 无论是人工移除、装备器材移除，还是大型工程机械移除，都需要根据现场的实际情况，对移除路线进行设计。可以设计平面移除路线，也可以设计立体移除路线。综合考虑结构影响、人员安全、移除距离和装备器材作业能力等因素，设计可行的最佳移除路径。

3. 安全防护 移除可能影响废墟整体稳定性的大型构件时，应在结构专家的指导下进行；移除前应撤出现场的其他作业人员，仅留下必要的移除作业人员，必要时还应派出警戒人员，防止无关人员误入作业区；派出安全员并密切监控作业现场；对可能倒塌的构件进行支撑，尤其要对受困者附近的构件实施支撑、固定，防止因结构变化导致的废墟倒塌对受困者造成二次伤害。

4. 作业实施 沿预设的移除路径移除障碍物，移除要平稳、缓慢，尽可能不影响残存建筑废墟的结构稳定。当移除过程中发生意外情况或未达到预计效果时，应及时停止，重新调整移除方案。

5. 二次评估 移除完毕后，障碍移除组组长应和结构专家一起重新进入现场，再次进行废墟结构安全性评估：确认作业区域安全后，人员可返回现场进行其他作业；如移除后作业区内出现新的危险隐患，应立即排除险情，然后再让救援队员进入作业区进行其他作业。

6. 撤收报告 完成障碍物移除任务后，应撤收并清点障碍物移除装备器材，防止将装备器材遗落在作业现场。撤收后的装备器材应放回器材放置区，而后组长应向指挥员报告任务完成情况。障碍物移除时应注意把握以下问题。

（1）在移除某个废墟构建前应估算其质量，预计其移开后的后果，并设计好移除方法和移除路线。

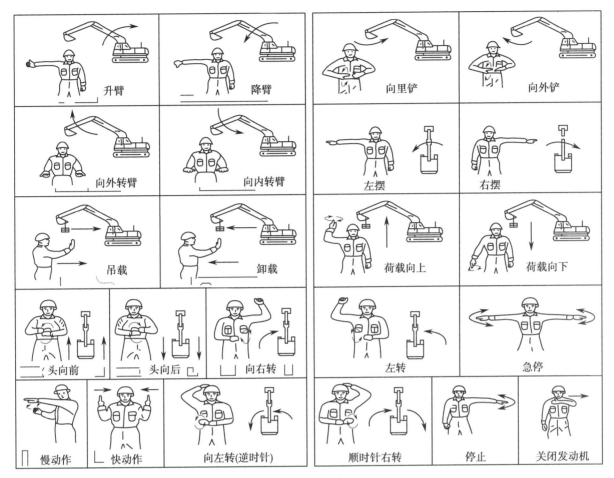

图2-1-60　挖掘机作业指挥手势信号图

（2）移除时要先移走小的碎块，后移走大的碎块，按"由表及里、先小后大"的顺序清理废墟，但是不能移动那些被压住的或者楔入的碎块。

（3）不要移动那些影响废墟稳定的构件。如果不能确定构件是否影响废墟的整体稳定，可与结构专家商讨，在专家的指导下进行作业。

（4）吊装或牵拉障碍物前，应仔细检查钢（绳）索或挂钩的连接固定是否稳定、牢固，牵引钢（绳）索、绳索是否完好。一切准备工作正常，方可吊装及牵拉。吊装及牵拉时应注意不要磨损牵引钢（绳）索，避免断裂而发生危险。

（5）大型工程机械移除障碍物时，要充分预估作业危险性，控制作业区内的人员。作业人员做好个人防护，严格遵守安全规程。

五、绳索救援技术

绳索救援是一套利用绳索及相关配套器材将被困人员从危险区域转移至安全区域的一项技术，也是救援队员需掌握的基础技能。绳索救援技术主要包括上升、下降、上下转换、伤员下放、吊升及横向穿越等技术。使用绳索救援时需要进行风险评估、制订方案以及具有较高的操作技术，才能更安全、有效地完成救援任务。

在地震救援、城市救援中一般采用双绳救援系统。此系统由主绳系统和保护绳系统组成，在救援中极大地提高了安全性。主绳主要用作救援受力绳。当主绳系统发生意外情况时，后备保护系统可立即发挥作用，不致因主绳发生意外造成伤员或救援队员坠落。

（一）常用绳索救援装备

1. 绳索　在现代化的绳索救援中使用的绳索由绳皮和绳芯组成，也叫"夹芯绳"。绳皮主要作为保护层，有较为耐磨的特性。绳芯才是主要承重的部分。绳索的常用制造材料为聚酰胺（polyamide）或聚酯纤维（polyester）。绳索根据其延展性的大小分为两种，静力绳和动力绳（图2-1-61）。用于救援的绳索是静力绳。

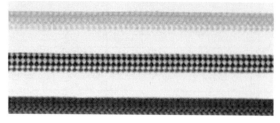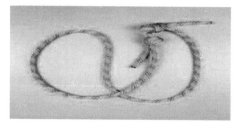

图 2-1-61　静力绳（左）和动力绳（右）

（1）静力绳：也称低延展率绳索。在绳索救援技术系统中，常用的绳索都是符合欧洲标准 EN1891 或符合美国 NFPA 标准的低延伸性绳索，其特点为延展率较低。常用的救援绳索直径为 10.5～13mm。

（2）动力绳：特点是具有较高的延展率，适用于有可能出现动态冲坠的环境。在国际上通常符合国际登山联合会（UIAA）标准或欧洲标准 EN892。动力绳通常作为户外运动用绳，如攀岩等。在个人防护用品中用作连接全身安全带的"牛尾"绳。

2. 锁扣　是整个绳索技术系统中的一个重要连接装备，在绳索系统中的作用是连接和承重（图 2-1-62）。根据制造材料不同，可分为钢制和合金制两种；根据上锁方式不同，可分为丝扣锁、自动锁、半自动锁和快挂。锁扣的形状一般有 O 形、D 形和梨形；供特殊连接使用的形状还有三角形、半圆形等。

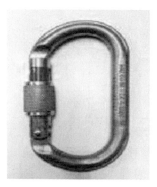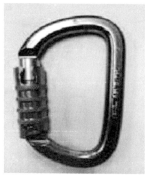

图 2-1-62　钢制 O 形丝锁扣（左）和铝制 D 形自动锁扣（右）

使用锁扣时应满足以下条件。

（1）强度至少达到 15kN（欧洲标准 EN362）。

（2）受力不可超过锁扣的极限工作负荷（WLL）。

（3）带自动或手动锁闭装置。

（4）能够提供绳索系统各组件之间以及系统与锚点之间的连接。

（5）在开闭频次不高的情况下，宜使用自动锁闭装置的锁扣。

（6）始终保证锁扣长轴方向受力。

（7）在使用丝扣锁或半自动锁扣时，受力前应锁闭锁门。

（8）在使用双锁扣同时受力时，应保证两个锁扣的锁门一正一反。

（9）应考虑锁扣锁闭部位在绳索系统中的位置，防止锁扣与其他组件摩擦导致锁门意外打开。

（10）在使用丝扣锁时应考虑锁门的丝扣因摩擦或震动意外解锁（图 2-1-63）。

（11）选择锁扣时，应考虑在复杂情况下开启与关闭的便捷性，保证开启尺寸符合救援现场的实际

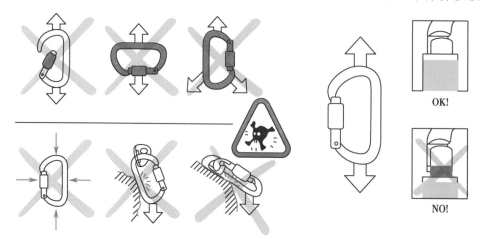

图 2-1-63　锁扣正确使用示意图

需要。

（12）选择锁扣的形状时，应考虑与器材的连接相容性，如大小、形状。

（13）避免撞击或在尖锐边缘和不平坦表面受力，导致剪切力的形成。

3. 安全带　是将各种器材连接到身体的媒介。一条合适的安全带能够有效地把质量分散，而不会使身体某个部位承受过大压力。合适的安全带能够让使用者穿戴舒适，且不会影响各种器材的操作。

安全带分为全身式和半身式两种（图2-1-64、图2-1-65）。高角度救援用安全带通常为第Ⅲ类全身式安全带（符合欧洲标准 EN361），并带有防坠落挂点和主承重挂点。此类安全带属于防止致命伤害的吊带。

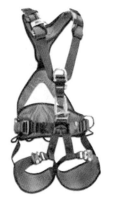

图2-1-64　全身式安全带

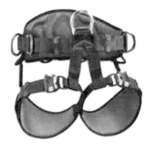

图2-1-65　半身式安全带

选择安全带时应满足以下条件。

（1）使用第Ⅱ类或第Ⅲ类安全带。

（2）按正确方法穿着（腰带拉紧，胸带拉紧，背带拉紧）。

4. 下降器　是绳索救援系统中的核心器材之一，其功能是：连接在安全带或锚点上，用于人员沿绳索下降或将被困人员或重物下放至指定区域。一些具有特殊功能的下降器在连接滑轮组时，也可进行拖拽、收紧等操作。下降器的种类繁多，每个厂商生产的下降器形状和功能也略有不同。但大部分下降器的工作原理都是依靠摩擦力来控制下降速度的（图2-1-66）。

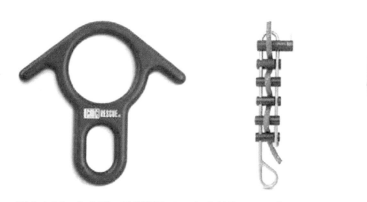

图2-1-66　8字环、排型缓降器和自动制停下降器（从左至右）

下降器装配在救援主绳上时，用于将人员控制下放。装配在保护绳上时，用于在人员下放或下降过程中实施保护。有些下降器可直接搭配滑轮组及抓绳器，供吊升或拖拽使用。在进行吊升或拖拽等应用时，使用带有此功能的下降器可提高救援效率。使用下降器时应注意以下几点。

（1）在进行下降或下放时宜使用带自动制停功能的下降器。使用8字环或排型缓降器等无自动制停功能的下降器时，应配合普鲁士（Prussik）结同时进行下降或下放操作并予以制动。

（2）下降器的负重不能超过其极限工作负荷（WLL）。

（3）应使用与下降器相匹配的绳索。

5. 绳索上升器/抓绳器 主要用于人员沿绳索上升及建立吊升/拖拽系统,可沿一个方向(向上或向前)顺畅地移动;负重时(并非冲击力)能够向相反方向锁死。其原理是利用倒齿或凸轮抓住绳索外皮,从而锁紧绳索。

上升器的种类有倒齿式和凸轮夹绳式。倒齿式上升器可用于沿绳索上升和建立拖拽系统。按照身体使用部位,分为手持式、胸式和脚式:手持式上升器一般以牛尾绳连接到安全带上,并配上脚踏带,根据使用者习惯不同,可分为左手用和右手用;胸式上升器是直接连接到安全带上并直立于胸前使用。凸轮夹绳式上升器也叫做机械抓结或止锁,主要用于建立拖拽系统,也可用于绳索上升,其原理是在承重时利用凸轮夹紧绳索(图2-1-67)。

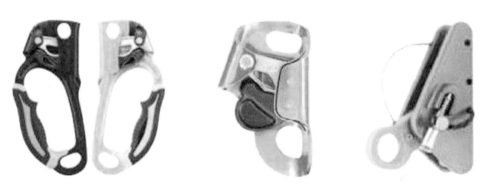

图 2-1-67　手持式上升器、胸式上升器和凸轮夹绳式上升器(从左至右)

使用上升器时应注意以下几点。

(1) 上升器的拉力方向必须与绳索的走向平行,如拉力方向与绳索成一定角度,上升器则有一定概率发生松脱或意外滑动,并可能损坏绳索。

(2) 胸式上升器只有下端挂孔可以承重,上端挂孔绝不可用于承重,其作用只是用于保持直立。

(3) 需注意绳索直径与上升器的兼容性。

(4) 倒齿式上升器在承受约4kN的拉力时会损坏绳索,故此类上升器绝不可承受任何坠落冲击,也绝不可用作后备保护器。

6. 防坠落保护器 也称备用保护器,用来安装在备用保护绳上。它能够随使用者的上下移动而移动,当突然发生坠落或下滑速度过快时可以自动锁定绳索,停止下坠。其工作原理类似汽车的安全带。

备用保护器需与势能吸收器配合使用。势能吸收器用于减小坠落时所产生的冲击力。

7. 滑轮 在救援系统中起到至关重要的作用。利用滑轮和抓绳器组装成滑轮组,可以在救援中转运和拖曳重物或伤员(图2-1-68)。

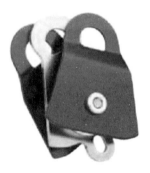

图 2-1-68　单滑轮(左)和双滑轮(右)

(二) 锚点系统

锚点系统是整套绳索救援系统的受力根基,选择良好且坚固的锚点在绳索救援中非常重要。锚点的承载力直接关系到整套绳索系统的安全。

锚点的选择必须满足救援所能承受的最大负荷。可以选用自然地貌结构、坚固的建筑物、车辆,也可以自行制作坚固的锚点。

锚点需满足双重保护原则,最好是同时受力、分别保护,并适合所处的救援环境。对锚点装备需做好保护措施,避免摩擦、高温、腐蚀等造成装备损坏。

1. 单锚点 所选择的受力结构必须足够坚固,能满足救援所需的最大负荷。

(1) 利用扁带制作锚点(图2-1-69)。

(2) 利用绳索制作锚点(图2-1-70)。

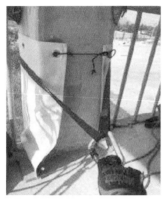
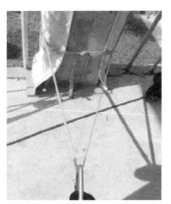

图 2-1-69　利用扁带制作锚点

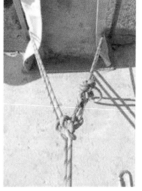
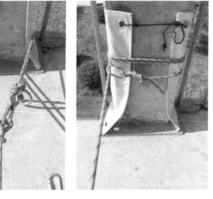

图 2-1-70　利用绳索制作锚点

2. 多锚点　适用于单体受力结构不能满足拉力需求的情况,需要进行多锚点受力,保证分散连接,集中受力。锚点之间的受力力求平均,且角度越小越好(图 2-1-71)。

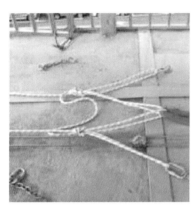
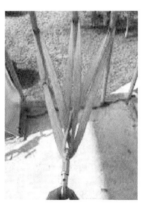

图 2-1-71　多锚点制作

（三）保护系统

保护系统的制作应尽量与主绳受力锚点分开。保护系统的锚点受力最好大于主绳系统锚点受力。

1. 使用防坠落保护器做保护系统　该方法的好处是制作简单、方便,不需设专人控制保护绳。一旦主绳系统出现问题,保护器会立即锁紧保护绳。但弊端是,一旦失速或发生冲坠造成保护器锁紧,势能吸收器被撕开,还需进行保护绳解锁并重新设置救援方案。

2. 使用下降器或抓结控制保护绳　与使用防坠落保护器做保护系统相比,该方法需要设置专人进行保护绳的释放,在主绳发生问题时,还可以利用保护绳继续下放或提升伤员。

3. 常用绳索保护装备　在具有潜在摩擦的环境下,绳索保护装备能保护绳索或扁带等编织类装备,使其不被磨坏(图 2-1-72、图 2-1-73)。所以在有潜在摩擦的环境下(如粗糙的墙面、岩壁、边角等)必须使用绳索保护装备。厚地毯或帆布垫能够提供很好的保护并被广泛使用。

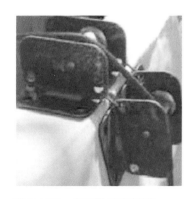
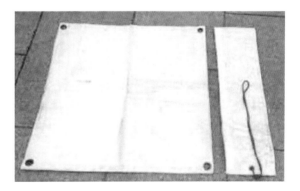

图 2-1-72　绳索边缘保护器　　　　图 2-1-73　帆布绳索保护套

（四）绳结

结绳(打绳结)是绳索救援中的基本技术,主要用于捆绑、连接、止滑等。应注意绳结会使绳索的强度减弱,最多可达 20%。最常用的绳结有如下 6 种。

1. 拇指结　如图 2-1-74 所示,是最简单的绳结,在绳子的端部打此结的目的是防止绳子从滑轮处脱落。

2. 8 字结 易打、易拆,主要用于绳索在桩或锚固点的捆绑,还具有制动作用,使绳索不会通过滑轮;8字环结,即单绳双折打 8 字结,用于主绳捆绑锚固点,减小绳打结后的强度损失(图 2-1-75)。

3. 帆脚索结 如图 2-1-76,是在绳索的一端用于吊挂物品的绳结,同 8 字结一样结实。

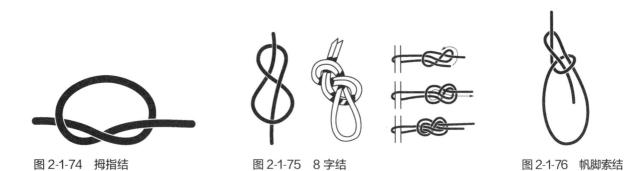

图 2-1-74 拇指结　　　　　　图 2-1-75 8 字结　　　　　　图 2-1-76 帆脚索结

4. 双水手结 如图 2-1-77,主要用于两根相同绳径的绳索连接,也可用于单根绳索圈或绳带圈的制作。

5. 双帆索结 如图 2-1-78,用于两根不同粗细的绳子连接。

6. 搭扣 也称"鸡爪扣"或"普鲁士(Prussik)结"(图 2-1-79),用绳径 8mm 的绳圈环绕主绳(12.7mm)3 圈后穿出(绳圈的结不要打在环绕部位),可用于沿主绳上升、下降操作中的固定止滑,具有类似止锁器的抓紧主绳索的作用。

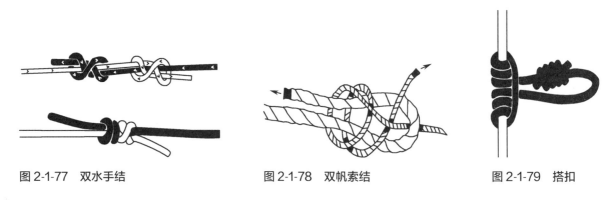

图 2-1-77 双水手结　　　　　　图 2-1-78 双帆索结　　　　　　图 2-1-79 搭扣

使用搭扣的好处是,当载荷超过 7.5~12.5kN 时,绳圈、主绳不会断,只会相对下滑;而止锁器在过荷载状态下则可能引起绳子断裂。另外,此绳结的关键在于用细绳环绕粗绳,如果绳径相同,则抓紧主绳的作用就比较差了。

关于绳结使用的安全性准则如下。

(1) 绳结必须根据绳索的使用和任务要求来选用。

(2) 所有绳索的端部都应有一拇指结以防滑脱。

(3) 所有的绳结都应保留最小 10cm 长的绳头。

(4) 所有的绳结在操作过程中都应被监控和检查。

(5) 绳结不能永久地留在绳索上,否则会使绳索变形并减小其强度。

(6) 尽可能地靠近地面来系绳。

(五) 滑轮组系统

滑轮组系统主要由滑轮(定滑轮和动滑轮)、锁扣、绳索、抓绳器和挂钩等组合成为滑轮组系统,既可以省力又可以改变力的方向。在大型吊升装备不具备的情况下,用于人工吊升轻小重物构件或设备。常用的滑轮组连接方如下。

1. 3:1滑轮组 见图 2-1-80。

2. 4:1滑轮组 见图 2-1-81。

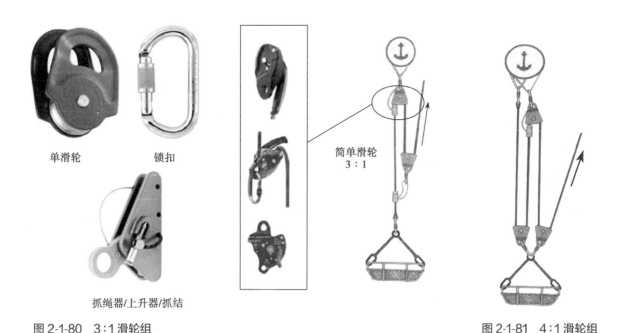

单滑轮　　　锁扣

抓绳器/上升器/抓结

简单滑轮
3:1

图2-1-80　3:1滑轮组　　　　　　　　　　　　　　　　　　　　　　　图2-1-81　4:1滑轮组

（六）单人绳索技术

1. 单人爬升　爬升是一种利用上升器沿绳索上升的技术,也是高空作业和救援的基础技能,其中包括沿绳垂直和倾斜无障碍攀爬。另外,一些特殊区域也需要越过绳结或偏离点。单人爬升方式一般有两种:一种是长距离上升,通常使用胸式上升器与手式上升器进行;另一种是短距离上升,通常使用手式上升器与ID下降器进行。根据实际情况选择爬升方式。

（1）使用装备:①全身安全带;②脚踏带;③牛尾绳;④胸式上升器;⑤手持上升器;⑥保护器;⑦锁扣（图2-1-82）。

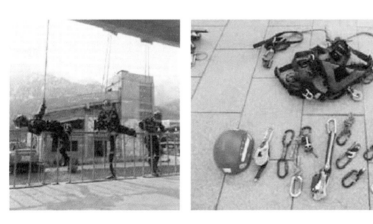

图2-1-82　单人爬升及使用装备

（2）步骤:①检查所有装备器材的使用安全性(可添加);②队员穿着全身安全带,注意调整腰、腿、肩三个部分的束带;③使用牛尾绳连接安全带和锁扣;④连接手持上升器和牛尾绳;⑤连接保护器到安全带;⑥连接上升器到安全带(图2-1-83)。

2. 单人下降　是利用下降器垂直或倾斜进行由高空向低处转移的一项技术,同样也是高空作业与救援的基础技能,包括过绳结、过偏离点、过边角、带伤员下降等技术(图2-1-84)。

（1）装备:全身安全带、下降器、保护器、锁扣。

（2）步骤:①检查所有装备器材的使用安全性;②队员穿着全身安全带,注意调整腰、腿、肩三个部分的束带;③连接保护器到安全带;④连接下降器到安全带(图2-1-85)。

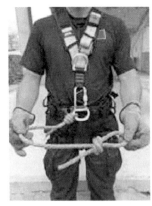
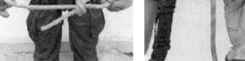
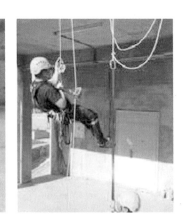
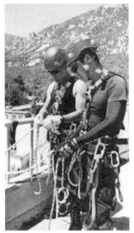

图 2-1-83　单人爬升操作步骤　　　　　　　　　　　　　　　　　　　　图 2-1-84　单人下降

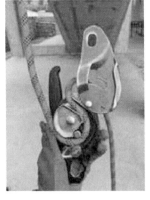
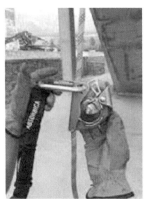
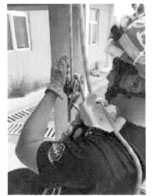
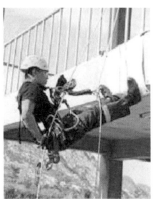

图 2-1-85　单人下降操作步骤

（七）团队绳索技术

1. 横向系统　利用绳索穿越无法到达的区域并连接两端,利用多个独立的系统,组合成一套可以水平/垂直运行的绳索系统,并长时间地稳定转移人员和物资(图 2-1-86)。该系统主要由锚点、收紧系统、牵引系统、保护系统等组成。

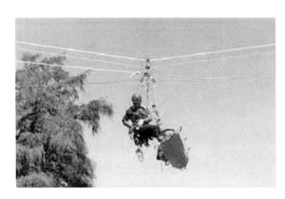

图 2-1-86　利用横向系统转移伤员

（1）锚点固定(图 2-1-87)

1）绳索环绕锚点。

2）扁带环绕锚点端。

（2）收紧系统(图 2-1-88)

1）ID 下降器收紧端。

2）STOP 下降器收紧端。

（3）牵引系统(图 2-1-89)

（4）保护系统(图 2-1-90)

2. T 形系统　拥有灵活的运行轨迹,有效地针对穿越区域中某个位置进行垂直救援,救援队员可以选择在一侧或两侧同时进行提升/下放,也可以配合滑轮组系统来使用。针对救援环境复杂的现场,可以安全、高效地完成救援行动(图 2-1-91)。

（1）装备

1）固定端:①静力绳;②扁带;③锁扣保护垫。

2）收紧端:①扁带;②锁扣;③分力板;④MPD/ID/STOP 排型缓降器;⑤手持上升器;⑥高效率滑轮;⑦保护垫。

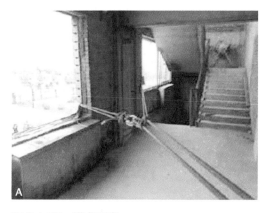
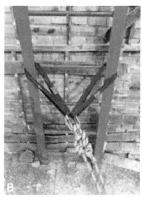
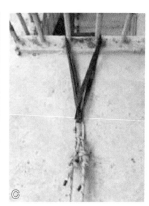

图 2-1-87 锚点固定
A. 绳索固定;B、C. 扁带固定。

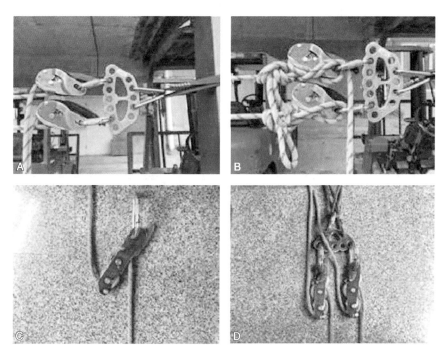

图 2-1-88 收紧系统
A、B. ID 下降器收紧端;C、D. STOP 下降器收紧端。

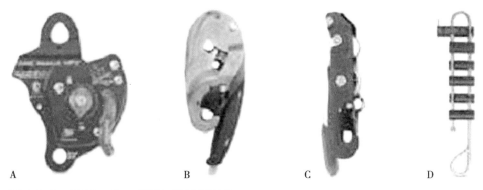

图 2-1-89 MPD、ID、STOP 排型缓降器
A. 多功能滑轮;B. 自动制停下降保护器;C. 钳式下降器;D. 排型缓解器。

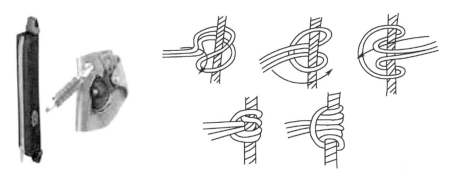

图 2-1-90 ASAP 防坠落保护器（左）和普鲁士抓结（右）

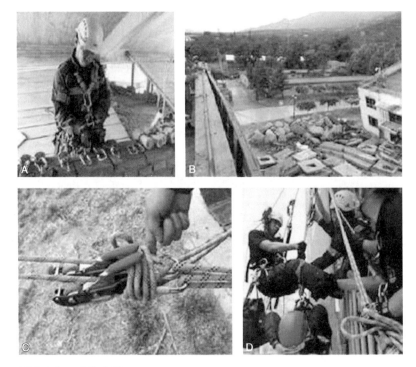

图 2-1-91 实施步骤

A. 装备选择；B. 系统搭建；C. 安全检查；D. 救援实施。

3）高支点：①静力绳；②锁扣；③双滑轮；④保护垫。

4）担架系统：①救援担架（伤员固定带）；②担架连接带；③高效率滑轮。

5）保护牵引系统：①扁带；②锁扣；③防坠落保护器；④牵引下降器；⑤保护垫。

（2）步骤

1）小组人员分工。

2）选择固定端位置及装备器材。

3）选择收紧端位置及装备器材。

4）根据需要搭设高支点。

5）确认固定端、高支点搭设完毕，收紧绳桥。

6）搭设保护牵引系统。

7）制作担架系统并连接保护牵引系统。

8）担架连接绳桥。

3. V 形系统 拥有搭建时间短、操作简单的特点，整套系统使用较少的装备器材。通过主绳桥和牵引系统的相互配合，可以快速地在穿越区域中某个点进行救援工作。适合在救援现场比较开阔的条件下行动（图 2-1-92）。

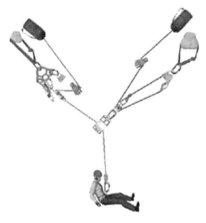

图 2-1-92　Ⅴ形系统救援

（1）装备

1）固定端：①静力绳；②扁带；③锁扣保护垫。

2）收紧端：①扁带；②锁扣；③分力板；④MPD/ID/STOP 排型缓降器；⑤手持上升器；⑥高效率滑轮；⑦保护垫。

3）高支点：①静力绳；②锁扣；③双滑轮；④保护垫。

4）担架系统：①救援担架（伤员固定带）；②担架连接带；③高效率滑轮。

5）保护牵引系统：①扁带；②锁扣；③防坠落保护器；④牵引下降器；⑤保护垫。

（2）步骤

1）小组人员分工。

2）选择固定端位置及装备器材。

3）选择收紧端位置及装备器材。

4）根据需要搭设高支点。

5）确认固定端、高支点搭设完毕，收紧绳桥。

6）搭设保护牵引系统。

7）制作担架系统并连接保护牵引系统。

8）担架系统连接绳桥。

4. 斜向救援系统　是众多绳索系统中相对操作简单的技术，需要较少的人员和装备器材来操作。斜向救援系统可以快速将位于高空位置上的受困者迅速转移至地面，适合多种环境下的救援行动（图 2-1-93）。

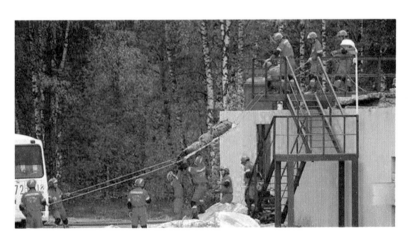

图 2-1-93　斜向救援系统

（1）装备

1）固定端：①静力绳；②扁带；③锁扣保护垫。

2）收紧端：①扁带；②锁扣；③分力板；④MPD/ID/STOP 排型缓降器；⑤手持上升器；⑥高效率滑轮；⑦保护垫。

3）高支点：①静力绳；②锁扣；③双滑轮；④保护垫。

4）担架系统：①救援担架（伤员固定带）；②担架连接带；③高效率滑轮。

5）保护牵引系统：①扁带；②锁扣；③防坠落保护器；④牵引下降器；⑤保护垫。

（2）步骤

1）小组人员分工。

2）选择固定端位置及装备器材。

3）选择收紧端位置及装备器材。

4）根据需要搭设高支点。

5）确认固定端、高支点搭设完毕,收紧绳桥。

6）搭设保护牵引系统。

7）制作担架系统并连接保护牵引系统。

8）担架系统连接绳桥。

六、吊装技术

（一）吊装作业管理规范

起重机和挖掘机是现今建筑工程中的常用施工机械,也是比较容易在地震灾区获得的现场救援资源之一。如果大量的瓦砾或重型构件阻碍了救援队的行动,救援队可将其作为重型清除装备来使用,但应考虑是否会伤害到埋压在瓦砾中的幸存者。在已知幸存者被全部救出或判定受困者基本无生还可能的情况下,利用它们可快速地清除废墟瓦砾及搜寻遇难者尸体。

1. 起重作业人员行为规范

（1）起重吊装作业前,应根据现场要求,划定人员作业危险区域,设置醒目的警示标志,防止无关人员进入。

（2）必须有指挥人员,作业半径内不得站人或停留。

（3）吊装作业人员必须经技术培训考核合格后,持有效的特种作业证上岗。

（4）起重机操作人员严禁擅离工作岗位,无吊装人员指挥不得起吊重物。

（5）吊装作业人员不得擅离岗位,工作中必须集中精神,注意指挥信号。

（6）每班交接班前后应对作业面进行一次全面检查,如接班者未能明白交班内容,不得交班作业。

（7）每班下班前应仔细检查一遍钢丝绳,如发现异常现象要及时报告,达到报废标准的钢丝绳要拆除。

（8）吊装人员在作业过程中如发现不正常现象或听到不正常声音时,应停机检查;如未查出原因,禁止司机开机。

（9）在有6级或以上强风的环境下,严禁吊装人员进行吊装作业。

（10）吊装作业时,应明确指挥人员;指挥人员应佩戴安全帽,安全帽应符合《安全帽》（GB 2811—2007）国家标准的规定。

（11）利用两台或多台起重机械吊运同一重物时,升降、运行应保持同步;各台起重机械所承受的载荷不得超过各自额定起重能力的80%。

（12）正式起吊前应进行试吊,试吊中检查全部机具、地锚受力情况,对接替工作的人员,应告知设备存在的异常情况及尚未消除的故障。

（13）当吊装作业审批手续齐全,安全措施全部落实,作业环境符合安全要求时,作业人员方可进行作业。

2. 起重吊具使用规范

（1）吊具及其与起重机械的连接方法应安全可靠;必要时,应有保证吊具安全作业的保护装置或措施。

（2）施工现场所用的吊具,如卸扣、钢丝绳套、吊带等,平时由专人组织维护与检查,使其保持良好工作状态。

（3）露天使用的吊具,其结构应避免积水。

（4）起重吊具必须有合格证明,方可投入使用。使用的所有吊索必须具有生产厂家证书,并在琵琶头上打出安全工作负荷。

（5）施工现场使用的所有吊具包括吊绳、吊耳和30t以上卸扣等,至少每年进行一次第三方检验,并做好标识。

（6）当吊具存在重大事故隐患，无改造、维修价值或者超过规定使用年限时，应及时申请报废。

（7）严禁利用管道、管架、电杆、机电设备等做吊装锚点。

（8）不准用吊钩直接缠绕重物，不得将不同种类或不同规程的索具混在一起使用。

（9）起重机械工作时，不得对起重机械进行检查和维修；有载荷的情况下，不得调整起升变幅机构的制动器。

（10）起吊重物就位前，严禁解开吊装索具。

3. 吊装作业信号使用规范

（1）吊装指挥人员的信号使用必须准确、符合要求，严格按照信号规定安全指挥工作。

（2）指挥人员身体状况不好者（如有恐高症、近视、老视等有碍正常作业），不得进行指挥作业。

（3）对吊装作业信号规定不清楚者，不得进行现场指挥作业。

（4）司机必须熟练掌握标准的通用手势信号和有关的各种指挥信号，并与指挥人员密切配合。

（5）夜间指挥作业信号必须清楚、正确，必须在现场可视的环境下进行。

（6）当信号不明或可能引起事故时，应暂停作业，待处置完情况后方可继续作业。

（7）对紧急停车信号，不论由何人发出，均应立即执行。

（二）吊装作业安全操作规程

1. 作业前的准备

（1）起重机进入现场前，应检查作业区域周围有无障碍物。起重机应停放在平坦、坚硬的地面上，伸出全部支腿。地面松软不平时，支腿应用垫木垫实，使起重机处于水平状态。

（2）各操纵杆置于空挡位置，并锁住制动踏板。

（3）发动机在中速下接合输出动力，使液压油及各齿轮箱的润滑油预热 15～20min，在寒冷季节可适当延长预热时间。

（4）禁止起重机在支腿半伸出的状态下进行吊装作业。

（5）放支腿时，应先放后支腿，后放前支腿；收支腿时，必须先收前支腿，后收后支腿。

（6）作业时，不要扳动支腿操作机构。如需调整支腿，必须将重物放至地面，臂杆转至正前方或正后方，再进行调整。

2. 吊臂延伸和收存

（1）吊臂变幅应平稳，严禁猛然起落臂杆。

（2）变幅角度或回转半径应与起重量相适应。

（3）回转前要注意周围（特别是尾部）不得有人或障碍物。必须在回转运动停止后，方可改变转向。当不再回转时，应锁紧回转制动器。

（4）起吊作业应在起重机的侧向和后向进行，向前回转时，臂杆中心线不得越过支腿中心。

（5）第四节臂杆只有在第二、三节全部伸出后才允许伸到需要的长度。

（6）当带副杆的臂杆外伸时，要取出副杆根部销轴，并把它插入第一节下的固定销位。

（7）臂杆向外延伸，当超过限制器发生警报时，应立即停止，不得强行继续外伸。

（8）当臂杆外伸或降到最大工作位置时，要防止过负荷。

（9）在缩回时，臂杆角度不得太小，先缩回第四节，然后再将第二、三节缩回。

（10）收存时应根据指挥信号，拆卸或存放副吊钩。收存时应特别注意不可将钢丝绳绞得太紧。

3. 提升和降落

（1）起吊前，应查表确定臂杆长度、臂杆倾角、回转半径及允许负荷间的相互关系，每一个数据都应在规定范围以内。绝不许超出规定，强行作业。

（2）应定期检查起吊钢丝绳及吊钩的完好情况，保证有足够的强度。

（3）起吊前，要检查蓄能器压力矩限制器、过绕断路装置、报警装置等是否灵敏、可靠。

（4）正式起吊时，先将重物吊离地面 20～50cm，然后停机检查重物绑扎的牢固性和平稳性、制动的可靠性,以及起重机的稳定性,确认正常后,方可继续操作。

（5）作业中如突然发生故障,应立即卸载,停止作业,进行检查和修理。禁止在作业时对运转部位进行修理、调整、保养等工作。

（6）当重物悬在空中时,司机不得离开操作室。

（7）起吊钢丝绳从卷筒上放出时,剩余量不得少于3圈。

4. 安全注意事项

（1）在提升或降落过程中,重物下方严禁人员停留或通过。

（2）严禁非操作人员进入起重机操作室。

（3）严禁斜吊、拉吊和起吊被其他重物卡压,或与地面冻结,以及埋设在地下的物件。

（4）开始工作前,必须仔细检查各操作手柄的位置,操作前一定要先发出信号。

（5）如遇雨雪天气,为了防止制动器受潮失灵,应先经过试吊,确认可靠后,方可作业。

（6）起吊重物时,重物的重心与吊钩中心应在同一垂直线上,绝不可偏置。回转速度要均匀,重物未停稳前,不准做反向操作。

（7）起吊重物越过障碍物时,重物底部至少应高出所跨越障碍物最高点0.5m以上。停机时,必须先将重物落地,不得将重物悬在空中停机。

（8）停工和休息时,不得将吊物、吊笼、吊具和吊索吊在空中。

（三）吊装作业主要装备

1. 汽车起重机 是装在普通汽车底盘或特制汽车底盘上的一种起重机,其行驶驾驶室与起重操纵室分开设置。这种起重机的优点是机动性好,转移迅速。缺点是工作时须支腿,不能负荷行驶,也不适合在松软或泥泞的场地工作。汽车起重机的底盘性能等同于同样整车总重的载重汽车,符合公路车辆的技术要求,因而可在各类公路上通行。此种起重机一般备有上、下车两个操纵室,作业时必须伸出支腿保持稳定。起重量的范围很大(8~1 000t),底盘的车轴数为2~10根,是产量最大、使用最广泛的起重机类型。

2. 挖掘机 进行吊装作业前,应确认吊装现场周围状况,使用高强度的吊钩和钢丝绳,吊装时要尽量使用专用的吊装装置;作业方式应选择微操作模式,动作要缓慢平衡;吊绳长短适当,过长会使吊物摆动较大而难以精确控制;要正确调整铲斗位置,防止钢丝绳滑脱;施工人员尽量不要靠近吊装物,防止因操作不当发生危险。

（四）吊装钢丝绳的使用

1. 钢丝绳选用及计算方法

（1）钢丝绳的类型:常用钢丝绳根据绳股与绳的捻向可分为交捻绳、顺捻绳和混合捻绳(图2-1-94)。

1）交捻绳:钢丝捻成股方向与股捻成绳的方向相反。特点是钢丝绳不会扭转和松散,吊装重物后不会转动。起重吊装作业中优先使用交捻绳。

2）顺捻绳:钢丝捻成股与股捻成绳的方向相同。特点是比较柔软,但容易自行松散和具有扭转的倾向,在自由悬挂重物的吊装作业中不宜采用。

3）混合捻绳:是综合顺捻和交捻的综合捻法,钢丝绳中相邻两股或两层股的钢丝捻绕方向相反,具有顺捻和交捻两种钢丝绳的优点,因制造困难、价格高,使用较少。

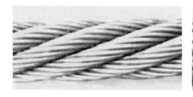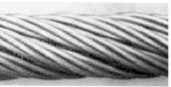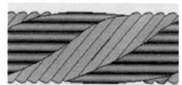

图2-1-94 交捻绳（左）、顺捻绳（中）和混合捻绳（右）

（2）钢丝绳常用规格:起重吊装作业常用钢丝绳有 6×19+1、6×37+1、6×61 +1 三种。其中数字"6"表示钢丝绳由 6 股组成;数字"19""37"和"61"表示每股由"19""37"和"61"根钢丝组成(同直径钢丝绳,钢丝越多绕性越好,但耐磨性下降);数字"1"表示 1 股麻芯或钢芯(图 2-1-95)。6×19+1:绕性差,常用作拉索、缆风绳及制作起重索具;6×37+1:绕性比 6×19+1 钢丝绳好,适用于要求绳索严重受弯的情况下使用,常用于在起重吊装作业中捆扎设备、穿绕滑车组及制作起重吊;制作吊索应采用交捻 6×37+1 型麻芯钢丝绳。6×61+1:绕性好,易于弯曲,用于绑扎各类物件。但耐磨性差,常见于在受载不大的情况下使用。

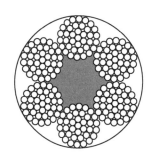

图 2-1-95　钢丝绳标记
图例 6×37+1

钢丝绳标记方法,例如 6×37-20-1 700 表示 6 股、每股 37 丝、钢丝绳直径(φ)为 20mm、钢丝绳抗拉强度为 1 700MPa。起重吊装作业中,一般采用《钢丝绳》(GB/T 8918—1996)国家标准中 6×19 和 6×37 钢丝绳,常用规格及性能参数见表 2-1-17 和表 2-1-18。

（3）作业中,钢丝绳破断拉力 T 的计算如下:

$$T = (P \times K_1 \times K_2 \times K) / \Psi$$

式中,T 为钢丝绳破断拉力(查表);P 为钢丝绳实际需要承受的吊装载荷;K_1 为动载系数,取 $K_1 = 1.1$;K_2 为不均衡系数,单吊点取 $K_2 = 1$,双吊点以上取 $K_2 = 1.2$;Ψ 为钢丝捻制不均折减系数(对于 6×19 绳,$\Psi = 0.85$;对于 6×37 绳,$\Psi = 0.82$);K 为安全系数。不同用途的钢丝绳安全系数(K)的选用见表 2-1-19。

表 2-1-17　6×19 钢丝绳规格及参数

直　　径		钢丝绳的抗拉强度/MPa				
		1 400	1 550	1 700	1 850	2 000
钢丝绳/mm	钢丝/mm	钢丝破断拉力总和/kN				
6.2	0.4	20.00	22.10	24.30	26.40	28.60
7.7	0.5	31.30	34.60	38.00	41.30	44.70
9.3	0.6	45.10	49.60	54.70	59.60	64.40
11.0	0.7	61.30	67.90	74.50	81.10	87.70
12.5	0.8	80.10	88.70	97.30	105.50	114.50
14.0	0.9	101.00	112.00	123.00	134.00	114.50
15.5	1.0	125.00	138.50	152.00	165.50	178.50
17.0	1.1	151.50	167.50	184.00	200.00	216.50
18.5	1.2	180.00	199.50	219.00	238.00	257.50
20.0	1.3	211.50	234.00	257.00	279.50	302.00
21.5	1.4	245.50	271.50	298.00	324.00	350.50
23.0	1.5	281.50	312.00	342.00	372.00	402.50
24.5	1.6	320.50	355.00	389.00	423.50	458.00
26.0	1.7	362.00	400.50	439.50	478.00	517.00
28.0	1.8	405.50	499.00	492.50	536.00	579.50
31.0	2.0	501.00	554.50	608.50	662.00	715.50
34.0	2.2	606.00	671.00	736.00	801.00	—
37.0	2.4	721.50	798.50	876.00	953.50	—
40.0	2.6	846.50	937.50	1 025.00	1 115.00	—
43.0	2.8	982.00	1 080.50	1 190.00	1 295.00	—
46.0	3.0	1 125.00	1 245.00	1 365.00	1 490.00	—

注:— 代表无数据。

表 2-1-18　6×37 钢丝绳规格及参数

直　　径		钢丝绳的抗拉强度/MPa				
		1 400	1 550	1 700	1 850	2 000
钢丝绳/mm	钢丝/mm	钢丝破断拉力总和/kN				
8.7	0.4	39.00	43.20	47.30	51.50	55.70
11.0	0.5	60.00	67.50	74.00	80.60	87.10
13.0	0.6	87.80	97.20	106.50	116.00	125.00
15.0	0.7	119.50	132.00	145.00	157.50	170.50
17.5	0.8	156.00	172.50	189.50	206.00	223.00
19.5	0.9	197.50	218.50	239.50	261.00	282.00
21.5	1.0	243.50	270.00	296.00	322.00	348.50
24.0	1.1	295.00	326.50	358.00	390.00	421.50
26.0	1.2	351.00	388.50	426.50	464.00	501.50
28.0	1.3	412.00	456.50	500.50	544.50	589.00
30.0	1.4	478.00	529.00	580.50	631.50	683.00
32.5	1.5	548.50	607.50	666.50	725.00	784.00
34.5	1.6	624.50	691.50	758.00	825.00	892.00
36.5	1.7	705.00	780.50	856.00	931.50	1 005.00
39.0	1.8	790.00	875.00	959.50	1 040.00	1 125.00
43.0	2.0	975.50	1 080.00	1 185.00	1 285.00	1 390.00
47.5	2.2	1 180.00	1 305.00	1 430.00	1 560.00	—
52.0	2.4	1 405.00	1 555.00	1 705.00	1 855.00	—
56.0	2.6	1 645.00	1 825.00	2 000.00	2 175.00	—
60.5	2.8	1 910.00	2 115.00	2 320.00	2 525.00	—
65.0	3.0	2 195.00	2 430.00	2 665.00	2 900.00	—

注:—代表无数据。

表 2-1-19　不同用途的钢丝绳安全系数（K）的选用

钢丝绳用途	安全系数（K）	钢丝绳用途	安全系数（K）
缆风绳	3.5	无弯曲吊索	7
缆索起重机承重绳	3.75	捆绑吊索	8~10
电动起重设备跑绳	5~6	载人升降机及吊笼	14
手动起重设备跑绳	4.5		

　　在实际工作中,进行钢丝绳选用时,可根据实际计算所需要的钢丝绳破断拉力,在钢丝绳标准参数表中选用合适规格的钢丝绳。在选用钢丝绳规格的同时,必须明确钢丝绳的抗拉强度。

　　在作业现场缺少图表资料时,可采用下式(仅为数据估算用,非规范公式)估算钢丝绳的破断拉力:

$$SP = 500d^2$$

式中,SP 为钢丝绳的破断拉力,单位为 N;d 为钢丝绳的直径,单位为 mm。

　　2. 吊装作业中钢丝绳使用的一般规定　起重吊装作业中,常见的被吊物捆绑方式是:使用 2 根吊索,为减小吊索载荷及对被吊物的水平轴向压力,应将吊索与被吊物之间的水平夹角控制在 45°~60°。夹角超过 90°时,可使用平衡梁过渡,以减小吊索之间的夹角(图 2-1-96)。使用吊索直接捆绑被吊物,如果被吊物存在棱边、棱角时,在吊索与被吊物之间必须使用软物或半边管隔离保护(图 2-1-97)。在不同吊索、不同的水平夹角及不同载荷条件下,钢丝绳的选择参照表 2-1-20~表 2-1-22 进行。

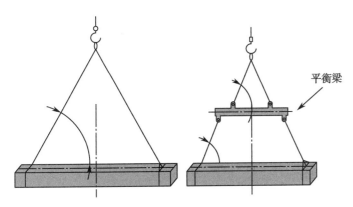

图 2-1-96　吊索与被吊物之间的水平夹角

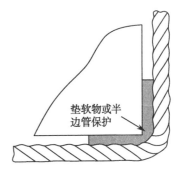

图 2-1-97　吊索的隔离保护

表 2-1-20　吊索与吊物水平夹角为 90°时，在不同载荷条件下钢丝绳规格的选择参考

类别	钢丝绳规格的选择参考					
吊索根数	1		2		4	
吊索与吊物 水平夹角	90°					
吊物质量/10kN	所需钢丝绳破断 拉力/10kN	选用钢丝绳 直径/mm	所需钢丝绳破断 拉力/10kN	选用钢丝绳 直径/mm	所需钢丝绳破断 拉力/10kN	选用钢丝绳 直径/mm
1.0	10.7	15.0	5.4	11.0	3.2	11.0
2.0	21.5	21.5	10.7	15.0	6.4	13.0
3.0	32.2	26.0	16.1	19.5	9.7	15.0
4.0	42.9	30.0	21.5	21.5	12.9	17.5
5.0	53.7	32.5	26.8	24.0	16.1	19.5
6.0	64.4	36.5	32.2	26.0	19.3	21.5
7.0	75.1	39.0	37.6	28.0	22.5	21.5
8.0	85.9	43.0	42.9	30.0	25.8	24.0
9.0	96.6	43.0	48.3	32.5	29.0	26.0
10.0	107.3	47.5	53.7	34.5	32.2	26.0
12.5	134.1	52.0	67.1	36.5	40.2	28.0
15.0	161.0	56.0	80.5	43.0	48.3	32.5
17.5	187.8	60.5	93.9	43.0	56.3	34.5
20.0	214.6	65.0	107.3	47.5	64.4	36.5
22.5	—	—	120.7	52.0	72.4	39.0
25.0	—	—	134.1	52.0	80.5	43.0
27.5	—	—	147.6	56.0	88.5	43.0
30.0	—	—	161.0	56	96.6	43.0
35.0	—	—	187.8	60.5	112.7	52.0
40.0	—	—	214.6	65	128.8	52.0
45.0	—	—	—	—	144.9	56.0
50.0	—	—	—	—	161.0	56.0

注:— 代表不宜选用。

表 2-1-21　2 根吊索与吊物在不同水平夹角及载荷条件下钢丝绳规格的选择参考
（正常条件下，不宜使用 30°夹角）

类别	钢丝绳规格的选择参考					
吊索根数	2					
吊索与吊物 水平夹角	60°		45°		30°	
吊物质量/10kN	所需钢丝绳 破断拉力/10kN	选用钢丝绳 直径/mm	所需钢丝绳破断 拉力/10kN	选用钢丝绳 直径/mm	所需钢丝绳破断 拉力/10kN	选用钢丝绳 直径/mm
1.0	7.4	13.0	9.1	15.0	12.9	17.5
2.0	14.9	19.5	18.2	19.5	25.8	24.0
3.0	22.3	21.5	27.3	24.0	38.6	28.0
4.0	29.7	26.0	36.4	28.0	51.5	32.5
5.0	37.2	28.0	45.5	30.0	64.4	36.5
6.0	44.6	30.0	54.6	34.5	77.3	39.0
7.0	52.0	52.5	63.7	36.5	90.1	43.0
8.0	59.5	34.5	72.8	39.0	103.0	47.5
9.0	66.9	36.5	82.0	43.0	115.9	47.5
10.0	74.4	39.0	91.1	43.0	128.8	52.0
12.5	92.9	43.0	113.8	47.5	161.0	56.0
15.0	111.5	47.5	136.6	52.0	193.2	65.0
17.5	130.1	52.0	159.4	56.0	—	—
20.0	148.7	56.0	182.1	60.5	—	—
22.5	167.3	60.5	204.9	65.0	—	—
25.0	185.9	60.5	—	—	—	—
27.5	204.5	65.0	—	—	—	—

注:— 代表不宜选用。

表 2-1-22　4 根吊索与吊物在不同水平夹角及载荷条件下钢丝绳的规格的选择参考
（正常条件下，不宜使用 30°夹角）

类别	钢丝绳规格的选择参考					
吊索根数	4					
吊索与吊物水平夹角	60°		45°		30°	
吊物质量/10kN	所需钢丝绳破断拉力/10kN	选用钢丝绳直径/mm	所需钢丝绳破断拉力/10kN	选用钢丝绳直径/mm	所需钢丝绳破断拉力/10kN	选用钢丝绳直径/mm
1.0	3.7	11.0	4.6	11.0	6.4	13.0
2.0	7.4	13.0	9.1	15.0	12.9	17.5
3.0	11.2	17.5	13.7	17.5	19.3	21.5
4.0	14.9	19.5	18.2	19.5	25.8	24.0
5.0	18.6	19.5	22.8	21.5	32.2	26.0
6.0	22.3	21.5	27.3	24.0	38.6	28.0
7.0	26.0	24.0	31.9	26.0	45.1	30.0
8.0	29.7	26.0	36.4	28.0	51.5	32.5
9.0	33.5	26.0	41.0	30.0	58.0	34.5
10.0	37.2	28.0	45.5	30.0	64.4	36.5
12.5	46.5	30.0	56.9	34.5	80.5	43.0
15.0	55.8	34.5	68.3	36.5	96.6	47.5
17.5	65.1	36.5	79.7	43.0	112.7	47.5
20.0	74.4	39.0	91.1	43.0	128.8	52.0
22.5	83.6	43.0	102.4	47.5	144.9	56.0
25.0	92.9	43.0	113.8	47.5	161.0	56.0
27.5	102.2	47.5	125.2	52.0	177.1	60.5
30.0	111.5	47.5	136.6	52.0	193.2	65.0
35.0	130.1	52.0	159.4	56.0	—	—
40.0	148.7	56.0	182.1	60.5	—	—
45.0	167.3	60.5	204.9	65.0	—	—
50.0	185.9	60.5	—	—	—	—

注：— 代表不宜选用。

3. 钢丝绳使用期间的折减系数及报废标准

（1）钢丝绳使用的折减系数：钢丝绳一个节距内的断丝折减系数见表 2-1-23，钢丝绳表面磨损或腐蚀量的折减系数见表 2-1-24。

（2）钢丝绳报废标准：钢丝绳出现如下情况之一时禁止使用，应予以报废（图 2-1-98）。

1）钢丝绳无规律损坏，在 6 倍钢丝绳直径的长度范围内可见断丝总数超过钢丝总数的 5% 时。

2）磨损或锈蚀严重，钢丝的直径减小到其直径的 40% 时。

表 2-1-23　钢丝绳一个节距内的断丝折减系数

钢丝绳破断力的 折减系数	钢丝绳的断丝数					
	6×19+1		6×37+1		6×61+1	
	交捻	顺捻	交捻	顺捻	交捻	顺捻
0.95	5	3	11	6	18	9
0.90	10	5	19	9	19	14
0.83	14	7	28	14	40	20
0.80	17	8	33	16	43	21
0	>17	>8	>33	>16	>43	>21

表 2-1-24　钢丝绳表面磨损或腐蚀量折减系数

钢丝绳表面磨损或腐蚀 占直径的百分比/%	折减系数	钢丝绳表面磨损或腐蚀 占直径的百分比/%	折减系数
10	0.80	25	0.55
15	0.70	30	0.50
20	0.65	>30	0.00

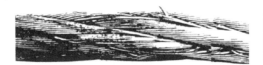
①交捻钢丝绳两相邻绳股中的断丝及钢丝的位移

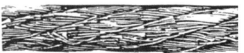
②交捻钢丝绳大量断丝伴随着严重的磨损废

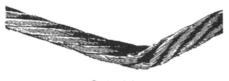
③严重弯折

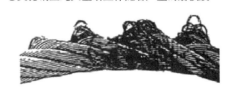
④钢丝绳大面积变形

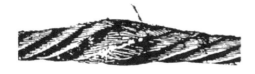
⑤局部被压裂造成绳股间不平衡加之断丝的

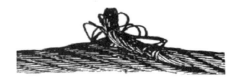
⑥钢芯挤出,严重破损的

图 2-1-98　钢丝绳报废图例

3）钢丝绳失去正常状态,产生严重变形时。

4）出现严重磨损,在任何部位实测钢丝绳直径不到原公称直径的90%时。

5）打结、扭曲、挤压造成钢丝绳畸变、压破、芯损坏,或钢丝绳压扁超过原公称直径的20%。

（五）吊装带的使用

1. 吊装带的种类及选用

（1）吊装带的分类:合成纤维吊装带简称吊装带,由聚酰胺、聚酯和聚丙烯合成纤维材料制成。可分为扁平吊带和圆形吊带,两端可带环状扣,目前多用的为扁平吊带。扁平吊带为柔性吊带,由缝制织带部件组成,带或不带端配件,用于将载荷连接到起重机的吊钩或其他起重设备上。圆形吊带是由无级环绕平行排列的多股集束强力纱组成的闭合承载芯,多股集束强力纱起承载作用,用其外部织成的保护套包住;此保护套只起保护作用,而不起承载作用,能使吊装带的使用寿命延长。

（2）吊装带的特点

1）能很好地保护被吊物品,使其表面不被损坏。

2）使用过程中有减震、不易腐蚀、不导电,在易燃易爆的环境下不产生火花。

3）质量只有金属吊具的 20%,便于携带及进行吊装准备工作。

4）弹性伸长率较小,能减少反弹伤人的危险。

（3）吊装带以颜色来区分额定载荷:紫色 1t,青色 2t,黄色 3t,灰色 4t,橘红色 5t,咖啡色 6t,蓝色 8t,10t 以上为橘黄色(图 2-1-99)。

2. 吊装带使用的安全注意事项(图 2-1-100)

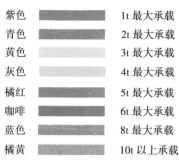

紫色		1t 最大承载
青色		2t 最大承载
黄色		3t 最大承载
灰色		4t 最大承载
橘红		5t 最大承载
咖啡		6t 最大承载
蓝色		8t 最大承载
橘黄		10t 以上承载

图 2-1-99　吊装带色卡

吊装带使用时,不允许采用如图拴结方法进行环绕

吊装带使用时,将吊装带直接挂入吊钩受力中心位置,不能挂在吊钩钩尖部位

在吊装作业中,吊装带不允许交叉、扭转,不允许打结、打拧,应采用正确的吊装带专用连接件来连接

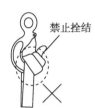
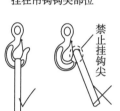
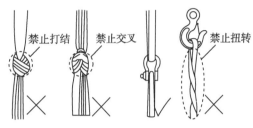

当遇到负载有尖角、棱边的货物时,必须采取护套、护角等方法来保持吊带,以延长吊装带的使用寿命。严禁在粗糙表面使用吊带,以免吊带被棱角割断和粗糙的表面划伤

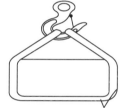
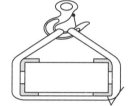
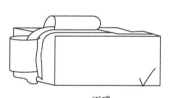

圆角可不加保护套　　　锐边处应加保护套　　　　　正确

吊装管类物体时要采取正确的吊装方式,吊装角度过大会产生安全隐患

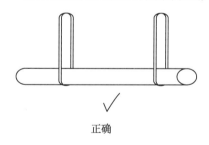
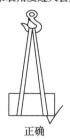
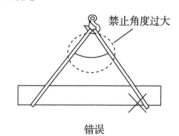

正确　　　　　　　正确　　　　　　　错误

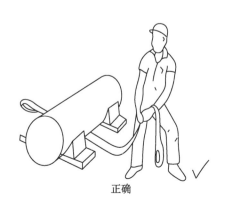
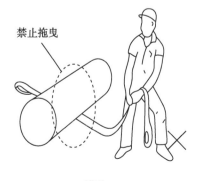

正确　　　　　　　　　　　　　错误

图 2-1-100　吊装带使用的安全注意事项

（1）不允许超负荷使用吊装带,如同时使用几条时,应尽可能使负荷均布在几条吊装带上。

（2）不允许将软环同可能对其造成损坏的装置连接起来,软环连接的吊挂装置应是平滑、无任何尖锐的边缘,其尺寸和形状不应撕开吊装带缝合处。

（3）移动吊装带和货物时,不要拖曳。

（4）不要使吊装带打结、打拧,不允许吊装带悬挂吊物时间过长。

（5）不允许使用没有护套的吊装带承载有尖角、棱边的货物。

（6）如果在高温场合或吊运化学物质等非正常环境下使用吊装带,应按照制造商的指导、建议进行使用。

（7）吊装带弄脏或在有酸碱倾向的环境中使用吊装带后,应立即用凉水冲洗干净。

（8）吊装带应在避光和无紫外线辐射的条件下存放,不应把吊装带存放在明火旁或其他热源附近。

3. 吊装带报废标准　出现以下情况之一时,吊装带应予以报废。

（1）吊装带表面（含外保护套）不应有横向、纵向擦破或割断,出现类似情况应予以报废。

（2）吊装带表面纤维严重磨损,局部绳径变细或任一绳股磨损达原绳股的1/4。

（3）吊装带内部绳股间出现破断,有残存碎纤维或纤维颗粒。

（4）吊装带纤维出现软化或老化,表面粗糙,纤维极易剥落,弹性变小,强度减小。

（5）编接处破损,绳股拉出,索眼损坏。

（6）吊装带出现死结,承载接缝绽开,缝线磨断,带有红色警戒线吊装带的警戒线裸露。

4. 吊钩使用注意事项（图2-1-101）

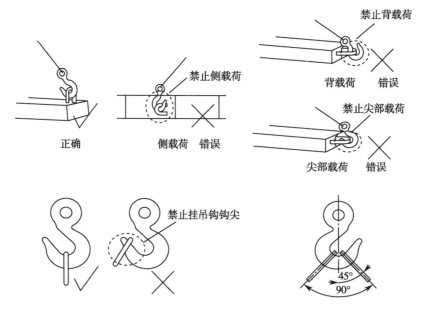

图2-1-101　吊钩使用注意事项

（1）使用吊钩时,不允许把吊钩用于侧载荷、背载荷和尖部载荷。

（2）使用吊钩时,应将索具端部件挂入吊钩受力中心位置,不能直接挂入吊钩钩尖部位。

（3）当将两个吊索放入吊钩时,从垂直平面至吊索拉开的角度不能大于45°,且两个吊索之间的夹角不许超过90°。

5. 吊钩出现以下情况之一时,禁止使用,应予以报废。

（1）表面有裂纹及破口。

（2）钩尾部和螺纹部分等危险断面及钩筋有永久性变形时。

（3）挂绳处断面磨损量超过原高度的10%时。

（4）心轴磨损量超过其直径的5%时。

（5）开口度比原尺寸增加15%时。

（6）扭转变形超出 10%。

（7）吊钩曾有过焊补或有焊补痕迹的。

（六）吊装指挥信号的识别与应用

吊装机械（含特种车辆）进行救援作业有其特殊性：一是机械操作手所处的位置不便于近距离观察；二是机械操作噪声大。因此大型工程机械通常采用统一的指挥信号进行联络通信。

1. 吊车作业的手语指挥　《起重吊运指挥信号》（GB 5082—1985）国家标准对国内吊车作业的手语指挥信号作出了统一规范，其常用手语如下。

（1）预备（注意）：手臂伸直置于头上方，五指自然张开，手心朝前保持不动（图 2-1-102）。

（2）要主钩：单手自然握拳，轻触头顶（图 2-1-103）。

（3）要副钩：单手握拳，小臂向上不动，另一只手手心轻触握拳手肘部（图 2-1-104）。

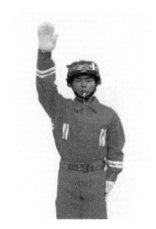 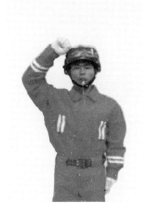 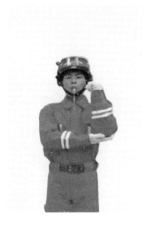

图 2-1-102　预备（注意）　　　　图 2-1-103　要主钩　　　　　图 2-1-104　要副钩

（4）吊钩上升：小臂向侧上方伸直，五指自然张开，高于肩部，以腕部为轴转动（图 2-1-105）。

（5）吊钩下降：小臂向侧下方伸直，与身体的夹角约为 30°，五指自然张开，以腕部为轴转动（图 2-1-106）。

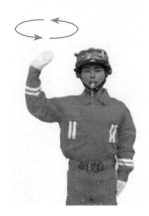 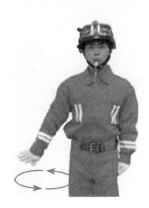

图 2-1-105　吊钩上升　　　　　　　　　图 2-1-106　吊钩下降

（6）吊钩水平移动：小臂向侧上方伸直，五指并拢，手心朝外，朝负载运行的方向，向下挥动到与肩平齐的位置（图 2-1-107）。

（7）吊钩微微上升：小臂向侧前上方，手心朝上，高于肩部，以腕部为轴，重复向上摆动手掌（图 2-1-108）。

（8）吊钩微微下降：手臂伸向侧下方伸直，与身体的夹角约为 30°，手心朝下，以腕部为轴，重复向下摆动手掌（图 2-1-109）。

（9）吊钩水平微微移动：小臂向侧上方自然伸出，五指并拢手心朝外，朝负载运行的方向，重复做缓慢的水平运动（图 2-1-110）。

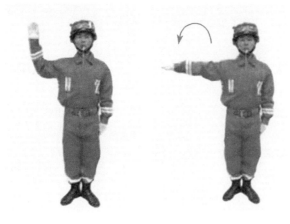

图 2-1-107　吊钩水平移动

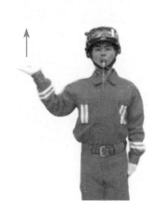

图 2-1-108　吊钩微微上升

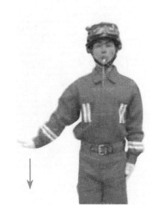

图 2-1-109　吊钩微微下降

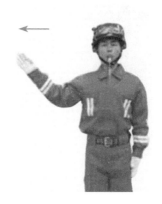

图 2-1-110　吊钩水平微微移动

（10）升臂：手臂向一侧水平伸直，拇指朝上，余指握拢，小臂向上摆动（图 2-1-111）。

（11）降臂：手臂向一侧水平伸直，拇指朝下，余指握拢，小臂向下摆动（图 2-1-112）。

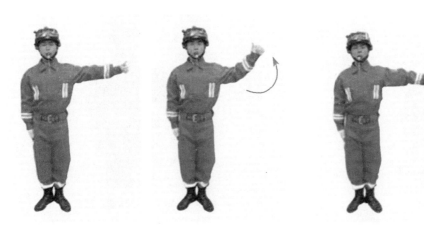

图 2-1-111　升臂

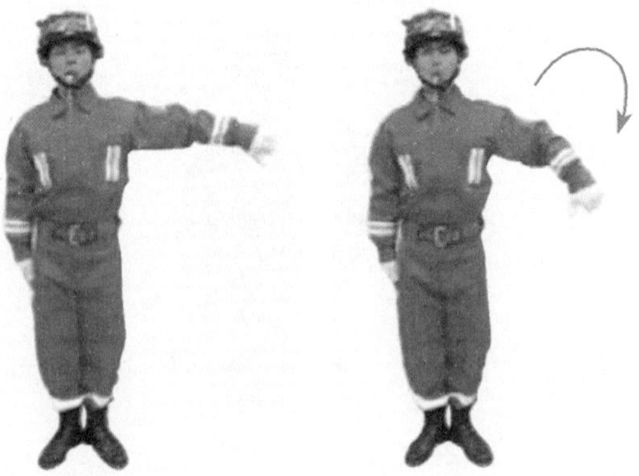

图 2-1-112　降臂

（12）微微升臂：右小臂置于胸前，五指伸直，手心朝下，保持不动，左手的拇指对着右手手心，余指握拢，做上下往复运动。根据现场作业的需要，此动作可左右手互换，如选择将左小臂置于胸前，右手照此法动作（图 2-1-113）。

（13）微微降臂：右小臂置于胸前，手心朝上，保持不动，左手的拇指对着右手心，余指握拢，做上下运动。如选择将左小臂置于胸前，右手照此法动作（图 2-1-114）。

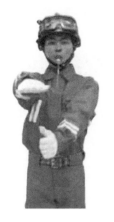 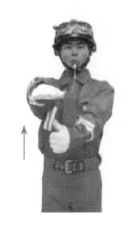 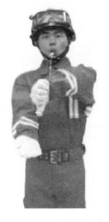 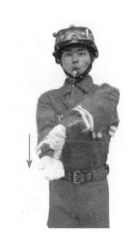

图2-1-113　微微升臂 图2-1-114　微微降臂

（14）伸臂：两手分别握拳，拳心朝上，拇指指向两侧，做反向运动（图2-1-115）。

（15）缩臂：两手分别握拳，拳心朝下，拇指对指，做相向运动（图2-1-116）。

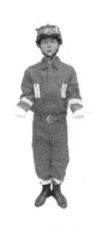 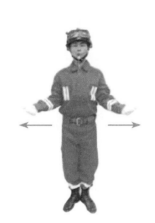 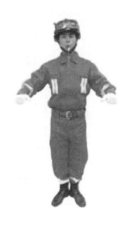 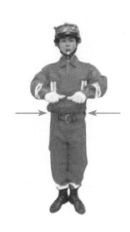

图2-1-115　伸臂 图2-1-116　缩臂

（16）吊车前进：通常指挥员站于吊车前方，双臂向前伸，小臂屈起，五指并拢，以肘部为轴，手心朝向自己，前后反复摆动（图2-1-117）。

（17）吊车后退：通常指挥员应站于吊车前方，双臂向前伸，小臂屈起，五指并拢，以肘部为轴，手心朝向吊车，前后反复摆动（图2-1-118）。

（18）指示降落位置：五指并拢、伸直，指尖朝向方向为负载应降落的位置（图2-1-119）。

（19）停止：小臂水平置于胸前，五指张开，手心朝下，水平挥向一侧（图2-1-120）。

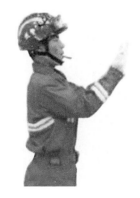 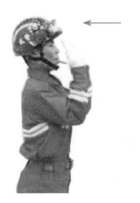 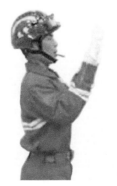 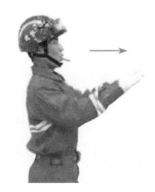

图2-1-117　吊车前进 图2-1-118　吊车后退

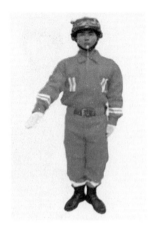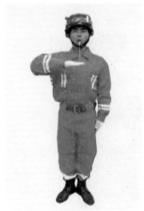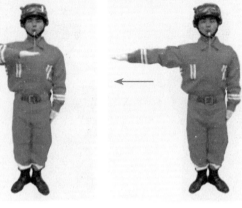

图 2-1-119　指示降落位置　　　　　　　图 2-1-120　停止

（20）紧急停止：两小臂水平置于胸前,五指张开,手心朝下,同时水平挥向两侧(图 2-1-121)。

（21）工作结束：双手张开,五指并拢,掌心朝外,在额前交叉(图 2-1-122)。

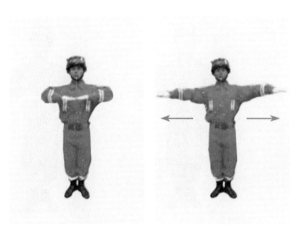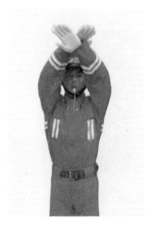

图 2-1-121　紧急停止　　　　　　　　　　图 2-1-122　工作结束

2. 吊车的旗语指挥　《起重吊运指挥信号》(GB 5082—1985)国家标准同样对吊车作业的旗语指挥信号也作出了统一规范,其常用旗语如下。

（1）预备(注意)：单手持红旗上举(图 2-1-123)。

（2）要主钩：单手自然握拳持红绿旗,旗头轻触头顶(图 2-1-124)。

（3）要副钩：单手握拳,小臂向上不动,另一只手拢红绿旗,旗头触握拳手肘部(图 2-1-125)。

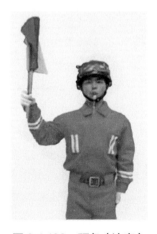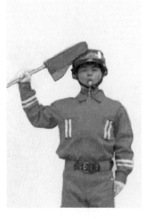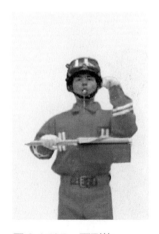

图 2-1-123　预备（注意）　　　图 2-1-124　要主钩　　　　　图 2-1-125　要副钩

（4）吊钩上升:绿旗上举,红旗自然下放(图2-1-126)。

（5）吊钩下降:绿旗拢起、下指,红旗自然下放(图2-1-127)。

（6）吊钩微微上升:绿旗上举,红旗拢起,横在绿旗上,两旗互相垂直(图2-1-128)。

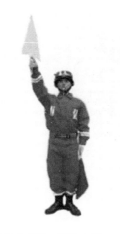　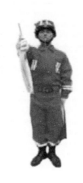　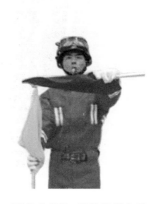

图2-1-126　吊钩上升　　　　图2-1-127　吊钩下降　　　　图2-1-128　吊钩微微上升

（7）吊钩微微下降:绿旗拢起、下指,红旗横在绿旗下,两旗互相垂直(图2-1-129)。

（8）升臂:红旗上举,绿旗自然放下(图2-1-130)。

（9）降臂:红旗拢起下指,绿旗自然放下(图2-1-131)。

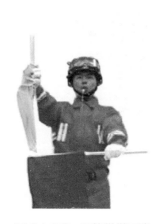　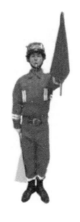　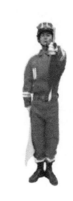

图2-1-129　吊钩微微下降　　　　图2-1-130　升臂　　　　图2-1-131　降臂

（10）微微升臂:红旗上举,绿旗拢起,横在红旗上方,两旗互相垂直(图2-1-132)。

（11）微微降臂:红旗拢起、下指,绿旗横于红旗下方,两旗互相垂直(图2-1-133)。

（12）缩臂:两旗分别拢起,横于胸前,旗头对指(图2-1-134)。

（13）伸臂:两旗分别拢起,横在身体两侧,旗头外指(图2-1-135)。

（14）指示降落位置:单手拢绿旗,旗头转动,指向负载应降落的位置(图2-1-136)。

（15）吊车前进:指挥员通常站于吊车前,两旗分别拢起,向前上方伸出,旗头朝上并向后(朝身体方向)摆动(图2-1-137)。

（16）吊车后退:指挥员通常站于吊车前,两旗分别拢起,向前伸出,旗头朝前(朝吊车方向)并向下摆动(图2-1-138)。

（17）停止:单旗水平左右往复摆动,另一面旗自然放下(图2-1-139)。

（18）紧急停止:双手持旗,同时水平左右往复摆动(图2-1-140)。

（19）工作结束:双手持旗于额前交叉(图2-1-141)。

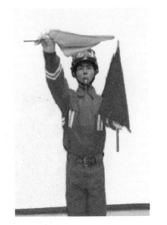

图 2-1-132 微微升臂

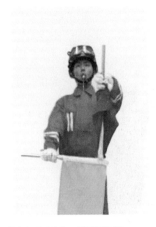

图 2-1-133 微微降臂

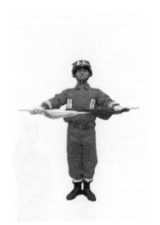

图 2-1-134 缩臂

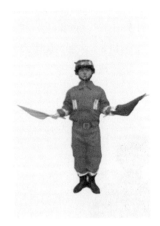

图 2-1-135 伸臂

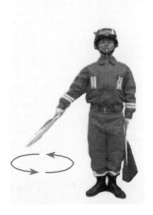

图 2-1-136 指示降落位置

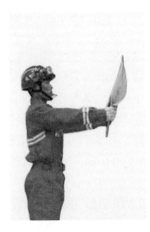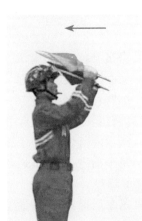

图 2-1-137 吊车前进

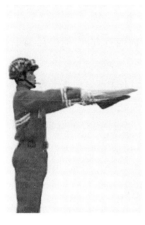

图 2-1-138　吊车后退

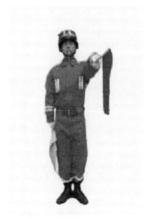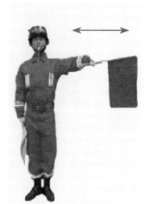

图 2-1-139　停止

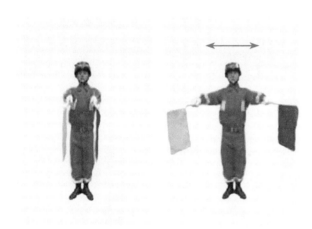

图 2-1-140　紧急停止

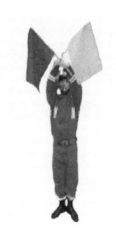

图 2-1-141　工作结束

3. 工程机械通用的简易信号　在进行工程机械旗语指挥时,左手持绿旗,右手持红旗,不发信号时自然下垂。手语主要用于近距离的指挥,灯语用于夜间和能见度较差情况下的指挥。指挥信号规定见表 2-1-25。

表 2-1-25　工程机械通用的简易信号

信号内容	旗　语	信号灯	手　势
注意	红旗高举不动	红-	右手握拳高举不动
明白	红、绿旗向右上方伸出,绿旗衔接于红旗之下	红-···	右手向右上方伸出,左手扶于右肘部
不明白	红、绿旗向左上方伸出,红旗衔接于绿旗之下	红---	左手向左上方伸出,右手扶于左肘部
全体集合	红旗高举,在头顶上画圆圈	红--	右手高举,在头顶上画圆圈
换班	红、绿旗高举,在头顶交叉摆动 3 次	红---	左、右手高举,在头顶交叉摆动 3 次
上机	红、绿旗先向右、左平伸再同时高举 3 次	红-··	两手先左、右平伸,再同时高举 3 次
下机	红、绿旗同时右、左平伸突然放下,连做 3 次	红-	两手同时右、左平伸,突然放下,连做 3 次
启动发动机	红旗在胸前画大圈	红-··	右手在胸前画大圈
熄火	红、绿旗在前下方交叉摆动	红·---	左右手在前下方交叉摆动
纵队前进	绿旗高举,转向前进方向,红旗向前摆 3 次	绿·-	左手先高举,转向前进方向,右手向前摆动 3 次
停止前进	红、绿旗高举头顶,交叉不动	红-·	两手高举,交叉不动

信号内容	旗　语	信号灯	手　势
倒机	绿旗高举,红旗指向倒机方向摆动,机械到位后将红绿旗高举交叉不动	绿·---	左手高举,右手指向倒机方向,到位后两手交叉不动
调头	绿旗指向调头机械,红旗收拢旗尖向下,在身前画圆圈	绿---	左手指向调头机械,右手在腹前水平画圆圈
加速前进	绿旗伸出驾驶室左侧门外旗尖向上前后摆动	绿·---	左手伸出驾驶室,掌心向前,手臂向上,前后摆动
减速前进	红旗伸出驾驶室左侧门外旗尖前后摆动	绿-··	左手伸出驾驶室,掌心向下,手臂上下摆动
加大距离	红旗伸出驾驶室左侧门外不动	绿·--	左手伸出驾驶室不动
缩小距离	绿旗伸出驾驶室左侧门外上下摆动	绿-···	左手伸出驾驶室,掌心向上手臂向上摆动
准许"超车"	前面的机械将绿旗伸出驾驶室左侧门外前后摆动	绿····-	左手伸出驾驶室左侧门外前后摆动
机械故障	红旗高举,绿旗在胸前画圈	红····	右手高举,左手在胸前画大圈
检查机械	红、绿旗同时向左右平伸,上下摆动	绿··--	两手同时向左右平伸,上下摆动
出场	绿旗平伸,红旗指向机械行驶方向,红旗先指向机械再平摆指向前进方向	绿·-	左手指向机械行驶方向,右手先指机械,再平摆指向前进方向
休息(停机检查)	左手持红、绿旗高举不动	红·--	两手握拳,高举不动
开始驾驶(作业)	绿旗高举,在头上画圆圈随后突然放下	绿··	左手高举,在头上画圆圈,随后突然放下

注:"·"为短,"-"为长,"…"为短连续,"---"为长连续;

在发信号前,应先用小喇叭或哨音用于提醒人员注意;长纵队行军或在广阔作业场训练施工时,接到指示信号后,应向远处传递信号。

（七）吊装作业分级和人员职责

1. 吊装作业分级　吊装作业按吊装重物的质量分为四级。

（1）吊装重物的质量>80t 时,为一级吊装作业。

（2）40t<吊装重物的质量≤80t 时,为二级吊装作业。

（3）5t<吊装重物的质量≤40t 时,为三级吊装作业。

（4）吊装重物的质量≤5t 时,为四级吊装作业。

2. 人员职责

（1）指挥人员职责

1）掌握起重、吊装任务的技术要求,了解吊装物的情况。

2）参加吊装作业方案、危险辨识和安全措施的制订。

3）组织起重吊装作业人员进行安全技术交底,确认指挥信号。

4）选择和确定吊点及吊装器具。

5）对作业现场进行地貌踏勘:排除起重吊装的障碍物;检查高压线路是否对作业有影响,是否需要迁移;检验地面的平整程度及耐压程度;确定起重机在作业时的位置;实地察看吊物,核算质量,估出重心,确定是否使用牵引绳等。

（2）吊装机械司机职责

1）司机必须听从指挥人员的指挥。当指挥信号不明时,司机应发出"重复"信号询问,明确指挥意图后,方可启动。

2）对起重机及作业现场进行检查,确定满足安全作业条件。

3）司机必须熟练掌握标准中规定的通用手势信号和有关的各种指挥信号,并与指挥人员密切配合。

4）司机在开车前必须鸣笛示警,必要时在吊装中应当鸣笛,通知受负载威胁的地面人员撤离。

5）在吊装过程中,司机对任何人发出的"紧急停止"信号都应服从。

（3）司索人员职责

1）必须穿戴好劳动防护用品,明确工作任务,检查作业现场是否合乎要求。

2）司索人员交接班时,应对吊装索具及起重设备进行检查,如发现不正常之处,必须在操作前排除。

3）根据吊装物件,正确选用吊装工具和吊装方法,选择绑扎点,绑扎牢固,尖锐边角处用软物垫好。

4）工作时应事先清理吊装地点及运行通道上的障碍物,清理现场无关人员,选择安全位置。

5）严格按照作业方案和作业规程进行作业。

6）工作结束后,将可用工具的油垢擦净,做好维护和保养。

（4）安全人员职责

1）熟悉作业区域的环境、对作业活动造成危险的有害因素和安全控制措施;具备吊装监护经验;具备判断和处理异常情况的能力;掌握急救知识。

2）作业前核实安全措施的落实情况,并随时进行监督检查;发现安全措施不完善时,有权提出停止作业。

3）配备必要的救护用具,严禁擅自离岗,不得做与监护无关的工作。

4）认真检查吊装作业使用的安全防护用品、器具,确保其符合安全标准,并监督作业人员正确使用。

5）作业过程中及时制止吊装作业人员的违规行为。

6）及时制止与作业无关的人员进入吊装区域;制止所有人员在吊物下通行或逗留。

第二章 检伤分类技术

第一节 概 述

检伤分类(triage)一词由法语单词"tier"变化而来,意为"分类"或"排序"。在拿破仑战争中,著名的外科医生巴伦·拉尔被认为是战创伤救治的发起人,也是检伤分类的发明人。他在火线附近组织了一支手术队伍,并且特别安排了马队来搭载伤员,当时被誉为"会飞的救护车";把医疗救护首先给予那些受伤最为严重的伤员。在1793年土伦堡战役中,拉尔雷男爵被受命以这种方式组织整个法国的战场救护。时至今日,检伤分类已成为全世界医学领域广泛认可的术语,特指根据患者的临床状况、疾病预后和可利用的资源,决定伤员接受医疗救治和转送优先顺序的流程及方法,文中简称为"检伤"。

对伤员检伤就是对创伤患者进行快速、准确的评估,以确定其损伤程度和所需的恰当医疗救治水平的过程,其目的是将所有严重受伤的患者运送或后送到能够提供恰当救治能力的医疗机构,同时避免将没有严重受伤的患者运送到创伤中心。在大规模伤亡事故(mass casualty incident, MCI)中,如自然灾害或生物恐怖袭击造成的灾难,可以使用检伤算法来指导有限医疗资源的分配。由于潜在的资源限制,对平民人口进行大规模伤病员分流的目的是确保医疗资源用于为最多人实现最大利益。因此,大量伤亡的分诊并不总是将医疗服务导向最严重的伤者,而是用于那些被认为最有可能在紧急救助下存活下来的人。检伤人员的职责就是将那些将从立即干预中受益的患者与不受益的患者分开,并进一步确定尽管进行了早期干预但仍可能死亡的患者。一些起源于军队的针对大规模伤亡的检伤方法已经被开发并用于民用领域。每种方法都试图根据损伤的严重程度对患者进行分类,并在严重的资源匮乏时尽可能地优化救援结果。

由于被转送到创伤中心救治的患者比在非创伤中心救治的患者死亡率减少了25%,所以,当院前检伤系统分类不足(under-triage),把过多的严重创伤患者送入非创伤中心救治时,将会对创伤患者的预后产生显著的直接影响;如果出现分类过度(over-triage),把非严重创伤的患者送入了创伤中心,将会对创伤中心产生非常显著的负面影响。因为,①把额外的伤员送入创伤中心,将使急诊人满为患,增加其工作的强度;②如果转送时绕开就近的非创伤中心,将会增加院前转运时间和医院周转时间,从而降低整个急救系统对所有患者的救治效率;③非严重创伤患者绕开非创伤中心,将会对这些医疗机构造成负面的经济后果。一般来说,即使提高了分类过度或降低特异性(specificity)的风险,检伤分类时也应该尽可能减少分类不足或增加敏感性(sensitivity)。敏感性和特异性的计算见表2-2-1。根据美国外科医师学会(American College of Surgeons, ACS)的规定,可接受的分类不足率为5%,而可接受的分类过度率能高达50%。由于伦理和勤务方面的限制,到目前为止还没有对MCI检伤工具进行前瞻性验证,这在未来也不太可能实现。另外,现场医疗救援人员的判断也是分诊的重要组成部分。一项观察性研究发现,由经验丰富的城市现场救援人员进行评估,与三种常用的检伤分类评分系统一样,都可以准确地识别危重的创伤患者。

表2-2-1 敏感性和特异性的计算

检伤结果	严重伤	非严重伤
检伤为严重伤	真阳性(TP)	假阳性(FP)
检伤为非严重伤	假阴性(FN)	真阴性(TN)

注:敏感性=TP/(TP+FN);特异性=TN/(TN+FP)。

对创伤患者在院前进行适当的检伤分类取决于许多变量,包括事件的性质、受伤者人数、可用资源、转运时间和院前救护人员的判断,例如,对有多人受伤的机动车事故进行检伤分类的内容为确定哪些患者受伤最严重,并确保他们立即被送往创伤中心。理想的院前检伤分类工具应该使用简单,被不同的医疗人员使用也能得到一致的结果,并能准确区分严重和轻微损伤的患者。目前没有单一的最好的检伤分类评分系统存在,评分系统的选择是基于事件类型、人员、可用资源以及紧急医疗救治指挥人员的偏好。大多数评分系统结合了几种指标来区分严重创伤和轻微创伤:①生理指标(如血压、意识水平);②解剖指标(如长骨骨折、烧伤面积);③损伤机制(如跌落高度、行人被小车撞伤);④年龄和共患病。

在灾难救援中,当面临大规模伤亡时,在当地的医疗卫生资源远不能满足救治需要时,如何合理地使用有限的资源取得最大化的创伤救治效益成了关键,所以此时检伤分类的目的和伤员的优先次序也随之发生了变化。在这种情况下,检伤的优先级应该放在救治那些最有可能存活的伤者;对于那些具有严重损伤而不可能存活的伤者,因为他们会消耗掉医疗资源但不会因救治而获益,所以给予最低的优先级。

理想的大规模伤员检伤分类方案具有以下特点:①容易记忆;②应用便捷;③评分者之间的变异性较小,即如果许多救援人员将该系统应用于同一名患者,将检伤到相同类别;④适用于具有各种背景、教育程度和经验的救援人员。

灾难救援检伤通常分三个阶段进行:由医疗急救人员在事故现场进行的初级检伤,旨在迅速评估伤者并快速将其转移到救治中心;二次检伤是指由于事故范围大,院前资源不足,伤者在现场的转移时间较长,伤情可能随着时间的推移而发生变化,所以一旦到达医院,院内急救医生就必须对伤员进行再次检伤;第三次检伤是为了确定接受医疗救治的优先次序,包括转到手术室或重症监护病房,这一步通常由外科医生或重症医生完成。因此,检伤分类技术也分为三类,包括初级检伤分类技术(成人和儿童)、二级检伤分类技术和医院检伤分类技术。

第二节 初级检伤分类技术

初级检伤分类是指在救援现场对伤员进行检伤,因此也称为现场检伤(field triage)。现场检伤是院前创伤救治最重要的方面之一,此时急救人员只能基于有限的信息,必须决定伤员是否需要送往创伤中心进行专业的医疗救治。比较有代表性的院前检伤系统是美国外科医师学会创伤委员会(the American College of Surgeons Committee on Trauma,ACS-COT)于1986年建立的《创伤患者现场检伤分类指南》。此后根据发展,指南进行了多次更新和修订,目前最新的版本是2011年版。该策略是通过现场急救人员较易识别的四个方面的临床特征分步识别来进行检伤。这四个方面包括了生理学指标、解剖学指标、受伤机制指标和特殊考虑指标,按顺序进行评估,以确定应被送往创伤中心的伤者(图2-2-1)。生理和解剖指标可以促使急救者将伤员转送到急救系统中最高水平的创伤中心,而如果只有受伤机制指标或特殊考虑指标,患者可转送接受较低水平的救治。该现场检伤系统有较高的特异性,特别是在生理和解剖指标上,但敏感性的变异化较大,其所有的评估步骤都是用来预防不可接受的分类不足。但该现场检伤系统较为复杂,通常用于平时创伤救治的院前评估,并不适用于灾难救援现场对大批量伤员的快速检伤。

对大规模伤员进行检伤的最初概念和进展,很大程度上是源于军队需要高效地处理大批量战伤伤员的需求,它不同于标准的现场检伤,因为在出现大规模伤病员的情况下,患者的需要常常超过现有的资源。因此,救援人员必须将他们的关注焦点从个别伤员转移到确保最多伤员得到最大限度救治上。大批量伤员的检伤是一项重要技能,尽管目前存在许多系统来指导灾难救援人员进行分类和决策,但是几乎没有一种在用的检伤分类系统是经过了科学证据验证的。作为大规模伤亡事件初始检伤方法的一个关键原则就是,可以快速执行,并且不同的救援人员使用后的检伤结果应该是可重复的。

一、常用的现场检伤方法

灾害救援常用的现场检伤方法有以下几种。

(一)START(simple triage and rapid treatment)法

START法(图2-2-2)即简单检伤分类和快速治疗,是1983年由美国霍格医院的研究人员与加州纽波特海滩消防局合作开发的检伤系统,是目前使用较为广泛的一个用于灾难救援的院前检伤系统,其目标是根据在MCI期间由第一反应者收集的客观的生理和观察数据来确定患者的优先级。由Benson等于1996年开始进行修改,用桡动脉搏动代替毛细血管再充盈时间,提高了在低温条件下检伤结果的准确性。START通过逐级评估移动、呼吸、灌注和精神状态,即根据患者的行走能力、气道通畅程度、呼吸频率、桡动脉搏动或毛细血管充盈时间大于或小于2s,以及遵循简单指令的能力来分配治疗优先级,以确定哪些伤者需要立即转送以接受确定性治疗。START的使用较为简单,主要用于没有时间进行综合评估的大规模伤亡事故。

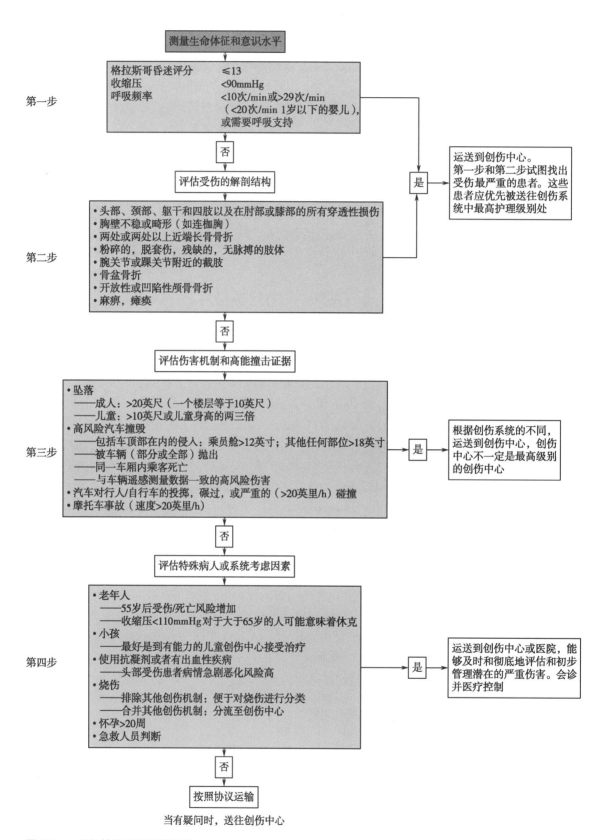

图 2-2-1　现场检伤分类决策程序

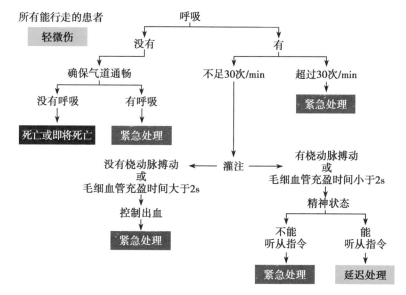

图 2-2-2　简单检伤分类和快速治疗法（START）

START 将伤员优先分为四类：①死亡或即将死亡（黑色）；②紧急处理（红色）；③延迟处理（黄色）；④轻微伤（能够活动）（绿色）。START 算法已经被美国的许多急救服务（EMS）系统广泛使用，作为急救人员在院前环境中对伤员进行准确检伤的工具。1994 年的加州洛杉矶北岭地震（Northridge）、2001 年的"911"事件以及 1995 年的俄克拉何马城爆炸等灾难中，都曾使用 START 作为灾难救援人员的现场检伤工具，其有效性在实践中得到了充分的验证。

（二）SALT（sort，assess，lifesaving，interventions，treatment and transportation）法

SALT 法（图 2-2-3）是美国疾病控制和预防中心于 2008 年制订的大规模伤亡检伤指南，希望建立该领域的国家标准以提高应对这类突发事件时提供医学救援的一致性。SALT 方法是在现有证据和专家共识的基础上发展起来的，并整合了已有的几个检伤分类系统的变量。其目的是具有通用性，在指南的基础上，针对不同的场景只要通过简单的修订，就能在可能发生的所有大规模伤亡事件中针对所有的伤员（如成人、儿童、特殊人群等）进行初步检伤。

SALT 将检伤分为两个步骤。

第一步是通过简单的语音指令将伤员进行分类，以确定其接受评估的优先顺序。将可以行走的伤员定为第三类，予以三级或最后评估；不能行走但可以挥手或有目的应答的伤员放在第二类，予以二级或稍后评估；不动或没有反应的伤员放在第一类，予以一级或立即评估。

第二步为评估。评估应以有限的快速救命的干预措施开始，但只有在救援人员有能力开展，并且设备立即可用的情况下才能实施救命的干预措施。这些救命干预措施如下。

（1）通过使用止血带，或通过其他伤员或其他装置提供的直接压力来控制大出血。

（2）通过体位或基本气道辅助装置打开气道（不应使用高级气道装置）。如果伤员是儿童，考虑做两次人工呼吸。

（3）胸腔减压。

（4）自动注射解毒剂。

应将患者按照以下五种类型中的一种进行优先治疗和/或转运：紧急处理、期待救治、延迟处理、最小干预或死亡。如果伤员只有轻微的损伤，能服从命令或有目的地运动，有外周脉搏，没有呼吸窘迫，没有出血，如果不治疗仍会有自限性，延迟接受治疗不会增加死亡风险，则应将其分类为轻微伤，并将其标记为绿色。如果伤员符合所有的绿色标准，但损伤不是轻微伤，则为黄色（延迟处理）。如果伤员不能满足任何一个绿色标准，但在给予抢救措施以后很可能存活，那么伤员被分类为红色（紧急处理）。救援人员应该考虑现有的可用资源是否能够满足抢救伤员的需求，如果不能应将其分类为灰色（期待处理）。如果伤员不可能存活，则为黑色（死亡）。

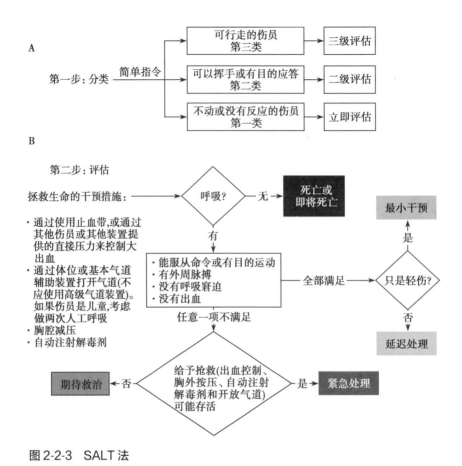

图 2-2-3　SALT 法

（三）检伤筛(triage sieve)法

与 START 方法类似,这种方法在欧洲、澳大利亚和英国的部分地区使用。首先使用步行指标筛查受伤人员,然后使用包含红、黄、绿和黑标签的四个标签对伤员进行分类。检伤筛法(图 2-2-4)主要用于处理重大伤亡事故中对成人伤员的评估,也可用于儿童。必须注意的是,由于儿童的正常生命体征(如呼吸频率和脉率)比成人要高,所以这个系统对儿童检伤容易出现分类过度。但由于儿童比成人进展到失代偿更快,所以这样的分类过度是可以接受的,不过还是建议在灾难救援中使用专门针对儿童的检伤法检伤。

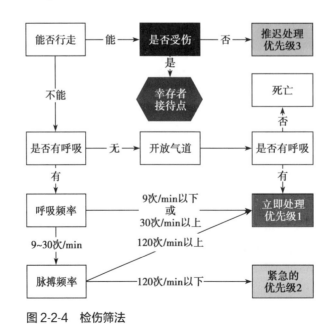

图 2-2-4　检伤筛法

（四）Care-Flight 检伤法

Care-Flight 检伤法（图 2-2-5）是用于在大规模伤亡事故中快速检伤的一种工具。在这种情况下，评估诸如行走能力、服从命令、可触及的桡动脉搏动和气道呼吸等指标，将伤员分为危急（红色）、紧急（黄色）、延迟（绿色）和无法抢救（黑色）四个等级。值得注意的是，在该检伤方法中，应该在评估呼吸和脉率之前检查"服从命令"的指标。这是最快的检伤方法之一，只需要 15s 就能对一个患者完成检伤。

（五）改良生理检伤工具（modified physiological triage tool，MPTT）

改良生理检伤工具（图 2-2-6）是一个基于证据的分类工具，是第一个通过逻辑回归方法推导出生理指标临界值，以独立预测需要紧急干预措施的检伤方法，与 START、Care-Flight 等现有检伤法相比，具有更高的敏感性和可接受的特异性。该方法有四种伤票颜色，包括红色、黄色、绿色和黑色，根据行走能力、呼吸、脉搏和格拉斯哥昏迷评分（Glasgow coma scale，GCS）标准对受伤的患者进行评估。

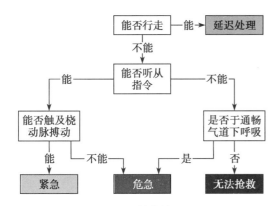

图 2-2-5 Care-Flight 检伤法

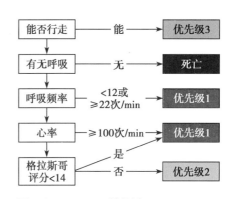

图 2-2-6 MPTT 检伤法

二、针对儿童的检伤分类法

儿童和成人在生理和解剖学方面存在重要而显著的差异：儿童的呼吸通常先于心脏衰竭；儿童的血容量较成人少，而年龄较小的儿童可能还不具备行走、语言交流和适当合作的能力；另外，儿童比成人更容易发生头部损伤、气道阻塞和体温过低。基于上述原因，在 MCI 救援时必须有专门针对儿童的检伤方法。常用的专门针对儿童的检伤法有 Jump START 和儿童检伤胶带（pediatric triage tape，PTT）两种。

（一）Jump START 检伤法

Romig 在 1995 年设计了 Jump START 法（图 2-2-7），作为 8 岁以下儿童的检伤工具。2001 年，根据 START 检伤系统的原则，对其进行了修改，主要是基于成人和儿童之间的三个主要差异，即：儿童呼吸衰竭的可能性比成人高；儿童呼吸频率不同；儿童不能听从口头命令。在这个系统中，AVPU（神经系统评估）被用来评估儿童的意识水平，而不是在 START 检伤系统中使用的"服从命令"的指标。Jump START 法较其他儿童检伤法有更高的准确性。

（二）儿童检伤胶带

儿童检伤胶带（PTT）（图 2-2-8）是在成人的检伤筛基础上改编而成，在 4 个儿童不同的身高/体重范围内使用了与之相应的不同生理变量指标。

（1）50~80cm（3~10kg）。

（2）80~100cm（11~18kg）。

（3）100~140cm（19~32kg）。

（4）>140cm（>32kg）。

PTT 使用的是一种防水、不撕裂的胶带，将儿童的身高与正常生理值的变化对应起来，可以与任何现有的分类标签系统一起使用。

三、针对化学制剂、生物制剂或放射/核制剂损伤的检伤分类法

特殊灾难事故中，现场救援可能会面对受到化学、生物或放射/核（chemical，biological，radiological and/or nuclear，CBRN）制剂损伤的大批量伤员的检伤，因此也有针对该类特殊灾难事故的检伤方法。然而目前在

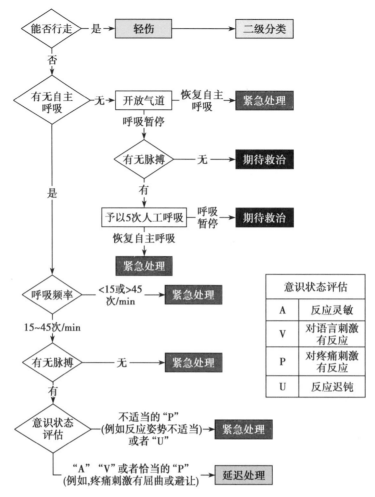

图 2-2-7 jump START 检伤法

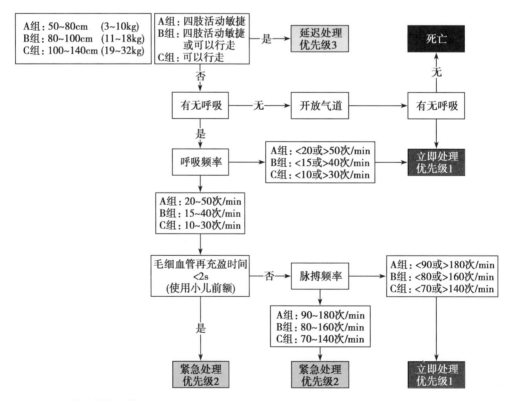

图 2-2-8 儿童检伤胶带

大规模伤亡事故和灾难中,应急响应人员使用的现场创伤分类系统并没有充分考虑到伤者受到 CBRN 制剂污染的可能性。因此需要建立一个针对 CRBN 的检伤系统,以帮助救援人员现场评估是否接触或涉及了 CBRN 制剂,保护自己免受二次污染伤害,并且在考虑污染物对临床影响的同时,在最小资源的使用下,仍准确、快速、可重复地对大批量伤员进行检伤。

理想的 CRBN 检伤系统除了需要具备一般检伤分类系统的特点外,还应该考虑 CRBN 制剂的相关临床影响。在实施任何此类方案之前,无论是否穿戴了个人防护装备,检伤人员必须首先检测是否存在 CBRN 制剂,并确定进入伤病区是否安全。在 CBRN 环境中检伤的难度和复杂性可能比"普通"大规模伤亡事故更大。如果 CBRN 环境使检伤分类更加困难(尽管没有数据支持这个假设),那么简单化检伤的方法就变得更为重要。也就是说,适用于普通大规模事故检伤的方法在 CBRN 条件下使用会显得非常复杂。

David 等在基础创伤检伤模板(图 2-2-9)的基础上,分别建立了化学相关、放射/核相关以及生物相关的检伤模板。

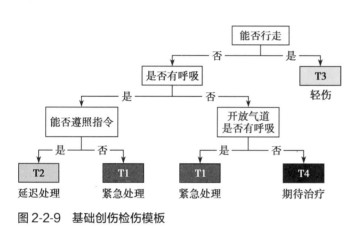

图 2-2-9　基础创伤检伤模板

（一）化学相关检伤(图 2-2-10)

化学制剂暴露与其他 CBRN 制剂暴露之间有几个重要的区别。第一,即使没有外伤,化学制剂本身也能导致危急的、严重的(甚至致命的)疾病。当救援人员接触到化学制剂暴露或受污染的伤员时,伤员可能已经表现出中毒症状,或者严重中毒甚至死亡。评估中毒症状是检伤化学暴露伤员时要执行的一个关键性的额外步骤。第二,在许多化学制剂暴露中,呼吸衰竭是一个严重的(通常是首要的)威胁。第三,与辐射或生物制剂相比,化学制剂对救援人员的二次污染(也称为传播性)的威胁通常更大,尤其是那些持久性化学制剂。在开始救援检伤之前,必须确定救援人员是否能够安全进入该区域,无论他们是否携带个人防护装备。这可能会造成组织和后勤方面的困难,特别是在使用和安全操作个人防护装备所需的培训和多机构响应的可能性方面。

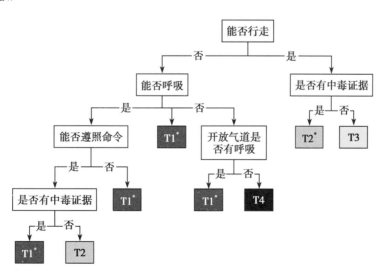

*:在后勤可行或配有的情况下使用解毒剂。在转送前应先对所有伤员消毒。

图 2-2-10　化学相关检伤

（二）放射相关检伤（图2-2-11）

放射性散布装置（radiological dispersion device，RDD）的爆炸，除了会造成大批量具有严重创伤的伤员以外，还会使这些伤员受到放射性物质的暴露和污染。虽然RDD涉及的辐射不太可能是任何伤员的主要死亡原因，但辐射有可能使常规损伤恶化，使治疗复杂化，并对事件的心理方面产生负面影响。但总体来说，不需要考虑辐射的影响，而对大规模检伤方法作重大修订。在检伤流程外可能需要考虑的因素如下。

（1）检伤人员能否安全进入检伤区。

（2）检伤人员是否需要个人防护装备或放射预防药物；如果需要，需要什么类型。

（3）检伤人员是否可以花时间为伤员脱去衣物（开始进行全身去污和减少持续暴露）或转移患者（如果仍暴露于放射源）：这些措施在某些情况下是可以接受的，但不应被视为常规操作。

（4）运输前是否应进行去污处理：这将在很大程度上取决于后勤因素，包括是否具备运输资源、设备和专业知识。

（三）生物相关检伤（图2-2-12）

在生物武器隐秘释放的事件中，在出现疾病体征和症状而去医疗机构就医前，患者将存在一个潜伏期。不同生物制剂的潜伏期各不相同，通常是几天，而不是像化学制剂那样几分钟或数小时就出现疾病体征和症状。生物制剂与化学制剂相比，去污也相对不那么重要，因为生物制剂不挥发，一般不具有皮肤活性，而且分散的气雾落在患者或被服上后重新雾化的风险很低。是否需要在送医之前对可疑伤员进行消毒，尚未有明确的指导意见，但大多数情况下是不需要的。因此，建议与辐射一样，应优先治疗和处理普通创伤。如果有现成的资源，在运输前用标准的肥皂和水洗消T2和T3伤员是合理的，而只有在没有运输资源时才对T1伤员进行洗消。

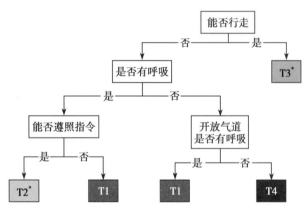

*：对T2和T3患者进行污染评估，如果被污染，应在运输前进行去污处理，除非后勤不允许。只有在没有运输资源的情况下，才可以对T1伤员进行污染评估，然后进行消毒。如果在核爆炸后出现放射性沉降物，应在运送前完成对T1伤员的大体去污。

图2-2-11 放射相关检伤

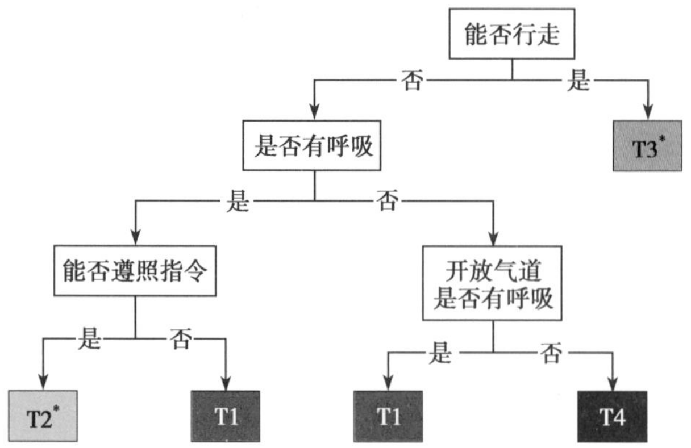

*：对T2和T3伤员进行肥皂水洗消。只有在没有运输资源的情况下，才为T1伤员洗消。

图2-2-12 生物相关性检伤

第三节 二级检伤分类技术

有时伤员的数量过大，不可能将所有的伤员都转送到救治中心或医院，另外由于事故范围广泛并缺乏足够的院前资源，所有伤员的现场转送过程将会被延长，所以不得不将大批的伤员滞留在灾难现场很长时间。二级检伤技术就是在这种情况下使用的，以动态评估伤员的病情，同时也用于对到达医院急诊单元的伤员进行再次检伤。常用的二级检伤技术有SAVE检伤法和检伤排序法（triage sort）。

一、SAVE（secondary assessment of victim endpoint）检伤法

作为对伤员结局的再次评估，用于确定哪些伤员能够从现有的，特别是灾难救治现场恶劣条件下的医疗救治条件中获益，其已成为了医疗灾难响应（medical disaster response，MDR）培训课程的一部分。与

START 检伤法结合,SAVE 检伤法能够用于在任何灾难中评估那些延迟接受确定性治疗的伤员。SAVE 检伤法在灾难性的地震中特别有用,因为此时医疗机构可能会失去功能,即使这些医疗机构幸存下来,由于基础设施,尤其是通信和交通的破坏,也会使伤员无法脱困并转送到医疗机构。

对于那些可能几天内都无法运送到医疗救治机构进行确定性治疗的伤员,SAVE 检伤法可以帮助医疗救援人员判断哪些伤员可以在灾难现场立即开始救治。为了更加合理地使用救援现场的医疗资源,SAVE 检伤法将伤员分成了 3 类。伤员进入哪一类别,取决于由现存的生存和发病率统计学资料推导出来的伤者现场预期结局。

在使用 START 检伤法进行初步评估后,再用 SAVE 检伤法对伤员进行二次评估。二次评估应按照 START 的优先顺序对伤员进行。也就是说红色患者将在黄色患者之前接受二次检伤,然后是绿色患者,最后是黑色患者。这个二次检伤确定的是哪些人将接受治疗,以及接受治疗的顺序。如前所述,在初级检伤的 START 过程中,唯一需要进行的治疗干预是打开气道、胸腔减压或对明显的外出血直接加压止血。伤员接受 SAVE 法进行二次检伤,就是要确定对其进一步实施更先进的治疗干预的适当性。

SAVE 检伤旨在解答两个关键问题:①如果提供最低限度的治疗,患者的预后如何? ②利用灾难医学救援中心(disaster medical-aid center,DMAC)的资源进行救治,患者的预后如何? 伤员被检伤进入治疗区的两种情况为:①在预计获得确定治疗前的预计时间内,通过治疗可降低发病率或死亡率;②治疗不会消耗过多的有限资源和人力。

有些伤员不应该被检伤到治疗区。第一类是,尽管在 DMAC 进行了干预救治但仍预计会死亡的伤员,或如果进行复苏和稳定将完全消耗掉可用资源的伤员;这些伤员都应该检伤进入观察区/等待区。但如果病情一旦改善,就应该重新评估并进入治疗区。对于这类伤员,除了提供舒适治疗和持续监护以外,不应该让其消耗其他资源。第二类不应该被分入治疗区的是那些病情稳定、损伤轻微、给予延迟治疗不会带来进一步伤害的伤员。他们也应该被分入观察区,接受基础的治疗并定期反复评估。应根据伤情的轻重缓急、可用的资源和常识来确定伤员是否进入治疗区接受治疗。例如,三个伤员到达时需要胸腔导管,但只剩下两根导管,其中两个伤员每人只需要一根胸管,但第三个伤员需要双侧胸管,此时根据 SAVE 检伤的原则,应该选择救治那两个分别只需要一根胸管的伤员。最初被分入治疗区的伤员可能会因救治反应不佳被转回观察区,时间和资源不应继续浪费在一场注定失败的战斗上。

为了在 START 检伤后确定伤者接受进一步救治的优先级,SAVE 检伤制订了详细的指南,分别对四肢挤压伤、头部外伤、胸部创伤、腹部创伤、脊柱创伤、烧伤、共患病和多发伤、非创伤性疾病以及特殊的检伤分类等方面进行评估。其中常见的评估方法如:四肢挤压伤采用的是肢体毁损严重度计分(mangled extremity severity score,MESS)(表 2-2-2),头部外伤采用的是格拉斯哥昏迷评分(GCS)(表 2-2-3),以及烧伤根据烧伤面积和年龄进行评估等。

表 2-2-2 肢体毁损严重度计分(MESS)

项目	评分	项目	评分
1. 骨骼/软组织损伤		*缺血>6h,分数乘以 2	
低能量(刀刺伤、简单骨折和民用火器伤)	1	3. 休克	
中能量(开放性/粉碎性骨折、脱位)	2	收缩压持续>90mmHg	0
高能量(盲管枪伤或军用火器伤、挤压伤)	3	短暂性低血压	1
非常高能量(以上情况+整体污染,或软组织撕脱伤)	4	持续性低血压	2
2. 肢体缺血		4. 年龄/岁	
脉搏减弱或消失,但灌注正常	1	<30	0
无脉搏,麻木,毛细血管充盈消失	2	30~50	1
冰冷、麻痹、无感觉、麻木	3	>50	2

注:*缺血时间超过 6h,评分加倍。

MESS≥7 分需要早期或晚期截肢。

表 2-2-3 格拉斯哥昏迷评分（GCS）

项目	评分	项目	评分
睁眼反应		异常屈曲	3
自主睁眼	4	异常过伸	2
呼唤睁眼	3	不运动	1
疼痛睁眼	2	语言反应	
不睁眼	1	正常	5
运动反应		混乱	4
遵嘱运动	6	只能发出单词	3
疼痛定位	5	只能发出声音	2
正常屈曲	4	无声音	1

综上所述,二次检伤应以各种治疗方法改善结果的可能性的预判确定伤员接受院内救治的优先等级。图 2-2-13 提供了对各种不同类型损伤的救治对改善预后、降低发病率和死亡率可能性的估计。SAVE 检伤法将救治的预期收益与实现该收益的资源成本以及伤员生存的可能性相结合:具有最大救治价值的伤员具有最高的救治级别。

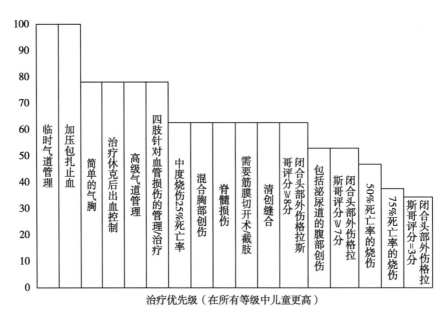

图 2-2-13　SAVE 检伤分级

二、检伤排序法（triage sort）（图 2-2-14）

在伤员被疏散到伤员洗消站或到达医院时进行,通常情况下伤员先经过检伤筛（triage sieve）进行初步的检伤,然后再经过经验丰富的临床医生使用检伤排序法探究更多的临床细节,以对伤员进行二次检伤。

检伤筛（triage sieve）与检伤排序法（triage sort）不但可以用于大型灾难事故中成人伤员的检伤,同样适用于儿童伤员。但应该注意,因为儿童的呼吸频率和心率要高于成人,所以儿童容易出现分类过度。

检伤排序法

步骤一：计算格拉斯哥昏迷评分（GCS）

A 睁眼反应：		**B 语言反应：**		**C 运动反应：**	
自主睁眼	4	正常	5	遵嘱运动	6
呼唤睁眼	3	混乱	4	疼痛定位	5
疼痛睁眼	2	只能发出单词	3	正常屈曲	4
不睁眼	1	只能发出声音	2	异常屈曲	3
		无睁眼	1	异常过伸	2
				不运动	1

GCS=A+B+C

步骤二：计算分类排序得分

X GCS		**Y 呼吸频率**		**Z 收缩压**	
13~15	4	10~29	4	≥90	4
9~12	3	≥30	3	76~89	3
6~8	2	6~9	2	50~75	2
4~5	1	1~5	1	1~49	1
3	0	0	0	0	0

分类排序得分=X+Y+Z

步骤三：分配检伤分类优先级

12：优先级3
11：优先级2
≤10：优先级1

步骤四：高年资临床医师根据损伤解剖/可能性最大的诊断，有自由裁量权提高优先等级。

图 2-2-14 检伤排序法

第四节 医院检伤分类技术

在医院急诊科进行检伤分类的目的是让伤员在适当的时间、在恰当的地点接受适当的救治。所有的医院都应该设计和开发一个能够适用于灾难情况和大规模伤亡事故的医院检伤程序，将其作为医院应急预案的一部分。

在过去的 20 年里，创伤专家已经开发了许多急诊检伤分类评分系统，大多数包括对神经系统、呼吸系统和循环系统功能的简单评估。这些检伤分类的评分系统包括院前指数（prehospital index，PHI）、修订的创伤评分（revised trauma scoring，RTS）、CRAMS（circulation，respiration，abdomen/thorax，motor，speech）评分和 MGAP（mechanism，GCS，age，arterial pressure）等，将在本节逐一详细介绍。另外针对损伤解剖结构的评分是确定伤员伤情和判断预后最为客观和稳定的指标，也将在本节予以介绍。

一、生理性评分

（一）CRAMS 检伤

为了提高创伤救治现场检伤分类的效率,院前需要简单且可靠的方法将创伤患者根据伤情分为重伤和轻伤。虽然已有许多创伤评分系统被用于创伤患者的院前伤情评估,但均各自存在着一定的局限性,比如:虽然 Baker 等的损伤严重度评分(injury severity score,ISS)在预测创伤预后和评估救治质量上的有效性得到了证实,但由于该评分主要基于解剖评分,所以并不能很好地用于院前评估伤情;而 Champion 等的 TS(trauma score,创伤评分)虽可以用于院前,但其评分方式相对比较复杂,实际使用起来并不便利。为此,Gormican 等以循环、呼吸、腹部、运动和语言 5 个项目建立了新的院前创伤评分系统,并以各项首字母进行了命名,形成了 CRAMS 评分。

CRAMS 评分的具体内容见表 2-2-4,把循环、呼吸、腹部、运动和语言 5 个项目的得分相加,即为 CRAMS 分值。

表 2-2-4　CRAMS 评分

项目	指标	记分/分
循环	正常毛细血管充盈和 SBP(收缩压)≥100mmHg	2
	延迟毛细血管充盈延迟或 85mmHg<SBP<100mmHg	1
	无毛细血管充盈或 SBP≤85mmHg	0
呼吸	正常	2
	异常	1
	无呼吸	0
腹部	腹部和胸部无触痛	2
	腹部或胸部触痛	1
	腹部紧张或连枷胸	0
运动	正常	2
	只对疼痛反应(非去大脑强直)	1
	无反应	0
语言	正常	2
	混乱	1
	语言不能理解	0

CRAMS 评分将创伤患者简单分为轻伤和重伤,其中分值小于等于 8 分为重伤,分值大于 8 分为轻伤。CRAMS 定义的轻伤为创伤患者经过急诊处理后可以出院回家,而重伤为患者会在急诊室死亡或需要急诊手术。但 CRAMS 评分并不适用于对胸腹部穿透伤患者的伤情评估。后续研究也证明,CRAMS 评分能够很容易地在院前使用,并且能够准确判断创伤患者的伤情,其对判断伤情是否危及生命的效用与 TS 相似。

示例:某车祸伤患者,男性,34 岁,因"车祸伤致胸部疼痛 20min"入院。入院时神志清楚,对答切题,心率 89 次/min,呼吸 24 次/min,血压 96/50mmHg,胸部挤压征阳性,腹壁软,四肢无畸形,活动正常。该患者 CRAMS 评分:循环 1 分,呼吸 1 分,腹部 1 分,运动 2 分,语言 2 分,所以最终 CRAMS 得分为 7 分。考虑胸部外伤,需要住院进一步治疗。

（二）创伤指数(trauma index,TI)

在各种针对急救的医疗机构、培训程序、人员组成和设备的研究中发现,现存急救体系存在着许多的缺陷,其中之一就是检伤分类的技术问题,即决定哪些医疗机构最适合救治特定的事故伤员。因此1971年Kirkpatrick等建立了TI,拟通过事故现场特定的参数建立一套简单的伤员伤情严重度分级或索引系统,以解决创伤患者的检伤分类问题。

为了满足事故现场简单、快速对创伤患者进行伤情分类的实际需求,TI所涉及的各种参数要求可以被非医疗人员获取,且不需要使用复杂的设备测量。最初通过事故报告表、医疗记录单以及各种检查单确立了60多个变量,然后每个变量通过一系列标准行进一步检验。这一系列标准包括:能否不需要患者配合而获得;能否用最简单的设备获得;能否通过非医疗人员获得。又通过把符合标准的各变量与实际病例结合,剔除了对伤情影响小和评估困难或可靠性不强的变量,最后剩下的25个变量被分为五类:①伤部;②损伤类型;③心血管状态;④中枢神经系统状态;⑤呼吸状态。最后将剩下的变量按照五类进行统一,并表达为能够容易被非医疗人员理解的形式,最终形成了TI。

TI被后续研究证实能够反映创伤患者的伤情,与患者的死亡、住院时间和特定治疗需求相关,可以作为比较有前景的检伤分类工具,但是随着创伤评分(TS)、CRAMS评分和院前指数(PHI)的出现,TI没有进一步评估,已被CRAMS评分和PHI取代。

TI包括5个变量:伤部、损伤类型、心血管状态、中枢神经状态和呼吸状态。每一个变量被赋予1、3、4或6的数值:1代表轻微;3和4代表中度;6代表严重(表2-2-5)。各变量得分相加得到TI的数值。

表2-2-5 创伤指数(TI)评定表

类别	1	3	4	6	得分
伤部	皮肤或四肢	背部	胸腹部	头颈部	
损伤类型	裂伤或挫伤	刀刺伤	钝性伤	枪弹伤	
心血管状态	体表出血	收缩压<100mmHg 脉搏>100次/min	收缩压<80mmHg 脉搏>140次/min	无脉搏	
中枢神经系统状态	嗜睡	昏睡	运动或感觉缺失	昏迷	
呼吸状态	胸痛	呼吸困难或咯血	误吸	窒息或发绀	
合计					

TI分值:0~7分为轻微伤;8~18为中度伤;大于18为重度伤。中度伤患者通常需要住院治疗,但很少引起死亡,但重度伤的死亡率接近50%。TI对小分值的差异评估敏感性不高,比如TI评分同为中度伤的患者,15分和12分的患者损伤程度并不相同。TI的表格简单,很容易回答,且能够由非医疗人员完成。通过其评分决断系统,能以简单的方式评估创伤患者的伤情变化,并能够在救治大批量伤员时快速比较伤员的伤情,为合理救治提供指导依据。但TI也存在着一些不足:它不能替代医疗人员对创伤患者的彻底检查,不能为确诊提供足够的信息;另外,TI不能用于烧伤患者的初始评估。

示例:青年男性因腹部刀刺伤入院。入院查体:血压120/80mmHg,脉搏80次/min,右上腹见刀刺伤伤口,其伤部为4分,损伤类型为3分,心血管状态为1分,中枢神经系统和呼吸系统状态为正常,初始TI为8分。该患者为中度伤,入院后接受手术治疗。

(三)院前指数(PHI)

1986年Koehler等通过对313起创伤案例的分析,建立了一种简单、可靠、能够在事故现场准确地区别重伤和轻伤的创伤评分系统,即PHI。由于PHI评分客观、准确,所以得以在创伤救治体系中广泛使用。目前其主要用途有两个方面:一是在现场明确患者的伤情,以指导转送伤病员到具有相应救治能力的创伤救治机构;二是通过现场对伤情的评估,客观反映创伤患者伤情的危重程度,促使创伤救治机构启动创伤救治团队,并为院内创伤救治进行相应准备。

PHI由四个部分组成,包括收缩压、脉搏、呼吸状态和意识状态,具体见表2-2-6:0~3分为轻伤;4~20分为重伤;胸或腹部穿透伤在PHI分值上加4分。

表 2-2-6 院前指数（PHI）

组成	分级	分值	组成	分级	分值
血压/mmHg	>100	0	呼吸	正常	0
	86~100	1		用力或浅	3
	75~85	2		<10 次/min 或需要插管	5
	0~74	5	意识	正常	0
脉搏/（次/min）	≥120	3		混乱或烦躁	3
	51~119	0		语言不能理解	5
	≤50	5			

作为主要用于院前分类的创伤评分系统,PHI 在预测创伤患者急诊手术率和死亡率上都具有较高的准确性。但是 Plant 等的研究对以 4 分作为轻重伤的划分提出了质疑,认为 PHI 可能存在过度检伤分类,因为其研究发现有相当数量被 PHI 鉴定为轻伤的患者最后需要急诊手术。为此,Bond 等将 PHI 评分与受伤机制联合进行伤情判定,发现可以减少过度检伤分类的发生。

（四）分类-修正的创伤评分（triage-revised trauma score, T-RTS）和修正的创伤评分（revised trauma score, RTS）

在使用 TS 进行伤员现场分检中,人们逐渐发现,TS 所使用的毛细血管充盈和呼吸动度指标难以观察和判断,特别是在严重创伤结局研究（major trauma outcome study, MTOS）应用 TS 进行伤情评估时发现,其对头部损伤患者伤情的评估偏低。为了弥补 TS 的不足,Champion 对 TS 方法进行了修正,去除了现场不便检测的毛细血管充盈和呼吸动度这两项指标,保留了格拉斯哥昏迷评分（GCS）、收缩压（systolic blood pressure, SBP）、呼吸频率（respiratory rate, RR）,形成新的评分方法——"修正的创伤评分"。

RTS 简化了评分指标的选取,增加了 GCS 在伤情评价中的比重,解决了 TS 对头部损伤评价较低的不足,是应用生理指标进行伤情评价的重要方法,已成为创伤人群损伤严重程度评价中应用最广泛的生理学损伤严重度评价方法。

根据评分的目的和用途,Champion 发展了两个版本的评分方法:一个是主要用于院前伤员检伤分类的分类-修正的创伤评分（T-RTS）;另一个是用于创伤结局评估和损伤严重度控制的修正的创伤评分,为了与T-RTS 相区别,命名为 RTS。这两个版本的评分方法均被广泛用于院前创伤分检、临床结局预测与伤情控制。

（1）T-RTS 计算方法:分值由 GCS、SBP、RR 的编码值相加而得,3 个指标的编码值均为 0~4,分别代表各自实测值的 5 个区间,详见表 2-2-7。T-RTS 的计算公式如下:

$$T\text{-}RTS = GCS + SBP + RR$$

表 2-2-7 RTS 指标赋值

GCS	SBP	RR	编码值	GCS	SBP	RR	编码值
13~15	>89	10~29	4	4~5	1~49	1~5	1
9~12	76~89	>29	3	3	0	0	0
6~8	50~75	6~9	2				

（2）RTS 计算方法:GCS、SBP、RR 编码值分别被加权处理,各参数的权重为在 MTOS 中各指标对伤员死亡率影响的逻辑回归分析,并通过人群适应性校正而得。GCS、SBP、RR 的权重分别为 0.936 8、0.732 6 和0.290 8,RTS 的计算公式为:

$$RTS = 0.936\ 8 \times GCS + 0.732\ 6 \times SBP + 0.290\ 8 \times RR$$

T-RTS 分值最小为 0 分,最大为 12 分,分值越小代表伤情越严重。在实际现场分检中,T-RTS≤11 分的患者被转送到创伤中心进行救治。RTS 的分值范围为 0～7.84,其分值越小代表伤情越重,在结局预测中 RTS 的分值越小,则伤员的生存概率越低。

不管是 T-RTS 还是 RTS,均选择了在现场或急诊室易检测的生理指标,降低了评分应用的技术难度,更易用于现场伤员分检评估,其在伤情评估的准确性上优于 TS,特别是对头部创伤评估的准确性大大增加,因此 T-RTS 和 RTS 在世界范围内被广泛地接受和应用。

RTS 与伤员 ISS 和年龄结合对伤员的预后具有较大预测价值,被研究者和管理者广泛用于伤员结局预测,以及同一救治机构的不同时间和不同救治机构之间对创伤救治质量的评价研究等。T-RTS 在损伤严重度评价中准确性高,且简单易用,其获得临床创伤领域的广泛认可,主要用于院前急救中的现场损伤严重度评估与分检,急诊室临床分检和临床决策选择,以及对创伤急救系统资源配置和资源协调的指导。而近年的研究显示:伤员在现场和到院时 T-RTS 的改变(恶化)是入院后伤员死亡的重要预测指标。就 T-RTS 值本身来说:当 T-RTS<8 分时,多发患者总体死亡率可达 26.66%;当 T-RTS 为 6 分时,相关死亡率可达 50%。T-RTS 具有两个优点:一是更易计算并已经被广泛用于分检;二是 T-RTS 更通用,不易受特殊人群分布的影响。因此 T-RTS 逐渐为人们接受,成为用于伤员院前分检和院内结局预测的良好工具。

示例:某工地坍塌事故现场,一名伤员躺在地上。检查见左侧额部有片状挫伤,脉搏 110 次/min,呼吸 29 次/min,血压 105/85mmHg,呼唤睁眼,回答问题正确,能定位动作,GCS 昏迷指数为 13 分。

T-RTS = GCSc+SBPc+RRc = 4+3+4 = 11。

RTS = 0.936 8×GCSc+0.732 6×SBPc+0.290 8×RRc = 0.936 8×4+0.732 6×3+0.290 8×4 = 7.11

此伤员属于重伤,需要进入有条件的医院(创伤中心)进行救治。

(五) 新简单院前分类评分(new simple prehospital triage score,NSPTS)

创伤患者在创伤中心救治,能够使整体死亡率下降 25%,因此对创伤患者在院前行恰当的检伤分类非常重要。关于现场检伤分类评分的研究很多,但均存在着一些问题:首先,大多数研究的创伤评分由现场医务辅助人员完成,数据丢失的数量相对较高,而且这些评分并不适合院前医疗人员使用,特别是在欧洲,院前急救服务通常由医疗人员提供;其次,随着医疗技术的发展,权重系数来源于重要创伤结局研究(MTOS)的 RTS 和创伤严重度评分(Trauma Injury Severity Score,TRISS)可能已经过时;第三,现存的创伤评分通常没有兼具内部和外部检验有效性;最后,虽然受试者曲线(receiver operating curve,ROC)被广泛地用于评分系统的整体评价,但 ROC 不应该被作为评价创伤评分确定性的指标。除了对创伤评分的整体准确性进行评估以外,在既定敏感度的前提下精确评估其诊断性能也是必需的,因为创伤评分最重要的目的是确定伤情是否严重,以及其临界值是否与伤情相关。理想的创伤评分应该是敏感性比特异性重要,这样可以有效弥补检伤分类的不足,通常要求其敏感性为 95%。因此 2010 年 Danielle 等建立了新简单院前分类评分(NSPTS),以期能够在院前简单、客观地评估多发伤患者的预后。

NSPTS 又称为 MGAP,即由损伤机制(mechanism)、GCS、年龄(age)和动脉血压(arterial press)构成,具体见表 2-2-8。MGAP 值越低,创伤患者死亡率越高。

表 2-2-8　MGAP 评分

项目	分级指标	分值/分
GCS	—	GCS 分值
动脉收缩压/mmHg	>120	+5
	60～120	+3
	<60	0
钝性伤	—	+4
年龄/岁	<60	+5
合计		3～29

MGAP 在预测死亡率时优于 T-RTS,与不易计算的 RTS 效能相同。当 5% 的分类不足率(敏感性为 95%)被固定时,MGAP 分值的特异性优于 T-RTS 和 RTS,接近 TRISS;TRISS 整合了所有创伤相关信息,但不易在创伤初始阶段获得。研究证实:MGAP 能够清楚地反映创伤患者死亡危险度的轻、中、重情况,而且同时得到了内部和外部有效性的验证,这对于在临床实施运用预测模型是非常必要的。

示例:17 岁男性,在两车相撞事故中坐在前排而受伤,入急诊室时呈昏睡状态,GCS 为 11 分,出现呼吸困难、胸痛,血压 40/0mmHg,脉搏 160 次/min,其 MGAP 值=GCS 值(11)+动脉收缩压值(0)+损伤机制(4)+年龄(5)=20 分。

(六) 改良早期预警评分(modified early warning score,MEWS)

为了能及早识别潜在急危重患者,以尽早进行高效、合理的医疗干预,20 世纪 90 年代,英国国家医疗服务系统(National Health Service,NHS)提出了一种简单的生理学评分,即"早期预警评分"(early warning score,EWS),经过改进后形成了"改良早期预警评分"(MEWS)。MEWS 的最大特点为:早期对患者心率、收缩压、呼吸频率、体温和意识进行评分(早期预警评分),一旦分值达到一定标准,即可进行积极的医疗处置。早期预警评分适合广大医护人员及时地对患者的病情进行评估,及时采取干预措施,防止延误病情。我国引入 MEWS 后将其广泛应用于院前急救、急诊、ICU 等领域。

MEWS 对患者心率、收缩压、呼吸频率、体温和意识 5 项生理指标进行综合评分(表 2-2-9),将急诊患者的病情危重度分值化,得分越高,提示患者病情越危重。

表 2-2-9　改良早期预警评分

项目	评分						
	3 分	2 分	1 分	0 分	1 分	2 分	3 分
心率/(次/min)	—	≤40	41~50	51~100	101~110	111~129	≥130
收缩压/mmHg	<70	70~80	81~100	101~199	—	≥200	—
呼吸频率/(次/min)	<70	71~80	81~100	101~199	—	≥200	—
体温/℃	—	<35.0	—	35.0~38.4	—	≥38.5	—
意识	—	—	—	清楚	对声音刺激有反应	对疼痛有反应	无反应

MEWS 评分是一个以患者心率、收缩压、呼吸频率、体温和意识状态为基本评价指标的快速病情评估系统。其最关键、最重要的是:每次评估病情所需时间不长,花费不多,较短时间内就能由有资质的医护人员全部评定完成,不受仪器、人员、场地限制,且可重复操作性强;能动态监测患者病情,将病情数字化、形象化,在病情评估上具有即时性、简便性、快捷性、实用性等特点。

MEWS 评分对病情分级,采取相应的诊疗措施,预测患者的去向及转归有指导意义。MEWS 评分为 5 分是鉴别患者病情严重程度的最佳临界点:5 分以下的急诊患者往往不需要住院治疗,留观治疗即可;5 分以上时,预示着患者病情变化潜在危险性大,需收治专科病房,甚至 ICU;当评分≥9 分时,患者死亡风险明显增加,需送抢救室紧急救治,病情稳定后尽快收入 ICU 治疗。

示例:92 岁老年男性,因"食欲缺乏 5d"来院。入院时生命体征:体温 34.2℃,心率 48 次/min,血压 99/58mmHg,呼吸 15 次/min。意识:对疼痛有反应。MEWS 分值=7 分,完善相关检查,收入 ICU。

(七) 休克指数(shock index,SI)

院前对失血性休克患者的评估通常需要简单易行的方法,不要过多借助特殊的仪器设备,因此,能够迅速获得的重要生理参数——心率和血压成了最常用于判断患者伤情的指标。但是许多研究表明,单独使用心率或收缩压与患者失血量并没有很好的相关性。1967 年 Allgower 等将两个重要生理指标结合,用心率除以收缩压计算 SI,发现:健康成人的正常值范围为 0.5~0.7,而在胃肠道出血的患者中,SI 的升高与失血量的多少成正比,其值可高达 2.5。因此 SI 开始被用于失血患者低血容量程度的评估:

$$休克指数=心率[(次/min)]/收缩压(mmHg)$$

当创伤患者 SI>0.9 时,提示其存在失血性休克,可能出现不良的预后。研究发现:SI 对急性失血敏感,对血流动力学稳定性的预测明显优于单独使用心率或收缩压,所以其可以用于院前对患者大量输血(massive transfusion,MT)风险的预测。除了创伤失血,在急性低血容量状态时 SI 也会升高,所以 SI 还被用于肺炎、急性肺栓塞、卒中、心肌梗死或脓毒症等对循环状态的评估。

除了与血容量的丢失相关以外,SI 也与左室功能紊乱情况有关。在急性循环衰竭而血容量正常时,SI 与左室每搏作功(left ventricular stroke work,LVSW)成反比,因此可以被用于对休克患者初始复苏反应的评估。当休克患者经过初始复苏后,如 SI 仍持续>1.0,提示其左室功能受损,患者的死亡概率增加。

示例:有 3 名患者在一场车祸中受伤。A 患者的院前生命体征是心率 70 次/min、收缩压 140mmHg;B 患者心率 77 次/min、收缩压 110mmHg;C 患者心率 110 次/min、收缩压 110mmHg。计算各自的 SI,分别为:A 患者 0.5;B 患者 0.7;C 患者 1.0。A 患者与 B 患者不存在急性失血性休克,但 C 患者可能存在失血性休克,且具有 MT 风险。

（八） 南非检伤分类评分(South African triage score,SATS)

急诊检伤分类的目的是根据患者的即时临床表现高效地对患者进行分类,以确保严重创伤或严重疾病的患者在病情恶化前即时得到治疗。现存的许多检伤分类系统多在发达国家建立和使用,并不适合运用于发展中国家。另外,这些检伤分类系统的使用通常需要对使用者进行大量的专业培训,要求较多的人力进行实施,且准确性并不高。比较有代表性的有修正早期预警评分(MEWS),其是较为常用的急诊检伤分类的方法,具有快速、简单的特点,能够鉴别患者是否需要入院治疗和是否有院内死亡风险。但由于 MEWS 只包括生理参数,对创伤患者进行评分时容易出现偏倚。这是因为创伤患者受伤前通常身体健康,生理储备良好,在受到严重损伤后生理指标可能短时间内并不会变化太大,这种情况下 MEWS 评分会偏低,其分值不能客观反映患者的伤情。为了提高对创伤患者检伤分类的能力,开普检伤分类小组(Cape triage group,CTG)将活动参数和创伤因素加入了 MEWS,形成了创伤早期预警评分(trauma early warming score,TEWS)。另外,开普检伤分类小组(CTG)还在 TEWS 中增加了检伤分类辨别因素(triage discriminators),以对酮症或烧伤患者在生理指标正常的情况下进行适当的检伤分类,从而建立了南非检伤分类评分(SATS)。

SATS 可以被分为两部分:首先根据创伤患者的生理指标计算 TEWS(表 2-2-10);然后将患者按照相应的辨别因素(表 2-2-11)行进一步评估和分类。判别因素是 SATS 决策程序的核心部分,主要被分为了如下几个部分。

（1） 损伤机制:主要用于判别高能量传导的损伤,对严重创伤有高敏感性,但容易过高评估病情。

（2） 临床表现:主要包括胸痛、腹痛,以及一些在检伤分类时一眼就能看出的症状,如癫痫、关节脱位等。

（3） 疼痛:同大多数检伤分类系统一样,疼痛被认为是最为重要的指标,被分为了重度、中度和轻度。

（4） 高级医疗专业人员的判别:有经验的医疗专业人员能够根据其他重要指标完善 SATS,提高或降低分类级别。

如果根据辨别因子将患者分到了较 TEWS 分值更高的组别,那么这个更高的组别就是患者的正确分组。

表 2-2-10　TEWS（成人）

项目	评分						
	3	2	1	0	1	2	3
活动性	—	—	—	行走	需要帮助	担架或不能活动	—
呼吸/（次/min）	—	<9	—	9~14	15~20	21~29	≥30
心率/（次/min）	—	≤40	41~50	51~100	101~110	111~129	≥130
收缩压/mmHg	≤70	71~80	81~100	101~199	—	≥200	—
体温/℃	—	冷或<35	—	35.0~38.4	—	热或≥38.5	—
AVPU*	—	意识模糊（昏睡）	—	清醒	对声音有反应（嗜睡/昏睡）	对痛觉有反应（浅昏迷）	无反应（深昏迷）
创伤	—	—	—	否	是	—	—

*:AVPU 中,A 为警觉,V 为对声音有反应,P 为对疼痛有反应,U 为无反应。

表2-2-11 进一步评估和分类表（成人）

评估项目	伤票颜色				
	红色	橙色	黄色	绿色	蓝色
TEWS评分/分	≥7	5或6	3或4	≤2	死亡
目标时间	即刻	<10min	<60min	<4h	
损伤机制	—	高能量传导	—	—	
临床表现	—	呼吸急促	—	—	死亡
		咯血			
		胸痛			
	—	出血（未控制）	出血（已控制）		
	癫痫发作	癫痫发作后	—		
	—	局灶神经症状（急性）			
		意识水平下降			
		精神错乱/攻击行为			
		肢体受威胁			
		关节脱位（其他）	关节脱位（手指或足趾）		
		骨折（复杂）	骨折（闭合）		
	烧伤（面部或吸入性）	烧伤（>20%）	—		
		烧伤（电）			
		烧伤（四周）			
		烧伤（化学）			
	—	中毒/药物过量			
	低血糖（血糖<3mmol/L）	糖尿病（血糖>11mmol/L和酮尿）	糖尿病（血糖>17mmol/L，无酮尿）		
	—	呕吐（鲜血）	呕吐（持续）		
		妊娠和腹部外伤或腹痛	妊娠和创伤		
			妊娠和经阴道出血		
疼痛	—	重度	中度	轻度	

基于高级医疗专业人员的判别：

为了能够在医护人员短缺的情况下高效地对患者进行检伤分类，南非CTG通过在低级医疗机构中能够获得的患者生理参数和临床辨别因素建立了SATS。已被证实，这种以护士为主导的检伤分类系统具有较高的敏感度和特异度，减少了急诊患者的等待时间。SATS的生理指标评估是通过TEWS进行的，由于可以准确和统一地评估所有患者（包括创伤患者），所以非常适用于急诊室。此外，TEWS对医疗资源的要求也很低，仅需血压袖带和体温计就能实施，评估结果很容易用于不同医疗团队间的交流。将辨别因素加入检伤分类系统，形成了一个患者正确分类的安全网，避免那些生命体征正常但可能存在严重病理生理过程的患者的病情和危机程度被低估。

示例：一名车祸致脑外伤患者，被友人搀扶到急诊就医。受伤后有短暂意识丧失，院外有呕吐，急诊室测量呼吸18次/min，心率109次/min，血压134/76mmHg，体温36.5℃。向患者简单询问病史后患者突然出现全身抽搐。计算TEWS：运动需要人帮助计1分，呼吸计1分，心率计1分，创伤所致计1分，得分为4分，在判别因素表中被划为黄色。但由于患者出现癫痫发作，根据临床症状其分类级别被提高到红色。

二、解剖性与结局评分

基于损伤解剖结构的评分主要有简明创伤定级(abbreviated injury scale,AIS)、损伤严重度定级(injury severity score,ISS)、新损伤严重度定级(new injury severity score,NISS)等,以及将其与生理学指标结合后形成的综合性多发伤伤情评估和结局判定方法(TRISS)等,下面逐一详细介绍。

(一)简明创伤定级(AIS)

一种能够用于评估损伤类型和严重度的通用语言是创伤患者管理、救治质量改进、损伤预防以及临床研究必不可少的条件。为了标准化创伤术语,给研究者提供一种用数值对损伤进行简单分级和比较的方法,1971年美国医学会(American Medical Association,AMA)和美国机动车医学促进学会(Association of Automotive Advanced Medicine,AAAM)针对交通伤开始制订AIS,拟通过对生命的威胁、能量损耗、永久损伤、组织损伤程度和治疗周期几个方面对损伤严重度进行描述。1976年第一版的AIS发行,其包含了大约500个损伤。此后AIS开始被美国交通部门采纳并作为资助交通伤研究的标准,欧美许多大学和工业研究团队也开始使用其进行创伤的相关研究。

随着时间推移,创伤研究模式发生改变,新的治疗技术涌现,要求不断地修订AIS以满足当时的需要,因此AAAM会周期性地对AIS进行升级,以提高其适用性和损伤描述的质量。到目前为止,AIS较初始版本在损伤类型和对损伤的细节描述上得到了极大的扩充;为了适应不同时期具体损伤在诊断、治疗和预后上的发展,每个损伤所被指定的损伤严重度也在不断地变化。1980年AIS的创伤字典较初始版本扩充了3倍;1985年在AIS中加入了枪伤和刀刺伤等穿透伤的相关内容,并对每个损伤提供了唯一的数字编号以便于计算机使用,同时为了满足全球创伤中心之间的交流,还进一步精炼了AIS对损伤的描述,提高了其特异性;1990年,为了区分损害、致残和其他非致命结局的影响因素,AAAM进一步扩展了AIS所描述损伤的数目和复杂性,同时也解决了AIS用于穿透伤和儿童损伤时存在的一些问题,该版本目前使用最为广泛,仍被美国国家创伤数据库(National Trauma Data Bank,NTDB)使用;1998年的版本较前没有太大更新,只是针对性地进行了部分修订,目前英国的创伤监控研究网(Trauma Audit and Research Network,TARN)在使用该版本进行创伤登记;2005年AIS对损伤的描述被扩充到2000多个,能让每个损伤精确定位到身体更小区域,同时进一步拓展了双侧性原则,增加了冲击伤和其他非机械性损伤的内容,但由于较1998年的版本有近一半的编码发生了改变,所以可能影响与之前版本登记的创伤患者的比较;最新的AIS版本于2008年发布,其在2005版的基础上只进行了较少的更新。

以使用最为广泛的AIS-98为例,将每一个损伤归类到九个明确的解剖区域,具体为:①头部(颅和脑);②面部,包括眼和耳;③颈部;④胸部;⑤腹部及盆腔器官;⑥脊柱(颈椎、胸椎、腰椎);⑦上肢;⑧下肢、骨盆和臀部;⑨体表(皮肤)和热损伤,以及其他损伤。用6分制按顺序对损伤进行定级:1代表轻微伤;6代表最重的损伤或当前无法治疗的损伤(表2-2-12)。AIS给每个损伤条目以特定的6位数编码,并以小数点后第7位数表示损伤的严重程度。前6位数的含义分别为:首位数表示身体区域;第2位数表示解剖结构的类别;第3、4位数表示具体的解剖结构或在体表损伤时表示具体的损伤性质;第5、6位数表示具体部位和解剖结构的损伤程度。

表2-2-12 AIS严重程度定级

AIS分值/分	描述	AIS分值/分	描述
1	轻度	4	重度
2	中度	5	危重
3	较重	6	最重(目前不可救治)

AIS 是解剖性质的评分系统,用于对整体伤情严重程度进行分级,是 ISS 和 NISS 计算的基础。由于使用 AIS 时需要人为地给多发伤患者的每个具体损伤分配 AIS 编码,所以存在着一定程度的定级者主观性。有研究表明,虽然任意两个定级者在对损伤进行 AIS 编码分配时只有 39% 的一致性,但是以之为基础计算的 ISS 却有非常好的评级者间可信度。AIS 是目前使用最为广泛的解剖性创伤评分定级系统,已经成为规范化创伤研究和治疗必不可少的工具。

示例:男性,37 岁,乘坐小轿车时与货车碰撞发生交通事故,致严重多发伤,入院完善各项检查后具体损伤明确为:①开放性胫骨骨折,854001.3(对应 AIS);②开放性腓骨骨折,854442.2;③开放性骨盆骨折,856152.3;④股骨颈骨折,853161.3;⑤开放性髋关节脱位,873033.2;⑥脾破裂,544226.4;⑦股动脉损伤,820202.3。

（二）损伤严重度定级（ISS）

ISS 是约翰霍普金斯大学的 Baker 等于 1974 年建立的第一个完全基于解剖标准的重要评分。它不能被用于院前检伤分类,主要用途是对损伤严重度进行比较,使研究者能够控制创伤严重度的变化性以评价创伤结局,使外科医生准确判断创伤患者的治疗效果成为了可能。

Baker 等评估了 2 000 余名交通伤患者,把每一名患者每个损伤部位最高的 AIS 录入了表格,研究发现死亡率与 AIS 分值的升高并不成线性关系,即使具有相同 AIS 的患者,其伤情可能有着非常大的差异,比如患脾破裂（AIS 4）和气胸（AIS 3）的患者与患主动脉破裂（AIS 5）和肋骨骨折（AIS 2）的患者相比,虽然总的 AIS 同为 7 分,但两个患者的死亡率有着明显的差异。因为在数学里最简单的非线性关系是平方,Baker 等将这种方法运用于数据后发现严重度和死亡率取得了很好的相关性:将创伤患者最高的 3 个 AIS 分值的平方相加能够得到最佳相关性。

ISS 将 AIS 对伤情描述的九个部位改为六个部位（表 2-2-13）,在每个损伤部位里只取 1 个损伤程度最高的 AIS 值,然后将所取的 AIS 值中最高的 3 个值计算平方和,即为 ISS 值。需要注意的是该计算模型只适用于 AIS≤5 分的损伤,如果 AIS=6,ISS 将直接被赋予 75 的最高分。

表 2-2-13　ISS 身体分区

编号	区域	编号	区域
1	头部或颈部	4	腹部或盆腔器官
2	面部	5	四肢或骨盆
3	胸部	6	体表

ISS 是一个重要的损伤严重程度和死亡率的预报器,主要作用是将解剖性质损伤严重度与创伤结局的预测相整合,目前已经成为了损伤严重程度评估的国际标准。通常认为,当 ISS≥16 分时,伤者应该被送入创伤医院接受治疗。但 ISS 并不是院前检伤分类的工具,它只适用于院内评分。在急诊室进行 ISS 评估也并不可靠,因为此时对创伤患者进行的只是创伤初步评估,准确的解剖损伤可能未知,且往往要在进行手术或确切性检查后才能确定。综上所述,ISS 只适用于回顾性分析创伤救治的质量和效率,以及评估分析检伤分类的准确性。

示例:一名多发伤伤员,具有连枷胸、闭合性股骨骨折以及脾破裂,其 ISS 为:4^2（胸部）+3^2（股骨）+4^2（脾）=41。

（三）新损伤严重度定级（NISS）

ISS 的特点不但使其创伤结局预测能力减弱,而且也使计算复杂化,比如:ISS 忽略了身体同一部位多发伤的综合效应,只把每个部位最高 AIS 值的平方简单相加;对有多部位损伤的患者,计算 ISS 时被要求使用第二个损伤部位的 AIS 值,即使这个损伤部位的 AIS 值并没有第一个部位的第二严重程度损伤的 AIS 值高。实际上,ISS 忽略了每个损伤部位最重伤以外的其他损伤,这违背了"较更轻的损伤,应该优先考虑严重损伤"的基本原则。为此,1997 年 Osler 等对 ISS 进行了简单的改良,形成了 NISS。NISS 的计算是:把创伤患者 3 个最严重损伤的 AIS 值的平方相加,而不考虑损伤的具体部位。NISS 较 ISS 更容易计算,且有更好的生存率预测能力,并且 NISS 在对创伤后多器官功能衰竭有更好的预测能力。

示例:一名多发伤伤员,具有连枷胸、严重心脏挫伤、闭合性股骨骨折以及脾破裂,其 NISS 为:4^2(胸部)+4^2(心脏)+4^2(脾)= 48。

（四）国际疾病诊断编码损伤严重程度评分(international classification of diseases injury severity score, ICISS)

准确、简便地评估创伤的严重度是创伤预防、创伤救治系统评估和创伤救治质量改进的前提条件。许多年来,ISS 和 TRISS 因为伤情评估性能良好,已经成为了标准的创伤严重度评估方法,并得到了普遍的认可。但是由于 ISS 基于独立于现行医疗系统信息以外的 AIS 编码,就算在创立 ISS 的美国,用它进行评估的创伤患者也不足 20%,目前只有几个西方国家的少数医院在使用 ISS 进行创伤评估。另外,ISS 只考虑三个指定部位的损伤,经常会少于实际中创伤患者的损伤数量,可能影响 ISS 评估的准确性。基于上述原因,1996 年 Rutledge 等创建了 ICISS 以解决 ISS 评分所存在的问题。

ICISS 必须经验性地通过大样本的创伤数据库计算每个创伤相关 ICD(国际疾病分类)编码所对应的生存危险比(survival risk ratio, SRR)。Rutledge 等的 ICISS 是基于北卡医院出院数据库(North Carolina Hospital Discharge Database, NCHDD)中登记的 30 多万创伤患者信息,针对 ICD-9 计算各创伤相关编码而创建。ICD-9 创伤相关编码范围为 800~959.9,排除 958.0(空气栓塞)、958.4(创伤性休克)和 958.5(创伤性无尿),每个 ICD-9 编码的 SRR 计算公式如下:

$$SRR_{ICD(i)} = 相应 ICD_{(i)} 损伤患者生存的数量 / 相应 ICD_{(i)} 损伤患者的总量 \times 100$$

式中,i 为对应的损伤 ICD 编码;$SRR_{ICD(i)}$ 代表受到 ICD-9 编码相应损伤的创伤患者可能的生存概率。

根据 Levy 和 Goldberg 的方法,ICISS 为每个创伤患者所有损伤的 SRR 的乘积,可以为单一伤,也可以为最多 10 个损伤,其公式为:

$$ICISS = SRR_{inj(1)} \times SRR_{inj(2)} \cdots \times SRR_{inj(10)}$$

式中,$SRR_{inj(1 \sim 10)}$ 为每个患者具体损伤的 SRR。

不同于 ISS,ICISS 的值为特定患者的生存概率,其值介于 0 和 1 之间。

ICISS 的特点:一是损伤越重(SRR 越小),ICISS 分值越低;二是患者所受的损伤越多,ICISS 分值越低,因此除了增加轻微伤(SRR = 1),每增加一个损伤,ICISS 分值会越低;三是 ICISS 的计算只涉及乘法运算。这些特点均不同于计算每个患者的 ISS 分值后再计算 TRISS 生存概率的传统创伤评分方法。有限的研究表明:ICISS 预测创伤结局的性能优于 ISS;如果结合年龄、损伤机制和 RTS 形成生存概率模型,其性能也优于基于 ISS 的 TRISS。当然这个性能的提高可能是因为在计算 ICISS 时使用了每个创伤患者所有的损伤进行评估,而并不是说明 ICD-9 编码的内在结构优于 AIS 编码。

计算每个 ICD 编码对应的 SRR 必须基于大样本的创伤数据库:基于不同的样本数据库计算出来的 SRR 值是不同的。如前所述,Rutledge 等的 ICISS 是基于 NCHDD,而 Wayne 等通过美国国家创伤数据库(NTDB)更新了每个创伤相关 ICD-9 对应的 SRR,并证实了基于专属创伤数据库 NTDB 计算出的 SRR 值优于非创伤数据库 NCHDD 的 SRR 值。另外,为了让以 ICD-10 作为官方疾病和死亡率统计系统的国家使用 ICISS,Yoon Kim 等根据 ICD-10 重新计算 SRR,形成了新的 ICISS 系统。经证实,虽然由于 ICD-10 与 ICD-9 在分类系统上不同,ICD-10 在对颅内损伤患者进行伤情评估的效能方面不如 ICD-9,但这个基于 ICD-10 的新 ICISS 系统同样可以和 TRISS 一样作为标准的伤情评估方法。

（五）创伤严重度评分 TRISS(the trauma score-injury severity score)

通常来说,创伤患者的生存率至少取决于四个要素,即:解剖损伤严重度,生理储备,伤病员内在因素和治疗质量。前三个要素能够通过临床和人口学变量进行估算,其准确的估算又是评价治疗质量(第四要素)的前提条件,因此目前大多数创伤结局研究都聚焦在对损伤严重程度、生理状态和宿主因素的评估上。TRISS 建立于 1981 年,是通过建立回归函数的方式,将代表解剖标准的 ISS 和代表生理标准的 RTS 相结合,加入患者的年龄和损伤性质,为临床医生提供一个识别严重创伤患者非预期结局和控制损伤严重度后比较不同医疗机构间患者结局的方法。TRISS 是严重创伤结局研究(MTOS)方法的基础,被广泛用于评价急诊和院前急救对创伤患者结局的影响,同时也用于记录不同时期或国家地区间创伤患者结局改进的状况。

　　TRISS 的计算方法为:

$$Ps_{(TRISS)} = 1/(1+e^{-b}) \tag{1}$$

式中,e 为常数,其值为 2.718 282。

$$b = b_0 + b_1(RTS) + b_2(ISS) + b_3(A) \tag{2}$$

式中,b_0 为系数,$b_{1\sim3}$ 是不同变量的权重值。在进行预后评估时,其权重值主要来源于标准的数据库,比如 MTOS(表 2-2-14)。RTS 是患者进入急诊室时对其生理状况的评估。年龄 ≥55 岁时,A 取值为 1;年龄 <55 岁时,A 取值为 0。

表 2-2-14　TRISS 系数

损伤类型	系数取值			
	b_0	b_1	b_2	b_3
钝器伤	−1.247 0	0.954 4	−0.076 8	−1.905 2
穿透伤	−0.602 9	1.143 0	−0.151 6	−2.667 6

　　MOTS 利用公式(1)以两种方法评估患者结局。第一种是 PRE 图法(预图法),以 RTS 为纵坐标和 ISS 为横坐标绘制坐标图,在图中标记每个创伤患者,通过 RTS 和 ISS 的关联在坐标图中创建 50%生存率患者(相同年龄组,大于等于 55 岁或者小于 55 岁)的 S_{50} 等标线(S_{50} isobar),见图 2-2-15。以等标线为参照,坐标位于等标线以上的患者,如果其存活为非预期生存,该类病例有利于总结经验进行推广;而坐标位于等标线以下的患者,如果其死亡为非预期死亡,则需要对创伤系统救治失败进行详尽回顾,以查明问题存在的原因,帮助创伤系统持续改进。由于以上特点,PRE 图法被广泛用于医疗机构内部的救治质量评估。运用 PRE 图法时,每个创伤患者的结局都是与来自全国创伤中心的成千上万创伤患者(如 MTOS)的预期结局进行比较的。

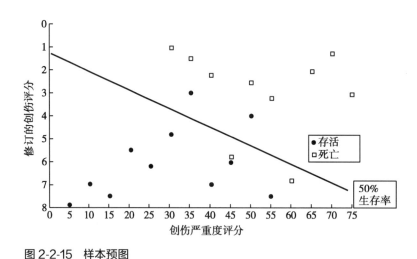

图 2-2-15　样本预图

　　第二种方法是确定性结局导向评估(DEF 评估),即 Z 统计法,由 Flora 首先提出。不同于 PRE 图法,DEF 能够量化两组人群的结局差异,并能得知差异的统计显著性。在 DEF 中,利用统计量 Z 将样本人群(医院)死亡人数与基准人群或标准人群死亡人数进行比较,公式为:

$$Z = (A-E)/S$$

式中,A 为样本人群的实际死亡人数;E 为样本人群的预期死亡人数,即 $\sum Pi$;Pi 为样本人群中第 i 个患者的死亡概率,由公式(1)基于基准人群计算;S 为 $\sqrt{\sum Pi(1-Pi)}$,具体见例 1(表 2-2-15)。

表 2-2-15　例 1

人数	生存/死亡	P_i	Q_i	P_iQ_i
1	生存	0.997	0.003	0.002 99
2	生存	0.994	0.006	0.005 86
3	生存	0.992	000 8	0.007 94
4	死亡	0.049	0.951	0.046 60
5	生存	0.938	0.062	0.058 16
6	生存	0.673	0.327	0.220 07
7	生存	0.800	0.200	0.160 00
8	生存	0.134	0.866	0.116 04
9	死亡	0.004	0.996	0.003 98
10	死亡	0.287	0.713	0.204 63
合计	死亡 = 3	5.868	4.132	0.826 37

因此，$D=3$（实际死亡人数），$\sum Q_i=4.132$（预期死亡人数），$\sum Q_iP_i=0.826\,37$，代入公式：

$$Z=(A-E)/S=\frac{D-\sum Q_i}{\sqrt{\sum P_iQ_i}}=\frac{(3-4.132)}{\sqrt{0.826\,37}}=-1.24$$

由于研究样本的实际生存率可能高于或低于基准人群 TRISS 计算的预期生存率，所以 Z 值可能为正值或者负值。DEF 评估是对两个患者群体间进行相互比较，而不是与基础标准数据库比较，所以可以用于评估新的诊疗策略，以及评价不同医疗机构的创伤救治结局以判别医疗救治水平的高低。值得注意的是，使用 PRE 图法进行分析时，公式（2）中的参数 b 来源于标准数据库（通常为 MOTS），而使用 DEF 评估时，参数 b 来源于所研究的数据库。

在进行 DEF 评估时，如果样本量太小可能影响 Z 统计的统计效应，造成样本人群与基准人群没有统计学差异；如果样本量太大，即使样本人群和基准人群的临床差异可能非常轻微，也可能出现很大的 Z 值和非常显著的统计学差异。所以医疗机构间的救治质量差异不能简单地通过 Z 值的大小来反映。因此，以 W 值来量化实际和预期生存人数的统计学差异：

$$W=100(A-E)/N$$

式中，A、E 的定义同前，N 为救治机构样本人群的数量；W 为与基准预期生存率相比，每增加 100 个样本生存患者中，Z 值增加的量。因此 Z 和 W 能够提供在一个医疗机构的同一时期内患者结局相对平衡的描述。

Z 统计受到研究样本组和基准组伤情严重程度匹配的影响，可以通过启发式统计 M 评判匹配的程度。M 的值介于 0 和 1 之间，越接近 1，伤情的严重程度匹配越好。将 Ps 分为递增的 6 个区间，基准人群中划入每个区间内的患者所占比例为 f1…f6，而样本人群中划入每个区间的患者所占比例为 g1…g6。si 是 fi 或 gi 中较小的一个值，将 s1…s6 相加得到 M 值（表 2-2-16）。M 值代表样本组和基准组患者伤情严重程度的匹配情况，M 值越低，说明比较的两组人群的严重度存在差异，但 M 值不能说明样本组的伤情严重程度高于或低于基准组。

表 2-2-16　例 2

Ps 区间	各区间内患者所占的比例		Ps 区间	各区间内患者所占的比例	
	样本组（g）	基准组（f）		样本组（g）	基准组（f）
0.96~1.00	0.842	0.828	0.51~0.75	0.000	0.029
0.91~0.95	0.053	0.045	0.26~0.50	0.043	0.017
0.76~0.90	0.052	0.044	0.00~0.25	0.010	0.036

$M = s1 + s2 + s3 + s4 + s5 + s6$

　　$= 0.828 + 0.045 + 0.044 + 0.000 + 0.017 + 0.010$

　　$= 0.944$

TRISS 也存在着一些问题,比如:因为 TRISS 计算依赖于 ISS,所以同 ISS 一样,TRISS 常常低估同一部位发生多个损伤的情况;TRISS 对年龄的划分比较简单,应该进一步地细分年龄段,以更加准确地评估;TRISS 的参数来自美国 MTOS 数据库的回归分析,由于各国公共卫生机制、水平及人群种属的差异,特别是在发展中国家,现行的这套基于美国 MTOS 的创伤评定手段并不能准确评价创伤情况及生存率。

示例:一名 40 岁闭合伤男性,RTS = 6.613 2,ISS = 45,其 $Ps_{(TRISS)}$ 计算过程为:

$b = b_0 + b_1(RTS) + b_2(ISS) + b_3(Age)$

　　$= -1.247\ 0 + 0.954\ 4 \times 6.613\ 2 + (-0.076\ 8) \times 45 + (-1.905\ 2) \times 0$

　　$= -1.247\ 0 + 631\ 17 - 3.456 + 0$

　　$= 1.608\ 7$

所以,$Ps_{(TRISS)} = 1/(1 + e^{-b}) = 1/(1 + 2.718\ 28^{-1.608\ 7}) = 1/(1 + 0.201\ 4) = 0.833\ 2$。

第五节　医疗后送文书

一、我国医疗后送文书的现况与分析

医疗后送文书是救治机构记载和传递伤病员检伤分类、救治经过和医疗后送的文字材料,是不同救治机构连续、继承救治伤病员救治的依据,使各救治机构的工作相互衔接,前后继承,对于防止处置遗漏或重复处置有重要作用。同时,项目齐全、记录完整的医疗文书是应急救治后总结伤病员的发生和救治情况必不可少的依据。完整的伤病员发生、救治、转归文字资料,对于现代兴起的使用计算机模拟战时伤病员救治情况、评估救治效果、检验救治保障计划和开展医学研究具有重要意义。在我国,医疗后送文书包括伤票、野战病例、医疗后送文件袋、战时伤病员登记簿等。

（一）纸质医疗后送文书

1. 伤票　是记载人员负伤及救治处置情况,并随伤员后送的一种格式化的纸质表格或卡片式信息载体。内容包括伤员姓名、部职别和负伤时间、地点、伤部、伤类、伤型、伤势、并发症、诊断、救治措施及后送注意事项等。伤票由急救首诊医师开始填写,采用填充和选项结合的方式进行,各级救治机构详细填写伤员医疗处置情况,如无特殊处置,则只填写机构和到达及后送时间。伤票复写一式两份,存根由填写单位保留,伤票填好后随伤员一起后送,由完成伤员最终治疗的救治机构妥善保存。转运途中死亡伤员的伤票,由善后处理单位保存。应急救援或战斗任务结束后,伤票及其存根上交卫生行政部门,以便整理汇总,作出统计分析。

2. 野战病历　是战时救治机构记载收容伤病员的伤病情况和诊疗经过,并随伤病员后送的医疗文件。它包括病历首页,体温、脉搏记录,伤病情变化,处置记录和手术、麻醉记录等。我军从团或相当于团的救治机构开始使用野战病历,对留治的轻伤员、暂时不能后送的重伤员和病员均应填写。填写野战病历要简明扼要、字迹清楚,军医需在记录后签名,并填写医疗机构番号。野战病历必须装入医疗后送文件袋,随伤病员一起后送,由完成最终治疗的机构保存。

3. 医疗后送文件袋　是盛装伤票和野战病历的纸袋,从团救护所开始使用。后送文件袋正、反面上记载伤病员及后送简要情况,随后送伤病员带走。后送袋如有破损并需要更换时,破旧袋应装入新袋内。

4. 战时伤病员登记簿　是营救护所及以上救治机构内部使用的医疗文书之一,是分析伤病员救治的基础资料,也是应急或战时上报卫勤报表和战后综合统计的依据。各级救治机构应认真填写,妥善保管,以备查询。

（二）电子伤票信息流程

电子伤票系统由电子伤票卡、卫生信息手持机、伤票数据桥接器、北斗战救数据收发器、伤票读写器和

电子伤票信息管理系统等软、硬件组成,为新研后勤二代装备。主要用于对战(现)场伤员的伤病情信息采集、存储、处理和传输,战伤评分,伤情分类,统计分析及数据上报等,现已批量装备部队试用。其医疗信息管理流程如下。

1. 火线抢救、信息获取　在战(现)场,伤员负伤后,可通过射频卡内置发射装备发出求救信息,使得救护人员可以通过卫生信息手持机实现迅速定位。当发现伤员后,救治人员立即检伤分类与现场急救,利用手持机(PDA)进行射频卡读写和伤票初步填写,完成伤员负伤时间、部位及生命体征采集;形成电子伤票,写入伤票卡内保存。救治人员利用随身携带的北斗战救数据收发器,将电子伤票信息发送给上级救治机构,实现信息共享。上级卫生机构根据火线传输数据可及时了解卫生减员和救治情况,根据伤员的流速和流量部署救治力量,组织运力,实施伤员的救治与后送。

2. 实时获取、应用完善　从战(现)场传输的伤情信息,由后方通联装置所接收,并自动流转进入其他救治机构的医疗救护信息管理系统(含电子伤票信息管理功能)。这种由战(现)场采集和远程传送的伤员信息,可使救护机构提前做好伤员到达,尤其是大批量伤员到达的救护准备工作。伤员到达上级医疗机构前,分类组救治人员完成对伤员伤票的补充登记,并将伤员信息无线传输至数据处理中心,利用计算机辅助,迅速完成伤员组室分类,使伤员到达分类场后直接进入各救治组实施救治。当伤员到达分类场时,救治人员使用卫生信息手持机,识读电子伤票卡的信息,并填写分类处置意见。同时,以无线方式从分类场转发至本级救护所的医疗救护信息管理系统,或随伤员信息后送。

3. 平战衔接、信息合并　军队伤病员数据与军人保障卡系统的转接与利用。在救治机构,伤病员信息与军人保障卡系统进行数据转接。当伤病员需要后送或治愈归队时,将伤病员的相关信息导入军人保障卡(医疗信息区),为下一步救治提供信息。采用军人保障卡系统装置完成对伤员身份的确认,并将本级治疗小结或终结资料补充录入军人保障卡系统。军人保障卡可替代传统的伤病员医疗后送文件袋功能。

利用电子伤票系统和各种信息化手段,以全程信息化的救治形式对医疗后送文书进行分阶段管理,对提高战时和非战争军事行动伤病员信息管理水平、医学数据统计分析和救治保障经验总结均具有十分重要的价值。

(三) 主要问题

1. 种类涵盖范围不全,自制文书格式缺乏统一规范　目前的医疗文书主要包括伤票、野战病例、后送文件袋。战伤救治是涉及多机构、多阶梯的综合过程,但一些关键环节尚未健全。

(1) 医疗后送:传统后送向立体后送发展。目前的空运后送单和海运后送单虽早有模式,但尚未形成救治规范。随着后送装备的升级换代,后送不再是简单运输的过程,而是集生命体征监护、生命支持和紧急救治于一体的过程,医疗后送过程中的伤员检伤分类和救治信息记录需要改进。

(2) 机构间衔接:在未来战争和非战争军事行动中,伤员的分布、流向不规则,空间和编制的阶梯概念不再鲜明。对于如何在不同救治机构间记录、传递与共享伤员信息,现有医疗文书也未涉及。

(3) 机构内衔接:我国有些单位结合自身任务特色研制了救治机构内部使用的表示伤病员检伤分类结果的分类牌,按照不同颜色、形状和文字标注等表示伤病员收容、处置和后送的信息,但尚未形成全国、部队或者行业统一。这造成了一个伤病员身上有几个分类牌或者不同机构使用的颜色有不一样的含义,当其他机构加强支援或者联合救治时极容易造成混乱,例如:在一些机构中,黑色指"待治疗",而在一些机构中,黑色只用在已经被医生宣布死亡的类别,这种误读造成的后果显而易见。

2. 内容相对陈旧,难以满足现代院前创伤救治过程的需求

(1) 检伤信息:检伤分类是现场救治的首要环节,是有限医疗资源合理分配的基础。虽然我军规定伤票填写前伸至军医,但在战争前线,战(现)场一线医师往往经验不足,且在环境恶劣、时间紧迫、身心压力大的情况下验伤并填写伤票。这就需要研发简洁标准化检伤分类系统,使战(现)场人员相对容易地学习和掌握。后级救治机构再次开展定量评价的复核检伤,纠正和完善救治方法。

(2) 救治信息:未来战(现)场卫生减员总数减少但危重伤比例增多,伤类更加复杂,特别是精神性减员

明显。而随着救治需求的改进和先进医疗装备的研发与应用,现场开展复苏、检查和手术的技术范围发生改变,因此承载检伤分类和救治信息的文书也需完善与发展。

(3) 分类标识:对伤病员进行分类时,除了明确伤员的救治措施外,还要确定伤员的处置等级,即紧急处置、优先处置、常规处置和期待处置。而现有伤票仅能记录伤员的部分伤情和救治信息,难以有效标识优先救治顺序。

3. 缺乏应用检验,系统研究与实践亟待开展

(1) 应用范围:现行医疗后送文书主要用于战场伤,但我国安全战略形势发生了很大变化,恐怖活动和重大灾害等突发事件频发,导致非战时大批量人员伤亡的案例显著增多。特别是随着国际恐怖主义袭击手段的渗透,未来暴恐所致的伤情更加复杂多样,非战争军事行动卫勤保障受到军队卫生部门的重视。但是在执行卫勤保障任务时,事发突然,准备时间短,力量抽组形式与战时卫勤保障有较大区别,导致医疗文书使用经常被忽略,出现伤病员登记信息不全、内容不规范等问题,给事后伤病员统计分析和卫勤保障经验总结等工作带来了极大的困难。也并不排除未来我军和外军联合作战和卫勤保障的可能性,因此,医疗后送文书应考虑平战结合、军民通用、国际接轨的需求。

(2) 应用形式:纸质医疗文书存在诸多共性问题,如:表格填写内容太多、太长;夜间无法填写,也很难读取;填写的字迹潦草难认;有时难以找到书写工具等。有资料表明,我军在某自卫反击战后,曾对一组784张伤票资料进行了总结,结果发现66.6%的伤票在填写记录和使用中存在缺陷或严重缺陷。

(3) 应用标准化:随着卫勤信息化的发展,电子伤票等电子信息载体的研制与开发也取得了实质性进展,但由于缺乏顶层统筹规划和统一的伤票信息标准,目前开发出来的电子伤票存在规格型号不一致、数据信息不统一、数据接口不规范等问题,极大地浪费了卫生资源。此外,在实际应用中也存在着信息安全的隐患。

(4) 应用评价:反映医疗文书实际应用情况的文献并不多,现有的文献主要集中在描述式总结,缺乏有效的评价模型与定量分析,这使得医疗文书的改进与发展缺乏客观理论支撑。

二、国外医疗后送文书现况与分析

(一) 检伤分类记录卡

1. 美军战场记录卡　美国虽然在不断设计和改进电子伤票,但同时也未完全放弃对纸质表格式伤票的研究与应用,纸质的现场记录卡在伊拉克及阿富汗战场仍被广大战(现)场急救人员使用。实践也证明,在恶劣的战场环境下,纸质伤票仍是战现场伤员伤情及处置等医疗信息传递的主要载体,快速、正确、有效地填写伤票是美军战救人员所必须掌握的一种专业技能。目前美军战(现)场使用的医疗文书主要有两种:野战医疗卡(field medical card,FMC)和战术战伤救治卡(tactical combat casualty care card,TCCCC)。

美国国防部于20世纪80年代初颁发了统一的"野战医疗卡"(FMC),明确规定了野战伤员医学信息的记载内容和方法。1990年,美海军保健研究中心对野战伤员医疗卡进行修改,主要改进的地方有:①增加了人体正面和背面解剖学草图,并在图旁列出了常见的野战伤种类;②卡片的背面专为战场医疗急救站设计;③卡片采用上等材料印制,不易撕裂;④卡片采用表格形式,以打"√"的形式记录治疗情况、给药次数等。

2007年,美国国防部相关研究发现:美军在伊拉克及阿富汗战场约发生了3万名伤员,填写了战(现)场(院前)医疗文书的伤员不足10%,正确并完整填写了战(现)场医疗信息的伤病员仅有1%。第一时间发现伤员并进行处置的往往不是专业医务人员,因此,亟须研发统一的医疗信息上报格式,以便提高伤病情信息记录及传递的准确性。由于FMC所需填写的信息较为烦琐且过于专业,美军第75游骑兵团自主研制了TCCCC。2009年美国陆军部将TCCCC作为战(现)场医疗后送文书,在美军各兵种推广应用。2014年战术战伤救治委员会(Committee on Tactical Combat Casualty Care)根据近年来美军战术战伤救治技术的发展,在指南中对TCCCC进行了调整(表2-2-17)。

表 2-2-17　TCCCC 卡片主要信息

数据项	数据集	数据项	数据集
前置信息	战斗编码	体征和症状	呼吸
伤员基本信息	后送级别（伤情评估）		血氧饱和度
	姓名		AVPU 评分（评价意识）
	识别码		疼痛指数（评价疼痛）
	性别	治疗措施	止血
	记录时间（年月日）		气道管理（抬头举颏法、下颌牵拉法、鼻咽通气管法、气管内插管、环甲膜切开术、环甲膜切开气管插管）
	记录时刻		
	服役情况		呼吸管理（吸氧、穿刺减压、胸部导管、胸腔密封）
	所属单位		循环管理（液体和输血的名称、路径、容量和时间）
	过敏史		
伤情信息	致伤机制（炮伤\钝器伤\烧伤\跌落伤\榴弹伤\枪弹伤\简易装置爆炸伤\地雷\火箭弹伤\其他）		药物治疗（止痛药、抗生素以及其他）
			其他措施（战救药包、眼罩、夹板、低体温预防及类型）
	伤部（人体图例标识,上下左右肢体单独标注）		开放式信息
体征和症状	脉搏	第一响应人	姓名
	血压		编码

2. START 检伤分类伤票　START 检伤分类的医疗文书是一个融合检伤分类信息与伤员等级信息于一体的卡片,包括检伤分类信息、伤员基本信息、检查信息、初步诊断和治疗信息。此外,如果时间允许或者有填写需要,还有一些空白的空间供使用(特别是给药的情况,必须记录)。这个卡片是折叠使用的,所以一次只能有一种颜色,并且可轻易调整。还有一种单独的卡片来标记死亡,以防止由于折叠卡片的失误,错把活人归入死亡类别。在患者后送之前,需要明确患者的位置以及转运后送的目的地等(图 2-2-16)。此外还有一些核化生武器所致特殊伤病医疗文书系统(图 2-2-17)。

另外一种标示救治优先权的检伤分类文书是一种彩色腕带,由美国空军救护组织研发。这些腕带既可以紧紧地箍在手腕上,又易于更换。这类系统也被用于战时流动医院伤员的登记(图 2-2-18)。

（二）患者追踪系统

在战争和灾害救治过程中,始终存在一种挑战,即从事发现场到救治机构这个过程中的通信和信息管

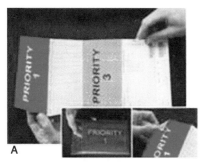
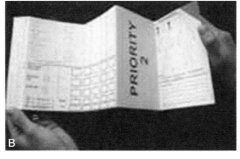
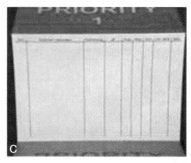

图 2-2-16　START 检伤分类

A. START 标示系统融合检伤分类与伤员信息于一体,救治优先权用颜色做标示,通过折叠使用,保证一次只能有一种颜色,并且易于更换颜色以调整救治级别;B. 左侧是伤病员伤情信息,包括检伤分类的算法和二次检查的记录,中间部分简要表明伤情,右侧是可撕下的伤标;现场记录后送的患者和目的;C. 卡背面的空间具体记录一些诊疗和伤情信息,其详细程度取决于现场的时间,但用药情况必须记录。

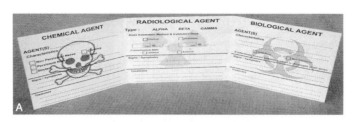

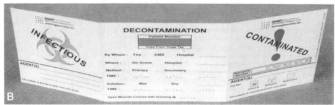

图 2-2-17　核化生检伤分类与伤情标示系统
A. 正面；B. 背面

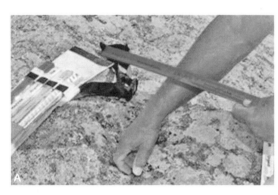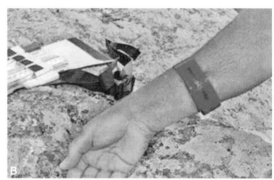

图 2-2-18　彩色腕带

理。它们存在一种重要的相互依赖关系。战（现）场的医疗需求、患者人数类型和伤势的准确与否会影响着后方救治机构的资源需求和使用情况，同样，可以使用的后送工具和信息也将改变对现场受害者的管理。

目前使用的伤员追踪系统包括：纸标签、卡片和图片；条形码和无线局域网。

1. 纸标签、卡片和图片　尽管此时伤员已经完成检伤分类，但是跟踪过程仍然始于伤员最初的检伤分类信息，比如伤员检伤分类后都会得到一个明显的标示（获得救治的有限等级、地理性伤员标示等）。除上述信息外，后续的伤员跟踪表还应包括唯一的身份识别编号、性别、表面年龄、检伤分类情况、目的地和患者离开战（现）场的时间。接收医院制订一份类似的列表，表明患者的身份识别编号、性别、表面年龄、检伤分类情况、处理措施和处理的时间。

一些商业性质的可用标签系统（如 METTAG 和 MultiTag）上面有预先打印好的编码，该编码是特有的，以便跟踪伤者（图 2-2-19、图 2-2-20）。每个标签包含关于患者信息的一节内容，可以沿虚线撕下，对患者分类。但存在的问题如下：①标签的应用适用于前面只有一次事故的伤员；②不能为目的地提供预警；③患者生命体征变化，很难变更卡片；④几乎没有空间写病情变化和其他信息；⑤应该作为病历的一部分，但经常丢失；⑥格式尚未统一，为识别和统计带来困难。

2. 条形码和无线局域网　通过在任何位置扫描独特的患者手带，该系统可以跟踪并提供患者的最后位置，为纸质系统的大多数缺陷提供了补偿措施，补充了基本的伤员检伤分类数据的替代方案和其他医疗信息，并将该信息连接到检伤分类标签和病历中。局限性表现在对环境信息网络要求高、总体安全性面临诸多问题、各终端软件系统不兼容等。

（三）战术性救护医疗系统

在战争领域，以美国为代表的发达国家基于计算机技术、通信和网络技术、数据库技术等，建立了功能强大的伤员救护医疗信息系统。借助这个平台，不仅对伤员野战病历进行记录与利用，还融合多个功能，使得从现场转运过来治疗的伤病员可以享受到平时医疗机构的信息化支撑。

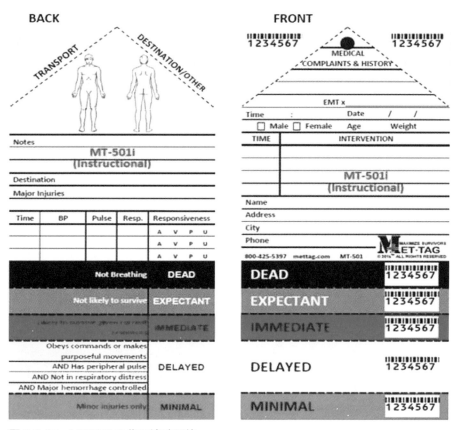

图 2-2-19 METTAG 伤员追踪系统

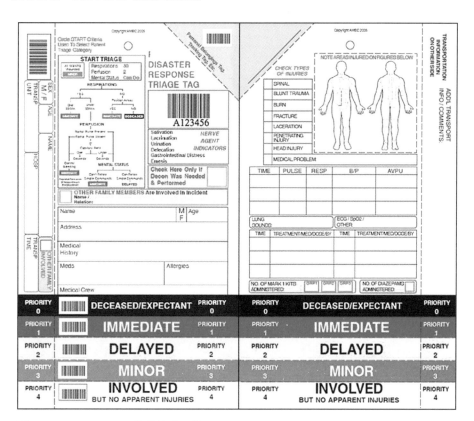

图 2-2-20 MultiTag 伤员追踪系统

美国伤员救护医疗信息系统(MC4)是为战时开发的用来支持医疗信息管理的一个综合集成系统,确保伤员具有安全、可随时查询的全寿命电子病案。主要包括三个核心软件子模块,远程战场综合医疗信息系统、战区综合卫生医疗系统以及综合医疗系统新技术系统,可以执行电子医疗记录、患者追踪、血液管理、卫生后勤支持和医学报告等任务,并在通信能力低下的情况下照常执行任务。例如,2007年部署在阿富汗的陆军医疗单位网络中断1周,使用MC4脱机病案系统,在重新连接网络后,继续接收、传送医疗数据,为医护人员提供连续的医疗保健,维护和记录重要的医疗数据,保持了医疗信息的连续性和完整性。对于部署救治人员,该系统能够快速、准确地查询患者病史,并进行患者追踪、医疗报告和卫生后勤支持。

在救援领域,最常用的是突发事件过程中的伤员救护系统和突发事件后伤员报告信息录入系统。

(1) 突发事件过程中的伤员救护系统(EMS):Adam Landman教授等在波士顿马拉松爆炸救治中对伤员信息记录提出了三个建议:①为无名伤者进行ID(身份)编码的新方法;②运用RFID(射频识别)技术对伤员救护过程中的位置进行跟踪;③伤员病历缺乏质量和安全性保障的解决方法,如提高伤员电子健康病历的利用率,建立专用的影像诊断文书等。

(2) 突发事件后伤员报告信息录入系统:对战(现)场伤员救护信息记录也具有借鉴意义。

第三章　急救复苏技术

第一节　概　　述

一、急救复苏的概念

急救复苏主要包括两个内容,即急救和复苏。现场急救是当突发事件导致创伤或急病发生时,由伤者自己或伤者身旁人员采取的伤病情紧急处理。按照施救者的急救技能水平或紧急救治程度,可以区分为三个层次的急救:一是比较简单的行动,如求救,帮助伤病者脱离危险区域,安抚及照顾伤病者;二是随着对灾害救援意识的提高和自救互救知识的普及,越来越多的民众参加红十字会、应急部、专业救援队、医疗机构等组织的培训,成为掌握包扎、止血、搬运等基础急救技术的第一反应者;三是医疗专业人员在到达现场采取的高级急救技术,尤其是识别引起呼吸心脏停搏的创伤,在灾害现场环境特殊、医疗资源有限的情况下,可快速进行的急救操作,可达到稳定伤者生命体征的急救效果。

复苏主要指心肺脑复苏(cardiopulmonary cerebral resuscitation,CPCR),即针对呼吸和循环骤停所采取的抢救措施,以人工呼吸替代患者的自主呼吸,以心脏按压形成暂时的人工循环并诱发心脏的自主搏动。心肺脑复苏成功的关键不仅是自主呼吸和心搏的恢复,更重要的是中枢神经系统功能的恢复,从而恢复患者的社会行动能力。从心脏停搏到细胞坏死的时间以脑细胞最短,因此,维持脑组织的灌流是心肺脑复苏的重点,一开始就应积极防治脑细胞的损伤,力争脑功能的完全恢复。大脑是人体耗氧量最高的组织,重量仅占人体自身重量的2%,血流量占全身总血流量的15%,耗氧量占全身总耗氧量的20%~30%。脑组织对于缺氧最为敏感,当心脏停搏后6min黄金时间内,抢救往往尚可恢复。

复苏技术还包括限制性液体复苏,即低压复苏:在活动性出血被控制之前,通过限制液体输注速度和输液量,将伤者血压维持在一个可容许的、低于正常值的水平,达到适当恢复组织、器官血流灌注和减少机体内环境失衡的复苏平衡点,使伤者救治成功率提高。随着创伤救治的发展,除了创伤性休克的限制性液体复苏,围绕创伤死亡三角"低温、凝血障碍、酸中毒"推出的止血复苏、体温管理、内环境稳定等多维复苏措施得到逐步完善及应用,形成损伤控制性复苏的核心内容。

急救复苏不是急救和复苏技术的简单叠加,是早期识别高危伤情、早期开展有效急救、早期实施现场复苏,为提高伤者最终救治成功率,以及避免伤情加重进展到呼吸心搏骤停而采取的个体化现场救治技术。

二、急救复苏的发展

灾难带来经济损失、人员伤亡。灾难现场急救技术由最初的止血、包扎、固定、搬运四项基础急救技术,扩展为检伤分类、心肺复苏、紧急救治、监护后送、一体救治等方面,强调搜索、营救与现场紧急抢救技术为一体,心理干预、卫生防疫与现场救治为一体的现代灾难急救理念。根据不同人群,进行不同程度的急救技术普及,如:对于民众,应普及心肺复苏及基本的自救互救技术;对于救援人员,则应使其掌握基础急救技术及一体救治理念;对于专业的医护人员,更强调全面的现场紧急救治能力。

心肺复苏是急救复苏技术的代表,目前可寻找到的人工通气、胸外按压的雏形见于《伤寒杂病论》,该书主要由东汉末年张仲景撰写,搜集了民间多种疑难杂症救治方法。现代心肺复苏技术由捷克医生彼得·沙法和詹姆斯·埃兰共同研究发明。最初的心肺复苏术是通过口对口的人工呼吸法,将空气有效地传送到自主呼吸停止的患者肺部,增加患者体内的氧气含量,满足患者的生存需求,并通过胸外按压促使心脏恢复搏动,实现对患者的抢救。

心肺复苏技术最初被美国军方应用于抢救伤员。美国于1966年制定了第一份心肺复苏操作指南,促进了心肺复苏技术的普及和应用,并且成功救治了很多呼吸心搏骤停的危重患者。自20世纪80年代以来,有关心搏骤停干预措施的大多数研究和辩论都集中在高级生命支持(ALS)技术和早期电除颤策略。然而,在过去的10年中,《国际心肺复苏指南》不仅强调了不间断胸部按压的概念,而且还改善了按压的时间、速度和质量。自2000年开始,美国心脏协会和国际急救与复苏联合会(ILCOR)颁布心肺复苏指南,并且每5年组织行业专家对指南进行重新审核和修订,先后经历2000、2005、2010、2015年版本的更新,最近一版于2019

年 11 月推出。国际心肺复苏指南对操作程序进行了更加科学和完善的界定,逐渐在多个医学领域里形成了统一的认知,是世界上心肺复苏的权威性指导文件。

中国学者也于 2016 年推出《中国心肺复苏专家共识》,将急救链扩展为急救环,强调预防、预示、预警,将猝死救治阵线前移。在全国建立心肺复苏医教研基地和专家团队,积极开展科普,为提高心肺复苏成功率起到积极作用。

三、灾难现场急救的伦理学

当发生突发性重大灾难时,灾区抢救现场秩序混乱,批量伤病员同时出现,检伤分类难以展开,重伤员难以得到及时救治且伤情复杂,给医护人员实施医学救援提出了新要求:需要医生反应迅速,分工明确,果敢高效。"检伤分类、分批后送"的现场救援是在有限的医疗资源条件下,面对大批伤员所采取的唯一有效的方法。对大批受灾伤员组织救护的原则应该是:"在最适当的时间和地点对为数最多的伤员施行最好的救护",但也引发了一些伦理学上的冲突,认为分类救治的办法是不人道的,违反了希波克拉底的誓言。如何在医学救援行动中贯彻伦理学有利无伤和最优化等原则,为更多的伤病员提供及时、有效的救治,值得人们反思。灾难医学救援中的医疗工作者还应遵循以下医学伦理原则。

1. 在灾难医学救援中应始终坚持"生命第一"的原则　在灾难医学救援实践中,传统的医患关系已经不存在了。平时状态下的医者、患者的伦理观念在非常的紧急状态之下,都不得不加以调整。面对大批瞬间出现的成千上万的、几万乃至十几万的危重伤员,医务救援人员不得不抛掉平常的伦理观,打破临床实践中的常规,诸如询问病史、体格检查、注重心理反应、术前履行承诺手续、患者不承诺不施手术等。在紧急的灾难医学救援中,没有家属可以询问,时间紧迫,众多伤病员等待着救治,没有会诊,不可能进行全面的体格检查,只能本着"生命第一"的原则,以简洁、高效、科学、严谨的态度去实施灾难医学救援工作,尽最大努力抢救最大数量的生命。

2. 在灾难医学救援中应坚持"分类检伤、分批后送"的急救原则　一旦灾难发生,伤病人数和严重程度大大超过当地医疗服务系统的过负荷能力,加上灾区内医疗设施同样遭到破坏,只能根据伤情对伤病员进行检伤分类、分批后送、分级救治的原则对伤员进行处置。在灾难医学救援中,检伤分类、分批后送的时间长短,直接关系到伤者的生命。

3. 在灾难医学救援中要坚持社会因素和经济因素"双效统一"的原则　在灾难救援过程中,针对卫生部门本来投入就不足的情况,医学救援人员更应全力以赴,既要发扬无私奉献的精神和革命的人道主义精神,同时加强经济管理和耗益分析,合理投入医疗救治力量,提高资源利用效率,节约医疗卫生资源,达到资源利用最优化,实现灾难医学救援时社会因素和经济因素的"双效统一"。

四、急救复苏技术的应用原则

批量伤员救治时,救援力量不足,此时按照检伤分类的"红、黄、绿"顺序依次进行救治。对于非目击下的呼吸心搏骤停伤者,采取姑息救治或者不救治,因为在灾害发生后的现场,即使具备手术室、重症监护室条件以及医护救治团队,呼吸心搏骤停伤者的生命也难以挽救回来。

1. 先复后固的原则　该原则适用于医疗急救力量充沛,足够满足当前伤员的救治需求时。此时,遇有心搏、呼吸骤停又有骨折者,应首先用口对口呼吸和胸外按压等技术使心、肺、脑复苏,直至心搏、呼吸恢复后,再进行骨折固定。需要注意的是,及时寻找导致呼吸心搏骤停的原因对提高抢救效率至关重要,如心脏压塞、张力性气胸、致死性大出血等,并在心肺复苏过程中采取合适的紧急救治操作,积极去除病因。

2. 先止后包的原则　遇有大出血又有创口者,首先立即用指压、止血带或药物等方法止血,接着再消毒,并对创口进行包扎。

3. 先重后轻的原则　指遇有垂危的和较轻的伤病员时,应优先抢救危重者,后抢救较轻的伤病员。

4. 先救后运的原则　发现伤病员时,应先救后送。在送伤病员到医院的途中,不要停顿抢救措施,继续观察病、伤变化,少颠簸,注意保暖,平安抵达最近的医院。

5. 急救与呼救并重的原则　在遇有成批伤病员,而现场还有其他参与急救的人员时,要紧张而镇定地分工合作,急救和呼救可同时进行,以较快地争取救援。

6. 搬运与急救一致性的原则　在运送危重伤病员时,应与急救工作步骤一致,争取时间。在途中应继续进行抢救工作,减少伤病员不应有的痛苦和死亡,安全到达目的地。

第二节　现场基础急救技术

及时脱离致伤环境,终止致伤因素继续伤害,积极开展现场急救,迅速后送进行后续诊疗,对减少伤残率、提高伤员救治成功率有着至关重要的影响。在灾难现场,应尽快实施创伤急救,以确保伤员在正确的时间、正确的地点得到正确的治疗,从而维持伤员的生命,避免继发性损伤,防止伤口污染。现场急救的好坏直接决定着患者的预后,不恰当的救治会导致伤员发生功能障碍、残疾,甚至死亡。灾难现场紧急抢救技术可根据救护者的专业层次,伤员的伤情、伤类,携带的急救装备,现场空间和环境的要求有所选择。按照能达到的急救水平,灾难现场紧急抢救技术可分为基础急救技术和高级急救技术。本节介绍止血、包扎、固定、搬运四大基本技术,是抢救伤员生命和进一步治疗所必需的基石。

一、止血

出血是指血液从血管腔流到体外、体腔或组织间隙的过程,可分为内出血和外出血:内出血是指血液流向体腔或组织间隙;外出血是指血液流向体外。快速、大量出血往往是伤员休克或死亡的主要原因,因此需要及时、有效止血以挽救生命。内出血隐匿性强,且由于条件限制,难以在灾难现场实施手术,需及时后送以进一步救治。本节介绍的止血技术主要针对头面部、四肢、躯干的非致命性外出血。止血方法有多种,需要根据实际情况加以选择。现场急救时,可利用简易物品、就便器材和手法等,给予紧急处置。伤员后送至有条件的医疗救护机构后,可以进行进一步的救治。

为了采取有效的止血方法,应该首先判断出血部位、伤口类型、出血性质、出血量、有无其他伴随症状和对生命体征的影响。不同部位出血有不同的特点。头部血液循环丰富,即使是小伤口也会大量出血;颈部有血管、神经、气道、食管分布,止血时应慎重考虑对这些器官的影响;胸腹部出血,应考虑合并内脏损伤;四肢出血表现比较直接,易于判断。根据伤口临床特征,常见伤口类型有切割伤、撕脱伤、挫裂伤、贯通伤、截断伤等,其中,贯通伤和截断伤常常合并动脉出血。根据出血来源不同,出血分为动脉出血、静脉出血和毛细血管出血。不同性质的出血表现不同:动脉出血,血色鲜红,出血速度快,出血量大,呈喷射状,需立即处理;静脉出血,血色暗红,出血速度中等,出血量中等,呈缓慢涌流状,需及时处理;毛细血管出血,血色介于动、静脉血之间,出血速度缓慢,出血量少,呈片状渗出,通常不危及生命。可以通过不同的表现初步判断出血类型,采取相应的止血措施。出血量判断以现场目睹的出血量为主。现场难以判断时,可根据生命体征判断出血量(表 2-3-1)。

表 2-3-1　根据生命体征判断出血量

出血量	检查项目			
	脉搏/(次/min)	收缩压/mmHg	末梢循环	估计失血量/%
少量出血	正常或稍快	≥90	尚正常	<15
中等出血	100~120	60~90	差	≥15,<30
大量出血	>120,细弱	<60	衰竭	≥30,<80
严重出血	触不到	测不出	不可逆	≥80

（一）指压止血法

指压止血法是用手指压迫行经伤口血管的近心端以达到止血目的的方法,适用于头面颈部及四肢动脉出血急救。操作方法:用手指压迫伤口近心端相应动脉,使血管闭塞、血流中断。此法简单、有效,但因止血时间较短(建议按压时间为 10min),所以需要与其他方法结合进行。另外,救护人员必须熟悉身体各部位血管解剖和出血压迫点。应用此法,找准按压部位很关键。

1. 头顶、额部和颞部出血　拇指或示指正对伤侧耳前下颌关节,压迫颞浅动脉搏动处。

2. 面部出血　用拇指、示指或中指压迫双侧下颌角前约 3cm 凹陷处的面动脉。由于面动脉有很多小吻合支,因此常需同时压迫两侧面动脉才能达到止血目的。

3. 侧耳后出血　用拇指压迫同侧耳后动脉搏动处。

4. 头后部出血　用两拇指压迫耳后与枕骨粗隆之间的枕动脉搏动处。

5. 颈部出血　用拇指扣及同侧气管外侧与胸锁乳突肌前缘中点颈总动脉强烈搏动,然后向后、向内压迫至第5颈椎横突处。此法仅用于非常紧急情况,压迫时间不宜过长。操作时:一是避开气管;二是严禁同时压迫两侧颈总动脉,以防脑缺血;三是不可高于环状软骨,以免颈动脉窦受压而引起脉搏减慢、血压下降甚至心搏骤停。

6. 腋窝和肩部出血　用拇指用力向下、向后压迫同侧锁骨上窝中部的锁骨下动脉搏动处。

7. 上肢出血　用四指扣及腋窝部腋动脉搏动,将它压向肱骨。

8. 前臂出血　用拇指或其他四指压迫上臂肱二头肌内侧的肱动脉搏动处。同时适用于同侧上臂下1/3和手部出血。

9. 手掌、手背出血　互救时可用两手拇指分别压迫手腕稍上处尺动脉和桡动脉搏动点;自救时,用健侧手拇指、示指分别压迫尺、桡动脉。

10. 手指出血　用拇指、示指压迫伤指根部两侧的动脉。

11. 下肢出血　用双手拇指及单或双手掌根向后、向下压住大腿上端腹股沟中点稍下方股动脉搏动处。

12. 小腿出血　一手固定膝关节正面,另一手拇指扣及腘窝腘动脉搏动处,用力向前压迫。

13. 足部出血　两手拇指分别压迫足背中部近足踝处胫前动脉搏动处和足跟与内踝之间胫后动脉搏动处

14. 足趾出血　用拇指、示指压迫伤足趾根部两侧的动脉。

(二) 加压包扎止血法

加压包扎止血法是指在出血部位覆盖无菌敷料后适当加压包扎以达到止血目的的方法,适用于小动脉、静脉及毛细血管出血。伤口覆盖无菌敷料,再用纱布、棉花、毛巾或衣服等折叠成相应大小的衬垫,置于无菌敷料外面,然后再用绷带、三角巾等包扎。包扎应压力均匀,松紧适度,既要达到止血目的又要保证肢体远端血液循环正常;同时抬高伤肢,避免静脉回流受阻,增加伤口出血现象;包扎范围应该比伤口稍大。疑有骨折或伤口内有碎骨片时,禁用此法,以免加重损伤。

(三) 填塞止血法

填塞止血法是用无菌敷料填塞深部伤口,再加压包扎以达到止血目的的方法,仅限于深部伤口,以及腋窝、肩部、腹股沟和臀部等用加压包扎法难以止血的部位。对于深部伤口如肌肉、骨端的出血,一定要用大块敷料填塞伤口。填塞物要尽量无菌。不要将破碎组织、异物带入伤口深部。后续处理时避免将填塞物遗留在伤口内。该法的缺点是止血不甚彻底,且增加感染机会。

(四) 屈肢加垫止血法

屈肢加垫止血法是将衬垫置于四肢屈曲部位并固定,利用衬垫压迫动脉以达到止血目的的方法。此法适用于无骨折的四肢出血和单纯加压包扎止血无效的出血。此法会给伤员带来较大痛苦,不宜首选。

上臂出血时,在腋窝加垫,使上臂屈曲于胸前,用绷带或三角巾将上臂固定在胸前。前臂出血时,在肘窝部加垫,屈肘,用绷带或三角巾屈肘位固定。大腿出血时,在大腿根部加垫,屈曲髋、膝关节,用三角巾或绷带将腿与躯干固定。小腿出血时,在腘窝加垫,用绷带或三角巾屈膝位固定。

(五) 钳夹止血法

钳夹法是用止血钳直接钳夹出血点以达到止血目的的方法。此法损伤小且彻底,建议尽量采用。钳夹法需要一定的器械和技术,应在直视下准确施行并做好固定,防止盲目钳夹损伤并行血管、神经或其他重要组织,转运时可能松脱或撕裂大血管。

(六) 止血带止血法

止血带止血法是使用止血带等条带扎住出血肢体,阻断血流以达到止血目的的方法。此法适用于四肢大血管的出血。止血带有橡皮止血带、加压充气止血带和弹力止血带。如果现场无上述止血带时,可用三角巾、绷带、毛巾等代替。

橡皮止血带使用方法:先在伤口近心端上止血带部位用纱布等物衬垫肢体一周,然后扎止血带。将止血带的头端用一手的拇指、示指、中指夹持,将尾端绕肢体一周后压住止血带头端,再绕肢体一周,仍然压住头端,将尾端放至示指与中指中间夹紧,抽出被止血带压住的手指时不能松脱尾端,否则将导致止血过程失败。

止血带虽然能有效地控制四肢出血,但损伤最大,可致肢体坏死、急性肾功能不全等严重并发症,因此使用时应注意以下方面。

1. 止血带应扎在靠近伤口的近心端以减少缺血范围。但以下情况例外:上臂止血带应在中上 1/3 处,而不能在中下 1/3 处,以免损伤桡神经;前臂和小腿止血带应分别在上臂和大腿中上 1/3 处,因为前臂和小腿均由两根长骨组成,应用止血带时,血流阻断不全。

2. 止血带下面应垫有衬垫,避免止血带勒伤皮肤。

3. 止血带松紧适度,以出血停止,远端摸不到动脉搏动为准。过松达不到止血目的,过紧易造成肢体肿胀和坏死。

4. 注明扎止血带的时间、原因,并优先后送进一步处置。

5. 扎止血带的时间越短越好,一般不应超过 1h。如必须延长,则应每隔 1h 左右放松 1~2min,且总时间最长不宜超过 3h。在放松止血带期间需用指压法临时止血。

6. 在松止血带时,应缓慢松开,并观察是否还有出血,切忌突然完全松开。

7. 绝不可使用非弹性的绳索、电线铁丝等做止血带。

8. 需要施行断肢(指/趾)再植者不应用止血带,如果伤者有动脉硬化症、糖尿病、慢性肾病等,其伤肢也须慎用止血带。

(七)药物止血法

药物止血法是在伤口应用药物以达到止血目的的方法。常用的止血药有凝血酶止血纱布、吸收性明胶海绵、纤维蛋白海绵、云南白药、三七粉等。操作方法:抬高出血部位,把止血药物敷于出血处,适当压迫包扎。

二、包扎

包扎是通过清洁伤口,利用纱布、棉垫覆盖伤口,再以绷带等缠绕的方法处理伤口的技术,是现场急救的基本技术之一。及时、正确的包扎可以达到压迫止血、保护伤口、减少疼痛、固定敷料和夹板、减少感染等目的;相反,错误的包扎可导致出血增加、加重感染、造成新的伤害、遗留后遗症等不良后果。常用绷带、三角巾和无菌纱布进行包扎,紧急情况下,也可用毛巾、衣服、被单替代。无论采用何种包扎法,均要求包好后固定不移动和松紧适度,并尽量注意无菌操作。

(一)绷带包扎法

绷带包扎法分为环形包扎法、蛇形包扎法、螺旋包扎法、螺旋反折包扎法、8 字形包扎法和回返包扎法等基本方法,一般用于四肢和头部包扎。目的是:固定敷料或夹板,以防止移位或脱落;临时或在急救时固定骨折或受伤的关节;支持或悬吊肢体;对创伤出血处予以加压包扎止血。包扎要求牢固、舒适、整齐、美观,掌握好绷带的起点、止点和着力点以及包扎时绷带的走行方向("三点一走行")。手足包扎应尽量暴露指(趾)尖,以便观察血液循环。绷带包扎基本操作要点如下。

起点:包扎均由远心端开始,先环形包扎两周,将其始端固定,再向近心端包扎。指(趾)端尽可能外露,以便观察肢体末梢的血液循环情况。

移行与着力点:每包扎一周应压住前周的 1/3~1/2,用力均匀,松紧适度,使绷带平整均匀;反折部分不可压在伤口或骨隆突处。包到出血伤口处,宜稍加压力,起止血作用;若是脓腔引流伤口则不要太用力,以免妨碍引流。

止点:包扎完毕时再环绕两周以胶布固定,或撕开带端打结,亦可用安全别针固定。打结应打在肢体外侧,不可打在伤口、骨隆起及坐卧受压处。

身体各部绷带包扎法,大部分是由以下六种基本方法结合变化而成。

1. 环形包扎法 在包扎原处环形缠绕,后一周完全压住前一周,用于包扎开始和结束时,或包扎额部、颈部、腕部等处;也可使绷带环向同一方向逐渐错开,适用于包单眼、单耳。

2. 蛇形包扎法　绷带斜形缠绕,每圈之间保持一定距离而不相重叠。此法用于绷带不足时,或固定敷料,扶托夹板。

3. 螺旋包扎法　先环形包扎数圈,然后将绷带渐渐地斜旋上升缠绕,每圈盖过前圈的1/3～2/3成螺旋状,用于上臂、大腿、躯干及手指等周径相近的部位。

4. 螺旋反折包扎法　与螺旋包扎法相同,但每圈必须反折。反折时,以左手拇指压住绷带上的折转处,右手将绷带反折向下,然后围绕肢体拉紧,每周盖过前圈的1/2或1/3,每一圈的反折必须整齐地排列成一直线,但折转处不可在伤口或骨隆起处。此法多用于肢体周径悬殊不均的部分,如前臂、小腿等。

5. 8字形包扎法　用绷带斜形缠绕,向上、向下相互交叉进行8字形包扎,依次缠绕。每圈在正面与前圈交叉,并叠盖前圈的1/3或1/2。此法多用于固定关节,如肘、腕、膝、踝等。

6. 回返包扎法　在包扎部位先进行环形固定,然后从中线开始,进行一系列的前后、左右来回反折包扎,每次回到出发点,直至全部被包完为止。此法多用于指端、头部或截肢部。

（二）三角巾包扎法

三角巾包扎使用十分方便,几乎能适用于全身各个部位。军用三角巾急救包体积小、能防水,包括一块无菌普通三角巾和加厚的无菌敷料。

1. 三角巾的头面部包扎法

（1）三角巾风帽式包扎法:适用于包扎头顶部和两侧面、枕部的外伤。先将无菌敷料覆盖在伤口上;将三角巾顶角打结放在前额正中,在底边的中点打结放在枕部;然后两手拉住两底角向下颌包住并交叉,再绕到颈后的枕部打结。

（2）三角巾帽式包扎法:先用无菌敷料覆于伤处,然后把三角巾底边内折2横指,底边中点置于眉弓上缘前额正中,顶角经头顶拉到脑后枕部,再将两底角经双侧耳上拉至枕后,两底边角在枕后交叉压住顶角,拉紧顶角,与底边一并拉至前额打结固定。

（3）三角巾面具式包扎法:适用于颜面部较大范围的伤口,如面部烧伤或较广泛的软组织伤。把三角巾一折为二,顶角打结放在头顶正中,两手拉住底角罩住面部,然后两底角拉向枕部交叉,最后在前额部打结;在眼、鼻和口处提起三角巾剪成小孔。

（4）单眼三角巾包扎法:将无菌敷料覆于伤眼;将三角巾折成约4横指宽条带斜放于伤眼,其上1/3处盖住伤眼;下端2/3条带从伤侧耳下绕至对侧耳上,在前额正中压住上端条带;上端条带反折,经健侧耳上至枕后,两端相遇打结。

（5）双眼角巾包扎法:将无菌敷料覆于伤眼;三角巾折成约4横指宽条带,斜放于伤眼下端;条带从伤侧耳下绕至对侧耳上,在前额正中压住上端条带,上端条带反折覆盖另一眼,经健侧耳下至枕后,两端相遇打结。

（6）下颌、耳部、前额或颞部小范围伤口三角巾包扎法:先将无菌敷料覆盖在伤部;三角巾折成约4横指宽条带,将条带放在下颌处;两手持条带两底角经双耳分别向上提,长的一端绕头顶与短的一端在颞部交叉;然后将短端经枕部、对侧耳上至颞侧与长端打结固定。

2. 胸背部三角巾包扎法　将无菌敷料覆于伤处,三角巾底边内折2横指,覆盖敷料;三角巾底边绕过胸部以后在背后打结;顶角朝向伤侧肩部,顶角系带越过伤侧肩部,与底边一并打结。如为背部受伤,包扎方向相同,只要在前、后面交换位置即可。若为锁骨骨折,则用两条带形三角巾分别包绕两个肩关节,在后背打结固定,再将三角巾的底角向背后拉紧,在两肩过度后张的情况下,在背部打结。

3. 上肢三角巾包扎法　先将三角巾平铺于伤员胸前,顶角对着肘关节稍外侧,与肘部平行;屈曲伤肢,压住三角巾;然后将三角巾下端提起,两端绕到颈后打结;顶角反折,用别针扣住。

4. 肩部三角巾包扎法(燕尾式包扎法)　将无菌敷料覆于伤处;三角巾折成燕尾式,后角压前角,后角大于前角;燕尾夹角朝向颈部盖住敷料,两燕尾角在对侧(健侧)腋下打结;拉紧两燕尾底边角,包绕伤侧上臂上1/3并打结。

5. 腋窝三角巾包扎法　先在伤侧腋窝下垫上无菌敷料,三角巾折成约4横指宽条带,条带中间压住敷料,并将条带两端向上提,于肩部交叉,并经胸背部斜向对侧腋下打结。

6. 单侧腹部三角巾燕尾式包扎法　将无菌敷料覆于伤处,将三角巾折成燕尾式,平铺于敷料上方,前角压后角,前角大于后角;将折好的燕尾夹角朝下横放于敷料上,且拉紧燕尾底边,前、后角相遇打结;调整两燕尾角,分别拉紧到大腿根部,包裹大腿并打结。

7. 单侧腹股沟部三角巾燕尾式包扎法　将无菌敷料覆于伤处;将三角巾折成燕尾式,平铺于敷料上方,前角压后角,前角大于后角;将折好的燕尾夹角朝上横放于敷料上,且拉紧燕尾底边前、后角,包裹大腿上1/3处打结;调整两燕尾角,分别拉紧到健侧腰部上打结。

8. 单侧臀部三角巾燕尾式包扎法　将无菌敷料覆于伤处;将三角巾折成燕尾式,平铺于敷料上方,前角压后角,前角大于后角;将折好的燕尾夹角朝上横放于敷料上,且拉紧燕尾底边前、后角,包裹大腿上1/3处打结;调整两燕尾角,分别拉紧到健侧腰部上打结。

9. 手(足)部三角巾包扎法　将无菌敷料覆于伤处;底边内折1指宽后,底边中点置于腕(踝)关节处;一手提起顶角,包裹手(足)指至腕(踝)关节处;提起两底角,包裹手(足)部至腕(踝)关节,交叉盖住顶角;包绕腕(踝)关节1圈后,一并拉上顶角,再绕腕(踝)关节1圈,两底角相遇,打结固定。

(三) 几种特殊伤的包扎法

1. 开放性颅脑伤的包扎法　颅脑伤有脑组织膨出时,不要随意还纳,应采用浸湿了等渗盐水的大块无菌敷料覆盖,再扣以无菌换药碗,以阻止脑组织进一步脱出,然后再进行包扎固定。同时将伤员取侧卧位,并清除其口腔内的分泌物、黏液或血块,保持其呼吸道通畅。

2. 开放性气胸的包扎法　对胸部贯通伤、开放性气胸,应立即以大块无菌敷料堵塞封闭伤口,这样不仅可帮助止血,而且可将开放性气胸变为闭合性气胸,防止纵隔扑动和血流动力学的严重改变。在转送医院的途中,伤员最好取平卧位。

气胸紧急减压装置,即在胸腔穿刺针的尾部扎上一个尖端剪一小洞的橡皮指套,这样,当穿刺针刺入胸腔后,吸气时手指套萎陷,空气不能进入胸膜腔,呼气时,则空气从指套的小洞处排出,起到减压的作用。

3. 腹部内脏脱出的包扎法　腹部外伤有内脏脱出时,不要还纳,应采用浸湿了等渗盐水的大块无菌敷料覆盖,再扣以无菌换药碗或无菌的盛物盆等,以阻止肠管等内脏进一步脱出,然后再进行包扎固定。如果脱出的肠管已破裂,则直接用肠钳将穿孔破裂处钳夹后一起包裹在敷料内。注意一定要将直接覆盖在内脏上的敷料以等渗盐水浸透,以免粘连,造成肠浆膜或其他内脏损伤而发生肠梗阻或其他远期并发症。

4. 异物插入眼球的包扎法　严禁将异物从眼球拔出,最好用一只纸杯先固定异物,然后将无菌的敷料卷成条带状,并围住纸杯,再用绷带包扎。

5. 异物插入体内的包扎法　刺入体内的刀或其他异物,不能立即拔除,以免引起大出血。应先用大块敷料支撑异物,然后用绷带固定敷料以控制出血。在转运途中需小心保护,并避免移动。

三、固定

地震灾害造成的伤害主要为机械性外伤,一般占地震伤的95%～98%。骨折发病率占全部损伤的55%～64%。2008年汶川地震时,在收住四川德阳的596例骨折伤员中:开放性骨折183例,闭合性骨折413例;四肢骨折521例,脊柱骨折59例,其中脊柱骨折伴骨髓完全性或不全性损伤8例;骨盆骨折23例。

固定是使用合适的材料将伤肢(处)放在适当的位置并限制其活动的技术,是针对骨折等外伤的现场急救基本技术之一。目的是减轻疼痛,避免加重损伤,防治休克,便于后送。固定前应尽可能先牵引伤肢和矫正畸形,然后将伤肢放在适当位置。固定时不要求过分强调姿势和功能位置,以运送过程方便为宜,称输送固定或转运固定。进一步处理后的固定则要求尽量满足肢体功能和治疗的长期需要,称治疗固定。固定时先固定近心端,后固定远心端。范围一般应包括骨折远和近的两个关节,所有关节、骨隆突部位均要以棉垫隔离保护。趾(指)端要露出,以便观察血液循环情况。固定夹板或支架等要便于透视、摄片和检查、观察伤部。常用固定材料有夹板、石膏、扎带、压力垫、绷带以及就便材料,如树枝、木棍等现场可找到的材料;如无固定材料,也可行自体固定法。目前已有各部位骨折固定管型,方便使用。

（一）锁骨骨折固定法

1. 锁骨固定带固定法　伤者取坐位,双肩向后,安放锁骨固定带。

2. T形夹板固定法　取木板两块,制作成T字形,夹板加垫,用绷带缠好;把夹板放在伤员背部,再用三角巾或绷带固定。

3. 三角巾双条带固定法　两侧腋窝加垫敷料。把三角巾折成5指宽的条带,置于一侧腋窝,环绕肩锁关节1周,在腋后打结;用同样方法将条带环绕另一侧肩锁关节1周,在腋后打结;将左、右打结后的余带拉紧,在背后打结,使左、右肩锁关节后伸外展。

（二）上肢骨折固定法

1. 肱骨干骨折固定法

（1）铝芯塑性夹板固定:根据上臂长度将夹板制成U形,屈肘位套于上臂,用绷带缠绕固定;前臂用绷带或三角巾悬吊于胸前,指端露出,以便检查甲床血液循环。

（2）夹板固定:准备两块木板,一块木板放于上臂外侧(从肘部到肩部),另一块放于上臂内侧(从肘部到腋下),放衬垫,用绷带或三角巾固定上、下端,屈肘位悬吊前臂,指端露出,以便检查甲床血液循环。

（3）纸板固定:现场如无小夹板和木板,可用纸板或杂志代替。将纸板或杂志的上边剪成弧形,将弧形边放于肩部包住上臂,用布带捆绑固定,可起到暂时固定的作用;固定后同样屈肘位悬吊前臂,指端露出,以便检查甲床血液循环。

（4）躯干固定:现场无夹板或其他可利用物时,则用三角巾或宽布带将上臂固定于胸廓。把三角巾折叠成宽带或用宽布带通过上臂骨折部绕过胸廓,在对侧打结固定,屈肘90°,前臂悬吊于胸前。

2. 肱骨髁上骨折固定法　肱骨髁上骨折位置低,接近肘关节,局部有肱动脉和正中神经,容易损伤。骨折后局部肿胀、畸形,肘关节半屈位。对于肱骨髁上骨折者,在现场不宜用夹板固定,以减少血管或神经损伤的机会。应直接用三角巾或围巾等固定于胸廓,前臂悬吊于半屈位。

3. 前臂骨折固定法　前臂骨折可为桡骨骨折,尺骨骨折或桡、尺骨双骨折。前臂骨折相对稳定,血管、神经损伤机会较小。

（1）充气夹板固定:将充气夹板套于前臂,通过充气孔充气固定。

（2）夹板固定:准备两块木板,加垫,分别置于前臂的外侧、内侧,用三角巾或绷带捆绑固定,屈肘位固定于胸前,指端露出,便于检查甲床血液循环。

（3）三角巾固定法:先用三角巾将伤臂悬吊,再用一条三角巾折成条带或一条绷带将伤臂固定于胸前。

（4）用杂志、书等固定:可用书本垫于前臂下方,超肘关节和腕关节,用布带捆绑固定,屈肘位固定于胸前,指端露出,以便检查甲床血液循环。

（5）衣襟躯干固定法:将伤肢的衣襟反折,兜起伤臂;衣襟角剪洞,挂在上衣第一个扣子上;再用腰带或三角巾经肘关节上方绕一周,拴紧腰带或三角巾,打结固定。

（三）下肢骨折固定法

1. 股骨干骨折固定法　股骨干粗大,骨折常由巨大外力(如车祸、高空坠落及重物砸伤)所致,损伤严重,出血多,易出现休克。骨折后大腿肿胀、疼痛、变形或缩短。

（1）夹板固定:准备两块木板,一块是从伤侧腋窝到外踝的长木板,一块是从大腿根内侧到内踝的短木板。在腋下、膝关节、踝关节骨突部放棉垫保护,空隙处放柔软物品填实。用7条宽固定带固定。先固定骨折上、下两端,然后固定膝、踝、腋下和腰部。如只有一块夹板,则放于伤腿外侧(从腋下到外踝),固定方法同上。用8字法固定足踝:将宽带置于足底,环绕足背两端交叉,再环绕踝部回返打结固定。趾端露出,以便检查甲床血液循环。

（2）三角巾健肢固定法:将两下肢并拢,在两腿间的骨突出部(如膝、踝关节部)和空隙部位加垫;然后用五六条三角巾折成条带(或用绷带、布袋和腰带等用品)将伤肢固定在对侧健肢上,对踝关节和足进行8字固定。

2. 小腿骨折固定法　小腿骨折时,骨折端易刺破小腿前方皮肤,造成骨外露,因此,在骨折处要加厚垫保护。出血、肿胀严重会导致骨筋膜室综合征,造成小腿缺血、坏死。小腿骨折固定时切忌固定过紧。

（1）铝芯塑性夹板固定：根据小腿长度将夹板制成 U 形，置于小腿上，用绷带或三角巾固定，趾端露出，以便检查甲床血液循环。

（2）充气夹板固定：将充气夹板套于小腿，通过充气孔充气固定，趾端露出，以便检查甲床血液循环。

（3）夹板固定法：将两块相当于大腿中部至足跟长的木板，分别放在小腿的内、外侧（如只有一块木板，则放在小腿外侧）。在骨突出部加垫，用三角巾分别在骨折的上、下端，大腿中部，膝下和踝关节部打结固定。足部最好用三角巾条带进行 8 字形固定，使足尖与小腿成直角。

（4）三角巾固定法：在骨折上、下端，膝关节，踝关节和足部，用三角巾折成条带将伤肢与健肢固定在一起。

（四）脊柱骨折固定法

脊柱骨折可发生在颈椎和胸腰椎。骨折部移位压迫脊髓能造成瘫痪。

1. 颈椎骨折固定法　头部朝下摔伤或高速行车时突然刹车，易导致颈椎骨析。颈椎骨折时，要立即固定。

（1）脊柱板固定：双手牵引头部恢复颈椎轴线位，上颈托或自制颈套固定，保持伤员身体长轴一致位侧向翻身，放置脊柱固定板后改为平卧位。将头部固定，将双肩、骨盆、双下肢及足部用宽固定带固定在脊柱板上，以免运输途中颠簸、晃动。

（2）夹板固定：用一长、宽与伤员的身高和肩宽相仿的木板做固定物，并作为搬运工具，动作要轻柔，并保持伤员身体长轴一致后侧卧，放置木板。让伤员平卧于木板上，保持身体平直。头颈部、足踝部及腰后空虚处要垫实。将伤员的双肩、骨盆、双下肢及足部用宽固定带固定于木板上，以免运输途中颠簸、晃动。将伤员的双手用绷带固定并放于腹部。

2. 胸腰椎骨折固定法　坠落伤、砸伤、交通伤等严重创伤后，如腰背疼痛甚至双下肢瘫痪，就可能发生了胸腰椎骨折。疑有胸腰椎骨折时，禁止坐起或站立，以免加重损伤胸腰椎。固定方法同颈椎骨折固定法。

（五）骨盆骨折固定法

骨盆受到强大的外力碰撞、挤压会发生骨折。骨盆骨折固定法是：让伤员采用仰卧位，在其两膝下放置软垫，使其膝部屈曲以减轻骨盆骨折的疼痛。用宽布带从臀后向前绕骨盆，捆扎紧；在两腿间或一侧打结固定，两膝之间加放衬垫，用宽绷带捆扎固定；两踝加放衬垫，用宽绷带 8 字捆扎固定。

（六）开放性骨折固定法

用敷料覆盖外露骨及伤口，在伤口周围放置环形衬垫，用绷带包扎固定，用夹板固定骨折。如出血多，需要上止血带。不要将外露的骨折端还纳，以免污染伤口深部，造成血管、神经的再损伤。

四、搬运

搬运是用人工或简单的工具将伤员从灾难现场移动到能够治疗的场所，或将经过现场急救的伤员移动到运输工具上的技术。搬运的目的是使伤员迅速脱离危险现场，或被送到上级救护机构，以防止伤员在灾难现场再次受伤，并能得到及时的救治。在意外伤害中，合理的搬运对伤员的治疗和预后非常重要。要根据不同的伤员和病情，因地制宜地选择合适的搬运方法和工具。若方法和工具选择不当，轻则加重伤员的痛苦，重则造成二次损害，甚至是终身瘫痪。

（一）搬运注意事项

1. 做好伤者的现场救护，先救命，后治伤。

2. 必须在原地进行检伤、包扎、止血、固定等救治后再搬动及转运。

3. 伤者体位要适宜。颈部要固定，注意轴线转动；骨关节、脊椎要避免弯曲和扭转，以免加重损伤。

4. 搬运伤员动作要轻快，避免和减少震动。

5. 搬运过程中要随时观察伤情变化，出现紧急情况时，应处理后再继续转移。

6. 应根据伤情、地形等情况，选择合适的搬运方法和工具。

7. 担架后送时，伤员脚在前、头在后，便于观察伤情；上坡时则头在前、脚在后，下坡时头部应在后；尽可能保持担架平稳。

8. 对创伤患者而言，若无明显禁忌证，可以使用小剂量吗啡或哌替啶镇痛，以减轻伤员转运途中的疼痛,防止发生创伤性休克。

（二）常用搬运方法

1. 徒手搬运法 这是对转运路程较近、病情较轻、无骨折的患者所采用的搬运方法。

（1）侧身匍匐搬运法:救护者侧身匍匐到伤处,将伤员的腰垫到救护者大腿上;伤员两手放于胸前,救护者右手穿过伤员腋下抱胸,左手撑于地面,蹬足向前。

（2）匍匐背驮搬运法:救护者同向侧卧于伤员处并紧靠伤员身体,拉紧伤员上臂后再抓住伤员臀部,合力猛翻将伤员背负于身上,低姿匍匐前进。

（3）拖行法:现场环境危险,必须将伤者移到安全区域时适用此法。救护人员位于伤者背后,将伤者的手臂横放于胸前;救护人员将双臂置于伤者腋下,双手紧抓伤者手臂,缓慢向后拖行;或者将伤者外衣扣解开,衣服从背后反折,中间段托住颈部,拉往两端缓慢向后拖行。

（4）扶行法:用来扶助伤势轻微并能自行行走的清醒伤者。救护人员在伤者一侧,将靠近伤者一侧的手臂抬起,置于救护人颈部;救护人外侧的手紧握伤者的手臂,另一手扶持其腰,使伤者身体略靠着救护人,协助其行走。

（5）抱持法:伤者一手搭在救护人员肩上,救护人员一手抱住伤员腰背部,另一手肘部托住大腿。

（6）背法:将伤者双上肢拉向救护人员胸部,使伤者的前胸紧贴救护人员后背,伤者屈髋屈脖,救护人员双手的前臂托住伤者大腿中部。

（7）掮法:将伤员掮在肩上,其躯干绕颈部,同时牵住其下垂之上肢。

（8）椅托式:两名救护人员在伤员两侧对立,伤员左侧之人左膝跪地,右侧之人右膝跪地,左、右之人分别将左手、右手伸入伤员大腿之下互相紧握,另外之手彼此交替搭于伤员肩上,支持其背部。

（9）轿杠式:两名救护人员面对面各自用右手握住自己的左手腕。再用左手握住对方右手腕,然后,蹲下让伤员将两上肢分别放到两名救护人员的颈后,再坐到相互握紧的手上。两名救护人员同时站起,行走时同时迈出外侧的腿,保持步调一致。

（10）拉车式:伤员前、后方各有一名救护人员。前者位于伤员两腿之间,双手穿过膝下抱住膝关节;后者双手从伤员腋下穿过,在胸前交叉抱紧;两人协力将伤员抬起,在前者引导下屈身前进。

（11）椅式搬运法:将伤员放在座椅上搬运。

（12）平抬法:两位救护人员双手平抱伤员胸背部及臀部、下肢。

2. 担架搬运法 担架是现场救护搬运中最方便的用具。应用制式担架或临时做成的担架对伤员进行转移,是最常用、最舒适的一种搬运法。担架搬运需 2~4 名救护人员,救护人员按救护搬运的正确方法将伤者轻轻移上担架;如有需要,做好固定。以下是搬运要点。

（1）把患者固定于担架上。

（2）患者的头部向后,足部向前,以便后面抬担架的救护人员观察伤者的变化。

（3）抬担架人的脚步、行动要一致。

（4）向高处抬时,前面的人要将担架放低,后面的人要抬高,以使患者保持水平状态;向低处抬则相反。

（5）一般情况下伤者多采取平卧位,有昏迷时头部应偏向一侧,有脑脊液耳漏、鼻漏时头部应抬高 30°,防止脑脊液逆流和窒息。

第三节 现场高级急救技术

根据 2008 年 6 月 12 日的当日统计,"5·12"汶川 8.0 级地震中死亡 69 159 例,受伤住院 95 572 例,死亡与受伤(住院)人数之比为 1:1.38。只有伤情较轻的伤员可以经历长途跋涉到达医疗救治点,而严重脑外伤或胸腹外伤等危重伤员多当场死亡或在转运途中死亡。这就对巨灾后如何把高级急救技术前移到灾难现场,挽救这部分危重伤员的生命提出了要求。复合伤、多发伤的严重创伤伤员是灾难现场的救治难点,医疗团队合作展开现场救治时,创伤评估与急救往往同时进行;复杂、严重的创伤需要反复评估,以检验救治效果和避免伤情遗漏。除了四大基础急救技术外,现场紧急抢救技术还包括:对循环、呼吸等生命体征进行维护;尽可能地对脑功能和肢体功能进行保护;对导致心搏骤停的高危因素进行早期识别和救治。这些方法被归类为灾难现场高级急救技术。考虑到致死危险度、操作及便于记忆,灾难现场高级急救技术被排列为"CABCDE"的步骤。

一、致命性出血止血技术

致命性出血(critical bleeding,C)在短时间内导致伤员休克或死亡。及时、有效的止血可挽救伤员的生命。应根据伤口部位和类型,选择简单、有效的方法和设备控制出血及污染。肢体出血推荐使用止血带控制出血,应用夹板、外固定器等固定肢体协助止血。当肢体受压使解救变得困难或伤肢危及生命时,有条件的可现场截肢。体腔出血时,进行相应的胸腹腔引流、腹腔出血填塞、闭合和稳定骨盆环等出血控制措施。交界部出血使用交界性止血带止血。如果使用止血带、止血药或压力绷带对下肢出血无效,也应使用交界性止血装置,必要时输血。有条件者及时应用抗生素。对伤员实施损伤控制性复苏可防止创伤致死三联征(lethal triad)。对于体腔出血的伤员,在其生命体征稳定时,应优先后送至创伤救治中心。

(一)直接按压法止血

大多数情况下,即便是颈动脉、股动脉等大血管出血,也可以通过直接按压法控制外出血。为了有效止血,需要将伤员置于坚固地面,使用双手给予较大的压力持续按压出血部位。在转运中避免中断按压来检查出血部位的状态,直到将伤员送至可以对血管进行手术修复的地方。对于轻微外出血的伤口,使用纱布或绷带包扎,或直接忽略,等到将伤员送至医疗机构接受确定性救治时再处理。

(二)肢体止血带

致命性出血的早期控制至关重要,重要血管破裂会迅速导致休克和死亡,比如,股动脉破裂超过3min,伤员就会因失血过多死亡。多项研究证实止血带具有紧急救命作用。美军在经历了使用和不使用止血带的反复之后,通过对潜在可预防性死亡的研究,重新评估了止血带的有效性,将止血带使用提高到"不可缺少"的地位,尤其是在因四肢战伤导致失血性休克的情况下。

目前一般认为,在肘、膝关节使用止血带都能有效控制肢体远端动脉的搏动性出血。止血带应结扎在距离伤口5~8cm近心端的位置。虽然止血带能有效地控制四肢出血,但使用时间过长或使用指征错误,可能导致广泛软组织损伤、神经损害以及潜在的肢体缺血坏死。因此,使用止血带时,应注意把握止血带的松紧度和止血时间,保护神经和软组织。

(三)止血敷料

传统止血纱布与绷带已无法满足当前创伤急救的需要。止血敷料的研制正向多能化、复合化方向发展。各种类型的止血敷料为控制出血提供了多样化选择。目前用于临床的止血敷料主要有如下几种。

(1)凝血因子浓缩剂:通过吸收血液中的水分浓缩凝血因子,加速血液凝固,如沸石止血粉敷料,沸石有很强的吸附作用,可使血液中的凝集成分浓缩,提高血凝块的强度和抗张力性能。

(2)黏附、封闭伤口止血敷料:具有很强的组织黏附性,可以物理封闭出血伤口而不参与凝血级联反应,如:壳聚糖敷料,壳聚糖通过红细胞膜的阴极与壳聚糖表面的阳极产生静电反应来止血;XStat为美国退伍士兵和军医研发的便携止血系统,临时用于不能压迫的内部或交界部的伤口等不适合使用止血带的伤口;把微型海绵通过注射器注入伤口,海绵与血液接触后膨胀填充创口,提供压力和物理屏障,促进凝血块形成,止血时间可长达4h。

(3)促凝血剂:参与凝血反应过程,缩短凝血时间,如:高岭土敷料,高岭土能有效激活内源性凝血途径和加速伤口凝血块形成,止血作用的发挥主要取决于伤员自身的凝血功能;调整型快速止血创伤绷带(modified rapid deployment hemostat trauma bandage,mRDH)敷料,其有效成分为多聚氮基乙酰葡糖胺(pGlcNAc),通过激活血小板引发凝血级联反应,使局部血管收缩、红细胞聚集从而发挥止血作用。

(四)交界部位出血

交界部位指肢体与躯干交界区,包括腹股沟区、腋窝区、会阴、臀部、颈根等,这些部位血管丰富,常规止血带无法达到止血效果。在2010年阿富汗战场上,美军发明的战术使用CRoC交界止血钳(combat ready clamp,CRoC)被应用于拆弹复合爆炸伤伤员的交界部位出血,取得了较好的效果。近来,美军战术战伤救治委员会还推荐了交界性急救装置(JETT)和交界性止血带。三者的主要构件都是压力垫(盘)。如果使用止血带、止血药或压力绷带对下肢出血无效,应该选用上述三种止血装置。当手头没有交界性止血带或交界性止血带还没准备好时,应使用急救创伤绷带和压力止血。

（五）不能压迫的出血

对于胸腹部创伤引发的内出血,最重要的救治步骤就是迅速将伤员送至可以通过手术有效控制出血的医疗机构。尽管不能够确定伤口的入口,但内出血可能造成伤员休克甚至死亡。转运胸腹部穿透伤的伤员一定要紧急、迅速。为提高此类不可压迫部位出血患者的存活率,还应考虑采取另外一些措施,比如:避免过度实施院前液体复苏术;避免使用损害血小板的非甾体抗炎药;预防由体温过低造成的凝血功能异常等;静脉注射氨甲环酸可提高不可压迫部位出血伤员的生存率。目前,已经出现了应用于战伤的内填充止血方法,如腹内注入式止血装置(或称为"泡沫止血系统"),通过对腹部受伤人员进行体内注射,该泡沫可快速制止内伤引起的严重出血(相当于自然出血量的1/6),通过填塞和增加腹内压的机制来止血,效果可持续3h,能使伤员的存活率从8%提高到72%。近2年,在法国院前急救中,血管内球囊堵塞技术被应用于交通伤导致的腹腔脏器出血、骨盆骨折的出血性休克;美国战术战伤救治理论和技术规范也有相关推荐。

二、气道管理

创伤所导致的气道堵塞及创伤性窒息也是导致患者早期死亡的重要原因,而有效的气道管理(airway,A)是提高患者生存率的前提和基础。创伤后气道堵塞的主要原因包括异物堵塞(呼吸道异物、呕吐物等)、肿胀堵塞(呼吸道血肿、充血水肿等)、重力阻塞(昏迷患者的口咽部组织因重力而下坠压迫气道)以及喉头、支气管痉挛等。创伤性窒息可发生于闭合性胸部外伤,在钝性暴力作用下导致的上半身广泛性皮肤、黏膜、毛细血管淤血及出血性损伤。各种原因引起的气道梗阻如不及时解除,可严重危及生命。

颈椎保护条件下的气道管理措施要及时、有效、稳定,救援人员应在第一时间建立人工气道,确保心肺良好地摄入气体,降低心肺脑死亡的风险。紧急情况下,对于无意识、无气道梗阻的伤员采用徒手开放气道,有条件时可以使用器具开放气道。所有瘫痪、意识丧失、诉颈部疼痛或锁骨水平以上明显损伤的伤员均应被假定为颈椎骨折。气道管理措施应贯穿于急救、转运的整个过程。

（一）评估气道通畅性

可以通过询问伤员"你叫什么名字?"来简单评估气道通畅性。如果伤员回答问题时的声音正常,那么气道暂时是安全的;如果声音微弱、气短、声嘶或无反应,则提示气道功能受损。易激惹提示低氧,但某些通气不足的伤员常被误诊为中毒或脑外伤。呼吸急促、发绀和辅助呼吸肌用力常提示上气道梗阻。气道梗阻原因主要有舌根后坠、咽喉部软组织水肿、呼吸道异物、喉头和支气管痉挛。对于头颈部损伤者,通常由上气道解剖结构改变、出血和软组织肿胀导致通气不畅。面颈部烧伤者,尤其是合并吸入性损伤者,气道梗阻的风险就更高。

（二）徒手开放气道

开放气道是保持气道通畅和实施人工通气的前提条件。徒手开放气道是指在没有辅助装置的情况下,以徒手的方式保持气道通畅,目的是解除由舌根后坠造成的上呼吸道梗阻。徒手开放气道有抬头举颏法、仰头抬颈法、双手托颌法。

伤员仰卧位,头、颈、躯干平卧无扭曲,双手放于躯干两侧。实施徒手开放气道前,如果伤员并非仰卧,则应使伤员全身各部成一个整体,小心转动伤员至仰卧位。转动时要注意保护颈部,以防止颈椎损伤。体位摆好后立即清除口咽腔异物及分泌物。

1. 抬头举颏法　抢救者位于伤员肩部一侧,一手置于伤员前额,向后下方加压使其头后仰,另一手示指和中指置于伤员颏部,将颏部向上抬起,从而开放气道。

2. 仰头抬颈法　抢救者位于伤员肩部一侧,一手置于伤员前额,将其头部向后下方推,另一手置于伤员颈后,将颈部上抬,使其头部后伸,从而开放气道。

3. 双手托颌法　抢救者跪于伤员头部一侧,用双手拇指分别放在伤员左、右额骨上,示指、中指和无名指放在伤员两侧下颌角处,将下颌向前上方托起,使头后仰,下颌骨前移,即可开放气道。此法适用于颈部有外伤时。当疑有颈部外伤时,不能将头部后仰及向左右转动,只需单纯托起双侧下颌即可。

开放气道后,伤员置于复苏体位,以防止呕吐性误吸。

（三）基本辅助设备

当手动开放气道不满意及需持续气道开放时，即可进行机械辅助气道开放。患者置入基本辅助设备后，需视情况决定是否进行复杂的气道通气。基本辅助设备有口咽通气道和鼻咽通气道，其原理是确保舌根与咽后壁分隔开，从而保障伤员的口咽气道通畅。

1. 口咽通气道（oral-pharyngeal airway，OPA） 是最常用的人工气道，适用于气管插管困难或禁忌采用气管插管（如有颈椎损伤）的伤员，具有插入迅速、简单，创伤小，气道与口腔完全隔离，可降低误吸风险和通气确切有效等优点。放置 OPA 有顺插法和反转法。

（1）顺插法：选择合适尺寸的 OPA，将 OPA 的咽弯曲沿舌面顺势送至上咽部，将舌根与口咽后壁分开。

（2）反转法：选择合适尺寸的 OPA，将 OPA 的咽弯曲部分向腭部插入口腔，当其内口已通过悬雍垂，接近口咽后壁时，即将其旋转 180°，借患者吸气时顺势向下推送，弯曲部分下面压住舌根，弯曲部分上面抵住口咽后壁。

虽然后者比前者操作难度大，但在开放气道及改善通气方面更为可靠。注意：当第一次没有成功置入 OPA 时，应检查口中是否有异物，并迅速尝试第二次。OPA 会上浮，在抢救伤员的时候应反复确保 OPA 在正确位置。

2. 鼻咽通气道（nasopharyngeal airway，NPA）的常用型号，直径 6.0~8.0mm，长 17cm。先清理鼻腔分泌物，插入端涂润滑油或用生理盐水湿润。将导管按与面部垂直方向轻轻地插入鼻孔，遇到阻力不要强行硬插，要稍作调整或换另一侧鼻孔，插入深度为患者鼻翼至耳垂的长度。取去枕平卧头中立或头偏一侧，稍后仰，保持气道有一定的弧度，从而扩大咽腔，有利于通气。注意吸痰，防止分泌物堵塞前端；同时密切观察呼吸，进行生命体征监测。

（四）复杂气道

当基本辅助设备不能维持患者通气时，即可应用复杂通气辅助设备。救援人员在实施复杂通气辅助设备时要考虑到操作可能失败，并做好后备计划，一旦辅助通气的第一选择不能成功，即启动第二选择。

1. 声门上气道可以替代气管内插管 在插入这类设备时，不需要直接看到声带。当气管内插管失败，在尝试了快速诱导插管，或仔细评估气道后，救治者如觉得气管内插管的成功概率不大时，声门上气道可以作为备用气道使用。声门上气道的主要优势在于患者的姿势不会影响气管的插入，这对不易脱困的创伤患者或高度疑似颈椎损伤患者尤为重要。

2. 气管内插管 是最大限度控制无呼吸或需要辅助通气伤员气道的优选方法。对呼吸困难的伤员进行时间较长的插管会有缺氧的风险，应权衡利弊，考虑是否需要插入气管内插管。

经口腔气管内插管需要将气管内插管通过口腔插入气管内。非创伤患者通常会被摆成"嗅花位"以便于插管。由于"嗅花位"会过度伸展 C_1 和 C_2 颈椎（伤员第二容易发生脊柱骨折的地方）和过度屈曲 C_5 和 C_6 颈椎（伤员最容易发生脊柱骨折的地方），所以不应对伤员使用这种方法。

3. 经鼻气管插管 对于意识清醒或咽反射完整的伤员，进行气管内插管可能比较困难。当伤员可以自主呼吸时，如果利大于弊，可以采用经鼻气管插管。虽然经鼻气管内插管往往比直接观察和口腔气管内插管的操作更加困难，不过其成功率在创伤伤员中高达 90%。在经鼻气管插管过程中，患者必须能够呼吸，以确保气管内插管通过了声带。

有时会用药物来协助气管插管。对于有经验的救治人员而言，当其他方法失败或无法使用时，可以采取这种技术协助进行有效的气道管理。但利用药物来协助插管，尤其是快速诱导插管，的确存在风险。

（五）外科开放气道

外科手术主要适用于其他气管插管方式均失败或不宜气管插管（喉部骨折或严重喉面部外伤）。操作时颈部直线固定，避免过伸。

1. 环甲膜穿刺术 是对急性上呼吸道梗阻伤员采用的急救方法之一。它能临时维持氧浓度，为气管切开术赢得时间，是现场急救的重要组成部分。它具有简便、快捷、有效的优点。

2. 环甲膜切开术 是在甲状软骨与环状软骨之间的环甲膜上做切口以解除气道梗阻的方法。通常，环甲膜切开术并发症多，不应作为现场气道管理的常规方法。

3. 气管切开术　技术要求高,有一定难度,现场救治失败率高,是紧急条件下气道开放最不理想的选择。

三、呼吸支持(breathing,B)

判断气道通畅后,通过对胸部的评估来确认伤员有无足够的呼吸和通气:暴露胸部,观察胸廓运动、呼吸深度和频率。应注意张力性气胸、开放性气胸、连枷胸和大量血胸四种有致命威胁的损伤。在初步评估时,要尽快判别和排除这四种损伤。灾难现场胸部评估主要依靠视、触、叩、听等手段。视诊重点检查有无胸廓不对称运动、连枷胸、呼吸辅助肌参与、挫伤、穿通伤、开放伤口、颈静脉怒张、呼吸困难、呼吸频率和烦躁。触诊注意有无压痛、捻发感、皮下气肿、气管偏移以及骨性异常等。叩诊在吵闹的创伤现场操作相对困难,但可发现浊音界。听诊同样会受嘈杂环境影响,但可以辨别气胸或血胸时的呼吸音不对称,气道异物时的喘鸣,通过心率和节律判断有无心包积液所致的心音低钝,心瓣膜受损时可听到杂音或提示心力衰竭的异常心音(如奔马律)等。

灾难现场可初步判定的急症有张力性气胸、开放性气胸、连枷胸和大量血胸。张力性气胸进行胸膜腔穿刺减压术;开放性气胸应尽快封闭伤口,变开放性气胸为闭合性气胸,有条件时进行胸腔闭式引流;连枷胸应进行肋骨固定术,改善低通气和低氧;大量血胸应进行胸腔闭式引流和液体复苏,必要时开胸探查并止血。

(一) 张力性气胸

无论是钝性伤还是穿透伤所致的张力性气胸,均是气体从肺、主气管、支气管和胸壁持续进入胸膜腔,但没有出口,导致肺脏受压,最后纵隔对侧移位,压迫上、下腔静脉,回心血流锐减,导致低血压。伤员常表现为濒死感、明显呼吸窘迫、气管偏移、颈静脉怒张、单侧呼吸音消失、发绀和低血压。气肿气管移位可不明显,临床不易察觉,颈静脉怒张也会因合并其他损伤所致的低血压而不明显。

由于张力性气胸和心脏压塞均可表现为颈静脉扩张,所以鉴别存在困难。心脏压塞不那么常见,而且不会导致纵隔偏移,双侧呼吸音通常是对称的。

张力性气胸可在现场使用针刺减压(用带导管的针头直接刺入锁骨中线第二肋间),将张力性气胸变为单纯气胸。有时伤员呼吸极度窘迫,双侧呼吸音均消失,此时如果仍然高度怀疑张力性气胸,则进行双侧穿刺排气,如果无气体逸出,那么很可能是心脏压塞。条件许可时,张力性气胸伤员应尽快置入胸管行胸腔闭式引流。操作结束后,如果伤员清醒,可取坐位或侧卧位,如果伤员昏迷则取恢复体位;两种体位均以伤侧在下。胸膜腔穿刺减压成功后,发生导气管被血液或反流物阻塞的风险极高,所以术后的反复评估很重要,旨在监测伤员的临床症状、脉搏、血氧饱和度,防止张力性气胸复发,一经确诊需再次穿刺。

(二) 开放性气胸

胸膜腔与外界大气直接相通,空气可随呼吸自由进入,形成开放性气胸。伤侧胸腔压力等于大气压,肺受压萎陷;健侧胸膜腔仍为负压,低于伤侧,使纵隔向健侧移位,健侧肺亦有一定程度的萎陷。由于健侧胸腔压力仍可随呼吸周期而增减,从而引起纵隔摆动和残气对流,导致严重的通气、换气功能障碍。纵隔摆动引起心脏大血管来回扭曲以及胸腔负压受损,使静脉血回流受阻,心排血量减少。伤员表现为低氧血症,常在伤后迅速出现严重呼吸困难、不安、脉搏细弱频数、发绀和休克。检查时可见胸壁有明显创口通入胸腔,并可听到空气随呼吸进出的"嘶嘶"声。伤侧叩诊鼓音,呼吸音消失,有时可听到纵隔摆动声。

一旦发现开放性气胸,应尽快封闭胸壁创口,变开放性气胸为闭合性气胸。可用大型急救包、多层清洁布块或厚纱布垫进行封闭。要求封闭敷料够厚以避免漏气,但不能往创口内填塞;范围应超过创缘5cm以上。临床条件一旦许可,立即置入胸管行闭式引流术。如果实施这些措施后伤员低氧仍然持续,血氧分压仍<60mmHg,则需进行有创机械通气。

(三) 连枷胸

连枷胸(flail chest)是由严重车祸、坠落伤或挤压伤,导致三根以上相连肋骨骨折,使局部胸壁失去肋骨支撑而软化,出现反常呼吸的现象。引起连枷胸的损伤因子通常导致肺挫伤,气胸和血胸也同时存在。在急救现场,根据创伤史,胸壁疼痛异常,胸壁畸形、软化,反常呼吸,呼吸困难等表现即可诊断。严重者可有呼吸衰竭甚至休克。连枷胸的治疗目标主要有两个:纠正疼痛所致的低通气和肺挫伤所致的低氧。有条件时,严密监护伤员的通气和氧合情况,其中 20%~40% 的伤员需要气管插管机械通气支持;伴发血/气胸者行胸腔闭式引流术;可进行局部麻醉处理,缓解多根肋骨骨折所致的疼痛。

（四）大量血胸

大量血胸是指胸腔急性出血超过 1 500ml。穿透伤和钝性伤都可引起大量血胸。大量血胸者通常同时出现呼吸(通气不足)和循环(低血量性休克)受累。患侧肺脏受压,呼吸音消失;纵隔向健侧移位;由于大量失血,出现低血容量性休克;颈静脉怒张常不明显。治疗方面,在进行胸腔闭式引流的同时,给予晶体和血液复苏。如果伤员迅速引流出 1 500ml 血液,需要行紧急开胸探查术;如果引流液持续超过 200ml/h,也要考虑开胸探查。

四、循环支持(circulation,C)

一旦气道建立,通气恢复,就必须检查和评估伤员的全身循环状态。对于组织、器官有效灌注不足和缺氧导致的休克,必须快速诊断和纠正。对创伤伤员而言,最常见的休克是失血性休克,但也可为心源性休克(心脏压塞、张力性气胸或心肌直接损伤所致)、神经性休克(脊髓损伤)和感染性休克(通常晚期出现)。不论哪种休克,都要迅速建立两条以上静脉通路,开始快速补液复苏。

（一）循环状态快速评估

伤员的全身灌注情况可通过检查脉搏,观察皮肤颜色和皮温以及伤员意识状态进行快速评估。血压应在复苏开始前就测量一次,此后每 5~10min 动态监测,直至初步评估处理完全结束,伤员生命体征平稳。脉压、中心静脉压和尿量有助于对复苏效果的评估。

尽管引起心动过速的原因众多,但对于创伤而言,心动过速通常提示低血容量性休克。通常来说,创伤成人心率超过 120 次/min,学龄前儿童超过 160 次/min,均强烈提示低血容量性休克。要注意某些特殊伤员,如安装了起搏器,服用地高辛、β 受体阻滞剂或钙通道阻滞剂者发生休克时心率可能不快。尽管脉搏能否触摸到由许多因素决定,用来判断血压的作用有限,但脉搏洪大的伤员,其心排血量肯定比脉搏细弱的伤员多。在儿茶酚胺作用下,全身皮肤和肌肉血管收缩是机体对低血容量最早期的代偿机制,伤员表现为皮肤苍白、湿冷,因此如果伤员再合并心动过速,那么基本可考虑为低血容量性休克。

伤员意识反应正常通常说明大脑灌注正常,严重脑外伤的可能性不大。相反,如果伤员意识障碍,则多提示为休克状态、大脑损伤或代谢原因(如中毒)等。避免大脑功能二次损伤的最佳方法就是纠正低氧和低血压。颅脑伤伤员同时存在低血压的死亡率加倍,而当再合并低氧时死亡率增加至 3 倍。

血压有时会误诊和误导休克的治疗。由于机体对早期血容量丢失的强大代偿机制,所以丢失 30% 以内的血容量时血压都不会有明显变化,而脉压差则更敏感。当机体丢失的血容量达 15% 时,脉压差就会有明显变化。就大多数成年伤员而言,血压低于 90mmHg 多提示休克可能。

（二）低血容量性休克

对于低血容量性休克,不要首先给予血管升压药物、激素或碳酸氢钠,通常通过给氧改善组织氧合,恢复血液循环后酸中毒自行缓解。使用加温的平衡盐液(如林格液)进行液体复苏是安全有效的。成人给予 2L,儿童按照 20ml/kg 的剂量输注。如果伤员血流动力学恢复稳定,可继续使用晶体;如果仍未恢复稳定,可以在获取血液的同时再次输注林格液。如果两剂(4L)林格液输注后伤员的循环仍未稳定,那么就必须予以血液输注复苏。

失血性休克是特殊的低血容量性休克,最基本的治疗原则是快速止血。对于开放性伤口,可直接加压包扎,必要时在出血远端血流回流方向也加压止血(如股动脉在腹股沟处加压,肱动脉在肘关节处加压),而钳夹止血则主要适用于手术室。大面积的头皮伤很难通过压迫止血,此时可缝合止血。

美军《战术战伤救治指南》(*Tactical Combat Casualty Care*,TCCC)规定:对于失血性休克伤员,选择的复苏液体从优到劣依次是:全血,1:1:1 的血浆、红细胞和血小板,1:1 的血浆和红细胞,单纯血浆/红细胞,羟乙基淀粉平衡液,晶体(乳酸林格液/复方电解质注射液)。当伤员预计需要大量输血时,应尽早使用氨甲环酸,注意伤后 3h 不再使用,因为副作用将大于益处。

（三）心源性休克

心源性休克通常由直接心肌损伤、心脏穿透伤、心脏病和张力性气胸所致,需要快速诊断和急救。心脏压塞通常伴随胸骨旁、上腹部以及较少见的颈部穿透伤引起,钝性心脏破裂较罕见。如果心脏压塞未得到及时诊断和处理,常导致明显低血压,是早期死亡的原因之一。心脏压塞伤员通常面色灰暗、极度焦虑,出现心动过速、低血压和颈静脉怒张,并可闻及心脏杂音。低血压可经补液部分纠正。使用一个长的16或18号针头经剑突下心尖部穿刺并引流出少量血液可迅速缓解症状,但确定性手术还是必要的。如果行心包穿刺术后,心脏压塞症状仍未缓解,伤员处于濒死状态,可在急诊室行左侧开胸和心包切开术,行心脏修补。对相对稳定的伤员可经中线切口开胸,尤其是那些可在医院手术室进行抢救的伤员。钝性心肌损伤是由外力直接作用于前侧胸壁引起,这类伤员较少表现为心电图异常、危及生命的心律失常或继发心源性休克。但一旦出现这些表现,可行紧急心脏彩超检查,以了解心脏损伤的程度。伴随心肌损伤的伤员均应入住监护室,治疗心律失常或低血压。

（四）神经性休克

神经性休克通常由脊髓损伤导致,而不伴随颅脑损伤。颅脑损伤伴随休克时通常是由低血容量导致,需要迅速找到活动性出血部位并控制出血。脊髓损伤休克的特点为交感张力丧失、血管扩张和脉率不升,同时也可伴随低血容量休克,因此对于神经性休克的初期处理原则也是容量复苏,可在中心静脉压监测下指导复苏的进行。由于脊髓损伤后迷走神经兴奋,所以不表现为心动过速,反而是心动过缓。血管活性药物对神经性休克有效。

五、失能评估（disability，D）

在对呼吸和循环进行初步评估和纠正后,需要对神经系统功能进行评估,目的是判断伤员的意识状态并确定是否缺氧。在证实为其他原因前,一个神志不清、易激惹或者不配合的伤员,可能是处于缺氧状态,此时应考虑伤员是否由缺氧/低灌注引起脑氧合降低、中枢神经系统损伤或者代谢紊乱。AVPU评分代表4种不同的意识状态,可对伤员进行简单、快速的意识评估。可通过格拉斯哥昏迷评分（GCS）以及瞳孔直径、对称性和对光反应系统而准确地评估意识状态,但需对伤员进行系统的查体、反复的评分和严谨密切的观察,且计算较为复杂。慕尼黑大学儿童医院的Florian Hoffmann博士研究发现,AVPU评级与GCS评分具有显著相关性。不论使用哪种方法判断意识状态,都必须重复检查以判断病情变化。

（一）AVPU评分法

AVPU评分法适用于伤员的快速评估,每个字母代表不同的意识状态。A（alert）,清醒:伤员完全清醒,能自主睁眼,对声音有困惑但有反应,身体具有运动功能;V（verbal response）,对声音刺激有反应:伤员对问话有睁眼、语言或者运动等任何一项反应,包括咕哝声、呻吟声、肢体轻微的移动等;P（response to pain）对疼痛刺激有反应:伤员对疼痛刺激有睁眼、语言或者运动等任何一项反应;U（unresponsive）无任何反应:对问话或疼痛刺激无任何反应。在阿富汗战争和伊拉克战争中,美军第75别动团用伤情卡有效地记录了大约450名伤员的伤情及救治数据,其中对伤员意识状态的评估即采用了AVPU评分法。

这种方法简单、快捷,尽管有研究表明其与GCS评分具有显著相关性,但却没有明确指出伤员是如何对声音刺激和疼痛刺激作出反应的,因而缺乏一定的准确性。

（二）格拉斯哥昏迷评分法

GCS是应用最广的意识状态评估方法,由格拉斯哥大学的两位神经外科教授Graham Teasdale与Bryan J. Jennett于1974年发表。GCS分别以睁眼、言语和运动反应判断伤员的意识状态。睁眼反应分为自动睁眼、呼唤睁眼、刺痛睁眼和不睁眼4级;语言反应分为回答切题、回答不切题、答非所问、只能发声和不能言语5级;运动反应分为按吩咐动作、刺痛能定位、刺痛能躲避、刺痛后肢体能屈曲、刺痛后肢体能过度伸展和不能活动6级。对不同级别赋予不同分值,根据总分得出当前的意识状态等级,分数越低则意识障碍越重。

如果伤员处于昏迷状态,丧失方向感或无法遵守指令,救援人员可快速评估伤员的瞳孔直径、对称性和对光反应,如果GCS<14分且瞳孔检查异常,表示伤员有致命性脑损伤。持续性GCS≤8分时,提示需气管内插管。运动或感觉功能的不对称改变以及GCS评分的进行性恶化均提示有需要进行外科干预的颅内病变可能。

六、充分暴露/环境控制（exposure/environment，E）

在急救现场,伤员应充分暴露,以便于进行全面检查,防止遗漏损伤,但同时应注意保温,预防发生低体温。环境控制包括确保灾难救援现场的安全性和控制伤员低体温。确保灾难救援现场的安全性即评估灾难救援现场周围环境的安全性,保障救援人员和伤员的人身安全。低体温是伤员死亡的独立危险因素,应及时采取保温、复温措施以维持伤员的正常体温。同时,低体温、代谢性酸中毒与凝血功能障碍称为创伤致死三联征。创伤致死三联征是伤员呈螺旋式恶化的重要因素,其中任何一个因素未得到有效救治即可导致死亡。严重创伤引起的凝血功能障碍使出血控制变得复杂。低体温和代谢性酸中毒影响凝血过程的各个方面,二者协同导致严重的凝血功能障碍和灾难性后果。当机体在寒冷刺激的作用下缺乏足够的体温调节机制来维持正常体温时,避免低体温以预防凝血功能障碍就成为重要的救援措施。

第四节　现场紧急复苏技术

一、心肺脑复苏

心肺脑复苏(CPCR)是针对呼吸和心搏骤停所采取的抢救措施,是为了恢复伤者的自主呼吸和循环,并尽可能地恢复伤者中枢神经系统的功能。由于灾害现场救治条件有限,脑保护的方法难以实施,所以要达到心肺脑复苏的效果,最重要的是早期识别并去除致心搏骤停的危险因素。

(一) 成人基础生命支持

根据美国心脏协会(AHA)发布的 2020 年《AHA 心肺复苏与心血管急救指南》,成人院外生存链包括:识别和启动应急反应系统;即时高质量心肺复苏;快速除颤;基础及高级急救医疗服务;高级生命维持和骤停后治疗。基于此的灾难现场成人基础生命支持(basic life support,BLS)具体措施如下。

1. 评估现场环境是否安全　考虑到灾难现场环境较为复杂,安全性相对较差,因此在抢救伤者时,首先必须评估现场环境是否安全:如现场环境安全,则立即对伤者进行救治;如不能保障环境安全,则需要寻求增援,切勿贸然进入现场。

2. 识别和启动应急反应系统　当判断伤者意识丧失后,应立即启动应急反应系统,其目的在于求救于专业急救人员,并尽快获取自动体外除颤器(AED)。与此同时快速检查伤者的呼吸和脉搏,判断时间为 5~10s。非医务人员可仅判断呼吸情况。

3. 高质量 CPR 及快速除颤　当判断伤者呼吸、心搏停止后,应立即开始 CPR,待除颤器/AED 准备完成后尽早进行除颤,除颤后需立即继续 CPR,每 2min 检查一次心律,直至自主心律恢复,必要时可重复除颤。

CPR 的基本流程为"胸外按压→开放气道→通气"。胸外按压的位置位于胸骨下半段,双乳头连线中点;按压频率为 100~120 次/min;按压深度为 5~6cm。徒手开放气道的主要手法为抬头举颏法和双手托颌法:对于可疑颈椎脊髓损伤的伤者,应采用双手托颌法,以避免颈部的牵拉;当条件允许时,应尽早建立高级气道;高级气道建立前,单人及双人 CPR 的按压-通气比均为 30∶2;高级气道建立后,采用正压通气,通气频率为每 6s 一次,同时进行不间断的胸外按压。高质量 CPR 的实施是保证复苏成功的重要因素,其关键环节包括:①按压频率;②按压深度;③按压间隙胸廓充分回弹,避免倚靠在伤者胸部,且按压与放松比大致相等;④尽量避免按压中断,按压分数(胸外按压在整个心肺复苏中所占的比例)不低于 60%;⑤充足通气的同时避免过度通气。

对于未经培训和仅培训过胸外按压的旁观者,无论有无调度员指导,都应实施仅胸外按压的 CPR;对于培训过胸外按压和人工呼吸的旁观者,应在持续胸外按压的基础上实施人工通气;对于急救医疗服务人员和医务人员,在高级气道建立之前应实施 30∶2 的 CPR,在高级气道建立之后,在不间断胸外按压的情况下,给予每 6s 一次的正压通气。

腹部提压心肺复苏方法适用于存在胸外按压禁忌证(胸部创伤导致胸廓完整性破坏、胸廓畸形等)伤员的复苏:将腹部提压仪吸附于伤者上腹部,以 100 次/min 的频率,上提力度 20~30kg,下压力度 40~50kg;施救者双手握住提压仪面板两侧的手柄,双上肢垂直向下连续提压。在灾害救援现场,对腹部开放性或闭合性脏器损伤的伤者不能使用此方法。

早期除颤也是保证伤者复苏成功的重要因素,其适用范围为室颤及无脉性室性心动过速的伤者。根据除颤仪的不同,首次电击能量也不相同,单相波除颤仪首次能量为 360J,双相波除颤仪一般选择 120~200J,

且对于室颤伤者,双相波的效果优于单相波。而 AED 由于可自动识别可除颤心律,适用于各种培训程度的施救者。对于不可电击心律,即无脉性电活动和心搏停止的伤者,则需要尽早应用肾上腺素。

4. 心肺复苏有效的指标

(1) 自主呼吸及心搏恢复。可听到心音,触及大动脉搏动,心电图示窦性、房性或交界性心律。

(2) 散大的瞳孔回缩变小,对光反射恢复。

(3) 收缩压达 60mmHg 左右。

(4) 面色、口唇、指甲转为红润。

(5) 脑功能好转,肌张力增高,有自主呼吸、吞咽动作,昏迷变浅及开始挣扎。

5. 快速转运 灾难所致的大多数伤者(例如低血容量、张力性气胸、心脏压塞等)的救治往往需要手术止血、输血以及可逆性病因的针对性处理,这些在院前大多无法完成,故争分夺秒地快速将伤者转运至有治疗条件的场所至关重要。但是对于挤压综合征和电击伤发生室颤的伤者,在现场环境安全的前提下,建议就地实施高质量 CPR 和电除颤,尽可能地提高伤者的生存率。

6. 特殊人群的基础生命支持

(1) 婴儿和儿童基础:生命支持顺序与成人相同,CPR 的基本流程也与成人相同,区别点在于按压-通气比和按压深度。当实施单人 CPR 时,按压-通气比为 30∶2;双人时则为 15∶2。按压深度至少需达到胸部前后径的 1/3,婴儿约为 4cm,儿童约为 5cm。

(2) 孕妇:考虑到孕妇生理的特殊性,在复苏时需要在提供高质量 CPR 的同时减轻主动脉和下腔静脉的压力,故当宫底高度超过肚脐水平时应徒手将子宫向左侧移位,与此同时需尽早寻求产科专家协助,必要时随时终止妊娠。

(二) 高级生命支持

高级生命支持(advanced cardiovascular life support,ACLS)是在基础生命支持的基础上应用辅助设备及特殊技术,建立和维持更有效的通气和血液循环,识别及治疗心律失常,建立静脉通路并应用必要的药物治疗,改善并维持心肺功能及治疗原发疾病的一系列救治措施。如果基础生命支持抢救失败,则必须立即进入由医护专业人员组成的抢救团队实施的高级生命支持。

1. 建立人工气道 急救者应充分考虑 CPR 过程建立高级气道的利弊,一般宜在伤者对初步的 CPR 和除颤无反应或自主循环恢复后实施。最好使用气管内插管,也可用喉罩(减少反流和误吸)和口咽管(防止舌下坠)或其他通气设备。气管插管术称为"金标准",是高级生命支持开始的标志和象征。

(1) 气管插管的基本程序:在气管插管之前,必须先检查气管插管的设备,如球囊和气囊是否漏气,光源是否充足,同时用水溶性润滑剂润滑导管。要使伤者头部后仰,充分地打开气道,给伤者吸入纯氧;然后第一施救者在伤者的头侧,左手持喉镜柄,经口腔右侧插入喉镜片;将喉镜片插至舌根部并推喉镜片至左侧,将喉镜片的前端置于舌根与会厌之间,上提喉镜柄使镜片向前上方移动,以便舌及软组织移位,进而暴露声门;将气管插管在直视下经声门插入气管,一般插入深度为 19~23cm;之后给气囊充气,里面的压力是 25cmH$_2$O;同时听诊伤者的两侧呼吸音,如果两侧呼吸音是对称的,就可以固定气管插管,给伤者进行人工呼吸。通过呼气末二氧化碳(PETCO$_2$)波形图可以检测气管插管是否正确插到伤者的气管中。

(2) 监测呼气末二氧化碳:建议在所有环境(入院前、急诊科、ICU、病房、手术室)中以及在院内或医院之间转移时,监测呼气末二氧化碳分压(PETCO$_2$),有助于指导治疗。由于血流必须流经肺循环才有二氧化碳呼出,所以二氧化碳波形图也是监测胸外按压是否有效和自主循环恢复的指标。当气管插管伤者的 PETCO$_2$<10mmHg 时,预示心排血量不足。若经过 20min CPR 后,PETCO$_2$ 仍然较低(未达 10mmHg),该伤者复苏的可能性很低。与此相反,自主循环的恢复可使 PETCO$_2$ 迅速飙升。

2. 人工通气 对自主呼吸停止最有效的抢救措施是人工正压通气,可用球囊或人工呼吸机进行。每次吹气量 400~600ml,即潮气量 6~7ml/kg 左右,频率为 8~10 次/min。

在心搏骤停最初数分钟后,组织缺氧逐步进展。CPR 可提供 25%~33% 的心排血量,这种低心排血量状态能维持很少量但是非常关键的血流供应心脏和大脑,此时组织缺氧将持续,直到有效的自主循环重新建立。组织缺氧导致无氧代谢和代谢性酸中毒,酸碱失衡常会导致伤者对化学治疗和电击反应迟钝。为了改善氧合功能,应在基础生命支持和循环支持过程中吸入100%浓度的氧。吸入高浓度氧可使动脉血氧饱和度达到最大值,从而达到最佳的动脉血氧含量,同时这种短期的氧疗方案不会造成氧中毒。

3. 持续人工循环 整个CPR过程中应该持续做胸外按压,如有条件可立即实施开胸心脏按压或用人工心肺机建立体外循环。气管插管成功后,胸外按压与人工通气不再按30∶2的比例交替,应各司其事,直至伤者恢复正常的窦性心律。

4. 给药途径

(1) 静脉给药:是最常用的给药途径,包括中心静脉和外周静脉。外周静脉易操作,不需要中断心脏按压,并发症少,但到达中央循环需1~2min,药物峰值浓度低,故通过外周静脉给药时,必须将药物迅速推入静脉,再用20ml液体冲击,并抬高肢体10~20s。首选外周静脉的肘前静脉或颈外静脉,不要选择如手部远端的静脉。中心静脉的优点是药物作用起效快,可做血流动力学监测;缺点是技术及时间要求高。在周围静脉通道无法建立,又有充足的时间的情况下,可考虑中心静脉穿刺。

(2) 骨髓腔内给药:也是较好的给药途径,多用于儿童。儿童常穿刺胫骨,成人可以穿刺髂骨,不但可以给药,也可以用于液体复苏。

(3) 经气管插管给药:目前不推荐为首选给药途径。其给药量是静脉给药的2~2.5倍,用生理盐水稀释至5~10ml后直接注入气道。

(4) 心内注射给药:目前已经弃用,因为会增加冠脉损伤、心脏压塞和气胸的危险。

注意静脉通道的建立在早期不是非常必要。首先着眼于CPR和电除颤是非常关键的,在良好的CPR和电除颤的基础上再考虑建立静脉通道;然后给予复苏药物。目前多数药物气管内给药的剂量还不清楚。现代研究表明:气管内给药不如静脉和骨髓腔内给药效果好;对于肾上腺素,如果通过气管内给药,其β受体作用可能会增强,可能引起低血压,对复苏不利。这就是目前不推荐气管内给药的原因之一。

5. 常用的复苏药物 根据心电监测的心律选用适当药物,如肾上腺素、血管升压素、β受体阻滞剂、阿托品、胺碘酮等。复苏用药不主张一次大剂量地使用,推荐使用常规的标准剂量;不主张联合用药,应根据即刻心电图的表现,选择一两种最合适的抗心律失常药物;不主张心内注射,因为这种给药途径早已被淘汰;快速建立静脉通路,及早注射复苏药物。

(三) 脑复苏

对复苏成功伤者的救治依然紧迫,需要针对其原发病(如失血、创伤或复苏并发症)采取一系列措施,以维持有效的循环和呼吸功能,特别是脑灌注,预防再次心搏骤停,或维持水电解质和酸碱平衡,防治脑水肿、急性肾衰竭和继发感染等,其中脑复苏是重中之重,为提高远期生存率和神经功能恢复率,应尽早开展多学科合作治疗。

脑复苏是心肺脑复苏最后成功的关键,尤其是防治缺血再灌注后的损伤。在缺氧状态下,脑血流的自主调节功能丧失,脑血流的维持主要依赖脑灌注压,任何导致颅内压升高或体循环平均动脉压降低的因素均可减低脑灌注压,从而进一步减少脑血流。对昏迷伤者应维持正常的或轻微增高的平均动脉压,降低增高的颅内压,以保证良好的脑灌注。主要措施包括如下几个方面。

1. 低温治疗 对于所有在心搏骤停后恢复自主循环的昏迷成年伤者,都应采用目标温度管理,目标温度选定在32~36℃之间,并至少维持24h。新的证据表明,目标温度管理结束后,可能会出现发热症状,预防发热是有益的。复温时升温速度为0.3~0.5℃/h。高温(或发热)可以引起脑损伤而致脑功能障碍。体温升高时,脑代谢需要增加,体温每升高1℃,脑代谢率增加8%~13%,且氧自由基产生增加,并致脑水肿加重,进而加重细胞骨骼和血脑屏障破裂。对于脑缺血复苏的伤者,应该精确测量核心体温(通常指直肠、膀胱或食管温度)。对于高温伤者,可用退热药、循环空气或水冷却系统来降低体温。其中,诱导性低温治疗已成为心搏骤停后存活的昏迷伤者的治疗措施。低温治疗对全脑或局部脑缺血具有保护作用。但低温脑保护的机制还不清楚,可能有以下几种机制:①低温减少糖原释放、代谢需要和氧自由基及炎症细胞因子的产生;②细胞损伤时的细胞信号和遗传反应也受低温影响;③低温可以保护脑细胞,减少凋亡的发生。

2. 脱水 应用渗透性利尿剂配合降温处理,以减轻脑组织水肿和降低颅内压,有助于大脑功能恢复。通常选用20%甘露醇(1~2g)、25%山梨醇(1~2g)或30%尿素(0.5~1g)快速静脉滴注(2~4次/d)。联合使用呋塞米(首次 20~40mg,必要时增加至 100~200mg 静脉注射)、25% 白蛋白(20~40ml 静脉滴注)或地塞米松(5~10mg,每 6~12h 静脉注射一次)有助于避免或减轻渗透性利尿导致的"反跳现象"。在脱水治疗时,应注意防止过度脱水,以免造成血容量不足,难以维持血压的稳定。

3. 防治癫痫 全脑缺血后的癫痫发作可加重脑损伤。癫痫发作可使脑代谢增加 300%~400%,加剧心搏骤停后氧释放和需求之间的失衡,从而加重脑损伤。但对心搏骤停伤者在心肺复苏过程中是否预防性应用抗惊厥药仍存在争议。不过,对于癫痫发作,应该给予快速、有效的治疗。由于意识障碍伤者在大脑对外界刺激(例如体格检查、气道抽吸)作出反应时脑代谢增加,而镇静麻醉药和肌肉松弛药(简称"肌松药")可以预防氧供和氧需之间的失衡,所以这些药物可以改善脑功能。心搏骤停时全脑缺血常常是致命的。但根据越来越多的资料报道,较完整而精确的脑功能和生活质量的评估显示,经过积极的治疗,伤者的脑功能结局比许多医生预期的结果要好。缺氧性脑损害引起的四肢抽搐以及降温过程中的寒战反应,可通过应用冬眠药物来控制,而无需预防性应用抗惊厥药物。可选用二氢麦角碱 0.6mg、异丙嗪 50mg 稀释于 100ml 5% 的葡萄糖内静脉滴注;亦可应用地西泮 10mg 静脉注射。其他药物治疗还包括,适时进行抗凝防止微血栓形成,以促进早期脑血流灌注;用钙通道阻滞剂解除脑血管痉挛等。还可以在生命体征稳定的前提下,积极进行高压氧治疗,通过增加血氧含量及弥散,提高脑组织氧分压,改善脑缺氧,降低颅内压。

4. 高血糖的处理 无论全脑或局部脑缺血,高血糖对脑功能和代谢都有不良影响。实验研究也显示,正常血糖或胰岛素诱导的轻度低血糖能改善全脑缺血或局部缺血后的脑功能。此外,胰岛素本身具有神经生长因子样作用和脑保护作用。因此,建议对脑缺血损伤后的高血糖给予胰岛素治疗。

二、液体复苏

休克是机体遭受强烈的致病因素,如严重创伤(包括战伤)、失血、感染、心脏功能障碍及过敏等侵袭后,有效循环血量锐减,组织血流灌注广泛、持续、显著减少,致全身微循环功能不良,生命重要器官功能发生严重障碍的综合征。多种神经-体液因子参与休克的发生和发展。根据休克发生的始动环节,休克分为低血容量性休克(失血性休克、烧伤性休克、创伤性休克)、血管扩张性休克(感染性休克、过敏性休克、神经性休克)和心源性休克。灾难后创伤患者多存在骨盆骨折、长骨骨折、胸腹腔脏器损伤等严重创伤等,由此导致的失血性休克是造成患者早期死亡的重要原因,其早期救治的关键措施除了及时、有效地控制出血,早期快速、合理的液体复苏也至关重要。

(一) 创伤液体复苏的发展

不论是战伤还是创伤,早期救治都非常重要。近年来,随着休克病理生理研究的不断深入和对组织体液和氧代谢的深入研究,传统创伤休克的复苏方法(积极快速复苏,并使用正性肌力或血管活性药物以尽快恢复血压)受到挑战:比较而言,限制性液体复苏和低温复苏更具优势。限制性液体复苏是指对伴有活动性出血的失血性休克伤者,在彻底止血之前,只给予必需的小容量液体进行复苏,使血压维持在一个适当的低水平,以保证机体的基本血容量需要,维持重要器官、组织的有效灌注和氧供。直到彻底止血后再进行积极、充分的目标性液体复苏。这一策略主张边复苏边后送,只给予少量的液体,进行有限的低度干预,既减少了心肺负荷,又不打破机体内环境平衡,从而降低并发症以及伤员死亡率。允许性低血压强调在院前急救阶段,不以恢复生理血压为目标,严格控制液体输入量,维持一定的血压水平(如收缩压 90mmHg),防止血压过高,引起再次出血。止血性复苏强调以血制品取代晶体液进行早期液体复苏,来纠正内在的急性创伤性凝血功能障碍和预防可能发生的稀释性凝血障碍。同时,氨甲环酸和活化凝血因子Ⅶa 的输注也包含在止血性复苏里面。低温复苏是对于出血未控制性休克,在休克时或复苏时通过表面冷却的方法达到轻度低温(35℃),可提高动物的存活时间和 72h 存活率,降低血和肝组织中抗氧化物质减少的程度。

(二) 损伤控制性复苏

损伤控制性复苏(damage control resuscitation, DCR)是指在损伤控制性外科(damage control surgery, DCS)原则的指导下,通过允许性低血压复苏和止血性复苏,预防由低体温、代谢性酸中毒和凝血功能障碍形成的创伤致死三联征出现,进而有效地对严重创伤伤员进行的液体复苏。目前,一般认为需要实施损伤控制手术的指征包括:①严重脏器损伤伴大血管损伤;②严重多发伤;③大量失血;④出现低体温、酸中毒和凝血功能障碍;⑤上述指标处于临界值而预计手术时间超过 90min。

损伤控制性复苏包括快速建立静脉通道、快速补液和使用血管活性药物。对于已经采取有效措施控制出血的患者,在心功能允许的情况下,选择确定性复苏,目的在于恢复有效循环、稳定血流动力学;而对于灾难现场尚未得到有效措施控制出血的患者,则需选择允许性低血压复苏,以延长黄金救治时间窗,同时避免早期积极复苏所带来的稀释性凝血功能障碍、血液稀释等不利作用,直到确定实现早期出血控制。允许性低血压复苏的目标血压为收缩压 80~90mmHg,但持续时间不宜过长,必要时可采用短时间低温辅助措施以降低机体代谢、保护重要器官功能。颅脑损伤患者则略有不同,15~49 岁及>79 岁患者的收缩压目标值应>110mmHg,50~79 岁患者则>100mmHg。

（三）特殊液体复苏通路

无论平时还是战时,在抢救失血性休克患者时,都应迅速建立输液通路,因为快速补液扩容是抢救成功的关键。现场液体复苏时首选外周静脉通路,但在休克状态下,由于周围静脉塌陷,常常无法迅速建立静脉输液通路。经骨髓腔输液(intraosseous infusion,IOI)技术就是一种有效替代静脉输液的方式。IOI 技术是在特殊情况下,利用长骨骨髓腔中丰富的血管网将药物和液体输入血液循环的方法。骨髓腔被骨性结构包围,不会像血管那样因血容量不足而塌陷,有很高的穿刺成功率(院前78%)。通常情况下,小儿骨髓腔内输液穿刺部位主要在胫骨近端或远端、股骨远端,在成人多选择胫骨、肱骨或胸骨柄。此外,桡骨、尺骨、骨盆、锁骨、跟骨等部位也可选用。穿刺位点的选择应充分考虑伤员年龄、身体状况、穿刺装置和操作者的经验等因素,还应以简单可行和不影响心肺复苏等抢救措施为原则。

骨髓腔内输液在我国灾难救援中具有广阔的应用前景,对于某些伤员的急救可能是更优选择,特别是心搏骤停和严重休克伤员。

（四）复苏液体的选择

复苏液体通常分为晶体液和胶体液:晶体液又分为等渗液和高渗盐液;胶体液有白蛋白、右旋糖酐、明胶和羟乙基淀粉,另外还有血液和血液代用品。它们有各自的优势,也有自己的不足。Lucas 等把严重创伤休克分为活动性出血期、强制性血管外液体扣押期和血管再充盈期 3 个时期,根据不同时期的病理生理特点采取不同复苏方案。

（1）活动性出血期:从受伤到手术止血约8h,主要病理生理特点是急性失血/失液。用平衡盐液和浓缩红细胞复苏,比例为 2.5:1,Hb 和血细胞比容分别控制在 10g/L 和 30%。不主张用全血及过多的胶体溶液复苏,以防小分子蛋白质在第二期进入组织间,引起过多的血管外液体扣押;另外,由于此期交感神经系统强烈兴奋,血糖水平不低,此期可不给葡萄糖液。

（2）强制性血管外液体扣押期:历时大约 1~3d,主要病理生理特点是全身毛细血管通透性增加,大量血管内液体进入组织间,出现全身水肿,体重增加。此期的治疗原则是在心、肺功能耐受的情况下积极复苏,维持机体足够的有效循环血量。同样此期也不主张输注过多的胶体溶液,特别是白蛋白,尿量控制在 20~40ml/h。值得注意的是:此期由于大量血管内液体进入组织间,有效循环血量不足,可能会出现少尿甚至无尿,这时不主张大量用利尿剂,关键是补充有效循环血量。

（3）血管再充盈期:机体功能逐渐恢复,大量组织间液回流入血管内。此期的治疗原则是减慢输液速度,减少输液量。同时在心、肺功能监护下可使用利尿剂。

总之,对于失血性休克患者,虽然晶体液与胶体液均可应用,但在现场复苏时可应用等渗晶体液进行扩容。考虑到大量输注晶体液的风险,应遵循最少量晶体液输注原则。在条件允许的情况下应尽早地应用血液制品,以防止创伤性凝血病的发生,推荐输注浓缩红细胞:新鲜冰冻血浆:血小板比例为1:1:1的血液制品。

（五）挤压综合征的液体复苏

一项对某医院 2008 年汶川地震收治的 1 410 例骨科伤员的资料分析发现,共有挤压综合征 66 例:受压部位为,单侧上肢 9 例,单侧下肢 35 例,双下肢 9 例,上、下肢联合 9 例,臀部 4 例;压迫时间为 4~102h,平均 24.7h;接受治疗距受伤时间 6~103h,平均 34.4h。其中,49 例采用了肾脏替代治疗,38 例行切开减压治疗,其中 17 例是转运来院前已行切开减压,另 21 例为转运到该医院后实施的减压术。不论在日本、美国还是中国,地震导致的挤压伤以及挤压综合征一直都位于伤情统计的前列,并引起了救援人员的高度重视,相关的培训也在积极推进。

对于四肢、躯干等肌肉丰富的部位受到重物长时间挤压的患者,则需要考虑到挤压综合征发生的可能,即挤压解除后因肌肉组织直接损伤和缺血再灌注损伤所导致的一系列全身反应,多发生于房屋倒塌、工程塌方、交通事故等意外伤害,在战争、强烈地震等严重灾害时可成批出现。主要临床表现包括受压部位局部症状(疼痛、肿胀、感觉异常等)和全身表现(肌红蛋白尿、高钾血症、酸中毒、急性肾衰竭、低血容量休克等)。挤压综合征是骨科急重症,应及时抢救,做到早期诊断、早期伤肢切开减张与防治肾衰竭,因此其液体复苏需在挤压解除之前,即还困在废墟时就应早期大量补液。液体复苏能纠正脱水状态,补充血容量,增加心排血量,改善组织低灌注状态;早期适度的液体复苏能阻止急性肾衰竭的发生。而液体复苏的第一步就是要建立静脉通路,当情况紧急时可再考虑经骨髓腔输液。液体选择倾向于温热、等张、不含钾的晶体液,其目的在于改善微循环、稀释毒素、增加肾脏灌注、保护器官功能。而对于液体的选择和补液的速度,多数学者的观点是:0.9%的等渗盐水是第一选择;成人的输液速度为 1 000ml/h,儿童的输液速度为每小时 1 520ml/kg;同时根据挤压综合征伤者的年龄、体重、血压、心率、尿量来调整液体,尤其是尿量,有条件的情况下应留置导尿,严密监测尿量变化;当伤者出现少尿、无尿时,应严格控制液体量,避免发生容量负荷过重导致的高血压与充血性心力衰竭。

三、体温复苏

中心体温<35℃称为低体温。人体的温度是相对恒定的,正常人在 24h 内体温略有波动,一般相差不超过 1℃。正常成人在安静状态下,舌下温度 36.3 ~ 37.2℃,直肠温度 36.5 ~ 37.7℃(比口腔温度高 0.3 ~ 0.5℃),腋下 36.0 ~ 37.0℃(比口腔温度低 0.3 ~ 0.5℃)。生理状态下,早晨体温略低,下午略高。运动、进食后,妇女月经期前或妊娠期体温稍高,而老年人体温偏低。

人体温度相对恒定是维持人体正常生命活动的重要条件之一,如体温高于 41℃或低于 25℃将严重影响各系统(特别是神经系统)的功能和活动,甚至危害生命。机体的产热和散热是受神经中枢调节的,很多疾病都可使体温正常调节功能发生障碍而使体温发生变化。低体温的发生可抑制凝血酶的活化和纤维蛋白原的合成,是导致严重创伤患者出血和死亡率增加的独立危险因素,需得到足够的重视。在现场复苏时即需要采取措施以减少热量的丢失,具体措施包括除去湿冷衣物、减少体腔暴露、避免应用冷复苏液体等;条件允许时,对低体温患者应尽早进行复温,具体措施包括应用复温毯、输入加温液体等。然而,对于合并重度颅脑损伤的患者,在出血控制后可采取 33 ~ 35℃的亚低温疗法,以减轻脑损害。

(一) 低温的病理生理

机体对寒冷反应的病理生理过程,分为机体代偿和功能衰竭两个阶段。

1. 机体代偿阶段　主要表现在人体受冻之初:一方面增强机体代谢,增加产热量,以维持机体的中心温度,心率增快,血压上升,呼吸次数增加,肌肉收缩,出现寒战;另一方面表现为外周血管收缩,毛孔关闭,停止排汗,以减少散热。如继续受冻,四肢皮肤温度逐渐降低,皮肤发凉、苍白,而后中心体温下降。当直肠温度降至 33℃时寒战停止,肌糖原缺乏,肌肉活动减少。关节和肌肉发硬,大小便失禁,血压下降。当直肠温度降至 30℃时,知觉迟钝,昏迷,进入衰竭期。

2. 功能衰竭阶段　由于体内能源贮备耗尽,体温将继续下降,机体各个系统都由代偿期进入衰竭期。

(1) 神经系统:由于体温不断下降,逐渐出现疼痛性发冷,知觉迟钝至痛觉丧失;意识模糊、意识丧失至深昏迷,逐渐呈假死状态,最后死亡。

(2) 循环系统:由于体液由血管内移至组织间,血液浓缩,浓度增加,同时外周血管收缩,循环阻力增大,冠状动脉血流降低,心排血量减少,血压下降,心率下降,出现传导阻滞,甚至心室纤颤等。

(3) 呼吸系统:随着体温下降,呼吸中枢受到抑制,呼吸变浅、变慢,以至呼吸、心搏停止。

(4) 泌尿系统:由于肾血管痉挛,肾小球滤过压下降,如持续过久,可导致代谢性酸中毒、氮质血症及急性肾衰竭。

(二) 低体温是伤员死亡的独立危险因素

全身性冷伤亦称冻僵,属冻结性冷伤,是身体长时间暴露于低温寒冷环境引起的体内热量大量丧失,全身新陈代谢功能下降,正常中心体温无法维持,最后由于体温过低,意识丧失、昏迷,发生冻僵,重者冻亡。严重低温(体温低于 30℃)可以引起脑血流及氧需求显著降低、心排血量减少、动脉压下降。由于脑功能明显受抑,低温伤者可出现类似临床死亡的表现。由于大量失血、暴露于寒冷环境或维持正常体温能力下降等原因,严重创伤伤员常易发生低体温。热量丢失可明显加重伤情。研究表明,低体温是伤员死亡的独立危险因素。因此,救治过程中,伤员保温、复温的意义重大。

（三）复温措施

有主动和被动复温两种策略:前者有脱离寒冷环境,加盖被服、保温毯等方法;后者有气道加温,输液、输血加温等措施。对于创伤大出血伤员,止血是维持体温的最佳方法。注意:必须动态监测伤员体温;不能以救援人员对于环境温度的舒适度作为衡量伤员体温保护需求的标准。

1. 一般治疗　当伤者极度寒冷,但心搏尚能维持灌注时,干预的重点是防止进一步散热,立即复温和谨慎地转运。只有在无冰冻危险时才能对冰冻身体部分进行复温。为防止额外蒸发散失热量,伤者应避风、隔冷、除去冷湿的衣服等。谨慎地把伤者转运至医疗机构,避免粗暴搬动和颠簸,否则可能促成室颤;运送伤者时,保持水平体位以避免加重低血压。如果伤者皮肤极度寒冷,使用贴胶式电极不可能获得心电图或监测心律,必要时可使用针式电极监测心律。不要拖延气管插管、血管置管等必需的救命性操作。

2. 积极体外复温　核心体温低于34℃时,要进行复温,可用毛毯或在温暖房间进行一般复温,但对于心搏、呼吸骤停或严重低温伤者,这种复温方法无效。可以使用加热设备(散热器、热水)或被加热后的设备(热水袋)等积极复温,使用这些设备要求同时仔细监测伤者和设备,并且应格外小心。有些研究者认为,积极体外复温可引起体温后降效应(当外周的寒冷血液解冻流向中心时,核心体温继续下降)。另外,局部应用复温装置可能导致组织损伤。如果使用积极外周复温,应该使用热水袋,并应放置于躯干部(颈部、腋下、腹股沟等处)。

3. 积极体内复温　只适用于核心体温低于30℃的伤者,包括使用加温(42~46℃)、加湿的氧气,体外膜氧合器,腹膜灌洗,静脉内输入热生理盐水(42~44℃)和食管复温等。

（四）适用于低温伤者的基础生命支持(BLS)

当伤者低体温时,脉率和呼吸频率减慢,呼吸变浅,外周血管收缩使脉搏难以触及。因此,进行基础生命支持前应先评估呼吸,再用30~40s评估脉搏,确认有无呼吸骤停、无脉性心搏停止或需要CPR的严重心动过缓。如果伤者无呼吸,首先立即复苏呼吸。如果可能,应用加温(42~46℃)、加湿氧气面罩通气。如果伤者无脉、无可监测到的循环体征,立即开始胸外按压,不要等到复温后再进行BLS。如果低温伤者心搏骤停,BLS的一般方法仍然是针对气道、呼吸、循环,但需要进行适当的变更。如果存在室速或室颤,应立即除颤,在所有急救处都应该有自动体外除颤仪,急救人员允许使用最多3次电除颤,如果3次除颤无效,就要暂缓除颤。急救人员应立即开始心肺复苏和复温(使用加温加湿氧气和静脉给热生理盐水),并尽快稳定病情,以便转运。如果核心体温低于30℃,复温之前,要复苏到正常窦性心律是不可能的。

（五）适用于低温伤者的高级生命支持(ACLS)

心搏骤停时,低温可对脑和其他器官发挥保护效应。如果伤者在不出现低氧血症的情况下快速降温,氧耗和代谢降低就发生在心搏骤停和器官缺血之前。尽管这种情况非常罕见,但在低温性心搏骤停发生后,获得完整神经系统恢复的复苏是有可能的。虽然只根据临床表现很难监测伤者的脉搏和呼吸强度,但也不排除可以根据临床表现进行救命性治疗。一旦具备后送可能,就尽快转送伤者到可监测复温程度的医疗中心。

1. 呼吸支持　如果低温伤者尚未发展至心搏骤停,应集中注意氧合和通气的评估与支持,循环的评估与支持,保暖,防止热量进一步散失。所有操作要轻柔。尽管对于许多物理操作(包括气管插管和经鼻胃管、临时起搏、插入肺动脉导管)是否会促发室颤,目前仍存在争议,但特别紧急时,也不应该延迟。尤其是低温伤者意识丧失或通气不足时需要气管插管。气管插管有两个目的:提供加温加湿氧,保证有效通气;隔离气道,减少误吸的可能性。对于意识清醒的轻度低温伤者,可用体外一般或积极复温技术(例如热水袋、加热的睡袋、热水浴)。

2. 药物使用　低温心搏骤停与常温心搏骤停的高级生命支持措施截然不同。对于低温心搏骤停或心动过缓患者,在意识丧失时首要的治疗方法是积极恢复核心体温,其低温的心脏可能对心血管活性药物、起搏器刺激、除颤等无反应,并且药物代谢减慢。尽管在动物中使用肾上腺素和血管升压药可提高冠脉灌注压,但仍需注意,对严重低温伤者重复使用肾上腺素、利多卡因、普鲁卡因,可在外周循环蓄积,导致中毒。因此,核心体温低于30℃时,通常不使用药物;如核心体温高于30℃,可以静脉给药,但要延长给药间隔时间。

3. 电除颤的应用　对于严重低温在何种程度可以开始除颤和如何进行除颤,还没有明确的结论。一般而言,存在室速/室颤时,就可以除颤。如果伤者对最初3次除颤或药物治疗无反应,应等待核心体温上升到30℃以上才进行再次除颤或给药。心动过缓在严重低温下可能是生理性的,只有在复温后心动过缓仍持续存在时,才使用心脏起搏。

4. 高级复温技术　对于是否可在院外治疗严重低温(体温低于30℃)仍有争议,尽管有条件时应开始使用加温加湿氧和加热后的液体复温,以防止体温后降效应,但多数现场急救人员没有足够的装备和时间去评估核心体温,或使用复温设备。在院外可使用鼓膜温度传感器或直肠探头测定核心体温,但不应因测体温而延误转送伤者。在医院内治疗心搏骤停的严重低温伤者(核心体温低于30℃)时,应直接快速恢复其核心体温,复温技术包括:使用加温加湿氧(42~46℃);从中心静脉输入43℃的液体(生理盐水),速度约150~200ml/h(防止水分过多);用43℃无钾液体进行腹膜透析,每次2L。

5. 复苏终止　有些研究认为,长时间处在低温条件下的伤者出现心搏骤停不能被确认为死亡,只有在其核心体温接近正常后仍对心肺复苏无反应时才考虑为死亡。心搏骤停伤者如果体温快速下降,低温就可能对脑和其他器官发挥保护作用。但是,发现低温伤者时,很难分清其低温是原发还是继发,如果心搏骤停伤者是在极冷环境中被发现,现场没有目击者,急救人员不知道是由低温引起心搏骤停,还是在正常体温下发生心搏骤停后,体温才下降到严重低温状态。另外,伤者还可能受到额外的器官损伤,例如,对低温前发生溺水的伤者进行复苏会更加困难。当不能确定首发的是心搏骤停还是低温时,救治人员应努力进行心肺复苏。如果证实首发的是低温,就要首先限制热量散失和开始复温。医护人员应根据其经验决定何时终止对低温性心搏骤停伤者的抢救。

6. 注意事项

(1)在复温期间,低温超过60min的伤者更需要容量支持,因为他们的血管容量扩大了,心率和血流动力学监测在这一时期非常重要。常规使用激素、巴比妥类药物或抗生素还未被证明有助于提高生存率或减少复苏后损害。

(2)在复温期间,可能出现严重高钾血症。在遭受挤压伤和低温的雪崩遇难者中已经有过严重高钾血症的报道。北美也报道过低温而无挤压伤伤者发生的严重高钾血症。事实上,严重高钾血症已经被认为是致死的原因。高钾血症的治疗应包括:传统高级生命支持方法,如使用氯化钙、碳酸氢钠、胰岛素加葡萄糖和降钾树脂灌肠剂;更积极的方法,如血液净化治疗。

第五节　安 全 防 护

对于灾难现场救援人员来说,参与救援时所面临的危害因素是造成救援人员受伤的主要原因,在一定程度上属于职业暴露,因此,安全防护是整个救援行动的前提。为避免事故发生,日常的应急演练与应急救援的个人防护尤为重要。对于每个救援或搜救行动的实施,首先应确定搜救协调管理者、参与搜救的资源、划分搜救区域、创建搜救通道,设置搜救地点和按阶段分步搜救,评估并确保安全。

一、现场指挥及协调

每个救援或搜救地点都必须指定一人为现场指挥官,专门负责协调。为确保指挥的连续性,应尽量避免频繁更换现场指挥官。医疗救援分队到达救援现场时,应立即与现场指挥官取得联系;如果条件允许,应该在指挥部的协调下提前了解医疗救援需求,并告知现场指挥官本医疗分队的救援能力、时间安排等。医疗分队队长负责整个医疗救援任务的部署和队员职责分工。一般情况下,医疗人员与救援人员共同出队,相互配合完成救援任务。

二、警示和撤退预案

事先让所有参与救援的人员明确警示信号和撤退流程,如暂停行动、保持安静、撤离该区域、重新开始行动等的警报信号。在工作区域内、外设置安全哨,监视搜救过程中建筑物的稳定性,一旦有坍塌危险,或者周边建筑物有倒塌、滑坡、滚石,或者有余震,及时发出中止和撤离指令。

三、救援场所/区域的管理

在开展救援工作之前,必须立即将受灾区域设为禁区,进行封闭式管理,设立一个只允许搜救队伍和其他救援人员进入的工作区域,并保证相关工作人员的安全。

1. 在工作区域周围设置封锁线　坍塌现场附近可能会发生二次坍塌、坠物或其他危险情况,需将这些区域划为坍塌/危险区域。该区域只限搜救队伍中负责搜索和进行救援工作的主要队员进入。未被许可进入该区域的搜救人员,必须留在该区域以外。

2. 在危险区外应设安全监视区作为缓冲区域　在缓冲区域外需建立以下场地。

(1)进入、撤出路线:进入废墟之前一定要明确搜救路线和撤离路线。必须保证人员、工具、装备及其他后勤需求能顺利出入。另外,对出入口进行有效控制,以保证幸存者或受伤的搜救人员能迅速撤离。

(2)紧急集合区域:是搜救人员紧急撤退时的集结地。

四、救援工作区的个人防护

我国与救援相关的个体防护是由劳动个体防护逐步向专业化分支而发展起来的。2007年8月30日,第十届全国人民代表大会常务委员会第二十九次会议通过了《中华人民共和国突发事件应对法》,其中第二十七条明确规定:国务院有关部门、县级以上地方各级人民政府及其有关部门、有关单位应当为专业应急救援人员购买人身意外伤害保险,配备必要的防护装备和器材,减少应急救援人员的人身风险。一项对曾参加现场救援人员的调查研究表明:在装备组成重要性方面,防刺穿鞋、防护头盔、防护口罩、防割刺手套、护目镜等装备在执行任务时最重要;在穿着使用的舒适度要求方面,柔韧性、体积、重量、舒适度、穿脱是否方便最重要;在预防身体伤害方面,防刺、防切割、放毒、防化学物、防细菌生物战剂、防爆炸、防火、防寒最重要。

在救援工作区,现场指挥官指定安全员,负责对救援工作区内的救援人员提供基本的安全和危险评估指导。安全员应佩戴明确的标识以表明身份,并穿戴防护眼镜、安全帽等基本安全装备。执行救援任务的救援人员,包括医疗人员,均应服从安全员的安全监督,除防护镜、救援帽外,接触伤者进行医疗操作时,应戴口罩、手套,对医疗垃圾合理回收。除进行止血、包扎、固定等急救操作之外,同时为伤者佩戴防护用品,如耳塞、眼罩、保温毯等。新技术和新材料不断被用于救援个体防护装备的研发。有研究者已经开始着手救援头盔的智能化设计,某研究所研发了由防水透湿面料、超轻树脂防水拉链等先进材料制成的水域救援防护服,以及纳米碳纤维材料在救援服中的应用,均进一步增强了我国防护装备的防护性能,对最大限度地保障救援人员的安全具有重大意义。

然而,自然灾害发生后会产生次生灾害,引起的复合性危险因素增多,对安全防护的要求就更高。2011年3月11日14时46分,日本发生了有观测记录以来规模最大的里氏9.0级特大地震,引发的海啸也造成了严重的后果,形成了地震→海啸→核事故、地震→结构破坏→火灾/生命线系统损毁,以及地震→滑坡/火山/水库溃坝等多种地震灾害链。不同灾种的救援工作都应以安全行动和安全防护为基本准则,防护装备将朝着科技性、功能性、人性化、规范化的方向发展。

第六节　医学救援实例

一、中国国际救援队尼泊尔震区医疗救援实例

2015年4月25日14时11分,尼泊尔发生8.1级强烈地震。当日22时30分,中国国际救援队出队救援,其中医疗分队由10名医护人员组成。

(一)基本情况

此次救援所抽组的医护人员分别来自急诊、普外、骨科、消化、超声、药剂、检验、护理9个专业,围绕四个方面展开医疗救治工作:一是废墟现场的紧急医疗救治;二是队内医疗保障;三是设置流动医院和广泛开展巡诊;四是开展卫生防疫和卫生宣教工作。此次救援历时13d,累计接诊7 481人次,救治3 750人次,向灾民发放及队内医疗保障、卫生防疫等使用药品物资160余万元,防疫洗消面积达170 700m²。医疗队完成救援

任务后,于 2015 年 5 月 8 日 20 时安全回国。

（二）医疗救援特点

1. 医疗指导救援,医疗带动救援,科学施救 中国国际救援队是第一支到达灾区的国际重型救援队,是第一支营救出幸存者的救援队,是第一支真正实施多国联合搜救的救援队,是营救幸存者最多的救援队,是医疗救援与搜索营救结合最为紧密的救援队。一名被压埋 62h 的幸存者,在整个解救过程中,医护小组对压埋者进行生命体征监测和伤口包扎,输液扩容降低挤压综合征的发生概率,颈托固定、脊柱板固定,救援分队历经 34h 的努力,成功将其救出。

2. 医疗救治形式多样,覆盖面广,诊治人数多,治疗效果好 与多个国家的救援队进行联合救援,如俄罗斯、马来西亚、土耳其国际救援队,在杜巴广场开展如流动医院、灾民安置点"帐篷村"巡诊、驻军军营巡诊、偏远山谷巡诊、孤儿院巡诊、灾民家中巡诊、中资机构和华人华侨巡诊等形式多样、全方位、多角度的医疗救援工作,有效救治了包括地震后严重创伤、严重心脏病合并糖尿病、肺源性心脏病、消化道出血、急性胃肠炎、上呼吸道感染、皮肤病、风湿性关节炎等 30 余种重症及常见病,累计接诊各类伤病员 7 481 人次,治疗效果好,受到了尼泊尔政府、灾区群众和驻地官兵的高度赞誉。

3. 卫生防疫规范,到位,彻底 根据尼泊尔的自然气候和习俗特点,医疗队适时把住传染病传播的"三关",针对性地开展卫生防疫与宣教。通过净化生活用水、指导规范洗手、预防肠道传染病,切断粪-口传播途径;通过对营区驻地和几个重要的灾民安置点进行多频次、大范围的消杀灭工作,累计防疫洗消面积达 170 700m^2,同时向灾区群众广泛发放风油精、清凉油,有效阻断了虫媒传播途径;通过发放板蓝根、一次性口罩,有效控制了呼吸道途径的传播,有效降低了发生大规模疫情的风险。医疗队还结合以往的救援经验创造性地提出了"两戴、三喷、两泡",即:严格佩戴一次性口罩、双层手套;喷洒营地、衣物、装具;泡手、泡救援靴。严守健康安全"生命线",实现了零感染的目标。

二、美国"9·11"事件

2001 年 9 月 11 日上午,两架被恐怖分子劫持的民航客机分别撞向美国纽约世界贸易中心一号楼和二号楼,两座建筑在遭到攻击后相继倒塌,世界贸易中心其余 5 座建筑物也受震而坍塌损毁;9 时许,另一架被劫持的客机撞向位于美国华盛顿的美国国防部五角大楼,五角大楼局部结构损坏并坍塌。"9·11"事件是发生在美国本土的最为严重的恐怖攻击行动,遇难者总数高达 2 996 人。对于此次事件的财产损失各方统计不一,联合国发表报告称此次恐怖袭击对美造成的经济损失达 2 000 亿美元,相当于当年生产总值的 2%。此次事件对全球经济所造成的损害甚至达到 1 万亿美元。

纽约消防局对袭击做出反应是在当天上午 8 时 46 分,也就是第一架飞机撞击第一座世贸中心塔楼那一刻。纽约消防局第一消防大队大队长在附近街区目睹了第一次撞击,他也是第一位到达现场的指挥员。大约在上午 8 时 50 分,他按照纽约市消防局的预案,在世贸中心第一座塔楼的大厅内设立了灭火指挥部。与此同时,紧急医疗服务组织指挥官也开始划定区域,集结救护车,对伤员进行鉴别归类、治疗并送往医院。紧急医疗服务现场指挥员助理在灭火指挥部中担任全部紧急医疗服务的指挥,向灭火指挥部报告情况。上午 9 时 3 分,第二架飞机撞击二号塔楼,指挥员们立即调集另外的消防分队,并从 1 号塔楼调派消防分队。

随着动员升级,调度员命令所有回应的消防分队到世贸中心附近上级指挥员指定的集结地点报到。然而,当这些消防分队接近指定区域时,许多分队并没有到指定区域报到,而是直接进入两座塔楼大厅或事故区域的其他地点。结果,上级指挥员不能准确掌握所有消防分队的具体位置。另外,集结失败导致消防分队在进入塔楼大厅之前,不能得到必要的信息和准确方位。

世贸中心一号塔楼大厅内的指挥员们和他们派入楼内的分队之间的通信联络是零星的。指挥员们有时可以联络到一些分队,有时不能。一些分队也确认了有时可以收到无线通信,有时不能。指挥员们不知道他们的信息是否传送出去,那些分队是否因为忙于救助行动而没有确认收到信息,或者分队回复了,但信息却没有能够传送过来。因为关于处在危险中的市民的报告不断传到大厅中的救援指挥部,所以指挥员们决定继续尝试疏散和拯救市民,尽管存在通信困难。

世贸中心一号、二号楼大厅中的指挥员们也不知道塔楼外面发生了什么。他们没有可靠的消息来源,也没有关于事故区域全面形势的外部信息、塔楼的情形和火灾的发展情况,例如,他们无法收到电视报道和来自盘旋在塔楼上空的纽约警察局直升机的报告。信息的缺乏限制了他们对全面形势的估计能力。

紧急医疗服务机构指挥员和救护车也因为无线通信堵塞而面临通信问题,发生这种现象的部分原因是两个紧急医疗服务频道在同一频率上。通常指挥频道是指挥员专用的,城市覆盖频道是救护车和紧急医疗服务派遣使用的。大量救护车反复请求被派遣到世贸中心,使得通信堵塞问题加剧。

无线通信困难是导致紧急医疗服务调度员在9月11日应接不暇的因素之一。除了要与救护车和指挥员联系外,调度员还要根据通过电话或计算机信息从"911"求救中心和纽约市警察局传来的求救请求而采取行动。他们必须派遣救护车,将行动录入计算机,从众多消息来源中监控信息和接听其他电话。大量的、复杂的关于世贸中心袭击的信息使得调度员们要从众多消息来源中核实每件事并迅速采取适当的行动非常困难。

三、东京地铁沙林毒气事件

（一）事件经过

1995年3月20日上午,大雨洗礼后的东京的空气格外清新,地铁列车中挤满了上班族。8时左右,开往北千住方向的东京日比谷线地铁在经过六本木车站时,第一节车厢突然被一种强烈刺激的气体所笼罩。受到这种不明气体的刺激,众多乘客出现瞳孔缩小、咳嗽、头晕、呼吸困难等现象,重者则眼前发黑、呕吐、晕倒。同时,人们在车厢内的多处发现用报纸包住的正从中渗漏出挥发性液体的小包、塑料袋和小瓶。此时,地铁指挥所指示工作人员登车检查、排除异物。他们没有想到是有人故意放毒,结果检查人员也发生中毒。有的检查人员把异物带回办公室,也引起办公室人员中毒。中毒者相继被从地铁站出口抬出,有的大口喘气,有的口吐白沫,有的神志不清,一个个痛苦不堪。

从当日上午8时至9时的一个小时内,东京市中心的3条地铁线路(日比谷线、千代田线和丸之内线)的5辆地铁列车以及16个车站(霞关、神谷町、惠比寿、筑地等车站)都遭到了毒气袭击。截至当天下午3时,已有6人死亡,1 000多人受害。此时,毒气引发的症状逐渐显现出来,一些原本以为安然无恙而照常上班的职工相继出现中毒症状。与此同时,参加救援的警视厅、消防厅以及救助自卫队的救助人员中也陆续有人中毒,受害人数迅速增加到3 300多人。最终的统计结果显示,此次毒气事件造成12人死亡,约5 500人中毒,1 036人住院治疗。

日本政府和东京都立即作出了积极反应,采取了有效对策,整个危害事件在当天中午12时左右就得到了实质性的控制,防止和减轻了更为严重的可能性灾害的发生。

（二）日本政府的危机应对

"沙林事件"之所以能够在如此之短的时间内得到有效控制,主要得益于日本政府和东京都的一整套相对完善的危机应对机制。该应对机制包括了权威机构、专家系统、救援中心、危机公关、危机应对法律体系、恢复学习机制以及物资供应保障等。

就公共危机的性质来看,它的非预期性乃至意外性、危险性或威胁性、不确定性和多样性、扩充性(感染性)以及危机处理的紧迫性,要求有一个强有力的权威机构集中各种有效资源进行统筹规划、集中安排,使各机构、各部门协同运作,并且该权威机构的最高指挥中心需要一个权威人物作为核心,以保证命令的绝对服从和决策的有效执行,减少和减轻危机带来的危害。

"沙林事件"发生之时,危机应对的决策权和指挥权迅速上移至日本中央政府。当天上午10时40分就在警视厅成立了最高指挥中心,此时离政府机构收到危机警报不过一个多小时,而且其中还经历了地方政府向中央政府"危机处理权限"的转移。该紧急对策本部由一位高级官员负责协调和指挥事件的处理,有紧急调配所需各种资源之权,以保证应急工作的顺利进行。

紧急对策部成立之后快速界定了事态的性质,确定了需要转移、缩减危机的来源和范围,并做出了应对决策。首先,紧急对策本部立即向全国公共运输机构发出强行检查危险物品的命令。与此同时,东京地铁系统成为防范的重点。然后,紧急对策部宣布,由于紧急事件的发生,东京地铁服务暂时停止,告示迅速贴满了各个车站。而主要受害地区——中央区的14所小学、6所中学,一律提前放学让师生回家,归途中学生们一人戴一个大口罩。这天上午,除了日本军队派出特种部队以外,日本警视厅和消防厅分别出动了1万名警察和192辆救护车。

事件发生后,日本首相村山富士和内阁官房长官五十岚立即下令成立一个专门委员会彻底调查毒气杀人事件。当天上午12时左右,村山首相发表了电视讲话,呼吁人们保持镇静,并提供线索揭发罪犯。而且,出事后不久东京警视厅长官及各有关官员就及时赶到现场,采取行动。

　　紧急对策本部的成立及其决策的出台在总体上控制了事态的发展,同时也在一定程度上稳定了民心,这为进一步的救助及恢复工作奠定了良好的基础。

　　"沙林事件"发生后不久,日本权威的化学专家、罪犯防治专家、医疗专家等权威专家以及日本自卫队防化部队、东京警视厅、东京消防厅等专门机构的人员立即到位,各司其职。事发后不到30min,防化专家就已乘直升机赶到现场采样。当日早晨9时,日本首相村山富士指示被称为"亚洲第一警"的东京警视厅成立"东京都地铁毒气特别调查本部",并出动大量调查人员进行严密搜查。在对搜集到的装毒气的6个容器进行分析后,化学专家确认这种毒气为沙林。随即日本权威化学专家和罪犯防治专家向公众宣布此次事件的杀伤性毒气为瓦斯类物质沙林。

　　接着医疗专家宣布了沙林中毒的症状,人们就可以自行判断是否已经中毒。同时,医疗专家指出,中毒者初期可能会没什么反应,但一旦出现任何轻微症状就要立即赴医院或急救中心进行诊治。

　　作为应急危机、惩治犯罪与防范灾害的专门机构的自卫队防化部队、东京警视厅和东京消防厅,在某种程度上也可以说是应对危机的专家队伍机构。他们在收到危机警报后的第一时间就赶到了出事现场。日本自卫队防化部队人员,身穿防毒衣,头戴防毒面具,带着消毒器材全副武装分赴现场,连夜进行消毒。日本警视厅调集1万多名警察维持秩序,并命令全国的警察组织加强对公共交通、公众集会等公共场所的保卫警戒。并于3月22—27日出动数千名警察,突击搜查了奥姆真理教在全国的几百处据点和租用的仓库,发现有大量化学药品,制造沙林的初始原料、中间体、最终产物、副产物、分解反应催化剂、稀释沙林用的溶剂,还发现俄制侦毒器、防毒面具、防毒服、神经性毒剂解毒药,找到了生产沙林的厂房,断定奥姆真理教确实生产过沙林。东京消防厅出动大量救护车将受害乘客紧急送往附近的医院急救。他们的出现不仅控制了毒气的危害,还使案件得到了迅速侦破。

　　参加"沙林事件"救援工作的救援中心有医疗队、医院工作者、防化人员以及东京消防厅。事发的当天上午,日本自卫队和东京消防厅在接到报警电话后就立即出动参加救援,将受害者送到医院。

　　在这起事件中,中毒者约5 500例,住院治疗1 036例,分住在105家医院,其中严重中毒37例,重危16例。病员集中,短时间内出现大批量伤员需要医治。为此,医院紧急制订了急救措施,急救治疗方法是:迅速脱去伤员衣服,装入塑料袋;对于接触沙林液体者,用大量水冲洗;对于呼吸停止者,立即进行人工呼吸或用呼吸机辅助呼吸,经常吸痰,用阿托品控制气管分泌物;大量输液,出现痉挛时,给予地西泮治疗;用流水冲洗结膜,对瞳孔缩小者给予后马托品和麻黄碱合剂或环戊醇胺酯或阿托品点眼;结膜、睫状体充血者用麻黄碱合剂或激素类药物点眼;弥漫性表层角膜炎者,用抗生素眼膏、激素点眼;视病情轻重适量用药。

　　得到中毒消息后,药房立即派人到急救中心和现场了解情况。得知是沙林中毒后,医院药房立即筹备抗毒药,并与药店联系,还派人到病房核查抗毒剂的使用情况。由于药房工作主动、措施得力,保证了整个抢救过程中的药品供应,为抢救成功发挥了重要作用。

　　日本政府在应对"沙林事件"的过程中就充分注意到了危机公关的重要性——紧急对策本部成立的同时也设立了新闻发布中心。该新闻发布中心由专门的新闻官负责发布相关的消息:一方面使媒体有权威的消息来源,保障民众的知情权;另一方面政府可以控制消息的公布。

　　首先,东京各家电视台纷纷中断了正常节目,于当天上午11时左右(紧急对策部成立20min后)对事件进行了全面报道。同时,政府开始出版宣传印刷品。30min后,广播系统播出了警视厅的初步判断,即此番事件是人为因素,并且播出了防化警察机动部队出动的消息。紧接着,各电视台播出了村山首相的讲话。中午12时,日本自卫队的特种部队紧急出动并投入戒备行动的镜头出现在电视上。

　　与此同时,东京都宣布,将对这次不幸事件中的死伤者进行适当的政府补偿。在社会各方力量的协助之下,警方侦查的目光迅速瞄准了奥姆真理教。事发后不到48h,警视厅出动了1 000多名警察和100多辆警车,突击搜查了奥姆真理教在富士山的总部,并最终逮捕了奥姆真理教的头目。而在这一案件的侦破过程中,各主要媒体跟随警方做了全方位的报道。

　　现代条件下各种自然灾难、人为灾难、意外事故层出不穷,给人们的生活带来了很多危险因素。作为社会中的一分子,我们在把希望寄托于国家、政府、社会团体的同时,还要掌握一定的急救与救援常识,以备不时之需。

第四章　救命手术技术

灾难救援中最关键的是针对伤员的医学救援,现场手术救命技术是灾难救援中各级救治机构的关键技术和手段,急救人员应当根据现场环境和条件灵活组织与运用。正确掌握救命手术技术,对降低伤死率、伤残率,对于后续治疗争取时间和提供确定性治疗机会具有重要意义。本章简要阐述灾难现场救命手术概念,救命手术所需装备、药品耗材,移动医院及其展开,以及常见救命手术的策略和技术。

第一节　救命手术概述

灾难现场指灾难事件或救援行动发生的地点。就医学救援而言,除灾难实际发生地外,还包括实施救命手术的机动医疗队、方舱医院,以及救治伤病员的其他当地医疗机构。

救命是救治濒死者,使其能保存生命。本书所指的现场救命手术是指在灾难事件发生的地点,及机动医疗队、方舱医院和当地医疗机构,实施的具有复苏性质的外科诊疗操作,主要是损害控制性简明手术。

一、现场救命手术策略

急救人员到达灾难现场后,需要在现场迅速判断患者的伤情,做必需的挽救生命处置,包括将伤员转移到安全区域、基本生命支持(BLS)、非侵入性干预紧急救命处理等,特别是发现可能危及生命的重要因素,及早进行预防和处理,保障患者现场的生命安全,减少或减轻患者的器官功能损害。然后按照"就近、就急、就救治能力"的原则,将患者送往合适的机动医疗队、方舱医院或当地医疗机构,使其得到有效的救治。现场救命手术要遵循现场安全、时效性、抢救生命第一等原则。

(一)现场安全原则

灾难现场往往存在各种危险因素,每一个现场急救人员首先必须考虑的是接近、进入现场是否安全,必须记住是去"救援",而不是"送命"。应强调必须在确保安全的前提下才能够靠近灾难现场,如果危险尚不能完全排除,则必须延缓进入或接近。只有确保"现场安全、自身安全、患者安全",才能真正有效展开救援,这一理念应该深入每一位救援人员的心中。

(二)时效性原则

速度是创伤救治的灵魂。黄金小时的概念要求努力缩短从受伤到确定性手术的时间。灾难现场创伤患者病情判断的首要原则是迅速,要在抢救工作不间断的过程中进行,一旦发现可疑的危及生命的伤情,立即果断地予以处置,做到迅速、准确和有效。黄金1小时并不是指60min,而是每位患者经确定性治疗后取得满意预后所允许的时间:气道有问题的患者可能短至数分钟;Ⅱ或Ⅲ级脾损伤可能数小时;约60%的创伤死亡发生在这一关键阶段。

(三)抢救生命第一原则

维持生命和维护器官功能是现场救治的关键。严重创伤患者的伤情评估以维持生命为目的,要求必须以最快的速度发现对生命最有威胁的伤情。所以,伤情评估必须遵循一定的顺序,从最可能危及生命的部位开始,逐渐检查到对生命威胁可能性较小的部位。尤其对多发伤或创伤部位不明确的伤员,一定要坚持这一程序原则,以实现全面、快捷的病情评估。为了使最紧迫、危险的创伤能够被最早发现和处理,根据各部位创伤后危及生命的紧迫程度,伤情评估按以下的程序进行,亦称"ABCDEF程序":①A(airway)气道,指呼吸道是否通畅;②B(breathing)呼吸,指有无影响呼吸功能的创伤;③C(circulation)循环,包括对周围循环血容量和大出血的判断及对心泵功能的估计;④D(disability)神经系统障碍,包括对脊髓损伤的判断和对颅脑损伤的估计;⑤E(exposure)暴露,指在上述工作程序完成后,应充分暴露伤员全身,检查和发现除上述部位以外的脏器创伤;⑥F(fracture)骨折,对四肢骨折和骨盆骨折的判断。

二、现场手术与院内手术区别

一方面,灾难现场可能存在气候恶劣、交通中断、通信不畅、医疗机构被摧毁等情况。机动手术室能够在战时及重大灾情发生时第一时间为伤病员进行现场早期手术治疗,避免伤者因长途转运延误最佳抢救时机,从而有效地提高伤病员的救治率,减少伤亡率。与医院的手术室相比,机动手术室具有机动灵活、展开和撤收方便的特点,帐篷式、车辆式、方舱式手术室等具有轻便、展收迅速、展开空间大、携带性好等特点,但也有明显不足,如各种仪器设备、血液制品、救治药品等种类和数量有限,帐篷手术室等密封性能较差,一般只能达到Ⅳ级手术室标准等。有时还面临停电、无耗材的局面,而且医疗队的医护人员专业有限、人数有限,例如,汶川地震震中烈度强,房屋垮塌严重,震区医疗单位多数存在物资不足的情况,尤其是一些地处城市的医院无物资储备意识,一些医疗耗材通常存在"现用现从医药公司调货"的情况,导致无菌生理盐水、手套、纱布等不能满足救治的需要。

另一方面,灾难现场短时间内伤员流巨大,例如汶川地震时地处绵阳的解放军第 520 医院在震后 5min 就开始收治伤员,当天共收治 380 名伤员,实施手术近 200 台。在如此巨大的伤员流冲击下,既要实施救命手术,又要避免不遵守医疗常规和不遵循分级救治策略的原则,需要有针对性的预案及如实战的演练,才能真正形成救援能力。应该避免再次发生汶川地震中对闭合性骨折早期切开复位内固定的情况;该手术既侵占了有限的医疗资源,又降低了诊疗操作的技术标准,导致伤口感染率高达 68.8%。

综上所述,应明确并强调,灾难现场仅实施紧急且具有复苏性质的、简明的损害控制性外科手术,以稳定伤情,使伤员能被安全后送到下一阶梯的医疗救治机构。本节主要阐述灾难救命手术的损害控制策略。

（一）严重创伤患者救治的损害控制策略

损害控制策略是一系列主动的、有计划的、分期的策略,目的是迅速控制出血及阻断空腔脏器内容物外溢污染,防止代谢性酸中毒、低温、凝血功能障碍等创伤后直接或继发性损伤导致的"创伤致死三联征",不求完全确定性修复,主动缩短手术时间,力求避免生理功能的进一步紊乱。

其应用范围从早期的腹部损伤扩展到周围血管、胸部、颅脑及骨关节损伤等,已经提出了损害控制性开颅术、损害控制性剖腹术、损害控制性骨科等概念;应用技术从单纯的主动计划性分期手术减少手术带来的二次打击,扩展到避免液体复苏、机械通气等各种医疗技术应用不当带来的二次打击,也提出了一系列新的概念,如损害控制性复苏、损伤控制性机械通气等。

（二）灾难时批量伤员救治的损害控制

与平时严重创伤救治的损害控制策略不同,灾难时批量伤员救治的损害控制更主要是有限医疗资源的合理应用。操作时主要是进一步放宽平时损害控制的适应证,即使伤员的生理潜能未临近极限也应采取损害控制策略。

1. 批量伤员救治的损害控制适应证 包括:①当灾区内的医疗资源不能满足批量伤员救治的需要时,如地震等大型灾难灾区内的紧急救治和早期救治,手术应严格限定在与挽救生命相关的急救和简明手术,以保留珍贵的资源(如时间、手术床和血液制品等)挽救更多的伤员;②损伤严重时,如:损伤严重度评分(ISS)≥16 分,估计失血量>2L,收缩压<90mmHg 等血流动力学不稳定;严重腹部多脏器损伤、严重多发伤等,估计确定性手术时间>60min。

2. 批量伤员救治的损害控制方法 与分级救治相结合,分为三个分离而明确的阶段,灾难时批量伤员损害控制的实施依赖于下一救治阶梯的进一步确定性的外科处理。

（1）首次简明手术:采用简明手术控制出血、清创(开放伤时)或控制污染(胃肠道损伤时),避免低体温,而确定性修补应被延期。最主要的目标是控制出血,而不是维持血流,可以采用止血带、结扎、钳夹、填塞等。对于不稳定的骨盆骨折应行骨盆包裹、悬吊,骨盆钳或外支架固定;对于长骨骨折,可使用石膏、夹板或外固定架固定;对于脊柱损伤,可使用颈托和腰围等支具尽量固定。对于灾难中的严重肢体损伤,或合并气性坏疽等严重感染时,如果不能及时转运,可以适当放宽截肢适应证,以挽救生命为首要目的,但目前尚无自然灾害中截肢的标准,需要进一步研究和观察。

（2）危重症监护复苏:处理多种生理紊乱,提供最佳恢复的生理支持,核心是逆转低血容量,确保足够的心排血量和氧输送,以纠正代谢性酸中毒、凝血病和低体温。应强调的是要确保长途转运伤员随行资料的完整性,为下一阶梯接收医院的进一步治疗带来便利。接收医院在伤员到达 ICU 后,应重新评估,证实气道、呼吸和循环功能,对于在转运中不稳定或发生严重事件的患者,在到达 ICU 后应立即处理。

（3）计划性再手术:如果患者的代谢性酸中毒、低温、凝血功能障得到纠正,生命体征平稳,则治疗进入第三阶段。应力争及时转运,以便在24~48h内进行确定性手术。如果因各种原因转运延迟,也应尽早实施确定性手术。

第二节　救命手术准备

大规模灾害现场的伤病员救治,与我们在医院日常医疗工作有很大的不同,主要表现在灾难突发,伤病员多,伤病种类复杂,涉及专业众多,现场破坏严重,抢救设备严重缺乏,工作、生活条件艰苦;救援队伍除了准备队伍自身生存所需的生活物资、基本的救援设备以及与外界联系所需的通信设备外,还需携带必要的现场救命手术的急救器材、药品、医用耗材、便携式医疗急救设备。这些设备被用于对灾难现场伤病患者进行紧急的环甲膜切开术、气管切开术、胸腔穿刺和胸腔闭式引流术、心包穿刺术、导尿及耻骨上膀胱穿刺等救命性外科诊疗技术。有条件开展移动医院的医疗救援队伍,还应准备颅脑创伤救命手术、胸部创伤救命手术、腹部创伤救命手术、四肢创伤救命手术、清创手术等所需的医疗器械包。

一、救命手术基本装备

(一)院前救命手术包

1. 急诊环甲膜切开套装器械、材料等清单见表2-4-1。

表2-4-1　急诊环甲膜切开套装器材清单

序号	名称	规格/型号	单位	数量
1	塑柄手术刀	4#	把	1
2	注射器	5ml、10ml	副	1
3	探针	—	根	1
4	扩张器	—	把	1
5	带套囊的甲膜切开插管	—	根	1
6	固定绷带	—	个	1
7	带针缝合线	—	根	1

2. 气管切开包器械、材料等清单见表2-4-2。

表2-4-2　气管切开包器材清单

序号	名称	规格/型号	单位	数量
1	无齿镊	14cm	把	1
2	有齿镊	14cm	把	1
3	组织剪	16cm	把	1
4	线剪	16cm	把	1
5	直血管钳	16cm	把	1
6	弯血管钳	16cm	把	1
7	蚊式血管钳	12.5cm	把	1
8	甲状腺拉钩	—	把	2
9	巾钳	14cm	把	2
10	手术刀柄	4#	把	1
11	手术刀片	23#	包	4
12	持针器	14cm 粗针	把	1
13	带线缝合针	3-0	根	4

续表

序号	名称	规格/型号	单位	数量
14	弯盘	中号	个	1
15	气管套管	—	根	1
16	治疗碗	—	个	1
17	小药杯	—	个	1
18	棉球	—	个	若干
19	治疗巾	50cm×60cm	张	2
20	碘伏消毒液(安尔碘)	60ml	瓶	1

3. 一次性胸腔穿刺包器械、材料等清单见表2-4-3。

表2-4-3　一次性胸腔穿刺包器材清单

序号	名称	单位	数量	序号	名称	单位	数量
1	胸腔穿刺针	根	1	5	试管及试管塞	个	1
2	有齿镊	把	1	6	试管架	个	1
3	中单	张	1	7	胶管	根	1
4	孔巾	张	1	8	导管	根	1

4. 胸腔闭式引流包器械、材料等清单见表2-4-4。

表2-4-4　胸腔闭式引流包器材清单

序号	名称	规格/型号	单位	数量
1	无齿镊	14cm	把	1
2	有齿镊	14cm	把	1
3	组织剪	16cm	把	1
4	线剪	16cm	把	1
5	直血管钳	16cm	把	1
6	弯血管钳	16cm	把	1
7	蚊式血管钳	12.5cm	把	1
8	巾钳	14cm	把	2
9	手术刀柄	4#	把	1
10	手术刀片	23#	包	4
11	持针器	14cm 粗针	把	1
12	带线缝合针	3-0	根	4
13	弯盘	中号	个	1
14	一次性胸腔闭式引流瓶套装	—	个	1
15	治疗碗	—	个	1
16	小药杯	—	个	1
17	棉球	—	个	若干
18	治疗巾	50cm×60cm	张	2

5. 心包穿刺包器械、材料等清单见表 2-4-5。

表 2-4-5 心包穿刺包器材清单

序号	名称	单位	数量	序号	名称	单位	数量
1	心包穿刺针(针座接胶管)	根	1	6	洞巾	张	1
2	5ml 注射器	副	1	7	纱布	块	若干
3	10ml 注射器	副	1	8	无菌手套	双	3
4	7 号针头	颗	1	9	试管	根	1
5	血管钳	把	1	10	量杯	个	1

6. 一次性导尿包器械、材料等清单见表 2-4-6。

表 2-4-6 一次性导尿包器材清单

序号	组件名称	规格/型号	单位	数量
1	导尿管	8~24Fr	条	1
2	管夹	圆孔直径≥6mm	个	1
3	孔巾	—	张	1
4	纱布块	脂纱布、8 层	片	2
5	石蜡棉片	液体石蜡,棉片	袋	1
6	碘伏棉片	2.5%聚维酮碘溶液、棉片	袋	2
7	推注器	内装无菌水>8ml	支	1
8	塑料试管	试管:Φ≥10mm、长≥85mm	套	1
9	引流袋	容量 1 000ml	个	1
10	吸塑盘	厚度≥0.12mm	个	2
11	塑料镊子	长度≥275mm	支	3
12	一次性使用橡胶检查手套	中号(7 号)	只	3

7. 耻骨上膀胱穿刺包器械、材料等清单见表 2-4-7。

表 2-4-7 耻骨上膀胱穿刺包器材清单

序号	组件名称	规格/型号	单位	数量
1	治疗巾	—	张	1
2	洞巾	—	张	1
3	无齿镊	14cm	把	1
4	止血钳	—	把	1
5	布巾钳	—	把	2
6	膀胱穿刺针	—	套	1
7	9 号穿刺针头	—	颗	1
8	弯盘	—	个	1
9	药杯	—	个	1
10	5ml 注射器	—	副	1
11	50ml 注射器	—	副	1
12	无菌纱块	—	块	若干
13	引流袋	容量 1 000ml	个	1

（二）特殊救命手术包

1. 剖腹包器械等清单见表2-4-8。

表2-4-8 剖腹包器械清单

序号	名称	单位	数量	序号	名称	单位	数量
1	持针器	把	3	10	组织剪	把	1
2	组织钳	把	6	11	子宫剪	把	1
3	弯血管钳(16cm)	把	12	12	线剪	把	1
4	直血管钳	把	4	13	短有齿镊	把	2
5	蚊式钳	把	4	14	短无齿镊	把	2
6	巾钳	把	4	15	吸引头	个	1
7	甲状腺拉钩	个	2	16	无齿环钳	把	2
8	腹腔拉钩	个	2	17	有齿环钳	把	2
9	子宫钳	把	2	18	4#刀柄	片	1

2. 脑科包器械等清单见表2-4-9。

表2-4-9 脑科包器械清单

序号	名称	单位	数量	序号	名称	单位	数量
1	弯血管钳(14cm)	把	10	13	咬骨钳	把	2
2	持针器	把	3	14	咬骨剪	把	1
3	组织钳	把	4	15	有齿环钳	把	2
4	巾钳	把	4	16	无齿环钳	把	2
5	短有齿镊	把	2	17	组织剪	把	1
6	爱迪森氏镊(有齿)	把	1	18	线剪	把	1
7	爱迪森氏镊(无齿)	把	2	19	脑膜剪	把	1
8	脑压板(宽)	个	2	20	刀柄(4#,7#)	把	各1
9	脑压板(窄)	个	2	21	脑穿针	根	1
10	鼻中隔剥离子	把	2	22	头皮夹钳	把	2
11	吸引头(大、中、小)	个	各1	23	骨膜剥离器	把	2
12	小甲状腺拉钩	个	2				

3. 胸科包器械等清单见表2-4-10。

表2-4-10 胸科包器械清单

序号	名称	单位	数量	序号	名称	单位	数量
1	针持	把	8	12	皮肤拉钩	个	2
2	组织钳	把	8	13	S形拉钩	个	2
3	巾钳	把	8	14	短平镊	把	1
4	蚊式钳	把	8	15	短有齿镊	把	2
5	血管钳	把	28	16	长平镊	把	2
6	花生米钳	把	1	17	长有齿镊	把	1
7	肺钳	把	2	18	刀柄(4#,7#)	把	各1
8	心耳钳	把	2	19	线剪(24cm,20cm)	把	各1
9	大直角钳	把	2	20	组织剪(24cm,20cm)	把	各1
10	吸引头	个	2	21	扁桃体剪	把	1
11	腹腔拉钩	个	2	22	胸科剪	把	1

4. 胸科手术包器械等清单见表 2-4-11。

表 2-4-11 胸科手术包器械清单

序号	名称	单位	数量	序号	名称	单位	数量
1	肩胛拉钩	个	1	4	胸腔关闭器	个	1
2	肋骨剪	把	1	5	方头肋骨剪	把	1
3	肋骨剥离子	把	1	6	肋骨钩	个	1

5. 骨科缝合包器械等清单见表 2-4-12。

表 2-4-12 骨科缝合包器械清单

序号	名称	单位	数量	序号	名称	单位	数量
1	针持	把	2	8	短有齿镊	把	2
2	组织钳	把	2	9	线剪	把	1
3	弯血管钳(16cm)	把	12	10	组织剪	把	1
4	巾钳	把	4	11	吸引头	个	1
5	甲状腺拉钩	个	2	12	可可钳	把	2
6	腹腔拉钩	个	2	13	骨膜剥离子	把	2
7	短无齿镊	把	2	14	7#刀柄	把	1

6. 胆囊手术包器械等清单见表 2-4-13。

表 2-4-13 胆囊手术包器械清单

序号	名称	单位	数量	序号	名称	单位	数量
1	持针器(长持针器及短持针器各2把)	把	4	14	长扁桃剪	把	1
				15	线剪	把	1
2	组织钳	把	4	16	甲状腺拉钩	个	2
3	大弯血管钳(24cm)	把	2	17	腹腔拉钩	个	2
4	扁桃钳	把	4	18	S 形拉钩	个	2
5	弯血管钳(18cm)	把	12	19	胆石钳	把	1
6	直血管钳	把	4	20	无齿环钳	把	2
7	蚊式钳	把	4	21	有齿环钳	把	2
8	巾钳	把	4	22	长有齿镊	把	1
9	有齿环钳	把	2	23	长无齿镊	把	1
10	短无齿镊	把	1	24	吸引头	个	1
11	短有齿镊	把	1	25	4#刀柄	把	1
12	组织剪	把	1	26	7#刀柄	把	1
13	短扁桃剪	把	1				

二、救命手术药品

特别注意:麻醉及急救常用药品均属高危药品,应由专科医师或经专门培训的医务人员使用。

（一）常用局部麻醉药

常用局部麻醉药包括以下 7 类,见表 2-4-14。

表2-4-14　常用局部麻醉药

药物名称	常用浓度/%	用法	常用剂量/mg
普鲁卡因	0.25~1.0	局部浸润	<1 000
	0.25~0.5	表面麻醉	<200
利多卡因	1~1.5	神经阻滞	<400
	2~4	蛛网膜下隙阻滞	<400
丁卡因	1~2	鼻咽气管表面麻醉	40~60
	0.33	蛛网膜下隙阻滞	7~10
丁哌卡因	0.25~0.75	硬膜外腔阻滞	75~100
	0.5	蛛网膜下隙阻滞	7.5
罗哌卡因	0.25~0.5	神经阻滞	150
	0.25~0.5	神经阻滞	200
	0.5~0.75	硬膜外腔阻滞	100~150

1. 普鲁卡因(procaine)　是常用局麻药之一,对黏膜的穿透力弱,一般不用于表面麻醉,常局部注射,用于浸润麻醉、传导麻醉、蛛网膜下隙麻醉和硬膜外麻醉。普鲁卡因在血浆中能被酯酶水解,转变为对氨基苯甲酸(PABA)和二乙氨基乙醇,前者能对抗磺胺类药物的抗菌作用,故应避免与磺胺类药物同时应用。普鲁卡因也可用于损伤部位的局部封闭。有时可引起过敏反应,故用药前应做皮肤过敏试验,但皮试阴性者仍可发生过敏反应。对本药过敏者可用利氯普鲁卡因和利多卡因代替。

2. 利多卡因(lidocaine)　是目前应用最多的局麻药。与普鲁卡因相比,相同浓度下利多卡因具有起效快、作用强而持久、穿透力强及安全范围较大等特点,同时无扩张血管作用,对组织几乎没有刺激性。可用于多种形式的局部麻醉,有全能麻醉药之称,主要用于传导麻醉和硬膜外麻醉。本药也可用于心律失常的治疗,对普鲁卡因过敏者可选用此药。

3. 丁卡因(dicaine)　化学结构与普鲁卡因相似,属于脂类局麻药。本药对黏膜的穿透力强,常用于表面麻醉。以0.5%~1%溶液滴眼,无角膜损伤等不良反应。本药也可用于传导麻醉、腰麻和硬膜外麻醉,因毒性大,一般不用于浸润麻醉。

4. 丁哌卡因(bupivacaine)　属酰胺类局麻药,化学结构与利多卡因相似,局麻作用较利多卡因强、持续时间长。本药主要用于浸润麻醉、传导麻醉和硬膜外麻醉。

5. 罗哌卡因(ropivacaine)　化学结构类似丁哌卡因,其阻断痛觉的作用较强而对运动的作用较弱,作用时间短,对心肌的毒性比丁哌卡因小,有明显的收缩血管作用。适用于硬膜外、臂丛阻滞和局部浸润麻醉。它对子宫和胎盘血流几乎无影响,故适用于产科手术麻醉。

(二)　常用全身麻醉药

1. 吸入全身麻醉药包括以下6类,见表2-4-15。

表2-4-15　常用吸入全身麻醉药

药物名称	血/气分配系数	最小肺泡浓度/%	吸入浓度/%
氟烷	2.5	0.77	0.5~1
恩氟烷	1.8	1.68	2~2.5
氧化亚氮	0.47	105	必须与氧气共同吸入,<70
七氟烷	0.69	1.71	0.5~5
地氟烷	0.42	7.25	2.5~8.5

（1）麻醉乙醚（anesthetic ether）：是无色、澄明、易挥发的液体，有特异臭味，易燃易爆，易氧化生成过氧化物及乙醛，使毒性增加。麻醉浓度的乙醚对呼吸功能和血压几乎无影响，对心、肝、肾的毒性也小。乙醚有箭毒样作用，故肌肉松弛作用较强。但此药的诱导期和苏醒期较长，易发生意外，现已少用。

（2）氟烷（halothane）：是无色透明液体，沸点50.2℃，不燃不爆，但化学性质不稳定。氟烷的最小肺泡浓度值仅为0.75%，麻醉作用强，血/气分布系数也较小，故诱导期短，苏醒快。但氟烷的肌肉松弛和镇痛作用较弱，使脑血管扩张，升高颅内压，增加心肌对儿茶酚胺的敏感性，诱发心律失常等，反复应用偶致肝炎或肝坏死，应予警惕。子宫肌肉松弛常致产后出血，因此氟烷禁用于难产或剖宫产患者。

（3）恩氟烷（enflurane）及异氟烷（isoflurane）：两种药物为同分异构体，和氟烷比较，MAC值稍大，麻醉诱导平稳、迅速和舒适，苏醒也快，肌肉松弛良好，不增加心肌对儿茶酚胺的敏感性。反复使用无明显副作用，偶有恶心、呕吐。是目前较为常用的吸入性麻醉药。

（4）氧化亚氮（nitrous oxide）：又名笑气，为无色、味甜、无刺激性的液态气体，性质稳定，不燃不爆。用于麻醉时，患者感觉舒适愉快，镇痛作用强，停药后苏醒较快，对呼吸和肝、肾功能无不良影响，但对心肌略有抑制作用。氧化亚氮的麻醉效能很低，需与其他麻醉药配伍方可获得满意的麻醉效果。血/气分布系数低，诱导期短，主要用于诱导麻醉或与其他全身麻醉药配伍使用。

（5）七氟烷（sevoflurane）：诱导时与氧气或氧化亚氮-氧气混合诱导，通常诱导浓度为0.5%~5.0%。维持时通常并用氧气或与氧化亚氮-氧气混合，根据患者的情况，采用最小的有效浓度维持麻醉状态，通常浓度为4.0%以下。

不良反应主要是血压下降（1.7%）、肝功能异常（1.1%）、心律失常（0.4%）、血压上升（0.3%）、恶心呕吐（0.2%）。

严重不良反应包括恶性高热，横纹肌溶解症，休克，类过敏症状，惊厥和不随意运动，肝功能不全和黄疸，严重心律失常等。

注意事项：①尚未确立妊娠中给药的安全性，对孕妇（3个月以内）或有妊娠可能的妇女，只有当治疗上的益处大于风险时才能给药；②七氟烷可松弛子宫肌肉，用于产科麻醉时须小心观察；③老年患者术后易引起临床检查值一过性异常；④老年患者多数生理功能减退，容易发生不良反应，所以应慎重给药。

（6）地氟烷（desflurane）：每瓶含本品240ml。本品成年人剂量为2.5%~8.5%，儿童剂量为5.2%~10%。与阿片类或苯二氮䓬类合用时应减少本品的麻醉用量。可能产生恶性高热者禁用。怀孕或分娩时的安全性尚未确定，故孕妇慎用。对婴儿或儿童不宜通过面罩进行全身诱导麻醉，中、重度不良反应发生率较高。可能增加对卤化麻醉药敏感者的危险。已知或疑有脑脊液压增高者，密切注意维持脑脊液压。

2. 常用静脉全身麻醉药包括以下5类，见表2-4-16。

表2-4-16　常用静脉全身麻醉药

药物名称	剂型	用法	用量
硫喷妥钠	粉末	静脉注射/肌内注射	4~8mg/kg；5~10mg/kg
氯胺酮	溶液	静脉注射：全麻诱导/镇痛/基础麻醉	1~2mg/kg，维持10~30μg/kg；0.2~0.75mg/kg；4~5mg/kg
依托咪酯	乳状液体	静脉注射	0.15~0.3mg/kg
丙泊酚	乳状液体	静脉注射：全麻诱导/维持	1.5~2.5mg/kg；4~12mg/kg
羟丁酸钠	溶液	静脉注射：全麻诱导/维持	60~80mg/kg；12~80mg/kg

（1）硫喷妥钠（pentothal sodiun）：是超短效巴比妥类药物。麻醉作用很快，维持时间短暂，镇痛效果差，肌肉松弛不完全，临床上主要用于诱导麻醉、基础麻醉和短时小手术的麻醉。

（2）氯胺酮（ketamine）：是唯一具有镇痛作用的非巴比妥类静脉麻醉药，用于麻醉诱导和维持。可阻断痛觉传导，同时兴奋脑干及边缘系统，引起痛觉消失而仍有部分意识存在，称为"分离"麻醉，明显兴奋心血管，主要用于体表小手术。

（3）依托咪酯（etomidate）：为快速催眠性、超短效的静脉麻醉药，主要用于麻醉诱导。起效快，持续时间短,其强度约为硫喷妥钠的 12 倍,静脉注射后约 20s 即产生麻醉。本品对心血管和呼吸系统影响小,适用于老年人和有心血管系统疾病的患者。大剂量快速静脉注射本品可有呼吸抑制。应用本品后可出现阵挛性肌收缩,恢复期出现恶心、呕吐症状,故容易发生恶心、呕吐的患者不宜选用。有研究显示,依托咪酯可抑制肾上腺皮质功能。

(4)丙泊酚(propofol):是最常用的短效静脉麻醉药,起效快,作用时间短,苏醒迅速,对呼吸道无刺激,可降低脑代谢率和颅内压,是全麻诱导、维持麻醉及镇静催眠的辅助用药。对心血管和呼吸系统有抑制作用,注射过快可出现呼吸和/或心搏骤停、血压下降等。

(5)羟丁酸钠(sodium oxybate):对心血管影响小,适用于老人、儿童及神经外科手术、外伤、烧伤患者的麻醉。静脉注射起效较慢,作用时间较长。本品单用或注射过快时,患者可出现谵妄和肌肉抽动,严重者呼吸停止。严重高血压、心脏房室传导阻滞及癫痫患者禁用。

(三)常用镇静催眠药

常用镇静催眠药包括以下 5 类,见表 2-4-17。

表 2-4-17 常用镇静催眠药

药物名称	剂型	用法	用量
硫喷妥钠	粉末	静脉注射/肌内注射	4~8mg/kg;5~10mg/kg
咪达唑仑	溶液	术前镇静:肌内注射;麻醉诱导:静脉注射	0.07~0.08mg/kg;0.3~0.35mg/kg(根据患者情况,个体差异大)
地西泮	白色片	抗焦虑/镇静	2.5~10mg,一日 2~4 次;2.5~5mg,一日 3 次
氯丙嗪	糖衣片	口服:止呕	12.5~25mg,一日 2~3 次
氟哌利多	液体	肌内注射;静脉注射	5~10mg;5mg+0.1mg 芬太尼 2~3min 缓慢静脉注射

1. 硫喷妥钠 是巴比妥类镇静药,小剂量即可引起镇静,嗜睡;稍大剂量使意识消失。醒后常有"宿醉感"。没有镇痛作用。对已有疼痛的患者可引起躁动。对心血管系统和呼吸系统有抑制作用。主要用于麻醉诱导,有时也用于麻醉复合作用,惊厥治疗与脑保护。

2. 咪达唑仑 唯一的水溶性苯二氮䓬类药。临床主要为麻醉前用药,用于全麻诱导和维持。不良反应为一定的呼吸抑制作用。

3. 地西泮 小剂量即可产生良好的抗焦虑作用,较大剂量静脉注射可产生嗜睡和意识消失。具有明显的遗忘、肌肉松弛、抗惊厥作用。

4. 氯丙嗪 是第一个用于治疗精神分裂症的吩噻嗪类药物。术前 1h 肌内注射,可产生镇静作用,加强镇痛药和麻醉药的效应,减少术后恶心、呕吐。其不良反应有:静脉注射时可产生血栓性静脉炎,可扩张血管,引起直立性低血压。长期应用可以产生阻滞剂恶性综合征。

5. 氟哌利多 属于丁酰苯类,有很强的镇静和镇吐作用,可增强巴比妥和镇痛药的效应。起效快,作用时间短。静脉注射可使血压轻度下降,但用于嗜铬细胞瘤患者时反可引起显著的高血压。氟哌利多有明显的抗心律失常作用,是目前临床麻醉中应用最广的强镇静药。不良反应为可产生锥体外系反应。

(四)常用镇痛药

常用镇痛药包括以下 8 类,见表 2-4-18。

1. 吗啡 主要用于急性疼痛患者,成人常用剂量为 8~10mg,皮下或肌内注射,或静脉注射。吗啡对躯体和内脏的疼痛都有效,有显著的呼吸抑制作用,对血流动力学无明显影响。应用吗啡过量可造成急性中毒,其突出表现是:昏迷,严重呼吸抑制,体温下降,以及缺氧所致的抽搐。对吗啡急性中毒的解救主要是对症支持治疗,并给予特异性拮抗药纳洛酮。

2. 哌替啶 其作用与吗啡相似,镇痛强度约为吗啡的 1/10。其临床用途和禁忌证与吗啡基本相同。特

表 2-4-18　常用镇痛药

药物名称	剂型	用法	用量
吗啡	液体	皮下注射/静脉注射/硬膜外间隙	5～15mg;5～10mg;5mg
哌替啶	液体	肌内注射/静脉滴注/硬膜外间隙	25～100mg;1.2mg/kg;2.1～2.5mg/kg
芬太尼	液体	静脉注射	小手术:0.001～0.002mg/kg;大手术:0.002～0.004mg/kg
舒芬太尼	液体	静脉注射	0.1～5µg/kg
瑞芬太尼	白色冻干疏松块状物	静脉泵注	0.1～1µg/(kg·min)
布托啡诺	液体	肌内注射/静脉注射	1～2mg;1mg
曲马多	液体	肌内注射/静脉注射	50～100mg;100mg
氟比洛芬酯	白色乳液	静脉注射	50mg/次

大剂量哌替啶常先引起中枢神经系统兴奋现象,表现为谵妄、瞳孔散大、抽搐等。

3. 芬太尼　其作用强度约为吗啡的 75～125 倍,作用时间约为 30min,对呼吸有抑制作用,对心血管系统的影响很轻。芬太尼主要用于临床麻醉。

4. 舒芬太尼　是芬太尼的衍生物,作用与芬太尼基本相同,其镇痛作用是芬太尼的 5～10 倍。舒芬太尼主要用作复合全麻的组成部分。

5. 瑞芬太尼　注射后起效迅速,药效消失快,是真正的短效阿片类药。停止输注后 3～5min 恢复自主呼吸。瑞芬太尼不能用于脊髓或硬膜外给药。其缺点是停止输注后没有镇痛效应。

6. 布托啡诺　其作用效能是吗啡的 5～8 倍,仅供胃肠外使用。其主要副作用是嗜睡,老年人须加强监测,酌情减低剂量。临床上主要用于中、小手术的镇痛,可用于无痛分娩或剖宫产术后静脉或硬膜外镇痛。

7. 曲马多　镇痛强度约为吗啡的 1/10。口服后 20～30min 起效,维持时间约 3～6h;肌内注射后 1～2h 产生峰效应,镇痛持续时间约 5～6h。其镇痛作用可被纳洛酮部分拮抗。治疗剂量不抑制呼吸,大剂量可引起呼吸频率减慢。主要用于急性或慢性疼痛。用于术后中度至重度疼痛。

8. 氟比洛芬酯　是静脉注射用的 NSAID(非甾体抗炎药)类镇痛药,具有显著的镇痛、解热和抗炎作用,胃肠道反应少。其用量为 1mg/kg 或 50～100mg 缓慢注射,注药时间为每 50mg 不少于 1min,大多主张手术开始前用药,比术后用药的镇痛效果更好。

（五）常用肌肉松弛药

常用肌肉松弛药包括以下 5 类,见表 2-4-19。

表 2-4-19　常用肌肉松弛药

药物名称	剂型	用法	用量
琥珀酰胆碱	澄明黏稠液体	静脉注射	1～1.5mg/kg
顺式阿曲库铵	白色疏松块状物	静脉注射	0.15mg/kg;1～2µg/(kg·min)
泮库溴铵	无色澄明溶液	静脉注射	0.08～0.1mg/kg
维库溴铵	白色疏松块状物	静脉注射	0.08～0.12mg/kg
罗库溴铵	无色澄明溶液	静脉注射	0.6mg/kg

1. 琥珀酰胆碱　是超短效去极化肌松药。琥珀酰胆碱可与乙酰胆碱竞争神经肌肉接头后膜的烟碱型胆碱能受体,并与该受体结合使离子通道开放,产生持久去极化作用。琥珀酰胆碱只能被血浆中的假性胆碱酯酶分解。其不良反应有:肌纤维成束收缩,心律失常,高钾血症,咬肌痉挛,Ⅱ相阻滞。

2. 顺式阿曲库铵　是中时效去极化肌松药,95%的有效药物剂量为 0.05mg/kg,起效时间为 7.5min。当剂量增至 0.2mg/kg,起效时间为 2.7min。顺式阿曲库铵不释放组胺,不经过肝、肾代谢。

3. 泮库溴铵　是长时效去极化肌松药。肝功能不全或肾功能不全时,其消除时间延长。ED95 量为 0.05mg/kg。此药有轻度迷走神经阻滞作用和交感神经兴奋作用。重复用药则时效逐渐延长,出现蓄积作用。

4. 维库溴铵　是中时效去极化肌松药,ED95 量为 0.04mg/kg,起效时间为 4~6min,增加剂量可以缩短起效时间。维库溴铵不促进组胺释放,特别适用于心肌缺血和心脏病患者。但在术中应用迷走兴奋药、钙通道阻滞药时,容易产生心动过缓,甚至可发生心搏骤停。

5. 罗库溴铵　是非去极化肌松药中起效最快的。用于快速气管插管时,用量增至 1mg/kg,60~90s 即可插管。此药尤其适用于禁用琥珀酰胆碱又要进行快速气管插管的患者。

（六）其他常用药品

其他常用药品包括抗感染药、抗病毒药、抗寄生虫药、解热镇痛药、镇静药等,见表2-4-20。

表2-4-20　其他常用药品一览表

分类	药品	规格	单位
抗感染药	注射用头孢曲松钠	1g/2ml	支
	左氧氟沙星注射液	0.1g/2ml	支
	盐酸环丙沙星胶囊	0.2g/粒	粒
	阿奇霉素胶囊	0.25g/粒	粒
抗病毒药	利巴韦林注射液	0.1g/2ml	支
	奥司他韦胶囊	75mg/粒	粒
抗寄生虫药	阿苯达唑片	0.2g/粒,10 粒/板	粒
	双氢青蒿素片	20mg/片	片
	氯喹片	0.25g/片,24 片/板	片
解热镇痛药	复方乙酰水杨酸片	65mg/片,24 片/板	片
	对乙酰氨基酚片	0.5g/片,10 片/板	片
	复方氨基比林注射液	0.1g/2ml	支
镇静药	地西泮	2.5mg	片
抗过敏药	盐酸异丙嗪注射液	50mg/2ml	支
	马来酸氯苯那敏片	4mg/片,100 片/瓶	片
降血压药	复方降压片	100 片/瓶	片
升压药	盐酸多巴胺注射液	20mg/2ml	支
	肾上腺素注射液	1mg/1ml	支
	异丙肾上腺素注射液	1mg/2ml	支
强心药	毒毛花苷 K 注射液	0.25mg/2ml	支
	毛花苷丙注射液	0.4mg/2ml	支
	地高辛片	0.25mg/片,100 片/瓶	片

续表

分类	药品	规格	单位
抗心律失常药	盐酸普罗帕酮注射液	35mg/10ml	支
	美托洛尔片	25mg/片	片
抗心绞痛药	硝酸甘油注射液	5mg/1ml	支
	硝酸甘油片	0.5g/100 片	片
	速效救心丸	60 粒/瓶	粒
呼吸中枢兴奋药	尼可刹米注射液	0.5g/2ml	支
	盐酸山梗碱注射剂	3mg/1ml	支
止咳药	磷酸可待因片	24 片/瓶	片
	复方甘草片	100 片/瓶	片
	枸橼酸喷托维林片	100 片/瓶	片
平喘药	氨茶碱注射液	0.25g/10ml	支
	氨茶碱片	0.1g/100 片/瓶	片
	硫酸沙丁胺醇气雾剂	100μg/揿,200 揿/支	支
消化系统药	注射用奥美拉唑	40mg/支	支
	硫糖铝胶囊	0.25g/粒,100 粒/瓶	粒
	雷尼替丁胶囊	0.15g/粒,30 粒/瓶	粒
	甲氧氯普胺片	5mg/片,100 片/瓶	片
利尿剂	氢氯噻嗪片	25mg/片	片
	呋塞米注射液	20mg/2ml	支
促凝血药	氨甲苯酸注射液	0.1g/10ml	支
抗凝血药	注射用枸橼酸钠	0.25g/2ml	支
	肝素钠注射液	12 500 单位/2ml	支
水电解质、酸碱平衡药	0.9%氯化钠注射液	100ml/袋	袋
	氯化钾注射液	1g/10ml	支
	葡萄糖酸钙注射液	1g/10ml	支
	碳酸氢钠注射液	0.5g/10ml	支
	乳酸钠林格注射液	500ml	袋
	羟乙基淀粉 130/0.4 氯化钠注射液	500ml	袋
	10%葡萄糖注射液	250ml	袋
	5%葡萄糖注射液	250ml	袋
专科用药	妥布霉素地塞米松滴眼液	5ml	支
	红霉素眼膏	2.5g	支
	盐酸麻黄素滴鼻液	5ml	支
	双氯芬酸钠乳膏	25g	支
	创可贴	—	片
	季德胜蛇药片	0.4mg/片	片

三、救命手术辅助器材及耗材

接受救命手术的患者常因气道管理、胸腔闭式引流、静脉输液、骨髓输液等需要专用的辅助器材及耗材。

（一）气道管理器材

气道管理常用器材及耗材见表 2-4-21。

表 2-4-21　气道管理辅助器材及耗材

序号	组件名称	规格/型号	单位	序号	组件名称	规格/型号	单位
1	气管导管	8.0#	个	3	负压吸引器	100~200ml	套
		7.0#	个	4	吸痰管	德尔可控式,F12	根
		3.0#	个	5	便携式呼吸机	—	台
2	喉镜	弯形窥视片	套				

（二）胸腔闭式引流器材

胸腔闭式引流常用器材及耗材见表 2-4-22。

表 2-4-22　胸腔闭式引流管理器材及耗材

序号	组件名称	规格/型号	单位	序号	组件名称	规格/型号	单位
1	胸腔引流管	9.33(28F)/45cm	支	6	手术刀片	23#	包
2	胸腔扩张器	不锈钢	件	7	手术刀柄	4#	把
3	胸腔闭式引流袋	1 000ml	套	8	碘伏消毒湿巾	18cm×20cm	包
4	手动负压器	100~200ml	套	9	医用方纱布	5cm×7cm	包
5	二通接头	—	根				

（三）静脉输液器材

静脉输液常用器材及耗材见表 2-4-23。

表 2-4-23　静脉输液器材及耗材

序号	组件名称	规格/型号	单位	序号	组件名称	规格/型号	单位
1	橡胶止血带	2m	条	6	输液接头	一次性使用	个
2	静脉留置针	一次性使用,18G	个	7	碘伏消毒棉片	18cm×20cm	包
3	自粘性薄膜敷料	6cm×9cm	贴	8	碘伏消毒液(安尔碘)	60ml	瓶
4	医用方纱布	5cm×7cm	包	9	输液器	精密可调式	个
5	一次性注射器	10ml	个				

（四）骨髓输液器材

骨髓输液常用器材及耗材见表 2-4-24。

表 2-4-24　骨髓输液器材及耗材

序号	组件名称	规格/型号	单位	序号	组件名称	规格/型号	单位
1	一次性骨髓腔穿刺针	成人	支	5	碘伏消毒棉片	18cm×20cm	包
2	输液接头	一次性使用	个	6	输液器	精密可调式	个
3	一次性注射器	10ml	个	7	保温毯或急救毯	—	件
4	自粘性薄膜敷料	6cm×9cm	贴	8	复温背心	FWBX-1	套

（五）外科诊疗辅助耗材

常用外科诊疗辅助耗材见表2-4-25。

表 2-4-25　常用外科诊疗辅助耗材

序号	组件名称	规格/型号	单位	序号	组件名称	规格/型号	单位
1	胶带	1.25cm×9.1m	卷	3	手套	6.5#	副
2	手术洞巾	200cm×350cm	块			7.5#	副
		184cm/270cm×345cm	块			8#	副

（六）通气类器材

通气类器材见表2-4-26。

表 2-4-26　通气类器材及耗材

序号	组件名称	规格/型号	单位	序号	组件名称	规格/型号	单位
1	开口器	螺旋式	个	8	直型静脉留置针	14G	支
2	鼻咽通气管	ID7	个	9	胶带	1.25cm×9.1m	卷
		ID6.5	个	10	自粘绷带	10cm×450cm	卷
		ID6.0	个	11	胸腔封闭贴	15cm×15cm	贴
3	环甲膜穿刺套装	—	套	12	创伤敷料贴	10cm×10cm	片
4	喉罩	4#	套			10cm×25cm	片
		3#	套	13	碘伏消毒湿巾	18cm×20cm	包
5	吸痰管	德尔可控式,F12	根	14	弹力帽套	大号	条
6	注射器	50ml	个			中号	条
7	简易呼吸器	成人型	套			小号	条
		儿童型	套				

（七）止血包扎固定类器材

常用止血、包扎、固定类器材及耗材见表2-4-27。

表 2-4-27　常用止血、包扎、固定类器材及耗材

序号	组件名称	规格/型号	单位	序号	组件名称	规格/型号	单位
1	组合夹板	JB-ZH2	套	5	橡皮管	—	根
2	可塑夹板	10cm×92cm	块	6	无菌纱布块	—	包
3	自粘绷带	8cm×450cm	卷	7	无菌棉垫	—	包
4	旋压式止血带	—	个				

（八）搬运类器材

常用搬运类器材见表2-4-28。

表 2-4-28　常用搬运类器材及耗材

序号	组件名称	规格/型号	单位
1	软体担架	195cm×70cm	套
2	铲式担架	195cm×70cm	套

（九）监护抢救类器材

常用监护、抢救类器材见表 2-4-29。

表 2-4-29　常用搬运类器材及耗材

序号	组件名称	规格/型号	单位
1	心电图机	—	台
2	除颤监护仪	—	台

第三节　救命手术移动医院准备

一、移动医院选址、搭建及常见救援场景

（一）人员构成

移动急救医院人员由指挥协调组、伤员分检组、外科救治组、检验检查组、急救监护组、后勤保障组构成，各组人员相对固定，组内有 A/B 角替换。外科救治组的主要任务包括一般清创缝合，筋膜室切开，骨折固定，挽救生命的开颅、剖胸和剖腹手术，急救气管切开和胸腔引流等有创操作；检验检查组完成重要的检验检查；急救监护组则需要承担心肺复苏、抗休克、重症伤员监护等任务；后勤保障组负责设备养护、移动、现场展开、内部电力和通信保障、氧气供应、医疗器械消毒等。

（二）应急启动及现场选址搭建

当有重大抢险救援任务时，由卫生应急指挥部负责人启动应急响应机制，协调组人员通知后勤保障组、检验检查组、急救监护组、外科救治组、检伤分类组等进行人员、装备和物资的就位集结，迅速奔赴救援抢险现场。在现场根据灾害及伤亡规模，选择相对安全（注意距离、风向和水源流向）、平坦的区域布置手术车、检查检验车、后勤保障车、帐篷病房等设施。帐篷病房的搭建可以根据规模及后期要求进行扩充或缩减，常见移动医院展开布局见图 2-4-1。

（三）演练场景

以国家（重庆）紧急医学救援队为例，移动急救（手术）医院组建以来经历过两次大规模演练。重庆市人民政府应急办公室组织了全市规模最大的"重庆市综合应急救援总队救援演练"，于 2012 年 10 月 20 日启动，共 16 支各系统应急救援队参与，"国家（重庆）紧急医学救援队"代表重庆市卫生应急医学救援队进行了为期 10d 的拉动练习，于 12 月 6 日参加了在"国家（重庆）陆地搜救基地"进行的"重庆市综合应急救援总队成立 2 周年汇报演练"。2013 年 1 月重庆市卫生局组织了全市卫生系统规模最大的一次卫生应急演练，于 2012 年 12 月 25 日启动，各医疗卫生单位及"国家（重庆）紧急医学救援队"和"国家级中毒事件处置队"分别进行了为期 10 天的拉动练习，于 2013 年 1 月 17 日重庆市卫生局在"国家（重庆）陆地搜救基地"进行了代号为"生命守卫-2013"重庆市卫生应急综合演练（图 2-4-2）。这两次大规模的拉动演练不但集训了队伍，而且对有史以来最先进、最大规模的医学救援装备进行了充分的使用练习和展示，为今后开展灾害医学救援积累了宝贵的经验。

（四）跨省区域支援、实战锻炼场景

1. 首次在"4·20"芦山地震救援中的应用　2013 年 4 月 20 日 8 时 2 分，四川雅安芦山县发生 7.0 级地震。震后第一时间，卫生部迅速启动应急医疗救援预案，调动重庆、陕西等周边省、市医疗队驰援四川灾区。重庆市卫生局派出由 212 名救援人员、47 台车辆组成的国家（重庆）紧急医学救援队，携带移动急救医院装备，驰援灾区。4 月 20 日 12 时 12 分，队伍集结完毕，从重庆出发，17 时 40 分到达雅安，分成两个分队：第一分队留在雅安转运伤员至成都；另一分队继续挺进震中地区，于 4 月 21 日 0 时 30 分到达芦山县城。4 月 21 日凌晨 4 时，在芦山县体育馆附近展开移动医院。到达救援现场后由指挥组指挥，后勤保障组根据现场条件负责选址，进行车体固定，展开手术车和帐篷，其他各组协助后勤组进行各自功能单元的展开和物品设备现场初检确认，并迅速展开工作。21 日 8 时，移动医院开始接收伤员。整个救援工作得到国家卫生计生委的肯定和表扬及中央电视台等媒体的高度关注，并以国家紧急医学救援"移动急救医院亮相"进行专题报道（图 2-4-3、图 2-4-4）。

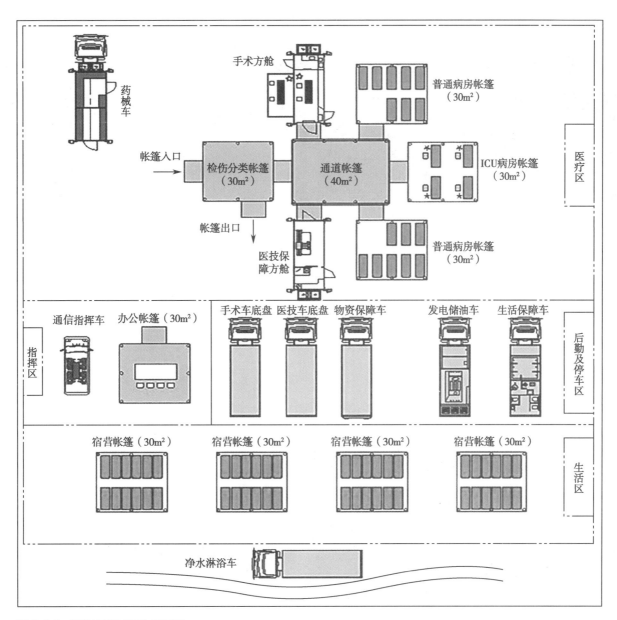

图 2-4-1　移动医院展开布局图示

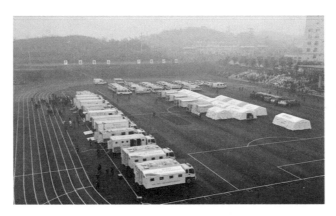

图 2-4-2　"生命守卫-2013"重庆市卫生应急综合演练布局场景
二甲医院装备,300 张床位,40min 内即可展开。

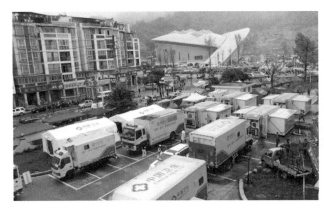
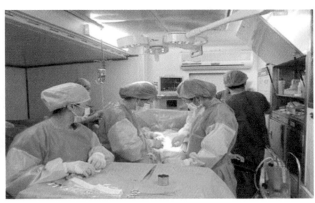

图 2-4-3　移动医院首次在"4·20"芦山地震救援中的应用　　图 2-4-4　移动医院在芦山地震灾区替代当地被摧毁的医院
国家(重庆)紧急医学救援队及移动医院在芦山县人民医院前　　手术室进行手术
展开工作。

2. 在"8·3"云南鲁甸地震救援中的应用　2014 年 8 月 3 日 16 时 30 分,云南鲁甸发生 6.5 级地震。地震发生后,重庆市卫生计生委迅速反应,通知国家紧急医学救援队依托单位做好人员、物资、车辆抽组等应急准备。21 时,国家卫生计生委指令国家(重庆)紧急医学救援队迅速集结,赶赴震中鲁甸县龙头山镇开展抗震救灾紧急医学救援工作。由 43 名队员和移动手术车、油电车、全地形越野救护车、监护型救护车等 11台卫生应急车辆组成的重庆紧急医学救援队于当日 23 时 30 分出发,紧急驰援云南鲁甸灾区,经过 500 多公里的长途公路机动,救援队于 8 月 4 日 8 时到达鲁甸县。重庆市医学救援队坚守灾区抗震救灾,开展卫生应急工作 9d,累计转运伤员 38 人,救治伤员 44 人,指导救治伤员 13 例(图 2-4-5)。

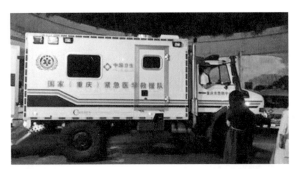
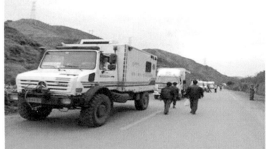
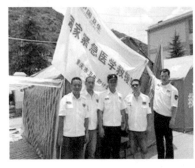
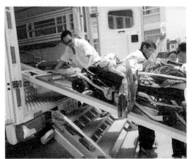
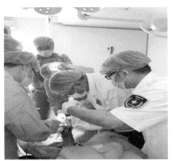

图 2-4-5　移动医院在"8·3"云南鲁甸地震救援中的应用

(五) 跨国救援——中国政府医疗队赴尼泊尔抗震救灾医疗救援

2015 年 4 月 25 日北京时间 14 点 11 分(尼泊尔时间 11 时 56 分 25 秒),尼泊尔发生里氏 8.1 级强烈地震。中国政府对此高度重视,遵照国家卫生计生委的部署和四川省委省政府、重庆市委市政府的指示,分别以国家(四川)紧急医学救援队和国家(重庆)紧急医学救援队为基础组建中国政府医疗队,简称"中国政府医疗队(四川)""中国政府医疗队(重庆)",先后分两批奉命赴尼泊尔执行抗震救灾国际医学救援任务。这两支队伍是 2008 年"5·12"汶川 8.0 级地震后国家陆续建立装备的 32 支"国家紧急医学救援队"的一部分,进行过系统的应急演练和经历了近年来国内多次大地震的医学救援,实战经验丰富。但是奉命跨国执行地震灾害后国际医学救援尚属首次,需要在国内地震等灾难救治实战的经验基础上,结合尼泊尔的国情特点,创造性地开展医疗救援工作,为今后开展类似国际医学救援任务提供参考(图2-4-6)。

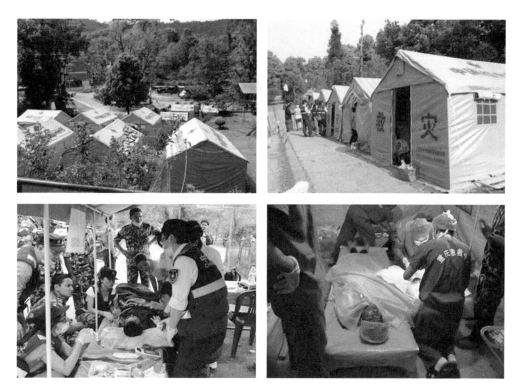

图2-4-6 中国政府医疗队"移动帐篷医院"在尼泊尔抗震救灾医疗救援中的应用

二、移动医院辅助装备

（一）移动医院辅助影像装备

移动医院的检查车内可以配备移动超声、移动X线机、移动CT等设备。对怀疑体腔内出血的伤员采用超声检查进行筛查,以决定是否紧急剖胸或剖腹;对于怀疑骨盆、肢体、脊柱骨折存在,需要采用特殊搬运措施或及时手术处理者,可以进行X线检查以及时明确;对意识不清的颅脑损伤者,进行紧急头颅CT检查,以决定是否穿刺或开颅减压、止血。超声检查设备和X线机安置在同一辆检查车内,车内进行严格的X射线防护隔离。移动CT尽管已经实现了小型化,但体积仍较大,需要安装在独立的移动检查车内。检查车的车厢外和车内分隔采用铅板隔离防护,同时随车有防护衣及围脖等防护设备(图2-4-7)。

（二）移动医院检验装备

移动检验车内配置血尿常规、血型鉴定、血气、电解质等生化检测设备,主要用于完成紧急、挽救生命所需要的必要性检查,如输血前的必要检查,以及对灾害条件下最常见的损伤(如严重胸部损伤、挤压损伤、长时间掩埋、饥饿等)导致的血气紊乱、严重的水电解质紊乱等进行的检查。检验车内设置有标本采集区和检验区,但在灾害条件下,大多数标本的采集是在手术车内和帐篷病房内进行,标识后直接送检验车内完成检查(图2-4-8)。

（三）移动医院消毒供应装备

移动医院手术车内有紫外线、三氧消毒、层流过滤等综合手段,用于保障内部洁净度;手术一次性耗材依靠前期携带,后期补充;而手术器械等需要反复使用的材料则需要消毒灭菌处理。移动医院配备有后勤保障车辆,除进行一般生活保障外,还主要提供移动手术车内所需要无菌设备的消毒灭菌。车内配备高温高压消毒锅,进行器械消毒。在灾害条件下,内植入物(如骨折固定用的钢板、螺钉)使用较少,如确需使用,则尽量采用无菌包装产品。

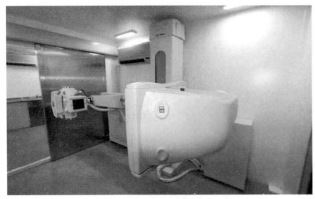
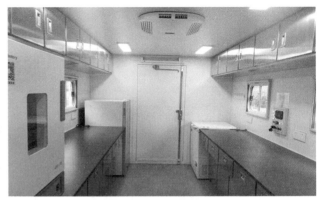

图 2-4-7　配备移动 X 线机的移动检查车　　　　　图 2-4-8　可以根据需求进行设备增减的移动检验车

第四节　救命手术策略和常用技术

救命手术具有复苏性质。严重创伤患者面临气道、呼吸和循环功能衰竭,其紧急救治具有复苏的性质。骨折固定、剖胸、剖腹手术等本身都是复苏的组成部分。存在持续出血的创伤患者必须手术,若出血的"龙头"不关闭,复苏就到达不了终点,此即为复苏性手术的概念,也是创伤手术区别于其他外科手术的基本理念。本节简要介绍灾难现场的救命性外科诊疗技术和各个部位创伤的紧急救命手术技术。

一、救命性外科诊疗技术

(一) 环甲膜切开术

环甲膜位于甲状软骨和环状软骨之间,成人环甲膜高 1cm,宽 2~3cm。可通过示指尖在正中线上触摸到环甲膜快速定位。目前没有证据支持常规使用环甲膜切开术来替代气管切开术。

1. 环甲膜切开术的适应证与禁忌证

(1) 环甲膜切开术的适应证:需要进行紧急气道管理的患者,当不能经口或经鼻气管插管,也不能用其他方式(如喉罩、食管-气管联合导气管)给氧时,或严重全颌面部损伤、声门水肿患者,常常需要使用环甲膜切开术。

(2) 环甲膜切开术的禁忌证:因为小儿的环甲膜小,且容易发生术后狭窄,所以 8 岁以下患儿环甲膜切开术是相对禁忌的。对于疑似有气管横断的患者,也应避免环甲膜切开。

2. 环甲膜切开术的方法

(1) 患者仰卧位,两肩间垫高 15cm,头后仰,充分显露颈前部。

(2) 自喉结向下扪准环甲膜凹陷,采用局部浸润麻醉,消毒铺巾。

(3) 术者立于病员左侧,左手拇、示指分开,绷紧皮肤,固定喉部及气管,防止在术中气管的侧向移位。

(4) 开放环甲膜切开术:①在环甲膜上做 3cm 长的正中纵行切口;②牵开皮肤,暴露环甲膜;③在环甲膜下半部分做水平切口;④经环甲膜切口插入气管拉钩并向头部牵拉甲状软骨;⑤将气管套管插入气管,拔出套管管芯,置入气管导管;⑥气囊充气 5~10ml,确认气管导管在位后固定。

(5) 经皮环甲膜切开术:①做一个长 0.5cm 的纵行皮肤切口;②右手将穿刺针尾部倾斜 45°插入环甲膜,穿刺针可连接装有生理盐水的注射器,带负压进针入气道时可见气泡;③移去针头和针筒,留下套管,经由套管置入导丝,然后移去套管;④在气管套管中放入扩皮器,将两者顺导丝放入,置入的同时保持导丝固定而不被带入;⑤确认气道套管在气管中后,拔除扩皮器和导丝;⑥确保导管在位,固定。

3. 环甲膜切开术的注意事项

(1) 若不能排除颈椎损伤,则保持颈部于中立位;如排除颈椎损伤,则颈部仰伸以利于手术进行。

(2) 颈部粗短可能增加手术难度。

(3) 皮肤切口不宜过小,以免导致气管套管难以插入。

(4) 使用纵行皮肤切口可减少颈前静脉出血的风险。

（5）穿刺时进针不要过深,操作过程中患者勿吞咽及咳嗽,避免损伤喉部黏膜。

（6）气管后壁穿孔是严重并发症,避免将导管或任何其他器械插入气管时垂直向后是关键,应沿气管走行向下方插入。

（二）气管切开术

1. 气管切开术的适应证与禁忌证

（1）气管切开术的适应证:①上呼吸道阻塞,如急性喉炎、喉水肿、喉白喉、喉部肿物、气管软骨骨折及瘢痕狭窄等;②下呼吸道阻塞,如咳嗽、排痰功能减退或麻痹,致呼吸道分泌物潴留造成呼吸困难者,以及各种原因所致的深度昏迷、颅脑创伤、颅内或周围神经疾病、胸部创伤或手术、破伤风、吸入伤等;③颌面部、颈部创伤或手术,为避免凝血块或异物误吸;④肺功能不全及各种原因致呼吸功能减退,需要长期辅助呼吸者,如重度肺源性心脏病、呼吸肌麻痹等;⑤颈椎骨折脱位造成的高位截瘫;⑥气管内异物取出。

（2）气管切开术的禁忌证:①颈前巨大甲状腺肿或肿瘤者;②颈前有严重感染者。

经皮扩张气管切开术(percutaneous dilational tracheostomy,PDT)具有快速、简单和容易掌握的优点,但不适用于不能触及气管壁以及气管软骨环(如局部血肿、肥胖患者以及严重的颈椎病患者)、气管壁不稳定、年龄小于 18 岁、不能确定是否可以进行经口气管插管的患者。

2. 气管切开术的方法

（1）取平卧位,头正中,肩背垫枕头,后伸位。

（2）局部浸润麻醉,左手在环状软骨两侧固定喉部和气管。

（3）开放气管切开术:①经颈正中直切口(环状软骨下缘至胸骨上窝),切开皮肤、皮下组织、颈白线;②分开颈前肌群,暴露甲状腺和气管,向上推开甲状腺或切断甲状腺峡部;③于第二、三气管环之间以尖刀插入,向上挑开气管,置入气管套管,确定位置正确后向球囊充气。

（4）经皮扩张气管切开术(PDT):①在气管插管下置入纤维支气管镜,并将气管插管略退出;②注射器抽吸水,在第一、二或第二、三气管软骨环间穿刺,先垂直进针,见注射器中有气泡冒出,转向下降低角度进针;③退出金属钢针,推送外套管进入气道,套管不能打折,将套管全部送入气道;④将导丝通过预置的套管推送入气道,注意操作者面向患者脚端,降低角度推送导丝;⑤将套管移除,移除时注意不能大段带出导丝;⑥用手术刀在导丝的两侧切水平切口,总长度在 1.2~1.8cm;⑦用扩张器或多根探条扩张气管前软组织,确认隧道形成;⑧退出扩张器,保留导丝;⑨将气管切开插管置入,确定位置正确后向球囊充气。

（5）检查通气情况,清理呼吸道,止血,缝合切口,固定气管套管。

3. 气管切开术的注意事项

（1）术中应经常注意气管的位置,头必须保持正中后仰位,颈部伸直;沿颈正中线上下分离,不能向两旁解剖;向两侧牵开创口时用力要均匀,深浅层次要相同,保持术野在中线位。

（2）切口不宜过短,以免延长手术时间。气管前筋膜不宜分离,可与气管壁同时切开;做气管软骨环切口时应避免损伤第一环。刀尖刺入气管不应过深,以 2~3mm 为宜,以防损伤气管后壁造成气管食管瘘。气管切口大小与气管套管相适应。

（3）止血要完善,皮肤缝合不宜过紧,以防发生血肿及气肿。

（4）根据选用气管套管的情况及可能带管时间的长短,分别决定是否做软骨环造孔;小儿禁忌造孔,以免造成拔管困难。

（5）紧急气管切开适用于病情突然转危的紧急情况和手术操作熟练者;切开白线后向上推开甲状腺,尽快在第二、三软骨环处切开气管,置入导管吸氧。

（6）由气管插管改行气管切开时,拔除插管时一定要做好充分准备,保证一次插入气管套管成功,避免失误造成严重后果。

（7）经皮气管切开术后更换套管应在纤维支气管镜的引导下进行,使用经皮穿刺技术进行气管切开套管的更换。

（三）胸腔穿刺及胸腔闭式引流术

1. 胸腔穿刺及胸腔闭式引流术的适应证与禁忌证

（1）胸腔穿刺及胸腔闭式引流术的适应证

1）胸腔穿刺术适用于胸腔积液、血胸、气胸和血气胸的诊断和治疗。

2）胸腔闭式引流术适用于：①创伤性或自发性气胸，肺压缩30%以上者或症状严重者，任何气胸行气管插管机械通气前都应安置胸腔闭式引流，以避免机械通气正压呼吸后导致张力性气胸；②中等量以上创伤性血气胸，胸腔穿刺未能改善症状者；③张力性气胸或复发性气胸；④脓胸并发气管胸膜瘘，或脓胸穿刺排脓不佳者；⑤肺及其他胸腔大手术后。

3）经皮胸腔穿刺置管术主要用于胸腔积液引流。

（2）胸腔穿刺及胸腔闭式引流术的禁忌证：①病情危重或不能合作的患者为相对禁忌证；②有严重出血倾向；③大咯血；④穿刺部位有炎症病灶。

2. 胸腔穿刺及胸腔闭式引流术的方法

（1）一般取坐位，穿刺抽液时患者反坐在靠背椅上，双手平放在椅背上，头伏于前臂。不能久坐者，可取半坐卧位，患侧上臂外展90°，肘关节完全伸直或者向头侧弯曲90°。

（2）对于气胸者，选择患侧锁骨中线第2或第3肋间；对于血胸或胸腔积液者，取胸部叩诊实音处，一般选择患侧腋中线或腋后线第4、5或第5、6肋间。

（3）穿刺部位常规消毒、铺巾，局部麻醉应逐层浸润达壁层胸膜。

（4）胸腔穿刺术：①检查穿刺针是否通畅，用止血钳夹紧针尾乳胶管；②固定穿刺处皮肤，将穿刺针沿下位肋骨上缘垂直缓慢刺入，穿过壁层胸膜时针尖抵抗感突然消失，然后接注射器，即可抽液或气体；③助手用止血钳协助固定穿刺针，并随时夹闭乳胶管，以防空气进入胸腔；④目的为诊断性穿刺者，抽液量为50～200ml；若以减压为目的，则抽液量应以气管复位和听到正常呼吸音为准，但一般不超过1 000ml。

（5）开放胸腔闭式引流术：①在肋骨上缘做一个0.5cm左右的小切口，对肥胖者可延长切口；②用弯血管钳分开各肌层，进入胸膜腔后示指伸进胸膜腔探查，并旋转360°来评估胸膜腔内的粘连情况；③用血管钳住引流管，用力将引流管插入胸腔后，松开血管钳，朝向肺尖后部边旋转边插入引流管；④引流管伸入胸腔长度为4～8cm，确保所有的引流孔都在胸腔内；⑤固定引流管于胸壁皮肤，末端连接无菌水封瓶。

（6）经皮胸腔穿刺置管术：①将带有生理盐水针管的引导针穿刺入胸腔，朝向轻轻偏向肺尖后部；②针管中见血泡或气泡，则说明已经进入胸腔；③顺着引导针置入导丝，保留导丝在位的同时移去引导针；④在皮肤上做一个长度比引流管直径稍长的切口，顺导丝插入扩皮器；⑤取下扩皮器，顺导丝插入引流管（长8～10cm）；⑥拔去导丝，将引流管连接至引流装置，并固定引流管。

3. 胸腔穿刺及胸腔闭式引流术的注意事项

（1）胸腔穿刺或引流应沿肋骨上缘垂直进入，以免损伤肋骨下缘的神经和血管。

（2）操作中患者应避免咳嗽及变动体位。术中如发生连续咳嗽或出现头晕、胸闷、面色苍白、出汗，甚至昏厥等，应停止抽液，拔出穿刺针。让患者平卧，必要时皮下注射1∶1 000肾上腺素0.3～0.5ml。

（3）整个操作过程中要严格执行无菌操作原则，胸腔闭式引流术前可预防性使用一剂头孢唑林。

（4）胸腔闭式引流位置不宜过低，避免损伤膈肌、肝脏或脾脏，应选择第4或第5肋间隙，男性患者在乳头或稍偏上水平。

（5）大量血胸患者可考虑使用自体输血法。自体血回输相对于使用库存血来说，可提供血型相合且含凝血因子的温暖血液，更加快速、有效且经济。对于所有大量血胸患者，不论是钝性伤或穿透伤，都推荐使用自体输血。可选用各种自体输血装置，注意抗凝。

（6）定期进行胸部X线摄片，了解导管位置、肺膨胀和胸腔积液情况。

（7）当没有气体漏出，或每日引流量少于100ml时，可以拔除引流管。当深吸气或者呼气时，可以安全地拔除引流管。引流管的存在是发生脓胸的独立危险因素。

（四）心包腔穿刺术

1. 心包腔穿刺术的适应证　①创伤等各种原因所致的急性心脏压塞，包括心包积血和积气；②心包炎或心包积液；③需向心包内注药者；④可了解有无心包积血。

2. 心包穿刺术禁忌证　包括出血性疾病，正在接受抗凝治疗等凝血功能障碍者，或不合作者。

3. 心包腔穿刺术的方法

（1）选择适宜体位：从心尖部进针时常取坐位；选择剑突下进针时常选斜坡卧位,腰背部垫枕。常规消毒、铺巾；用2%普鲁卡因局部浸润麻醉,深达心包外层。

（2）胸骨下途径：剑突左下2cm肋弓下,用16~18号10cm长的短斜面穿刺针,与腹前壁成30°~40°,向左肩缓慢刺入心包底部,边穿刺边抽吸,吸出液体即停止前进,抽尽液体。

（3）胸骨旁途径：在左侧第5或第6肋间,胸骨旁1.5~3.0cm心浊音界内侧,针尖向后、向内指向脊柱方向缓慢刺入,边进针边抽吸,直至抽出液体,立即停止进针,抽尽液体。

（4）抽液过程中应注意随时夹闭胶管,以免空气进入心包腔内。抽液速度宜缓慢,首次抽液量以100ml左右为妥,以后每次抽300~500ml,以免抽液过多导致心脏急性扩张。如为血性积液,应先抽出3~5ml,如放置5~10min不凝固,再行抽液。

4. 心包腔穿刺术的注意事项

（1）术前应做超声、X线或CT检查,估计积液量。积液量少者不宜穿刺。

（2）可适当给予镇静剂,做好解释工作,避免穿刺时剧烈咳嗽或深呼吸。

（3）进针抽出液体时应立即停止进针,以免触及心肌或损伤冠状动脉。

（4）手术在心电监测或超声指导下进行较为安全。当针尖接触心脏表面,心电图上QRS波立即呈负向,此时可将针头稍后退,以免造成心肌损伤。

（5）穿刺过程中应注意患者表现、脉搏等变化,及早发现异常并处理。术后静卧,进行心电、血压、脉搏监护。

（6）注意：因凝血块等因素,心包腔穿刺有较高假阴性率,不能作为排除诊断的依据。

（7）有增加医源性损伤的可能,包括刺破冠状血管、心房或右心室而造成心包积血,也可引起气胸、胸腔或腹腔感染等。

（8）穿透性心脏创伤所致的急性心脏压塞,经抽刺后患者情况改善,应立即送手术室进行心脏损伤的修补。

（五）导尿及耻骨上膀胱穿刺术

1. 导尿及耻骨上膀胱穿刺术的适应证与禁忌证

（1）导尿及耻骨上膀胱穿刺术的适应证

1）导尿的适应证：①在抢救休克等危重患者时观察尿量和复苏效果；②怀疑肾、膀胱等器官损伤者需观察尿液性状；③全麻手术等。

2）耻骨上膀胱穿刺术的适应证：创伤等各种原因引起下尿路断裂所致的尿潴留,或急性尿潴留导尿未成功者。

（2）导尿及耻骨上膀胱穿刺术的禁忌证：导尿术禁用于创伤等各种原因引起下尿路断裂时。

2. 导尿及耻骨上膀胱穿刺术的方法

（1）导尿

1）女性患者导尿：①取仰卧位,屈髋屈膝,双腿略向外展,暴露会阴；②消毒,铺巾；③在无菌条件下分开小阴唇,露出尿道口,持导尿管对准尿道口插入尿道4~6cm,见尿液流出,再插入1cm。

2）男性患者导尿：①取仰卧位；②消毒,铺巾；③在无菌条件下以左手拇、示二指夹持阴茎,将涂有无菌润滑油的气囊尿管慢慢插入尿道20~22cm,见尿液流出,再插入5~7cm。

（2）耻骨上膀胱穿刺术：穿刺前叩诊确认膀胱充盈有尿；消毒,铺巾,局部麻醉；于耻骨联合上一横指正中部,向下穿刺入膀胱腔内有落空感,拔出针芯有尿液溢出；对过分膨胀的膀胱,抽吸尿液宜缓慢,以免膀胱内压减低过速而出血,或诱发休克；如需耻骨上膀胱造瘘者,在穿刺点做一皮肤小切口,将套管针刺入膀胱,拔出针芯,再将导管经套管送入膀胱,观察引流通畅后,气囊内注入10~20ml空气,固定导尿管；尿管接尿袋。

（3）气囊内注入10~20ml空气,固定导尿管；尿管接尿袋。

3. 导尿及耻骨上膀胱穿刺术的注意事项

（1）严格无菌操作,预防尿路感染。

（2）插入尿管动作要轻柔，以免损伤尿道黏膜。若插入时有阻挡感（切忌蛮插）可更换方向再插，勿过深或过浅，尤忌反复抽动尿管。

（3）对膀胱过度充盈者，排尿宜缓慢，以免骤然减压引起出血或晕厥。对膀胱高度膨胀且又极度虚弱的患者，第一次导尿量不可超过 500ml，以防大量放尿，导致腹腔内压突然降低；导尿速度不能过快，避免产生休克或膀胱出血。

（4）对曾经做过膀胱手术的患者，应慎行耻骨上膀胱穿刺、置管术，以免损伤肠道。

二、胸部创伤救命手术

无论平时或战时，胸部创伤在创伤中均占有非常重要的地位。在战时以穿透伤多见，占伤员总数的 7%～12%；在平时多为钝性伤，占 6.79%～9.46%，而在交通伤中占 44.5%。胸部创伤是导致死亡的创伤类型中仅次于颅脑伤的第二位原因，胸部创伤直接导致的死亡占创伤死亡的 25%，其引起的并发症与另外 25% 的死亡有关，尤其是伤后数分钟至数小时内的早期死亡的主要原因。对胸部创伤的及时处理可望使部分患者获救，也是建全创伤救治体系、提高创伤救治水平面临的重大挑战之一。

（一）胸部创伤概述

1. 胸部创伤的病理生理变化　由于胸部占体表面积的 15%，是心、肺及大血管等重要器官所在，为战伤和故意伤害的主要目标，故胸部受伤机会多，常见的严重胸部创伤见表 2-4-30。胸部创伤的主要病理生理变化包括：①低氧血症，由气道梗阻、胸腔内压变化、通气-灌流比例失调和低血流量引起；②高碳酸血症，由气胸所致肺塌陷、伴随脑伤引起的意识障碍，或由药物和酒精等中毒引起的通气换气不足所致；③酸中毒，主要由出血、心脏压塞等导致的组织低灌注引起。

表 2-4-30　严重胸部损伤

6 种致命伤	6 种隐匿伤	6 种致命伤	6 种隐匿伤
气道梗阻	主动脉破裂	开放性气胸	膈肌撕裂
张力性气胸	气管支气管破裂	大量血胸	食管穿孔
心脏压塞	心脏挫伤	浮动胸壁	肺挫伤

成人少量血胸指胸腔出血<500ml，中量血胸为 500～1 500ml，大量血胸为>1 500ml。少量气胸为肺压缩<30%，中量气胸为肺压缩 30%～50%，大量气胸为肺压缩>50%。

2. 胸部创伤诊断　在紧急情况下诊断与复苏同时进行，不可多做辅助检查，根据体征、诊断性胸腔穿刺或 X 线片即应迅速作出是否需紧急剖胸的决定；在血流动力学状况稳定时，则应全面检查，避免漏诊危险的隐匿性损伤。另外，创伤后气胸、血胸和心脏压塞均可能延迟出现，应及时检查诊断。

对于受伤史，除了解受伤部位，利器形状和长度，伤后有无胸痛、气促、咯血及休克等表现外，了解受伤机制也非常重要。体格检查首先是生命体征，尤其是呼吸频率、动度等，注意有无前述的 6 种威胁生命的胸部创伤表现，如气管的位置、呼吸动度和是否对称，胸壁完整性、压痛，皮下捻发音、呼吸音和心音等。

胸腔穿刺术是简单、有效的诊断方法，在临床怀疑气胸、血胸时可采用，分别第 2 肋间锁骨中线和第 5 肋间腋中线与腋后线前方穿刺。张力性气胸时，注射器芯自动被推出。

X 线片仍是胸部创伤最常用的检查。站立位片可发现肋骨骨折、胸骨骨折、气胸、血胸、肺挫伤、肺不张、肺内血肿、膈疝、纵隔增宽或积气、心包积血或积气、锁骨骨折、肩胛骨骨折和金属异物等；碘水造影可用于膈疝、支气管或食管损伤的诊断。应用时需注意：除非临床怀疑脊髓损伤，或患者严重低血压，否则患者不应行平卧位胸片，应该是立位或半立位，至少也应头高 20°，才能有助于发现血胸、少量气胸和膈下积气等。CT 分辨率高，多层螺旋 CT 可获得无组织重叠的胸部横断面、冠状面等，还可三维重建影像，显著提高病变的检出率和诊断的准确率，具有平卧位扫描、多部位多系统同时检查、快速等优点，可诊断胸壁伤、胸膜伤、肺损伤、纵隔伤和膈肌伤等胸部损伤，有条件时应首选采用。CT 血管造影（CT angiography，CTA）对于病情稳定的胸部穿透伤患者的评估非常有用，有助于诊断大血管损伤等。

动脉血气可判断胸部创伤对呼吸功能的影响并指导治疗。严重胸部创伤可导致缺氧性呼吸和乳酸性酸中毒,失血性休克复苏、肺挫伤可导致间质性肺水肿等,进一步加重呼吸功能障碍,故对于严重胸部创伤患者,都应定时动态监测血气。连续、动态的血气监测被称为"复苏道路上的里程碑"。

超声检查可诊断肋骨骨折、心脏压塞、胸腔积液,并有助于确定穿刺部位,也可诊断心脏损伤、胸主动脉及其分支破裂、主动脉假性动脉瘤等。

（二）胸部创伤救治概述

同多发伤一样,胸部创伤的救治应遵循高级创伤生命支持(advanced trauma life support)的原则,保持气道(airway)通畅、呼吸(breathing)和循环(circulation)功能维持(ABC 法则)。对于任何胸部创伤患者,均应给予高流量氧气吸入。如果患者对容量复苏无反应,应考虑仍然存在大出血,并再次评价是否存在心脏压塞、张力性气胸和急性心源性休克。通过体格检查一旦怀疑存在威胁生命的6种严重胸部创伤,应立即救治处理(表2-4-30)。

张力性气胸者可出现呼吸窘迫,若查体见呼吸频率增加,心动过缓和低血压,发绀,充气过度和胸部反响,气管移位(移向健侧),颈静脉扩张,意识不清,甚至昏迷等,不应进行或等待胸片,应立即在第2肋间锁骨中线处用大号针头诊断性穿刺,缓解张力性气胸后行胸腔闭式引流。

在开放性气胸者的伤口处应覆盖一片方形薄膜,仅用胶带贴牢薄膜的三边,以避免形成张力性气胸。

对严重缺氧患者,经面罩吸氧或细针胸腔穿刺仍不能缓解时,应在院前行气管插管或储氧面罩通气给氧。

对于血流动力学稳定的患者,应仔细查体,如果有指征时决定进一步的检查方法,必要时进行胸腔闭式引流术、止痛、气管插管和机械通气。

对于多发肋骨骨折或严重肺挫伤的老年患者,即使初始生命体征和呼吸功能正常,仍应收住重症医学科进行密切监测。由于此类患者经常会出现无预兆的病情恶化,应随时准备气管插管和机械通气,积极应用硬膜外镇痛或患者自主控制镇痛(patient-controlled analgesia,PCA)等充分镇痛。

（三）胸部创伤救命手术

小部分胸部创伤的患者(在钝性伤中占2%~5%,穿透伤中占15%~33%)需在立即、紧急和后期中的某一个时期进行手术干预。紧急剖胸手术是在受伤现场、救护车、急诊室或手术室,作为初期复苏的一部分的剖胸手术,在胸部穿透伤中应用的总体生存率为9%~12%,也有报道高达38%,钝性伤的生存率为1%~2%。

1. 紧急剖胸手术的适应证与禁忌证

1) 紧急剖胸手术的适应证:①心搏骤停,需剖胸行心脏按压者;②大量血胸(早期引流量>1 000ml),或引流量>200ml/h、连续3h,考虑胸腔进行性出血;③心脏压塞;④经纵隔的胸壁穿透性损伤;⑤槤枷胸,或大的胸壁开放伤;⑥大量气体从引流管漏出和主要气管支气管损伤;⑦食管损伤;⑧怀疑空气栓塞;⑨胸壁穿透伤。

2) 紧急剖胸手术的禁忌证:①穿透伤,心肺复苏>15min,无生命迹象(无瞳孔反应、无呼吸、无运动)者;②钝性伤,心肺复苏>5min,无生命迹象或心搏停止。

2. 紧急剖胸手术的方法　术前进行双腔气管插管,或用支气管封堵阻断同侧肺,以便暴露后纵隔组织,比如降主动脉和食管。

（1）术前准备:扩容只能在分秒必争紧急剖胸的前提下同时进行;注意"允许性低压复苏"的原则;不过分要求正规备皮等准备;情况紧急和伤口较大者,术前不必费时安放引流,但使用麻醉机前应将堵住伤口的纱布去除,以防正压呼吸诱发张力性气胸;病情危急时,术区消毒可采用"泼洒法"。

（2）麻醉选择:气管内插管、静脉全身麻醉。对一侧支气管破裂或肺裂伤大咯血者,应进行健侧选择性插管。对濒死患者,不等待麻醉,在气管插管的同时迅速剖胸控制出血,再完善麻醉以进一步手术。

（3）体位:针对血流动力学不稳的患者,往往来不及摆放特定体位,而采用标准的仰卧位。

（4）手术切口:受标准仰卧位限制,紧急剖胸一般使用以下切口。

1) 正中胸骨劈开切口:是前胸壁贯通伤常用切口,能充分暴露心脏、前纵隔血管、双侧肺、中远段气管及左主支气管主干。与常规开胸术相比,时间短,失血少,术后疼痛轻且呼吸并发症较少。但其弊端是不能良好暴露后纵隔结构,而且不能为复苏中的胸主动脉阻断提供充分的入路。

2）前外侧切口:常用于复苏开胸术、可疑肺损伤或心脏后部损伤以及主动脉阻断复苏,但对前纵隔血管的暴露欠佳。

3）蚌壳式切口:常用于标准前外侧切口延伸至对侧,如在可疑有双侧肺损伤、上纵隔血管损伤或心脏复苏主动脉阻断等情况时,术中能充分暴露心脏前部、上纵隔血管(主动脉弓及分支、上腔静脉以及无名静脉)和双侧肺。该切口位于双侧第4、5肋间,用咬骨剪或大剪刀横断胸骨。切断胸骨时应仔细辨认双侧内乳动脉,远近端双重结扎后切断。

4）后外侧切口:用于处理肺门伤、严重肺穿透伤、降主动脉伤、食管损伤或异物、膈肌破裂,经肋间可迅速进胸。

（5）术中要点

1）开胸如发现严重肺穿透伤、贯通伤或肺门伤大出血,首先钳夹控制肺门,可起到3个作用:①立即控制凶猛出血,抢得时机,然后吸去胸腔积血,清楚暴露损伤部位,并快速液体复苏,对心搏骤停者此时做按压;②如有支气管断裂,阻断近断端后可避免全部潮气量逸出,即使未做健侧选择性插管,也在此时恢复了健侧肺的正常通气;③如有肺静脉破口,阻断后可防止冠状动脉气栓这一致命并发症。

2）阻断肺门的操作,应在不先吸出胸血的条件下,即在血泊中进行。因为,当肺门被胸血淹没时,即使有少量气胸,或开胸时外界空气进入胸腔,也不至于进入肺静脉;但如不先钳闭肺门,吸出胸血显露出肺门和肺静脉破口后,气体将进入肺静脉,带来上述致命危险。

3）对于心脏大血管伤,采用指压破口、侧方钳闭、阻断或气囊止血等法暂时控制,必要时进行转流;如有穿透、贯通心脏大血管的锐器存留,在出入口预置缝线,在退出锐器的同时打结。

4）经以上紧急处理后,待血流动力学状况稍改善,再按具体伤情进一步施行确定性手术。

（6）术后处理:①注意胸腔引流情况。②鼓励咳嗽,防止肺不张;对于分泌物多而不能咳出的重患者,及时行气管切开,必要时用纤维支气管镜治疗。③使用预防性抗生素,防治肺和胸腔感染。④注意避免其他部位多发伤的漏诊,同时治疗多发伤。

三、腹部创伤救命手术

腹部创伤无论平时和战时都较常见,由于在复苏、监护、器官功能支持以及处理某些特殊脏器损伤等方面的进步,腹部创伤的病死率已明显降低,但仍高达3%～15%;由于高速交通工具、高速武器的应用等,腹部创伤患者的伤情较以前更加复杂、严重,多发伤、多内脏伤发生率增加,所以腹部创伤在损伤医学中仍占重要地位。

腹部创伤常威胁生命,除了全身合并伤的因素以外,腹部创伤的预后取决于:①受伤脏器的数目。被累及的脏器愈多,死亡率就愈高。②损伤脏器种类。大血管、胰、十二指肠、肝、结直肠损伤后果严重,小肠、膀胱等则危险较小。③脏器损伤程度。④腹部创伤的诊断和治疗的及时性与有效性。

对于腹部创伤,即使是经验丰富的创伤外科或腹部外科医生,在评估和处理时常常徘徊于漏诊和阴性探查之间。一方面是基于创伤重点超声评估(focused assessment with sonography for trauma,FAST)、CT等现代影像技术对脾、肝和肾损伤进行精确评估基础上的非手术治疗逐渐增多;另一方面,因为不恰当地应用影像评估、手术探查或非手术治疗等,腹部创伤的并发症发生率和死亡率仍不令人满意。在腹部创伤诊治中,不应把焦点放在明确所有脏器的解剖学损伤上,最关键的是判断是否需要剖腹探查。由于创伤患者腹膜刺激征的不确定性和肠道损伤精确影像学评估技术的缺乏,所以遵循规范的诊治流程,是降低漏诊率和延迟诊断、减少非治疗性的剖腹探查率的关键。

（一）腹部创伤概述

1. 腹部创伤致伤机制与诊治流程　对于腹部创伤患者,应尽快稳定生命体征,优化氧合和组织灌注;积极寻找出血来源并积极控制出血是关键,血流动力学状态和致伤机制是决定诊治策略的基础。对于血流动力学不稳定者,应行FAST、腹腔穿刺或诊断性腹腔灌洗(diagnostic peritoneal lavage,DPL)以快速评估腹腔内出血情况,剖腹探查并控制出血;对于血流动力学稳定者,则应基于致伤机制、体格检查和影像学等动态评估和处理伤情。

（1）钝性伤诊治流程:钝性伤可由机动车事故、爆炸、挤压伤及高处坠落等所致,常累及肝、脾、肾及肠系膜。机动车事故伤员中常见肠穿孔或肠系膜损伤,其中25%伴有安全带勒痕,尤其是腰椎弯曲/压缩性骨折者。对于血流动力学不稳定的钝性伤,如果明确出血源自腹腔脏器损伤,则应尽快剖腹止血;对于血流动力学稳定的钝性伤,如果明确有空腔脏器、胰腺损伤,或者需要手术的其他实质性脏器损伤,可以选择性行腹腔镜或剖腹手术(图2-4-9)。

(2)穿透伤诊治流程:穿透伤包括枪弹伤及刀刺伤等,常累及小肠、肝、胃、结肠和血管结构,刺伤伤口在两侧腋前线之间时1/3未累及腹腔,2/3进入腹腔中不到1/2伴有内脏损伤。第4肋间隙及后面两侧肩胛下角连线以下,臀部及其以上区域的穿透伤,伤道通过腹腔、腹膜后区域,可能伤及腹部脏器。虽然右上腹、背部和季肋部枪弹伤或刺伤可通过动态评估(查体、增强CT等)决定,前腹壁刺伤可先探查伤道,但对于多数腹部穿透伤都应积极探查腹腔,尤其对于血流动力学不稳定者,应直接紧急剖腹探查(图2-4-10)。

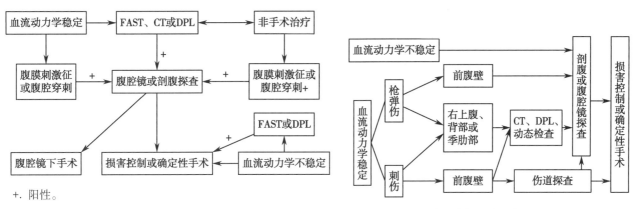

图2-4-9　腹部钝性伤诊疗流程　　　　图2-4-10　腹部穿透性损伤诊治流程

2. 腹部创伤评估技术

(1)临床表现:以腹痛最常见。对有腹部创伤病史的患者,应密切观察其变化。一般而言,胃十二指肠破裂时,溢出的消化液腐蚀性较强,引起的腹痛程度较重。小肠和结肠破裂引起的腹痛程度次之。当腹部实质性脏器破裂出血时,腹痛程度相对较轻。有实质性脏器破裂出血时,患者常有失血性休克的表现,如口渴、心慌、乏力、冷汗,体格检查多可见黏膜苍白、外周毛细血管充盈时间延长、心率增快、血压下降等。当肠系膜损伤出血以及腹膜后血肿时,也可出现失血性休克表现。合并空腔脏器破裂穿孔时,常有腹膜炎表现,查体可见腹肌紧张、压痛、反跳痛和肠鸣音减弱等。

值得注意的是,对于腹部创伤合并多发伤患者,尤其是合并颅脑损伤并昏迷的患者,以及合并脊柱脊髓损伤的患者,无法表述腹部症状,需要临床医师密切监测腹部体征。即使伤后初次查体无阳性体征,仍需密切动态观察,以防止漏诊和延迟诊断。体格检查时首先应注意有无胸腹部的安全带或轮胎压痕、腹壁挫伤、躯干脱套伤等。应注意,对于钝性伤患者,单纯依靠体格检查腹腔脏器损伤的漏诊率可达45%。相对于实质性脏器钝性伤,腹腔空腔脏器钝性伤诊断更是严峻的挑战。延迟治疗肠穿孔8h,死亡率从2%增加到9%。DPL被用于评估腹部刺伤,敏感性高,但也增加了非治疗性的剖腹探查率。

(2)影像学检查:超声由于突出的便携性和实时成像能力,被用于血流动力学不稳定等不适合行CT检查的钝性伤患者。在急诊科行FAST的重点是探查腹腔、胸腔和心包腔有无积血。若腹腔阳性则需立即行探查手术,准确率近80%。高质量的超声影像高度依赖于操作者的技巧和经验,肥胖患者因皮下脂肪厚,超声影像质量较差。

血流动力学稳定的钝性伤患者应行从头至大腿中段的CT检查,最好是增强扫描,除明确头、颈、胸部损伤外,有助于明确肠外游离气体或液体、活动性血液外渗等腹腔脏器损伤间接征象,也可直接显示腹部和盆腔实质性脏器的损伤和严重程度。但应注意CT诊断小肠损伤的假阴性率达15%~30%。有创的DPL因特异性差而逐渐被FAST和CT所取代,但DPL对腹腔积血非常敏感,对FAST阴性的血流动力学不稳定者仍然有一定价值。应注意实质性脏器和空腔脏器损伤的相关性,实质性脏器损伤仅0.3%合并小肠损伤。损伤的实质性脏器数目越多,伴有空腔脏器损伤的可能性越大。CT显示1、2和3个实质性脏器损伤,伴随空腔脏器损伤的几率分别为7.3%、15.4%和34.4%。

（二）腹部创伤救治概述

对创伤患者的初始评估从气道、呼吸和循环开始。根据患者入急诊科时的血流动力学状况和致伤机制决定紧急救治流程，伤情评估和紧急救治同时进行。对于潜在腹部损伤的患者，应该开放膈上静脉通道（如锁骨下、颈内静脉或肘窝静脉）；对于高度怀疑胸腹部同时受损的多发伤患者，须确保膈上和膈下静脉通道同时开放。给予广谱青霉素或三代头孢菌素等针对革兰氏阴性菌和厌氧菌的广谱抗生素。放置鼻胃管、口胃管及导尿管，备血，必要时启动大量输血预案。一旦确定腹腔探查，应直接快速将患者送到手术室。切记：对于血流动力学不稳定患者，首要的目标是控制出血，建立静脉通道、输液、留置尿管等操作都不能延迟或终止，尽快进入腹腔实施控制出血的操作。近20年来，除胰腺损伤外，对血流动力学稳定的肝、脾和肾等实质性脏器钝性伤倾向于非手术处理，包括动态的腹部查体和血红蛋白水平监测。

（三）腹部创伤剖腹探查术

腹腔创伤的救治应遵循"挽救生命第一，保存功能第二，微创效果第三"的原则，手术的决定是基于损伤累及的特定脏器及其严重程度，对潜在的肠道、血管和腹膜后损伤保持高度警惕，避免遗漏或延迟腹腔探查仍然是首要的任务。

1. 剖腹探查术的适应证

（1）钝性伤腹腔探查指征：①体格检查阳性发现，如伴明显腹膜刺激征，或腹部膨胀伴低血压；②影像学阳性发现，如FAST阳性的血流动力学不稳定者，游离气体，膈肌破裂，腹部CT显示腹腔内损伤需要修复等；③强阳性DPL/腹腔穿刺结果。

注意空腔脏器穿孔处理延迟将增加死亡率、脓毒症和伤口裂开发生率，而早期探查并控制污染可以显著降低并发症率和死亡率。

（2）穿透伤腹腔探查指征：①枪击伤伴腹膜穿透；②刺伤伴内脏脱出、低血压和腹膜刺激征。

80%~95%的腹部枪伤需行剖腹探查术。FAST和CT在评估腹部枪伤时作用有限，但对于伴多体腔伤口的低血压患者，影像学检查有助于确定救治策略。

2. 剖腹探查术的方法

（1）术前准备：缩短术前时间是提高救治水平的关键，应简化术前准备的程序，包括不等待化验检查结果、胃肠减压等。手术前应通知手术室提前完成有关准备：①手术间加温到27℃；②做好大量失血的救治准备，如复苏液体、血液回收机、启动特殊供血机制等；③在切开腹部之前准备好填塞纱布；④准备好两套吸引器，但在剖腹术的早期避免使用吸引器；⑤在手术控制出血前应限制性复苏；⑥若有匕首等刺入体内的物体，则应稳固地保持原位，待到手术室里在开腹后直视下取出。

（2）麻醉选择：气管内插管、静脉全身麻醉。

（3）体位：采用标准的仰卧位。

（4）消毒、铺巾：对于血流动力学不稳定的患者，应快速完成皮肤消毒，范围包括从大腿上部到颈中部（甲状软骨）、两侧到手术台。铺巾应完全暴露前胸腹壁，两侧至腋中线。对于穿透伤，应尽量暴露各伤口以便探查伤道。当合并存在头、颈和更广泛的损伤时，铺巾范围可更大。

（5）切口：常应用正中切口，可彻底探查腹腔内所有部位，能快速切开和缝合。腹部有穿透伤时，不可通过扩大伤口去探查腹腔，以免发生伤口愈合不良、裂开和内脏脱出。同时存在头、胸和腹部伤的患者，如果先进腹，可以应用胸骨劈开切口开胸；如果先进胸，在胸部出血控制、患者血流动力学稳定的情况下，应在关闭胸部伤口后再开腹；应尽可能不做胸腹联合切口，而在胸部和腹部分别做切口。

（6）术中要点：严重腹部创伤剖腹探查手术常遵循损害控制策略，初次手术是首要的关键技术，有时甚至是唯一的技术。通常包括控制出血、探查、控制污染、确定性填塞和暂时性关腹等步骤。

1）控制出血：控制活动性出血是损害控制性剖腹术的首要目标。通过正中切口或两侧肋缘下切口进腹。根据具体情况采取结扎、缝合、切除、固定、栓塞和填塞等方法控制出血。损伤血管结扎可能是唯一可选择的救命手术，损伤动脉结扎可带来缺血性损害。

如果出血量巨大，则在用手移除较大血凝块后快速填塞全部四个象限，应配备血液回收机最大限度收集和回输自体血。在填塞的同时应判断最明显损伤的部位。腹膜一旦打开，可能导致急剧和严重的低血压;如果在填塞后患者仍有严重低血压,应当着手控制主动脉血流,方法是快速在膈裂孔位置用拇、示指压迫或用手直接压向脊柱阻断主动脉。在主动脉阻断和腹内填塞双重作用下,大多数明显出血可得到暂时的控制,然后从最不可能大出血的区域开始依次移除填塞物,确定并快速处理各种损伤导致的出血。具体方法包括:①肝损伤。控制肝出血的方法包括电凝、生物蛋白胶等局部应用,清创性肝部分切除、缝扎止血和肝动脉结扎等;对于严重肝损伤,尤其伴肝后腔静脉损伤等导致的严重出血,应果断用大块无菌敷料或干净的织物填塞至创腔或创口内。②脾、肾损伤。应采用简捷的脾、肾切除术。③对于致命血管损伤,可采用快速的动、静脉缝合。复杂动脉损伤的确定性修复应当延迟,仅在确信能快速放置修复补片,且确认无肠道损伤时进行。腹主动脉、肠系膜上动脉、髂总或髂外动脉可采用旁路手术方法。④对于非动脉源性出血,包括静脉渗出或凝血紊乱引起者,首选填塞法。

2)探查:在出血控制后,或无腹腔内大出血时,应系统探查腹腔脏器。当发现肠管穿孔时,可暂时用肠钳夹住,避免更多肠内容物污染腹腔,然后继续系统探查,最后进行修补。可依次探查右上腹,左上腹,小肠及系膜,结肠及系膜,以及盆腔内各脏器。必须完成系统的探查,绝不能满足于找到一两处损伤,避免遗漏导致功亏一篑的严重后果。腹内有胃肠道内容物积聚和气体逸出者,应先探查胃肠道,然后再探查腹内各实质脏器。如见到食物残渣,先探查上胃肠道;见到粪便,先探查结直肠;见到胆汁,先探查肝外胆道及十二指肠等;胃肠道前壁穿破时,必须探查后壁。未显露的胰腺周围、肠旁、系膜上、十二指肠旁的血肿可能隐藏着严重的、有生命威胁的损伤。

3)控制污染:是损害控制性剖腹术的第二目标,但不包括胃肠道连续性的重建和修复。目的是控制消化道、泌尿道和开放伤导致的污染,通常采用夹闭、结扎、缝合、引流、修补或外置等方法。具体方法:①胃肠道损伤。对于胃及小肠损伤,为防止内容物溢出到腹腔,可缝合、结扎或钳夹破裂处,放置于腹腔外或腹腔内;对于结直肠损伤,为减少腹腔污染可行结肠外置或造口。②对于胆胰管损伤,可行外引流,或加填塞。对于胰管损伤,可放置负压封闭引流;对于胆道损伤,可造瘘引流。③泌尿道损伤。对于输尿管损伤,应插管引流;对于膀胱损伤,一般可经尿道或耻骨上造瘘;膀胱广泛损伤时可行双侧输尿管插管。

4)冲洗引流:脏器伤处理完毕后,应彻底清除腹腔内的异物、组织碎块、食物残渣和粪便等。用大量等渗盐水冲洗腹腔。污染严重的部位更要重点反复冲洗。注意勿使膈下和盆腔积存液体。下列情况应留置引流物:①肝、胆、胰、泌尿道损伤者;②十二指肠、结肠等空腔脏器修补后有可能漏者;③局部已形成脓肿者。若估计引流物很多(如肠瘘、胆瘘、胰瘘),需放置双套管或封闭负压引流。

5)暂时性腹部切口关闭:为预防腹腔间隙综合征和便于二期确定性手术,在损害控制剖腹术时常规关腹既无必要,又浪费时间,通常采用简明方法暂时关闭腹部伤口(temporary abdominal closure,TAC),目的是限制和保护腹内脏器,腹腔扩容防治腹腔间隙综合征,控制腹部分泌,保持填塞区域的压力,防止体液和体热丢失,并为最终关闭奠定基础。TAC方法多数采用负压封闭引流辅助技术,将聚乙烯醇-明胶海绵复合材料修剪成与切口相适的大小及形状,覆贴于切口创面下方,其边缘可间断缝合固定于筋膜层,聚乙烯醇-明胶海绵复合材料内的硅胶管戳孔引出,用生物透性膜粘贴封闭整个创面(其边缘超过切口皮肤3~4cm);硅胶管连接负压(−125~−60mmHg)。应尽量先用大网膜包裹肠道,再覆盖泡沫材料。如果必须行结肠或回肠造口,应注意远离伤口5cm以上,便于密封膜和造口袋粘贴。该法能显著扩大腹腔容积,降低腹腔内压,并重建腹壁屏障,降低术后护理工作量,目前应用最多。该方法约有20%无法早期完成确定性腹壁重建,需要植皮形成计划性腹疝。近来采用渐进性腹腔关闭技术,重点是防止腹壁筋膜肌层回缩,每2~3d收紧一次筋膜层,显著提高了早期腹壁确定性关闭率(图2-4-11)。其他方法包括单纯皮肤缝合法、单纯筋膜缝合法或纱布填塞法等,由于腹腔扩容不足、不能防止体热丧失、不能有效保护腹腔脏器等,逐渐被废弃。

(四)各脏器损伤手术

1. 脾脏损伤　对脾脏损伤严重者,应及时手术治疗。血流动力学稳定者可以在腔镜下完成。

(1)脾修补术:适用于脾包膜裂伤或线形脾实质裂伤。手术方法是:充分游离脾脏后,用无损伤血管钳控制脾蒂血流,用3-0细丝线缝扎活动性出血点,再缝合修补裂口。如修补后的针眼渗血,可用纱布压迫或敷以止血剂,直至出血完全停止,也可用游离大网膜或止血纱布等在缝合修补时覆盖伤口,可有助于止血。

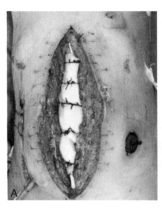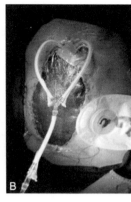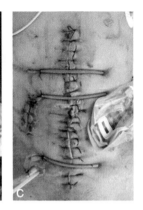

图2-4-11　渐近性关腹术应用

患者,女性,32岁。因交通事故致多发伤行损害控制性剖腹术,采用负压封闭辅助的暂时性关腹术,应用渐进性筋膜牵拉,在7天进行了5次手术,达到了腹部筋膜层确定性关闭的目的。A、B. 为第3次关腹术;C. 为术后3周拆线后。

（2）部分脾切除术:适用于单纯修补难以止血或受损的脾组织已失去活力,部分脾切除后有半数以上的脾实质能保留者。手术时先充分游离脾脏,控制脾蒂血流,切除失去活力的脾组织,创面彻底止血,然后用带蒂大网膜覆盖。

（3）全脾切除术:适用于脾脏严重破碎或脾蒂断裂而不适于修补或部分脾切除者。

2. 肝脏损伤　对Ⅲ级以上等不适宜非手术治疗或非手术治疗无效的患者,应及时手术。肝脏损伤的手术基本原则包括:①仔细而彻底地止血;②彻底清创,清除无活力的肝脏组织;③充分引流。

（1）Ⅱ级及其以下肝损伤:深度<2cm的表浅裂伤,断面常无严重出血,可在止血后采用丝线间断水平褥式缝合修补。裂伤深度≥2cm时,应充分暴露伤口断面的血管与胆管。有较大血管或胆管损伤时,应结扎或缝扎,然后间断缝合修补。创面缝合时应避免残留死腔。

（2）Ⅲ和Ⅳ级肝损伤:需行清创性肝切除术,即切除已近脱落或几乎已无血供的破碎肝组织,防止术后坏死感染,同时应充分暴露健康肝组织创面以彻底止血,并妥善处理胆管,以预防术后再出血和胆漏等并发症。

（3）Ⅴ和Ⅵ级肝脏损伤:伤后大量失血,休克程度极重,死亡率高达70%以上。此类患者在手术治疗时,若出现严重酸中毒、低体温和凝血功能障碍的"致死性三联症",应采取损害控制外科策略,即注重患者生理功能的保护和维持,而不强求一期完成确定性手术。其核心原则是:初期采用尽可能简单的办法控制出血,给予复苏和纠正凝血功能障碍;然后再二期施行确定性手术。肝脏损伤的损害控制性手术方法包括肝动脉结扎和肝周纱布填塞,术后48~72h再分次逐步抽出填塞物。

3. 小肠损伤　确诊后应立即手术。腹腔探查时,应全面探查肠管,自屈氏韧带开始自回盲部逐段检查。要特别注意检查是否有位于系膜缘的小穿孔。手术治疗方式取决于损伤的程度及范围。创缘新鲜的穿孔或线形裂口可以缝合修补。缝合时应修整伤口后横行缝合,以避免肠腔狭窄。对于肠壁缺损大、严重挫伤致肠壁活力丧失或某一肠段有多处穿孔者,宜行小肠部分切除吻合术。

4. 结直肠损伤　所有的结直肠损伤都需要手术治疗。是否行分期手术则应综合考虑损伤的等级、伤后到手术的时间间隔、粪便污染情况、合并损伤及休克情况等。采取损害控制策略时是否延迟吻合取决于患者的整体生理状况。

（1）一期缝合修补穿孔或肠切除吻合术:适用于①受伤距手术时间在6h以内;②粪便外溢少,污染腹腔较轻;③单一结直肠伤,无合并其他内脏伤或合并伤不重;④患者全身情况较好;⑤右半结肠损伤;⑥年轻患者(<50岁)。对于较游离的肠段(如横结肠、降结肠)穿孔,可采用穿孔缝合修补术。对于结肠近距离内多个穿孔或完全横断伤、大块毁损伤,可在彻底清创后行肠段切除吻合术。对于升结肠、盲肠严重毁损,可行右半结肠切除术。

（2）分期手术:适用于①受伤距手术时间超过6h;②腹腔内粪便污染严重;③合并全身多发伤或腹内多器官伤,血流动力学不稳定的患者;④患者全身情况较差,不能耐受较长时间手术;⑤年纪较大。

1）结肠损伤肠袢缝合加外置术:适用于结肠的游离部分,如横结肠、乙状结肠的多处破裂伤。予以缝合修补后,另做切口将损伤肠袢提出至腹壁外固定。术后可观察损伤肠管的愈合情况。如愈合良好,可在10d 左右放回腹腔;如愈合不良,则改为结肠造口,以后再二期还纳。

2）损伤部位近端肠造口术:在直肠损伤缝合修补后一般加乙状结肠造口术。对于降结肠或乙状结肠损伤,在损伤部位清创、缝合修补后,于横结肠造口。对于横结肠或升结肠损伤,多行回肠末端造口术。一般 3~6 个月以后再行造口还纳手术。

5. 胰腺损伤

（1）Ⅰ和Ⅱ级损伤:为最常见的胰腺损伤,部分患者可采用非手术治疗。手术治疗方法为充分清创、彻底止血和充分引流。

（2）Ⅲ级远端胰腺损伤:常行远端胰腺切除术,脾脏通常被一并切除。只有在病情稳定的情况下才考虑进行保留脾脏的远端胰腺切除术。

（3）胰腺Ⅳ级损伤:若累及胰头部主胰管,常缝合近端胰腺裂口,远端胰腺与空肠 Roux-en-Y（鲁氏 Y形）吻合。当患者生命体征稳定、合并损伤可以及时控制时,有条件者可行术中经十二指肠镜逆行胰胆管造影检查,以了解主胰管是否受到损伤。

（4）胰腺Ⅴ级损伤中,对于胰十二指肠合并损伤伴主胰管损伤,常采取修补十二指肠损伤,严密缝合近端胰腺裂口和行远端胰腺、空肠 Roux-en-Y 吻合。少数情况行胰十二指肠切除术（Whipple 手术）,指征是:①十二指肠和/或胰头遭到广泛性破坏,已失去生机;②十二指肠和胰头复杂性损伤;③合并肝胰壶腹（Vater 壶腹）损伤;④无法控制的胰头出血。

当严重的胰十二指肠合并损伤但无主胰管损伤时,可采用十二指肠憩室化手术。手术方法包括缝合修补十二指肠破口,幽门暂时缝合阻断,十二指肠造瘘,胃空肠吻合和胆总管 T 管引流。

6. 十二指肠损伤 怀疑存在十二指肠损伤时,即应手术探查。根据十二指肠损伤的程度以及是否合并胰腺损伤,选择相应手术方法。

（1）十二指肠穿孔:对于多数破裂裂口不大,边缘整齐,血运良好且无张力者,清创后直接横行缝合修补。对于大的破裂,直接双层缝合修补术后有肠狭窄、瘘的危险,常选用十二指肠裂口与空肠 Roux-en-Y 侧侧吻合、带蒂空肠浆肌瓣贴敷修补或带蒂空肠片修补术等;如破裂位于十二指肠球部或降段近侧,可行胃大部切除、胃空肠吻合和十二指肠残端造瘘术;如破裂位于第二、第三段交界处,可行十二指肠远侧关闭、十二指肠近侧断端与空肠 Roux-en-Y 吻合术;如损伤在第三、四段,可行十二指肠远侧断端切除、十二指肠近侧断端空肠吻合术。

（2）十二指肠大部断裂:可选用十二指肠对端吻合术,或十二指肠远侧端切除、近侧端与空肠吻合术。

（3）十二指肠横断:凡球部横断,可行 Billroth Ⅱ 式半胃切除、十二指肠残端造瘘术。对于其余部位损伤性横断者,应争取一期十二指肠端端吻合术。Vater 壶腹以远十二指肠横断,可行十二指肠远侧断端切除、近侧端与空肠吻合术。

（4）Vater 壶腹区域十二指肠损伤:对十二指肠在壶腹附近破裂或断裂,壶腹紧贴断裂上缘者,可先施行常规的乳头成形术,将胰胆管开口尽量上移,腾出边缘,再修复十二指肠,避免伤及乳头。对于胆总管和乳头从固定于后腹壁的十二指肠上撕脱,而胆管、胰管并未断裂者,可以修补十二指肠破口,另行乳头空肠植入、Roux-en-Y 吻合术。对于十二指肠第二段严重毁损已不可能修复但乳头尚完好者,可切除该段、保留乳头,将空肠上提,与十二指肠第一段（或胃）做端端吻合,并将乳头植入该段空肠。对于十二指肠第二段毁损,胰头脱离十二指肠但本身尚完整者,切开胆总管探查找到其下端开口,确认胰管无缺损后,将壶腹断端环绕支撑管间断缝合于周围胰头组织上,形成新的乳头;然后切除严重毁损的十二指肠,上提一段空肠,与十二指肠第一段（或胃）吻合,并在该段空肠壁做戳孔,将新乳头连同支撑管插入肠腔,周围缝合固定。

（5）伴随胰腺损伤的十二指肠损伤:十二指肠损伤修复和胰腺周围引流,适用于未累及主胰管的胰腺浅表裂伤。胰腺裂伤可采用细丝线间断缝合,胰腺血肿一般可不予处理。十二指肠憩室化手术和胰腺周围引流,适用于合并无主胰管损伤的胰腺损伤者,较胰十二指肠切除术安全。胰十二指肠切除术,适用于严重十二指肠损伤、广泛十二指肠壁坏死、十二指肠乳头部严重毁损、胰腺及胆总管完全撕脱、胰头严重多发性裂伤及十二指肠胰腺合并损伤且其中之一不能保留者等严重情况,术后死亡率在40%左右。

四、颅脑创伤救命手术

颅脑损伤是一种常见的损伤,发生率占全身各部位创伤的9%~21%,但死、残率处于第一位,而且在战争时期发生率更高。随着社会、经济水平的不断提高,高速交通工具的应用更为普及,建筑业高速发展,加之各种快速、刺激性的体育运动等不断花样翻新,使颅脑损伤的发生率呈持续上升的趋势。在过去20年中,虽然在颅脑损伤的预防和治疗方面已有了长足的进步,但颅脑损伤的发生率仍很高,很多伤员康复困难,遗留残疾,即使全力抢救得以保全生命,多数伤者痊愈后却难以融入社会,这给社会、家庭增加了严重的经济和精神负担。颅脑创伤合并其他部位伤时,伤情更加复杂,容易漏诊,处理不当会加剧颅脑创伤的程度,病死率、病残率极高。

(一) 颅脑创伤概述

1. 颅脑解剖要点　头颅与颌面部分界为发际、双侧外耳、眦耳线(眼外眦与外耳道中心连线);外耳的前侧为颜面部,耳背属头皮部。头颅包括头皮、颅骨、脑膜、脑、脑神经、脑脊液、脑室系统和脑的血液循环。

头皮血运充足,头皮撕裂可以导致严重的失血,特别是老人和小孩。颅骨分颅盖部和颅底部,颅底部同时也是颌面部的重要组成部分。

脑膜覆盖在大脑表面,包括三层:硬脑膜、蛛网膜和软脑膜。其中,硬脑膜的突起形成了大脑镰、小脑幕、小脑镰等,并将颅腔分为左右两半,各有前颅窝、中颅窝和后颅窝等腔室,分界处硬脑膜形成静脉窦(上矢状窦、直窦、横窦和乙状窦、窦汇等)、表面有供血动脉(主要为脑膜中动脉,尚有脑膜前动脉、脑膜后动脉等)。

脑组织包括大脑(额叶、顶叶、颞叶、枕叶和岛叶)、间脑(丘脑、丘脑上部、丘脑下部、丘脑底部和丘脑后部)、脑干(延髓、脑桥和中脑)、小脑(位于颅后窝内,可分为蚓部和半球部)。

脑神经有12对,部分穿行于颅底之中。脑脊液(CSF)填充在蛛网膜与软脑膜之间(蛛网膜下隙)和脑室中,起到缓冲作用,保护脑组织和脊髓。

脑室系统储存和传导脑脊液。脑的血液循环包括脑的动脉系统(颈内动脉系统、椎-基底动脉系统和基底动脉环)、脑的静脉系统(脑的浅静脉和脑的深静脉)。

2. 颅脑创伤病理生理特点

(1) 颅脑致伤机制:包括直接暴力(加速性损伤、减速性损伤和挤压性损伤)、间接暴力(挥鞭样损伤、颅颈连接处损伤)。颅脑致伤机制决定了颅脑损伤的病理改变轻重。

(2) 颅脑损伤类型:按上皮的完整性分为开放性颅脑损伤和闭合性颅脑损伤。按照损伤部位分为:①头皮损伤,包括头皮血肿、头皮裂伤、头皮撕脱伤;②颅骨骨折,包括颅盖骨折、颅底骨折;③原发性脑损伤,包括脑震荡、脑挫裂伤、弥漫性轴索损伤、原发性脑干损伤、下丘脑损伤;④继发性脑损伤,包括脑水肿、脑肿胀、硬脑膜外血肿、硬脑膜下血肿、脑内血肿、脑缺血。

(3) 颅内压增高与脑疝:颅腔是固定的不可扩张的空间,颅腔内容物对颅腔壁所产生的压力,称颅内压(intracranial pressure,ICP),正常为8~18cmH$_2$O(6~13.5mmHg)。在颅脑损伤时,由于颅内出血、水肿、脑肿胀等病理因素,内容物增多,导致ICP升高,当ICP持续超过20cmH$_2$O时,即为颅内压增高。在颅脑损伤后的早期,随着颅内血肿或水肿、肿胀的发生,可通过静脉血流及脑脊液的挤出,起到一定的压力缓冲和代偿作用,ICP可保持在正常水平;但是一旦达到脑脊液和血液缓冲的极限(临界点),ICP则会急剧上升,导致脑灌注降低或脑疝形成,从而造成严重后果。

颅内压增高达到一定程度时,可使部分脑组织在不同的颅腔腔室之间移位,从压力高的腔室,通过一些解剖上的裂隙或孔道,被挤压至压力较低的腔室,导致脑组织、血管及神经等重要结构受压,引起意识障碍、瞳孔变化、肢体活动障碍及生命体征变化等一系列严重临床症状和体征,即为脑疝。根据发生部位和所疝出组织的不同,脑疝可分为:小脑幕切迹疝(颞叶沟回疝)、枕骨大孔疝(小脑扁桃体疝)、大脑镰疝(扣带回疝)和小脑幕切迹上疝(小脑蚓疝)等。

(二) 颅脑创伤的诊断

颅脑创伤病情变化多且复杂,并且有时迅速恶化。所以,评估必须是动态的、反复的。对颅脑创伤患者的评估推荐如下流程:初次评估、二次评估、头颅CT评估、特殊情况处理。

1. 格拉斯哥昏迷评分及颅脑创伤分级 常用格拉斯哥昏迷评分(GCS)来评估颅脑创伤的严重程度和分级系统。GCS 是根据三个因素——睁眼、语言功能(精神状态)和运动功能发展起来的一种颅脑创伤标准化的评分临床量表(表 2-2-3)。GCS 总分为 15 分:轻型颅脑损伤 GCS 13~15 分,伤后昏迷时间<30min;中型颅脑损伤 GCS 9~12 分,伤后昏迷时间 30min~6h;重型颅脑损伤 GCS 3~8 分,伤后昏迷时间>6h。GCS 评分不能替代严格的体格检查,也不能像影像学一样直观地显示损伤的部位,但是可在现场了解病情的危重程度,为后续的损害控制治疗提供了准确的数据。

2. 颅脑损伤评估步骤 包括 7 步:①视诊整个头面部,明确是否有撕裂伤,脑脊液耳漏、鼻漏,骨折,伤口中是否混有脑组织;②触诊整个头面部,明确是否有骨折、撕裂伤和深部潜在的骨折;③检查所有头皮裂伤,明确是否有脑组织、凹陷性颅骨骨折、异物碎片、脑脊液漏;④检查患者神志、瞳孔大小和光反应、GCS 评分;⑤检查颈椎,触诊颈部紧张度、是否有压痛,必要时颈托固定和行颈椎 X 线或 CT 检查;⑥判断损伤的范围;⑦持续反复评估患者,关注病情恶化的临床表现。

大面积颅脑损伤诊断的临床三联症是意识下降、瞳孔不等、偏瘫。出现三种征象中的任何一种,急诊室医生和创伤外科医生都应警惕颅内出现大面积损伤的可能。

3. 头颅 CT 评估 对所有 GCS<14 分的颅脑创伤患者均应行头颅 CT 扫描,目的是发现原发性、继发性脑损伤和了解颅内压力情况。但是注意不能因为进行头颅 CT 扫描而延缓患者的评估与复苏,也不能影响患者转运至合适的医疗机构。

与全身其他损伤相比,对颅脑损伤优先进行评估和治疗需依赖于患者血流动力学的稳定。病情稳定的患者在进入手术室治疗全身其他损伤之前应该行头颅 CT 扫描,以评估潜在的任何需手术治疗的损害,如急性硬膜外或硬膜下血肿。

(三)颅脑创伤的救治

颅脑创伤患者的首要治疗重点应该是防治其继发性脑损伤,提供充分的脑氧合和足够的脑灌注压,从而改善患者的预后。充分的复苏对于减少继发性脑损伤非常重要。预防低血容量和低氧血症,积极纠正休克,寻找其原因。用乳酸林格液、生理盐水或类似的等渗溶液复苏,不要使用低渗溶液,以减少有脑部损伤患者的继发性脑损伤。

1. 急救分级 按病情严重程度可分为:紧急抢救(伤情极重、重型颅脑损伤、脑疝等),准备手术(伤情严重,颅内压增高、改变等),住院(伤情较重,复查 CT),留院观察(伤情较轻,动态评估),回家(病情轻,无阳性发现,嘱病情变化及时复诊)。

2. 初期稳定 所有创伤患者最初的处理必须遵循"ABC"复苏原则:保持呼吸道通畅,进行有效的人工呼吸,建立有效的血液循环。由于颅脑创伤是在大脑撞击时就开始的一个连续反应,在随后的数小时和数日内如果处理不当,这种反应逐渐强劲,可发生严重继发性损伤。继发性脑损伤会在初始复苏和稳定期以及在紧急处理过程中的任何一个阶段,由机体的和颅内的原因共同导致。

颅脑创伤的紧急处理措施重点在于改善脑灌注、氧供以及避免继发性损伤。识别预后不良的危险因素对指导处理和降低并发症及病死率有很大的帮助。这些因素包括呼吸异常、低血压、低氧血症或高碳酸血症、异常的运动反应、眼球运动情况、瞳孔对光反射障碍或消失、颅内血肿进行性增大、颅内压增高大于 20mmHg 及脑疝早期的临床表现等。

(1)呼吸道处理:损伤后应最先进行气道控制。对于存在气道不畅征象和症状的患者需要立即行气管插管。颅脑创伤患者会由于精神状态低迷,出现低氧血症和/或高碳酸血症的风险增高。颅脑创伤患者也会有误吸的高风险。因此,对于出现显著反应迟钝的患者应立即插管。为了方便影像学检查和治疗对生命有威胁的损伤,对于 GCS≤8 分的创伤患者,特别是颅脑创伤者,应在院前急救或急诊科实施紧急气管插管。

在使用肌松药和镇静药物之前,快速的神经系统检查对明确脑最初损伤程度及预后都很有帮助。影响中至重度颅脑损伤患者神经预后的因素包括年龄、初始 GCS 评分和瞳孔的反应。除此之外,CT 扫描显示有无血肿对决定病死率都很重要。除了 GCS 之外,其他影响预后和生存的因素在使用肌松剂和镇静药物之后也能够被记录下来。

(2)预防低血压和低氧血症:出血的控制和快速的复苏对颅脑创伤患者特别重要,因为低血压会引起继发性的脑损伤,从而显著恶化预后。继发性损伤在很大程度上是缺血和由缺血所引发的级联反应导致的结果。因此,必须迅速处理低氧血症和低血压。据报道,在事故现场低氧血症和系统性低血压发生率分别高达55%和25%。建议维持最低收缩压在90mmHg,最低$PaCO_2$(动脉血二氧化碳分压)在60mmHg。

3. 颅内压(ICP)导向的精准治疗　在重型颅脑创伤中,建议行ICP监测,以脑室探头为好(既可测ICP,又可引流CSF),并在ICP导向下进行三层管理。

(1) 第一层管理:抬高床头15°~30°,吸氧或插管辅助呼吸,镇痛镇静,脑室外引流管间断性开放。如果经过上述处理,ICP持续≥20mmHg,反复评估和复查CT,进入第二层管理。

(2) 第二层管理:间断高渗治疗(甘露醇、高渗盐等),但不得作为常规治疗长期使用,脑室外引流管间断性开放。需要进一步的神经监护,评价脑血流的自动调节功能,如果丧失自动调节功能,则应该降低脑灌注压(CPP)(不低于50mmHg)以降低ICP。重复CT和体格检查。如果ICP仍持续≥20mmHg,则进入第三层管理。

(3) 第三层管理:开颅血肿清除术及去骨瓣减压术,肌肉松弛,镇静,进行精确的容量复苏,目标体温管理。

4. 手术治疗

(1) 颅内血肿手术:若颅内血肿被确定为昏迷的原因,到急诊后应立即手术。不论初始GCS评分是多少,创伤性血肿都应尽量在神经功能恶化之前清除,以避免脑疝的发生。手术目的是充分减压。去骨瓣减压术可以有效控制颅内压,但在改善预后方面存在不确定性。对于有手术指征的颅脑创伤患者,应争取在送入医疗机构后30~60min内急诊行开颅手术。

钻孔探查是诊断和处理急性创伤性颅内血肿的重要手段,在无条件进行CT扫描时仍是颅内血肿的早期诊断和处理的重要方法。钻孔探查指征包括:①颅脑创伤后出现颅内压增高;②意识障碍加重或再昏迷;③一侧瞳孔散大;④出现一侧锥体束征阳性、生命体征改变等颅内血肿征象时。伤后出现再昏迷、继发性一侧瞳孔散大、继发性一侧肢体偏瘫为钻孔探查的绝对指征。钻孔探查部位主要为暴力着力部位、对冲部位和骨折部位。

(2) 硬膜外血肿手术:硬膜外血肿是指血液在硬脑膜和颅骨之间的聚集,颅骨骨折常常伴有硬膜外血肿。静脉窦附近的硬膜外血肿往往是巨大的,必须准备好充分的血液,做好手术中输血的准备。大多数硬膜外血肿表现为外科急症,需要尽可能快地进行手术清除血肿。硬膜外血肿的手术效果与患者手术前的临床状态密切相关。手术方式包括:①骨窗开颅硬膜外血肿清除术,适用于病情危急,已有脑疝来不及行影像学检查,直接送手术室抢救的患者,先行钻孔探查,然后扩大成骨窗清除血肿;②骨瓣开颅硬膜外血肿清除术,适用于血肿定位明确的病例;③钻孔穿刺清除硬膜外血肿,适用于特急性硬膜外血肿的紧急抢救,为血肿清除手术赢得时间,先行锥孔或钻孔排出部分液态血肿,这种应急措施已用于灾难现场急救。

(3) 急性硬膜下血肿手术:急性硬膜下血肿是指血液在硬脑膜和大脑之间的聚集,强调早期诊断、早期手术,清除血肿及碎裂、坏死的脑组织。手术方式有以下3种:①钻孔冲洗引流术。根据CT显示的血肿所在部位行钻孔引流,若是术前来不及CT定位的紧急钻孔探查,则应根据受伤机制及着力点,结合患者的临床表现作出定位,然后按顺序钻孔。②骨窗或骨瓣开颅术。适用于血肿定位明确的患者,钻孔探查发现血肿呈血凝块状难以冲洗排出者,钻孔冲洗引流过程中有鲜血不断流出者,血肿清除后脑组织迅速膨起、颅内压又再次升高者。③颞肌下减压或去骨瓣减压术。伴有严重脑挫裂伤的急性硬膜下血肿或并发脑肿胀时,虽经彻底清除血肿及毁损的脑组织之后,颅内压仍不能缓解,脑组织依然膨隆时,则需行颞肌下减压或去骨瓣减压,必要时还需切除额极或颞极行内减压,然后才能关闭颅腔。

(4) 开放性颅脑损伤手术:在初次手术时,关闭硬脑膜是主要目标之一,如能同时在关闭硬脑膜的基础上缝合头皮,则可以大大降低发生颅内感染的概率。当患者存在脑肿胀或可能出现脑肿胀时,应在去骨瓣减压和清除血肿的基础上放置引流,或联合脱水剂稳定颅内压。必要时,可采用颞筋膜或人工合成材料行硬脑膜修补术。

(5) 凹陷性颅骨骨折手术:5%~10%的凹陷性骨折伴有颅内出血。手术复位指征包括:①凹陷深度>1cm;②有脑受压症状、局灶性癫痫或有骨折片刺入脑内者;③骨折片位于重要功能区,如中央区、语言中枢等;④脑电图检查异常。整复方法包括:①在骨折区一旁钻一骨孔,然后用骨膜剥离器伸到硬膜外,将凹陷骨折片撬起;②对于闭合性凹陷粉碎骨折者,手术时先将骨折片取出,修整边缘,取出的骨片可用医用生物胶拼粘后放回原处,可省去以后的颅骨修补;③对静脉窦上的凹陷骨折处理要慎重,术前应做好充分的准备,以防撬起凹陷骨折片时造成大出血导致患者死亡,如无静脉窦受压,无脑受压及出血症状可不处理。

(6)脑挫裂伤手术:对于严重的脑挫裂伤,继发严重脑水肿和颅内压增高,经脱水降颅内压等非手术治疗无法控制者,应及时手术,清除挫碎、坏死、软化的脑组织,去除骨瓣减压,有助于控制脑水肿,挽救患者生命。

五、四肢、脊柱和骨盆创伤救命手术

骨关节、脊柱和骨盆是灾难创伤时身体最常被累及的部位,发生率可达 40%~70%,损伤较重,救治困难。长期以来主张对于骨折采取早期整体救治(early total care),即早期行手术以切实固定骨折,其优点在于早期牢固固定骨折,减少了骨牵引和石膏固定等保守疗法导致的并发症及护理方面的困难,有利于控制骨折端的出血和复苏,并有助于骨折愈合。但自 20 世纪 90 年代起,随着损害控制理念的推广,逐渐认识到对某些严重创伤的骨折进行早期固定效果不佳,可能导致多器官功能不全综合征等并发症的发生率和死亡率增加,因此对于多发伤等严重创伤需要骨折固定者采用一期外固定支架固定,在脏器功能稳定后早期才行确定性手术;紧急救命手术时间短,失血明显减少,死亡率明显降低。

(一)四肢创伤救命手术

四肢骨折是最常见的创伤。四肢骨折主要的早期并发症有休克、脂肪栓塞综合征和骨筋膜室综合征。四肢骨折需要紧急处理的情况包括合并血管损伤、骨筋膜室综合征和开放性骨折,创伤医师应掌握其基本处理原则,尤其是需要紧急处理情况的评估与监测。

1. 四肢创伤概述

(1)四肢创伤分类

1)根据皮肤的完整性:可分为开放性损伤和闭合性损伤。闭合性骨折指骨折处皮肤及筋膜或骨膜完整,骨折端不与外界相通。开放性骨折指骨折处皮肤及筋膜或骨膜破裂,骨折端与外界相通。根据软组织损伤的程度将开放性骨折分为(Gustilo-Anderson 分型)①Ⅰ型:伤口不超过 1cm,伤缘清洁。②Ⅱ型:伤口长度 1~10cm,无广泛软组织损伤或皮肤撕脱。③Ⅲa 型:伤口长度超过 10cm,但骨折处仍有充分的软组织覆盖;Ⅲb 型:伤口长度超过 10cm,软组织广泛缺损,伴有骨膜剥离骨外露;Ⅲc 型:伤口长度超过 10cm,合并血管神经损伤。

2)骨折分类:根据骨折程度和形态可分为:①不完全骨折,指骨的完整性和连续性部分中断,按其形态又可分为裂缝骨折和青枝骨折。裂缝骨折是指骨质出现裂隙,无移位,多见于颅骨、肩胛骨等。青枝骨折多见于儿童和青少年。②完全骨折,根据骨折形态,可分为横形骨折、斜形骨折、螺旋形骨折、粉碎性骨折、压缩性骨折、嵌插骨折和骨骺损伤等。

根据骨折端稳定性可分为:①稳定性骨折,指在生理外力作用下,断端不易发生移位的骨折,包括裂缝骨折、青枝骨折、横形骨折、嵌插骨折、压缩性骨折等;②不稳定性骨折指在生理外力作用下,断端易于发生移位的骨折,包括斜形骨折、螺旋形骨折、粉碎性骨折等。

(2)四肢创伤后早期并发症

1)休克:血管等软组织损伤、骨折出血或合并其他重要脏器损伤出血,均可导致患者出现休克。

2)脂肪栓塞综合征:骨折后各种原因导致产生脂肪滴和脂肪微球,形成栓子,引起肺、脑脂肪栓塞。临床上可出现胸痛、呼吸困难、发绀等症状,血气分析可见动脉血氧分压降低,胸片可见肺实变影。脑脂肪栓塞时患者可出现神志变化、昏迷、烦躁等。

3)重要脏器损伤:骨盆骨折时可合并膀胱、尿道和直肠损伤。患者可出现下腹部疼痛、血尿、直肠出血等表现。

4)骨周围组织损伤:包括重要血管损伤和周围神经损伤。常见的有肱骨骨折引起的肱动脉损伤,股骨骨折引起的股动脉损伤,膝关节脱位引起的腘动脉损伤,以及胫骨骨折引起的胫前动脉或胫后动脉损伤。周围神经损伤中,最常见的有桡神经、腓总神经、坐骨神经损伤等。

5)骨筋膜室综合征(osteofascial compartment syndrome):骨、骨间膜、肌间隔和深筋膜组成骨筋膜室,骨

折时血肿和组织水肿等使得骨筋膜室内容物体积增加,或存在包扎过紧和局部压迫时,可进一步导致骨筋膜室内压力增高。当压力达到一定程度时,可导致供应肌肉血供的小动脉关闭,引起肌肉缺血,进一步加重水肿,形成"缺血—水肿—缺血"的恶性循环。根据缺血程度不同可分为:①濒临缺血性肌挛缩;②缺血性肌挛缩;③坏疽。骨筋膜室综合征多发生于有两根长管骨的肢体(小腿和前臂),大腿、上臂和足也时有发生。

骨筋膜室综合征可根据以下四个体征确定诊断:①患肢感觉异常;②被动牵拉受累肌肉出现疼痛(肌肉被动牵拉试验阳性);③肌肉在主动屈曲时出现疼痛;④筋膜室,即肌腹处有压痛。

骨筋膜室综合征肌肉缺血坏死时,常并发肌红蛋白尿;同时大量毒素进入血液循环,可致休克、心律不齐和急性肾衰竭。治疗时应予以充分复苏,足量补液促进排尿,保护肾功能。如果筋膜室压力>30mmHg,应及时行筋膜室切开减压手术。切开减压后应注意密切监测肾功能,及时处理可能存在的肾功能障碍。

2. 四肢创伤的临床表现和影像学检查　首先了解患者呼吸道是否通畅,以及呼吸、循环情况和神经系统功能,同时注意保温。对有四肢创伤骨折的患者,若存在休克状态,应尽量减少搬动,有条件时应立即输液、输血。待患者全身情况相对稳定后,再对患者做全身详细体检,选择合适的影像学检查以明确诊断。

(1)全身表现

1)休克:股骨骨折出血量可达2 000ml。开放性骨折若处理不及时,亦可引起大量出血甚至死亡。

2)发热:出血量较大的骨折,如股骨骨折,在血肿吸收时可出现低热,但一般不超过38℃。开放性骨折合并感染时可出现高热。

(2)局部表现

1)一般表现:局部疼痛、肿胀和功能障碍,活动时疼痛加剧。肿胀严重者甚至可引起骨筋膜室综合征等严重并发症。

2)骨折专有体征:包括畸形、异常活动、骨擦音或骨擦感。出现这些表现之一,即可诊断骨折。但要注意,检查异常活动、骨擦音或骨擦感时,不要反复检查,以免加重损伤。不完全骨折或嵌插骨折者,可能不会出现上述三个体征,应通过X线和/或CT等影像学检查确诊。

(3)骨折影像学检查

1)X线平片:凡疑为骨折者应常规进行X线平片检查,可以显示临床上难以发现的不完全性骨折、深部的骨折、关节内骨折和小的撕脱性骨折等。即使临床上已表现为明显骨折者,X线平片检查也是必要的,有助于明确骨折类型、移位情况等。有些轻微的裂缝骨折,急诊拍片未见明显骨折线,如临床症状较明显者,应于伤后2周拍片复查,此时,骨折断端的吸收常可出现骨折线,如腕舟状骨骨折。

2)CT检查:CT分辨率高、无重叠和可进行图像后处理,弥补了传统X线检查的不足,对骨折的诊断率比常规X线检查更高。同时三维CT成像能显示关节周围骨折以及脊柱骨折的三维图像,对于诊断以及辅助手术决策更有价值。

3. 四肢创伤急救　在灾难现场,对于四肢创伤的主要急救措施包括:①包扎伤口和止血。对于开放性骨折伤口出血,绝大多数可用加压包扎止血,加压包扎不能止血时可采用止血带止血。②固定是骨折急救的重要措施,凡疑有骨折者,均应按骨折处理。③患者经初步处理,妥善固定后,尽快地转运至附近的医疗单位进行治疗。

(1)灾难现场截肢术:灾难环境救援现场经常面临着需行现场截肢保命的决定。截肢术指将已丧失生存迹象、危害患者生命或没有生理功能的肢体截除的外科手段。由各种原因导致伤者肢体受压,无法救出,必须在现场进行截肢的手术称为现场截肢术,包括车载医院等同类级别医疗救助站前的截肢处理。转入后方车载医院、方舱医院或同级别的医疗救援机构再行截肢的称为紧急截肢。截肢将导致伤者终身残疾,但毒素一旦吸收入血再行截肢,则无法避免挤压综合征的发生或致死,因此截肢应慎重而果断。除非危及患者生命,截肢应作为最后选择,现场截肢适应证包括:①全身中毒症状严重,经挤压肢体切开减张等处理,不见症状缓解,并危及生命者;②伤肢并发特异性感染,如气性坏疽等;③患肢无血运或严重血运障碍,难以保留或估计保留后无功能者;④肢体被挤压,无法短时间救出,加之环境不稳定,余震不断,随时可能发生较大规模的建筑物坍塌。

现场截肢手术方法:①推荐使用止血带,尽量不采用卡式止血带,最好是便携式气压止血带,为确保止血可靠,要求上肢需达到30kPa,下肢需达到40kPa;②可采用开放性截肢,不予缝合残端皮肤,二期行截肢修正术或修复成形术,闭合伤口;③手术注意尽量保留长度,不做皮瓣,于健康皮肤进行环形切断,任其回缩;④在皮肤回缩后的平面,用锐刀均匀切断肌肉;⑤肌肉回缩后平面切开骨膜,同平面锯断骨骼;⑥高于断面1cm处结扎或缝扎,切断主要血管,切断主要神经;⑦用凡士林及无菌纱布覆盖,弹力绷带包扎固定。

（2）四肢血管损伤救治:四肢主要动脉损伤约占全部伤员的1%~3%。四肢血管损常与四肢骨折和神经损伤同时发生,经常是动、静脉同时损伤,动脉损伤多于静脉损伤。四肢血管损伤常易导致致命的大出血和肢体缺血、坏疽或功能障碍。由于肢体组织对缺血的耐受有严格的时限,若缺血时间过长,将会引起肌肉、神经等组织的不可逆损伤,严重影响肢体功能,甚至导致肢体坏死和截肢。急救时可采用加压包扎法、指压法、止血带止血法、钳夹止血法、填塞法及结扎法等止血。对血管损伤诊断明确者应立即行手术治疗;对诊断有怀疑或难以肯定的血管损伤者,可行有限时间的动态观察,必要时也应早期探查,以明确诊断,采用确切有效的治疗方法。应该修复所有大的或主要的血管,对血管损伤后的动静脉瘘或假性动脉瘤应予以切除。对血管损伤肢体的筋膜间室内压力应有正确的估计,早期给予筋膜或/和肌膜切开减压。血管修复时应注意:①血管不宜在张力下吻合,否则影响血流,容易形成血栓;②修复的血管尽量避免贴近骨质,要有一个良好的软组织基床和有良好的肌肉覆盖;③血管修复应避免内在和外在的压迫。

（3）开放性骨折救治:对于开放性骨折,应及时清创,处理创口,尽可能地防止感染,力争将开放性骨折转化为闭合性骨折。清创越早,感染机会越少,治疗效果越好。一般认为在伤后6~8h内清创,创口绝大多数能一期愈合,应尽可能争取在此段时间内进行手术。清创没有截止时间,但清创越晚,感染机会越大。开放性骨折的清创术包括清创、骨折固定与软组织修复、伤口闭合,要求比处理单纯软组织损伤更为严格。一旦发生感染,将导致化脓性骨髓炎。清创后,应在直视下将骨折复位,并根据骨折的类型选择适当的内固定方法将骨折固定。一般而言,严重的开放性骨折清创时间超过伤后6h者,不宜应用内固定,而应选用外固定器固定。

（4）骨筋膜室综合征处置:如果筋膜室压力>30mmHg或灌注压小于30mmHg,应及时行筋膜室切开减压手术。缺血时间6h以内的神经肌肉缺血具有可逆性,缺血时间超过6h将出现不可逆的神经肌肉缺血。切开减压后应注意密切监测肾功能,及时处理可能存在的肾功能障碍。

上臂的两个骨筋膜室均可通过自三角肌附着点至肱骨外侧髁的单一侧方皮肤切口切开。前臂骨筋膜减压则常用双切口(背侧和掌侧)对三个间室进行减压(图2-4-12)。小腿标准的四室筋膜切开术通过两个切口实现。外侧切口位于胫骨嵴和腓骨之间,减压前和外侧间室,纵向切开间室全长直到肌肉变软,腓浅神经从外侧肌间隔后方向前穿过肌间隔,应小心保护。然后在胫骨后方2cm做后内侧切口,显露后侧浅间室,牵开比目鱼肌可探查深间室(图2-4-13)。

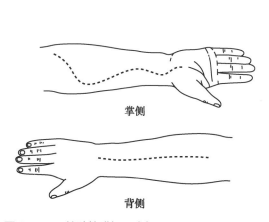

图2-4-12　前臂筋膜切开术切口
前臂掌侧曲线切口起自肘窝延伸到掌部,用以减压前臂深、浅筋膜室;背侧切口用以减压背侧肌间隔。

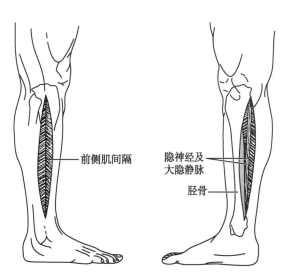

图2-4-13　小腿筋膜切开术切口
前方直切口位于胫腓骨之间,后内侧切口距胫骨后方2cm。

切口过短将导致减压不彻底。筋膜切开皮肤切口应该处于开放状态。筋膜室减压后,通过电刺激或者钳夹的方式判断肌肉活性,去除坏死肌肉并彻底止血。

（二）脊柱脊髓创伤救命手术

脊柱脊髓损伤(spinal cord injury,SCI)多数来自高能量损伤,多见于青壮年,常常合并其他部位损伤;而低能量 SCI 则多见于老年人,常继发于颈椎管狭窄或椎间盘突出。脊髓损伤是脊柱损伤最严重的并发症,往往导致损伤节段以下肢体严重功能障碍,后果极为严重,应注意避免漏诊。脊髓损伤的神经评估包括运动评估、感觉检查、反射与脊休克及损伤分级。合并神经损伤的脊柱脊髓损伤,在全身情况许可时,应尽早手术减压和固定,最大限度地促进神经功能恢复。

1. 脊柱脊髓创伤概述　交通事故、坠落等造成脊柱脱位、骨折等,导致脊髓或马尾神经受压、水肿、出血、挫伤或断裂,是中枢神经系统的一种严重创伤。脊柱骨折中 14% 合并脊髓损伤,绝大多数为单节段伤,常引起残疾和死亡,高位完全截瘫者死亡率高达 49.0%~68.8%。因此,准确的早期评估对预防永久性神经功能损伤的发生尤为重要。

（1）正确搬运:患者在早期救治搬运过程中极易造成脊髓二次损伤,据统计约有 25% 的患者因现场不良的制动及处理导致脊髓损伤加重。不完全 SCI 伤员因急救处理不当而成为完全 SCI,失去脊髓功能恢复的可能;完全 SCI 患者可因急救处理不当造成 SCI 平面升高。对于颈髓损伤患者来说,每上升一个颈髓节段意味着患者康复目标的明显降低和残疾程度的明显加重,造成的后果可能是外科手术或康复训练所难以弥补的。因此,SCI 的早期预防与急救搬运比治疗更重要。

一旦疑似脊柱损伤,在接受最终评估前需要对脊柱进行保护。对脊柱损伤而出现颈椎不稳定的患者而言,最常见的保护措施是颈部的固定矫形费城颈圈(Philadelphia collar)等,并在颈部双侧放置沙袋,前额用一绷带固定。而对于胸腰椎骨折,则采用滚动式或平台搬运方法,必要时将躯干捆绑于担架上以利搬运。对于存在明显脊柱畸形的患者,必须注意其可能存在原发性脊柱畸形,不能将存在原发性后凸畸形的脊柱损伤患者重新强行固定于功能位,维持患者自身的保护位置可能是更好的选择。对于儿童脊柱损害患者,必须注意到其头部相对躯干较大,将头部置于水平位时可能颈部屈曲,对颈髓可能造成二次伤害。必须注意到颈部围领可影响脑脊液回流、升高颅内压,也可能影响吞咽,从而影响呼吸,尤其是老年患者。过长地将患者置于硬质担架上可能导致压疮。

（2）急诊复苏:仍然遵循"ABC"原则,同时需要考虑到脊柱脊髓损伤的特殊性。

在稳定颈椎的同时,必须保持气道的通畅,如果需要行气管插管,需要考虑到插管可能导致脊髓功能恶化。维持颈椎在中立位置,经口或鼻插管被证明是安全的体位,通常不会导致脊髓损害加重;不提倡在人工牵引位置下插管,尤其是颅枕交界处损伤更不适宜这种方法。

C_3 以上的脊髓损伤者通常在受伤现场即发生呼吸停止,需要急诊现场插管和通气;而 C_3 以下的损伤,因为肋间肌及膈肌功能减弱,可能存在迟发性通气障碍,必须预测到这种可能性,并进行呼吸功能监测,如血气分析、肺活量测定或血氧饱和度监测。

脊髓损害后出现血压过低,首先应考虑到出血性合并症,如安全带损伤引起的胸腰椎屈曲牵张性损伤常合并腹部闭合性损伤,甚至腹部大血管损伤。胸椎骨折多合并肋骨骨折及胸腔出血。约 20% 的颈髓损害患者发生神经源性休克;而 T_4 以上的脊髓损伤均可能发生神经源性休克,其发生原因可能是因为交感神经失去对心脏及周围血管支配,典型的表现是心动过缓、血压过低,从而与典型的失血性休克不同。为避免脊髓发生二次缺血性损害,低血压状态必须尽快纠正,动脉血压及中心静脉压的监测有利于指导液体复苏:如果补足液体后仍血压过低,则可使用血管升压类血管活性药物,如多巴胺和去甲肾上腺素;如因心动过缓导致心排血量不足,则可应用阿托品提高心率以提高心排血量;若阿托品疗效不佳,可能需要用临时起搏器控制心律。

2. 脊柱脊髓创伤的检查与影像学评估

（1）局部检查:最初的复苏之后,可以进行脊柱的详细检查,棘突部位的肿胀、畸形及压痛是脊柱损害的标志;而对于昏迷或高位截瘫的患者,可能需要行影像检查以排除非邻近的脊柱脊髓损伤。对于存在轴向负荷机制引起的损伤,如跟骨骨折、累及胫距关节面的胫骨远端骨折、胫骨平台骨折等,常常预示可能存在胸腰段的损伤。

（2）脊髓损伤的神经学评估：详细的神经学检查是评估脊髓功能的关键，对于多发伤、醉酒、镇静或麻醉状态、昏迷患者或插管的患者，不可能进行神经功能检查。对完全清醒的患者才能进行脊髓神经功能检查，其检查应依据美国脊髓损伤学会（American Spinal Injury Association，ASIA）的规范进行。

1）运动评估：内容包括五组上肢及下肢肌力评级：C_5——屈肘、C_6——伸腕、C_7——伸肘、C_8——屈指、T_1——手指外展，L_2——屈髋，L_3——伸膝，L_4——踝背屈，L_5——伸趾，S_1——踝跖屈，分别评为 0~5 级记录。另一个至关重要的运动检查是通过直肠指检查看肛门括约肌是否有自主收缩，记录为"存在"或"消失"。

2）感觉检查：包括 28 个皮节的轻触觉及针刺觉（骶 4、5 作为单独的皮觉另外检查），感觉评分为正常、减弱和消失，分别记录为 2、1 和 0 分。通过直肠指检评价低位骶段的功能是否存在，触诊的位置位于肛门皮肤与黏膜交界处。最容易被误解的皮节节段是 C_4，其皮节如同披肩一样分布于肩部及乳头上缘，易被错误地理解为 T_4 节段。

3）反射与脊髓休克：脊髓损伤患者在早期通常不存在深反射异常，而表现为肢体的软弱无力；后期由于上运动神经元的损害，出现类似于锥体束征的反射异常，如 Babinski（巴宾斯基）征阳性、腱反射活跃、肌张力升高等表现。脊髓休克仍是一个有争议的概念。不同于神经源性休克，脊髓休克表现为损伤平面以下肌力、运动及反射完全丧失；在脊髓休克阶段，不能以此时的检查为依据做出完全性脊髓损伤的诊断，通常球海绵体反射的恢复标志着脊髓休克的结束，多在伤后 24~48h 出现，部分患者可能需要数周才能恢复。

4）脊髓损伤的 AIS 分级：AIS 分级（ASIA impairment scale）是评价脊髓功能的最主要依据。A 级：损伤平面以下运动感觉丧失且低位骶段脊髓的运动及感觉功能均丧失，代表原发性完全性脊髓损伤；B 级：低位骶段脊髓感觉存在，运动丧失，即肛周触觉存在，肛门自主收缩丧失；C 级：损伤平面以下运动存在，主要肌肉肌力低于 2 级；D 级：损伤平面以下肌力 3 级以上；E 级：正常。AIS 分级强调 S_4 和 S_5 节段的功能，只要存在肛周感觉和肛门括约肌收缩，均认为是不完全脊髓损伤。

在感觉平面的确定中，只有针刺和触觉均正常的节段才认为是正常节段，其以远则为损伤平面。因为肌肉可能为多节段神经支配，只有三级以上的肌力才认为是正常节段，如某四肢瘫患者存在 5 级的肱二头肌肌力和伸腕肌肌力（C_5 和 C_6），3 级的肱三头肌肌力（C_7），2 级指屈肌肌力（C_8）和 1 级拇指外展肌力（T_1），那么认为损伤平面位于颈 7 水平，表明 C_7 水平脊髓运动支配正常，但肱三头肌失去了 C_8 支配，从而肌力降为 3 级。

（3）脊柱脊髓创伤影像学检查：应常规进行 X 线检查，用于骨折部位及类型的初步评估。常规行 CT 检查和/或三维重建，在观察上述指标的同时，观察椎间隙、棘突间距、椎体间、关节突间相对关系的变化；观察骨折在矢状面、水平面的粉碎程度，观察并测量椎管侵及情况；对于高能量导致的多发伤患者，及全身情况不稳定的患者，推荐应用多排螺旋 CT 快速扫描，以迅速明确诊断（尤其是头、胸、腹、盆腔损伤的排除），减少诊断时间。当存在神经功能障碍时，应常规行 MRI（磁共振成像）检查，观察脊髓、圆锥及马尾神经的状态；当 X 线及 CT 检查怀疑有椎间盘及后方韧带复合体损伤时，应行 MRI 检查。

3. 脊柱脊髓创伤紧急手术　在确定性固定之前，稳定颈椎的方式多为颈托或支具。对无神经功能损害的患者，无论颈部序列如何，通常在手术之前不需要进行牵引。如果考虑为颈椎序列异常引起的脊髓压迫，在排除禁忌证（如牵张型损伤和颈枕部损伤）后可考虑行牵引治疗。对于颈枕部损伤者，应尽早予头环背心（halo 支架）固定。把胸腰椎骨折者置于硬板床上，并注意轴线翻身，即可取得初步的稳定。

对于脊髓损伤患者，应尽可能于 24h 内行开放或闭合减压治疗。减压越早，疗效相对越好。手术的目的是固定脊柱骨折、滑脱复位，以恢复脊柱的稳定性，骨性减压以恢复椎管的容积；进行髓内、外减压，解除对脊髓的压迫，减少脊髓的二次损伤，保留脊髓的残存神经功能。手术方式根据脊柱骨折、滑脱的节段及脊髓受压的部位不同，采用后路、前路或前后联合入路行钉棒、侧块螺钉棒、钢板等复位和内固定。

（三）骨盆创伤救命手术

骨盆骨折占所有骨折的 3%，且常见于多发伤患者，其中 13% 伴有大出血。骨盆骨折被称为"杀手骨折"，是交通伤等灾难中死亡率仅次于头伤和胸伤的创伤类型。

1. **骨盆创伤概述** 骨盆环由骶骨及两侧髋骨组成,依靠骶髂后、骶髂前、骶棘、骶结节和髂腰等韧带连接维持稳定性。正常人两耻骨之间距离约4~5mm,无上下错位现象。耻骨联合间距>1cm提示明显骨盆损伤,>2.5cm常伴随后环韧带断裂,>3cm时则盆腔容积增加1倍。骨盆骨折者常因大出血发生失血性休克;大出血一般指24h内丢失一个自身血容量,或3h内丢失50%的自身血容量,或成人出血速度达到150ml/min,或出血速度达到1.5ml/(kg·min)超过20min。骨盆骨折的失血量、创伤严重度、伴随的腹腔内脏器损伤、骨盆动脉损伤和死亡率均与不稳定骨折相关。不稳定性骨盆骨折患者有50%~69%输血>4U,6%~18%伴动脉损伤,死亡率达23%,均显著高于稳定性骨盆骨折(分别为15%~26%,0~2%,10%)。根据致伤机制将骨盆骨折分为以下3型及其混合型(Young-Burgess分型):①前后挤压型,为开书样骨折,占15%~20%,常由车撞行人等交通事故及坠落伤所致,伴耻骨联合分离,骶髂后韧带撕裂,骨盆容积增大,常见大出血;②侧方挤压型,为关书样骨折,占60%~70%,常见于交通伤,伴半骨盆内旋,骨盆容积缩小,大出血少见;③纵向剪切型,占5%~15%,常见于3.6m以上坠落伤,骨盆严重不稳定,容积增大,常见大出血。

骨盆骨折的出血来源包括骨折断面、损伤的盆腔肌肉组织、损伤静脉(盆腔静脉面积较动脉大10~15倍)和中、小动脉。骨盆骨折者有60%~100%伴随静脉损伤;10%~15%伴随臀上、骶外侧、闭孔或阴部动脉损伤,动脉出血更常见于休克患者。骨盆腹膜外间隙需2~4L血液填充后,才能压迫静脉以减缓或终止出血。若是不稳定性骨折,则需在骨盆环稳定时才能发挥填塞效应。但临床情况远较上述情况复杂,骨折的稳定与否与血流动力学的稳定与否并不总是保持一致。有研究表明稳定性骨盆骨折者有7%~15.9%伴出血。也有报道称50%的伴动脉大出血者仅为轻微的无移位骨折。故一定要高度重视骨盆骨折患者的血流动力学变化,充分考虑到伴随出血的可能性,对于稳定的患者(尤其青壮年)要警惕短时间内发生失代偿的可能,应密切观察,积极处理。

2. **骨盆创伤伤情评估技术** 首先是根据致伤机制判断是否有骨盆骨折的可能性,在交通事故、高处坠落伤等高能量损伤时应考虑此种可能。对于严重创伤后伴血流动力学不稳定的患者,在建立静脉通道进行损害控制性复苏、寻找休克原因的同时,应视为存在不稳定性骨盆骨折,立即用骨盆带或床单包裹骨盆(如同怀疑颈椎骨折,给予颈托保护颈椎一样)。对于复苏后暂时反应后又恶化的患者,应考虑可能是低估了失血量或存在持续失血。

(1) 体格检查。应注意提示骨盆骨折可能性的以下表现:①盆腔区域瘀斑,会阴或阴囊血肿,尿道口血迹;②双下肢不等长或旋转臀部不对称;③直肠指诊前列腺漂移,扪及骨折,指套带血;④阴道检查扪及骨折,宫颈上移,有出血。如果致伤机制或查体提示骨盆骨折可能,则应行骨盆前后位平片明确,而不是进行骨盆挤压分离试验。如果致伤机制和查体提示骨盆骨折可能性小,则用手轻触髂前上棘处,前-后方、侧方-中线轻压确定有无压痛及判断骨盆稳定性,或轻推、拉下肢确定轴向稳定性。怀疑骨盆骨折查体时,首要的原则是避免过度的、重复的骨盆检查,须知每次骨折的移位都可能增加800~1000ml的失血量。

(2) 骨盆X线片。可显示骨折类型,解读骨盆X线片要注意双侧耻骨上、下支、髋臼、股骨头和颈是否完整;双侧髂骨和骶髂关节、骶孔是否对称,是否合并L_5横突骨折。应特别注意常伴随大量失血的影像,如耻骨联合分离程度、骨盆环移位程度等。骨盆一处损伤不影响稳定性,骨折位移意味着至少存在两个断裂位点。但骨盆X线片不能单独预测死亡、出血或造影的必要,孤立的髋臼和骨盆环骨折一样,可能需要血管造影。

(3) 腹腔穿刺与诊断性腹腔灌洗。为除外腹腔内脏器损伤,推荐行脐上诊断性腹腔穿刺,以避免脐下穿刺抽出腹膜前血液而误诊为腹腔内出血。诊断性腹腔灌洗现多为创伤腹部超声重点评估(FAST)所替代。

(4) FAST:通常用于血流动力学不稳定者,由临床医师操作,重点评估腹腔内肝肾隐窝(Morison隐窝)、左上腹和盆底是否存在游离液体,发现250ml以上为阳性,但其不能确定来源和脏器损伤程度,主观性较大,受肠道或皮下积气、检查者的技术和经验等影响,故不宜单独作为选择手术与否的依据。

(5) CT:对血流动力学稳定者,应进一步行CT以确定损伤严重度。CT是血流动力学稳定者的首选方法,可明确骨盆骨折、伴随血肿和腹腔内脏器损伤等,增强扫描见造影剂外溢或血肿较大,提示动脉损伤可能性大,需要动脉造影。

(6) 腹腔探查:16%~55%的骨盆骨折患者可能合并腹腔内脏器损伤,有腹腔探查指征。腹腔镜探查适用于血流动力学稳定、无颅脑损伤者;对血流动力学不稳定及 FAST 阳性者,需剖腹探查;但对血流动力学不稳定的骨盆骨折大出血患者,行剖腹探查发生致死性出血的风险较高。

3. 骨盆骨折紧急救治技术　怀疑或明确骨盆骨折伴出血时,除避免过度的、重复的骨盆检查,保持小腿内旋固定外,也可在两侧臀部外以沙袋固定,或骨盆带、床单包裹,尽快将患者转运到能提供确定性救治的医院。

(1) 损害控制性复苏:对任何创伤后失血性休克的患者,在排除外出血后,均应建立静脉通道,怀疑骨盆骨折时忌用下肢静脉。开放性骨盆骨折应紧急闭合(以敷料填塞或手压迫等)伤口,恢复骨盆填塞效应。积极实施损害控制性复苏,包括用晶体液、胶体液、血液制品输注恢复血容量、携氧功能和纠正凝血功能,防治低体温,尽快到达复苏终点。结合骨盆包裹,损害控制性复苏可以有效逆转 2/3 的骨盆骨折伴出血患者,尤其是骨折断端、软组织和静脉源性出血。

(2) 骨盆固定技术:对于骨盆环稳定性受破坏的骨盆骨折,尽快稳定骨盆,减少骨折移位,并缩小盆腔容积,有利于减少搬动和翻身导致的出血。2000 年以后逐渐得到普及的床单捆绑及骨盆带加压包裹等无创技术可有效控制盆腔容积,减少"开书样"损伤导致的骨盆容积增大,适用于院前及院内早期急救,是控制盆腔静脉和松质骨断端出血的治疗性措施;如果应用后血流动力学仍然持续不稳定,则提示动脉损伤可能性大,故也有一定的诊断作用。需要注意的是,由于在院前及院内早期阶段无法准确判断患者骨盆骨折的类型及稳定性,故对于低血压的高能量损伤患者,一旦怀疑骨盆骨折,应直接应用骨盆带,直至影像学除外不稳定性骨折,或对于不稳定性骨折患者,采取外固定支架或 C 形钳固定。在使用骨盆固定带时,还可同时辅以膝关节捆绑及踝关节内旋捆绑,以帮助减小骨盆骨折在水平方向的移位。由于床单捆绑的加压效果有限,在搬动时亦容易松动,固定效果不确切,所以除非在困难条件下,专业救援人员应尽量使用标准的骨盆固定带进行固定,原则上使用时间不宜超过 36h。对于孕妇、老年人应慎重使用。应尽早把使用骨盆带者移离脊柱固定板,避免压疮。

外固定支架和 C 形钳稳定骨盆环是控制骨盆骨折出血的标准方法,可有效降低死亡率,分别有效固定骨盆前、后环。骨盆外支架和 C 形钳技术虽然对骨盆的固定效果更为确切,但需要一定的创伤骨科技术和设备,与骨盆带等相比较,属有创操作,耗时更多,故在院前和院内早期阶段应用较少。粉碎性骶骨骨折、髂骨翼骨折等骨盆环毁损者,禁用 C 形钳。

在通过以上技术稳定骨盆环后如仍存在血流动力学不稳定,则推荐采用或联合应用腹膜外填塞、血管造影栓塞、早期手术等技术控制出血。

(3) 腹膜外骨盆填塞:骨盆填塞是对盆腔内部直接加压,联合外支架固定骨盆环,可加强容积压迫效应达到止血目的,而不必等待出血自身填塞,避免造成过多输血和浪费时间。对静脉源性出血的止血效果优于动脉源性,不需特殊设备,创伤外科、急诊外科医师都能掌握,可单纯填塞或作为剖腹手术的组成,简单易行。腹膜外填塞也有可能在手术时破坏腹膜后血肿,增加内固定手术的感染风险,所以多作为外支架或/和栓塞之后的补救措施。一般经过下腹正中 8cm 做纵形切口,分别于一侧骶髂关节下方、骨盆窝中部和耻骨后窝填塞三块纱布,然后再填塞另外一侧。骨盆填塞术后需要再次评估患者的血流动力学状态,并在 24~48h 内去除或更换纱布,填塞时不必清除血凝块。腹膜外填塞应结合其他骨盆稳定技术,特别是对使用 C 形钳的血流动力学不稳定者应用有效。

(4) 动脉造影及栓塞:适用于积极复苏和骨盆固定后血流动力学仍不稳定者,是控制动脉源性出血的标准方法,可栓塞臀上动脉、阴部动脉或髂内动脉等。10%~15% 的骨盆骨折者需要动脉造影,63%~66% 的患者栓塞有效。美国东部创伤外科学会推荐的适应证包括:①不论血流动力学状况,CT 发现造影剂外溢,或开书样、垂直剪切等严重不稳定性骨盆骨折的 60 岁以上患者;②血流动力学不稳定骨盆骨折,或排除非骨盆来源后有进行性出血者,及骨盆骨折造影后无论是否栓塞,排除非骨盆来源后仍然进行性出血者。由于血管痉挛、不稳定血凝块、低血压、凝血功能改变、骨折移位等可导致间歇性出血,对血流动力学不稳定的骨盆骨折者推荐非选择性栓塞。造影栓塞应在短时间内完成,最好能在急诊科完成,甚至有人提出应在腹腔积血患者的剖腹探查术前完成。但动脉栓塞对静脉源性出血和松质骨出血效果不佳,部分动脉出血需反复栓塞。一般认为双侧栓塞很少有严重并发症,不影响性功能,臀肌坏死可能与直接损伤和长期制动相关。

（5）复苏性主动脉球囊阻断(resuscitative endovascular balloon occlusion of the aorta,REBOA)：对于骨盆骨折伴严重血流动力学不稳定,对复苏无反应等极端情况,REBOA 可以起到类似主动脉钳夹的效果,建议用于血流动力学不稳定,或对直接输注血液制品无反应者,为其他合适的止血措施赢得时间。对于膈下及腹腔出血者,球囊位于 1 区(膈肌以上)；对于盆腔出血者,球囊位于 3 区(肾动脉平面与主动脉分叉平面之间)。一方面暂时性控制出血,减少失血量；另一方面有助于维持心、脑等生命器官的血供。基本策略是在快速止血的同时尽量缩短球囊时间,技术成熟者可以在 6min 内完成,一般使用时间不超过 60min。REBOA在应用的同时也增加了骨盆血管栓塞的难度,首先是球囊阻断后减少了盆腔血供,影响诊断性血管造影,另外减少了对侧股动脉灌注,主动脉分叉平面上方球囊等使导丝引导难度增加。总体而言 REBOA 应用虽然速度快,但需专用设备和培训等,目前使用尚少。

六、清创术

开放性损伤的最大危险是由于创面被污染,大量细菌侵入,并在局部迅速繁殖,导致损伤部位感染甚至发生败血症,严重者可导致肢体功能障碍、残疾,甚至危及肢体或生命。开放性损伤后伤口感染除了与伤情及污染有关外,也与清创延迟、手术操作不当、伤口局部使用药物错误等因素相关。本章主要介绍在灾难环境中与开放性损伤救治相关的清创术。

（一）清创术概述

清创术(debridement)是指将污染的创口,经过清洗、消毒,然后清除异物,切除坏死和失活组织,使之变为清洁的创口,从而有利于创口愈合,尽可能恢复正常组织的结构、功能,缩短康复时间。清创术不仅包括去除细菌性、坏死性、细胞性负荷,还强调保持创面处于密闭、湿润的易于愈合的环境,以及去除创缘的衰老细胞,有利于新生上皮爬行。

清创术利于创口愈合的机制：①通过清创,评估创口的大小、深度以及是否存在感染等；②去除坏死组织,清除大量滋生的细菌和炎症介质,降低创口感染的风险；③去除静止的成纤维细胞和创缘不具爬行能力的上皮细胞,激活细胞。本章主要介绍灾难救援中的急性清创,不包括各种慢性创面的清创处理,如自溶性清创、酶性清创、生物清创等。

1. 常用清创技术

（1）手术清创：是指使用手术器械(刮匙、剪刀、刀片)来清除坏死组织,是最有效的清创手段。手术清创必须在麻醉下实施。如果伤员患坏死性筋膜炎或脓毒血症,在全身使用合适抗生素治疗的情况下,手术清创是必要的。手术利器清创由于能加速创口愈合并降低并发症,被认为是清创的金标准。凝血障碍或正在进行抗凝治疗是其禁忌证。

（2）冲洗清创：多用于开放性损伤的急性处理。创面可用过氧化氢和生理盐水冲洗。有出血倾向的创口因阻滞凝血或者伤害裸露的神经末梢而不用此法；有新生组织的创口可浸泡清创,但应限制时间并需要转移渗出和碎屑,因为开放的创口将会吸收水分,导致渗出增加。

2. 清创时机　选择在伤后 3h 内处理急性创面,创面的污染率小。此时的清创一般指清除坏死组织、冲洗、闭合创面,原则是尽可能清除异物、组织碎片、细菌,争取一期闭合创面。应尽早进行急性创面清创,清创的最佳时间根据污染时间和污染程度而定：对于污染不太严重的创口,在 6~8h 内,细菌尚未入侵,可以做到彻底清创；对于≤24h 的创面,在应用有效抗生素的前提下,仍然可以清创；>24h 的创面一般不提倡彻底清创,术后也不宜缝合伤口,与污染严重或感染的伤口类似,宜采用伤口开放或负压封闭引流的方法处理。

3. 清创方法

（1）术前准备：术前应简单查体,了解伤口局部和全身情况,必要时输液等。麻醉一般选择局部浸润麻醉、区域阻滞麻醉或全身麻醉。术区准备：用无菌纱布覆盖伤口,初步清洗伤口周围的污物、泥沙,剃除局部毛发,修剪指(趾)甲等。

（2）术中要点：手术中应探查评估应暴露伤口和深层结构,评估伤口性质(污染度、失活组织、异物等)、远端功能、伴随骨折、深部结构完整性等。

1）清洁皮肤：用清水刷洗干净伤口周围皮肤,去除伤口周围异物。刷洗时勿让清水进入伤口内,范围距伤口 30cm 以上,反复刷洗两三遍后,擦干。

2）冲洗伤口：用大量生理盐水冲洗伤口内部，去除伤口异物，可用洗创器加压冲洗，或用脉冲式（振荡式）冲洗器，冲洗液可以脉冲式地振荡伤口，使细菌或异物与组织脱离。

3）消毒、铺巾：用1%的碘酒、70%的乙醇、碘伏或0.1%的氯己定消毒伤口周围皮肤，达创缘外20cm，勿使消毒液进入伤口内，以免加重伤口内的组织损伤。术区铺无菌巾。

4）清理伤口：仔细检查伤口，去除一切异物；了解有无骨骼、重要血管、神经、肌腱等损伤；然后用剪刀、手术刀等锐利器械切除严重污染和失活的组织。推荐由浅入深逐步清除异物、失活和坏死组织。清创时一般切除皮缘2~3mm即可，对面部、手部、会阴部的皮肤尽量少切或不切。清创时皮下组织切面要与皮肤表面垂直，便于引流。所有松散、碎裂的筋膜都应切除，同时要打开筋膜间隔，防止发生骨筋膜室综合征。

根据肌肉的色泽、张力、收缩力和出血断定肌肉是否失活，要彻底切除失活的肌肉组织。肌肉失活的特征是组织水肿、无弹性、色暗紫、无光泽，切开时断面不流血，即所谓"4C"法判断：颜色（colour）——灰红或暗紫；致密度（consistency）——软泥样；毛细血管出血（capillary bleeding）——无；收缩力（contractility）——无。

修剪不整齐的部分肌腱，完全切除破碎肌腱，不做初步吻合，不做肌腱移植。神经清创按"5不"原则进行：①不做挫伤及神经端的清创；②不在伤口内探查寻找神经；③不用丝线或银夹作标记；④不要将神经固定到软组织上；⑤不要做神经的吻合手术。暴露在伤口的神经组织可以做神经外膜切开减压术，用正常组织覆盖。遵循早期清创时骨伤不使用内固定和骨移植的原则，对于较大的游离骨片，清洗后放回原处，用外固定架或石膏、树脂绷带固定。对血管损伤应尽快进行外科初期处理，若血管缺损2cm以上，应进行静脉和人造血管移植；对于不影响肢体成活的次要血管，可以结扎处理。

尽可能移走明显的嵌入异物。如果异物数量众多，不可能或难以取出，可以保留少量小碎片在软组织内，其标准是：无明显感染；单纯软组织损伤，无骨折、关节腔开放、大血管受侵、体腔穿破等；无高危病因（如爆炸伤）等。

5）再次冲洗伤口：再次用无菌生理盐水冲洗伤口2遍，彻底去除组织碎屑、残渣。对于污染较严重的伤口，可先用碘伏或0.1%氯己定溶液冲洗创面，或用碘伏或0.1%氯己定溶液纱布湿敷创面数分钟，然后再用生理盐水冲洗。受伤时间较长时，可先用3%过氧化氢冲洗伤口，再立即用无菌生理盐水冲洗，减少厌氧菌感染的机会。

6）缝合引流：对于仅伤及皮肤和皮下组织的伤口，可进行缝合修复，一般不必放置引流物。皮肤剥脱时，清创后可打薄反植；术后有形成血肿或血清肿可能时，则应放置适当引流物，可酌情选用橡皮条或橡胶管负压引流；皮肤等软组织大块缺损或污染严重时，可用负压封闭引流封闭创面。

7）包扎固定：伤口皮肤缝合完毕后，即应覆盖敷料，妥善包扎固定。如进行了血管、神经、肌腱的缝合修复，还应用夹板或石膏进行肢体外固定，以使缝合的组织处于松弛状态。

（二）灾难环境中清创技术要点

现场救援时应优先识别和处理威胁生命的情况。通过早期伤口清洁（冲洗）和外科清创、延迟缝合、损伤后应用抗菌药物等降低开放损伤的感染率。

1. 控制伤口污染的基本方法　没有外科支持时，进行简单的伤口冲洗、包扎以减轻进一步污染和出血。具备手术能力时应尽快实施清创术，完善伤口包扎，48h内行伤口再评估，在初次探查后48h或更长时间后行延期缝合。最关键的步骤是避免过早关闭污染和清创不充分的伤口。

（1）尽快实施：伤后尽早（6~8h内）进行评估和清创处理是降低感染率的关键。

（2）伤口冲洗：其重要性优于全身应用抗菌药物。推荐以加温的等渗盐水冲洗伤口。用大量加热到体温的生理盐水冲洗，稀释组织中的细菌数量，是应对伤口污染的主要办法。应加热冲洗液以避免足量冲洗所致的低体温。理想的冲洗液体是生理盐水或无菌水，没有时也可使用饮用水，预后无改变。冲洗液不应包括肥皂、抗生素、3%过氧化氢、1/1 000新洁尔灭等添加物，添加物常增加组织损伤和伤口的继发感染。对于重度污染的伤口，如果用稀碘伏冲洗后，应用生理盐水再冲洗。未经处理的河水和海水有高度污染，不应该使用。

推荐使用低压冲洗（0.35~0.7kg/cm²）。可用球囊注射器或自然重力冲洗（用1L的塑料瓶，在盖上戳数个小孔，挤压瓶子将液体喷到伤口上的压力即为低压）。高压冲洗（压力4.9kg/cm²）可更有效地清除颗粒物和细菌,但也存在增加组织损伤、使细菌或颗粒物向深部间隙扩散的问题。

至少需要 3L 冲洗液。没有绝对理想的冲洗液量,冲洗量要充足,损伤越严重,需要量越多。通常的表述是"大量冲洗",或"冲洗至引流液清亮"。事实上应基于伤口的大小、部位和深度等确定,一般至少需要 3L。对于 Gustilo Ⅰ、Ⅱ、Ⅲ 型开放性骨折,分别推荐使用 3L、6L、9L 生理盐水冲洗方案。

(3) 严禁一期缝合:多数伤口不应早期缝合,而应敞开。在灾难时,开放性损伤伤口是被污染的,早期感染率超过 50%,特别是延迟处理者。充分清创和延迟缝合仍是防止伤口严重感染的关键。早期一期伤口缝合导致伤口严重感染率增加,有时甚至导致患者死亡。故多数伤口,包括开放性骨折在内,都禁止一期缝合。开放性颅脑损伤伤口不能一期缝合常伴随较高的感染率,面部伤口涉及美观要求,早期缝合有助于降低毁容或丧失功能的风险。推荐用湿敷料疏松填充伤口,生理盐水纱布最好,用清洁、干燥的敷料包扎。创面无活动性出血时,使用负压封闭引流,减少组织水肿,缩短延迟缝合时间。但灾难环境下该技术很难得到早期应用。

48h 内再次检查伤口,确定伤口清洁,无感染、异物和坏死组织时,在初期探查后 48h 或更长时间后缝合。如果存在红肿、脓液、组织坏死和水肿等感染表现,应再次清创,等下一个 48h 再次探查伤口。

2. 损伤后抗生素的应用

(1) 尽快(3h 内)静脉注射抗生素:各种指南均采纳早期抗生素的应用,以推迟感染的发生。局部应用抗生素对伤口感染率没有影响,全身应用对初期伤口处理和延迟一期缝合起辅助作用。

推荐的抗生素都是最窄谱的,以便防止多重耐药菌的出现,应覆盖所有损伤类型。《美军战伤感染预防指南》推荐,大多数伤情以头孢唑林为主,可加甲硝唑静脉注射。

(2) 抗菌药物的局部应用:将抗菌药物静脉注射剂型局部外用时,药物易被血液冲走或很快被吸收,不能维持有效的抗菌浓度。外用剂型可在伤口局部维持有效的抗菌药物浓度,如推荐莫匹罗星软膏用于创伤或烧伤创面、磺胺嘧啶银软膏用于烧伤创面等。

(3) 恰当应用破伤风抗毒素:破伤风的预防需要取决于每个患者先前的免疫状况。5 年内接受过正规破伤风免疫者,伤后不需要追加类毒素和抗毒素针。如超过 5 年,应该给予 1 单位破伤风类毒素,促使患者快速恢复抗体水平,达到长期保护。没有接受过类毒素免疫或情况不明者,应在伤后立即给予破伤风抗毒素针和类毒素,并在伤后 4 周和 6 周追加注射类毒素。

七、负压封闭引流术

负压封闭引流(vacuum sealing drainage,VSD)是将负压吸引装置与特殊的伤口敷料连接后,使伤口或创面保持负压状态,达到治疗目的的方法。其加速创面愈合的机制主要包括:①海绵泡沫材料使引流从点到面,充分引流;②去除创面的水肿液、乳酸、坏死组织等,并保持创面的湿润和温暖;③增加局部血流量,促进新生血管生长,给创面带来促进愈合的氧、营养成分和促生长因子等,从而利于创面肉芽组织生长;④负压封闭状态起到直接或间接杀菌作用,减少创面感染;⑤通过机械作用使组织收缩,或产生压迫作用缩小创面。

(一) 负压封闭引流术的适应证和禁忌证

1. 负压封闭引流术的适应证　包括:①创伤导致的各类软组织缺损、创面等;②开放性损伤污染严重,可能或已合并感染者,如开放性骨关节损伤等;③体表或深部感染或脓肿,如切口感染、创腔感染、腹腔内脓肿、急性坏死性胰腺炎合并感染等;④胃肠道创伤或手术吻合后,可能或已发生肠瘘者;⑤骨筋膜室综合征切开减压术后;⑥急、慢性骨髓炎需开窗引流者;⑦皮肤撕脱伤反植皮或大块皮片拉网植皮术后;⑧手术切口裂开,各种慢性伤口,如糖尿病足溃疡、下肢静脉性溃疡、压疮、外周动脉疾病所致创面等;⑨大的血肿或积液,术后残腔较大不易消灭,或有积液可能者等;⑩腹部损伤损害控制手术中简易关腹,或腹腔间室综合征需扩大腹腔容积者。

2. 负压封闭引流术的禁忌证　包括:①正在出血或渗血的伤口,如骨盆骨折断端、严重凝血功能障碍时创面渗血等;②伤口有癌组织;③湿性坏疽伤口;④创面有暴露的血管、神经、肌腱等。

(二) 负压封闭引流术的技术要点

1. 负压封闭引流术的使用方法　把具有极强吸附性和透水性的可任意修剪的多聚乙烯醇明胶海绵泡沫材料置于引流创面,并用具有良好透氧和透湿性的生物透明透性薄膜覆盖达到密封,通过包埋于其中的多侧孔引流管维持创面 60~120mmHg 的负压,持续 24h 负压吸引,或间断吸引,通常 5~7d 后根据创面情况拆除或更换,必要时应缩短更换的间隔时间。

以创伤导致的软组织缺损为例:创面清创、冲洗后,按创面大小填入明胶海绵泡沫,海绵四周与创缘间断缝合;引流管从远离创面的正常皮肤戳孔引出,或从创面一侧边缘引出;将透明生物透性薄膜粘贴密闭整个创面,接负压引流瓶,24h 不间断,或采用间断吸引,注意保持负压通畅;5~7d 后根据创面情况拆除或更换,进行缝合、植皮或皮瓣转移等二期处理。

2. 负压封闭引流术注意事项

(1)负压是封闭的前提:一旦引流管阻塞、负压源故障、密闭不佳等导致不能维持负压,则可能起反作用,故强调根据需要保持负压的重要性,随时检查负压源、海绵密闭情况和导管通畅情况等。

(2)用纱布替代泡沫:用于小的不规则伤口时,可用纱布替代多聚乙烯醇明胶海绵泡沫材料,达到相同的效果。

(3)泡沫应小于创面:用于皮肤缺损的创面时,海绵泡沫应比创面小 20% 左右,保持周围皮肤的张力,减少需要植皮的面积。

(4)加强营养支持:负压封闭引流术用于巨大创面时,可经创面丢失大量蛋白质,应注意营养支持。

第五章　心理干预技术

灾害是由人为或自然原因引起的一次性或持续性事件,造成人员伤亡和财产损失,伴随的死亡威胁、丧亲之痛、社会支持系统中断,以及人类基本需求的剥夺等还会给群众心理造成不同程度的负面影响。灾害发生后,在安排好受灾群众生产生活的同时,还要及时、恰当地开展社会心理援助,这可以帮助灾区群众调整心理,积极应对灾难,顺利渡过难关,恢复正常社会生活。当前各国的普遍共识是将精神卫生和心理健康服务纳入应急医疗和灾难响应,灾后早期提供心理健康干预。我国于2013年实施的《中华人民共和国精神卫生法》第十四条规定:"各级人民政府和县级以上人民政府有关部门制定的突发事件应急预案,应当包括心理援助的内容。发生突发事件,履行统一领导职责或者组织处置突发事件的人民政府应当根据突发事件的具体情况,按照应急预案的规定,组织开展心理援助工作。"

本章将介绍灾害现场心理干预的基本概念、常见心理反应、心理状况评估和干预,以及灾害救援人员的自我照料,并提供典型案例。

本章中的"灾害"不限于自然发生的事件所导致的自然灾害,比如飓风、海啸、地震等;还包括由人类所致的,比如恐怖袭击,以及由于人类活动中的失误或事故而产生的人为灾害,比如石油泄漏、核事故、重大交通事故、食品安全事故等;还包括了人为因素和自然因素交互作用的灾难性事件,比如严重急性呼吸综合征、新型冠状病毒肺炎疫情等公共卫生事件。本章中的"灾害"涵盖了我国《突发事件应对法》中的自然灾难、事故灾难、公共卫生事件和社会安全事件这四类可能造成严重社会危害的突发事件。

本章用"灾害现场"一词表达生死攸关的急救时刻,对于灾难精神卫生而言,就意味着灾后早期的心理救援。美国国立精神卫生研究所将灾难事件早期心理干预定义为"在灾难事件发生1个月内对幸存者或创伤者提供的心理帮助"。我国卫生部2008年5月发布的地震灾区《紧急心理危机干预指导性原则》中,将紧急心理危机干预的时限界定为灾难发生后的4周以内。结合国内外观点,本章将"早期"定义为"在灾害事件发生1个月内对幸存者或创伤者提供的心理帮助"。

第一节　概　　述

一、重大灾难对群体精神健康的影响

无论是自然灾难、事故灾难、社会安全事件还是公共卫生事件,无论是自然灾难还是人为灾难,都会对灾害的亲历者、目击者,甚至是后方服务者或大众人群产生广泛而深刻的心理社会影响。不过,庆幸的是,大部分人的精神心理状况都会慢慢好转,仅少部分人可能发展为严重心理问题或精神障碍。

（一）心理影响很普遍

自从有思想的人类首次出现在地球上以来,智人及其祖先一直在应对灾难。起初,这些主要是自然世界的灾难,但随着时间的推移,越来越多的灾难是人为的影响或人为造成的。自然灾害和人为灾害各有其独特的心理影响,都会对幸存者和社区产生广泛而深刻的心理社会影响。

有研究者总结了自然灾难事件可能给人们带来的创伤性暴露,包括5类:①自然环境、社会结构、生命财产遭到严重破坏;②亲历受伤或目睹他人伤亡等惨烈场景;③水源、食物、休息场所等基本生存条件的破坏;④长时等待救援或遭遇不公平救援;⑤灾后适应的压力,包括基本设施、人际关系、社会支持系统甚至个人信念的重建和适应。这些都会引发各种生理和心理上的不适。

人为灾害也会造成普遍的心理影响。一项对重大国际灾害造成的影响比较评估研究结果也为此提供了证据。研究者们系统回顾了六项国际重大灾难,包括意大利的塞韦索(工人和居民暴露于二噁英)、美国的三里岛(反应堆部分熔毁)、印度的博帕尔(暴露于异氰酸甲酯气体)、苏联的切尔诺贝利(核泄漏辐射)、美国的世界贸易中心(恐怖袭击、尘云)和日本的福岛(地震引起多个反应堆熔毁,导致辐射和居民流离失所)。这些工业事故、自然灾害或恐怖袭击造成的重大灾难影响了居民、生产工人和应急响应人员,导致大量人员死亡、受伤、残疾及流离失所,并出现身体和精神疾病。这六起重大事故灾难是过去40年灾害流行病学的历史里程碑,提供了关于灾难及其健康后果、紧急救援、治疗、筛查和预防身心健康后遗效应需求的重要信息。研究确定了灾害暴露对人们身心健康的普遍影响,表明需要对受影响人群进行长期的卫生保健。

同样的,公共卫生事件对人群的心理影响也非常广泛。例如,新型冠状病毒肺炎(COVID-19)疫情中,确诊隔离患者感到恐惧、焦虑、孤独、委屈等,疑似患者心存侥幸、害怕被歧视,一线医务工作者压力过大、疲劳紧张甚至耗竭崩溃,普通民众出现不同程度的不安或担心、害怕。疫情期间,中国一项对来自 194 个城市的 1 210 名中国公民进行的调查显示,有 16.5% 的人正在经受中至重度抑郁症症状的折磨,28.8% 的人患有中至重度的焦虑症。同样是疫情期间,美国精神医学学会进行的一项全国民意调查显示,将近一半的美国人担心感染 COVID-19,而 40% 担心自己病重或死亡,超过 1/3 认为病毒对其心理健康造成极为严重的影响。

不过,尽管灾难对幸存者心理健康的影响很广泛,但大多数幸存者都有很强的复原力。随着时间推移,他们能够整合灾难经历和损失,并继续前行。

（二）绝大多数灾难幸存者不会发展为精神障碍

在灾后早期,人们最初表现出的症状是不稳定的、强烈的、高度反应的,但这些反应不一定是病理性的。伴随着时间的推移,大多数人的生理和心理不适会自行缓解、消退,绝大多数不会发展为精神障碍。正如联合国机构间常设委员会(Inter-Agency Standing Committee,IASC)在 2007 年 WHO 大会报告中所指出的:"大部分遭受灾难伤害的个体在经过心理急救干预后都能够保持精神和心理的良好适应,仅极少数人需要接受专业心理治疗或精神治疗。这可能与个体的韧性有关,有的个体在经历创伤事件后虽表现出令人吃惊的短期反应,但随后又快速恢复至他们以前的功能水平。"

美国健康研究院(Institute of Medicine)将灾难性事件对人群心理的影响和需要的干预分为 3 类:①大多数受灾者会产生轻度的、暂时的心理问题,如睡不好、害怕、担忧、愤怒、悲伤,更多地抽烟、饮酒等,他们不需要特殊的治疗即可恢复正常功能,社区水平的支持和教育干预可能有所助益;②部分受灾者可能会有中度的心理症状,如持续的失眠、焦虑、改变工作和生活方式等,虽没有达到精神障碍的诊断标准,但可能影响工作和生活,需要心理和医学干预;③小部分受灾者将产生精神障碍,如创伤后应激障碍(PTSD)和重症抑郁,需要专门的治疗和处理(Institute of Medicine,2003)。

有研究者将个体在经历创伤之后可能出现的心理症状发展分为 4 类:①大部分人在事件后不会表现出高应激的状态和心理问题,有较强的心理韧性者约占 35%~65%;②另有 15%~25% 的人在创伤后应激水平较高,且随着事件消失而症状消失,属于心理恢复人群;③第 3 类人群表现为长期受损(5%~30%),症状持续;④最后一类人群在事件发生后初期没有强烈的应激反应,而是在后期才表现出症状,属于延迟受损(0~15%)。

世界卫生组织和联合国难民署在《精神卫生差距行动计划干预指南》中指出,"暴露后,绝大多数人会立即感到痛苦,出现各种情绪、认知、行为和身体方面的急性应激症状或反应。这些症状或反应通常是短暂的,不能依此判定是精神障碍。绝大多数人不会发展成需要临床治疗的状况,少数人会出现以下一种或两种情况"。

（1）抑郁障碍(DEP)、精神病(PSY)、行为障碍(BEH)、酒精使用障碍(ALC)、药物使用障碍(DRU)、自残/自杀(SUI)和其他重要的情绪或医学上无法解释的主诉(OTH):这些问题和障碍可能在没有经历灾难事件的情况下发生,但更有可能在经历灾难事件之后发生。

（2）严重的急性应激症状,创伤后应激障碍(PTSD),悲伤和长期悲伤障碍:这些问题和障碍必须在经历了创伤性应激事件后发生。

（三）灾后常见的精神障碍

从灾后全程时间轴来看,灾难事件后常见的精神卫生问题往往可以分为 6 组相对独立的后果:①特定的精神障碍:包括急性应激障碍(ASD)、创伤后应激障碍(PTSD)、抑郁症、焦虑症等。②非特定的心理痛苦:与应激相关的心理和心身症状。③健康问题及其对健康问题的关注:自我报告的躯体症状和吸烟、饮酒等行为问题。④生活中的长期性问题:灾后遭受生活事件的水平。⑤心理社会资源损失:如社会支持、社会参与、自我效能、自我控制等。⑥青少年特殊问题:如依赖、害怕孤独、情绪失控、尿床、攻击行为、多动、分离性焦虑等。

其中,灾后特定精神障碍是国内外研究最为集中的一个领域。灾后特定精神障碍主要指急性应激障碍、创伤后应激障碍、抑郁症以及自杀等。

依据精神障碍诊断标准中的病程标准,在灾后早期可能存在的精神障碍是急性应激障碍,其余的精神障碍在灾后1个月内还不会被诊断。在灾难事件1个月之后,创伤后应激障碍是与灾难创伤性暴露最相关的精神障碍,继创伤后应激障碍之后,抑郁症是受灾人群中常见的精神障碍之一。

1. 急性应激障碍(acute stress disorder,ASD)　又称急性应激反应或急性心因性反应,是在突然而来且异乎寻常的剧烈的精神刺激、应激性生活事件或持续困境的作用下发生的一过性的精神心理反应。往往在灾难发生后几乎立即就会出现急性应激反应,但历时短暂,可在数小时、几天或1周内恢复。ASD的患病率在新近接触创伤(接触创伤1个月内)的人群中随事件性质以及评估背景而变化。在美国和非美国人口中,在不涉及人际暴力攻击的创伤性事件之后,有ASD的个体被认为少于20%;在交通事故后则为13%~21%,在轻度创伤性脑损伤后为14%,在被攻击后为19%,在严重烧伤后为10%,在工业事故后为6%~12%。在人际创伤性事件(如被攻击、强奸和目击群体性枪杀事件)后有更高的患病率,即20%~50%。

2. 创伤后应激障碍(post-traumatic stress disorder,PTSD)　是一种与灾难创伤暴露最相关的精神疾病。其影响严重、发生率高,引起社会广泛关注。能够引发PTSD的事件往往是会导致几乎所有人痛苦的事件,例如人际暴力、事故、自然灾害和伤害等具有异常威胁性或灾难性性质的事件,但不会是在日常中被描述为创伤的那些令人沮丧的事件,例如离婚、失业或考试不及格。

PTSD的主要症状是高度警觉、侵入性体验、回避行为三联症。高度警觉是一种持续"处在岗哨上"的感觉,表现为容易受到惊吓或惊跳,易激惹或容易爆发愤怒,睡眠困难,精神难集中或注意力分散等。侵入性反应表现为面临与创伤事件相关联或类似的事件、情景或其他线索时,就会仿佛再次身临在创伤事件情境中,体验到创伤事件发生时的各种情绪、情感,就像创伤体验返回到了大脑中,如曾经看到的事物以图像呈现(这也被称为"闪回"),以及做关于已发生事件的梦。回避行为主要表现为对创伤有关的事物采取回避的态度,比如回避交谈、回避思考,甚至出现相关事件的"选择性失忆",这也是一种人们用来与侵入性反应保持距离的方式,是一种保护自己的方式。

灾后PTSD患病率差异很大。导致差异的原因有很多,比如不同的创伤事件类型,不同的从接触致命事件到进行精神状态评估之间的间隔时间,不同的目标人群等。以美国人群为代表,Kessler等发现,经历创伤事件后,男性罹患PTSD的风险是8.1%,女性是20.4%。有调查显示,大约25%~30%经历交通事故的人可能会发展成PTSD,大约59%经历龙卷风的人可能会发展成PTSD。我国张北地震受灾人群3个月内PTSD发病率为18.8%,9个月内PTSD发病率为24.4%。汶川震后5年(2013年),幸存者中PTSD患病率仍达到9.2%。一项系统回顾和荟萃分析研究分析了46篇符合标准的文章中的76 101名地震幸存者的PTSD合并焦虑和抑郁的发病率,结果显示:地震后幸存者的PTSD合并发病率为23.66%;在地震后不到9个月被诊断为PTSD的幸存者中,合并发病率为28.76%,而在地震9个月后被诊断为PTSD的幸存者中,合并发病率为19.48%。

ASD对PTSD有一定的预测作用,最初ASD被引入精神疾病诊断的主要目的之一就是为了识别以后可能出现PTSD的个体。但越来越多的证据表明,ASD对于PTSD的预测作用有一定局限。因此,不能因为个体有ASD,就认定其会发展为PTSD。不过,如果ASD的相关症状反应出现持续超过1个月,并造成严重的功能或情绪困扰,就要考虑存在PTSD的可能。

3. 抑郁障碍　是灾后常见的精神障碍之一。抑郁障碍的主要症状表现包括心境低落、思维迟缓、注意力难以集中、低自尊、无望感、精力不足或容易疲倦、失眠或睡眠过多、食欲不振等。有抑郁症病史的人,灾后更易出现抑郁。对成年人而言,灾后罹患抑郁障碍的危险因素包括女性、先前存在的精神病理症状、灾后创伤的严重程度、合并有其他压力源和缺乏社会支持。对儿童而言,灾后罹患抑郁障碍的危险因素包括之前有过创伤经历,在灾难中经历了困陷、受伤,丧失了亲人,目睹了灾难中伤亡情境和缺乏社会支持。一项系统回顾和荟萃分析研究结果显示,自然灾害事件后成年人的抑郁障碍患病率是5.8%到54%,儿童是7.5%~44.8%。还有调查表明,地震灾区群众震后半年及1年的抑郁症状发生率分别为21.6%、8.4%。

4. 自杀　是灾后救援和重建阶段遇到的重大精神卫生问题之一。受灾地区随后出现自杀率的增高是一个普遍的现象。国外研究表明,地震灾后第 1 年内自杀率较同期增加了 62.9%。灾后心理反应严重的个体可能会出现自杀意念、自杀冲动,甚至出现自杀行为,给生命带来极大危险。灾后自杀的常见原因包括:个体失去了重要他人,没有了牵挂,感到未来生活没有意义和价值;个体面对痛苦的、损毁性的且不可治愈的疾病时感到没有可预见的积极结局,感到绝望;个体对自己成为别人的沉重负担而感到极度内疚,认为如果自己死了,别人会过得更好。灾后自杀的高危人群有:灾后亲人丧失、灾后重大财产损失或经济极度困难、灾后突发精神病性障碍或精神疾病复发、灾前有自杀未遂,或抑郁、精神分裂等精神疾病史;罹患急性应激障碍、创伤后应激障碍、抑郁障碍、酒精滥用或药物依赖等;患严重躯体疾病(截瘫、截肢、终末期/致残性疾病等);受灾者社会支持系统缺乏或不足,如空巢老人、离异、寡居或独身等。

（四）灾后心理健康的危险因素

重大灾难可能造成家庭成员的死亡、家园的丧失和社区的破坏,这些都会对个体造成强烈的影响。就影响程度而言,社区生存环境破坏与心理影响之间存在量效关系。当人们赖以生活的社区被整个摧毁时,一切熟悉的东西都消失了,幸存者在最基本需要的层面上迷失了方向。当经历了大范围的、深重的社区破坏后,幸存者所承受的相关的焦虑、抑郁、创伤后应激、躯体症状和痛苦的程度普遍更高。

研究表明,造成创伤后心理健康问题持续存在的相关危险因素有很多,可划分为创伤事件前的危险因素、创伤事件的因素以及创伤事件后的危险因素(表 2-5-1)。

表 2-5-1　与创伤后持续精神问题相关的风险因素

创伤事件前的风险因素	创伤事件的风险因素	创伤事件后的风险因素
女性	直接卷入事件	社会支持恶化
40~60 岁	见证了事件	社会批评
无应对技巧经验	受伤	夫妻关系不适
社会经济地位低	担心自己死亡;重伤或是重要他人死亡	家园和财产损失
有精神疾病病史	生活威胁	感知到的社会支持减少
有创伤史	疼痛	隔离和不信任
低于平均水平认知能力	恐惧	创伤反应
神经质(易激惹、抑郁、焦虑)	哀伤	现实感丧失
不相信自己有控制结局的能力	搬迁	情绪麻木、坐立不安,感觉仍生活在创伤中
	重大丧失	对他人反应的消极感知
	毁坏的社区	对症状的消极感知
		对未来再次发生创伤事件的可能性的夸大
		对责任的灾难性归因
		回避性的应对方式
		警察的讯问
		媒体的注意
		冗长的搬迁
		与家人的持续分离
		对自身安全和重要他人安全的不确定感

二、灾后早期心理干预的价值和目标

（一）灾后早期心理干预的价值

灾后早期往往是灾害破坏性最强的阶段,也是灾害心理援助的关键期。灾后早期心理健康干预是灾难救援响应系统中有价值的一环,早期干预的及时与否、效果好坏直接关系到灾害幸存者日后的生活质量和灾区的重建与恢复。

有研究者指出,灾害导致的精神和行为健康后果不仅造成个人功能和人际关系方面的困难、社会功能的损害,而且还会妨碍和破坏对公共卫生指导与警告的遵守,增加工作和学校缺勤,并对幸存者的生活质量产生不利影响。这些心理和行为健康问题既会使人衰弱,又会持续存在,产生相当大的个人、社区和社会成本。及时的心理和行为健康干预可以提高应对效率,防止由不适当或不充分的反应引起的次生逆境,帮助受影响的人群恢复和适应变化了的环境,提高对未来建议和指示的遵守,并增加受灾者对政府的信心。因此,协调一致地关注精神和行为健康问题,是灾害和突发公共卫生事件的准备、应对及恢复工作取得成功的必要条件。以稳定心理和行为健康作为统一的公共卫生与医疗应对灾害的一部分,目前已是多数国家的做法。理想的灾害心理社会卫生救援模式应该实现如下效果。

1. 促进遵守公共卫生指导。

2. 提高个人及社区的应变能力。

3. 通过教育加强预防。

4. 协助迅速识别那些需要即时照料或保健的人士。

5. 提高卫生保健提供者诊断和治疗的准确性。

6. 减少长期精神健康问题的发展。

7. 帮助调整损失和应对不利情况。

8. 进一步提高成本效益和无缝护理。

9. 识别并减少治疗依从性和依从性的潜在障碍。

10. 鼓励动员和分配资源给有风险和特殊需要的群体。

11. 支持了解文化和响应文化的政策与服务。

12. 增强市民对政府的信心和信任。

13. 让个人更有效地照顾自己。

14. 加强受影响社区的凝聚力,以提升社区的应变能力,并协助社区及时恢复正常。

(二) 灾后早期心理干预的目标

灾后心理干预的总体目标是通过在灾区建立心理援助工作的长期机制,降低受灾群众的心理创伤程度,激发内在潜能,增进面对灾难和挫折的能力,培养积极、乐观、向上的心理品质,帮助其认识生命的意义和价值,从而促进个体顺利完成心理重建。

依据灾后的不同阶段,心理干预的目标和任务有所不同。灾后早期以基本生存和安全需要为主,筛查出重点人群,提供相关转介服务。所有灾难事件受伤人群都是心理服务对象。提供心理服务的人员不限于专业心理人员,其他相关人士经培训后也可。而灾后中晚期,是对评估有精神心理问题的人们提供情绪疏解、哀伤辅导、重建社会支持、个人信念等专业的精神卫生和社会心理服务,提供心理服务的人员往往以专业人员为主。

大多系统综述、指南、专家一致认为,为确保受影响者的心理健康,并预防精神疾病,应及早进行心理社会干预,早期心理社会干预应达到下列目标:①促进自然的恢复和利用自然的资源;②确认需要紧急心理帮助的受害者;③为需要紧急心理帮助的受害人转诊和治疗。

三、灾后早期心理干预的对象

灾后早期心理干预的对象包括直接和间接受到灾害影响的人。间接受影响者包括救援人员和直接受影响者的家属,以及目击者等次级幸存者。

(一) 目标人群分级分类

一般将需要心理干预的目标人群划分为四级(图 2-5-1),从第一级到第四级,心理影响严重程度逐级减轻。

第一级人群:亲历灾难的幸存者,如死难者家属、伤员、幸存者。

第二级人群:灾难现场的目击者,包括目击灾难发生的灾民和一线救援人员(消防、武警官兵,医务人员等)。

第三级人群:与第一级、第二级人群有关的人,如幸存者和目击者的亲人等。

第四级人群:后方救援人员,灾难发生后在灾区开展服务的人员或志愿者。

备注:灾后救援人员主要包括救援军队官兵,武警,消防人员,有组织的救援队伍,医务人员,各类专业车辆的驾驶员,报道灾难与救援的媒体人员,参与救灾的民政、公安、水利、电力、通信、建筑、各级各类行政管理人员(含村、寨干部)等。其中,有的是在一线,有的是在后方,所以可能是各级人群。

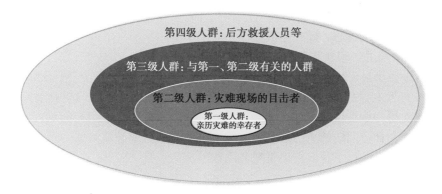

图 2-5-1　灾后早期心理干预的目标人群分级

也有研究者按照对心理干预的需求程度,将人群分为以下四级:①明显出现症状的人群。包括临床和亚临床人群。②高危人群。高度创伤人群、心理疾病的高风险人群,包括严重受创人群、丧亲家属、救援者等。③易感人群。容易受到灾难事件影响,有较高灾后心理疾病、较高流行率的人群,如儿童、青少年、女性、老年人等。④普通人群。暴露于重大突发事件的一般民众,可能受到影响的所有人群。

2019 年我国新型冠状病毒肺炎疫情发生后,国务院应对新型冠状病毒感染的肺炎疫情联防联控工作机制发布了《关于印发新型冠状病毒感染的肺炎疫情紧急心理危机干预指导原则的通知》,将新型冠状病毒感染肺炎疫情影响人群分为四级,指出干预重点应当从第一级人群开始,逐步扩展。

第一级人群:新型冠状病毒感染的肺炎确诊患者(住院治疗的重症及以上患者)、疫情防控一线医护人员、疾控人员和管理人员等。

第二级人群:居家隔离的轻症患者(密切接触者、疑似患者),到医院就诊的发热患者。

第三级人群:与第一级、第二级人群有关的人,如家属、同事、朋友;参加疫情应对的后方救援者,如现场指挥、组织管理人员、志愿者等。

第四级人群:受疫情防控措施影响的疫区相关人群、易感人群、普通公众。

(二)容易被忽视的人群

过去对重大灾难事故造成的精神健康影响的研究主要集中在灾后幸存者上,最近开始注意那些对灾难作出响应和提供服务的救援人员上。

灾后救援人员既是受灾者也是助人者,在心理上受到不同程度的影响,也需要心理危机干预。许多灾难和人道主义救援人员——军人、警察、专业搜救人员、卫生保健服务者、志愿者和其他灾难响应人士往往在灾难发生后第一时间赶赴灾区,参与救援、施工或保健服务。有些人员可能没有做好充分的准备,有些可能没有意识到可能会遇到的各种风险。他们常常被暴露在不熟悉的和具有潜在危险的高危环境中,面对传染病、残缺受损的尸体,治疗严重外伤的人,以及照顾那些失去所爱的人。除了这些直接的创伤性压力外,还会受到幸存者的间接心理影响,比如听到其他人的痛苦经历、不幸的遭遇。这些也可导致各种生理和心理反应,如心理疲倦、身体疲劳、情绪不稳定、心情忧郁、灾难影像不自主出现、睡眠不稳、梦中惊醒等。

一项荟萃分析研究表明,在救援人员中,PTSD 的总患病率为 10%。研究指出,这高于一般人群 3.5% 的PTSD 患病率,低于灾后幸存者 19% 的 PTSD 患病率,救援人员是患 PTSD 的高危人群。一项关于各种灾害和冲突的人道主义救援响应者健康结局的系统综述研究结果显示,与专业急救人员相比,非专业急救人员患 PTSD 和抑郁症的比例更高。比如,PTSD 的患病率中,应对海地地震的荷兰城市搜救队成员的 PTSD 患病率是 0,应对日本大地震的日本消防员的 PTSD 患病率是 1.7%,而应对伊朗巴姆地震的学生志愿者则高达34%。研究建议,为了避免长期的症状,应该为非专业的救援响应者提供更多的强化支持。

还有一个容易被忽视的群体是儿童、青少年。相对于成人,儿童、青少年更易受到灾难影响。灾难不仅仅破坏了儿童、青少年所熟悉的物理环境与人际环境,也破坏了其原本有序的生活节奏与规律,而且儿童、青少年处于心理与身体的发育过程中,其生物、认知、情感与社会发展还没有完成,缺乏经验、技能和资源,任何重大灾难事件都有可能对儿童、青少年的心理功能、情绪调整、健康和发展轨迹造成短期或长期的影响,甚至可能对他们成年后的健康和心理功能产生影响。因此,儿童、青少年是灾后需要特别关注的群体。

四、灾后现场心理干预的理念、模式与流程

(一) 紧急情况下精神卫生和社会心理支持的理念

联合国机构间常设委员会(IASC)推荐紧急情况下精神卫生和社会心理支持(mental health and psychosocial support,MHPSS),旨在保护和促进社会心理健康,预防或治疗精神障碍的所有形式的本土的或外部的支持。精神卫生类的支持一般是指对精神疾病的正式精神病学治疗,主要指药物治疗;社会心理类的支持一般是指针对情绪困扰和社会问题的基于健康和恢复力的社会支持或心理干预。

灾后社会心理支持也是经过了一段历史发展才逐渐形成的。自19世纪下半叶以来,人道主义援助组织的核心一直是社会支持,主要是满足实际和社会需求,如与家庭成员重新建立联系。后来,在军事人员中发现了创伤后应激障碍(PTSD),预防精神创伤的概念和心理支持的工作从20世纪90年代开始进入人道主义援助机构。然而,在现场,以创伤为重点的干预被证明是无效的,甚至是有害的。更安全的干预措施是关注受影响人们的基本需求。随后,早期心理干预的思想与社会方法相融合,形成了社会心理支持的概念,人们制订了广泛的干预措施来提供社会心理支持。基于人们可以依靠自身力量从灾难或逆境的影响中恢复的理念,社会心理支持国际联合会参考中心(International Federation Reference Centre for Psychosocial Support,IFRCPS)给出了社会心理支持的当代定义——"促进个人、家庭和社区心理恢复力的过程"。

精神卫生和社会心理支持是一种多层次且相互补充的支持体系,IASC用心理健康与社会支持干预金字塔来表达这个体系(图2-5-2),强调每个层次都非常重要,各层的支持活动最好能同时开展。

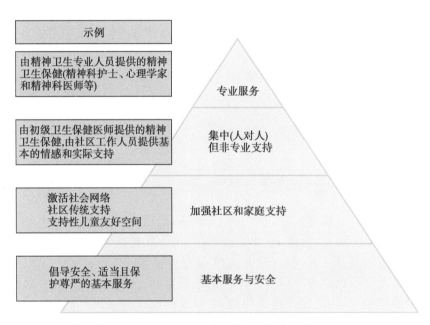

图2-5-2　紧急情况中精神卫生和社会心理支持干预金字塔

第一层是基本服务与安全。应通过(重新)建立安全且充分的生活环境以及提供基本服务(食物、住所、水、基本医疗保健、传染性疾病的控制)来保护所有人的福祉。为满足不同人们对基本服务和安全的需求,精神卫生和社会心理支持方面的干预措施可能包括:向公众宣传响应机构已在提供的基本服务;关注并记录这些服务对精神卫生和社会心理的影响;对人道主义行动者施加影响,使他们以安全且适当的方式来提供上述服务,以保护当地人的尊严,并加强当地的社会支持,动员社区网络。

我国在新型冠状病毒肺炎疫情防控中,各部门采取的以下措施均属于这一层次:①征集酒店作为集中观察点,让发热患者或疑似感染者有地方住,不传染别人,自己也安心;②开放公共交通,每小时消毒,减少交通不便带来的焦虑;③组织志愿者搬运物资,提供后勤保障;④定时发布官方信息,不隐瞒,确保信息透明。如果没有这些措施,恐怕做再多专业的心理支持,也无法有效地减轻群众的焦虑情绪。

第二层是社区和家庭支持。在紧急情况中,一小部分人在知道如何获取主要的社区和家庭支持后,就能够维持自身的精神卫生和社会心理健康。这一层代表的是针对这个特殊群体的应对措施。这一层次中有效的应对措施包括:寻找失踪家庭和重聚,协助哀悼和集体治疗仪式,向大众宣传建设性的应对方法,支持性养育项目,正式和非正式的教育活动、生计活动,以及激活社会网络的措施,例如参加妇女团体和年轻人俱乐部。

第三层是集中但非专业支持。这一层代表着更少一部分人所必须的额外支持,这种支持是由经过培训并在督导下的工作人员进行的重点的个人、家庭或团体干预。这些关注人员可能并未经过多年的专业支持的训练。这一层的有效应对措施包括:社区工作人员的心理支持和生活支持,基层卫生保健工作者提供的心理急救和基本精神卫生服务。

第四层是专业服务。在紧急情况中,仍有一小部分人即使获得了上述所有支持,但仍觉得无法承受困扰或难以应对基本日常生活。金字塔顶层代表的就是针对这一小部分人的需要所采取的额外措施。这些措施包括:向患有严重精神障碍的人提供心理和精神科支持,向专业服务机构转介,对初级或普通卫生保健人员的长期培训和督导。

(二) 灾后现场心理急救的干预模式

最初的灾后早期心理干预的模式是心理汇报(psychological debriefing,PD),这是一种在灾难事件后公开讨论情感或讲述事件经过的方法,一度成为创伤后即刻干预的方法。但由于没有充分证据支持有效,甚至有研究指出其对幸存者是有害的,灾难事件后即刻干预的方式逐渐被心理急救(psychological first aid,PFA)替代。

PFA 的首次实践见于 1997 年 Raphael Beverley 的报道,是一种提供舒适、支持、联系、信息及培养灾难发生冲击期应对能力的传统干预方法。心理急救模式成为灾后早期首选的干预方法,主要基于这样的假设:灾后大部分人能恢复心理平衡,说明有自然康复过程,那么早期干预不应该干扰自然康复过程,而应是为自然康复创造条件。灾难事件发生后,人们处于休克、迷惑、无组织、彼此失去联系以及随之而来的系统、家庭和组织的衰竭与功能失调状态,此时促使其从创伤中恢复的个体及文化资源都无法有效利用,提供一些无侵入性的、非处方的照顾,降低唤醒度、痛苦、烦躁不安及与人失去联系的无助,可加强行为控制、降低风险,有利于个体的自然康复。基于这些考虑,专家们的共识是为受影响者提供一个支持性的环境,包括:①倾听、支持、安慰,并对受影响者直接的实际需要持开放态度;②及时提供事件的最新事实资料;③从受影响者本身的社会环境中动员社会支持;④帮助受影响者与最亲近的人相聚、团圆;⑤为那些表现出正常应激反应的受影响者提供保障。PFA 正是从人性需求及现实需求的首要反应的合理研究中总结出来的干预模式。

2011 年,世界卫生组织(WHO)推出《现场工作者心理急救指南》(*Psychological First Aid: Guide for Field Workers*),将 PFA 定义为:对正在遭受痛苦并可能需要支持的人类同胞提供的人道的、支持性的响应。它包括诸如倾听、安慰、帮助人们与他人联系以及为满足基本需求提供信息和实际支持等干预措施。实践的基本原则是:倾听而不逼迫人们讲述;评估个人的需求和担忧;协助确保基本的生理需求得到满足;提供或动员社会支持,保护人们免受进一步伤害。PFA 以五个关键原则为中心:安全性,连接性,自我和集体效能,平静,希望;这些在本质上共同促进向正常的过渡。基本目标包括:以非侵入性的、富有同情心的方式建立人际关系;提供身体和精神上的舒适(如有需要);帮助个人阐明当前的需求和关注;提供实际援助和资源,以解决眼前的问题和需要;将个人连接到社会支持网络;鼓励积极应对,让个人在康复过程中发挥积极作用。

PFA 的实践并不局限于心理健康专业人士,也可以由非专业人士实施。美国霍普金斯大学公共卫生准备中心指出,当前由灾难导致的心理和行为健康问题激增,已不可能通过正规的精神卫生保健和公共卫生系统得到解决,需要训练有素的心理卫生拓展人员加入到危机响应中来。因此,美国霍普金斯大学公共卫生准备中心为非精神卫生专业的公共卫生人员开发出了一种心理急救模式,并制定了相关培训模块,命名为"快速心理急救"(RAPID-PFA),RAPID 分别对应 5 个干预要素,R——reflective listening(反应式倾听),A——assessment(评估),P——prioritization(优先次序),I——intervention(干预),D——disposition(处置)。

不过,关于 PFA 也是有争议的。研究者指出,灾后应实施基于证据的公共卫生应对措施。而目前关于 PFA 有效性的证据是缺乏的。2014 年 *PLoS ONE* 刊登了一篇重要研究,来自比利时红十字会、循证医学和公共卫生领域的专家们系统检索了五个现行 PFA 的相关国际指南,还有两篇关于 PFA 的系统综述,确定了11 237 篇参考文献,目的是希望通过系统评价现有指南、系统综述和个别研究中的证据,以确定 PFA 实践的有效性。研究得到的结论是:迄今为止,关于心理急救的科学文献并没有提供任何关于 PFA 干预有效性的证据;目前不可能制订以证据为基础的指导方针,来说明心理社会支持的哪些做法对帮助灾难和创伤受害者最有效。

(三)灾后精神卫生病例识别、分拣和干预流程

在大多数大规模灾难发生后,精神卫生专业人员随时准备进入灾难环境,提供咨询、汇报情况、学校干预、病例管理和治疗等服务,这属于灾害心理卫生(disaster mental health,DMH)的范畴。DMH 是指心理卫生专业人员在灾害准备、应对和灾后恢复过程中提供的心理学支持。这一术语最常用于指代在灾害应急阶段提供的服务。DMH 一般包括危机干预、教育、宣传、问题解决,以及当个人需要更传统的精神卫生服务时,可被转诊至精神卫生机构。

类似于大规模伤亡事故的应急和医疗响应中的搜索救援、分诊、初步稳定、医疗护理等既定方法,在灾害精神卫生应对方面,也有类似的方法:确定灾害精神卫生需求,识别病例,分类和转诊到合适的服务机构,并提供适当的精神卫生干预措施。研究者用流程图(图 2-5-3)系统地指导了这一过程。依据流程图,从暴露于创伤后的病例识别开始,灾后精神卫生响应人员通过精神科评估的 3 个组件来识别精神病理案例,将其与正常的痛苦情绪区分开来;然后,把病例分流至适当的类型和护理水平;最后,在准确评估需求的基础上,提供适当的、有针对性的干预措施。以第一次出现的大致时间来显示各项活动,活动可能持续超过 6 周,依具体情况来定。

五、灾后心理干预的伦理

恐怖主义、疾病暴发及其他自然灾害和大规模伤亡事件促使卫生保健与公共卫生系统制订和完善应对灾害的应急准备方案。研究者指出,政府和卫生保健系统为大规模突发事件制订应对计划时,应有一个统一的在理论上合理且切实可行的伦理规范,指导不同专业的人员以合乎道义的手段共同应对灾难。

(一)IASC 提出的 MHPSS 的 6 条核心原则

IASC 在《紧急情况下精神卫生和社会心理支持指南》中提到紧急情况下 MHPSS 的 6 条核心原则,分别是人权和平等、参与、不伤害、利用可获得的资源和能力、整合的支持体系,以及多层次的支持,可以作为参与灾后心理援助的不同专业人员的共同指南参考,具体如下。

1. 人权 促进平等和非歧视,实现精神卫生和社会心理支持可获得性与可及性方面的最大公平,使所有受灾难影响的人群,无论性别、年龄、语言群体、种族或地域,都能平等地获得支持。

2. 参与 促进当地受影响人群的最大程度参与。参与能帮助各个群体保持或恢复对生活的决策和控制,并帮助确立当地主人翁意识,这对于促进项目质量、公平和可持续性非常重要。

3. 不伤害 由于精神卫生和社会心理支持工作处理的问题都非常敏感,导致伤害的可能性比较大,应通过向他人学习、获取充分信息、接受评估和督查、保持文化敏感性等方式来减少伤害。

4. 利用可获得的资源和能力 所有受紧急情况影响的群体都拥有精神卫生和社会心理支持的资源,应支持自助,充分利用当地的资源,建立当地的能力;因为外部力量推动的项目常常会导致水土不服的精神卫生和社会心理支持,而且往往缺乏可持续性。

5. 整合的支持体系 不要有太多的独立的服务项目,最好把项目都整合到已有的服务体系中,比如社区支持机制、教育体系、初级保健服务体系、社区精神卫生服务体系等。

6. 多层次支持 四个层次的相互补充的支持体系(见图 2-5-2),满足不同群体的需求。

(二)美国咨询协会提出的灾难精神卫生服务伦理规范

美国咨询协会(American Counseling Association,ACA)曾在文章"灾难心理健康:伦理问题(*Disaster Mental Health:Ethical Issues for Counsellors*)"中指出,与传统心理危机干预及心理咨询、心理治疗相比,灾难精神卫生服务在伦理规范上面临的独特挑战主要包括以下方面。

1. 专业能力 在提供灾难精神卫生服务之前,必须接受相关机构或组织的专业培训。

2. 知情同意 通常不需要书面同意,但口头同意是必要的。

3. 记录和文件标准 创建、保护和维护服务提供所需的记录,保持机密,只有经过授权的个人可以访问在 DMH 服务提供期间创建的记录。

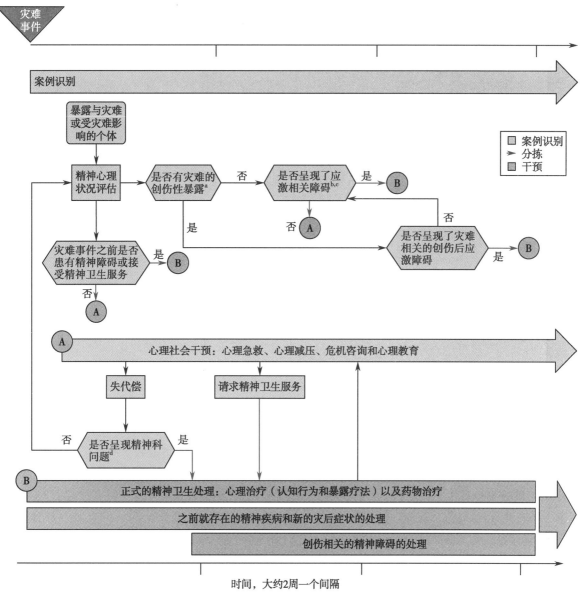

a. 符合《精神障碍诊断和统计手册》(第 5 版)中创伤后应激障碍的诊断标准;b. 重度抑郁、居丧、焦虑;c. 筛查可作为识别不太可能发展为精神障碍的个体的第一步,但在做出正式的精神病学决定之前,需要进行全面的诊断评估(灾难发生后需要 2 周时间诊断新的重度抑郁障碍病例,1 个月时间诊断创伤后应激障碍);d. 有自杀或杀人意念、精神病,以精神障碍为基础的无法照料自身或其他需要被照料的人。

图 2-5-3 灾后精神卫生病例识别、分拣和干预流程图

4. 保密 保证机密性,尽量减少泄密的风险,比如选择一个相对隐秘的地方交谈,而不是在一个拥挤的区域,以避免附近往来的人们可能会无意中听到交谈内容。

5. 警告责任 告知保密例外的情形,例如有自杀、杀人或其他有害行为的情形。

6. 发展和文化考虑 所有提供的服务都必须在发展和文化上适当,不得歧视或做基于价值的转诊。

7. 边界和倡导 在 DMH 领域中一直存在边界扩展的可能性,在满足发展和文化需求方面,DMH 的工作经常需要宣传和倡导各种援助服务与组织。

8. 个人价值观 与传统的咨询服务一样,DMH 工作人员需要了解自己的个人价值观和信仰,而不是将自己的信仰体系强加给幸存者。

9. 终止和转介 由于 DMH 工作是一种短期干预,因此终止、转移和转诊都是重要的伦理考虑。例如,他们必须能够将幸存者转移给其他工作人员,同时避免被遗弃的感觉。如果一个 DMH 工作人员的轮班已经结束,他/她可能需要将幸存者介绍给另一个 DMH 工作人员。还可能存在幸存者持续的心理需求超过正常灾难反应,需要转诊的情况,知道如何处理这些转诊,并且与响应机构有协议是必要的。

（三）我国的新型冠状病毒肺炎疫情心理援助服务中的伦理规范

2019年我国新型冠状病毒肺炎疫情发生后,国务院应对新型冠状病毒肺炎疫情联防联控工作机制发布了《关于印发新型冠状病毒感染的肺炎疫情紧急心理危机干预指导原则的通知》(简称《通知》)。《通知》中明确指出疫情下紧急心理危机干预工作的基本原则之一是"针对不同人群实施分类干预,严格保护幸存者的个人隐私,实施帮助者和幸存者均应当注意避免再次创伤"。

疫情下,中国心理学会临床心理注册系统专家也提出了相关的伦理规范。规范指出,在紧急心理援助过程中应遵守中国心理学会颁布的《临床与咨询心理学工作伦理守则》总则,包括善行、责任、诚信、公正、尊重,以避免伤害及维护其最大福祉为基本出发点。同时,应注意以下基本的伦理议题。

1. 不做超出个人专业胜任力的工作(资格能力的伦理问题)　具备适当的资格能力,主要包括基本专业训练以及有关危机处理的专业训练。能够充分评估当事人的身心状况与个别差异,提供适合的情绪支持,促进当事人对身心健康的调适。

2. 不强加个人和社会的价值观(专业关系的伦理问题)　建立良好与安全的专业关系,尊重当事人的尊严与价值,以平等、真诚、关怀、负责任的态度来提供心理帮助,尊重当事人个人的、社会的与文化的价值观;不评判是基本的专业态度,不以外界标准指责和要求当事人。

3. 兼顾个人和公众的利益(保密和保密突破的伦理问题)　在当事人涉及自我伤害、伤害他人或法定的通报责任时,应即刻进行危险性评估并妥善处理,在保障当事人最大福祉的同时兼顾他人与社会大众的权益,并考虑相关法律的规定。如果发现当事人出现发热等疑似症状,在与当事人充分共情、处理焦虑的基础上,鼓励就医,并讨论为避免可能的影响而要采取的防护措施。

4. 不以转化为长期咨询为目的(结束及转介相关的伦理问题)　紧急心理服务工作的重点在于帮助当事人渡过危机,不同于常规心理咨询,因此不过度催化,不贴问题标签。尽管当事人因公共危机诱发应激反应与其既往经验有关,但紧急心理服务时不强化疾病观念,在当事人确有需求时提供转介专业资源,尊重当事人的自主决定。

5. 力所能及提供基本心理支持(紧急援助的伦理问题)　咨询师在擅长领域之外提供紧急服务时,尽可能谨慎、保守,并且尽快提高自己在该领域的胜任力,必要时寻求督导;紧急情况一结束或一旦有人提供适当的服务时,这种咨询服务就要立刻终止。

6. 自我关照是基础前提(专业人员的社会责任)　承担社会责任是对专业人员的伦理要求之一,同时也对专业人员的自我照顾提出要求:其一要自我情绪调整,维持敏感的自我觉察,避免反向移情;其二要注意劳逸结合,维持良好的身心状态,避免职业倦怠。这是专业人员提供专业化服务的基础保障。

第二节　灾后现场常见应激反应

"应激"指的是各种紧张性刺激物(应激源)引起的个体非特异性反应总和,包括生理反应和心理反应两大类。目前提到的"应激"往往包含三种含义:①应激源,即造成紧张的刺激物,也可以称为应激事件;②应激状态,即特殊的身心紧张状态;③应激反应,即对应激源或应激事件的生理和心理反应。

灾难是一种极端的危机事件,会引发个体一系列与应激相关的心理和身体反应。受年龄、文化和种族背景、社会经济地位、已有的身体状况及心理特点的影响,个体的应激反应也会有不同。不同类型的事件也会对心理行为产生不同的影响。不过,无论有何不同,这些应激反应往往都是正常人面对不正常事件的正常反应,并且绝大部分个体的应激反应会逐渐缓解,仅少数个体会持续或加重,发展为精神障碍。本节将介绍应激反应的阶段、生理机制,以及常见的应激反应和如何鉴别精神疾病与应激反应,以正确理解应激反应:一方面避免对正常的应激反应做出不必要的精神病理诊断;另一方面及时对鉴别出的精神疾病予以专业治疗。

一、个体的危机反应阶段

"危机"是指个体面对灾难事件或生活压力事件时,个体原有的应对机制和资源不再奏效,个体陷入心理失衡的过程。目前提到的"危机"往往也包含危机事件、危机状态和危机反应三种含义：①危机事件，即造成个体心理失衡的事件；②危机状态，即个体经历危机事件后处于心理失衡、缺乏能动性的一种状态；③危机反应，即个体面对危机事件的生理和心理反应。危机与应激概念有相通之处。

Caplan 将个体危机后的反应归纳为 3 期。

第 1 期为冲击期：指个体在危机发生时或刚刚经历危机事件后的瞬时反应。当事人往往会感到十分震惊，不相信或否认事件的存在。若刺激过强，个体可能出现表情呆滞，茫然，不动不语，呆若术鸡，对外界刺激无相应反应的状态；或自言自语、内容零乱，表情紧张，恐怖，动作杂乱、无目的或躁动不安、冲动毁物的状态。例如突然听到亲人离世的消息后，有的个体会表现出发呆或歇斯底里。

第 2 期为完全反应期：指个体在危机事件持续一段时间后的心理反应，属于短期反应。当事人往往会感到焦虑、痛苦、抑郁和愤怒等，有的个体还会有罪恶感、退缩、回避等。

第 3 期为重建平衡期：个体开始接受危机事实并为将来做好计划。这时，人们开始努力控制情绪紊乱，努力恢复心理上的平衡，采取各种措施应对危机。这时可能出现两种结果：一种是功能的增强及水平的改善；另一种是心理、躯体或人际关系之间的障碍，并可能转为慢性化。比如有的人选择找亲朋好友宣泄和表达情绪，而有的选择回避或依赖烟酒。前者往往能顺利渡过危机，并获得成长；后者表面上看是渡过了危机，但心理上却埋下了隐患。

二、应激反应的模式和神经生理机制

美国创伤心理学家巴塞尔·范德考克在所著的《身体从未忘记》一书中提到：他曾深入访问和治疗过 6 位空难幸存者，其中两位在事故中失去了知觉，尽管他们身体上没有受伤，但他们的精神垮了。有两位幸存者直到治疗开始前仍然处于恐慌和狂乱中。剩下两位一直都非常平静，而且随机应变地帮助其他乘客逃离着火的飞机。在其他的事故，例如强奸、车祸或折磨中，都存在类似的幸存者。为什么人们对创伤会有如此不同的反应？

对此，北卡罗来纳大学的史蒂芬·波戈斯提出的多层迷走神经理论提供了一种解释。该理论提出，自主神经系统调节三种基础生理状态，不同的安全状态决定了哪一种生理状态被激活（图 2-5-4）。当人类感到威胁时，就会自动进入第一种状态——社会参与，即人们会向周围的人求助、呼救、寻求安慰。当没有人响应或面临立即到来的伤害时，我们的身体会转换到一种更原始的求生方式：战斗或逃跑。人类击退攻击，或者跑到一个安全的地方。如果上面两种策略都失败了，无法逃脱，或被抓住了，我们的身体会为了保存自己而尽量节省能源，关闭一切不必要的功能。这种状态称为惊呆或崩溃。

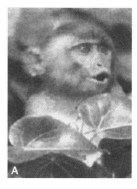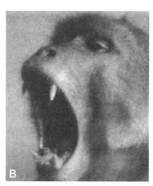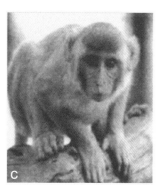

图 2-5-4　应对威胁的三种方式
A. 社会参与：一只警觉的猴子在探测到危险信号时向同伴呼叫、求助；B. 战斗或逃跑反应：露出牙齿，露出狂怒的表情以示威吓；C. 惊呆或崩溃：肢体动作，表现失败和退缩。

了解迷走神经的解剖结构可以帮助理解这三种应对威胁的方式。社会参与系统依靠从脑干出发的一支主要迷走神经（也称为第十对脑神经）和另一支连接面部肌肉、喉咙、中耳、咽喉的迷走神经。当腹侧迷走神经复合体（VVC）运作的时候，人类会对向自己微笑的人微笑，会在同意时点头，会在其他人告诉我们不幸时皱眉。VVC 也负责向心脏和肺部发送信号，降低心率，增加呼吸深度。人们会因此感到更放松、专注和愉快。

任何对人类社会关系构成威胁的事物,都会改变那些受 VVC 掌管的区域。当令人苦恼的事情发生,人们会自动用面部表情和声调传达不安,这些改变意味着呼唤他人来帮助自己。然而,如果没有人来回应,威胁加剧,人类更古老的边缘系统会被激活。交感神经(SNS)也加入进来,调动肌肉和心肺,促使人们做好战斗或逃跑的准备。人的声音变得急促,音调变高,心率增快。如果这时有一只狗在房间里,它会一边打转一边发出低吼,因为它能够闻到我们被激活的汗腺。

最后,如果无处可逃,无法阻挡危机,人类会激活最后的警报系统:迷走背核复合体(DVC)。它穿过横膈膜,到达胃、肾和小肠,迅速降低全身的新陈代谢速率:心率降低(心往下沉的感觉),呼吸困难,内脏停止工作或直接排空(吓到尿裤子)。这就是人的解离、崩溃或惊吓时的状态。

除了多层迷走神经理论,还有一个学说——三位一体脑学说,又叫三脑理论,对于理解这三种威胁方式也非常有帮助。三脑理论形成于 20 世纪 60 年代,是由美国神经学家——保罗·麦克莱恩首次提出。该理论认为人类颅腔内的大脑并非只有一个,而是三个,这三个脑作为人类进化不同阶段的产物,按照出现顺序依次覆盖在已有的脑层之上,如同考古遗址一样,麦克莱恩称其为"人脑的三位一体"构造。这三个脑分别是灵长类哺乳动物脑、哺乳动物脑、爬行动物脑

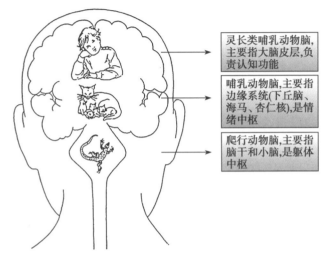

灵长类哺乳动物脑,主要指大脑皮层,负责认知功能

哺乳动物脑,主要指边缘系统(下丘脑、海马、杏仁核),是情绪中枢

爬行动物脑,主要指脑干和小脑,是躯体中枢

图 2-5-5　三位一体脑学说

(图 2-5-5)。每个脑通过神经与其他两个相连,但各自作为独立的系统分别运行,各司其职。

在该理论之前,研究者们认为新皮质作为人脑的最高层,控制着其他的低端脑层。麦克莱恩否定了这一说法。他指出,控制情感的边缘系统,虽然在生理上位于新皮质之下,但在必要的时候能够干扰甚至阻止新皮质高阶精神功能的实现。

依据该理论,个体在不同的安全状态下,被大脑激活的脑区不同。平静状态下的大脑活动以新皮层为核心,随着个体警觉度的提升,大脑活动的核心就逐渐向更为原始的脑区转移。也就是说,生命威胁越大,个体体验到的恐惧越强,被激活的脑区也就越原始。以至于当个体处于恐怖状态时,个体的认知活动就没有大脑皮层参与了,仅存反射性反应。在灾难的极端危机事件下,个体往往就是处于这样的极端不安全的状态下,往往不是依靠大脑新皮层,而是依赖情绪脑或躯体脑作出反应。

多层迷走神经理论和三脑理论都让我们超越了战斗或逃跑反应,看到了社会关系、安全对于创伤治疗的意义。提示了在危机状态下,强调大脑新皮层运作的认知治疗方法可能很难奏效,而应该采用强调恢复安全体验和社会支持与联系的方法。

三、应激反应的层面

灾难事件会引发一系列的应激反应,可表现在生理、情绪、认知、行为和信仰这五个层面。

(一)生理层面

在刚经历危机事件时,个体可能会有颤抖、头痛等急性反应。在危机事件持续一段时间后,个体的生理应激反应可能主要表现在睡眠、肠胃功能、皮肤、神经系统、免疫功能等多个方面。睡眠方面,比如失眠、噩梦、早醒。肠胃方面出现食欲下降、消化不良、便秘等。皮肤方面,可能出现皮疹、过敏、烧灼感。神经系统方面,由于精神过度悲伤、疲劳或紧张,可能出现头痛,耳朵发闷,"听觉丧失",灾难情形反复在梦中出现等。个体的免疫功能也可能会下降,增加个体罹患其他疾病的危险。其他还可能出现心悸、呼吸困难、血压升高等躯体不适。

(二)情绪层面

灾后常见的情绪反应包括焦虑、恐惧、抑郁、愤怒和愧疚等。

焦虑情绪指向未来,主要是由不确定感引发的一种紧张和担心的情绪状态,往往伴有出汗、心率增快、

血压上升等交感神经系统反应。当事人往往对危机事件所造成的困难估计过高,对躯体不适过分关注,对环境刺激过于敏感,情绪的起伏特别强烈。其实,适度的焦虑可提高人的警觉水平,是对应激事件的积极应对,是一件好事。重要的是不要过度焦虑。

恐惧是极度的焦虑反应,是紧张和担心到回避程度的焦虑。是一种受到威胁而产生逃避愿望,但又苦于无能为力的情绪反应。适度的恐惧心理是正常的,是人们面对危机的一种自我保护方式,但是过度的恐惧心理就无益了。过度的恐慌情绪和回避行为可能使个体的自主神经功能紊乱,出现心率增快、出汗、发抖等强烈的生理反应,并且所做出的行为也往往完全无效。比如,经历地震后,有的个体听到一点动静就以为又要地震了而吓得发抖,有的个体因害怕再有地震而拒绝住楼房。

抑郁情绪是一种个体面临无法应对的困境和严重后果时的情绪反应。个体经历灾难事件后,其赖以生存的房屋居所、职业,以及家庭关系,甚至其自身的躯体都可能有所丧失,个体可能被悲观、失望、孤立无援、无助的情绪包围,对治疗失去信心,对生活失去兴趣,易疲劳、烦躁。抑郁的情绪可能进一步影响个体对环境和自身的认知评价,产生注意力下降、思考问题困难、犹豫、无法做决定、自我评价低、不愿交流等问题。消极的评价可反过来加重抑郁,由此形成恶性循环。抑郁情绪严重的个体可能会流露出自杀的念头,甚至已经有过自杀的行为。比如,地震后失去亲人、住房的个体,初期可能表现为否认拒绝、歇斯底里、麻木,但之后往往会表现出悲伤、抑郁。

愤怒是一种内心不快的反应,由感到不公平和无法接受的挫折引起,并多伴有攻击性行为。伴有愤怒情绪的个体往往内心比较狂躁,敏感易怒。比如,灾后等待救援的过程中遭遇不公平救援,可能会引发人们的强烈愤怒情绪。

内疚是一种个体感到自己做错了事,违反了道德准则而产生的情绪体验。个体可能在事实上并没有伤害别人的意图或实际行为,但是个体仍无法控制地感到自己错了,感到自己应该为此负责。比如,那些自己活下来却失去亲人或重要他人的幸存者可能会感到非常愧疚,觉得自己不应该活在世上。

（三）认知层面

认知层面主要包括感知觉、注意力、记忆、思维与决策方面。在急性情绪创伤的最初阶段,往往表现为一定程度的定向力障碍和注意分散,比如:感觉混乱,对感觉麻木或感觉不真实;失去方向感,不知道自己的姓名,来自哪里,或发生了什么;不能照顾自己,不吃不喝,不能做简单的决定等。之后心理危机当事人的注意力往往过分集中在悲伤反应或想"一死了之、一了百了"之中,从而出现记忆和认知能力面的"缩小"或"变窄",或者判断、分辨和做决定的能力下降,部分人会有记忆力减退、注意力不集中等表现。比如,有的个体在经历创伤事件后,可能会对创伤相关的某些刺激过分警觉,而容易对相关刺激过分反应,忽略了其他刺激信息。

（四）行为层面

在刚经历危机事件后,个体典型的行为表现可能是退缩,或者僵硬、一动不动,不应答他人,一言不发。在危机事件持续一段时间后,焦虑和恐惧情绪往往引发盲从、回避、退缩行为,比如不敢出门、囤积物资、反复清洁、回避触发创伤的场所和活动等。抑郁情绪往往引发悲观、退缩的行为,比如沉默寡言、不与人交流、与人疏远,工作效率下降、无法工作,甚至无法做家务。愤怒情绪往往引发攻击、破坏的行为,比如易激惹、易与人争吵,语言上的攻击、躯体上的攻击等。伴随不良情绪出现的行为还可能有抽烟,酗酒,自伤、自杀等。总之,应该预料到个体在灾难事件后的行为水平可能会倒退到不太成熟的水平。

（五）信仰层面

信仰层面涉及个体是怎么看自己、他人和世界的,通俗说就是世界观、人生观和价值观。个体在经历重大灾难事件后,可能会对自我、他人和未来表现为负性思维,这也是由对人不信任、对环境警觉发展出来的,比如:原来认为世界是有序的,现在认为世界是无序的、是无法预料的、是极端危险的;原来认为世界是公正的、善有善报的,现在认为世界是不公平的;原来对人有基本的信任,现在认为别人都是不可信的;原来认为自己是有价值的,现在认为自己是脆弱的、不堪一击的等。

四、急性应激障碍

急性应激障碍(ASD)是由于突然而来且异乎寻常的剧烈的精神刺激、应激性生活事件或持续困境的作用下引发的一过性的精神心理反应。一般来讲,灾难事件刚发生后,个体在生理、情绪、认知、行为等方面有上述的应激反应是正常的,一般不是病理性的,但如果应激反应持续时间较长,并且严重影响到日常生活,那个体就有发展为精神疾病或精神障碍的可能。在灾后 1 个月内的,可能诊断的与应激相关精神障碍是 ASD。

(一) 诊断标准

目前主要有美国、国际和中国三种 ASD 的诊断标准。

1. 美国诊断标准(DSM-V) 是由美国精神病学会(America Psychiatry Association,APA)于 1952 年制定,2013 年修订的《精神障碍诊断与统计手册》第 5 版。在 DSM-V 中,ASD 的诊断标准如下:

A. 以下 1 种(或多种)方式接触于实际的或被威胁的死亡、严重的创伤或性暴力:

a. 直接经历创伤性事件。

b. 亲自目睹发生在他人身上的创伤性事件。

c. 获悉亲密的家庭成员或亲密的朋友身上发生了创伤性事件。

注:在实际的或被威胁死亡的案例中,创伤性事件必须是暴力的或事故。

d. 反复经历或极端接触于创伤性事件的令人作呕的细节中(例如:急救员收集人体遗骸;警察反复接触虐待儿童的细节)。

注:此标准不适用于通过电子媒体、电视、电影或图片的接触,除非这种接触与工作相关。

B. 在属于侵入性、负性心境、分离、回避和唤起这 5 个类别的任一类别中,有下列 9 个(或更多)症状,在创伤性事件发生后开始或加重:

侵入性症状

a. 对于创伤性事件反复的、非自愿的和侵入性的痛苦记忆。

注:对儿童来说,重复性游戏可能会出现在表达创作性主题的场合。

b. 反复做内容和/或情感与创伤性事件相关的痛苦的梦。

注:儿童可能做可怕但不能识别内容的梦。

c. 分离性反应(例如闪回),个体的感觉或举动好像创伤性事件重复出现(这种反应可能连续地出现,最极端的表现是对目前的环境完全丧失意识)。

注:儿童可能在游戏中重演特定的创伤。

d. 对象征或类似创伤性事件某方面的内在或外在线索,产生强烈或长期的心理痛苦或显著的生理反应。

负性心境

e. 持续地不能体验到正性的情绪(例如,不能体验到快乐、满足或爱的感觉)。

分离症状

f. 个体的环境或自身的真实感的改变(例如,从旁观者的角度来观察自己,处于恍惚之中,时间过得非常慢)。

g. 不能想起创伤性事件的某个重要方面(通常由于分离性遗忘症,而不是由于脑损伤、酒精、毒品等其他因素)。

回避症状

h. 尽量回避关于创伤性事件或与其高度有关的痛苦记忆、思想或感觉。

i. 尽量回避能够唤起创伤性事件或与其高度有关的痛苦记忆、思想或感觉的外部提示(人、地点、对话、活动、物体、情景)。

唤起症状

j. 睡眠障碍(例如,难以入睡或难以保持睡眠或休息不充分的睡眠)。

k. 激惹的行为和愤怒的爆发(在很少或没有挑衅的情况下),典型表现为对人或物体的言语或身体攻击。

l. 过度警觉。

m. 注意力有问题。

n. 过分的惊跳反应。

C. 这种障碍的持续时间(诊断标准 B 的症状)为创伤后的 3d 至 1 个月。

注:症状通常于创伤后立即出现,但符合障碍的诊断标准需持续至少 3d 至 1 个月。

D. 这种障碍引起临床上明显的痛苦,或导致社交、职业或其他重要功能方面的损害。

E. 这种障碍不能归因于某种物质(例如药物或酒精)的生理效应或其他躯体疾病(例如轻度的创伤性脑损伤),且不能更好地用"短暂精神病性障碍"来解释。

2. 国际诊断标准(International Classification of Disease,ICD-10) 是世界卫生组织组织编制的,经多次修订后于 2007 年颁布的《疾病和有关健康问题的国际统计分类第 10 版修订本》(International Statistical Classification of Diseases and Related Health Problems 10th Revision)。在 ICD-10 中,其定义及诊断标准如下:

此为一过性障碍,作为对严重躯体或精神应激的反应发生于无其他明显精神障碍的个体,常在几小时或几天内消退。应激源可以是势不可挡的创伤体验,包括对个体本人或其所爱之人安全或躯体完整性的严重威胁(如自然灾害、事故、战争、受侵犯、被强奸);也可以是个体社会地位或社会关系网络发生急骤的威胁性改变,如同时丧失多位亲友或家中失火等。如果同时存在躯体状况衰竭或器质性因素(如老年人),发生本障碍的危险性随之增加。

并非所有面临异乎寻常应激的人都会出现急性应激障碍,这就表明个体易感性和应付能力在急性应激反应的发生及表现的严重程度方面有一定作用。症状有很大变异性,但典型表现是最初出现"茫然"状态,表现为意识范围局限、注意狭窄、不能领会外在刺激、定向错误。紧接着这种状态,是对周围环境进一步退缩(可达到分离性木僵的程度),或者是激越性活动过多(逃跑反应或神游)。常存在惊恐性焦虑的自主神经症状(心动过速、出汗、面赤)。症状一般在受到应激性刺激或事件的影响后几分钟内出现,并在 2~3d 内消失(常在几小时内),对于发作可有部分或完全的遗忘。

诊断要点:异乎寻常的应激源的影响与症状的出现之间必须有明确的时间上的联系。症状即使没有立刻出现,一般也会在几分钟之内出现。此外,症状还应包括以下方面。

A. 表现为混合性且常常是有变化的临床表现,除了初始阶段的"茫然"状态外,还可有抑郁、焦虑、愤怒、绝望、活动过度、退缩,且没有任何一类症状持续占优势。

B. 如果应激性环境消除,症状迅速缓解;如果应激持续存在或具有不可逆转性,症状一般在 24~48h 开始减轻,并且大约在 3d 后往往变得十分轻微。

本诊断不包括已符合其他精神科障碍(例外的是人格障碍)标准的患者所出现的症状突然恶化。但是,既往有精神科障碍的病史不影响这一诊断的使用。

包含:急性危机反应;战场疲劳;危机状态;精神休克。

3. 中国诊断标准(CCMD-3) 是由中华精神科学会于 2000 年颁布的《中国精神障碍分类与诊断标准》第 3 版。ASD 的诊断标准如下:

以急剧、严重的精神打击作为直接原因。在受刺激后立刻(1h 之内)发病。表现为有强烈恐惧体验的精神运动性兴奋,行为有一定的盲目性;或者是精神运动性抑制,甚至木僵。如果应激源被消除,症状往往历时短暂,预后良好,缓解完全。

症状标准:以异乎寻常的和严重的精神刺激为诱因,并至少有下列 1 项。

(1) 有强烈恐惧体验的精神运动性兴奋,行为有一定盲目性。

(2) 有情感迟钝的精神运动性抑制(如反应性木僵),可有轻度意识模糊。

严重标准:社会功能严重受损。

病程标准:在受刺激后若干分钟至若干小时发病,病程短暂,一般持续数小时至 1 周,通常在 1 个月内缓解。

排除标准:排除癔症、器质性精神障碍、非成瘾物质所致精神障碍及抑郁症。

(二)注意事项

1. 病程标准 三种诊断标准中关于 ASD 的病程标准有所不同(表 2-5-2)。虽然三种诊断标准均强调急性应激反应往往在灾难发生后几乎立即就会出现,但 DSM-V 强调症状要持续少则 3d、多则 1 个月才可诊断,而 ICD-10 和 CCMD-3 强调的是症状反应历时短暂,可逐渐自行缓解。不过,ICD-10 中提出的是一般 3d 后症状变得十分轻微,而 CCMD-3 中的时间范围比较宽,一般持续数小时到 1 周,1 个月内缓解。因此,需要注意,不能因为立即出现了急性应激反应就认定是 ASD。只有应激反应超出了一定强度或持续时间超过了一定限度,比如依照 DSM-V 是超过了 3d,并对个体的社会功能和人际交往产生影响时,才构成精神障碍。

表 2-5-2　三种诊断标准中急性应激障碍的病程标准

诊断标准	DSM-V	ICD-10	CCMD-3
病程标准	持续时间(诊断标准 B 的症状)为创伤后的 3d 至 1 个月 注:症状通常于创伤后立即出现,但符合障碍的诊断需持续少则 3d、多则 1 个月的观察	1. 症状一般在受到应激性刺激或事件的影响后几分钟内出现,并在 2~3d 内消失(常在几小时内),对于发作可有部分或完全的遗忘 2. 如果应激性环境消除,症状迅速缓解;如果应激持续存在或具有不可逆转性,症状一般在 24~48h 开始减轻,并且大约在 3d 后变得十分轻微	1. 在受刺激后立刻(1h 之内)发病 2. 在受刺激后若干分钟至若干小时发病,病程短暂,一般持续数小时至 1 周,通常在 1 个月内缓解

2. 急性应激障碍、短暂性精神病性障碍和创伤后应激障碍的区别　邓明昱在其编译的《简明创伤后障碍访谈(BIPD)》中指出:在遭遇创伤事件后的 1 个月内,如果出现重新体验、回避和警觉性增高三大核心症状,但没有明显的精神病症状,可以考虑是急性应激障碍。如果出现明显的精神病症状,可以考虑是短暂精神病性障碍。如果创伤事件发生在 1 个月以上,出现三大核心症状,无论有无明显的精神病症状,都要考虑是创伤后应激障碍。

五、不同群体的应激反应

(一) 不同年龄群体

人生的每个阶段都伴随着应对灾难后果的特殊挑战,以及与年龄有关的应对灾难压力的脆弱性。对于儿童来说,他们的年龄和发育决定了他们理解周围发生事情的认知能力和调节情绪反应的能力。当儿童在灾难之前已经经历过其他生活压力事件,比如离异、搬迁、家庭成员或宠物的突然死亡,他们就更易受到灾难的影响。对于成年人,压力与家庭破裂、经济挫折和超负荷工作有关。对于老年人,健康、经济稳定和独立生活成为首要担忧的问题。

不同的年龄群体,在灾难发生后的不同阶段,灾难的反应和问题会有所不同。

1. 学前儿童(1~5 岁)　失去亲人、玩伴或宠物对孩子来说是一件令人不安的事情,年幼的孩子是从可靠照料者的可预测性、稳定性和可获得性方面来看待这个世界的。童年最主要的恐惧之一是被抛弃,因此,有任何这些方面的分离都会引起痛苦。因此,建议年幼的孩子应该尽可能多地和他们最熟悉的人待在一起。对于学前年龄的孩子,他们通常缺乏必要的语言和认知技能来理解及有效应对突如其来的压力,他们可能会感到比成人更严重的焦虑和不安。

学龄前儿童通过吸吮拇指、尿床、依附父母、害怕黑暗、不想独自睡觉等倒退行为来表达他们的不安。他们可能经常有睡眠问题和可怕的梦。小孩子可能会在游戏活动中反复地重演地震、洪水或龙卷风,再现创伤性的经历。可以将这些表现理解为他们在表达对灾难的疑问、感受和不理解,视为是需要成人来鼓励表达的一个信号。

2. 学龄儿童(6~11 岁)　正在发展认知能力,以理解灾难对家庭和环境的危险。他们更能理解灾难事件和防灾减灾的作用。这种意识也会导致对灾难的预估,以及对家庭成员被杀或受伤的恐惧。

孩子们通常与玩伴或宠物有特殊的联结。在灾难中,他们丧失了重要他人,比如死亡或搬迁,孩子可能会深感悲痛。他们经历了人类情感的全部,但可能没有语言或方式来表达内心体验。成人可以通过谈话、游戏、艺术和适合年龄的恢复或准备活动来帮助儿童表达这些强大的情感。

学龄儿童也通过退化行为来表现焦虑。这些行为包括:易怒,哭闹,依附,与朋友和兄弟姐妹打架,与弟弟妹妹争夺父母的地位或拒绝上学。噩梦或对在黑暗中独自睡觉的恐惧导致睡觉和睡眠问题经常发生。这些退化行为对孩子来说具有最初的功能性的目的。

有时,孩子在家里的表现可能"超级好",因为他们害怕给父母增加负担或造成更多的家庭破裂。但他们可能会在学校中表现出灾难影响,表现为注意力不集中、学习成绩下降、对同学有攻击性或逃避社交活动。有些孩子可能会有躯体反应,比如胃痛、头痛、恶心或不适等。

3. 前青春期和青春期(12~18 岁) 这个年龄段的人非常需要在周围世界中表现得有能力,尤其是在家人和朋友面前。他们一方面要努力摆脱对父母的依赖,另一方面又要保持童年对父母的依赖。朋友的认可和接受是最重要的。青少年需要感到他们的焦虑和恐惧是适当的,是同龄人所共有的。

灾难压力可能内化并通过胃肠不适、头痛、皮肤问题或隐隐的疼痛等身心症状表达出来。睡眠问题,如失眠、夜惊或睡得过多,可能是内心不安的信号。青少年可能转向酒精或毒品来应对他们的焦虑和丧失。

社会或学校问题也可能会发生。付诸行动或反叛行为可能包括与他人打架、偷窃或与父母进行权力斗争。其他青少年可能通过远离朋友和家人以及回避以前喜欢的活动来表达他们的痛苦。在学校的学习或行为表现可能会下降。当灾难对家庭和社区造成重大破坏时,较年长的青少年可能会推迟离家的发展任务。

4. 成年 成年人关注家庭、住宅、工作和经济保障。许多成年人还需要照顾年迈的父母。灾前生活通常涉及在相互竞争的需求之间维持一种不稳定的平衡。灾难过后,随着大量时间、经济、身体和情感需求的恢复,这种平衡被打破了。家庭中的孩子对关注和熟悉的日常生活有特别的需要,然而父母没有足够的时间来完成他们面前的所有事情。

随着时间的推移,这些超载的压力会表现为头痛、血压升高、溃疡、胃病和睡眠障碍等身体症状。躯体反应尤其存在于那些不能直接体验和表达情感的人身上。文化、性别或心理因素可能会干扰情感表达和对社会支持的寻求。

情绪反应常常在麻木和紧张之间摇摆。焦虑和抑郁是常见的,因为成年人既要应对对未来威胁的焦虑,又要应对失去家庭或社区的悲伤。人们对救援工作充满了愤怒和沮丧,这有时反映出一种"不那么理性"的愤怒,即灾难发生在他们身上,超出了他们的控制。

5. 老年 在正常的生活过程中,老年人通常已经在灾难前应对了各种损失。他们可能已经经历过家庭、住宅、亲人或躯体能力的丧失。对一些人来说,应对这些之前的损失增强了他们的韧性。对有些人来说,先前的损失可能已经耗尽了个人储备,灾难成了一个压倒性的打击。由于灾难,一些不可替代的财产,比如代代相传的照片或纪念品可能会被摧毁。如果精神卫生工作者要去帮助这些人哀悼,必须认识到这些损失的特殊意义。

收入有限的老年人的居所,往往由于建筑的位置和年龄,更容易受到灾害的影响。由于经济上的限制和年龄,他们可能负担不起房屋的维修费用。对那些听力、视觉或记忆有缺陷的人来说,离开熟悉的环境尤其困难,因为他们是依靠已知的环境线索来独立生活的。

许多老年人担心,他们的身体或认知能力下降的问题暴露出来之后,他们会失去独立性或被制度化。因此,他们会瞒报问题和需要。他们可能继续生活在损坏或不卫生的条件下。

与年轻人相比,更大比例的老年人有慢性疾病,这些疾病可能会随着压力而恶化,特别是当恢复正常的生活需要几个月的时候。尽管灾难中的老年人可能需要更多的服务来恢复正常的生活,但他们往往特别不愿意接受帮助和他们认为是"施舍"的东西。当灾难心理健康项目与已知的、可信任的组织密切合作,并雇佣老年人作为外联人员时,可以更快地被接纳。

(二)文化和伦理群体

在许多灾害中,少数民族和种族群体可能受到特别严重的打击,因为社会经济条件迫使社区居住在特别脆弱的住房中。语言障碍、先前的经验以及文化价值观不同可能会使少数民族和种族群体对政府计划产生怀疑,拒绝外来干涉或援助。以自力更生为荣的社区不愿寻求或接受帮助,尤其是来自精神卫生工作者的帮助。

强烈的情感通常是通过人们的母语来体验和表达的,所以,如果灾后现场心理救援团队中有了解当地文化的人员或翻译人员,往往就能够更有效地与灾难幸存者交流。任何时候,只要可能,与受过训练的翻译人员或了解当地文化的人员进行合作都是可取的。

文化群体在关于丧失、死亡、家、修行、使用特定词语、哀悼、庆祝、心理健康和帮助的观点上有巨大的差异。在许多文化中，年长者和拓展的家庭扮演了一个重要角色，然而在其他文化中，核心家庭是决策者。重要的是，灾后现场心理救援人员要从他们所服务的文化群体的领导人那里了解文化规范、传统、当地历史和社区政治，与社区带领者建立工作关系。

（三）社会经济群体

高收入家庭更喜欢计划和控制生活事件，而不是被出乎意料的压倒性事件所控制。在一场大灾难发生后的几个小时和几天里，震惊、怀疑、自责和愤怒往往占据了主导地位。高收入家庭虽然一开始可能需要紧急援助，但他们通常有社会、经济、家庭或其他资源，可以迅速投入，缓冲灾难的影响。相比之下，低收入的幸存者所拥有的资源更少，在灾难来袭时更容易受到伤害。对于那些读写能力有限的人来说，获取准确的信息和填写表格都是很困难的。

（四）居丧群体

灾难往往会带来死亡和各种丧失。亡者家属或有重大丧失的幸存者很容易陷入悲伤和哀悼情绪中。一般，哀伤反应分为三个阶段。

第一阶段可持续数小时到数天，此阶段的丧亲者有否认反应，表现为缺乏相应的情绪反应，比如麻木，常常还伴有非现实感，不能完全接受亲人已逝的事实。

第二阶段常持续几周到6个月，有时可能更长。此阶段的丧亲者可能感到极端悲哀，哭泣，孤独，心中充满了对亡亲的思念。这种思念之深可能会经常梦见逝去的亲人，可能以映像闯入的形式侵入到对逝者的回忆之中，甚至会出现逝去的人存在的鲜明体验。许多丧亲者会觉得自己为死者做得太少而深感内疚，可能出现兴趣或快感显著减少，产生睡眠不好、缺乏食欲、无价值感以及自杀的想法。有的丧亲者会感到愤怒，责怪医生或其他人员未能为患者提供最好的照料。

第三阶段，上述症状可逐渐缓解，日常活动也可恢复。丧亲者逐渐接受亲人已逝的现实，并通过回忆与其相处时的美好时光来缅怀死者。

灾后哀伤反应比较常见，走出伤痛需要时间。大部分个体在找到恰当的方式表达哀悼情绪后，都会慢慢接受亲人的去世，从伤痛中走出来。不过，有的个体可能会抑制哀伤反应不表达，或表现得非常扭曲，或伴有抑郁发作，导致哀伤反应持续较长时间、程度严重，影响日常生活或者存在自杀等风险。这种情况下，就应及时求助于精神卫生和心理专业服务人员或机构。

（五）因灾受伤群体

因灾受伤人员指在各类灾害中躯体受伤的人群，包括已经或尚未接受医疗处理的受灾人群。躯体受伤情况包括截肢、截瘫、脑外伤、复合伤等各种躯体受到损害的情形，以及治疗产生的各种副作用造成器官功能的不可逆损伤等情形。伤员在灾害中的角色包括受灾者、救援者、志愿者、指挥救灾者等，也可能是这些角色中多个角色的重叠。

伤员在康复阶段极有可能面临前所未有的困难，特别是在遇到以前轻易可以处理而现在非常困难的事件时，可能会突然悲从心中来，产生放弃生命的想法和行动，也可能会产生愤怒情绪和攻击行为。有的伤员是异地伤员，在本地接受初步处理后将转移到其他地方治疗。这类伤员往往有躯体上不同程度的伤残、财产损失、丧失亲友的情况，与救援医院所在地有很大的语言和文化差异，可能由于无人照料、身边没有亲友而感到孤独、无助。伤员在出院时，可能会因为分离而感到情绪不好，对出院后生活上的困难和落差而感到担忧。

（六）有严重和持续精神疾病的人群

临床经验表明，如果基本服务没有中断，患有精神疾病的灾难幸存者在灾难后的认知和社会功能相当好。在灾难发生后不久，精神疾病患者具有与普通民众一样的"随机应变"和"英勇表现"的能力。许多人在精神疾病没有恶化的情况下，表现出更强的应对这种压力的能力，特别是当他们能够维持药物治疗方案的时候。

然而，一些精神疾病的幸存者在灾难发生前只取得了微弱的平衡，精神疾病没有恶化。有精神疾病的人容易受到环境和生活的突然变化的影响。灾难带来的额外压力破坏了这种平衡。有一些人需要额外的心理健康支持服务、药物,或转介和住院服务来恢复稳定。对于灾前被诊断为 PTSD 的患者,可能由于灾难刺激与先前的创伤事件而病情加重。

（七）灾难救援工作者

救援人员可能会目睹人间悲剧和严重的人身伤害,表现出一些心理和行为问题。一般来说,灾难救援人员都是无私的、富有同情心的、有奉献精神的人,因此,在灾难现场,他们有时候很难知道什么时候该停止救援。这种高强度的工作可能引发"耗竭"综合征。然而,筋疲力尽、易激惹、疲劳状态没有被意识到,显著地降低了个体的效率和能力。救援人员带着疲惫进入救援工作,陷入恶性循环中。而且,这些工作者也有可能是通过持续的工作来回避心理问题。灾后现场心理救援人员应注意到那些由于个人脆弱和看似不松懈的工作量而使应对资源受到侵蚀的工作者。本章第五节将详细介绍灾后现场救援工作人员应如何进行自我照料。

第三节 灾后现场心理状况的评估

评估在灾后现场心理危机干预中有非常重要的地位。在危机干预中,评估可以帮助干预工作者分拣幸存者,确定下一步工作内容,对需要干预的人群进行分级分类,为个体提供有针对性的干预。干预的有效性依赖于评估的准确性。同时,评估来访者也意味着对危机干预工作效果的评估。因为,如果干预工作者能够使来访者稳定下来,那么评分应该下降;如果没有,干预工作者很可能需要改变工作方法,尝试其他应对措施。尽管不是特别精确,但评估仍提供了一个衡量标准,使危机干预工作者可以判断来访者的状况以及自己的工作是否行之有效。因此,这种侧重行为、以环境为基础的评估是系统地应用任务模式的根本,所有任务的实施必须在危机干预工作者的评估之下进行。

概括来说,心理危机干预评估就是心理危机干预者运用访谈法、观察法或心理测验法等方法,以心理危机当事人的言行举止与表情姿态为基本线索,依次对当事人的认知、情绪、行为、自杀风险等作出评估,对危机的严重程度作出快速的初步评估。

一、评估的原则

评估应该是贯穿于整个危机干预过程之中的,是一个核心的、连续的过程。危机干预工作者不能想当然地认为表面上解决了危机,评估就可以终止。灾后现场心理评估应遵循以下原则。

第一,危机干预中的评估应考虑危机环境,遵循快速原则。危机情境下,往往没有充足的时间,也没有合适的空间,来访者也可能无法较好地自控,来让评估者进行全面精神状态检查。评估者需要做的是,在这样的条件下快速地作出评估,以便于快速地提供针对性的干预。

第二,灾后危机干预评估应避免病理归因。请理解,幸存者在身处灾难之中时所表现出的绝大部分急性反应可能与精神障碍的症状相似,但通常是短暂的,不是病理性的,绝大多数人不会发展成需要临床治疗的精神障碍状况。因此,请不要将这些反应贴上"症状"的标签,或者用"诊断""病情""病理"或"障碍"之类的术语来描述。

第三,评估中还应遵守普适性的保护隐私、避免伤害、尊重对方意愿、维护对方福祉的伦理原则。应注意:在评估前征求当事人的知情同意,选择相对单独、安静的房间或棚屋进行;在评估中不要为了满足评估人自己的目的而深挖当事人的创伤经历;如果在评估中发现当事人需要进一步的心理治疗或药物治疗,应及时联系更专业的人员进行转介。

第四,评估应该遵循持续原则,这是所有心理咨询和心理治疗都应遵循的原则。因为幸存者的心理状态是变化的,初始评估的结果很可能伴随时间推移已不再适用。

第五,灾后现场心理评估工作应遵循与现场医疗工作相结合的原则,从躯体和睡眠等情况入手,或从基本需要的满足情况入手,逐步深入开展心理评估,以增加心理服务的接纳度。

二、评估的方法

此处主要介绍观察法、访谈法和测验法。进行心理危机评估时要注意结合评估的目的、对象及客观条件,选择恰当的评估方法,了解评估对象当前的精神心理状况。

(一)观察法

观察法是指评估者有目的、有计划地在自然条件下,借由自己的感官和一定的科学仪器去直接观察当事人,是评估者获得信息的常用手段。评估者对当事人的观察可以从四个方面进行:①情境。当事人的行为、事件的发生都与情境有很大的关系,有些事件或行为恰好是在特定的情境下才会发生。②人物。人是行为的主体,任何事件的发生都离不开人,所以对人物的观察是评估者最主要的工作。观察人物时,要注意他们的身份、年龄、性别、外表形象、人际关系等。③行为。对当事人各种行为活动的观察,包括言语、表情、姿态、动作、动作过程,以及动机、情绪、态度等。④频率和持续期。评估者观察事件发生或人物及其动作重复出现的时间、频率、延续时间等。

观察法的优点是可以及时地观察到现象或行为的发生,做到通盘把握,还可以注意到特殊的气氛和情境,能够得到当事人不愿、不便或不能作答的信息。

观察法的缺点是对观察者的能力要求比较高,观察结果难免受到观察者的主观影响;而且观察法的使用受时间的限制较大,某些事件的发生是有一定时间性的,过了某个时间就不会再发生;此外,尤其对于非参与式观察,观察者未能参与当事人的活动,因而看到的可能只是一些表面的,甚至偶然的心理活动和行为表现,缺乏对所观察资料的深刻理解。

(二)访谈法

访谈法是指评估者与当事人面对面的谈话。在所有的评估方法中,访谈法是运用最广、内容最丰富的方法。按照不同标准,访谈可以分为不同的形式:①根据访谈进程的标准化程度,可将访谈分为结构型访谈和非结构型访谈。前者是按统一设计的、有结构的问卷所进行的访问和谈话;后者是根据实际情况,灵活掌握进程的访问和谈话。②根据一次访谈对象的数量,可分为个别访谈和集体访谈。个别访谈,即评估者对单个对象的访谈;集体访谈,即评估者同时邀请多个对象,进行集体座谈。基于研究问题的性质、目的或对象的不同,可以选择不同的访谈形式或几种访谈形式的结合。

访谈法的优点在于:适合各种人群,不受当事人社会身份、文化程度等的限制;可以对当事人的态度、动机、情绪等较深层次的内容有比较详细的了解;能够简单而快速地收集多方面的资料;评估者可以了解到短期内由直接观察法不容易发现的情况;有助于心理危机干预工作者对当事人的心理危机类型等问题进行分析和判断。

访谈法的缺点也显而易见。除了对访谈双方的时间和精力有一定要求,访谈法的技巧性很高,其过程和结果难免受到干预者的主观影响,这在一定程度上影响了访谈目的的实现。为了尽量控制这一缺点的消极影响,可以采用下面的访谈技巧,以期提高访谈质量。

1. 建立良好的访谈关系 访谈评估的成功依赖于与当事人良好访谈关系的建立。心理危机干预工作者应对此有足够的认识,并努力创造温暖舒适、有安全感的访谈氛围。在建立良好访谈关系的过程中,干预者的态度和技术起着主导作用,运用第四节中介绍的倾听、询问、语言反馈、情感反映等技术,尊重、无条件接纳当事人,这些都是良好的访谈关系建立的必要条件。

2. 把握访谈的方向 访谈必须是在心理危机干预工作者的控制下进行,访谈的方向、所涉及的问题及访谈时间,都必须是有计划、有目的的。危机评估者可借助危机当事人主动提出的求助内容、干预者在初诊接待中观察到的疑点、初步心理测评的结果等作为确定访谈内容的依据。另外,评估者要掌握控制和转换访谈方向的技术,保证访谈朝着既定方向深入。

3. 建立完整的访谈档案 通常从第一次访谈起,就要通过及时记录,为当事人建立一份比较完整的档案材料,其内容至少包括当事人的基本情况、当事人的叙述内容(包括亲友叙述)、当事人的主要问题(诊断意见、心理测验结果等)、干预意见及方式(包括干预目标,干预方案,每次干预的实施、效果及评估等)。

4. 对儿童的面谈注意事项 在与儿童的访谈中,可能会出现两种误区:一是作为成年人的评估者将儿童视为无知之人,无所顾忌地居高临下,过于僵化,不能理解孩子在危机中的恐惧和期望;二是将儿童成人化,认为他们的问题和成人一样,访谈时也与成人差异不大。实际上,儿童是一个完整的人,但又是特殊的人,需要在得到尊重和关注的条件下,采用一种适合其年龄的沟通信息和沟通方法。对儿童进行访谈时,评估者要注意:一是了解不同年龄发展阶段儿童的特点,要有耐心;二是能够从儿童的层面理解儿童,儿童的自主性、心理承受力、表达能力等都还不成熟,儿童有时会觉得自己的感受和表达被忽视了,因此要注意从心理上与儿童保持平衡;三是用儿童接受的语言和方式,如果遇到较为拘谨的儿童,可以从游戏或故事开始,语言要儿童化、口语化。

（三）心理测验法

心理测验法指采用标准化的心理测验量表或问卷,对当事人有关的心理特质进行定量评价的方法,以发现其各种心理与行为的变化情况。

常用的心理量表包括人格测验、心理问题及心理障碍症状量表、应激与压力评估量表等。从评定方式上可以分为自评和他评两种。心理测验法对当事人心理问题及潜在能力的评估具有较高的科学价值,在一定程度上可以避免观察法及访谈法中对个体评估的主观性,而且,可以大范围地施测。不过,心理测验法也存在一些不足,比如:受个体的文化程度、类似的练习或经验、身体状况以及测验动机、情境的影响,一次测验的结果有时并不能完全反映一个人的心理状况。另外,使用测验时容易忽视伦理,出现滥用的情况。汶川地震后曾出现向灾民发放大量问卷的情形,引发灾民的反感,出现了"防火防盗防心理"的说法。

许多心理危机干预专家建议,自然灾难后的现场,不要利用心理量表进行大规模人群的筛查,而是多采用观察和走访的方式,找到需要进一步关注的对象。原因是自然灾难后,受灾人群往往还处在各种现实困难中,此时要求填写心理量表,往往是不被受灾者所接纳的,对方是很不愿意的。这样的做法违背了心理服务的伦理守则。使用心理测验法进行评估时应该注意以下几点。

1. 测验使用者需接受培训。

2. 应依据评估的目的来选择要使用的量表,而不是把所有量表都做一遍。例如采取先初筛、后细评的方式进行评估时,可以先选择简单的、条目少的、具有一定信度和效度的情绪、创伤严重程度等方面的问卷进行初筛,再选择相对复杂的量表进行细评。

3. 不能单纯依据心理测验结果,片面地给出诊断和制订干预措施,要结合现实情况来解释心理测验的结果。

4. 避免"地毯式"地实施心理测验,即为了收集科研数据而大量地、目的性不强地使用心理测验,这些做法都是违背职业伦理道德的。

5. 灾后现场评估,忌手持量表逐字逐句照本宣科。对于心理评估内容不熟悉,又必须使用量表进行评估的灾后现场心理救援人员,建议在评估前熟记条目,接触时简单记录、谈话结束后完善问卷资料。如果评估内容太多时,可考虑在交流的同时记录,但需征得对方的同意,例如:"我想具体了解一下您各方面的情况,一下子记不全,我可以拿这张纸照着问吗?"

三、评估的内容

灾后现场心理评估包括两个方面:一个是灾难事件对群体心理影响的评估;一个是对个体心理影响的评估。群体评估的用意在于了解灾难事件对群体的影响以及可利用的资源,从而形成一个针对受灾群体的心理干预方案。个体评估是指心理干预工作人员在医院、社区和需要的各个现场,结合观察、访谈和测验法等对受影响的人员进行精神心理状况的筛查;依据筛查的结果,对筛出的重点人群做进一步的精神心理状况评估,然后针对不同的评估结果进行分级干预。

（一）群体评估

群体评估是分配有限资源、建议服务内容、明确干预重点的基础。对危机事件的群体评估主要包括:①危机事件的性质、严重程度、影响的人群大小,对生命、财产和基础设施的破坏程度等;②危机事件导致的心理打击及其严重程度;③人群中可能出现的心理问题及其严重程度和在人群中的分布;④可利用的心理危机干预和精神卫生资源,包括心理危机干预队人员的人力、能力、财力、工作时间等。

在灾害事件发生的初期,可以通过现场观察、关键信息人访谈、小组访谈等方法获得基本可靠的信息,不主张进行大规模的人群普查或抽样调查。

（二）个体评估

个体的评估很重要，因为不同的评估结果对应不同的处理方式。灾害事件对个体心理影响的评估一般分为知情同意、开始评估、结束评估三个阶段。

知情同意阶段：注意在接触对方时首先介绍自己，向评估对象介绍评估的目的，并介绍保密原则，征得对方同意后开展评估。若评估对象是儿童，需要征得家长或老师的同意，并由家长或老师陪伴。对于拒绝评估者，发放健康教育资料，留下联系方式或求助方式，并向知情人了解情况。如存在明显的心理问题，应告知家属或当地干部注意事项和一般支持性方法，务必留下联系方式或者求助方式。

开始评估阶段：注意收集和评估个体的基本信息、危机性质、心理功能、致命性水平、应对机制和社会支持系统方面的状况。

评估结束阶段：注意可留下健康教育资料、联系方式或可以寻求帮助的联系方式等，以使对方知道在需要时如何寻求帮助。

以下是正式评估阶段主要评估内容的介绍。

1. 基本信息　在对个体进行评估时，注意收集个体的基本信息，包括基本人口学信息和在灾难后存在的主要困难与担忧，可参考表2-5-3。

表2-5-3　灾后幸存者基本信息表

姓名	性别：①男　②女	年龄：（　）周岁	民族：
接受教育年限：（　）年	宗教或民族信仰：①无②有（请说明哪种：）		
文化程度：①文盲②小学及以下③初中④高中⑤大专⑥本科及以上			
目前正在经历的主要困难：			
□过去或早先存在的创伤/心理问题/物质滥用问题 □所爱的人（们）失踪或者死亡 □财务上的担心 □流离失所 □生计安排 □失业或辍学 □复原 □躯体/情感的伤残 □有儿童/青少年需要照料 □宗教 □其他			

2. 危机的性质　这是一个持续时间相对较短的、一次性的危机？还是一个长时间的、反复发作的危机？一次性、相对较短事件的危机被称为急性或者境遇性危机。反复发生、持续时间长的危机被称为慢性、持续性或复发性危机。在评估来访者的危机反应时，危机干预工作者判断来访者是处于一次性的境遇性危机中的正常人，还是有慢性危机生活史的人是非常重要的。一次性危机的评估与处理和慢性危机是完全不同的。在一次性危机中，当事人往往需要直接的干预以应对导致危机的特殊事件或情境，达到危机前的平衡状态后，当事人往往就能独自寻回正常的应对机制和支持资源，独立生活下去。而慢性危机的当事人往往需要更长时间的咨询。一般都需在心理危机干预工作者的帮助下，找出适当的应对机制、寻求社会支持资源、重新发现曾成功解决先前危机的应对策略、建立新的应对策略，并从心理危机干预工作者及他人那里获得信心和鼓励，从而克服当前的危机。慢性危机的当事人通常都需要转介，以获得长程的更专业的帮助。

3. 心理功能　灾后当下心理功能状态，是心理危机状况评估中的一般性内容，包括情绪、认知和行为三个方面。个体心理功能受损程度不同，所采取的干预的指导性程度和类型也会不同。受损程度轻的，往往整体功能状态也会比较好,个体的自主性和能动性也比较强,那么干预人员所采取的帮助往往偏合作性;对于受损程度比较严重的个体,干预人员所采取的帮助往往偏指导性;如果个体的心理功能严重受损并影响日常生活,可能需要转介给精神专科进行药物干预。

情绪方面的评估主要指情绪的稳定性和协调性。情感状态异常或者受损的情感通常是幸存者处于失衡状态的第一征兆。幸存者可能会情绪反应过度(歇斯底里)或者失去控制,出现严重的退缩和隔离。干预工作者可通过以下问题来评估情绪情感状态:幸存者的情感反应是否显示其在试图否认或者回避所处的状况;幸存者的情绪反应是否正常,是否与环境相协调;如果幸存者的情绪有问题,究竟恶化到什么程度;在所处状况下这样的情绪是否典型。通常,干预工作者需要帮助幸存者用恰当、合理的方式表达情感,使之恢复自我控制感。

认知方面的评估主要是指记忆和思维方面。幸存者可能出现无法回忆个人信息(电话、住址等)、对外界感到不真实(旁观者),对外界刺激没有任何反应等表现。干预工作者可通过以下问题来评估认知状态:幸存者能否回答简单的问题?幸存者对危机的看法的现实性和一致性如何?幸存者是否存在轻信谣言、偏听偏信、夸大等各种导致危机恶化的状况?如果存在,大到何种程度?幸存者存在危机状态中的不合理思维方式多久了?幸存者对于改变对危机状况的信念的意向如何,减少认为不可能改善危机的灾难性思维方式的可能性有多少?

行为方面的评估主要是指日常行为能力、是否有攻击性行为或危险行为。心理危机当事人会表现出日常能力的下降,不能上班和做家务,对周围环境漠不关心,无视他人帮助和关心,脾气暴怒或易冲动,甚至出现严重的攻击、破坏行为(如酗酒、自杀等)。还有一种危机,当事人表面看上去没有任何过激行为,言语、行为似乎一切平静如常,但可能蕴含着更大的危机。干预工作者可通过以下问题来来帮助幸存者采取建设性行为:在过去类似的情况下,你会采取什么行为来重获控制感?在现在的情况下,你觉得必须要做什么?现在有没有什么人是你能够立即联系到并且可能在这场危机中给予你支持的?

4. 躯体状态 躯体反应是心理危机评估的重要线索。相当一部分心理危机当事人会出现躯体不适现象,例如心悸、失眠、多梦、早醒、食欲缺乏、头痛、呼吸困难等多种躯体不适表现,部分当事人还会出现血压、心电生理及脑电生理等方面的变化。当发现躯体不适时,应先去检查,经排除存在躯体生物性问题后再考虑心理原因。

5. 致命性水平 心理危机可能引发个体的各种非理性行为,自杀便是其中一种可能。对自己及他人的危险程度是致命性评估,任何时候都不要忘记这个方面的评估。实际上,之前对危机当事人认知、情感和行为状态的评估本身已包含了对自杀风险的评估,但鉴于自杀行为的巨大破坏力,评估应尽量在短时间内迅速作出,以便及时干预或抢救,因此将自杀风险单列出来,突出其重要性。

6. 应对机制、支持系统和其他资源 理解幸存者的应对方式和社会支持,对于制订适合幸存者观点、状态和能力的替代性方案非常必要。应对方式是指个体在面对压力情境时所采用的应对策略和手段,比如迎难而上的、回避自责的、通过求助来解决问题的等。一般个体的应对方式会有一种以上,甚至在同一应激事件中使用多种应对方式,但每个个体的应对方式仍具有一定的倾向性。这种倾向性会影响灾难事件对个体的心理影响。社会支持是指能借以获得各种资源和支持(金钱的、物质的、情感的、信息的等)的社会网络。良好的社会支持,被认为是有益于缓解压力,促进个体身心健康和幸福感的,而缺乏社会支持,很可能导致身心疾病,或者使个体在应对压力情境时出现困难。

危机干预工作者需要经常回答以下问题:幸存者目前可以做出怎样的行为和选择以便维持自主性?幸存者能采取什么样的现实行动(应对机制)?幸存者可以获得何种机构资源、社会资源、职业资源、个人力量或者支持系统(注意此处的支持系统特指人)?谁会关心并且愿意帮助幸存者?幸存者的经济社会、职业以及人际关系的状况如何妨碍幸存者的进步?

四、筛查评估的工具

常用评估工具中包含适用于成人和儿童的筛查工具,所选量表都经过实践应用,具有良好的信效度。本部分推荐的心理量表,适用于儿童青少年的会特别标出,其余为适用于成人的。

（一）分类评估系统

1. 三维筛选评估模型（图2-5-6）　由迈尔和威廉姆斯于1992年提出，整合了来自各种来源的研究，并假设对危机事件的反应可分为三个领域：①情感的；②行为的；③认知的。这一点至关重要，因为如果不能对每个领域进行评估就可能导致危机无法解决，并导致其他问题。这一评估模型被认为是一种简易、快速、有效的评估系统。

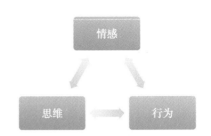

图2-5-6　Myer三维筛选评估模型

2. 分类评估表　对应该模型的评估工具是分类评估表（Triage Assessment Form，TAF）。这是一种能快速、高效获得当事人实时信息的工具，非常适合需要快速作出评估的危机情境。

分类评估表包括三个部分：一是情感、行为和认知各个维度的典型反应（a）；二是各维度反应的严重程度（b）；三是危机前后幸存者的情感、认知、行为功能水平对比（c）。

（1）情感维度：典型反应包括愤怒/敌意、焦虑/恐惧、悲伤/忧郁。这些情感的表达可以是微不足道的，也可以是极端严重的；然而，不舒服的情绪水平是经历危机的人更典型的反应。评估判断是愤怒、害怕还是悲伤并不复杂。然而，来访者通常会表现出这些情感的结合，一会儿这样一会儿那样，过一会儿又变了。我们建议，将出现最频繁的情绪作为最主要的情绪。

（2）行为维度：典型反应包括静止、逃避和方法。"固步自封"被定义为陷入困境，或无法持续任何解决危机的持续努力。逃避被定义为主动试图逃避或绕过与危机相关的问题。相比之下，"方法"反应是那些积极尝试解决由危机引起的问题的反应。

（3）认知维度：典型反应包括越界、威胁和损失。越界被看作是"对我和我自己的人格的冒犯"。威胁被看作是潜在的，也就是说将来会发生的事情，给人的感觉是一场迫在眉睫的灾难正在逼近。对损失的理解是，它发生在过去，是不可挽回的。当事人可能感知到以下生活领域中的越界、威胁或损失：①身体方面，如健康、住所、安全；②心理/自我概念，如认同和情感幸福感；③社会关系，如与家人、朋友、同事的关系；④道德/精神，如个人诚信、价值观和信仰体系。

同时，分类评估表包括了对情绪、行为和认知每个领域的严重性级别评估，允许危机工作人员对每个域中来访者反应的严重性进行评级。反应按1到10分进行分级，其中10级反应最严重。

对情绪、行为和认知每个领域的严重性进行评级时，为了排除更严重的损害，建议采取从最严重开始的排除策略，即：从10开始，一直往下，直到找到符合该领域反应严重程度的特征。这种排除策略是评估严重程度最快速和准确的方法。比如，在评估情感时，首先观察幸存者是否符合严重损害的描述，如果不符合，再考虑明显损害。同时建议，对于观察到的状况不要做过多或过少的理解，就依据表面现象来评分，这样的评定一致性较好。

最后，量表还包括危机前后幸存者情感、认知、行为功能水平对比的部分。这个部分可以帮助干预工作者评估幸存者的情感、行为和认知是否偏离正常水平，也可以估计幸存者功能不正常的程度，是否为功能的突然下降，是暂时的还是长期的。比如，存在幻听的慢性精神分裂症患者与由服药导致幻听的个体截然不同。这样的评估通过一两个问题进行就可以，不必大量挖掘背景信息。

分类评估表内容如下：

a. 危机事件

识别并简要描述本次危机状况：＿＿＿＿＿＿＿＿＿＿＿＿＿＿＿＿＿＿＿＿＿＿＿＿＿＿＿＿＿＿＿＿＿＿＿＿＿
＿＿

情感维度
识别并简要描述目前的情感状况。（如果不止一种情绪体验，可以根据等级分别描述：1——最主要的；2——次要的；3——较次要的）
愤怒/敌意：＿＿
焦虑/恐惧：＿＿
悲伤/抑郁：＿＿

挫败感：_____

行为维度

识别并简要描述目前的行为方式。（如果不止一种行为方式，可以根据等级描述：1——最主要的；2——次要的；3——较次要的）

接近：_____

回避：_____

无能动性：_____

认知维度

在下列领域识别并简要描述是否存在侵犯、威胁或丧失。（如果不止一种认知反应，可以根据等级描述：1——最主要的；2——次要的；3——较次要的）

生理（食物、水、安全、居所等）：_____

_____

侵犯_____ 威胁_____ 丧失_____

心理（自我概念、情绪幸福感、自我完善、自我统一性等）：_____

_____

侵犯_____ 威胁_____ 丧失_____

社会关系（正性互动和支持、家庭、朋友、同事、教堂、俱乐部等）：_____

_____

侵犯_____ 威胁_____ 丧失_____

道德/精神（人格完整性、价值观、信仰系统、精神和谐）：_____

_____

侵犯_____ 威胁_____ 丧失_____

b. 严重程度量表

分数/分	1 没有损害	2/3 少许损害	4/5 轻度损害	6/7 中度损害	8/9 明显损害	10 严重损害
情感	心境稳定，情感可控；情感变化与日常生活相适应	情感基本适宜；需要一定程度控制情绪；对问题的反应不会过度情绪化；短暂感受到比情境要求稍微更强烈的负面情绪；存在短暂的忧郁期	情感尚适宜，会出现明显的波动和负面情绪；情绪尚能控制，但专注于危机事件；对问题/要求的反应变得缓慢、微弱，或者快速、激烈；负面情绪加重且持续时间明显延长；来访者意识到有时会情绪失控	情感主要是负面的，并且会夸大或明显减弱；难以控制易变动的情绪；对问题或要求的反应明显情绪化，担忧一定程度的适应性，通过努力能够控制；情感反应与环境不协调；强烈的负面情绪持续时间延长；负面情绪严重；程度明显加重	情感尤其鲜明或严重受限；负面情绪难以控制，全面影响生活；对问题或要求的反应情绪化，即使尽最大的努力也不合时宜；情感反应明显与环境不协调；情绪波动极其明显	情感极其明显，从歇斯底里到毫无反应；没有控制情绪的能力，对自己或他人存在潜在的危险；情感被破坏，无法对问题或要求产生反应；代偿失调；有不真实感，就像在看电视一样；人格解体；觉得自己不是自己了
行为	行为比较得体；日常功能没有损害；行为稳定，无攻击性，无威胁或危险行为	行为基本得体，有轻度短暂的冲动行为；日常功能轻微损害；行为轻度不稳定，有轻度的攻击性；有问题行为，对己和/或对人无威胁；需要一定的努力才能维持日常的功能	行为不得体，但尚无危险；行为可自控或在干预工作者的要求下能够控制，但有一定困难；行为对人和/或对己都有轻度的威胁；来访者会忽略一些日常生活所需完成的任务，日常工作在一定程度上受损	行为适应不良，但无即刻的破坏性；在反复的要求下也难以控制行为；行为对己和/或对人都有一定威胁，并且越来越难以控制；维持日常功能的能力受限	行为使得危机情境恶化；行为前后矛盾，即使在反复要求下也难以控制；行为对人和/或对己都有威胁；明显缺乏维持日常功能的能力	行为完全无效；即使反复要求来访者改变，其行为还是不稳定且不可预测；行为极其具有破坏性，可能对人和/或对己都会造成伤害；无法完成日常生活所需的最简单的任务

续表

分数/分	1 没有损害	2/3 少许损害	4/5 轻度损害	6/7 中度损害	8/9 明显损害	10 严重损害
认知	决策合理,有逻辑; 注意力保持完整; 来访者对危机事件的感知和解释与实际相符	决策有点奇怪,但安全,总体而言能考虑他人的感受、想法和幸福; 能够进行合理的对话,虽然稍微有困难,但还能理解和承认他人的观点;问题解决功能基本保持完整;来访者的想法可能会转向危机事件,但思维的关注点还在意志力的控制之下; 问题解决和决策能力轻微受影响; 来访者对危机事件的感知和解释大体上与实际相符,只有轻微的扭曲	决策越来越不合理,可能对人和/或对己尚无危险; 某种程度上不考虑他人的感受、想法和幸福; 思维局限于危机事件,但不至于被困在其中; 无法认识不同的观点,进行合理对话的能力受限; 问题解决能力有些受到限制;偶尔出现注意力不集中;来访者感觉到对危机事件想法的控制越来越弱; 来访者反复出现问题解决和决策困难; 来访者对危机事件的感知和解释在某些方面与实际不符	决策基本不合理,可能对人和/或对己产生危险; 越来越不顾他人的想法、感受和幸福; 思维局限于危机事件,并且被困于其中; 理解和回应问题的能力受损; 由于注意力不集中,问题解决有困难; 注意力不集中;对危机事件侵入性思维的控制能力有限; 问题解决和决策能力受到强迫、自我怀疑和混乱的不利影响; 来访者对危机事件的感知和解释与实际情况明显不符	决策冲动、不合理,对人和/或对己很有可能产生危险; 对危机事件的思维变得强迫,表现出自我怀疑和混乱; 理解和回应问题的能力极其不稳定; 由于注意力无法集中,缺乏问题解决能力; 来访者被有关危机事件的侵入性思维所困扰; 受到强迫、自我怀疑和混乱的不利影响,来访者的问题解决和决策能力严重受损; 来访者对危机事件的感知和解释与实际情况严重不符	决策能力完全丧失;思维对人和/或对己有明显危险; 思维混乱,完全被危机控制; 丧失理解和回应问题的能力; 出了危机事件后,根本无法保持注意力;来访者受到强迫、自我怀疑和混乱的折磨,丧失决策能力; 来访者对危机事件的感知和理解与实际情况根本不相符,严重扭曲现实,可存在妄想、幻觉以及其他精神性症状

C. 分类评估

分类评估(X=初始评估,O=终期评估)

情感:

愤怒				恐惧				悲伤	
1	2	3	4	5	6	7	8	9	10

行为:

接近				回避				无能动性	
1	2	3	4	5	6	7	8	9	10

认知:

侵犯				威胁				丧失	
1	2	3	4	5	6	7	8	9	10

初始总分(X)　　　　　　　　　　　　　　　　　　　　　　　　　　　　　终期总分(O)

记录下让你勾选出上述特征的事件:＿＿＿＿＿＿＿＿＿＿＿＿＿＿＿＿＿＿＿＿＿＿＿＿＿＿＿＿＿

＿＿

　　3. 评估结果的应用　一共三个分量表,每个量表的评分是1~10分,总分是3~30分。依据总体评分的结果,可以将幸存者大致分为三类:评分3~10分提示轻度损害,来访者通常能够自我指导并且自主功能良好;评分11~19分提示损害比较明显,存在一定的功能障碍,需要一定的帮助和指导;如果总分为20分或者以上,即存在严重损害,他们需要大量的指导和确保其安全的环境。得分高于 20 分还意味着可能存在某种程度的致命性,无论是有预谋的,还是由来访者失去控制而造成的伤害。

对于得分超过 20 分的个体,仅依靠心理急救是肯定不够的,他们需要密切监控,直到恢复灾前的平衡状态,而且最好不要让他们随性而为。高出 20 分的那部分人群是最有可能对自己或他人造成致命危险的,要么是有意做出不安全行为,要么是发生无意的过失行为。这些人群需要灾后心理干预和其他工作人员共同来保障他们的安全,不能掉以轻心。最有可能从心理急救和现场的心理支持中获益的是 11~19 分的人,可预防其进一步发展到 20 分以上;10 分以上的人是心理急救的潜在对象;如果有得分不到 10 分的,说明其心理非常健康。

（二）情绪/情感评估量表

情绪/情感评估量表包括儿童的与成人的焦虑和抑郁情绪的筛查量表。

1. 焦虑自评量表

（1）简介:焦虑自评量表(Self-rating Anxiety Scale,SAS)是由 William W. K. Zung 编制的。该量表已成为精神科医师和心理治疗师等最常用的心理测量工具之一,属于自评量表。不适用于文化程度低、不识字的人员,只能用来辅助筛查和评估疗效,不能用来诊断。

（2）量表内容

焦虑自评量表

请注意:根据您 1 周以来的实际感觉在适当的数字上用"√"表示,请不要漏评任何一个项目,也不要在相同的一个项目上重复地评定。

1. 我觉得比平常容易紧张和着急(焦虑)。		①很少 ②有时 ③经常 ④持续
2. 我无缘无故地感到害怕(害怕)。		①很少 ②有时 ③经常 ④持续
3. 我容易心里烦乱或觉得惊恐(惊恐)。		①很少 ②有时 ③经常 ④持续
4. 我觉得我可能将要发疯(发疯感)。		①很少 ②有时 ③经常 ④持续
5. 我觉得一切都很好,也不会发生什么不幸。		①很少 ②有时 ③经常 ④持续
6. 我手脚发抖、打颤(手足颤抖)。		①很少 ②有时 ③经常 ④持续
7. 我因为头痛、颈痛和背痛而苦恼(躯体疼痛)。		①很少 ②有时 ③经常 ④持续
8. 我感觉容易衰弱和疲乏(乏力)。		①很少 ②有时 ③经常 ④持续
9. 我觉得心平气和,并且容易安静坐着(静坐不能)。		①很少 ②有时 ③经常 ④持续
10. 我觉得心跳很快(心慌)。		①很少 ②有时 ③经常 ④持续
11. 我因为一阵阵头晕而苦恼(头昏)。		①很少 ②有时 ③经常 ④持续
12. 我有晕倒发作或觉得要晕倒似的(晕厥感)。		①很少 ②有时 ③经常 ④持续
13. 我呼气、吸气都感到很容易(呼吸困难)。		①很少 ②有时 ③经常 ④持续
14. 我手脚麻木和刺痛(手足刺痛)。		①很少 ②有时 ③经常 ④持续
15. 我因为胃痛和消化不良而苦恼(胃痛或消化不良)。		①很少 ②有时 ③经常 ④持续
16. 我常常要小便(尿意频数)。		①很少 ②有时 ③经常 ④持续
17. 我的手常常是干燥、温暖的(多汗)。		①很少 ②有时 ③经常 ④持续
18. 我脸红发热(面部潮红)。		①很少 ②有时 ③经常 ④持续
19. 我容易入睡并且一夜睡得很好(睡眠障碍)。		①很少 ②有时 ③经常 ④持续
20. 我做噩梦。		①很少 ②有时 ③经常 ④持续

（3）评分方法与结果分析

1）评分方法:SAS 采用 4 级评分,主要评定症状出现的频度。其标准为:"1"表示没有或很少时间有;"2"表示有时有;"3"表示大部分时间有;"4"表示绝大部分或全部时间都有。20 个条目中:有 15 项是用负性词陈述的,按上述 1~4 的顺序评分;其余 5 项(第 5、9、13、17、19 项)是用正性词陈述的,按 4~1 顺序反向计分。

2）统计结果:计算标准 T 分(标准分=原始总分×1. 25,并四舍五入取整数)。

3）结果分析:关于焦虑症状的临床分级,标准分 50~59 分为轻度焦虑,60~69 分为中度焦虑,70 分以上为重度焦虑。除参考量表分值外,还应根据临床症状,特别是主要症状(包括与处境不相称的痛苦情绪体验、精神运动性不安、自主神经功能障碍）的程度来作出判断,量表总分值仅能作为一项参考指标而非绝对标准。

2. 抑郁自评量表

（1）简介:抑郁自评量表(Self-Rating Depression Scale,SDS)由 William W. K. Zung 编制。对严重迟缓症状的抑郁,使用 SDS 评定有困难。同时,对文化程度较低或智力水平稍差的人使用 SDS 效果不佳。如果评定者的文化程度太低,不能理解或看不懂 SDS 的问题内容,可由工作人员逐条念给他/她听,让评定者独自作出决定。

（2）量表内容

抑郁自评量表(SDS)

请仔细阅读每一条,把题目的意思看明白,然后按照自己最近1周以来的实际情况,对下面的20个条目按1~4级评分:①很少;②有时;③经常;④持续。

1. 我感到情绪沮丧,郁闷。	①很少	②有时	③经常	④持续
2. 我感到早晨心情最好。	①很少	②有时	③经常	④持续
3. 我要哭或想哭。	①很少	②有时	③经常	④持续
4. 我夜间睡眠不好。	①很少	②有时	③经常	④持续
5. 我吃饭像平时一样多。	①很少	②有时	③经常	④持续
6. 我的性功能正常。	①很少	②有时	③经常	④持续
7. 我感到体重减轻。	①很少	②有时	③经常	④持续
8. 我为便秘烦恼。	①很少	②有时	③经常	④持续
9. 我的心跳比平时快。	①很少	②有时	③经常	④持续
10. 我无故感到疲劳。	①很少	②有时	③经常	④持续
11. 我的头脑像往常一样清楚。	①很少	②有时	③经常	④持续
12. 我做事情像平时一样不感到困难。	①很少	②有时	③经常	④持续
13. 我坐卧不安,难以保持平静。	①很少	②有时	③经常	④持续
14. 我对未来感到有希望。	①很少	②有时	③经常	④持续
15. 我比平时更容易被激怒。	①很少	②有时	③经常	④持续
16. 我觉得决定什么事很容易。	①很少	②有时	③经常	④持续
17. 我感到自己是有用的和不可缺少的人。	①很少	②有时	③经常	④持续
18. 我的生活很有意义。	①很少	②有时	③经常	④持续
19. 假如我死了,别人会过得更好。	①很少	②有时	③经常	④持续
20. 我仍旧喜爱自己平时喜爱的东西。	①很少	②有时	③经常	④持续

（3）评分方法与结果分析

1）评分方法:本量表含有20个反映抑郁主观感受的项目,其中10个条目为正向评分,10个条目为反向评分。每个条目按症状出现的频度分为四级评分。评定时间为过去1周内。第1、3、4、7、8、9、10、13、15、19题,①、②、③、④依次计1、2、3、4分;第2、5、6、11、12、14、16、17、18、20题反向计分,即①、②、③、④依次计4、3、2、1分。

2）统计结果:计算抑郁严重指数。抑郁严重指数＝总分/80。

3）结果分析:抑郁严重指数<0.50,为无抑郁;0.50~0.59为轻度抑郁;0.60~0.69为中度抑郁;0.70以上为重度抑郁。请注意,量表结果仅作为参考而非绝对标准,还应根据临床（要害）症状来作出判断;对严重阻滞症状的抑郁患者,评定有困难。

3. 儿童焦虑性情绪障碍筛查量表

（1）简介:儿童焦虑性情绪障碍筛查量表(The Screen for Child Anxiety Related Emotional Disorders, SCARED)是由 Birmaher 于 1997 年制定,具有较好的信度和效度,是一种有效的筛选工具,适用于9~18岁儿童青少年,是自评量表。量表由38个条目组成,1999年修订为41个条目（其中5个条目为简明条目）,分为躯体化/惊恐、广泛性焦虑、分离性焦虑、社交恐怖、学校恐怖5个因子。

（2）量表内容

儿童焦虑性情绪障碍筛查量表

　　请根据自己过去3个月的真实情况回答以下条目,并在相应的数字上画[√]。其中:"0"表示没有或几乎没有;"1"表示部分存在;"2"表示有或经常有。回答没有对错之分,请依据您的实际情况作答。

1. 当害怕时会感到呼吸困难	0	1	2
2. 在学校里感到头疼	0	1	2
3. 不喜欢与自己不太熟悉的人在一起	0	1	2
4. 不敢在外面过夜	0	1	2
5. 害怕喜欢自己的人	0	1	2
6. 受惊吓时有一种昏厥感	0	1	2
7. 易紧张	0	1	2
8. 爸爸妈妈走到哪儿会跟到哪儿	0	1	2
9. 别人说我看上去紧张	0	1	2
10. 与自己不太熟悉的人在一起感到紧张	0	1	2
11. 在学校里胃疼	0	1	2
12. 受惊吓时觉得自己要发疯	0	1	2
13. 害怕独自睡觉	0	1	2
14. 为成为一个好孩子而担心	0	1	2
15. 受惊吓时觉得周围事物不真实	0	1	2
16. 做关于父母碰到不幸的噩梦	0	1	2
17. 担心去上学	0	1	2
18. 受惊吓时心跳厉害	0	1	2
19. 经常发抖	0	1	2
20. 做关于自己碰到不幸的噩梦	0	1	2
21. 担心某些事情会使自己筋疲力尽	0	1	2
22. 受惊吓时大汗淋漓	0	1	2
23. 是个"担心虫"	0	1	2
24. 无缘无故地害怕	0	1	2
25. 害怕自己单独待在家里	0	1	2
26. 很难与自己不太熟悉的人交谈	0	1	2
27. 害怕时会有喉咙塞住感	0	1	2
28. 别人说我担心太多	0	1	2
29. 不喜欢离开家	0	1	2
30. 害怕出现焦虑或惊恐发作	0	1	2
31. 担心不幸的事情会发生在父母身上	0	1	2
32. 与不太熟悉的人在一起会感到害羞	0	1	2
33. 对即将发生的事情担心	0	1	2
34. 受惊吓时有一种被上抛的感觉	0	1	2
35. 对自己做事的能力担心	0	1	2
36. 害怕上学	0	1	2

37. 对已经发生的事情担心	0	1	2
38. 受惊吓时觉得头晕目眩	0	1	2
39. 跟别的儿童或成人在一起时感到紧张,当他们看我时我必须做点什么(如:大声朗读、讲话、游戏或体育活动)	0	1	2
40. 对参加有许多不熟悉的人在场的聚会、舞会或其他场合感到紧张	0	1	2
41. 害羞	0	1	2

(3) 评分方法:共包括41个条目,每个条目按0~2三级评分,0为"没有",1为"有时有",2为"经常有"。总分≥23分代表存在焦虑情绪,得分越高表示焦虑表现越严重。

五个因子对应的条目分别是:

1) 躯体化/惊恐:1、6、9、12、15、18、19、22、24、27、30、34、38。

2) 广泛性焦虑:5、7、14、21、23、28、33、35、37。

3) 分离性焦虑:4、8、13、16、20、25、29、31。

4) 社交恐怖:3、10、26、32、39、40、41。

5) 学校恐怖:2、11、17、36。

4. 儿童抑郁障碍自评量表

(1) 简介:儿童抑郁障碍自评量表(Depression Self-Rating Scale for Children, DSRSC)由 Birleson(1981)根据 Feighner 成人抑郁症诊断标准而制定,用于儿童抑郁症的评估和筛查,信度和效度较好(苏林雁等,2003),适用于8~13岁的儿童(有研究者认为可适用年龄为8~16岁)。

(2) 量表内容

儿童抑郁障碍自评量表

为了更好地帮助你,以下问题主要是为了了解你最近1周的感觉,答案没有正确或错误之分,你只需根据自己的真实感受如实回答就可以了,请在符合你情况的那一格画[•]。

回答没有对错之分,请依据你的实际情况作答。

	经常	有时	无
1. 我像平时一样盼望着许多美好的事物	○	○	○
2. 我睡得很香	○	○	○
3. 我感到我总是想哭	○	○	○
4. 我喜欢出去玩	○	○	○
5. 我想离家出走	○	○	○
6. 我肚子痛	○	○	○
7. 我精力充沛	○	○	○
8. 我吃东西很香	○	○	○
9. 我对自己有信心	○	○	○
10. 我觉得生活没什么意思	○	○	○
11. 我认为我所做的事都是令人满意的	○	○	○
12. 我像平常那样喜欢各种事物	○	○	○
13. 我喜欢与家里人一起交谈	○	○	○
14. 我做噩梦	○	○	○
15. 我感到非常孤单	○	○	○
16. 遇到高兴的事我很容易高兴起来	○	○	○
17. 我感到十分悲哀,不能忍受	○	○	○
18. 我感到非常烦恼	○	○	○

（3）评分方法：量表共有 18 个项目，按没有（0）、有时有（1）、经常有（2）三级评分。其中第 1、2、4、7、8、9、11、12、13、16 项为反向记分，即没有（2）、有时有（1）、经常有（0），在统计时将其转换成 0、1、2 记分，再将各项目分相加，即为量表总分。15 分作为划界分，得分高表示存在抑郁情绪，分数越高抑郁情绪越重。

（三）危机严重程度评估量表

1. 斯坦福急性应激反应问卷（SASRQ）

（1）简介：斯坦福急性应激反应问卷（Stanford Acute Stress Reaction Questionnaire，SASRQ）是目前国际上常用的筛查急性应激反应的工具，研究人员将原有 98 项的 SASRQ 版本修改为目前所使用的 30 个条目的版本。这 30 个条目是基于美国精神障碍诊断与统计手册（Diagnostic and Statistical Manual of Mental Disorders，DSM-Ⅳ）诊断标准制定而成的，分别是分离（10 项）、创伤事件的持续反复体验（再体验，6 项）、对创伤事件的回避（回避，6 项）、焦虑或警觉性增高（激惹，6 项）、社会功能损害（功能损害，2 项）；采用 0~5 分 6 级评分制，分数越高代表应激程度越高。因此，该量表也具有评估应激程度的作用。经过国外较多学者的验证，其具有较好的信效度。该问卷中文版由候彩兰翻译，贾福军、李凌江审校，随后我国学者利用其对地震、矿难后获救人员及创伤性骨折伤员等进行研究也显示 SASRQ 具有较好的信效度，为灾后的心理卫生服务工作作出了一定的贡献。

（2）量表内容

斯坦福急性应激反应问卷（SASRQ）

指导语：您好！下面列表中的内容是人们在经历应激性事件的过程中及事件之后有时会有的一些体验。请仔细阅读每一条，从"没有体验-总是体验"，勾出最适合您体验的选项。

0	1	2	3	4	5
没有体验	极少体验	偶尔体验	有时体验	经常体验	总是体验

这个事件对您的烦扰程度如何？	○从无烦扰	○轻度烦扰	○中度烦扰	○重度烦扰	○极重度烦扰
1. 我入睡或维持睡眠困难	0	1	2	3	4	5
2. 我感觉坐立不安	0	1	2	3	4	5
3. 我有"无时间感"的感觉	0	1	2	3	4	5
4. 我反应迟缓	0	1	2	3	4	5
5. 我试图回避与事件有关的感受	0	1	2	3	4	5
6. 我反复做与应激性事件有关的噩梦	0	1	2	3	4	5
7. 如果暴露于使我想起应激性事件某方面的事件，我感到异常心烦	0	1	2	3	4	5
8. 对于小事情我也经常出现惊跳反应	0	1	2	3	4	5
9. 应激性事件使我完成工作或需要做的事情感到困难	0	1	2	3	4	5
10. 我没有通常存在的"我是谁"的感觉	0	1	2	3	4	5
11. 我试图回避使我想起应激性事件的活动	0	1	2	3	4	5
12. 我感觉高度警惕或者"紧张兮兮"	0	1	2	3	4	5
13. 我感觉自己好像是个陌生人	0	1	2	3	4	5
14. 我试图回避交谈应激性事件	0	1	2	3	4	5
15. 当暴露于与应激事件有关的提示时，我有身体上的反应	0	1	2	3	4	5
16. 我回忆应激性事件的重要内容有困难	0	1	2	3	4	5
17. 我试图回避与应激性事件有关的想法	0	1	2	3	4	5
18. 我见到的事物与它们的实际情况感觉有不同	0	1	2	3	4	5

19. 我反复出现此事件的不必要的记忆	0	1	2	3	4	5
20. 我感觉与自己的情感很疏远	0	1	2	3	4	5
21. 我急躁、易怒或者发脾气	0	1	2	3	4	5
22. 我回避与使我想起应激性事件的人接触	0	1	2	3	4	5
23. 我经常突然行动或感觉,好像应激性事件又发生了	0	1	2	3	4	5
24. 我的大脑一片空白	0	1	2	3	4	5
25. 我忘记了事件的大部分过程	0	1	2	3	4	5
26. 应激性事件导致我和其他人的关系出现问题	0	1	2	3	4	5
27. 我集中注意力困难	0	1	2	3	4	5
28. 我感觉和其他人疏远或分离	0	1	2	3	4	5
29. 我有感觉事件又重新发生了一次的生动体验	0	1	2	3	4	5
30. 我试图远离使我想起事件的地方	0	1	2	3	4	5
烦扰您最糟糕的症状有几天?	○没有	○1 天	○2 天	○3 天	○4 天	○5 天或更多

（3）评分方法:量表主要部分包括 30 个条目,分别构成了分离症状、创伤事件再体验、对创伤事件的回避、焦虑或醒觉性增高、社会功能损害等创伤后应激障碍(ASD)主要症状。每 1 条目均按 0~5 分 6 级评分。结果评定可以计算各条目评分的总和,总分范围 0~150 分,分数越高,代表 ASD 症状越重。另一种评定方法是计算阳性症状数,当单个条目得分≥3 时,即表明此条目有意义。具备至少 3 个分离症状、1 个创伤再体验症状、1 个回避症状和 1 个焦虑症状,即符合 DSM-Ⅳ中 ASD 的诊断标准。本量表还包括两个相对独立的问题,即对创伤事件的烦恼程度和体验最糟糕症状的天数。

2. 创伤后应激障碍初筛表(PTSD-7)

（1）简介:Breslau 编制的 7 项创伤后应激障碍筛选测验(Breslau Screening Test)共含 7 个项目,其中包括 5 个回避症状和 2 个高度唤醒症状。研究表明,在初级保健系统中应用该工具来筛查创伤后精神障碍具有时间效率,并且可以增加对以前未被发现的创伤后精神障碍的检测。

（2）量表内容

创伤后应激障碍简单初筛表（PTSD-7）

请根据您最近 1 个月的实际感受,选择"是"或者"否"。回答没有对错之分,请依据您的实际情况作答。

1. 你是否回避到某些地方、某些人或某些活动,以免提醒你回想起创伤的经历?	是	否
2. 你是否对曾经重要的或感兴趣的活动失去兴趣?	是	否
3. 你是否感到与其他人在情感上有距离或者感到孤独?	是	否
4. 你是否很难感到被爱或对别人表示爱?	是	否
5. 你是否感到对未来做计划根本没意思?	是	否
6. 你是否比往常更难以入睡或保持熟睡?	是	否
7. 你是否变得特别敏感或者因周围平常的声音或动作而受惊吓?	是	否

（3）评分方法:共 7 个条目,其中 5 条为回避和麻木症状,2 条为过度警觉症状。评分均采用"0"或"1":"1"表示在过去 1 个月内存在症状;"0"表示症状不存在。以 4 分作为界值分,定义 PTSD 可疑阳性个体。

3. 修改版的事件冲击量表(IES-R)

（1）简介:修改版的事件冲击量表(The Impact of Event Scale-Revised,IES-R)由 Weiss 和 Marmar 于

1997 年在 IES(事件冲击量表)的基础上改变的用于评价个体对特定生活事件压力的痛苦的自评量表。有 22 个条目,包括警觉性增高、回避、闯入性回忆 3 个维度。整个测验时间大约为 5~10min。有良好的信度和效度。中文版的生活事件冲击量表-修订版(Chinese Version of Impact of Event Scale-Revised,CIES-R)也有 22 个条目,也有良好的信度和效度。

（2）量表内容

事件影响量表（IES-R）

　　下面是人们在经历过有压力的生活事件刺激之后所体验到的一些困难,请您仔细阅读每个题目,选择最能够形容每一种困扰对您的影响程度。请按照自己在最近 7d 之内的体验,说明这件事情对您有多大的影响。影响分 5 级:一点没有选"0";很少出现选"1";有时出现选"2";常常出现选"3";总是出现选"4"。

一点没有　很少出现　有时出现　常常出现　　总是出现

1. 任何暗示都能把我带回到当时对此事的体验中

2. 我难以保持熟睡

3. 我常因为其他事物想起此事

4. 我觉得容易愤怒或生气

5. 当我想起此事时,我避免让自己难过

6. 我会不由自主地想起此事

7. 我觉得此事仿佛没有发生或者不是真的

8. 我远离能让我想起此事的提示物

9. 关于此事的画面或形象常在脑海闪现

10. 我很敏感并且容易受到惊吓

11. 我努力不想此事

12. 我知道自己仍对此颇有感触,但是我不愿面对这种情感

13. 我对此事的感触有些麻木

14. 我发现我的所做所想好像又回到了那时

15. 我难以入睡

16. 关于此事常有强烈的情感波澜袭扰我

17. 我试图把此事从记忆中抹去

18. 我难以集中注意力

19. 想起此事导致我有生理反应,如出汗、呼吸困难、恶心或心跳加速

20. 我做与此事有关的梦

21. 我充满警惕性或处于警觉状态

22. 我尽量不谈论此事

（3）评分方法:IES-R 包括 22 道题,每道题采用 0~4 五级评分,0 分代表"从来没有",4 分代表"极度"。每个分量表对应的条目是:回避量表为第 5、7、8、11、12、13、17、22 题;侵袭量表为第 1、2、3、6、9、14、16、20 题;高唤醒量表为第 4、10、15、18、19、21 题。

　　结果分析:测验成绩包括闯入性分量表、回避分量表和高度唤醒分量表三个分测验的分数及总分数。总分 0~8 分为亚临床,9~25 分为轻度,26~43 分为中度,44~88 分为重度。

4. 儿童事件影响量表修订版(CRIES)

(1) 简介:儿童事件影响量表修订版(The Children's Revised Impact of Event Scale,CRIES)是来源于 Horowitz 等于 1979 年研制的事件影响量表,最初为成人创伤后应激障碍症状筛查自评量表,在儿童、青少年中也有使用;但由于儿童对于其中某些条目不能完全理解,之后经 Dyregrov、Smith 等人修订后,最终形成 13 个条目的儿童事件影响量表修订版(CRIES-13),它使儿童和青少年更易理解。CRIES 适用于 8 岁以上,可独立阅读的儿童。CRIES 已经被广泛使用于经历创伤性事件后的高危儿童的创伤应激障碍症状评估,具有卓越的信度和良好的效度。

(2) 评分方法:CRIES 一共有 13 个条目,包括闯入(4 个项目)、回避(4 个项目)和唤起(5 个项目)3 个维度。每一个条目用"完全没有,很少,有时,经常"作答,对应 0,1,3,5 计分。总分范围是 0~65 分。总分越高,表明存在更多的症状。划界分为 30 分。

(3) 量表内容

儿童事件影响量表修订版(CRIES)

以下是一些人经历过不幸事件后会感受到的困难。请仔细阅读每一项目,按自己过去 2 周的真实感受回答,并在相应的数字上画[√]。回答没有对错之分,请依据实际情况作答。

其中:"0"表示完全没有,"1"表示很少,"3"表示有时有,"5"表示常常有。

注意:以下提到的"那件事"是指灾难的有关经历。

在过去的2周中:	完全没有	很少	有时	常常
1. 你会无意中想起那件事吗?	0	1	3	5
2. 你会尝试忘记那件事吗?	0	1	3	5
3. 你不能集中注意力吗?	0	1	3	5
4. 你会不断地对那件事有强烈的感觉吗?	0	1	3	5
5. 与发生那件事之前相比,你会更容易受到惊吓或感到紧张吗?	0	1	3	5
6. 你会避开一些令你想起那件事的东西吗?(例如某些地方或场合)	0	1	3	5
7. 你会尝试不去谈论那件事吗?	0	1	3	5
8. 那件事的画面会在你脑海中出现吗?	0	1	3	5
9. 其他东西会不断地令你想起那件事吗?	0	1	3	5
10. 你会尝试不去想那件事吗?	0	1	3	5
11. 你会容易感到烦躁吗?	0	1	3	5
12. 就算是没有必要,你仍然会保持警觉性吗?	0	1	3	5
13. 你睡觉有问题吗?	0	1	3	5

5. 儿童创伤经验身心症状评估(家长用)

(1) 简介:该量表分为婴幼儿(0~2.5 岁)、幼童及学龄儿童(2.6~11 岁儿童)、青少年(12~18 岁)三个年龄段,对不同年龄阶段儿童经历灾难后的身心症状进行简单评估。该量表不供儿童自评,而是供家长使用来评估儿童、青少年。

(2) 评分方法:对所有条目,选择"有"的计 1 分,选择"没有"的计 0 分,然后计算总分。各年龄段的症状评估量表之后有不同总分对应的措施。请注意,评分结果只是对不同年龄阶段儿童经历灾难后的身心症状的简单评估,并不能作为诊断结果使用。

(3) 量表内容

儿童创伤经验身心症状评估（家长用）

　　下面是不同年龄组儿童在灾难之后容易出现的一些症状,请家长根据孩子最近七天以来的实际情况进行评价。回答没有对错之分,请依据孩子的实际情况作答。

（1）婴幼儿（0~2.5岁）

最近七天以来的问题	否	是
睡眠与排便时间错乱	0	1
对大声或不寻常的声音、震动有惊吓反应	0	1
身体突然不能动,僵直	0	1
急躁,无缘由地哭泣	0	1
丧失已习得的语言与动作能力	0	1
退缩,害怕分开,黏着家长	0	1
对造成灾难相关的事情(如影像或身体感受)有逃避或警觉反应	0	1

　　评分结果说明:

总分	需要采取的措施
1、2	值得关注——注意休息,1周后再次进行评估
3、4	需要帮助——需要寻求心理学或精神卫生专业机构/人员的援助
5~7	急需帮助——请迅速寻求心理学或精神卫生专业机构/人员进一步诊断和干预

（2）幼童及学龄儿童（2.6~11岁儿童）

最近七天以来的问题	否	是
重复叙述创伤的经验	0	1
明显的焦虑与害怕	0	1
对灾难后特定事件的害怕	0	1
害怕灾难再度发生	0	1
有强迫性的回忆(眼前总是有与灾难场景有关的图像或感受)	0	1
在学校无法专心学习,成绩下降	0	1
日常的行为退化到较小年纪的状态	0	1
遇事退缩,静默不语或异常难管、不听话	0	1
对原来喜欢的活动失去兴趣	0	1
睡眠失调:做噩梦,梦游,不易入睡	0	1
抱怨身体疼痛或查无原因的病痛	0	1
在灾难纪念日、去世亲人的哀悼日出现烦乱反应	0	1

　　评分结果说明:

总分	需要采取的措施
1~3	值得关注——注意休息,1周后再次进行评估
4~6	需要帮助——需要寻求心理学或精神卫生专业机构/人员的援助
7~12	急需帮助——请迅速寻求心理学或精神卫生专业机构/人员进一步诊断和干预

（3）青少年（12~18岁）

最近七天以来的问题	否	是
灾难引发失控行为,如从事危险行动(拼命进入灾区抢救生还者)	0	1
努力不表露出异样情绪,如哀痛、罪恶感、羞愧等	0	1
为了避免面对内在伤痛,逃避从事需要肢体行动的活动	0	1
容易发生意外	0	1
睡眠与饮食失调	0	1
灾难的影像与记忆挥之不去,烦恼不已	0	1
产生忧郁、退缩及消极的世界观	0	1
个性改变;与父母或亲人的相处方式改变	0	1
为逃避因灾难产生的创痛与记忆,从事类似成人的行为(如结婚、怀孕、退学,切断与旧友之间的关系)	0	1
害怕长大,需要家人的呵护	0	1

评分结果说明:

总分	需要采取的措施
1~3	值得关注——注意休息,1周后再次进行评估
4~6	需要帮助——需要寻求心理学或精神卫生机构/人员的援助
7~10	急需帮助——请迅速寻求心理学或精神卫生专业机构/人员进一步诊断和干预

（四）M. I. N. I. 自杀倾向评估量表

1. 简介及使用方法 M. I. N. I. 自杀倾向评估量表取自简明国际神经精神访谈(Mini-International Neuropsychiatric Interview,M. I. N. I.)中的自杀模块,是针对精神疾病的简短的结构式访谈,经过信效度检验并广泛用于临床药物研究和临床实践,其中的自杀模块可用于帮助量化当前的自杀风险。

2. 量表内容

M. I. N. I. 自杀倾向评估表

在最近1个月内:			评分
C1 你是否觉得死了会更好或者希望自己已经死了?	否	是	1
C2 你是否想要伤害自己?	否	是	2
C3 你是否想到自杀?	否	是	6
C4 你是否有自杀计划?	否	是	10
C5 你是否有过自杀未遂的情况?	否	是	10
C6 在你一生中,你曾经有过自杀未遂的情况吗?	否	是	4

3. 评分方法 请对应 C1~C6 中评为"是"的项目,按其右侧的评分标准计分,然后对评分进行合计。根据合计得分,按下面的标准评定自杀风险等级:1~5分,低风险;6~9分,中等风险;≥10分,高风险。

（五）应对方式和社会支持量表

1. 社会支持评定量表

（1）简介:社会支持评定量表(Social Support Rating Scale,SSRS)是由肖水源等在借鉴国外量表的基础上,依据我国的实际情况自行设计编制的,包括客观支持(患者所接受到的实际支持)、主观支持(患者所能体验到的或情感上的支持)、对支持的利用度(反映个体对各种社会支持的主动利用,包括倾诉方式、求助方式和参加活动的情况)3个分量表。一般适用于16岁以上的成年人。当应用于不同的群体时,比如大学生群体,应注意修改部分项目的文字描述。

(2) 量表内容

社会支持评定量表(SSRS)

指导语:请按各个问题的具体要求,根据您的实际情况填写。谢谢您的合作。

1. 您有多少关系密切,可以得到支持和帮助的朋友?(只选一项)
   A. 1个也没有
   B. 一两个
   C. 3~5个
   D. 6个或6个以上

2. 近1年来您:(只选一项)
   A. 远离家人,且独居一室
   B. 住处经常变动,多数时间和陌生人住在一起
   C. 和同学、同事或朋友住在一起
   D. 和家人住在一起

3. 您与邻居:(只选一项)
   A. 相互之间从不关心,只是点头之交
   B. 遇到困难可能稍微关心
   C. 有些邻居都很关心您
   D. 大多数邻居都很关心您

4. 您与同事:(只选一项)
   A. 相互之间从不关心,只是点头之交
   B. 遇到困难可能稍微关心
   C. 有些同事很关心您
   D. 大多数同事很关心您

5. 从家庭成员处得到的支持和照顾(在"无""极少""一般""全力支持"四个选项中,选择合适选项)
   (1) 夫妻(恋人)
       A. 无
       B. 极少
       C. 一般
       D. 全力支持
   (2) 父母
       A. 无
       B. 极少
       C. 一般
       D. 全力支持
   (3) 儿女
       A. 无
       B. 极少
       C. 一般
       D. 全力支持
   (4) 兄弟姐妹
       A. 无
       B. 极少
       C. 一般
       D. 全力支持
   (5) 其他成员(如嫂子)
       A. 无
       B. 极少
       C. 一般
       D. 全力支持

6. 过去,在您遇到急难情况时,曾经得到的经济支持和解决实际问题的帮助的来源有:
   (1) 无任何来源
   (2) 下列来源(可选多项)
       A. 配偶
       B. 其他家人
       C. 亲戚
       D. 朋友
       E. 同事
       F. 工作单位
       G. 党/团工会等官方或半官方组织
       H. 宗教、社会团体等非官方组织
       I. 其他(请列出)

7. 过去,在您遇到急难情况时,曾经得到的安慰和关心的来源有:
   (1) 无任何来源
   (2) 下列来源(可选多项)
       A. 配偶
       B. 其他家人
       C. 朋友
       D. 亲戚
       E. 同事
       F. 工作单位
       G. 党/团工会等官方或半官方组织
       H. 宗教、社会团体等非官方组织
       I. 其他(请列出)

8. 遇到烦恼时的倾诉方式:(只选一项)
   A. 从不向任何人诉述
   B. 只向关系极为密切的一两个人诉述
   C. 如果朋友主动询问,您会说出来
   D. 主动诉述自己的烦恼,以获得支持和理解

9. 您遇到烦恼时的求助方式:(只选一项)
   A. 只靠自己,不接受别人帮助
   B. 很少请求别人帮助
   C. 有时请求别人帮助
   D. 有困难时经常向家人、亲友、组织求援

10. 对于团体(如党/团组织、宗教组织、工会、学生会等)组织活动,您:(只选一项)
    A. 从不参加
    B. 偶尔参加
    C. 经常参加
    D. 主动参加并积极活动

（3）评分方法

1）条目计分方法：第 1~4、8~10 条，每条只选一项，选择 A、B、C、D 项分别计 1、2、3、4 分；第 5 条分（1）（2）（3）（4）四项计总分，每项从"无"到"全力支持"分别计 1~4 分；第 6、7 条如回答"无任何来源"则计 0 分，回答"下列来源"者，有几个来源就计几分。

2）量表的评分方法：总分是 10 个条目评分之和。各维度的评分是：①客观支持分，2、6、7 条评分之和；②主观支持分，1、3、4、5 条评分之和；③对支持的利用度，8、9、10 条评分之和。总得分和各分量表得分越高，说明社会支持程度越好。

2. 简易应对方式问卷

（1）简介：应对（coping）是指个体对现实环境变化有意识、有目的和灵活的调节行为。应对方式是个体在面对挫折和压力时所采用的认知和行为方式，又称应对策略和应对机制。它是心理应激过程中一种重要的中介调节因素。本部分介绍的是解亚宁编制的简易应对方式问卷（Simplified Coping Style Questionnaire, SCSQ）。该问卷是自评问卷，内容涉及人们在日常生活中应对生活事件时可能采取的不同态度和措施，分为积极应对和消极应对两个维度。该问卷仅包含 20 个条目，施测时间较短，具有简便易行的优势。已有研究表明，该问卷具有良好的信效度。

（2）量表内容

简易应对方式问卷

以下列出的是当你在生活中经受挫折打击或遇到困难时可能采取的态度和做法。请仔细阅读每一项，认真作答，答案无对错之分，请您选择最适合您本人情况的选项。

（1）通过工作学习或一些其他活动解脱。
　　0 不采取　　　　　1 偶尔采取　　　　　2 有时采取　　　　　3 经常采取

（2）与人交谈，倾诉内心烦恼。
　　0 不采取　　　　　1 偶尔采取　　　　　2 有时采取　　　　　3 经常采取

（3）尽量看到事物好的一面。
　　0 不采取　　　　　1 偶尔采取　　　　　2 有时采取　　　　　3 经常采取

（4）改变自己的想法，重新发现生活中什么重要。
　　0 不采取　　　　　1 偶尔采取　　　　　2 有时采取　　　　　3 经常采取

（5）不把问题看得太严重。
　　0 不采取　　　　　1 偶尔采取　　　　　2 有时采取　　　　　3 经常采取

（6）坚持自己的立场，为自己想得到的斗争。
　　0 不采取　　　　　1 偶尔采取　　　　　2 有时采取　　　　　3 经常采取

（7）找出几种不同的问题解决办法。
　　0 不采取　　　　　1 偶尔采取　　　　　2 有时采取　　　　　3 经常采取

（8）向亲戚朋友或同学寻求建议。
　　0 不采取　　　　　1 偶尔采取　　　　　2 有时采取　　　　　3 经常采取

（9）改变原来的一些做法或自己的一些问题。
　　0 不采取　　　　　1 偶尔采取　　　　　2 有时采取　　　　　3 经常采取

（10）借鉴他人处理类似困难情境的办法。
　　0 不采取　　　　　1 偶尔采取　　　　　2 有时采取　　　　　3 经常采取

（11）寻求业余爱好，积极参加文体活动。
　　0 不采取　　　　　1 偶尔采取　　　　　2 有时采取　　　　　3 经常采取

（12）尽量克制自己的失望、悔恨、悲伤和愤怒。
　　0 不采取　　　　　1 偶尔采取　　　　　2 有时采取　　　　　3 经常采取

（13）试图休息或休假，暂时把问题（烦恼）抛开。
　　0 不采取　　　　　1 偶尔采取　　　　　2 有时采取　　　　　3 经常采取

（14）通过吸烟、喝酒、服药和吃东西来解除烦恼。
　　0 不采取　　　　　1 偶尔采取　　　　　2 有时采取　　　　　3 经常采取

（15）认为时间会改变现状，唯一要做的便是等待。
　　0 不采取　　　　　1 偶尔采取　　　　　2 有时采取　　　　　3 经常采取

（16）试图忘记整个事情。

0 不采取	1 偶尔采取	2 有时采取	3 经常采取

（17）依靠别人解决问题。

0 不采取	1 偶尔采取	2 有时采取	3 经常采取

（18）接受现实，因为没有其他办法。

0 不采取	1 偶尔采取	2 有时采取	3 经常采取

（19）幻想可能会发生某种奇迹改变现状。

0 不采取	1 偶尔采取	2 有时采取	3 经常采取

（20）自己安慰自己。

0 不采取	1 偶尔采取	2 有时采取	3 经常采取

（3）评分方法：共20个条目，问卷采用4级评分，分别是"不采取""偶尔采取""有时采取"和"经常采取"，相应计分0、1、2、3分。条目1~12重点反映积极应对的特点，13~20重点反映消极应对的特点。结果为积极应对和消极应对的平均分。结果仅作为辅助性判断，临床应用时还应具体分析每一个条目的情况。

第四节 灾后现场心理干预技术

基于"大部分人能恢复，说明有自然康复过程，那么早期干预不应干扰个体自然康复过程，而应为自然康复创造条件"这一假设，灾后早期所使用的心理干预方法应以促进安全和放松、促进情绪稳定的技术与方法为主。因此，本节主要介绍心理急救、紧急事件应激晤谈、心理健康教育、稳定化等在灾后早期用于群体和个体的社会心理干预技术与方法，同时针对灾后很可能出现的自杀问题单独介绍自杀危机干预技术，最后针对儿童青少年和因灾受伤这两类特殊人群介绍心理干预技术和理念。

在使用技术时，请注意三点：①不同技术有不同的适用对象和使用中的注意事项，应注意把握，切不可违反伦理原则，造成二次伤害；②针对幸存者的问题和需求，很可能需要多个技术结合使用，而非单一技术；③危机干预永远不变的宗旨，就是帮助来访者从无能动性转变为有能动性。因此，尽管危机干预也是按照循证医学证明有效的技术操作，但是需要根据当时的环境灵活改变。忌以技术为中心，忽略了干预的宗旨。

一、心理急救

心理急救（psychological first aid，PFA）是一种适用于灾难早期的，提供舒适、支持、联系、信息及培养灾难发生冲击期的应对能力的，包含了一系列行动措施以及多种干预技术的一种危机干预模式。尽管这个模式目前还缺少确切的、系统的科研证据支持，但专家和实践者的经验均反馈这个模式是有效的。

（一）使用人员

心理急救使用人员不限于专业心理人员，其他灾害响应工作者经过培训后也可使用，包括军人、警察、消防队员、医务人员、公共卫生工作者、各类志愿者等一线救援人员。向受灾难影响的儿童、成人、家庭，以及提供早期援助的心理卫生工作者和灾难响应工作人员来实施。

（二）适用对象

心理急救适用于身处灾难和恐怖主义事件中的所有人群。

（三）服务场所

心理急救可以在不同场所下运用。心理卫生工作者和其他灾害响应工作者可以根据不同的情况提供相应的心理急救。这些场所包括公共避难所，特殊避难所，野外医院和医疗分诊站，急诊医疗机构（例如急诊科），为快速响应人员和救援人员开设的休息中心，紧急指挥中心，危机电话热线，灾后食品分发站，灾害援助服务中心，家庭接待和援助中心。

（四）干预原则

除了心理干预普遍应遵守的善行、责任、诚信、公正、尊重的原则外，依据心理急救行动的特性，心理急救还应遵循以下原则。

1. 主动原则 心理急救跟一般的心理咨询和治疗是不一样的：一般的心理咨询和治疗一定是幸存者主动求助，而心理急救是一种主动的干预。

2. 协作原则 心理急救是大规模紧急事件救助措施中的一部分。当成百上千的人受影响时,多样的紧急应对措施会被实施,比如搜救行动、紧急医疗救治、避难庇护、食品供给、家庭追踪和儿童保护行动等。急救工作人员和志愿者常常很难确定在哪些地方可提供这些服务。因此,需要心理救援人员尽量服从有关灾难管理部门的领导,尽力掌握实用的服务和帮助的信息,不要阻碍搜索、救援和医务人员的行动。同时,建议与组织或社区小组一起工作,单独行动容易使自己陷入孤立,未必能链接幸存者和他们所需的资源。

3. 安全原则 心理救援人员应将躯体安全,而非把心理问题摆在首位。尽最大努力确保所帮助的成年人和孩子以及自身的生命安全;满足紧急医疗、食品、饮用水、避难所和联络家庭成员等基本需求;避免自身的行为导致幸存者受到进一步的伤害。

4. 文化原则 救援过程中会遇到很多与文化相关的问题。例如汶川地震后,在灾区与受灾群众接触的过程中发现的与文化相关的问题包括:四川受灾群众多数讲当地方言;人群包括汉、羌、藏族;有些偏僻地区受灾群众属于经济劣势族群,常年习惯自给自足的生活方式;农民受灾群体尤其关心房屋倒塌后财产和重新分配房屋的问题,为此成人会不顾余震的危险,忽视需要照顾的孩子返回家乡;四川一些本属于容易发生灾害(如水灾、泥石流等)地区的民众先前就有灾害的创伤经历等。

救援人员提供心理急救时应对文化、种族、宗教与语言的差异保持敏感。不论是否能够提供帮助和服务,都应该觉察自己的价值观和偏见,并考虑到这些观念与那些需要救助地区的人们的观念有什么相同和不同,进而调整自己的行为来适应幸存者所处的文化。建议在进入特殊文化区域之前,最好先寻找对此区域有深入了解的人士收集一些相关信息,如情绪和其他心理反应表达的方式等,以做好充足准备。

5. 观察原则 心理工作者应以"观察中等待(watchful waiting)"的姿态随时提供紧急援助。观察周围环境是否安全、是否有紧急基本需求的个体,以及是否有严重情绪困扰的个体。观察也能够帮助救援人员保持冷静,在行动前思考周全。

6. 倾听原则 正确地倾听受助人,对于了解他们的情况和需求,帮助他们平复心情,提供合适的帮助是非常必要的。学会倾听,需要:用好眼睛——表现出一心一意;用好耳朵——真诚地倾听他们的担忧和需求;用好心——表示关怀和尊重。相对于侵入性的、指导性的干预,倾听可能更能被经历灾难的人们接受,也更能提供帮助。

7. 链接资源原则 经历过痛苦事件的人们会感到脆弱、孤立或无能为力,他们的日常生活被打乱,不能获得日常支持,或者发现自己的生活紧张而充满压力。为人们联系到实用的帮助是心理急救的主要部分。请记住,心理急救是一次性的干预,只能帮助人们一段时间。受影响的人群需要依靠自己的应对能力在一段相对长的时间内恢复。帮助人们自助并且重拾对境况的掌握权非常重要。

(五) 过程和方法

危急情况通常是混乱的,且需要采取紧急行动。在进入灾难现场前,心理救援人员应提前了解危机事件,了解可获得的服务和支持,了解安全和治安方面的情况,提前获知这些方面的准确消息。这些重要的准备可以帮助救助者在进入灾难现场前有一个初始行动计划,有助于保持冷静。本部分介绍由美国国立儿童创伤应激中心(National Child Traumatic Stress Network,NCCTS)和美国国立创伤后应激障碍中心(National Center for PTSD)编写的《心理急救现场操作指南》中推荐的心理急救 8 项核心行动(图 2-5-7)。

1. 接触与投入 目标:回应幸存者发出的接触信息,或者以非侵入性、富有同情心以及乐于助人的态度主动接触幸存者。

心理救援人员与幸存者的第一次接触非常重要。如果以尊重且同情的方式去和幸存者进行接触,将有助

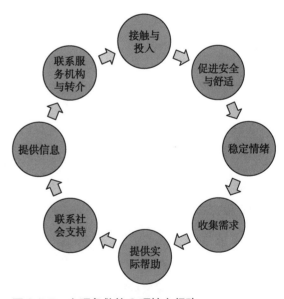

图 2-5-7 心理急救的 8 项核心行动

于建立有效的帮助关系,并且增进幸存者日后对帮助的接受度。

在进入现场时,心理救援人员需要做好思想准备。幸存者可能会回避心理救援人员,或者把心理救援人员围得水泄不通;幸存者可能主动,也可能不主动,还可能拒绝。不要假定人们对于心理救援服务会有立即的积极的反应,心理救援人员的帮助很可能不会立即显效,一些幸存者或者丧亲者可能需要一段时间才能感觉到某种程度的安全、信心和信赖。有些幸存者可能不会主动寻求帮助,但仍可以为他们提供帮助,因为他们还是很可能从心理救援人员所提供的帮助中获益的。另外,如果别人婉拒提供的帮助,请尊重他的决定,并且向他介绍之后在何时何地他们可以找到心理救援者。

开始接触前,应先多观察,在观察周围情形、个人或家庭,断定心理救援人员的介入对对方而言不是侵入性的之后,再开始接触对方。通常,开始接触的最好方式为提供实际的协助(给予食物、水、毛毯),或者从躯体健康开始。具体接触时,向对方介绍自己的名字,说明自己在救援现场的角色;征询对方是否愿意与你谈话,并向对方解释自己在这里就是希望了解是否有能做的事。称呼成人幸存者时,除非对方要求以别的方式称呼,一般以对方姓氏尊称,如"张先生"。询问对方需求时,尽可能让交谈有一定的私密程度。可以邀请他们坐下,完全专注于他们,保持和蔼、平静,避免环顾四周。在谈话中,要找出是否有任何需要马上注意的紧迫问题,应最优先考虑紧急的医疗问题。当和儿童或青少年接触时,最好先和他们的父母或其他看护者建立关系,说明自己的角色并且征求他们的允许。在与家庭成员一同工作时,找出谁是这个家庭的发言人,可以一开始先与此人沟通。

心理救援人员还可能在现场遇到这样的小组,如为了打探亲人的信息和获得安全指导而聚集在一起的多个家庭。在接触这样的小组时,切记不要让讨论的主题由所关心的问题转入抱怨;讨论的重点是解决当下的问题并提出应对策略;如果某个人需要进一步的支持,应该在小组讨论后再为其提供帮助。

灾后心理急救的场所往往缺乏隐私性,因此,对所接触到的儿童、成人以及家庭的情况保密可能比较困难。然而,你还是需要尽可能地寻找一个相对私密的环境进行谈话。不过,也有保密例外的情况。当幸存者的谈话内容中涉及儿童虐待、家庭暴力、自杀或自伤等内容时,应立即联系医疗或安全部门进行处理。在灾后救援中与其他救援工作者谈论这些困难可能有所帮助,但这样的讨论应当遵从严格的设置,遵守保密规则。

最后,在与幸存者接触时,应提前意识到人们可能会因为需求或期待没有被满足而将你当作宣泄愤怒情绪的对象。在这种情况下,应尽量保持冷静,多些理解和体谅。

2. 促进安全与舒适　目标:提高幸存者即刻的和持续的安全感,提供身体上和情感上舒适的感觉。

在灾后立即恢复一种安全与舒适的感觉是非常重要的。提升安全与舒适的感觉可以降低痛苦和担忧的程度。对于处在亲人失踪、死亡,或者接到亲人死亡通知、辨认遗体等情境的幸存者,给予情感上的舒适感更是非常重要。在灾后现场,提高幸存者安全与舒适感的主要途径包括以下方面。

首先,第一时间确保人身安全。保证幸存者获得最大限度的人身安全,是危机干预的全程默认的任务。人身安全主要包括环境安全和躯体安全。在环境安全方面,可以通过清除碎玻璃、尖锐的东西、家具、泄漏的液体以及其他任何可能将人绊倒或使人滑倒的物体来提供安全的环境;针对老年人和残疾人,提供充足的照明,防止滑倒、绊倒或跌倒,让环境更安全;针对儿童,一定要确认其在安全的区域内玩耍,并有人看管。躯体安全方面,要考虑过往是否有服药;有时候,有的幸存者会表现出休克的迹象(皮肤苍白、湿冷,脉搏快或弱,头晕,呼吸异常,目光呆滞、无反应,大小便失禁,不安、焦虑),此时应立即联系相关的领导或医生,寻求医疗救助;有时候,幸存者还可能出现伤害自己或他人的行为(例如,对自己或他人表达极度的愤怒,表现出极度的不安),此时应立即寻求药物治疗或者专业人员的协助。在幸存者获得必要的医疗救助之前要和他/她待在一起,或者找其他人帮忙照看。

其次,可以提供一些有关灾难应对的活动与服务的信息,例如正在采取哪些行动来帮助他们、目前所了解的事件真相、可以获得的服务、常见的灾后应激反应、自助的方法等,帮助幸存者了解情况,增强安全感。在提供这些信息时,请不要为了安慰他们而去猜测甚至虚构信息,也不要向他们保证可以获得什么东西或服务(例如玩具、食物、药物等),除非有确切的、有事实根据的信息。比如:你并不知道火灾的情况是否得到完全的控制,你可以说"我不太清楚火灾是不是已经得到完全的控制,但有关部门目前正在开展他们所能采取的行动,你和你的家人在这里是安全的"。

最后,还可以鼓励幸存者参与社交活动,与稳定的外部资源建立联系。鼓励受灾者参与寻找改善条件所需的物品,例如,建议幸存者和别人一起到供应区去,而不是帮幸存者取回东西,这样可以减少无助感和依赖感。如果合适的话,鼓励那些应对良好的人与感到痛苦或者应对不太好的人聊天。接触那些能很好地应对环境的人可以使人更平静、更安心;而且谈一些大家共有的话题,往往能够减轻双方的孤独感和无助感。当然,在社交过程中,幸存者也可能会接触到一些表现得非常焦虑和不能控制情绪的人,或者听到令其不安的消息或谣言;心理救援人员一定要帮助澄清和更正错误的信息,促进安全感的恢复。

对于处在亲人失踪、死亡,或者接到亲人死亡通知、辨认遗体等情境的幸存者,还需要通过以下途径来缓解不适情绪,提高情绪上的舒适感。

针对与亲人失散的幸存者,心理救援人员可以帮助联系亲人,告诉他们一些与亲人联系或重聚的方法。针对失去了至爱亲朋的幸存者,急性的悲伤反应通常会很强烈。他们会对死亡感到沮丧和愤怒,会对无法阻止死亡的到来而有负罪感,后悔没有提供安抚,或者适当的临终关怀。他们会想念死去的人,希望可以重逢(包括在梦里再次见到死去的人)。不过,悲伤反应是对死亡的健康反应。虽然最初会经历痛苦,但在事后,悲伤反应开始包括更多愉快的想法和行为,例如讲述至爱亲朋的故事和一些令人舒服的想念他们的方式。针对这部分个体,干预的首要目标是表达情绪,接受事实。由于负罪感会重复出现,需要反复告知幸存者他/她没有错。如果个体哀伤反应非常严重,可以考虑转介给专业的心理干预人员。这部分个体可能会遇到以下情境,在不同的情境中,心理救援人员需要注意的事项不同。

(1)接到家人死亡通知:在某些灾难中,如飞机坠毁,在家属正式得到通知前,媒体也许就已经报道了事故中无人生还。因为一些错误信息有时会在媒体或者其他幸存者中间流传,要提醒家属等待政府的正式确认。对幸存者一开始的强烈反应要有所准备,但这些反应很可能会逐渐趋于缓和。在谈及某个确认已经身亡的人时,请使用"死去"这个词,而不是"失踪"或者"过世"。某些潜在的因素可能引起创伤性的哀伤,如翻阅遇难乘客名单、车/船/机票列表、停尸间的照片等,应该请更权威的救援人员以家庭为单位私下通知。

(2)认领遗体:有些人可能坚持认为只有看到亲人的遗体才会相信他们的死讯。心理急救者应该意识到家人在看过遗体之后可能产生的多种反应,例如震惊、呆滞、晕厥、作呕、抽搐、嚎哭,以及击打某物或某人,处理这些情绪反应可以参考"STOP技术"要点。心理急救者需要协助父母/监护人告知儿童亲人的死讯:"亲人的遗体已经找到,他/她已经去世了",并向孩子讲明:"死者不再受痛苦了,死者很爱孩子,并且孩子会继续受到其他大人们的照顾"。如果一个无人陪伴的儿童被告知其父母/监护人已经身亡,请与他/她待在一起,或者确保这名儿童有其他工作者陪同,直到他/她加入某个家庭小组,或是有合适的儿童护理工作者照顾。

(3)行哀悼祭奠:幸存者常常会依靠一些仪式来寄托对遇难亲友的哀思,获得心灵慰藉,比如,可能想单独或与他人一起祷告,心理救援人员可以帮助找到一个适合祷告的地点。每一个人都有其哀悼祭奠死者的特殊方式,特别是在对遗体的处理上。如果遗体没有找到,情况可能会更复杂。如果幸存者表现出强烈的愤怒(这是精神痛苦的一种表现),不要去评价、判断或者与其争论。他们并不是在寻找一个答案,而是寻求一个不主观臆断的聆听者。

3. 稳定情绪(必要时) 目标:帮助人们平复情绪,安抚和引导情绪崩溃或精神紊乱的幸存者。

在灾后现场,多数遭受过重大灾难的个体都会感到混乱、不知所措、焦虑不安,身体也会有一些应激反应,比如颤抖、心率增快等,但往往持续时间不长,自己能调整恢复。针对这一部分个体,在接触中注意以下方面,一般就可以帮助其稳定情绪。

(1)尊重个人隐私。在进行干预之前给他/她几分钟时间准备。告诉他/她,如果需要,随时可以找你,或者几分钟之后你会再次联系他/她,了解他/她的情况,询问他/她是否需要帮助。

(2)保持镇静、从容、在场。不要尝试直接与个人进行直接对话,因为这会导致他/她在认知或情感上的超负荷。给他/她几分钟去平静下来(可以参考技术要点的放松技术),而你需要做的仅是在这期间能够随时被幸存者找到。

（3）提供支持，并帮助他/她关注于特定的容易管理的感觉、思维和目标。

（4）提供能够使他/她适应周围环境的信息，例如，周围环境是如何组织起来的，将会发生什么事情，以及他/她可能考虑到的步骤。

不过，灾后还有一部分个体可能会发生情绪崩溃或精神紊乱，表现为极其高强度的、持久的，以至于严重影响正常功能实现的唤醒状态、麻木或者高度焦虑。针对这类个体，应考虑"特别"的稳定情绪的方式。

首先要观察哪些个体是情绪崩溃的幸存者。情绪崩溃或精神紊乱的个体往往有这些表现：①目光呆滞、空洞且无方向感；②对语言提问或者要求（command）无反应；③定向障碍（例如无目标、无组织的行为）；④感到不真实或者从周围环境抽离的感觉；⑤出现强烈的情绪反应、无法控制的哭喊、换气过度、精神动摇或退缩行为；⑥出现无法控制的生理反应（摇晃、颤抖）；⑦出现狂乱的搜寻行为。

然后，针对有以上表现的个体，应考虑以下几个方面：①此人独自生活还是有家人和朋友陪伴？得到答案后，将这些人列入需要安抚的名单。你可能需要将其带到一个安静的地方，或者在其家人和朋友的陪护下与之轻声交谈。②此人有着怎样的体验？他/她哭泣、惊恐吗？他/她正在体验"往事重现"或是想象着某件事情正在重新发生吗？实施干预时，应针对此人最主要、最直接的顾虑或困难，而不是简单地说服此人"平静下来"或要其"感到安全"。③实施干预时，要帮助幸存者理解自己的反应，帮助其寻找可利用的社会支持，例如，对儿童或青少年，可以说"在灾难发生后，你的身体会出现很多强烈的感觉，这些感觉就好像大海里的波浪一样来来去去。当你感觉很糟糕时，可以跟父母谈谈心让自己平静下来，或者有谁你能跟他/她聊一聊，感觉就会好一点，也许我能帮你联系到他们。"如果幸存者仍然表现得非常激动，可以试试：让他/她听你说话，并看着你；查明他/她是否知道他/她是谁，他/她在什么地方，现在正在发生着什么；让他/她描述周围的环境，并说出你们俩在什么地方。若上述步骤似乎都不能使激动者稳定下来，你可以试试"着陆（grounding）"技巧，具体参见心理急救的技术要点。

大多数情况下，上述稳定幸存者情绪的方法是行得通的。我们不推荐用于急性创伤后应激反应的药物治疗作为达到心理援助目标的常规方法，只有在其他帮助对个体都没有效果的时候，才考虑使用药物。对幸存者使用药物治疗时必须有明确的目标（例如帮助睡眠或控制惊恐发作），而且还应在时间上有所限制。当幸存者出现极端激动、焦虑、恐慌以及精神错乱，或者对己或对人都构成威胁时，药物治疗可能才是必需的。

4. 收集需求　目标：识别幸存者的即时担忧与需求，收集相关信息，制订个体化的心理急救干预措施。

幸存者的许多心理和行为反应是由心有所忧引起的。了解幸存者的担忧，澄清幸存者的需求，并针对需求提供具体、实用的帮助，是促进安全和舒适感的关键。

在急救的开始阶段和实施急救的整个过程中，要不断收集和确认关于个体的需求信息。应该收集足够多的信息以便你可以调整和优化干预措施以满足他们的需要。常见的需求包括：基本需求，比如庇护所、食物、水和卫生设施；对伤势或慢性病的健康服务；亲人和自身安全；关于事件、亲人和可获得服务的正确且易懂的消息；能够联系亲人、朋友和其他社会支持；关于幸存者文化或宗教的特别帮助；可提供咨询并参与重要决定。有的幸存者会主动告知其需求，有的幸存者不会主动告知需求。有些幸存者的需求是很明显的，但有些幸存者的需求是不明显的，需要心理急救者仔细观察和耐心询问。

通常，心理救援人员询问一些问题来收集信息，澄清需求。为避免遗漏某些信息，心理救援人员可以借助"幸存者需求表单"来收集、记录。询问相关问题时要注意对幸存者不同需求和担忧的理解（参见技术要点：收集信息的询问技术）。然后根据收集到的信息，可以提供不同的帮助，比如立刻转诊、个体或家庭会谈、链接社会服务等。在收集信息的过程中要注意避免过度询问，注意及时地稳定情绪，提供心理支持和应对信息、社会支持、社会服务等；请牢记心理急救的最终目标就是促进安全与舒适，而不是打听创伤的细节或者做深入的心理干预。

幸存者需求表单内容如下：

幸存者需求表单

日期：　　　　　救援者：

幸存者姓名：

地点：

本次会谈的对象(可多选)：

□儿童　　　　　□青少年　　　　□成年　　　　□家庭　　　　□团体

指导语:请用本表格说明幸存者此时的需求。本表格可用于与转介机构沟通,以提高救护的连贯性。

(1) 选择与幸存者正在经历的困难相对应的项目

行为	情感	生理	认知
□极端定向障碍	□急性应激反应	□头痛	□无法接受/应对所爱的人(们)的死亡
□药物、酒精或者处方药过量	□急性哀伤反应	□胃痛	□痛苦的梦或者噩梦
	□悲伤	□睡眠困难	□侵入性思想或表象
□隔离/撤回	□易落泪的	□进食困难	□注意力集中困难
□高危行为	□易激怒、愤怒	□健康状况恶化	□记忆困难
□退缩行为	□感觉焦虑、害怕	□疲劳/耗竭	□决策困难
□分离焦虑	□绝望的,不抱希望的	□慢性激越	□专注于死亡/毁灭
□暴力行为	□感觉内疚或耻辱	□其他	□其他
□适应不良的应对	□感觉情感麻木、分离		
□其他	□其他		

(2) 选择与幸存者正在经历的困难相对应的项目

□过去或早先存在的创伤/心理问题/物质滥用问题

□灾难导致的伤害

□灾难过程中面临生命遭受危险的事情

□所爱的人(们)失踪或者死亡

□财务上的忧虑

□流离失所

□生计安排

□失业或辍学

□协助与救援/复原

□存在躯体/情感的伤残

□药物处理的稳定性

□关注儿童/青少年

□宗教

□其他

(3) 请记下其他有可能对转诊有帮助的信息

(4) 转介

□项目内(指定)

□其他灾害机构

□专业的心理健康服务

□医疗

□物质滥用治疗

□其他社区服务

□神职人员

□其他

(5) 个人同意转介吗?

□是

□否

5. 提供实际帮助　目标:为幸存者提供直接的与其即时需求和忧虑有关的实际帮助。

"实际的帮助"中的"实际"有两层含义。一是具体的物质上的帮助,比如:危机事件刚发生后,第一时间设法帮助痛苦的人们获得所需的食物、水、庇护所和卫生设施;帮助人们联系所需的医疗服务、衣物、幼儿喂养物品等。二是指帮助应付实际问题。幸存者往往会有多项需求,但是他们深陷痛苦,往往不知所措,所以要帮助他们考虑最迫切的需求和安排回应需求的优先顺序,比如,你可以教他们现在需要先处理什么,哪些可以暂缓处理。通过处理几个更简单明确的问题,幸存者对情形的控制感和处理问题的能力往往就会得到提升。针对多项需求这种情况,可参考技术要点"有效帮助的四步骤"来处理。

6. 联系社会支持　目标:尽快建立社区支持系统,使幸存者尽早与他人建立联系,包括家庭成员、朋友、邻居、社区领导、社区服务机构等。

社会支持的形式有很多,包括情感支持(倾听、理解、爱、接纳)、信息支持(别人告诉你,你应该怎么做或者为你提供好的建议)、工具性支持(让别人帮你做些事情,例如搬运东西、修理房子或房间,帮你做文书工作)、物力帮助(让人提供给你一些物资,如食物、衣物、避难所、药物、建筑材料或者钱)。从性质上可分为两类:一类是客观的、可见的或实际的支持,包括物质上的直接援助、社会网络、团体关系的存在和参与,如家庭、婚姻、朋友、同事等;另一类是主观的、体验到的情感上的支持,指的是个体在社会中受尊重和被支持、理解的情感体验及满意程度,与个体的主观感受密切相关。社会支持一方面对应激状态下的个体提供保护,即对应激起缓冲作用;另一方面对维持一般的良好情绪体验具有重要意义。社会支持关系到人们在灾难和恐怖事件发生之后的情绪稳定和复原。事实证明,感受到良好社会支持的幸存者,相对于没有感受到这种支持的人来说,在危机事件后能够更好地应对困境。因此,联系幸存者和他们的亲人与社会支持系统是心理急救的一个重要部分。

可以从以下方面来帮助幸存者联系社会支持。

(1)加强与家庭成员和其他重要人物的联系:对大多数幸存者来说,即时的关切就是让他们与其关系最密切的人取得联系(例如配偶、伙伴、孩子、父母、其他家人、好朋友、邻居)。其他关系密切的人或组织可能还包括同事、俱乐部会员、宗教组织等。帮助幸存者联系上这些人和这些组织将非常有助于他们的复原。

(2)鼓励利用即时可用的支持人员:如果个体不能与他们的支持系统取得联系,鼓励他们尽可能地利用即时可用的社会支持资源(例如自己、其他救济工作人员、其他幸存者)。可以将受影响的人们召集到一起,帮助他们相互介绍,让他们互相帮助。比如,让成年人照顾老人,让老人替需要帮助的家庭照顾年幼的儿童,让较大的孩子和青少年带着幼小的孩子做游戏、唱歌。

在灾后现场,有的个体可能由于各种原因不愿意寻求帮助或不接受帮助,比如:不知道自己需要什么;害怕他们求助的人会愤怒;怀疑帮助是否有用;认为没有人能理解他/她正经历的;当别人都需要帮助时为自己先得到帮助而感到内疚;因为需要帮助而感到不好意思或软弱;不知道到哪里可以寻求帮助等。心理救援人员应对此保持尊重,尽力帮助幸存者懂得社会支持的价值。如果幸存者仍拒绝帮助,还是要让幸存者知道:灾难过后,可以选择不去谈论灾难经历,但花一些时间与他们感到亲近的人在一起而不说话,还是能让自己感觉好一点。当然,灾后现场可能有一些希望给他人提供帮助的幸存者,可以确认能提供帮助的人以及他们可以为别人提供怎样的帮助。

7. 提供信息　目标:提供可以减轻压力、提高幸存者适应功能的信息。

灾难可能令人迷惑、慌乱、不知所措,让幸存者难以处理他们所面临的问题。提供某些信息往往能帮助幸存者处理应激反应并更加有效地应对问题。这样的信息主要包括两类:第一类是危机事件的相关信息;第二类是灾难后常见的反应以及如何处理它们的信息。

第一类危机事件的相关信息主要包括:危机事件本身的进展;救援人员正在做些什么以援助幸存者;在什么地方、什么时候有什么服务可用等。危机事件发生后要获得准确的信息可能很困难。作为救援人员,你不可能在任何特定的时候都拥有所有的信息,但是无论你身在何处,只要有可能,你都要查明在什么地方能获得准确的信息,以及信息在何时何地能够得到更新,尽可能保持对危机事件、安全问题、可用服务、失踪者下落或伤员情况等信息的更新。在给幸存者提供信息时,只说你知道的信息,不要编造信息或给予错误的保证。

灾后通常会有一个被授权的事故指挥系统(incident command system,ICS),心理急救者与被授权管理这个体系的个人和组织建立联系并与之协调行动是十分必要的。同时还应该尽可能多地了解这一体系的情况,如领导、组织、政策、工作程序、安全措施和可得到的支持性服务。这将有助于你掌握将要发生什么、有哪些可利用的服务以及从哪儿可以得到这些服务等的危机事件相关信息。

第二类信息是灾难后常见的反应以及如何处理它们的信息。请告诉幸存者灾后的应激反应大多数都是正常人面对不正常事件的正常反应(参见技术要点:正常化技术)。关于如何应对灾后的反应,可以与幸存者讨论积极与消极的应对方式,帮助幸存者考量不同的应对策略(表2-5-4),认识不适当的应对方式可能带来的消极后果以及适当的应对方式可能带来的积极结果,鼓励幸存者选择积极的应对方式去面对,这将有助于他们重拾控制感。

表2-5-4 积极与消极的应对策略

积极的应对策略	消极的应对策略
与他人交谈,寻求帮助	使用酒精或药物
尽量有规律地进食和饮水	回避公众活动
尽最大可能保持正常的作息规律	回避家人、朋友
获知需要的信息	超时工作
适度锻炼	暴怒
参与令人愉悦的活动,如散步、唱歌、阅读	过度自责或是责怪别人
告诉自己,在一段时间内的不安情绪是正常的	长时间看电视或玩电子游戏
参加社会援助团体	放任自流,如长时间睡觉、暴饮暴食或者厌食
帮助其他幸存者,让他们参与集体活动	
安抚、宽慰自己的自我对话	
寻求专业咨询	
写日记	

灾后的不良反应往往与酒精、药物使用问题和/或睡眠问题相关,因此,良好地应对这些问题非常重要。

灾难之后,睡眠困难是常见的现象。对不利环境和生活的巨变,人们会感到不安,容易在夜间惊醒,以致难以入睡。而睡眠失调会严重影响情绪状态、注意力、决策能力,并可能导致伤害。询问幸存者是否有睡眠问题,以及睡眠的时间安排和与睡眠相关的习惯,并帮助他们设法改善睡眠。比如,可以建议幸存者试一下:①每天定时睡觉,定时起床;②减少饮酒,因为酒精会造成睡眠失调;③下午和晚上不饮用含咖啡因的饮料;④增加定时的身体锻炼,但要注意错开睡觉前的一段时间;⑤睡觉前就开始有意让自己放松,可以听舒缓的音乐,冥想,或者祈祷;⑥限制白天小睡的时间,不超过15min,并且不在下午4点以后小睡。同时,建议对于切身事情的忧虑要加以讨论。如果能够讨论,并且可以从旁人那里得到支持,那么过一段时间以后,睡眠就能改善。

应对酒精和药物的过量使用问题。如果出现酒精和其他药物的过量使用,应引起注意。可以这么做:①向幸存者解释,包括青少年在内的许多人,在经历了应激事件之后,常会通过喝酒、用药和毒品来缓解他们的负面情绪;②让幸存者指出使用酒精和药物来应对的好处和坏处;③讨论并且共同决定完全不使用或者安全使用酒精和药物的计划;④讨论行为上的改变会带来的能被预期到的困难;⑤如果情况适宜并且经得个人同意,可以引荐药物滥用咨询或者戒酒戒毒服务;⑥如果幸存者曾经接受过药物滥用治疗,鼓励其在未来几周或1个月内再次寻求并接受药物滥用治疗。

8. 联系服务机构与转介 目标:帮助幸存者与目前或未来需要的服务建立联系,并及时转介有特殊问题的幸存者。

在灾后救援现场,救援人员会收集幸存者的需求和担忧,对于不属于自身职能范畴的或者是超出个人能力的需求或担忧,就需要进行转介。转介的目的应该是为幸存者的最大利益负责,为幸存者本人负责。

一般来说,如果发现幸存者有如下需要,就需要按其所需为他们联系相关服务人员或机构:①需马上关照的急性医疗问题;②需要马上关照的急性心理卫生问题;③原本就有的医疗、情绪和行为问题加重了;

④伤害自己或他人的念头;⑤关注与饮酒和吸毒有关的问题;⑥与婚姻内的、儿童的、老人的虐待有关的事例(记住并及时向有关司法机关报告);⑦当需要用药物治疗来稳定时;⑧当其渴望得到宗教辅导时;⑨一直存在应对困难时(灾难后4周以上);⑩儿童、青少年重要的发展问题;⑪当幸存者要求其他帮助时。

转介的过程要求心理救援人员对自己的能力和状况,以及对方的需求都有一个准确的评估,因为如果当事人的问题不是心理救援人员所能解决的,而心理救援人员仍继续使用一般的心理支持,就可能无法奏效,甚至导致问题严重恶化。而心理救援人员因为各种原因无法继续为幸存者提供帮助,却未及时明确说明,也会影响幸存者的利益。

为提供精准的服务,提升服务的依从性,心理救援人员应与幸存者一起决定联系或转介怎样的服务。这个商谈过程可以分为三步骤:①先与幸存者一起总结一下其需求和所担心的内容,确认你的总结是否准确。②向幸存者介绍协助性的服务,并说明这些协助性服务能怎样帮助幸存者,询问幸存者对提供这些协助性服务的反应,确认是否符合幸存者的需求;这个过程需要心理救援人员掌握可利用的资源,了解不同机构或人员可提供的服务。例如,我国严重急性呼吸综合征疫情时期,北京大学精神卫生研究所与北京协和医院、北京医院、朝阳医院、宣武医院等十多家医院建立了精神卫生联络会诊网络,成立联络会诊科,处理躯体病患者的精神卫生问题。③帮幸存者写下协助性服务的信息,如果可能的话,当即在现场帮其预约。有些幸存者可能在灾前就已经有相对固定的为其提供心理、医疗等服务的人员或机构,心理救援人员帮助他们重新建立与这些服务人员或机构之间的联系。

以上是心理急救的8项核心行动,心理急救工作人员可在提供心理急救服务时,使用《心理急救工作表》来记录针对这些需求和担忧所提供的服务。

心理急救工作表内容如下:

心理急救工作表

日期: 　　　　　　提供者: 　　　　　　地点:

本部分实施于(可多选):

☐儿童　　　☐青少年　　　☐成年　　　☐家庭　　　☐团体

请在您所提供的心理急救项目旁边相应的方框中标记。

联系和接触

☐通过适当的方式进行最初的接触　　　　☐询问其迫切需要

安全和抚慰

☐采取措施,以确保即刻的人身安全　　　　☐提供灾难/风险方面的信息

☐身体的抚慰　　　　　　　　　　　　　☐鼓励社会参与

☐照顾与父母分离的孩子　　　　　　　　☐防止遭遇新的精神创伤

☐对失去亲人者进行援助　　　　　　　　☐对失去爱人者给予援助

☐对急性悲伤反应的人们进行援助　　　　☐帮助与儿童谈论死亡

☐关心涉及死亡的精神方面的问题　　　　☐关怀创伤后悲伤

☐就葬礼方面的问题提供信息　　　　　　☐帮助辨认尸体之后的幸存者

☐帮助与死亡通告相涉的幸存者　　　　　☐帮助儿童去完成死亡确认

稳定化

☐帮助实现稳定化　　　　　　　　　　　☐使用稳定化技术

☐收集保持稳定的药物信息

信息收集

☐灾害经历的性质和严重性　　　　　　　☐家庭成员或朋友死亡

☐有关正在持续的威胁　　　　　　　　　☐有关所爱之人的安全

☐身体/精神疾病及药物滥用　　　　　　 ☐与灾害关联的损失

☐极度罪恶感或羞耻感　　　　　　　　　☐自残或伤人的念头

☐社会支持的有效性　　　　　　　　　　☐之前的酒精或药物滥用

☐之前的创伤和丧失历史　　　　　　　　☐有关发展方面的影响

☐其他

实际的援助

☐帮助确认最迫切的需要　　　　　　　　☐帮助澄清需求

□帮助制订一项行动计划　　　　　　　□帮助用行动来处理需要

社会支持的联系

□促进与主要支持人的联系　　　　　　□讨论寻求支持和基本信息

□效仿支持性行为　　　　　　　　　　□使年轻人参与行动

□协助获得/给予社会支持以解决问题

信息处理

□提供应激反应的基本信息　　　　　　□提供应对的基本信息

□教导简单的放松技巧　　　　　　　　□协助假体应对问题

□就发展的担忧给予援助　　　　　　　□协助愤怒管理

□处理负面情绪(羞辱感/内疚感)　　　 □协助解决睡眠问题

□处理药物滥用问题

与协助服务的链接

□提供其他服务的链接

□促进救护的连贯性

□提供救济品

（六）技术要点

心理急救是一种适用于灾难早期的危机干预模式,包含了一系列行动措施,以及多种干预技术。本部分所介绍的技术偏支持性,非心理专业人员经过培训后也可以实施。

1. 一般心理支持性技术　也是心理咨询与心理治疗中的基本技术,并不容易掌握,不过,它对于建立良好关系、获取真实需求、提升接纳度都十分重要。本部分内容主要介绍非言语行为、沉默、倾听、共情、影响技术。

（1）观察与运用非言语行为:非言语行为包含了非常丰富的信息。研究表明,当一个人的言语行为和非言语行为存在不一致的情况时,非言语行为有助于更准确地理解个体的心理活动。治疗师应该注意观察来访者的非言语行为所传递的信息,以便更准确地了解自己的来访者。在治疗师观察来访者的同时,来访者也在观察治疗师。因此,治疗师也应该注意自己的非言语行为的运用,并且应有效运用一些非言语行为去影响来访者的言行。

1）目光与面部表情:面部表情的改变反映了来访者内心活动的变化。目光的接触与回避同样反映了来访者心理活动的改变。治疗师在会谈过程中应与来访者保持目光的接触,在对方谈话时注视对方,表情专注。

2）身体移动和姿势:身体姿势在特定的文化背景中具有特定的含义,治疗师应注意了解特定身体姿势的含义。会谈中身体的移动常常具有心理学意义,这可能反映来访者心理被触动。治疗师在会谈中身体应向来访者的方向微微倾斜,保持放松,但姿态专注,手和腿、脚的姿势应温文有礼,尽量减少其他动作。

3）声音特征:来访者音量的提高或降低,语速的改变等常常反映其内心体验的变化。来访者谈话时的声音特征也常常反映了其个人的某些心理特点。治疗师应注意运用自己的声音特征来增进与来访者的情感协调,传递出对对方的兴趣和共情,强调谈话的重点内容等。一般而言,治疗师的语音应柔和、坚定,音量与语速应与来访者的情况相配合。但在来访者的情绪过于激动,语速和音量变化过大时,治疗师应以自己谈话的内容和声音,以及其他非语音信息的配合,来调整来访者的情绪和会谈的节奏。

（2）倾听技巧:主要包括开放式提问、封闭式提问、鼓励与重复语句、简述、情感反应技术。

1）开放式提问:开放式提问是心理治疗中最有用的倾听技巧之一。这类问题常常运用包括"什么""怎么""为什么"等词在内的语句发问,让来访者对有关的问题或事件给予较为详细的回答,而不是仅仅以"是"或"不是"来回答。这是引起对方话题的一种方式,使对方能更多地谈出有关情况、想法和情绪反应等。

2）封闭式提问:封闭式提问的特征就是可以用"是"或者"不是","有"或者"没有","对"或者"不对"等一两个字给予回答。这类问题在会谈中具有收集信息、澄清事实、缩小讨论范围、使会谈能够集中探讨某些特定问题等功能。封闭式提问还可以帮助治疗师把来访者偏离主要问题的话语引回到原来的话题上。但封闭式提问在会谈中不应过多使用,过多运用这类提问会使来访者在会谈中处于被动回答的地位,对治疗关系有可能产生破坏性影响。

3）鼓励与重复语句:鼓励与重复语句是倾听技巧之一,是指对来访者所说的话仅以简短的词语进行反馈,如"嗯……嗯""是这样""后来呢?"等,来鼓励对方进一步讲下去。结合点头、目光注视等非言语行为,使来访者真正感受到治疗师在认真倾听他/她讲话,真诚希望他/她讲下去,并努力了解他/她的问题。重复语句也是倾听技巧之一,是指治疗师对来访者前面所说的话给予简短的重复,是鼓励对方的一种反应。重复语句表明治疗师对来访者所说话中关键词语的注意,同时,通过强调对方所讲内容的某一词语,可以引导来访者的谈话向着某一方向的纵深部位进行。

4）简述:简述(paraphrase)是倾听技巧之一。对来访者在谈话中所讲的主要内容及其思想的实质内容进行复述,即对其谈话的实质性内容的说明。目的是觉察治疗师对来访者所谈问题、事物的理解程度,并把一些来访者分散说出的事情联系起来。治疗师对问题本质及对关键观点的重复也给了来访者以重新探索自己的问题,并重新思考事物之间的关系,深化所谈话题的内容的机会。在简述时,治疗师可以使用自己的词汇对来访者的话进行复述,但某些关键性的词语仍以采用来访者的原话效果更好。

5）情感反应技术:对感受的反应(reflection of feelings)是积极倾听技巧之一。治疗师通过表述自己所理解的来访者谈话中所包含的情绪体验,表达了对来访者情绪反应的理解。治疗师可能会采用"你感受到……""你觉得……"等词语对来访者的情绪反应进行描述。治疗师对来访者情感体验的正确理解,有助于增进治疗联盟;同时,对于来访者而言,可以起到鼓励来访者更多地倾诉自己的感受,帮助来访者意识并识别自己的情感,帮助来访者调控自己情绪的作用。

（3）影响技巧:主要包括解释、指导、建议、自我暴露、反馈、逻辑推论等技巧。

1）解释:解释(interpretation)是最重要的影响技巧。解释是治疗师从有关的心理治疗理论及个人经验出发,提出关于来访者情绪、行为等产生和持续出现的影响因素与可能的原因。解释能给来访者提供一种新的视角,使他们能够从另一角度去了解和认识自己及自己的问题。解释可以帮助来访者明确其行为与问题之间的关联,对问题有更好的理解。最为重要的是,解释可以促使来访者产生认知的或行为的改变。解释是一项具有创造性的技巧,根据来访者的不同问题,治疗师可以创造出各种不同的解释。但解释的运用要谨慎,对于一次会谈而言,两个或三个运用得当的解释是来访者能够承受的上限。解释运用过多也容易使来访者产生阻抗。

2）指导:指导是最具影响力的技巧。简单而言,指导就是告诉来访者做某件事。最直接的形式是治疗师让来访者干某件事,或说某些话,引导来访者进行某种训练等。指导应在与来访者建立良好治疗关系的基础上使用。而且要依据评估的结果来选择干预的策略,对于反应严重、能动性受损严重的个体可采取指导性的干预策略,而对于能动性受损一般的个体建议使用合作性的,而非指导性的干预策略。

3）建议:建议是影响技巧之一。治疗师借助为来访者提供建议,或为其提供具有指导意义的思想观点来帮助来访者。提供建议应以来访者的利益为出发点,并且应尽可能地使对方了解提出建议的依据。提出建议时应注意措辞,可以采用"如果我是你的话,我可能会……","如果那样的话,可能会对你更好……"的句式。建议的提出在心理治疗的会谈中有时是必要的,但使用过多会失效;此外,也可能会因来访者对治疗师所提出的建议持相反态度而给治疗会谈带来潜在危害。因此,治疗师在使用时应持慎重态度。在通常情况下,治疗师一般不应主动提出过多建议,最好在来访者询问治疗师的意见或建议时再给予。

4）自我暴露:自我暴露是指治疗师将自己个人的有关信息讲出来,使来访者了解的过程。治疗师的自我暴露有两种形式:一种是向来访者表明自己在治疗会谈的当时对来访者的言语和行为的体验;另一种是治疗师告诉对方自己过去的一些情绪体验及经历或经验。治疗师的自我暴露是以有利于治疗会谈的进行,有利于来访者的改变为前提的。治疗师的自我暴露具有增进治疗关系,提高来访者参与会谈的积极性,促进来访者的自我暴露等作用。同时,治疗师自身的过去经验对于来访者的改变常常具有影响作用。治疗师的自我暴露过少,不利于来访者的自我暴露反应;而过多,也可能对来访者和治疗过程有不利影响。

5）反馈:反馈是影响技巧之一,是指治疗师为来访者提供自己或他人会怎样看待来访者的问题的特殊信息。应用反馈技巧的目的是帮助来访者开拓眼界,了解其他人是怎样想、怎样处理相同或相似事件的。通过反馈,治疗师为来访者提供了与其过去不同的感知、思维模式,以达到帮助对方改变的目的。

6）逻辑推论:逻辑推论是治疗师根据来访者所提供的有关信息,运用逻辑推理的原则,引导来访者对其思维、行为可能引出的结果进行认识的影响性技巧。运用这种技巧时,治疗师常常采用"如果……就会……"这一类条件语句。逻辑推论可以为来访者提供另一种思维方式,引导其从不同的角度、以不同的方式思维,预先想到事情发展可能的结果,进而使其意识到自己言行的不妥之处,促进其产生改变。

2. STOP 技术(暂缓技术)　暂缓技术的英文是 STOP。STOP 是英文 sit(坐下)、think(思考)、observe(观察)、plan(计划)的词头的缩写。当人在指认死去的亲人时,会自然地经历创伤体验。面对这样的来访者,STOP 技巧是一种默认采用的方式。

暂缓技巧的标准流程主要包括四个步骤:sit(坐下)、think(思考)、observe(观察)、plan(计划),例如:作为在灾难现场负责尸体认领的救援人员,往往需要足够的热情和敏感。看到幸存者的情绪激动时,应缓慢地把来访者领出停尸房,引到椅子上坐着;通过观察,救助人员觉得把手放在幸存者肩上符合当地的文化习惯;救助人员还观察到幸存者的确需要一些基本的帮助,并且计划怎样帮助他/她。

3. 放松技术　呼吸练习可以帮助减轻情绪的高唤起和身体上的紧张。如果经常练习,可以改善睡眠、饮食和身体功能。简单的呼吸练习非常容易教学,最佳时机是幸存者平静下来、集中注意力的时候。家庭成员互相督促,有规律地练习也是十分有益的。你可以采用以下方式讲授呼吸练习。

（1）对于成年人/监护人/青少年,可以说:"用鼻子慢慢地吸气,每次都舒适自如地让气充满你的肺部并且到达你的腹部。轻轻地、温柔地对自己说:'我的身体非常平静。'慢慢地用嘴呼气,每次都舒适自如地把你的肺部和腹部的气完全呼出去,对自己说:'我的身体正在释放张力。'慢慢地重复五次。"

（2）对于儿童,可以说:"接下来,我们用嘴往外呼气。呼气的时候,胃像这样收回来(示范)。可以假想自己是一个气球,先用空气把这个气球充满,再把气放出来,轻轻地,慢慢地。好,让我们来真地做一次。当我数到三的时候,慢慢地吸气。呼气的时候,我也会数到三。我们再做一次。做得不错!"

如果你发现幸存者以前学过一些放松技术,试着补充和加强他/她已学过的技巧,而不是教给他/她新的。

4. 着陆技术　操作简单,对幸存者的要求也低,实施起来快速、简便,非常适合在灾后现场使用。

心理急救人员可以这样来引入着陆技术:经历了一次可怕的事件之后,你有时候会发现自己的情绪过于激动,或者不可抑制地回想或想象发生了什么;你可以用"着陆"的方法来放松自己的情绪。着陆的原理是把你的注意力从内心思考转回到外部世界。接下来就是你要做的了。

（1）以一个你觉得舒服的姿势坐着,不要交叉腿或胳膊。

（2）慢慢地深呼吸。

（3）看看你的周围,说出五个你能看到的让人不难过的物体,例如你可以说:"我看见了地板,我看见了一只鞋,我看见了一张桌子,我看见了一把椅子,我看见了一个人。"

（4）接下来,说出五个你能听到的不让人悲伤的声音,例如:"我听到一个女人在说话,我听到自己的呼吸声,我听到关门的声音,我听到打字声,我听到电话铃声。"

（5）接下来,说出五个你能感觉到的不让人悲伤的事情,例如:"我能用手感觉到这个木质的扶手,我能感觉到我鞋子里面的脚趾头,我能感觉到我的背靠在椅子上,我能感觉到在我手里的毛毯,我能感觉到我的双唇紧贴在一起。"

（6）还可以让孩子们说出他们看到的周围存在的五种颜色,例如,对孩子说:"你能说出你坐的地方的五种颜色吗? 看到有蓝色的东西了吗? 黄色的呢? 绿色的呢?"

5. 收集需求的询问技术　在收集幸存者的需求和担忧时,请救援人员注意对不同担忧和问题的理解,采取恰当的方式进行询问。

（1）灾难中创伤经历的严重程度:了解幸存者是亲历过死亡威胁,还是自己受伤,或是亲眼看见事故或死亡发生。你可以这样问:"灾难发生的时候你在哪里?""你受伤了么? 你看见有人受伤了么?"等。请注意:在澄清灾难性创伤经历的时候,要跟着幸存者的思路走,不要迫使他们回忆任何创伤或丧失的细节,要避免询问会引起更深伤痛的问题。另外,如果他们急于讲述个人经历,你要很有礼貌、很尊敬地告诉他们,现在对他们最有帮助的做法就是得到基本信息,这样就能针对他们的需要来提供帮助,作出安排,以后会另外安排合适的地点去讨论他们的经历。针对这部分有特殊经历的幸存者,要设法为他们提供灾后反应和应对信息,提供并安排随后的会谈。为那些受伤的人安排适当的医疗会诊。

(2) 是否与亲人分离:与亲人分离或者担心亲人的安危会是幸存者悲痛的另外一个来源。你可以这样问:"你现在是不是在担心自己的哪位亲人? 你知道他们现在在哪里吗? 是不是有像你的家人或朋友那样重要的人不见了?"针对这样的人群,要提供实际的帮助使他们与信息来源和登记处保持联系,帮助他们找到家人,与家人团聚。

(3) 是否有亲人在灾难中受伤或去世:可以这样询问:"灾难有没有导致你的亲人受伤或去世? 都有哪些人?"对那些有亲人去世的幸存者,可以提供情感抚慰,告诉他们关于应对、社会支持、急性哀伤的信息,并进行随后的会谈。

(4) 当前处境是否安全:幸存者可能会高度关注当前和持续的危险,存在一些基本需求,比如庇护所、食物、水和卫生设施的需求。你可以这样问:"你当前所处的环境安全么?"针对这样的人群,要帮助他们获得关于安全和保护的信息。

(5) 灾前是否有慢性病。你可以这样问:"你有需要但没有得到的药物吗?"针对这些存在身体疾病的人,可以帮助他们联系医疗服务,得到药物治疗或身体上的帮助。

(6) 灾难中的丧失情况(家庭、学校、邻居、事业、个人财产、宠物):如果幸存者遭受了很严重的财产损失和不幸,他们在恢复过程中就会出现抑郁、沮丧、无望感。针对这种情况,你可以这样问:"你家遭到了很严重的损失吗? 还有其他重要个人财产受损了吗?"针对这样的人群,可以为他们提供情感安慰,帮助他们获得可利用的资源以及有关应对方法和社会支持的信息。

(7) 极度内疚和羞愧感:极度的负面情绪会使人感到痛苦、艰难和压力,尤其对于儿童和青少年来说,他们对于开口谈论他们的感受感到羞愧。要仔细倾听他们的谈话,发现内疚感和羞愧感的迹象。为进一步澄清,你可以这样说:"听起来对于所发生的事情你好像很责怪自己。好像你觉得你应该可以做得更多。"针对这些有内疚感和羞愧感的人,可以提供情绪安慰以及关于情绪应对的信息。这些内容可以在过程和方法"提供信息"这部分中找到。

(8) 伤害自己或他人的念头:要弄清楚一个人是否有伤害自己或他人的念头,你可以这样问:"发生这样的事情有时是难以承受的,你是否有伤害自己的念头? 你是否有伤害别人的念头?"针对有这样想法的人,要立刻给他们提供治疗或心理援助。如果幸存者已经处于伤害自己或其他人的危险之中,在工作人员到场前或有妥善安排前不要离开他/她。

(9) 社会支持:家庭、朋友以及社会的支持能大大提高处理痛苦和灾后不幸的能力。在询问社会支持时,你可以这样问:"灾难发生后,当你面临问题的时候,你的家人、朋友、社区机构能给你提供帮助吗?"对于那些缺乏足够社会支持的人群,要帮助他们取得可利用的资源和服务,为他们提供关于应对和社会支持的信息,并且提供安排随后的会谈。

(10) 饮酒史或药物滥用史:经历创伤或灾难会增加个体药物滥用的概率,或者重新开始滥用,或者导致新的滥用。你可以这样问:"灾难发生后你的饮酒量、药物处方量、药物使用量有无增加? 过去你有酒精或药物滥用的问题么? 你最近出现过药物滥用后的戒断症状么?"针对那些有潜在的物质滥用问题的人,提供给他们关于应对、社会支持、如何取得适当服务的信息,并且安排随后的会谈。对那些出现戒断症状的人,提供转诊治疗。

(11) 创伤史或丧失史:那些曾经有过创伤经历或亲人死亡经历的个体可能在灾难后会有更严重的持续反应,需要更长的时间从哀伤中摆脱出来。在收集关于创伤史的信息时,可以这样说:"有时像这样的事件会使人想起过去糟糕的岁月,你以前经历过灾难性事件吗? 过去你经历过其他不好的事情吗?"针对过去有创伤和丧失经历的人,要为他们提供有关灾难后和哀伤反应,以及应对和社会支持的信息,并安排随后的会谈。请注意,为了弄清楚幸存者是否有物质滥用史、创伤或丧失史、心理疾病史,心理急救者应对幸存者当前的需要保持高度敏感。如果不合适,就不要询问过去的具体情况;如果要询问过去的情况,就要给出明确的理由。例如:"有时此类事情可以使人回忆起过去糟糕的岁月……""有时那些使用酒精解决问题的人遇到这样的事情后往往会喝得更厉害……"。

（12）对于青少年、成人和家庭发展影响的特殊担忧。当灾难或它的结果影响到今后的生活，包括一些重要的发展性生活事件（生日、毕业、升学、结婚、工作）时，幸存者就会非常不安。在收集这方面的信息时，可以这样问："有没有任何接下来的特殊事情被发生的灾难打断，比如升学、结婚、工作？"针对这些有持续担心的人群，需要为他们提供有关应对的信息，并给予一些实践策略上的帮助。

最后，为了确保不漏掉任何重要的信息，还可以用开放式的问题提问："还有没有我们没有说到但却是你关心的事情？"如果幸存者承认有很多担心的事情，那么心理急救者就对这些事情逐个进行概括，找出哪些是最迫切需要解决的。

6. 有效帮助的四步骤

（1）步骤1：确认最紧急的需求。

如果幸存者已经确认了几个需求或所关注的事情，那么有必要确认最紧急的需求。对于某些需求，比如需要吃东西、打电话让家人放心这样的事情，需要立即得到解决。而诸如查找失踪的亲人、索取已损失财产的保险费、获得家庭成员的赡养福利等事情将不会得到很快的解决。但幸存者可能坚持强调这些问题，例如，填写失踪人员的报告、保险单或者申请赡养福利。当心理急救者和幸存者合作的时候，帮助幸存者选择那些急需的帮助，比如可以这样说："听起来你似乎是真的在担心几个不同的事情，像你们的房子怎么样了，什么时候你爸爸会来，接下来会发生什么样的事情。这些都是重要的事情。不如我们来想想，什么是目前最重要的事情，然后做一个计划。"

（2）步骤2：澄清、证实需求。

和幸存者交谈，以便把问题具体化。如果问题得到理解和澄清，那将更容易确定那些能够采取的实际措施。

（3）步骤3：讨论行动计划。

讨论我们可以做什么，以便满足幸存者的需求和所关心的事情。幸存者可能说"我想完成什么事情"，或者"你能提出一个建议"之类的话。如果心理急救者知道什么样的事情是可行的，就能帮助幸存者获得食物、衣物、住所、医疗服务、心理辅导服务，以及捐助与公益服务的机会。请根据潜在的资源和支持系统、符合的条件、申请的程序等，告诉幸存者可以怎么做。

（4）步骤4：付诸行动，满足需求。

帮助幸存者采取行动，例如，帮助他/她完成一个所需服务的预约，或者是帮助他/她完成文书工作。

7. 正常化技术　灾后幸存者可能体验到应激反应并为自己的反应感到担忧甚至恐惧。如果灾后幸存者主动谈起，或者观察到幸存者对此很困惑，可以与幸存者回顾这些反应：重点不是探讨细节，而是强调这些反应是可以理解的，也是可以预料到的，应该说是正常人面对不正常事件的正常反应。向幸存者说明他/她目前的反应是正常的，这对于提高幸存者的安全感很有帮助。

请在与幸存者讨论灾后常见反应时注意避免使用"障碍"或"症状"之类的术语，不要将幸存者的反应病理化，而是要强调这些反应是可以理解的，是相对正常的。不过，虽然大多数反应会随着时间的推移而减少，但请避免说"反应会消失"这样的保证类型的话语，这样的保证可能让人对恢复所需的时间抱有不切实的期待。

最后，请告诉幸存者，假如这些反应持续干扰他们的生活超过1个月，就应当考虑心理服务。

（七）注意事项

1. 不要询问创伤细节　心理急救的目标是减少苦恼、协助满足现时的需要、促进适应性的应付功能，是一个支持性干预，不是治疗性干预，不要引出幸存者创伤经历和损失的细节。不过，如果当事人迫切希望谈论事情经过，并且表现出具有承受所唤起的负性情绪的能力，这时应支持他们的举动。

2. 相信幸存者的心理弹性　大多数人都具有良好的心理弹性机制，能确保在灾难后重回状态。

3. 救援人员照顾好自己　心理急救人员自身的心理也可能受到灾害事件的影响，请注意自身的情绪反应和躯体反应，及时地调整心身，在无法继续提供服务的情况下及时停止工作。

二、紧急事件应激晤谈

紧急事件应激晤谈（critical incident stress debriefing，CISD）是 Mitchell 于 20 世纪 70 年代提出的一种最

基本的心理危机干预技术,是一种融合了心理和教育,以疏通情绪感受、重组思维、将创伤经历常态化、增加团体支持、筛查出需要转诊的创伤应激者的一种结构化的团体技术。最初应用于缓解参与危机事件急救的消防员、警察、急诊医务工作者等,后来被推广应用于直接暴露于创伤事件的一级受害者,一度非常流行,成为国际上普遍应用的创伤后即刻干预法。不过,此项技术很快引发了巨大的争议。有研究者指出 CISD 不适用于灾后幸存者,甚至是有害的。正如美国国立精神卫生研究所曾建议的那样,"让来访者进行创伤事件叙述和创伤情绪表达,此类一对一的早期干预模式并不总是能降低创伤后应激障碍或相关适应问题的风险。相反,一些受灾者,比如高唤醒状态的人群,他们的情况会因为这样的早期干预而恶化"。Mitchell 和 Everly 也提出将 CISD 的使用对象限定于应激服务工作人员、消防员和警察。

本部分将介绍如何在应急工作人员身上运用这一技术。主要出于以下考虑:有研究者指出,如果使用人员严格按照 Mitchell 和 Everly(1999)提出的方式进行培训,并按照这一流程正确使用,那么紧急事件应激晤谈确实有效;还有观点认为,灾后有的人希望有人关心他们,倾听他们诉说不良经历,经历分享是一种共同克服负面经历的很自然的方法;而且当应急和干预工作人员的任务接近尾声时,晤谈是很自然的一步,也是收尾的一步。

确切地说,紧急事件应激晤谈(CISD)不是心理治疗,而是一次有控制的交流会,让组员在一个安全的环境中交流他们对实践的想法,表达他们的情绪。该方法不是用来预防或阻止 PTSD 或者作为一个独立的干预技术,相反,是为创伤加工、促进正常恢复、提供心理教育和链接资源提供一个机会。紧急事件应激晤谈包括正式的和非正式的减压。一般在灾难发生后的 2~10d 内进行,不宜在事件发生后的 24h 内进行。因为灾难发生后 24h 内,经历危机的当事人大多处于一种应激状态,安排晤谈可能会诱发激烈的情绪反应和失控行为。但也不宜太晚,一般认为在灾后第 6 周进行的话其效果就微乎其微了。

(一) 使用人员

正式的紧急事件应激晤谈小组通常由获得心理健康专业硕士学位,并且接受过紧急事件应激晤谈训练的两个人带领。非正式的紧急事件应激晤谈通常由接受过紧急事件应激晤谈训练的现场工作人员实施。

实施人员除了对该技术的流程熟练掌握外,还必须对应激反应综合征有广泛了解,能够处理在小组工作中出现的突发事件。

(二) 适用对象

适用对象包括一线救援人员(消防人员、医护人员、医疗急救人员、警察、"120"急救驾驶员、志愿者等)、后方工作人员(教师、妇联干部、民政工作人员、社区应急响应小组、志愿者等),以及心理危机干预人员。

受灾严重、情绪尚不稳定者或因家中亲友去世处于急性悲伤反应的人,不适用 CISD。他们可能为参加晤谈的其他组员带来二次创伤,而其本人也可能因为同一会谈中的其他人的分享出现激烈情绪或失控行为。

不建议将 CISD 用于灾害的幸存者。

(三) 使用场所

CISD 应在不受扰的、安全的环境中进行,且尽可能远离灾难现场。

(四) 干预原则

1. 自愿原则　不强迫分享和发言,不强迫叙述细节。

2. 保密原则　因为晤谈中涉及一系列伦理问题,比如作为或不作为的问题、责任和诚信问题,甚至有关生死抉择的问题,为确保讨论的安全性,一开始就要向组员告知和强调保密原则。

(五) 过程和方法

1. 在开始正式的 CISD 之前,应确定带领者和组员,一般建议 2 名带领者,组员 6~8 人。正式的 CISD 包括以下七个阶段。

第一期:介绍期。这一期是相互认识、建立良好组员间互动关系的时期。通常,带领者先进行自我介绍,介绍自己的姓名、职业、单位和对事件的了解。然后带领者邀请组员做简短的自我介绍。再由带领者介绍晤谈活动的目的,解释 CISD 的流程和规则。指出组员可以随时提问,如果希望退出,可以提出,但仍鼓励入组交流;并仔细解释保密原则,强调不许录音,出门后也不要传播,为彼此营造安全的交谈环境。带领者一般开始这样陈述:"对于事情的整个经过,我们只是了解了大概,我们希望大家进行补充,以了解事情的全貌。不管你在事件中的经历是怎么样的,希望大家都能发表意见。如果哪一位觉得还没准备好,当然也没关系,你摇头示意一下,我们就会跳过你,让下一个发言。"

第二期:事实期。请参加者描述在事件发生过程中他们自己及事件本身的一些实际情况;询问参加者在这些严重事件过程中的所在、所闻、所见、所嗅和所为;如果有参加者不想发言,可以跳过去,让其他人发言。发言顺序不重要,并不需要轮流发言,但每位组员都有发言的机会,都有机会增加事件的细节,使整个事件得以重现。需要经常提醒大家要谈的是事实,而不是想法。在事实期,带领者可以这样询问:您能不能回忆一下,您在灾难现场看到了什么? 听到了什么? 闻到了什么? 采取了什么行动?

第三期:想法期。询问组员对事件最初和最深刻的想法是什么,帮助澄清组员在事件发生后至情绪反应前的认知活动。这里开始了由事实到想法的转变,事情变得个人化,情绪也开始浮现出来。当组员在叙述他们的想法时,带领者应该自然地诱导出他们与该想法一致的情绪体验,自然过渡到下一个阶段。在想法期,组员可能会混淆想法和感受,或直接谈论感受。此时,应向组员澄清是谈论想法而非感受,才可以达到疏通情绪感受、重组思维的效果。

第四期:感受期。组员依次描述其对事件的感受,进行宣泄。带领者此时退居被动角色,推进组员自发地表达出对事件的情感反应。带领者可以询问此时每个组员的感受如何,以及在交谈时的感受怎样,从而帮助组员对事件的情感进行加工。询问有关感受时,可以这样询问:事件中的哪个方面最困扰你? 如果你可以改变其中一部分,你会选什么地方改变? 当组员们开始谈感受时,带领者不要急于触碰组员的不良感受,要营造安全氛围,促进组员的情绪表达。当一位组员谈完时,带领者可以表达:"谢谢你和我们一起分享这些信息。我知道谈这些东西让你很难过,但真的谢谢你。"正如 Mitchell 强调的:"每个人都有需要分享和被接受的感觉,重要的原则是不批评他人;所有的人都倾听在每个人身上曾经发生或正在发生的事情。"

第五期:症状期。这一阶段,整个团体又重回认知层面。请参加者描述,在事件发生时和过后,自己在情感、行为、认知或躯体上的情况,如失眠、食欲缺乏、脑子不停地闪出事件的影子、注意力不集中、记忆力下降、决策和解决问题的能力减退、易发脾气、易受惊吓等。为了让讨论进行,带领者可以这样举例说明:"火灾被扑灭后的 5 分钟里,我的身体一直在发抖。我觉得自己还能控制住身体,可是脑袋却不受控制,不停在想:我 1 分钟都不能忍受了。我想说出来,可是舌头僵住了。我怕死,但我知道我必须再次冲回大楼里,于是就这么冲了进去。"

第六期:辅导期。带领者可以指出组员谈论的情况是正常的应激反应,让组员知道这些反应是正常人都会有的反应,并不意味着丧失了理智或工作胜任力。向组员介绍可能会出现的其他症状反应,提醒可能并存的饮酒、吸烟和睡眠问题,以及减轻应激的技巧。

第七期:再进入期。这个阶段是对前面所有阶段所讨论内容的总结过程,目标是关闭创伤事件,制订未来计划,评估哪些人需要随访或转介到其他服务上。主要要做的事情有:澄清前面步骤中被忽略或没表达清楚的问题,回答组员提出的问题,挖掘可利用的资源,讨论共同的行动目标和计划,提供转诊信息。

2. 非正式的 CISD 分为三个阶段,总计 1 小时左右。由受过紧急事件应激晤谈训练的现场人员实施。目标是减轻创伤的影响,通过提供短时的简要干预让来访者释放创伤事件相关的情绪和想法,加速恢复正常状态。

阶段一:小组成员自我介绍,解释干预流程,说明目标。

阶段二:组员表露创伤事件的实施、自身的认知和情绪反应,完成对创伤压力相关症状的释放。

阶段三:向组员反馈信息,帮助矫正对事件的失调认知,并对来访者进行应激和创伤的心理教育。

(六) 注意事项

1. 以小组方式与同道一起进行工作。与同道一起带领小组的好处是,可以一同处理问题较为复杂的组员,彼此检查各自的理解力,觉察对方的疲劳信号,轮流得到休息。

2. 不要单独使用 CISD。CISD 作为一种早期干预技术,必须与心理危机干预的其他方法(包括后续的心理服务)加以整合,才能更好地为创伤事件的受害者提供帮助。

3. 应围绕灾难救援。晤谈减压团体中若出现队员谈论其成长经历或其他未完成的生活事件,应适时打断,再次说明晤谈减压团体的目标,建议生命早期创伤应另找时机进行心理治疗。

4. 有些人不适合 CISD。那些处于抑郁状态的人或以消极方式看待 CISD 的人,可能会给其他参加者造成负面影响,不宜进行 CISD;对于受灾严重、情绪尚不稳定者或因家中亲友去世处于急性悲伤反应的人,不建议他们参加小组支持,最好进行个别干预;急性悲伤的人不适宜参加 CISD,因为时机不好可能会干扰其认知过程,引发精神障碍;如果参与 CISD,受到高度创伤者可能为同一会谈中的其他人带来更具灾难性的创伤。

5. 灾后现场的工作者不宜互相进行减压。晤谈减压这一工作最好由不在现场的另外一支队伍完成。这样做是为了避免工作者互相揭短,事后批评,对谁做了什么或者没做什么评头论足。

三、心理健康教育

大多数幸存者都有很强的复原力,只需要了解自己的状况和学习一些简单的应对技巧,就可以自己适应过来。心理健康教育意味着向来访者提供有关他们当下状况的信息,使他们对自己的情感、行为和认知有一定的预期,并告诉他们能使用何种反应技巧来减轻这些症状。

心理健康教育与宣传可能发生在心理急救的过程中,也可能发生在紧急事件应激晤谈的过程中,也可能是专门的以单向知识传播为主的方式向人们传播心理健康的知识。

（一）使用人员

心理健康教育是所有心理干预技术和方法中适用范畴最广的,也是覆盖人群最广的。心理健康教育不限于专业心理人员,其他灾害响应工作者经培训后也都可使用,包括军人、警察、消防队员、医务人员、公共卫生工作者、各类志愿者等一线救援人员。

（二）适用对象

心理健康教育适用于各级各类人员。

（三）使用场所

心理健康教育可以在不同场所下运用,这些场所包括避难所、方舱医院和医疗定点医院、急诊医疗机构（例如急诊科）、为快速响应人员和救援人员开设的休息中心、紧急指挥中心、危机电话热线、灾后食品分发站、灾害援助服务中心、家庭接待和援助中心等。

（四）实施原则

1. 尊重对方意愿,不勉强的原则。对于不愿意接受心理健康宣传和教育的幸存者,可以留下相关的宣传资料后离开。

2. 科学、实用、友好的原则。采取受众容易理解的宣教内容和乐于参与的宣教方式向受众传播科学、实用的信息。

（五）过程方法

1. 选择恰当的宣传内容　宣传内容的制订要密切联系宣传对象在灾后的主要担忧和困难。针对一般人群可提供灾后常见应激反应和常见应对方式的内容。针对特殊人群,除了适用于一般人群的内容外,还应有不同的重点,比如,针对居丧人群可提供如何走出丧亲之痛的内容,针对家长可介绍如何照顾好儿童的内容,针对救援人员可提供如何做好自我照料的内容。针对灾后自杀高危人群可提供预防和识别自杀危机的相关知识。

2. 选择恰当的宣传形式　一般采用条幅标语、宣传折页、宣传栏、广播、电视等传统方式对人群开展心理健康宣传。伴随着互联网应用的发展,越来越多的宣传在网络上开展,不仅不受时空限制,而且只要有手机就能很快地获取相关内容,可及性非常好。在新型冠状病毒肺炎疫情中,网络媒介的优势更加突显出来。大量宣传灾后心理康复的线上讲座、视频动画、宣传片、电子海报涌现。不过,在发挥网络优势开展宣传教育的同时,也应注意网络方式的一些不足,比如老年人可能由于不熟悉网络或不会使用手机,无法获得网络上的宣传教育内容。

（六）技术要点

1. 应提供的关键信息　无论采取什么途径开展心理健康教育,均要注意传递四方面的信息:①灾后的大多数平常看来异常的心理反应是可以理解的,是相对正常的,而且大多数反应会随着时间的推移而减少,但请避免说"反应会消失"这样的保证类型的话,这样的保证可能让人对恢复所需的时间抱有不切实的期待；②强调当心理反应严重影响正常生活时，就应当寻求专业的精神心理服务；③留下相关服务机构或人员的联系方式和地址等，便于人们获取相关服务；④鼓励积极的应对方式。

2. 可供参考的心理健康宣传材料　2019 年疫情防控期间，我国国家卫生健康委员会组织专家编写了《心理调适指南》《公众心理自助与疏导指南》《应对新型冠状病毒肺炎疫情社区服务心理支持技巧 50 问》等心理健康教育手册，帮助突发公共卫生事件下人们认识和调整自身心理状态。灾后心理救援人员可以依据干预的对象、人群和干预目标择取相关部分使用。

（七）注意事项

不要单独只做心理健康宣教，要将心理健康宣传和教育行动与心理急救、心理热线、家庭服务、转诊等灾后现场相关服务及资源有机地联系起来，提供连续的服务。

四、稳定化技术

灾难发生后，直接或间接的灾难接触者会因为创伤经历出现焦虑、惊恐发作、闪回、抑郁甚至是短暂的精神病性症状等状态。在这种情况下，心理干预者要教会受助者学会与创伤感受和创伤回忆保持适当距离，增强自我功能。稳定化技术是创伤治疗的基本技术，其要点是：让受助者将注意力集中在呼吸和其他事物上，不去关注其内心正在发生的激烈动荡。

常用的稳定化技术分为安抚技术和分离技术。安抚技术可增加受助者的安全感或自我力量，包括安全岛技术和内在智者等；分离技术可使受助者保持与创伤经历的距离，包括保险箱技术、正念呼吸等。在心理急救中，介绍了落地技术，用来帮助幸存者将注意力从内部转向外部，保持与创伤经历的距离。对于某些情绪反应非常强烈的幸存者，可能落地技术的效果不佳，此时可以试试安全岛、内在智者、保险箱、正念呼吸等，也可以帮助增强自我力量，与创伤保持距离。本部分介绍具有代表性的安全岛技术、保险箱技术和正念呼吸技术。

（一）使用人员

稳定化技术最好是由接受过相关技术培训的精神、心理或社会工作者实施，如果现场工作人员对该技术非常熟练也可以实施。

（二）适用对象

适用对象不限于幸存者，救援人员也是适用的。不推荐用于应激反应严重的个体，仅适用于轻度或中度的情绪不适或由情绪不适引起躯体不适的人员。

（三）实施环境

最好在不受打扰的、安全的环境中实施。

（四）干预原则

1. 尊重原则　对于不愿意接受稳定化技术的个体或团体成员，不强迫参与。实施过程尊重个体差异，依照个人特点循序渐进地进行稳定化。

2. 避免伤害及维护其最大福祉原则　稳定化技术实施的前提是个体达到放松状态，对于无法放松或持续处于焦虑情绪中的个体，不强行继续实施稳定化技术。如果个体在稳定化过程中有任何不适反应，心理援助人员应及时中止稳定化技术。

（五）过程方法与技术要点

1. 安全岛技术

（1）原理：安全岛技术是一种用想象法改善自己情绪的心理学技术，当压力造成负面情绪时，找到一个仿佛是世外桃源的地方暂避一时，这个地方称为安全岛。安全岛是自己感觉最安全、最舒适的地方，可以在受助者的内心深处，也可以是受助者曾经到过的地方，甚至可以是任何一个受助者能想象的地方，完全由受助者自己构建营造，没有人能够干扰。灾难后受助者在脑海里可以不断回想自己身处安全岛时的心情，想象自己并没有在经历痛苦，而是身处在一个保护性的、充满爱意的、安全的地方。通过这样的方式，受助者的焦虑、恐惧及抑郁等情绪可以得到一定程度的缓解。

（2）实施程序

1）一般性准备，解释原理及操作步骤。

2）放松训练(参照心理急救中的技术要点"放松技术");确认受助者进入放松状态后再进行安全岛想象训练。

3）安全岛想象训练

引导词范例:现在,请你在内心世界里找一找,有没有一个安全的地方。在这里,你能够感受到绝对的安全和舒适。它可能在你的想象世界里,也可能它就在你的附近,也可能它离你很远。无论它在什么地方,这个地方只有你一个人能够造访。你可以给这个地方设置一个你所选择的界限,让你能够单独决定哪些有用的东西允许被带进来,哪些人能被带到这里来。别着急,慢慢考虑,找一找这样一个神奇、安全、惬意的地方。或许你看见某个画面,或许你感觉到了什么,让它出现,无论出现的是什么,就是它了。

如果在你寻找安全岛的过程中,出现了不舒服的画面或者感受,别太在意这些,而是告诉自己,现在你只是想发现好的、内在的画面。不舒服的感受可以等到下次再说。现在,你只是想找一个只有美好的、使你感到舒服的、有利于你康复的地方。

你可以肯定有这样一个地方,你只需要花一点时间,有一点耐心。有时候,要找一个这样的安全岛还有些困难,因为还缺少一些有用的东西。但你要知道,为找到和装备你内心的安全岛,你可以动用一切你想得到的器具,比如交通工具、日用工具、各种材料,当然还有魔力和一切有用的东西。

当你来到这个地方,请你环顾四周,看看是否真的感到非常舒服、非常安全,可以让自己完全放松。请你用自己的心检查一下。有一点很重要,那就是应该感到完全放松、绝对安全、非常惬意。请环顾你的安全岛。你的眼睛所看见的让你感到舒服吗? 如果是,就留在那里;如果不是,就变换一下,直到你真的觉得很舒服为止。你能听见什么,舒服吗? 气温是不是很适宜? 你能闻到什么气味,舒服吗? 如果是,就保留原样;如果不是,就调整一下,直到你真的觉得很舒服为止。

现在,请你环顾一下,感受一下。你在这里感到安全和惬意么? 你对这里是不是满意,或者你还想做些什么调整? 如果还想调整的话,就再花点时间,看在这里还需要些什么,能使你感到安全和舒适。

把你的小岛装备好了以后,请你仔细体会,你的身体在这样一个安全的地方,都有哪些感受? 你看见了什么? 你听见了什么? 你闻见了什么? 你的皮肤感觉到了什么? 你的肌肉有什么感觉? 呼吸怎么样? 腹部感觉怎么样? 请你尽量仔细地体会现在的感受,这样你就知道,到这个地方的感受是什么样的。

如果你在你的小岛上感觉到绝对的安全,就请你用自己的躯体设计一个特殊的姿势或动作,用这个姿势或者动作,你可以随时回到这个安全岛来。以后,只要你一摆出这个姿势或者一做这个动作,它就能帮你在你的想象中迅速地回到你的这个地方来,并且感觉到舒适。你可以握拳,或者把手摊开。这个动作可以设计成别人一看就明白的样子,也可以设计成只有你自己才明白的样子。

请你带着这个姿势或者动作,全身心地体会一下,在这个安全岛的感受有多好。

请撤掉你的这个动作,回到这个房间里来。

(3) 技术要点:在想象中要全面动用五官感受通道。引导个体"看见了什么? 听见了什么? 闻见了什么? 皮肤感觉到了什么? 肌肉有什么感觉?"

了解当事人是否找到了内心的安全岛非常重要,可以询问"当你到达了自己内心的安全岛时,就请告诉我。如果你愿意,你可以向我描述这个地方的样子,如果你希望我对此一言不发,请用手势告诉我。在团体实施时,可以仅说:"当你到达了自己内心的安全岛时,就请伸出左手告诉我。"

2. 保险箱技术

(1) 原理:保险箱技术是将创伤后的各种反应"打包封存",把它放进"保险箱",暂时封存,待以后再逐步处理,从而使自己至少是短时间地从压抑的念头中解放出来,以减少当下创伤带给受助者的痛苦。保险箱技术的操作原理是:让受助者为自己设计一个只属于其本人的"保险箱";请受助者打开箱子把所有为其带来压力的东西全部装进去,锁好门,把钥匙收好;再请受助者把保险箱放到一个其认为合适的地方,平时所有人都碰不到它(包括受助者自己);保险箱的钥匙由受助者自己掌管,受助者可以自己决定是否愿意以及何时想打开保险箱的门;当受助者愿意和心理专业人员一起来看里面的东西时,能把它找出来,并可以再次对它进行处理,来探讨相关的内容。

(2) 实施程序

1）一般性准备,解释原理及操作步骤。

2）放松训练(参照心理急救中的技术要点"放松技术");确认受助者进入放松状态后再进行安全岛想象训练。

3）保险箱想象训练。

引导语范例:请想象在你面前有一个保险箱,或者某个类似的东西。现在请你仔细地看着这个保险箱:它有多大、多高、多宽、多厚? 它是用什么材料做的? 它是什么颜色的? 外面是什么颜色,里面是什么颜色? 这个保险箱分了格,还是没分格? 仔细关注保险箱:箱门好不好打开? 关箱门的时候,有没有声音? 你会怎么关上它的门? 钥匙是什么样的? 是密码数字,是挂锁,转盘式的,还是同时有多种锁型?

当你看着这个保险箱,并试着关一关,你觉得它是否绝对牢靠? 如果不是,请你试着把它改装到你觉得百分之百地可靠。然后,你可以再检查一遍,看看你所选的材料是否正确,壁是否足够结实,锁也足够牢实。现在请你打开你的保险箱,把所有给你带来压力的东西,统统装进去。

锁好保险箱的门,想想看,你想把钥匙藏在哪儿。

请把保险箱放在你认为合适的地方。这地方不应该太近,而应该在你力所能及的范围里尽可能地远一些,并且在你以后想去看这些东西的时候,就可以去。原则上,所有的地方都是可以的,比如,可以把保险箱沉入海底,或发到某个陌生的星球等。但有一点要事先考虑清楚,就是如何能再次找到这个保险箱,比如,使用特殊的工具或某种魔力等。保险箱同样也不适合放在治疗室中,也不要放在别人能找到的地方,比如某位自己讨厌的同事的院子里。如果完成了,就请你集中自己的注意力,回到这间房子来。

（3）技术要点:在想象锁是什么样的时,针对年轻人,或是对技术感兴趣的当事人,应该允许他们对"新型的"锁具开展想象,比如遥控式的,或通过电脑操纵的锁。

在请当事人将给其带来压力的东西统统放进保险箱时,有些当事人一点都不费事,有些则需要帮助,因为他们不知道如何把感觉、可怕的画面等东西装进保险箱。此时,我们应该帮助当事人把心理负担"物质化",并把它们不费多大力气地放进保险箱。例如,给不适的感觉或躯体不适设定个外形,比如巨人、章鱼、乌云、火球等,使之具象化,然后尽量使之变小,然后把它们放进一个小盒子或类似的容器里,再锁进保险箱里。针对带来压力的不同类型的事物,给予如下的操作建议。

念头:在想象中,将某种念头写在一张纸条上。比如,是用某种看不见的神奇墨水,人们只能用某种特殊的东西才能使之显形。将纸条放进一个信封封好。

图片:激发想象,与图片有关;必要时可以将之缩小、去除颜色、使之泛黄等,然后装进信封之类的容器里,再放进保险箱。

内在电影:将相关内容设想为一部电影录像带,必要时将之缩小、去除颜色、倒回到开始的地方,再把磁带放进保险箱。

声音:想象把相关的声音录制在磁带上,将音量调低,倒回到开始处,放进保险箱。

气味:比如将气味吸进一个瓶子,用软木塞塞好,再锁好。

3. 正念呼吸技术

（1）原理:正念(meditation,中国文化常称之为打坐),起源于宗教,经过科学设计,成为一种提升觉察、专注和接纳能力的方法,现在应用于压力、疼痛和疾病的临床治疗。

灾难可能引发人们一系列情绪和躯体不适,人们一方面需要向外表达情绪,另一方面也需要增强内部自我的功能。正念呼吸练习正好是这样一种能增强自我功能的练习:通过将注意投注在呼吸上,来提升自我觉察力,让自我与不良感受和负性认知保持距离,促进内心平静。研究表明,经常做正念练习可以改善大脑结构,大脑负责注意力和总和情绪的皮层变厚,海马区脑灰质变厚,杏仁核区脑灰质变薄,还可以改善睡眠。

（2）实施程序

1）选择一个舒适、安全、不被打扰的空间。

2）选择舒服的姿势坐下,双肩放平,双手放在大腿上,后背挺直,身体放松,眼睛闭着或睁开都可以,确保自己感觉舒适。呼吸通过鼻腔进入胸腔、进入腹腔,调整呼吸节奏,确保均匀、缓慢地呼吸,进入放松的感觉。

3）将注意力集中在自己的呼吸上。这个过程中,你可能会分神,可能有一些想法或情绪会涌现出来,此时不要试图去抓住它、控制它,你可以温和地回到练习上来,把注意继续放在自己的呼吸上。

（3）技术要点:受助者做正念呼吸练习时,很可能经常分心,脑海中升起其他的灾难场面或相关想法。此时,不应要求受助者不能有任何想法或分心,而是引导受助者慢慢把注意力拉回到呼吸上来,重新专注自己的呼吸。

（六）注意事项

1. 在练习过程中,如果出现心慌、憋气等持续加重或不缓解等任何不适,均要及时停止,寻求专业人员帮助后再继续,必要时咨询呼吸或心内科医生。

2. 学会后可以自行练习。首次练习时,由施助者带领一起练习,提供模仿信息,这也有助于减轻受助者的焦虑。之后,可以将相关指导语录制为音频或视频自行练习。

3. 当在无法实施面对面干预的情况下,可以考虑录制音频或视频后通过网络媒介发给受助者。

五、自杀危机干预技术

灾后人们出现各种心理反应,包括情绪、认知、行为及躯体的相应反应,其中较为严重的反应为出现自杀意念、自杀冲动,甚至出现自杀行为,给生命带来极大危险。灾后自杀干预是灾后心理干预的重要任务之一。

（一）使用人员

灾后自杀干预的使用人员包括专业的心理救援人员,以及心理志愿者和灾难响应工作人员。他们均会遇到自杀问题,均可以使用。

（二）适用对象

灾后自杀干预主要适用于身处灾难和恐怖主义事件中的儿童、青少年、父母或临时监护人、成年人等有自杀倾向的个体。

（三）服务场所

由于任何场合都可能出现有自杀意图的个体,所以自杀干预技术可以在不同场所下运用。这些场所包括避难所、野外医院和医疗分诊站、急诊医疗机构、紧急指挥中心、灾后食品分发站、灾害援助服务中心等。心理热线也可能接到自杀危机来访的来电。

（四）干预原则

1. 首要任务是保证人身安全。应立即拿走致死的工具,保证自己和当事人的人身安全,并向社区、医务、法律机构等请求援助。

2. 勿挖掘深层原因。自杀干预的时间紧迫,要直接面对自杀事件,提供即刻的支持,先勿挖掘深层原因。待危机解除后,再深入探索。

3. 多倾听,少说话。给当事人充分的机会倾诉,以便确定危机类型、诱发事件及严重程度。

4. 对有精神疾病史的存在自伤、自杀风险的人员,应及时转诊至精神卫生及相关医疗机构。

（五）过程和方法

在灾后现场心理急救期,首先要针对幸存者做好自杀预防,与此同时,要尽早识别有自杀风险的个体,提供恰当干预,以中断将要发生的和正在实施的自杀企图或行为。

1. 群体性的自杀危机预防措施

（1）降低自杀未遂者及其家属的自杀风险:对自杀未遂者提供持续的访视和评估工作,对自杀相关物品进行严格管理,限制接触与自杀相关的各种器具、生活用品以及药品等;开展对家属的心理辅导,加强访视人员的访谈及评估能力的培训,建立转诊体系。

（2）减低自杀企图者的死亡率:对自杀相关物品进行严格管理;限制接触与自杀相关的各种器具、生活用品以及药品等;加强全民的心肺复苏、中毒急救等技能的培训。

（3）降低自杀高危人群的自杀发生率:加强自杀高危人群的识别和转诊;加强灾区原有精神疾病患者的治疗和随访;建立社会支持体系。

（4）强化社会及家庭支持网络：开设预防自杀热线，建立预防自杀关怀网站，也可设置自杀预防心理咨询点；注重家庭的良好互动，强化家庭内支持。

（5）灾后自杀相关心理健康知识宣传：向灾区群众及相关人员普及自杀危机相关知识，通过讲座、板报、宣传册/单、主题心理活动等形式开展心理健康科普宣传，进行生命教育，增强灾后自杀预防应变能力，提高群众对抑郁、创伤后应激障碍（PTSD）等心理问题的识别能力。

2. **自杀风险的识别** 评估自杀风险需要对自杀线索保持敏感，能第一时间识别到，才能进行后续的评估。自杀的线索往往包括以下几点。

（1）灾后常常谈论死亡，有想死的念头。比如表达"活着没意思"。

（2）问一些涉及死亡的可疑问题，如"死亡的方法有哪些？""吃多少片某种药可以致死？"等。

（3）保存绳索、玻璃片，或其他任何可能伤害身体的锐器。

（4）对亲人异常关心，对以前有矛盾的人格外宽容。

（5）放弃个人喜爱之物，安排"后事"。

（6）改变生活方式，喜欢独处。

（7）灾后出现情绪低落，哭泣，有强烈的罪恶感和无用感。

（8）在极度悲伤后，无明显原因地突然很高兴。

（9）灾后丧失生活目标，对现实不满，对未来绝望。

3. **自杀危机的干预** 对有自杀风险人员的干预，首要任务是提供安全和保护，尤其是对于有高自杀风险的人员，应及时转诊至精神卫生和相关医疗机构。针对个体自杀危机的典型干预往往包括以下4个步骤。

（1）宣泄与表达情绪：这个过程，就是幸存者表达自己负性情绪的过程，干预者主要就是倾听，而且要向幸存者传递出自己非常愿意帮助的态度，与幸存者建立良好关系，让幸存者感受到有人在关心他/她、担忧他/她。干预者要用"心"倾听，承接幸存者的一切负性情绪和负性思维。不要随意打断幸存者的倾诉，向其介绍自己的观点或态度，或讲一些大道理，要使其自我表达不受阻碍。同时，不要越过或忽视幸存者的感受而急于说服幸存者放弃自杀，或急于为幸存者寻找解决问题的方法。示例如下：

幸存者："我一个人孤独地生活在这个世界上……，我活着就是多余……"

干预者："听得出来，你感到很孤独和绝望，很希望有人能理解你，可是生活中好像没有人能给你理解和支持。"

幸存者："是，哪怕有人听我说一说也好，我都不知道自己心里的话该跟谁说。我感觉自己就像空气，没人在乎我的存在。"

干预者："嗯。虽然，我不知道你生活中发生了什么事情给你带来这些痛苦感受。不过，如果你愿意说，我非常愿意听，我也非常愿意帮助你。"

（2）明确主要问题：危机干预主要专注的是引发幸存者当前危机的问题，而不是既往长期未得到解决的问题。在倾听的同时，干预者要善于用提问的方式明确引发幸存者目前危机或自杀的诱发事件，弄清楚到底是什么导致了其心理失衡，以致想到要结束自己的生命。了解发生的事件、相关的人、事件发生的前后经过以及幸存者对事件的看法或认知、幸存者目前已经采用了何种方法尝试处理或解决，以便于更有针对性地干预。幸存者可能思维混乱，同时跟干预者说很多个问题。干预者要引导幸存者聚焦在最想讨论的问题上。可以这么说："我知道，你来电是希望将这些困惑都解决掉。这种迫切的心情我可以理解，但是为了能在有效的时间内更好地帮助你，我们今天专注在一个你最想处理的问题上，好吗？"

（3）发掘和利用内部和外部资源，探讨解决问题的方法：内部资源是指幸存者自身的能力和优势。干预者可帮助幸存者发现自己的正性资源，如正能量、个体优势等，让幸存者全面、客观地认识自我价值。这个过程很关键。干预者帮助幸存者发现自我正性资源是这一过程的关键。"正性资源"应是客观存在的、可利用的，干预者应在恰当的时候指出，并保持客观性原则。如果夸大正性资源或指出的时机不恰当，幸存者会认为干预者高高在上、轻描淡写，从而产生抵触、抱怨情绪和挫折感，甚至可能加重幸存者的自杀倾向。外部资源是指对幸存者而言具有支持作用的家人、朋友、邻居、同事、社会团体等。寻找解决问题的方法的过程一定要跟幸存者一起就其能力和现况等进行讨论，而不要轻易以自己的经验简单地给幸存者建议。这样能增加幸存者自己解决问题的责任感,也能增加幸存者的决定能力和行动力。

（4）重建生活信心:这一过程的重点在于帮助幸存者学习问题解决技巧和心理应对方式,提高幸存者对应激事件的应对能力,重建生活的希望与信心。干预者可与幸存者及家人共同计划未来生活,让幸存者学会用合理认知代替不合理认知;学会安排积极、具体及有益的行动,恢复和建立新的人际关系,增强幸存者的自信,使其勇敢、积极地面对现实生活。

（六）注意事项

请用共情和合作的态度直接询问自杀问题。危机干预工作者不能因为害怕刺激来访者的自杀冲动,或者担心话题比较隐私和敏感会让对方感到无情或被冒犯,就对自杀问题拐弯抹角。一旦发现哪里不对劲,无论什么时候,都应该毫不犹豫地直接询问自杀相关的问题。在询问关于自杀或杀人的问题时,不要以伤人和冷漠的方式提出,合作和共情是成果的关键要素。

六、适用于儿童青少年的一些特殊技术

儿童和青少年更易受到灾难影响。灾难不仅破坏了儿童和青少年所熟悉的物理环境与人际环境,也破坏了其原本有序的生活节奏与规律,而且儿童和青少年处于心理与身体的发育过程中,其生物、认知、情感与社会发展还没有完成,任何重大的环境与心理灾难事件都有可能破坏或阻滞其心理与身体的整体或个别方面的发育和发展,有些甚至会产生终身的影响,因此儿童和青少年是灾后需要特别关注的群体。社区、学校与家庭应该联合起来,共同帮助儿童和青少年尽早恢复正常学习、社交、生活和游戏等常规活动,促进心理康复。

（一）干预原则

灾后儿童青少年心理干预的原则与成人在许多方面是一致的,比如安全、平等、尊重、不强迫的原则。不过,由于儿童青少年在生理发育、言语、认知、社会性等方面与成人有所不同,在干预时,这些基本原则就有不同的体现。具体来说,灾后儿童青少年心理危机干预的总体原则如下。

1. 首先确保安全和营养。灾难发生后,应该尽可能先保证儿童和青少年的身体与环境的安全,预防潜在危害,并优先满足食宿等基本需要。在应激的非常时期,孩子们可能会出现大量的生理消耗或情绪消耗,因此,在关注孩子的心理状况的同时,还应关注他们的生理状况,确保营养的供应。

2. 贴合儿童青少年的身心发展阶段。儿童心理发育尚不成熟,认知上还不能直接且清晰地描述自己感到的"情绪"或"心理"反应,语言能力也不够,对儿童说话应注意多重复、多确认,少用解释、多用比喻。使用食品、游戏和玩具进行接触比较有效。更适合用游戏、绘画等方式表达情绪,进行心理减压。青少年是最需要被认可的阶段,对青少年要像对成年人一样,避免过分直接的指导,这样会让对方觉得比较被尊重。

3. 促进儿童青少年的熟悉感和稳定感。灾后应尽量由家人或其他熟悉的人照料,尽早为儿童和青少年提供熟悉的生活环境。避免儿童与父母或其他至亲分离。建议学生家长或监护人,在孩子睡觉前安排一些睡前活动（比如讲故事、拥抱、口头鼓励或保证等）,形成家庭生活中的一种仪式或规律。尽量把学生们与平时熟悉的同学安排在一起进行活动,但不要让他们远离家长或监护人,以此来重建他们的熟悉感与确定感。学校尽早复课,尽早恢复正常的生活,有利于重建控制感和安全感。受灾成人的反应也会影响儿童和青少年,需要及时调整受灾儿童照料者的情绪反应,促进其情绪稳定。

4. 充分考虑媒体对儿童青少年的影响。媒体对灾难现场的重现,可能唤起儿童关于灾难的感受与记忆,还可能引起儿童的恐惧与害怕。因此,需要适当限制儿童看电视、上网的时间,了解儿童看电视与上网的内容,或者与他们一起观看。必要时可以关掉电视,并耐心与儿童交流彼此对灾难事件的看法和感受。

（二）过程和方法

灾后早期,儿童青少年的心理干预以促进安全感、恢复社会联系为主。不同年龄阶段的儿童青少年适用于不同的心理干预方式。针对0~6岁的学龄前儿童可以提供足够的玩具道具,给予身体接触与拥抱;3岁以上可采用绘画治疗、游戏治疗。针对7~12岁的儿童青少年,可以利用绘画、游戏和团体讨论等方式发展应对方式。针对13~18岁的青少年,可以用同伴间讨论、主题班会讨论等方式。以下介绍的具体技术,可以供心理急救工作人员参考借鉴,帮助其与儿童和青少年建立关系,协助儿童和青少年进行表达,减少创伤反应。

1. **身体上的拥抱与接触** 经历灾难后,小学生可能会因缺失安全感而暂时性地倒退到类似婴儿的状态,以此来获得主观上的安全补偿。这时,可以适当地给孩子以身体上的拥抱与接触,或者开展一些同伴之间相互接触的团体游戏。

2. **稳定照料者的情绪** 儿童青少年的情绪极大程度受到成人反应的影响,照料者的稳定情绪将极大地促进儿童青少年的安全感。灾后儿童青少年的照料者由于不了解灾难对儿童的身心影响,容易忽略儿童的心理需求,或是严重化儿童的一些正常反应,这样对儿童和照料者自身的心理都会产生不良影响。同时,照料者本身可能也是受灾者,也会由于灾难中的创伤性暴露而产生身心的不适。因此,照料者应首先促进自身情绪稳定,这样才能较好地保护儿童青少年。灾后现场可以帮助照料者理解其情绪对儿童青少年的影响,了解灾后成人和儿童青少年常见的身心反应,学习稳定情绪的基本技巧和积极应对技巧,以促进自身情绪稳定,保护好儿童青少年。

3. **团体游戏** 在灾后早期,组织儿童青少年做团体游戏活动,是一种非常好的恢复秩序感、获取社会支持的方式。还可以以此来转移他们对灾难的单一性、过度的关注,将灾难经验引向实现创造力的方向。而且,游戏是一种快速与儿童建立关系的方法。此处简单介绍涂鸦、接球和猜猜看三个团体游戏。

（1）涂鸦

适合年龄:4~16岁。

道具:白纸,彩笔。

活动说明:绘画可以帮助儿童表达情感,对于不愿意或无法用语言表达自己情感的儿童来说,这种形式尤为有效。可以让儿童自由想象发挥,也可以根据活动目的限定主题,如"梦想""过去和未来""送给好友的礼物"等。

注意:活动时间在15~20min,可集体进行,也可单独进行,也可做成海报、贺卡等。

（2）接球

适合年龄:7~9岁。

道具:气球或皮球。

活动说明:小组成员围成圈,小组长把球扔给其中一个人,说"你好,我叫小明"。那个接住球的组员就说"你好,小明"。然后这个人就把球扔给另一个人,说"你好,我叫小军"。最后一个接住球的人应该是小组长,此时游戏结束。

注意:为了确保活动秩序并让大家彼此认识,活动开始前应该强调只有拿到球的人才能说话。

（3）猜猜看

适合年龄:7~15岁。

道具:印有动物名称和图案的卡片。

活动说明:由指导者悄悄告诉一名儿童一张卡片内容(如蝴蝶),要求儿童不可以提到这个动物的名字,但可以用语言表述,或用肢体语言模拟,其他儿童猜他/她描述的是什么动物。

注意:游戏可以从简单的开始,年龄大些的孩子可以增加常用体育或其他用品、常见成语等。

4. **团体讨论活动** 让年长的儿童和青少年们有机会抒发并合理化自己的感受与情绪。向他们指出,在灾难后中无论有什么样的感受与情绪都是正常的,以此来减轻他们的心理顾虑。

可以提出一些大家共同感兴趣的主题,把儿童青少年分成若干小组,在一起畅谈自己的想法,并以此为基础进行头脑风暴式的讨论。让他们对发生在身边的事情发表想法,可以促使他们重新获得控制感与确定感;最后,讨论一些与社会生活紧密联系的话题,也可以增加重新投入社会生活的兴趣与动力,为尽早恢复正常的学习生活做好准备与铺垫。

可以与团体游戏相结合,比如让孩子用笔画出自己的经历,准备一张大纸,让孩子们集体绘画、自由绘画,以表达出自己的内心感受。然后,将图画在团体中分享与讨论。这样的活动既可以帮助孩子们对灾难性经历进行充分地表达、宣泄,又可以通过同伴间的交流,获得新的经验,分担个人的心理负担。

5. **游戏治疗** 游戏是儿童"语言",是儿童表达自我最自然的方式,儿童在游戏中表达他们的情绪、需求和内心的想法,如同成年人通过"说话"来表达一样。

游戏治疗是指通过游戏来协助儿童(一般是 3~11 岁)去表达他们的感受和困难,如恐惧、憎恶、孤独,觉得失败和自责等,并通过与游戏治疗师的互动,增加对自我行为和情绪的认识,促进个人发展,加强自我面对困难时的信心和能力。仅靠游戏疗法无法抚平儿童严重的心灵创伤,但有助于他们建立信心,重新回归社会和正常生活。

可以给儿童提供一些玩具或道具,也可以因地制宜,就地取材,如利用石头、沙子等物品作道具,鼓励他们以玩耍的方式表达对灾难的感受,以弥补语言表达的不足。儿童玩耍时心理干预工作者不必过多干涉、解说,儿童在玩的过程中能慢慢整理自己的世界,实现内在能量的释放、转换。主要的游戏形式包括如下几种。

(1) 两间房子的游戏。孩子所创造的房子通常可以表示其对身体的看法及感觉。房子的结构也可看作是一个孩子心理状态的表达方式。儿童用微型玩具摆出家庭中的事物、人物,体现人物间的作用和关系,把一个没有秩序的环境尽量安排出秩序来,尝试在假想环境中的人际交流。此类游戏常用于帮助有失落感、退缩感或被拒绝的孩子。

(2) 沙子游戏。沙子对于每个孩子来说都具有强大的吸引力,我们常常能看到不同年龄的孩子们在沙堆或沙滩上乐此不疲地玩耍,用沙子和迷你玩具建造心中的世界。如果再配上一些塑料玩具,那么一个沙堆就成了孩子最好的游乐场。

(3) 水游戏。水也是儿童在玩耍中投入热情的事物。水可以用来做多种游戏,那些有社会性发展问题或注意困难的儿童对于与水有关的游戏特别感兴趣。在玩水的过程中获得的掌握感和成就感,令儿童放松。

(4) 泥土和黏土的游戏。随着儿童年龄的增加,沙、水、土的功能会逐渐被黏土等其他有可塑性的材料所取代。儿童通过使用黏土玩耍,投射个性的意义。

(5) 乱画游戏。它适合在儿童有兴趣、愿意画的时候使用。心理干预工作者和儿童,一方先在纸上随便画一条曲线,另一方在此基础上画一幅画,并讲一个与画有关的故事,之后双方互换玩游戏的次序。通过游戏儿童可以投射感受和建立关系。

(6) 互说故事。儿童讲一个故事,咨询师据此讲出一个场景类似的故事,其中介绍了更健康的观点和处理问题的方法。

(三) 注意事项

由于心理发育尚不成熟,灾后儿童青少年容易经由身体不适的症状来表达心情上的困难。此时,家长和照料者要考虑到因情绪问题而导致身体不适的可能,并理解孩子身体的不适是真实发生的,并非孩子故意的或者撒谎的行为。避免对孩子产生不信任和厌烦的情绪,认为孩子在说谎,责怪或逼迫孩子。

七、因灾受伤人员的心理干预

因灾受伤人员的心理干预贯穿于伤员的发现、转移、医疗过程(包括门诊、住院、出院、转诊),在灾后早期的心理干预中,除一般性的支持性心理治疗外,主要是发现严重急性应激障碍的患者。

(一) 干预原则

灾后早期针对因灾受伤人员的一般性心理干预原则包括如下几点。

1. 熟悉躯体受伤伤员的注意事项,避免造成二次躯体伤害。

2. 对于有丧亲的伤员注意不要主动提及家人伤亡情况。

3. 不要让伤员主动回忆在灾难中看到或发生了什么。

4. 及时和医疗救援队伍的主管医护人员沟通,询问有哪些注意事项。

5. 在陪护中及时发现伤员是否有严重急性应激障碍以及高风险行为。若有,应及时请精神科医生会诊。

6. 儿童伤员在转移过程中尽可能安排亲近的人陪同。

(二) 过程方法

针对因灾受伤人员的发现、转移、住院和出院环节,有不同的的心理干预要点。

1. 发现　发现伤员时,往往以生命救援和躯体急救为主。心理人员主要是配合医疗队工作,做好伤员的陪护,这个过程中应注意自身的安全。

2. 转移　伤员转移过程中,心理人员应做好伤员的陪护,帮助伤员准备保暖、食物、水等生活物资,提供情感支持;并密切关注其亲属的心理反应,教育亲属适应变化,提高自身的应对技能。

3. 住院　对受伤人群进行心理危机干预时,首先要确认伤员的伤势已得到控制,病情平稳。针对需要做手术的伤员,在手术前帮助伤员和伤员家属做好心理准备。针对康复中的伤员,要积极引导,共同制订心理康复计划。伤情严重的伤员很可能有自杀的风险,应加强关注,进行自杀的预防。在医疗机构开展工作时要遵守有关规定,配合躯体问题的治疗,将心理干预工作融入整体医学治疗中。

异地治疗的伤员往往有多种问题存在:躯体有不同程度的伤残,财产损失,丧失亲友,与救援医院所在地有很大的语言和文化差异,想念家人,担心家乡的情况等。这些问题在进行干预的时候都需要注意到。

4. 出院　伤员治愈可以出院时,可能因为有落差而出现害怕出院的情绪。在伤员离院前做好心理干预人员与伤员的分离处理,讨论出院的感受和出院后的期待。最好能协助联系伤员家庭所在地的当地政府以及志愿者组织继续跟进情况,同时让伤员对后续心理支持有清晰的了解。

（三）技术要点

1. 正常化灾难后的心理反应　了解灾难给人带来的应激反应表现和灾难事件对自己的影响程度。引导重点人群说出在灾难中的感受、恐惧或经验,帮助重点人群明白这些感受都是正常的。

2. 建立家庭康复支持系统　干预一开始就要使整个家庭参与进来;切实地督促实施康复训练计划;尽最大可能地提供无障碍的生活、学习环境。

3. 利用社会支持网络　寻找有利于康复的积极资源,明确自己能够从哪里得到相应的帮助,包括家人、朋友、社区及政府等;鼓励伤员尽早回到原学习、工作的环境。

4. 鼓励使用积极的灾难应对方式　帮助重点人群思考选择积极的应对方式,强化个人的应对能力;重点帮助其在认识自己的身体与他人不同的同时,也认识到自己有更多的地方与其他人相同。思考采用消极的应对方式会带来的不良后果;鼓励重点人群有目的地选择有效的应对策略;与医疗人员合作,杜绝被动-攻击行为和抵制行为;提高个人的控制感和适应能力。

5. 建立榜样　根据患者的性别、年龄、生活背景、致残程度等为其树立合适的榜样。

6. 针对肢体残疾伤员的心理支持　应注意目光、用语和协助。见面时不要显示出奇怪或好奇的样子,不能把目光停留在残疾部位,也不要用同情的眼神看着他们,尽量用正常的目光看待他们。和他们谈话时,除了要特别注意回避与其生理缺陷有关的词语,谈话的内容还要宽泛一些,不要仅仅涉及残疾的事情。当看到其活动不方便时,一定要征得他们的同意后再进行具体的帮助。

第五节　救援人员的自我照料

救援人员虽然没有直接卷入灾难事件,但可能因为救援工作相关的压力(比如长时间的工作,沉重的责任,缺少清楚的工作说明,不充足的沟通或管理,不安全的工作环境等)或提供帮助时的所见所闻(倒塌的楼宇、被砸压的尸体、目睹亲人离世的幸存者等)在心理上受到不同程度的影响。

一、救援人员的同情疲劳、耗竭与替代性创伤

助人者在提供心理服务后可能出现多种不良后果,比如在帮助受害者后出现悲伤、沮丧的情绪和侵入性思维,过度集中于工作,无法停下休息,帮助他人的能力降低,对工作感到厌恶等。研究人员在俄克拉何马市摩拉联邦政府大楼爆炸事件的精神卫生服务工作者中,开展了一项长时间的追踪随访研究,发现有大约半数的应答者报告他们在此期间的压力远远多于开展常规的精神卫生服务工作,并且他们也同时面临着同情疲劳和耗竭的危险。

已有研究证实危机干预工作者比其他人类服务工作者更多地体验到工作中的负面影响。那些与灾难受害者长期共处的危机干预工作者更容易发生。耗竭(burnout)、同情疲劳(compassion fatigue)、二次创伤(secondary traumatic stress disorder,STSD)、替代性创伤(vicarious traumatization,VT)这些概念从不同角度描述了这些不良心理后果。

最先提出的概念是二次创伤。最初是发现受害者的亲人、朋友及其护理人员因对创伤事件的受害者投入共情而易出现创伤压力,很多学者提出在帮助受创伤人员的助人者身上可以诊断出创伤压力症状,后来创伤学家称此类现象为二次创伤。然而,由于助人者感到二次创伤术语带有贬义,研究者逐渐用共情疲劳代替二次创伤。因此,很多研究将共情疲劳与二次创伤看成是一对可以互换使用的术语。不过,两者之间还是有细微差别。从现象学上看,二次创伤描述的是类似PTSD的症状,而共情疲劳则是个体接触受害者并给予共情的后果。

替代性创伤是指助人者对受创伤者给予共情,从而出现认知图式和信念系统的转变,强调认知上的影响,如"意义感、关系感、认同感、世界观,以及情感宽容、心理需要、对自身和他人的信仰、人际关系、感觉记忆的重大破坏"。

共情疲劳与耗竭也是灾后助人者常见的问题之一,主要描述职业工作中出现的情感衰竭、去个性化与低成就感的表现。共情疲劳和耗竭都是助人者在为受害者提供服务过程中导致的结果,都最终具体表现为助人者工作能力与兴趣降低,企图离开工作岗位。不过,耗竭所表现的大多数精神压力与组织(如行政机构、管理者、文书工作、详细说明等)有关,而与工作内容(如应对受害者、危险、创伤等)无关;共情疲劳出现在不能将受害者从危险中援救或挽救时,助人者会伴随内疚和痛苦;倦怠则是助人者在不能实现个人目标时,常伴随"挫折、失控感以及斗志减少"。

二、救援人员的自我照料

作为一名救援人员,关注自己的健康状况很重要,照顾好自己才能给他人最好的关怀。救援组织也应当重视救援人员的心理健康,从组织安排上预防救援人员的心理问题。本部分从救援前的准备、救援过程中、救援后恢复三个方面,从救援人员自身和救援组织两个层面介绍参与现场救援人员的自我照料。

（一）救援前的准备

1. 认真决定是否可以参加救援 参与救援前,救援人员应考虑自身的健康,以及个人和家庭可能会带来的巨大压力,看自身情况是否适合参与救援,对自己是否准备好在这样的危机情形下实施帮助作出诚实的决定。救援人员可以从个人、健康、家庭、工作四个方面来评估自己在灾后现场提供帮助的可行性和能力(表2-5-5),进而作出决定。如果已决定参与救灾工作,请准备家庭、工作和其他方面的相关计划,落实相关责任,解决其他顾虑,以确保自己能无后顾之忧地参加救援。表2-5-5也同样适用于组织来评估个体是否适合参加救援任务。

表2-5-5 评估灾后现场提供帮助的可行性和能力

评估内容	表现
个人因素评估	为体验着强烈痛苦并伴有尖叫、歇斯底里的哭泣、愤怒或退缩等极端反应的幸存者工作;在不同于平常的环境下工作;在混乱的、不可预知的环境下工作;接受非心理健康方面的工作(比如分配水、喂食、打扫地面);为来自不同文化、民族、阶级、信仰的幸存者提供帮助;在危险、状况不明的环境下工作;与不愿接受心理健康支持的个体工作;与不同互动风格、不同工作方式的专业群体合作
健康因素评估	近期是否安排有手术或是否有药物治疗;近期是否有情绪或心理问题;是否在过去6~12个月内经受了人生的重大变化或丧失; 曾经受早期丧失或其他负性生活事件;是否有可能阻碍工作的饮食禁忌;是否有保持长时间精力充沛并忍受身体疲倦的能力;如果你需要药物,请准备好足够的药物以满足任务期间乃至更多几天的需要
家庭因素评估	你的家庭是否做好了与你分离几天或数周的准备;你的家庭是否接受了你将在一个不可预知的危险环境下工作的事实;当你离开并长时间工作的日子里,是否有家人或朋友来分担你的家庭责任与义务;是否有一些未解决的家庭或人际关系问题会影响你的救助工作;在你完成救灾工作之后,是否会有一个良好的支持性环境欢迎你归来
工作因素评估	评估提供心理救助可能对你的工作生涯产生的影响;你的上级是否支持你对心理急救服务的兴趣;你的上级是否允许你离开你的工作;你的上级是否允许你利用假期或者其他非工作时间成为一个心理急救者;你的工作职位是否足够灵活,允许你在24~48h内随时服从任务;你的同事是否赞成你的缺席并在你回来的时候表示欢迎

2. 参加灾难心理救援的相关培训 对于没有接受过灾难心理救援培训的救援工作人员,最好在正式奔赴救援任务之前接受心理相关的培训,主要内容包括:灾后幸存者常见身心反应,如何进行心理急救,基本的放松技巧,自我照料。

救援人员自身的身心反应与一般幸存者的反应类似,比如情绪上的易激惹、愤怒和挫折感,认知上的混乱、注意缺乏和决策困难,行为上社交活动减少,躯体反应上头痛、胃痛、易受惊吓。与此同时,救援人员可能会在工作上有一些特别的表现,比如变得过分地投入工作。提前了解相关应激反应将有助于及时地识别和应对。

（二）救援中的自我照料

救援过程中的自我照料包括安全防护和心理防护两方面。

1. 安全防护 除了常提的食品安全、饮水安全、居住安全、交通安全之外,还需要了解与灾难事件相关的安全点,比如安全生产事故中的化学中毒及放射性物质污染预防,应远离潜在危害源（化工厂、化学品仓库、化工商店、农资商店等）,不要使用可能已经被化学品污染的物品,及时进行疏散和隔离;传染病引发的公共卫生事件中的传染病防护,应根据疫情特点,提前了解可能发生的传染病预防知识,做好自身防护,有条件应提前接种疫苗,准备好相关救助药品等。

另外,还应注意具有伤人风险的幸存者或受助者。例如,在严重急性呼吸综合征疫情时期和新型冠状病毒肺炎疫情中,就有因为愤怒和不满而攻击医务人员的情况发生。救援人员应注意这类风险,对相关情绪保持敏感度。在救援中如果遇到这类情况,注意首先稳定自身的情绪,理解愤怒和不满是由于对方自身的无助感引发的,而不是针对救援者;然后积极处理对方情绪,协助稳定。如果对方的攻击行为仍无未减少,应及时向安全部门求助。

2. 心理防护 心理保健包括个体和组织两个层面,重要的是能识别常见的和极端的应激反应,尽早处理。救援机构要能减少救助者的极端应激反应,使救助者在工作中更好地照顾自己。

（1）理性救援态度:救援人员往往会觉得“花时间休息是自私的”“其他人昼夜不停地工作,我也应该如此”“幸存者的需要比救助者的需要更重要”“我可以通过一直工作最大限度地奉献”“如果我承认自己存在心理问题,那就等于承认自己没有工作能力”。这些误区往往是救援人员耗竭的主要原因。面对这些误区,救援人员应明白自己并不是一位超人,应对救援工作保持一个理性的态度,以预防和减少心理耗竭。

理性的态度包括:明确自己的角色和职责,不要给自己施加过多的职责,你不能帮助人们解决他们的所有问题,做你力所能及的可以帮助人们的事情;保持对自身情绪的觉察和接纳,认识自身的局限性;保证良好的睡眠、饮食和休息;能够借助外来帮助避免自身耗竭状态。

（2）识别常见的应激反应:救助者可能会体验到一些应激反应,救援人员应保持对自身心理状态的觉察,若发现自己有以上反应,应尽早通过健康管理、压力管理的方式进行自我调整,或者参加救援组织内部的团体督导。救援组织应该鼓励救助者在需要时寻求咨询,提供压力管理咨询,共享联系信息,方便救助者彼此沟通和联系相关服务。如果应激反应仍然严重,请与组织申请暂停援助工作,先休息和恢复。组织也应该鼓励那些经历了个人创伤或丧失的救助者休假,并帮助救援人员处理他们的体验,提供离岗后如何休息、复原的建议。

（3）参加团体督导或个人督导:对应急工作人员和危机干预人员而言,进行督导和案例讨论十分重要,参加某些形式的减压团体,比如紧急事件应激晤谈（可参考第四节“紧急事件应激晤谈技术”）,应当成为一项常规工作。也可以依据自己的情况,利用自己的督导师就自身问题或具体案例进行个体督导。

督导不可以成为无用的框架,如果督导师和队员均感觉无法在督导过程中获得有益的帮助,那么应当及时中止,并重新讨论心理督导的目标和形式,尽快建立起有效的心理督导模式。特殊时期还可以采用远程督导的方式。

救援工作的领导者可能工作异常忙碌,负担巨大,时间紧迫,对于是坚持计划好的督导,还是把时间留出来让队员休息,感到十分为难。建议救援组织还是应将督导作为一项制度,严格、按时、保质保量地实行。

（4）保持良好的工作和生活习惯:良好的工作和生活习惯有利于维持健康的身体和精神状态。以下是一些具体的生活和工作的建议:看看同事们在干什么,也让他们知道你的情况,找到互相帮助的方式;尽量保持合理的工作时间,使自己不至于太筋疲力尽;尽量抽时间吃饭、休息和放松,哪怕是很短的时间;减少酒精、咖啡因或尼古丁的摄入量,避免用非处方药。

总体而言,救援人员要在救援任务中保持良好状态有三个基本的应对原则,即"觉察(awareness)、平衡(balance)和联系(connection)"。其中,"觉察"是指作为救援者要及时发现自身的需求、情绪、资源等方面的不协调情况;"平衡"是指救援者应在工作、休闲、休息之间寻找适当的平衡点;"联系"则是要求救援者对自己、别人和外在世界能保持良好的沟通渠道。救援人员自身也需要掌握一定的自我心理调适技巧来及时地平衡、调节自己。

（三）救援后的休息和复原

灾难救援是一项极具挑战性的工作,承受幸存者的疼痛和苦楚是非常艰难的。帮助工作结束后,你可能会发现自己心烦意乱或者关于事件的记忆挥之不去,感到非常紧张或极度悲伤,睡眠困难或过量饮酒和服用药物。救援人员应花时间回顾所经历的事并好好休息。如果愿意的话,可以和督导人、同事和其他信任的人讲述在危机情况中帮助工作的体验,认可自己成功帮助了别人的地方,即使是很小的方面;讨论并接受做得不足的方面,避免对自身救灾工作的消极评价。如果身心不适持续超过 1 个月,对生活造成影响,请积极寻求医护人员或心理健康专家的帮助。

第六节　典型案例

一、地震后现场心理急救案例

（一）案例描述

你得知市区中心在正午时分突然发生了一场大地震。房屋倒塌,许多人遭受地震的影响。你和同事均感到震感,但是没有发生危险。地震破坏程度仍是未知之数。你所在的机构派你和同事去援助生还者和任何受到严重影响的人。

与受困扰的成年人对话示例:在该对话中,你遇到一个妇女站在倒塌的建筑废墟旁。她身体似乎没有受伤,但站在那里颤抖着,正在哭。

你:你好,我叫××。我在××机构工作。可以和你说几句吗?

妇女:太可怕了! 我刚才准备进去,大楼就开始摇晃。我不知道发生了什么事情!

你:是的,是地震引起的,我能想象对你来说那是多么可怕。你叫什么名字?

妇女:我叫小茉,苏小茉。我很害怕!（颤抖,抽泣）我正在想我该不该进去找我的同事,我不知道他们是否安好!

你:苏小姐,现在进去一点也不安全,你有可能会因此而受伤的。如果可以,我们可以在那边安全一些的地方聊聊天,一起坐一会儿。你看怎么样?

妇女:好的。

（废墟那边的搜救人员正在工作,你们去了一个相对安静的,离废墟不远的地方。）

你:你要喝水吗?（在可能的情况下,提供实用性的安慰,诸如水或毯子。）

妇女:我只想在这里坐一会儿。

（你静静地坐在这位妇女身旁,等待两三分钟的时间,直到她又再次开口说话。）

妇女:我真的好难受! 我应该待在大楼那里帮助其他人!

你:我能理解你此刻的心情。

妇女:我跑了出来。但是我觉得我这样做对其他人很不好!

你:在这样的情况下,真的很难判断该怎样做。但还好你凭着良好的直觉从大楼里跑了出来,否则你有可能会因此而受伤的。

（交谈又持续了 10min,在这段时间内,你倾听了这位妇女的故事并询问了她的需求和所焦虑的事情。）

妇女:我想确定下我家人的安全,但是刚才一时慌乱把手机丢了,我不知道现在怎么回家。

你:我可以帮你打电话给你的家人,然后我们再一起商量怎么送你回家。

妇女:谢谢。你真的帮了我的大忙。

（二）案例点评

将心理急救的行动原则——观察、倾听和联系铭记于心,并以此来联想应怎样对这样的人们作出回应。

1. 当你在准备提供帮助时,请自问:①我准备好援助了吗? 哪些个人关注点是重要的? ②我对危机情形有多少资料? ③我是单独行动还是和同事们一起行动? 为什么?

2. 在受灾城市走动时,你可以提前观察这些:①危机发生现场是不是一个可以安全逗留的地方? ②有什么可用的服务和支持? ③什么地点可以提供心理急救?

3. 接近幸存者时,请做好这些准备,以便更好地倾听他们的担忧并给予安慰:①幸存者可能会有什么基本需求? 如何自我介绍和协助? ②如何向幸存者询问他们的需求和担忧? ③如何更好地支持和安慰幸存者呢?

4. 在上述对话示例中,你需注意:①介绍自己的名字和所在的服务机构;②询问幸存者想不想和你交谈;③称呼其名要恭敬地使用姓氏;④离开危险地,去一个相对安全的地方,确保幸存者免受进一步的伤害;⑤为幸存者提供一些舒缓的支持(比如提供水);⑥守在幸存者的身旁聆听其倾诉,不要强迫他们说话;⑦作出回应,表示幸存者当时的做法是恰当的;⑧花时间去倾听;⑨了解幸存者的需求和担忧;⑩表示理解幸存者对同事可能罹难的担忧;⑪帮助幸存者与其家人取得联系。

5. 你需要考虑如何帮助人们联系实际援助。

（1）在危机情形下,为受影响的人们寻求可用资源(食物、庇护所、水)或服务时会面临什么类型的困难?

（2）人们的担心和焦虑是什么? 我能够给些什么实用性的建议来帮助他们解决问题?

（3）受影响的人们需要什么样的信息? 我从什么地方才能得到关于该危机事件的更新及可靠的信息?

（4）我怎样才能帮助人们和他们的亲人或相关服务机构取得联系? 会面临什么困难?

（5）儿童、青少年或身体情况不佳的人们会需要什么? 如何才能帮助弱势群体与他们的亲人和相关服务机构取得联系?

二、心理状况评估的案例

（一）案例描述

在一次地震后,一名男子失去了工作和房子,还要养家糊口,对未来生活感到非常忧虑,连续多天失眠,给心理热线打电话求助。

电话中,该男子不停地抽泣,讲述他的故事时边讲边抽泣,以致听不清他在表达什么。他说他不知道该做什么,也不知道该给谁打电话。他说他的生活“被毁了”,他不知道未来该怎么办。他承认有自杀的想法,但没有明确的行动计划。他说他舍不得孩子,他想为他们而活。

心理人员不断表达了对这一损失的悲痛,表示经历这些是很艰难。同时,心理人员对他进行了快速评估。

（1）情感反应。当事人的激动情绪明显地表现在他的抽泣里,难以清晰地表达他的思想。情感评分为8分。

（2）行为反应。当事人没有联系任何可能提供他支持的人,这表明他已经失去行动力,无法自己做决定。同时他表达了自杀的想法,尽管这些想法似乎并不会立即造成危险。行为评分为8分。

（3）认知反应。当事人的主要认知反应是对自己财务状况和即将到来的危机的看法,这些想法具有侵入性,似乎不受他控制。但是与心理人员的对话过程中表现出来,他是能够回忆起个人信息,整合对话信息的,只是需要有人提醒他这样做。结果,认知反应评分为6分。

严重程度评估总分为22分。这个分数表明心理人员应该使用非常直接的方法来帮助当事人。心理人员从当事人的行为反应着手,努力让他联系他的家人,并把家人作为一个支持系统。与他讨论接下来应该怎么做,建议他尽快联系家人,与信任的人谈谈他的恐惧,稳定下来后,与家人一同商量,看可以联系谁,周边有什么值得信任的人或有经验的人,可以谈谈如何应对财务问题。当事人表示愿意试试,情绪上缓和了很多,不再那么激动了。

（二）案例点评

心理人员必须充分评估当事人的心理状况,以便提供针对性的干预。在危机情况下,撰写报告并从标准化测试中获得结果是不切实际的,心理人员最好熟悉评估量表的条目,掌握评估的技巧,从言语和非言语信息等多个方面对情绪、行为和认知开展评估,以提升评估的有效性,再提供有针对性的干预。

三、疫情下的居丧干预

（一）案例描述

新型冠状病毒肺炎疫情期间,武汉一家 7 口春节前吃年饭,然后 5 人发热,分别在不同的医院或隔离点。父亲住院 3d 后去世。母亲一直惦记父亲。儿女一直瞒着父亲去世的消息 1 个多月。清明节前因社区安排取骨灰,不得不告诉母亲。但女儿不敢说这件事,求助于心理援助队伍。

当事人的母亲要求不能穿隔离服进门,心理干预人员最终决定不穿隔离服,在做好基本防护的情况下进到当事人家中进行干预。干预人员用心倾听,鼓励当事人母亲多表达对老伴的怀念和愧疚。母亲对于老伴的去世感到十分内疚,反复提及"是我先发热,我传染了他"。干预人员帮助回顾事情经过,说明不是她传染给老伴的,努力减少母亲的内疚感和自责。母亲说"我们结婚 50 年,从来没吵过架"。干预人员换个角度提示母亲,"老伴生前很幸福,你们之间没有太多遗憾了",引导其看到积极的一面。母亲继续表达对老伴的思念,表示"家里孩子们都特别争气,原来计划要去参加外孙女的毕业典礼的",并表达"你们让我和他一起走吧"。干预人员鼓励其继续完成与老伴两人的约定,去参加孙女的毕业典礼,也是完成老伴的心愿。在母亲说到"让我和他一起走时",干预人员评估其自杀风险:虽然有自杀的想法,但是也牵挂现在的儿孙子女,自杀风险中等。最后,引向现实,干预人员将手放在母亲的肩膀上,说"要紧的还是料理后事,让老伴好好地离开吧"。母亲的悲痛和内疚情绪逐步释放、缓解,接受老伴已经去世的事实。最后,干预人员叮嘱家属看护好母亲,关注动态,一旦有自杀倾向,要及时联系心理危机干预队。

（二）案例点评

这个案例体现了心理急救中的倾听、解释、澄清、积极肯定等多项的基本技术,并体现了心理急救中联系实际的原则,以及针对居丧人群的心理干预中很重要的自杀评估步骤。

另外,本案例还有一个难点。新型冠状病毒肺炎疫情下,为避免传染,心理干预人员往往是通过网络和媒体来实施和传递相关的干预措施,无法与灾害幸存者面对面。当时,人们对新冠病毒充满了恐惧,也因此对患者和患者家属是疏远的、隔离的,甚至是歧视的,因此,这位母亲坚决要求干预人员不能穿防护服进屋。而这对心理干预者而言是非常危险的。不过,此时此地,如果心理人员担心被感染而拒绝这位母亲的要求的话,就无法真的去帮助这个家庭,与这位母亲建立关系,同时也可能会令以这位母亲为代表的许许多多亡者家属群体寒心,对心理服务失去信心。因此,心理干预人员同意不穿防护服,在做好基本自我防护基础上入户提供心理干预。这样的应对方式体现了心理干预人员极大的勇气和决心,更体现了对干预对象的爱心和关怀。

四、针对耗竭工作人员的心理干预案例

（一）案例描述

2008 年"5·12"地震后,山东日照安康家园从 6 月 1 日开始分 20 批接受 600 个孩子。绝大多数孩子是震后的孤儿,但也有极少数是震前孤儿。大都是小学生或初中生,其中,年龄最小的是 4 岁,最大的是 17 岁。

为了给这些孩子提供一个稳定的类似家的照看环境,日照钢铁集体招募了职工家属来有偿照顾这些孩子,她们被称为安康妈妈。这些安康妈妈的平均年龄是 29 岁,她们孩子的年龄大都在 4~5 岁。

一个安康妈妈要照看 4~6 个儿童。她们通常要连续工作 4 天,然后休息 1 天。在这 4 天中,她们必须和这些受灾儿童同住一套房,不能回家,甚至不能见自己的孩子。她们为自己的孩子担心,同时又要努力帮助这些受灾儿童。她们非常担心自己的工作没有做好,高度关注受灾儿童所表现出的不快乐、沉默、回避和

人接触、进食少、哭泣、不上学以及躯体不适。她们说自己实在放不下这些孩子,每当看到自己的孩子快乐地享受家人的关爱时,就会想到这些孩子,甚至有一种罪过感。同时,她们中的一些人也出现了头痛、失眠、回家容易发火等症状。

心理人员首先帮助安康妈妈明白自己在帮助受灾儿童时的期待是什么,明确自身的角色职责,帮助她们觉察自身的高强度的情感卷入,解释孩子现在的情况不是她们造成的,孩子的一些困难行为也是完全正常的。受灾儿童在一定期限内出现的不快乐、沉默、回避和人接触、进食少、哭泣、不上学以及躯体不适等非正常情绪和行为是正常的灾后反应,这些反应会在心理人员的帮助下逐渐缓解。

心理人员告诉安康妈妈,出现头痛、失眠、回家容易发火等情况说明存在耗竭的可能性。一般,救援工作人员容易产生耗竭。建议她们安排好日常工作和家庭生活,做好事先安排和沟通,争取领导、同事、家人的理解和支持。允许自己休息。及时有规律地与家人、同事、朋友分享信息并相互提供情感支持,使自己保持一个好的精神状态。如果无法照顾自己的孩子,要确保孩子能得到好的照料,这样自己才能无后顾之忧地投入工作。

最后,传授一些识别耗竭的技巧。当出现以下情况时:休息也无法缓解的躯体不适,无助、无意义感,安静不下来,和既往来往亲近的人有疏离感,工作效率下降,无法停止工作等,应及时调整。如果无法自行调整,应向心理专业人员求助。

（二）案例点评

灾后从事儿童危机干预会激发干预者高强度的情感卷入。受灾儿童的干预是一个持续的过程,成年的干预者会认为自己对这些儿童的一切都负有不可推卸的责任。女性工作者更容易做出妈妈式的、非专业性的情感反应。

案例中的安康妈妈这一点表现得很突出,有较强的内疚感和罪过感。因此,心理干预中减少内疚感和罪过感是一个主要目标。另外,工作人员往往会已经陷入耗竭却不自知,他们也会出现一些创伤体验,并且工作效率下降,同时因为自身的状态而影响受灾儿童的康复,干预者的家庭也会受到不良影响,导致整个工作和生活陷入恶性循环之中。本案例中的安康妈妈显然没有意识到头痛、发脾气是耗竭的反应之一。因此,对其进行心理健康教育,教授如何识别和应对耗竭。最后有一点应注意,如果安康妈妈有过类似而且尚未处理的丧亲体验,那就不适合做这份工作,因为这份工作会不断激活她未处理的创伤体验。

五、"120"急救人员紧急事件应激晤谈案例

（一）案例描述

某工厂发生火灾和爆炸,死亡100余人。当地"120"40余人承担了全部伤者及死者的转运工作。因火灾现场场面惨烈,绝大多数遇难者尸体被烧焦或残缺不全。当地群众情绪不稳定,因此遇难者遗体经DNA鉴定后,被安排在凌晨1点转移至殡仪馆。部分"120"人员单人单车运送遗体,路程约40min。

任务完成后,"120"管理者发现部分驾驶员和担架员吸烟量明显增加,睡眠不好,特别是年轻驾驶员的反应明显。管理者主动联系该事件的应急指挥中心,要求进行心理支持。

最后由2名专业心理干预人员为"120"救护车驾驶员、司机、救护车担架员等总计8名工作人员提供正式的紧急事件应激晤谈。晤谈中有1名司机表达其连续几晚无法入眠,总是做噩梦,白天开车很难集中注意力。晤谈的引导者(专业心理干预人员)多次询问其是否可以继续参与晤谈,因为晤谈中会反复提及此灾难事件的细节,这些对他而言可能是二次创伤。其坚持参加晤谈。晤谈结束后,建议该名人员进行个体心理咨询,同时建议管理者重点关注这名工作人员。同时对参与人员进行随访。

（二）案例点评

灾后救援人员主要包括救援军队官兵、武警、消防人员、有组织的救援队伍、医务人员、各类专业车辆的驾驶员、报道灾难与救援的媒体人员,以及参与救灾的民政、公安、水利、电力、通信、建筑、各级各类行政管理人员(含村、寨干部)等。他们既是助人者也是受灾者,在心理上受到不同程度的影响,也需要心理危机干预。

本案例中,有1名成员应激反应比较严重,干预人员主动询问其是否继续参与会谈,其坚持参加。而他的坚持参与可能对参加晤谈的其他组员带来二次创伤,而其本人也可能因为会谈中其他人的分享出现激烈情绪或失控行为。因此,建议在晤谈前最好对成员进行初步了解。对于那些处于抑郁状态的或以消极方式看待 CISD 的人,以及受灾严重、情绪尚不稳定者或因家中亲友去世而处于急性悲伤反应的人,不建议参加集体晤谈,直接安排个体的咨询。如果这些人已经参与到晤谈中,要主动询问其是否继续参与会谈;对于已经进入晤谈又不愿意退出晤谈的,如果评估结果证实反应非常严重,最好还是要坚持邀请其退出集体晤谈,并安排其参加后续的个体咨询。

第六章 卫生防疫技术

第一节 概　述

自然灾害和事故灾难等重大灾害不仅造成人员伤亡和直接经济损失,还会进一步导致生产网络和社会结构的破坏,引发民众的心理创伤,衍生出各类间接损失。事故灾难会造成人员的大量伤亡以及环境破坏,环境破坏还会造成人群健康的持续危害。事故灾难的处置主要集中在紧急医学救援方面,已在本书其他章节进行了阐述。事故灾害的灾后防疫涉及内容较少,故本章主要阐述自然灾害的灾后防疫技术。

一、自然灾害的定义与分类

自然灾害是由自然因素造成人类生命、财产、社会功能和生态环境等损害的事件或现象。自然灾害多数是地球系统演化过程中的正常事件,但却成为阻碍人类社会发展最重要的自然因素之一。自然灾害具有潜在性和突发性、周期性和群发性、复杂性和多因性等特征。对自然灾害的分类有多种方案,较为多见的分类是按时间、成因和现象进行的分类。

1. 按灾害事件的延续时间进行分类有暴发型(发生突然,持续时间短,如地震、滑坡、飓风和暴雨等),迁延型(初期征兆并不明显,但其持续时间长,影响面积大,如干旱)和过渡型(特征介于前两者之间,如水灾)。

2. 按灾害发生的成因机制进行分类有天文灾害系列(由太阳活动、陨石和宇航因素引起),地球灾害系列(大气圈灾害系列,水圈灾害系列,岩石圈灾害系列和混合灾害系列等)和生物灾害系列(如白蚁、飞蝗等虫灾)。

3. 按灾害发生的现象特征进行分类按灾害过程显示的现象特征进行分类,如洪涝、干旱、地震、台风等。

我国通常将自然灾害划分为7种类型,干旱、洪涝、地震、地质灾害、气象灾害、农业灾害和林业灾害,是综合考虑了灾害的成因和其所危害对象的一种方案。其中,干旱和洪涝在我国最为常见且危害范围甚广;地震灾害虽然没有旱涝灾害那样频繁,但危害程度和由之引起的社会不安却并不亚于前者。

二、自然灾害的公共卫生影响

我国自然灾害种类多、发生频率高、分布地域广、经济损失大,严重危及人民群众健康及生命安全。洪涝灾害、地震、旱灾、台风、雨雪冰冻灾害和泥石流通常会带来严重的公共卫生影响,主要如下。

(一)洪涝灾害

形成洪涝灾害的原因很多,降雨过度、地势低洼、堤坝等水利设施溃决等,都可以造成洪涝灾害。洪涝灾害形成一般需要一个降雨积累过程,可以在1d或数周内形成,为预警和应对留下空间,但是堤坝溃决造成的洪涝灾害可以突然发生,往往难以做到预警。我国洪涝灾害主要集中在东部地区,容易发生的地区主要在七大江河及其支流的中下游,除了黄河凌汛发生在冬春季外,主要发生在降雨集中的梅雨季节和夏季。洪水不但淹没房屋和人口,造成大量人员伤亡。洪涝灾害造成基础设施的破坏、生态环境的改变、人口大量迁移及灾民抵抗力下降等因素,均可能增加传染病暴发、流行的危险,引起相应的公共卫生问题。

1. 安全饮用水短缺洪灾易引起饮用水水源污染,造成供水系统的损毁,从而导致灾民的饮用水卫生和食品卫生短期内得不到保障,造成灾区水源性和食源性疾病暴发的风险增加,如感染性腹泻、痢疾、伤寒、甲肝等。

2. 环境破坏洪水泛滥,淹没了农田、房舍和洼地,灾区居民被迫离开原居住地;各种生物群落也因洪水淹没引起群落结构改变和栖息地变迁,从而打破了原有的生态平衡。洪水淹没厕所、粪池、下水道等,大量的植物和动物尸体腐败,蚊蝇等各种媒介孳生,生活和居住环境恶化。

3. 食物安全难以保障当规模较大,涉及地域广阔的洪涝灾害发生时,局部的食物安全问题难以避免。水灾常伴随阴雨天气,加之基本生活条件被破坏,人们被迫在恶劣条件下储存食品,很容易造成食品的霉变和腐败,从而造成食物中毒以及食源性肠道传染病流行。

4. 灾区群众居住条件恶化洪灾发生后,大量群众会被临时安置在各安置点,居住环境拥挤,人群密切接触的机会增加,从而造成直接接触传播与经呼吸道传播的传染病的发生风险加大,如麻疹、流感、肺结核、脑膜炎及急性细菌性结膜炎等。灾民临时居住于简陋的帐篷之中,白天烈日暴晒易致中暑,夜晚着凉易感冒,年老体弱、儿童和慢性病患者更易患病。

5. 人群与病媒生物的接触机会增多洪灾可能造成动物和病媒生物栖息环境的变化,抢险救灾以及人群的转移安置会导致暴露于携带病原体的宿主动物、媒介生物的机会增加。当缺乏有效控制措施时,蚊蝇会大量孳生,使得经蚊、蜱传播的传染病发病风险上升,如疟疾、乙脑、钩体病等。

6. 人群抵抗力降低洪涝灾害后,由于食品供应的困难以及生活习惯的改变,人群,尤其是婴幼儿、孕妇和老人,容易出现营养不良。加上身体和精神的创伤,造成人群免疫力降低,容易感染各种疾病,特别是可造成条件致病菌感染或慢性感染者急性发作。这些人群患病后一般症状较重,增加了治疗难度。

7. 人口流动加大灾区群众的流动性增大,会导致人群中免疫状态的改变,甚至免疫屏障的受损,使传染病暴发和流行的风险增大。另外,大量救援人员进入灾区:一方面可能将灾区没有或较少见的新病原体带入灾区,增加这些疾病流行的风险;另一方面,外来人员对灾区某些地方性流行的疾病缺乏有效免疫,也可能导致相关疾病的流行。

8. 卫生服务可及性降低洪涝灾害可能造成灾区的常规医疗和卫生服务系统严重受损和破坏,短期内存在部分灾民难以获取及时的卫生服务,特别是老人、儿童或患有基础疾病的脆弱人群;同时免疫规划、肺结核和艾滋病治疗服务等传染病控制项目的实施受到影响甚至中断。

(二) 地震

破坏性地震是一种严重危害人类生命安全和经济、社会发展的自然灾害,往往造成瞬间突发性的严重人类灾难。地震灾害事件具有突发性及难预见性、灾难性,而且容易引发次生灾害,如有毒化学品或放射源泄露、火灾、泥石流、滑坡等。地震导致生态环境破坏、人员伤亡严重、人群心理创伤,还可导致水源和食品污染、媒介生物孳生和传染病流行。

1. 大量的人员伤亡主要是指建筑物倒塌、山体滑坡等造成身体的机械性损伤和死亡。

2. 意外伤害主要是由火灾、一氧化碳中毒、食物中毒、化学品中毒、放射性物质污染等偶发事件引起。

3. 精神及心理创伤主要是地震灾害的突发性、灾难性引起的早期心理应急反应,以及生活和生存环境的改变引起的短期心理沟通障碍等。

4. 传染病的发生主要是由不清洁的饮用水和食物,大规模人群迁移和聚集,卫生设施不完善,病媒生物迁移和人群暴露等引起。

5. 慢性非传染性疾病主要是由于生活和生存环境的改变,导致心脑血管疾病、高血压、糖尿病等疾病发作。

6. 公共卫生服务能力受到冲击

(1) 公共基础设施被破坏:饮水、电力、燃料、交通、通信和排水系统被破坏,导致公共卫生服务能力、工作秩序、医疗卫生服务的及时性受到影响。

(2) 卫生服务需求增加:由于大量伤病人员需要紧急救治,大量心理疾病患者需要疏导,所以短时间内需要大量的医务人员和医用物资,如医疗器械、血液等。

(3) 公共卫生服务能力受损:一方面是公共卫生服务机构受损,包括建筑物毁坏、设备仪器损坏、实验室遭到破坏、数据和技术资料丢失;另一方面是卫生服务人员受损,比如卫生服务人员本人受伤或长期劳累造成工作能力下降而导致卫生服务人员减员,或是其家庭成员失踪、家庭财产损失等造成卫生人员无法全力投入救灾防病工作等。同时,免疫规划、妇幼卫生、精神卫生、药物和疫苗供给等正常工作秩序受到破坏。

(4) 媒体、国际和国内社会等的过分关注和期望,造成公共卫生服务的工作压力、工作强度和工作难度增加。

(三) 旱灾

旱灾主要是降雨不足造成。旱灾是一种非突发性的渐进性灾害,持续时间长,受害面积大,影响广泛。长期、大面积的严重干旱,饮用水源枯竭,导致安全饮用水短缺,容易导致介水传染病的暴发流行。同时食物和清洁用水难以获得,导致食源性疾病的发病风险增加。若干旱发生在高温季节,则易导致中暑。另外,干旱还容易引发次生灾害,如森林火灾、蝗灾等,从而造成其他公共卫生问题。若持续大面积干旱,会对灾区的食物供给造成一定影响,可能导致营养摄入不足。

（四）台风

台风是我国沿海发生频率最多的一种自然灾害,每年我国沿海都会遭受台风袭击。台风由于来势凶猛,范围广,破坏力强,不仅可以造成大量人员伤亡,而且可能造成公共基础设施的破坏,导致供水、供电、通信、交通中断,影响公共卫生服务供给。另外,大量的人群迁移和转移安置导致卫生服务需求在短时期内大量增加。同时,由于台风伴随洪涝、泥石流、山体滑坡等次生灾害,容易产生相应的公共卫生问题。

（五）雨雪冰冻灾害

低温雨雪冰冻灾害可引起冻伤、摔伤、心脑血管病等慢性疾病的急性发作、非职业性一氧化碳中毒、急性呼吸道和肠道传染病、旅途精神疾病等疾病以及食物中毒等公共卫生事件,另外还可造成交通中断,电力、供水、通信设施破坏,影响医疗卫生服务的可及性和供给能力。

（六）泥石流

泥石流的发生往往不易被提前发觉,而且在形成过程中集聚了大量的破坏性能量,摧毁建筑物,大量人员由于躲避不及而伤亡。泥石流灾害发生后,供水设施、供水、供电、交通、通信、医疗机构等公共服务系统破坏严重。

泥石流夹杂大量泥沙、石块等固体物质,大量散布在居民生活场所,冲毁厕所,冲散垃圾,造成环境卫生急剧恶化。泥石流使供水设施和污水排放设施遭到不同程度的破坏,井水和自来水水源污染后果尤为严重。一些城乡工业发达地区的工业废水、废渣、农药及其他化学品在遭受泥石流破坏后也易因化学品外泄造成较大范围水体的化学污染。

灾害后期由于泥石流形成的积水坑洼增多,蚊类孳生场所增加;由于人群与家禽、家畜混居,粪便、垃圾不能及时清运,为蝇类提供了良好的繁殖场所。泥石流使鼠群发生迁移,导致家鼠、野鼠混杂接触,与人接触机会也增多。

灾区群众失去亲人后容易出现心情焦虑、精神紧张和心理压抑等心理疾病。同时,由于房屋损坏,灾区群众被迫临时安置,居住和生活条件发生改变,容易诱发各种疾病,包括流感、结膜炎、麻疹、肺结核等传染病和高血压、冠心病及贫血等慢性非传染性疾病。

第二节 灾后重点卫生防疫技术

一、饮用水卫生

自然灾害导致的饮用水卫生问题主要表现在致病微生物污染、水质感官性状恶化和有毒化学物质污染三个方面。人们饮用不卫生的水会提高肠道传染病流行、传播及化学污染物中毒的风险。为保证灾民能够得到安全的饮用水,必须做好饮用水水源的选择和防护、水质的消毒处理以及水质的检验。

（一）饮用水源的选择与防护

1. 饮用水水源的选择

（1）首先要对水源污染进行风险评估,并根据评估结果设定针对性水质监测指标,如确认水源已污染不能继续使用,需启用临时水源,临时水源要符合国家相关标准;其次对水处理工艺进行评估,包括取水、水处理、供水系统的运行状态和受损情况等;最后要对可能的二次污染进行评估,主要评估供水管网的破坏或污染以及饮用水在储存和传送过程中的污染情况等。

（2）水源的选择原则是水量充足、水质良好、便于防护、经济技术合理。选择顺序是首先选择泉水、深井水、浅井水,其次才考虑河水、湖水、塘水等。

（3）如条件许可,最好的办法是就地打机井或手压井,水源周围要保持清洁卫生,附近没有厕所、畜圈、垃圾及废水排出口,应避免在低洼地或过去是污染源的地方取水。

（4）在内涝地区,应划出水质污染较少的水域作为饮用水取水点,禁止在此区域内排放粪便、污水与垃圾。

（5）在流动的洪水地区,应在上游水域选择饮用水水源取水点,并划出一定范围,严禁在此区域内排放粪便、污水与垃圾。

（6）在只有河、塘、湖水可作为水源时，要选择位置适当的上游河段或水塘，取水点要向河中心伸延一些，有条件的地方宜在取水点设水码头，也可在岸边挖砂滤井取水。水塘选定后，只能专供饮用水，不得做他用。

2. 饮用水水源的防护

（1）灾前做好充分准备，防止有毒有害物质的污染：①对于有毒有害的化学物品，应在自然灾害形成前，迅速将其转移到安全地带，一时无法转移的应加强保护，防止扩散或外溢；②对于露天堆放的含有有毒有害物质的废渣或废水池，也应及时清运到安全地带，或加高、加固围堤；③对于放射性物质，应妥善使用和管理放射源，采取有效措施，防止含放射性的固体废弃物和废液污染水体；④应突击迁移水源防护带沿岸的粪坑，清除垃圾堆和无害化处理厕所内的粪便。

（2）饮用水源要防止人为污染：①对于集中式供水的饮用水水源，应按照《生活饮用水集中式供水单位卫生规范》的要求划定水源保护区，禁止在此区域排放粪便、污水与垃圾。深井的井室、河水取水点及防护带内有专人值班防护，无关人员不得进入。②对于泉水，要注意出水口的卫生防护，清除出水口周边的杂草、污物，在露头处建水池，进行消毒、加盖、加锁。③对于河水，要分段使用，上段作为饮水水源的，应设有明显标志及禁止事项的告示牌，即不得停靠船只，不能有游泳、捕鱼和打捞等可能污染水源的活动。④对于大口井，要建井台、井栏、井盖，备有专用的公用水桶。井的周围 30m 内禁止设有厕所、猪圈以及其他可能污染地下水的设施。⑤机井或手压井周围要保持清洁，防止污水沿井壁下渗，污染浅层地下水，周围 30m 内不得有厕所、畜圈、垃圾及废水排出口，应避免在低洼地或过去是污染源的地方取水。

（二）水质的处理与消毒

1. 运转正常的自来水厂的水质处理及消毒灾害期间，这类水厂应根据源水水质的变化，及时使用或加大混凝剂和消毒剂的使用量（常用的混凝剂有聚合氯化铝、聚合硫酸铁、硫酸铝、明矾等），以保证生活饮用水符合国家标准要求，并保证出厂水的余氯在 0.7mg/L 左右。在此重点介绍漂白粉消毒方法。

（1）漂白粉溶液的配制：在装有漂白粉的溶药缸中加入少量水，调制成无块浆糊状，然后加水搅拌成 10%～15% 的溶液，即一包 50kg 的漂白粉需用 400～500kg 的水配制。再将该溶液放入投药缸，用水调成 1%～2% 浓度（第一次配制后的漂白粉渣仍有有效氯，可用水搅拌一两次继续配制）。

（2）漂白粉的投加：可分为重力投加和压力投加两种方式。重力投加即将漂白粉溶液投加于水泵吸水管或清水池中：若在清水池投加，必须经 4～24h 澄清；若在泵前投加则不必澄清。深井水加氯可在加药缸底部上约 20cm 处打孔，装上水龙头（调节加氯量），通过食用塑料管沿井壁直接投入到水井中。压力投加即将药液向压力管道投加，要经常检查投药缸的液面变化是否正常，管道是否通畅，尽量避免药渣流入管道而发生堵塞。

2. 被淹没的自来水厂的水质处理及消毒自来水厂在被淹期间不能制水。在水退后，先清出构筑物内的淤泥后清洗并排空污水，对管道进行彻底的消毒和清洗，向管道中投加消毒剂，保证水中游离性余氯含量不低于 1mg/L，浸泡 24h 以后排出。用清水冲洗后可使用。对于覆盖范围较大的配水系统，可以采用逐段消毒、冲洗的方式。

3. 缸水和井水的消毒与处理

（1）缸（桶）水消毒处理：自然灾害发生后，若取回的水较清澈，可直接消毒处理后使用。若很混浊，可经自然澄清后（如澄清效果不佳，可使用明矾进行混凝沉淀和滤沙过滤）再进行消毒。常用的消毒剂为漂白精片或泡腾片。使用方法为每担水（50kg）加漂粉精片 1 片或泡腾片 1 片。先将漂粉精片或泡腾片压碎放入碗中，加水搅拌至溶解，然后取该上清液倒入缸（桶）中，不断搅动使之与水混合均匀，盖上缸（桶）盖，30min 后测余氯不低于 0.3mg/L 即可使用。若余氯达不到，则应增加消毒剂量，要经常清洗缸（桶）。同时应注意：漂粉精片和泡腾片易吸水潮解，应保存于密封塑料袋或玻璃瓶中。

（2）手压井的消毒：手压井一般只经过消毒处理，水质即可达到生活饮用水卫生标准的基本要求。消毒方法同缸（桶）水消毒处理。

（3）大口井的消毒

1）直接投加法：投消毒剂前先测量井水量及计算投药剂量，水井一般为圆筒状，即井水量(t)=井水深(m)×0.8×[水面直径(m)]²。

$$漂白粉的投加量(g)=\frac{井水量(吨)×加氯量(mg/L)}{漂白粉有效氯含量\%}$$

加氯量应是井水需氯量与余氯之和，最好能通过检测找出数据，但在实际工作中不易做到。可根据井水水质，一般清洁井水的加氯量为2mg/L，水质较混浊时增加到3~5mg/L，以保证井水余氯在加氯30min后在0.7mg/L左右；有条件的地区可进行水质细菌学检验。投加的方法是：根据所需投药量，放入容器中，加水调成浓溶液，澄清后将上清液倒入水桶中，加水稀释后倒入水井，用水桶将井水振荡数次，使之与水混匀，待30min后即可使用。井水的投药消毒至少每天2次，即在早晨和傍晚集中取水前进行。

2）持续消毒法：将一定量(约500g)的漂白粉或漂粉精片(有效氯60%~70%、0.2g/片)，装入开有若干个小孔的饮料瓶中，加水搅拌后放入井中，利用取水时的振荡作用使药液流出，达到持续消毒的目的。该法操作简便，节省人力和药量，水中余氯较稳定，一次投药可维持数天，但每隔3~5d捞出饮料瓶检查是否阻塞，随时添加消毒剂。饮料瓶上的小孔数应根据余氯量在0.7mg/L左右而定，同时系一空瓶，使药瓶漂浮在水面下10cm处。若水井较大，可同时放数个持续消毒瓶。

3）过量氯消毒法：适用于水井被洪水淹没；新井开始使用前、旧井修理或掏井后；井水大肠菌群值显著变化；在肠道传染病疫点，传染病疑与水有关和水井落入脏物等情况下。方法是：先将井水掏干(若井水中查出致病菌，应先消毒后再掏干)，清除井壁和井底的污物；用3%~5%漂白粉溶液(漂粉精减半)清洗后，再按加氯量10~15mg/L投加漂白粉(或漂粉精)，即每吨水加40g干漂白粉；等待10~12h，把井水打完，待再来水时即可消毒取用；必要时经细菌学检验合格后方可使用。蓄水池(箱)的清洗消毒可参照此法。

4. 使用一体化净水设备　自然灾害发生后，可使用一体化净水设备对原水进行处理和消毒。对于使用的一体化净水设备，要求其每小时可产水2~5t，对水源水质要求不高，可直接以沟塘水、河水等地表水和地下水为水源。可有效去除胶体、悬浮物颗粒、溶解盐类、有机物以及微生物，效果可靠。

5. 安全卫生水的运送　瓶装水运输方便，水质安全，可用来解决应急饮水问题。用于送水的设备，无论是水车、消防车、洒水车、水箱(可用卡车、拖拉机载运)或聚乙烯塑料水桶，在运水前，都必须对盛水容器进行彻底清洗和消毒，待运水的余氯含量至少要达到0.5mg/L。运水人员要专职且身体健康，分水时要有专用的清洁用具，待运水储存不得超过2d，中间加一次漂粉精片，加量按20片/t水或等效的其他消毒剂，并进行水质检测，防止运送的水受到二次污染，以确保运送水的卫生质量。供水量可参考如下：临时救援而设的门诊和医院每人每天40~60L，后勤供应处每人每天20~30L，集中居住的庵棚、帐篷等每人每天15~30L，最低不应低于7L。

6. 自然灾害恢复期的供水设施消毒

(1) 被水淹没过的水源或供水设施在重新启用前必须清理、消毒，细菌学指标检查合格后方能启用。

(2) 经水淹的井必须进行清淘，冲洗与消毒。先将水井掏干，清除淤泥，用清水冲洗井壁、井底，再掏尽污水。

(3) 待水井自然渗水到正常水位后，进行超氯消毒。漂白粉投加量按井水量以25~50mg/L有效氯计算。浸泡12~24h，抽出井水，再待自然渗水到正常水位后，按正常消毒方法消毒，即可投入正常使用。

(三) 灾区饮用水水质监测

灾区饮用水按《生活饮用水标准检验方法》(GB/T 5750)进行采样及检测。水样采样单及水质检测结果报告表可参考《生活饮用水标准检验方法》(GB/T 5750)。在现场条件不具备时，可采用便携式快速检验设备检测。不能使用现场快速检测的水质指标或现场检测出现超标的指标应送实验室检测。检测结果合格后方可提供饮用。

1. 监测范围　包括分散式供水、集中式供水(水源水、出厂水和末梢水)和其他应急供水。

2. 监测指标

(1) 水源水监测项目：浑浊度、pH、色度、氨氮、耗氧量(CODMn)以及其他有关项目。不合格指标应该重新采样复测。

（2）饮用水监测项目:按照《生活饮用水卫生标准》(GB 5749—2006)中的水质常规指标以及其他可能存在的风险指标进行监测,重点监测色度、臭与味、浑浊度、pH、氨氮、消毒剂余量、菌落总数和总大肠菌群等指标。

3. 监测频次各地根据当地灾情实际情况,确定水质监测的频次,重点关注应急供水。对于集中式供水,原则上监测 1 次/d。对于分散式供水,上述指标至少检测 1 次,原则上消毒剂余量指标监测 1 次/d 或根据供水点饮用水消毒情况确定。

4. 结果判断监测结果与《生活饮用水卫生标准》(GB 5749—2006)限值或当地饮用水卫生监测的历年数据(基线数据)进行比较,获得灾后饮用水中检测指标浓度变化的信息,判断饮用水质量,及时发现安全隐患。

二、环境卫生

灾后环境卫生工作的重点区域是临时集中安置点、医疗点、救灾人员临时居住地等人群集中区域。要大力开展爱国卫生运动,做好垃圾、粪便及污水的无害化处理。对住所、公共场所和临时安置点采取消毒、杀虫和灭鼠,做好病媒生物控制工作。按灾害发生地的实际情况妥善处理人和动物尸体。

灾民临时安置点的环境卫生处置见本章第三节"灾后通用卫生防疫技术"中"四、灾民安置点"相关内容,现就对其他环境卫生处置进行阐述。

（一）灾区垃圾污水的处理

1. 灾区垃圾收集　生活垃圾与医疗废物要分开收集;尽可能采用有盖垃圾桶和没有破损的大号塑料袋收集生活垃圾,避免暴露、滴洒和雨水混入;尽可能将塑料瓶、金属罐、废旧报纸、纸板等包装物与易腐的生活垃圾分开,减少臭味产生,减少蚊蝇孳生;降低生活垃圾收集、运输、处理负荷,降低污染风险。根据临时住所的实际情况,合理布设垃圾收集站点,收集垃圾的容器按每 25 人左右提供一个容器并加盖,容积约为50~100L。

2. 灾区垃圾的处置　灾区必须要有专人负责垃圾的收集、运送和处理。垃圾要做到及时清理,集中堆放处理,日产日清,不得任意倾倒。传染性垃圾必须消毒处理,有条件的可采用焚烧法处理。生活垃圾处置应因地制宜,以填埋为主;不宜修建临时简易填埋场或处置能力严重不足的地区,可在主要居住和聚集区的下风向修建简易焚烧炉,集中焚烧生活垃圾。如原有填埋场损毁不严重,应优先修复被损毁的进场道路,保证垃圾运输车能进入填埋场,随后修复供电和供水等其他设施,逐步恢复填埋场的功能。若灾前没有填埋场,或原有的已损毁严重、无法修复的地区,可建临时简易填埋场应急处置生活垃圾。临时简易生活垃圾填埋场尽可能选择在土层厚(3m 以上)、地下水位较深、远离居住和人口聚集区、地质较稳定的地方;场四周应设置临时排水沟和截洪沟,防止雨水侵入;场四周应设置明显的警告标识。禁止将工业废物、医疗垃圾和其他危险废物送入生活垃圾临时简易填埋场处置。

3. 垃圾的无害化处理收集的垃圾、粪便要因地制宜,选择地势较高、远离水源和临时居住点的地方集中堆放;四周要挖排水沟,集中统一进行无害化处理。

（1）高温堆肥:在平地上选宽 2m,长 6~10m 的地基,在地面上挖宽 16cm 深 12cm 的卅形沟,沟的间距为 1.5m,在沟上盖秫秸把;然后把混匀的堆料(垃圾、人畜粪尿、土、水各 1/4)堆在沟上,做成底宽 2m(不要堵住通风道口),堆高 1.5m,顶宽 1.5m 的堆;最后用泥封好。第 2 天即可升温,第 4 天温度可高达 50~60℃,20d 左右就能腐熟,达到无害化的目的。如果条件差,可将混匀的堆料制成不湿不干,用铁锹一拍成饼、一抖即散的堆料,放在平地上用泥封好。

（2）坑式堆肥:坑深 1m 以上,直径 1.2m;坑沿四周砸出土梗,防止雨水流入;堆料入坑;坑口最好用秸秆铺上,用土压严;可每日向其表面喷洒杀虫剂一两次,或洒一层生石灰,以防生蛆。

（3）密封发酵法:把粪尿贮存在用不透水材料(砖、水泥或三合土夯实)制成的贮粪便池或缸中,加盖密封 3 个月左右。

4. 污水的处理　临时住所要修建污水沟,生活污水应定点倾倒,并远离饮水水源;及时对垃圾站点与污水倾倒处进行消毒杀虫,经常喷洒消毒、杀虫药,如漂白粉、生石灰、敌百虫等,防止蚊蝇孳生。

（二）临时厕所的修建和粪便的处理

临时厕所不仅是灾区人民的必要生活设施,更是保持环境卫生,减少疾病发生与传播的必要措施。在临时居住地修建的临时厕所要布局、数量合理,避免污染环境。

1. 临时厕所的修建和管理

(1) 修建的临时厕所应达到应急性、便利性和实用性的要求,要做到:粪池不渗漏,粪便不外溢,避免污染周围环境;远离水源,防止污染水源;每日清洁,防止蚊蝇孳生;发生肠道传染病的病例或流行时,粪便必须有专人负责进行及时消毒处理。

(2) 在灾区临时安置点的厕所位置和数量要按人口密度合理布局,一般可按照每45人一个蹲位配置,或者1个蹲位/25名女性,1个蹲位和1个便池/35名男性设置。有条件时可使用商品化的移动性厕所。

(3) 对临时厕所要落实专人管理,确定专人保洁,负责厕所的清扫、消毒,每日喷洒灭蝇药2次,及时掏清粪便并进行无害化处理;对于使用马桶收集粪便的,粪便要倒入粪坑,禁止随地乱倒,不能在取水点附近、井边洗刷马桶。

2. 粪便的处理

(1) 尽量利用现有的储粪设施储存粪便,可采用较大容量,如陶缸、塑料桶、木桶等容器;如无储粪设施,尽可能在远离饮用水水源,地势较高且地下水水位较低的干燥、向阳的地带;与居民区或灾民聚集点保持一定的卫生防护距离(30m 以上);选择交通较便利处,方便清运车辆出入。

(2) 粪池用防水塑料膜、石灰、水泥等防水材料作为土池的衬里,向坑周围延伸20cm 左右,粪便倒入坑内储存。简易粪坑要挖深,每2d 撒一次生石灰,生石灰层厚5cm,以防蚊蝇孳生;粪坑装满后,要加土覆盖,另选新的粪坑,或将粪便清出进行高温堆肥处理。移动式厕所要及时处理粪便。

(3) 集中治疗的传染病患者的粪便必须用专用容器收集,进行消毒处理。散居患者的粪便采用两种方式处理:一是使用漂白粉,粪便与漂白粉的比例为5∶1,充分搅拌后,集中掩埋;二是使用生石灰,在粪便内加入等量的石灰粉,搅拌后再集中掩埋。

(4) 牲畜的粪便要及时清理,收集入集中粪池或进行高温堆肥处理。

(三) 人和动物尸体的处理

自然灾害期间,人畜尸体经腐生菌腐化分解后(特别是夏季气温高时)污染环境和水源,可致尸碱中毒,应认真做好人与动物尸体的卫生处理。

1. 尸体处理的一般要求 对逝者进行处理时必须遵守:给予充分尊重的原则;及时就地清理和尽快掩埋处理的原则;必须需要辨明身份而不能马上处理者,应尽快留取辨别检材后及时处理,尽量缩短尸体存放时间。

2. 尸体暂时存放地的要求 存放地点应远离水源,避开人员活动区,避开低洼地。在平均气温低于20℃的情况下,尸体自然存放不宜超过4d;放入存尸袋可适当延长存放时间,但应在尸体上下洒盖漂白粉,降低尸体腐败的速度,减少异味;尸体出现高度腐烂时应及时进行火化或掩埋处理。在条件许可的情况下适宜适当集中存放,便于管理。

3. 尸体包裹要求 首选统一制作的裹尸袋进行实体包裹,也可因地制宜选用死者生前使用的被褥等进行包裹。在尸体高度腐烂时,在裹尸袋内要加棉织物吸收液体,并适当喷洒漂白粉或其他消毒除臭剂。尸体的包裹要尽量严紧、结实。对轻度腐烂的一般性尸体,无需进行消毒除臭处理,为减轻周围环境的臭度,在尸体周围环境可适当喷洒消毒除臭剂。

4. 尸体的运输要求 要使用专门的尸体运输车辆运输尸体。尸体装车前要在车厢里衬垫液体吸收物,液体吸收物清除前需对液体吸收物与车厢进行消毒处理。尸体运输尽量选择人群较少的路线。

5. 尸体的处理与掩埋要求 灾区火化处理场可正常运行时,进行火化处理应为首选方法。选用土葬时,尸体埋葬的场所应由当地政府指定,不得随意乱埋。选择原则是:地势较高,远离水源地,人口密集区的下风向,土壤结构结实,地下水位低,便于运输且不影响城镇、乡村的生活和活动。应尽可能选择2m 以下深埋的方式。埋葬人数集中、量大时或有特殊原因不能选择深埋方法时,如为避免对地下水的污染等,经现场卫生专家集体决定,可选用浅埋(1m)的方法。对甲、乙类传染病死亡者,应做彻底消毒后,以最快速度运出火化或者进行2m 以下深埋。对高度腐烂的尸体应进行消毒除臭处理。尸体清理后需要对其场所进行消毒处理,可选用含氯制剂(如漂白粉液)喷洒消毒。

6. 尸体清理工作人员防护要求　一般（非传染病死者）尸体的清理、运输人员需要一定的防护意识和卫生防护设备，要戴医用防护口罩，穿着工作服，戴手套，穿胶鞋。如处理传染病死者尸体，建议穿戴工作服、一次性工作帽、一次性手套和长袖加厚橡胶手套、防护服、KN95/N95 及以上颗粒物防护口罩或医用防护口罩或动力送风过滤式呼吸器、防护面屏、工作鞋或胶靴、防水靴套、防水围裙或防水隔离衣等。尽量避免意外擦伤，出现外伤时需要及时进行医疗处理。应注意及时洗手并注意个人卫生。

7. 动物尸体处理要求　对在环境清理中清出的家畜、家禽和其他动物尸体，应用漂白粉或生石灰处理后进行深埋。地点应选择地势高，地下水位低，远离水源及居民点的地方，挖土坑深 2m 以上，在坑底撒漂白粉或生石灰，把动物尸体先用 10% 的漂白粉上清液喷洒（200ml/m²），作用 2h 后，装入塑料袋，投入坑内，再用干漂白粉按 20~40g/m² 洒盖于尸体上，然后覆土掩埋压实。

（四）自然灾害后期的环境清理

自然灾害后期，大力开展群众性的爱国卫生运动，对室内外进行彻底的环境清理，改善环境卫生。对遭受灾害的室内外环境进行彻底的清理消毒，做到先清理、后消毒、再回迁，尽最大可能消除导致疫病发生的各种隐患。

自然灾害结束后，灾民搬回原居住地时，应首先对原住房的质量进行安全性检查，确保其牢固性。然后打开门窗，通风换气，清洗家具，清理室内物品，整修家庭厕所，修缮禽畜棚圈，全面清扫室内和院落，清除垃圾污物。必要时将房间的墙壁和地面进行消毒。对室内和临时居住点带回的日常生活用品可进行煮沸消毒或在日光下暴晒。在有条件时，可用 2%~5% 的洁灭净洗消液将衣被浸泡 15~20min，再进行洗涤。待室内通风干燥、空气清新后方可搬入居住。

组织群众清理室外环境，整修道路，排除积水，填平坑洼，清除垃圾杂物，铲除杂草，疏通沟渠，掏除水井内污泥，修复厕所和其他卫生基础设施，掩埋禽畜尸体，进行环境消毒，控制疫病发生的危险因素，使灾区的环境卫生面貌在短期内恢复到灾前水平。

三、食品安全

灾后正常的食品安全保障体系陷于瘫痪，使得灾民在短时期内集中暴露于多种高水平的食源性危险因素，严重威胁灾民的身体健康。灾区食品安全工作的首要任务是保证灾民能吃到基本安全的食品，切断食源性疾病的主要传播途径，以减轻或消除灾害对灾民健康的危害。重点应是预防、控制食源性疾病传播，做好食品污染事故的防范工作，在此基础上，确保灾民的基本食物消费水平，以满足他们的能量和营养素摄入需求，最终实现最大限度消除各种食品卫生隐患的目的，力求做到"大灾之后无大疫"。

（一）灾害（初）期食品卫生工作的各项具体措施

1. 受灾后食物的利用与处理救灾期间，食物是重要的资源，应尽一切努力，利用尽可能多的食物。这就需要根据经验对可疑食物一件一件地检查，并分成可利用的和不可利用的。将判定为不宜再供食用的食品进行焚烧；如不可能焚烧，也应销毁后深埋，并严格管理，防止人们在处理现场捡食废弃食物。

（1）不能利用的食物：凡在自然水域内自行死亡的鱼类、贝甲类和鸭鹅类等水禽，一般都有中毒嫌疑，不能供作食用。特别当大批成群急性死亡时，应考虑水域已受剧毒毒物污染，应加强监督、监测，以免危害扩散。装在可渗透的包装袋内的食物受洪水或强外力灾害的损坏，特别是接触了非饮用水后，不宜再供食用。地震中被砸死或其他原因致死的畜禽肉，在灾害时甩出、抛洒、丢弃的食物，有毒有害的可能性较大，不宜贸然食用。冷藏食物在高于冷藏温度一段时间后，不宜再供食用。明显烧焦的食物不宜再供食用。由灾害所致的固有感官性状发生明显改变的食物，不宜再供食用。

（2）可以利用的食物：①罐头食品。对于被洪水淹过后，或被压埋在倒塌建筑物下的罐头类食品，可彻底洗刷罐头表面，除去污泥，经清洗后，浸泡在含 200mg/L 有效氯的消毒液中，再用清水冲洗后干燥。应特别注意保留标签或重新贴上标签。经过这些处理后该罐头可供食用，但应仔细检查，确认罐头没有发生破损和渗漏。②桶装的啤酒、酱油、食醋等。可通过用清洗剂彻底刷洗表面后利用这些食品。但应仔细检查，确认没有发生过渗漏。食物没有受到灾害因素的影响或影响不大，其外包装和固有感官性状基本未变，经抽样检验合格后可供食用。

2. 大宗食物和粮食受淹后的处理措施

（1）凡有严密包装、无渗透污染可能的食品,如罐装、瓶装、铝箔装的食品,可先清洗外表,再消毒后供食用。有渗透污染可能的,应开启包装抽样检验,无异常的可经加工后食用。

（2）被水浸泡过的非密闭玻璃容器内的食物一般不宜再作食用。如为真空盖玻璃容器,可彻底清洗和消毒表面,然后将食物取出,重新加热消毒,并重新包装。这种处理只适用于不受再加热影响的食品产品。

（3）凡散装的食物成品,有受水浸或水溅可能的,不能再供食用。

（4）对于凡受过水浸或受潮,但未霉烂变质的原粮或成品粮,应先行烘干或晒干,再加工去除表层后可供食用;或指定专用场所,按规定要求经反复淘洗多次后可供食用。已经加工成的粮食制品,浸水后一般不再食用。但如该地区及其附近可疑有污染源扩散污染时,应首先抽样检验,确认无毒物污染后,才可按上述规定处理。

（5）受过水浸的叶菜类和根茎类农作物,只要没有腐烂,一般可用清洁水反复浸洗多次后食用。但如可疑有工厂毒物污染时,应先抽样检验,确认无毒物污染后,方可按规定处理食用。

（6）受过短时间水浸而残存的食糖、食盐,如无工厂毒物污染可疑,可再加工后供食品企业加工食品时使用,但不得再制作为零售小包装进入流通市场。

（7）受过水浸的冷藏、腌制、干制的畜禽肉和鱼虾等,如未变质又无毒物污染可疑的,可经清洗、熟制后食用,不应再继续贮存了。

3. 震灾中被埋食物的清挖、检验、鉴定和处理

（1）食品厂、库、店中的食物,因地震房屋倒塌而被损毁或污染。应尽快清挖、整理、检验、鉴定和适当处理,凡能食用的,或清除污染物或进行无害化处理后能食用的,应立即按规定的安全食用方法分发食用,作为救灾食物的一个重要来源。

（2）清挖食物前,应先组织食品卫生及有关人员对现场进行调查,了解被埋食物的种类、数量、包装、储存方式及位置、建筑物结构等情况,查看周围环境的污染情况。根据调查情况,综合分析后提出初步处理方案,首先采取防止食物污染和变质的措施。

（3）清挖处理食物的顺序为:冷冻冷藏厂、库中贮存的食物,直接入口的食物,其他各种食物。

（4）无论是食品厂、库、店中清挖出的食物,还是居民家中清挖出的食物,都要经过检验、鉴定和处理,确认安全后方可食用。

4. 预防控制食源性疾病事件　食源性疾病是灾害期间常见的食品安全问题,应加强这方面的预防控制工作。

（1）事前预防措施:提倡采用煮、炖、烧等长时间加热的烹调方式,不吃生冷食物,不喝生水。尽量不吃剩饭剩菜,或在确定未变质的情况下彻底加热后再食用。加强卫生宣传,防止发生因误食一些类似盐、糖等的化学药品而造成的食物中毒;防止发生因误食毒蘑菇等有毒动植物而造成的食物中毒。教育群众不要食用病死、淹死、砸死及死因不明的畜禽及水产品,不要食用被水浸泡过、来源不明的直接入口食品。防止农药、化学药品对食品的污染:调查粮库、农药库情况及灾民家庭农药存放地点及其包装破损情况;一旦发现可能污染原,应立即采取措施,并作出明显标记,以防发生急性中毒。

（2）加强食源性疾病事件的疫情监测:在灾民集中居住地建立疾病监测点,重点是胃肠道症状和发热患者,及时发现疫情,及时采取措施;同时,做好疫情的预警、预报。

（3）发生食源性疾病事件后的处理措施:任何单位和个人不得对食品安全事故隐瞒、谎报、缓报,不得隐匿、伪造、毁灭有关证据。医疗机构发现其接收的患者属于食源性疾病患者或者疑似患者的,应当按照规定及时将相关信息向所在地县级人民政府卫生行政部门报告。县级人民政府卫生行政部门认为与食品安全有关的,应当及时通报同级食品安全监督管理部门。县级以上人民政府卫生行政部门在调查处理传染病或者其他突发公共卫生事件中发现与食品安全相关的信息时,应当及时通报同级食品安全监督管理部门。发生食品安全事故时,县级以上疾病预防控制机构应当对事故现场进行卫生处理,并对与事故有关的因素开展流行病学调查,有关部门应当予以协助。县级以上疾病预防控制机构应当向同级食品安全监督管理、卫生健康行政部门提交流行病学调查报告(具体参考《食品安全法》和《食源性疾病监测方案》)。

（二）灾害后期食品卫生工作的各项具体措施

1. 灾民点的饮食卫生管理清除灾民居住点、集体食堂和餐饮业临时场所及其周围环境中存在的垃圾、污物,搞好环境消毒。供给清洁饮用水。未经卫生检测或疑有轻度污染的新的水源水,要加氯消毒后才能作为临时饮用水水源;已确认或可疑被有毒有害物质污染的水源,不得作为饮用水水源。对灾民家用的池、缸、桶等贮存的饮水一律要求加氯消毒;提倡不饮用生水。采取统一灭鼠措施,降低鼠密度。食物原料和食品应符合相应的卫生标准,或是经食品安全监管部门鉴定为可食的;条件可食食物必须按照程序严格进行无害化处理后方可被食用。灾民中一旦发现肠炎、痢疾等肠道传染病患者,应做到早诊断、早报告、早隔离、早治疗,以减少传播、扩散的机会。

2. 灾后集贸市场及街头食品的食品卫生管理针对灾后水淹、压埋食物和病死畜禽广泛存在的特点,结合灾区环境卫生差,昆虫、老鼠多,饮用水源可能受到污染等问题,应把集贸市场、街头食物摊贩的卫生管理作为灾后市场卫生管理的重点。经营场所和生产经营过程卫生要求、禁止销售食物等规定可参考《食品安全法》。

3. 指导生产自救,提高营养效益灾区的生产自救是改善灾区食物供应,提高营养效益,防止营养缺乏病的根本途径。洪涝灾区多水,可捕捞鱼虾,增加动物性蛋白的食物来源。

水退或旱情缓解后,应因地制宜种植多种速生、高产、高热能作物,如荞麦、绿豆、胡萝卜等,以争取在较短的时间内,为灾民提供更多的食物和热量。提倡各种杂豆与谷类食物混食,充分利用粮豆类的蛋白质互补作用,以提高膳食蛋白质的生物利用率。

（三）灾害期间营养与食品安全保障

1. 保障食物供给,防范营养素缺乏症灾害期间食物资源匮乏,容易引起营养素缺乏症。尽管我国目前的救灾抗灾机制与能力在不断完善和增强,但突发性的灾害事件仍会使灾区正常的食物保障体系及灾区与外界的交通联系陷于瘫痪,造成食物资源紧急匮乏。

紧急调集一切可能的运输工具向灾区运送救援食物,并立即着手恢复灾区与外界的交通联系,建立食物运送通道。组织人员对灾区现有的食物资源和食物状况进行调查,在确保基本卫生安全的前提下,尽可能地加以利用,以保证灾民基本的能量摄入需求。在食物分配与配给过程中,要优先满足儿童、孕妇、乳母、老人等营养素缺乏症易感人群。提倡坚持婴幼儿母乳喂养,不要向具备母乳喂养条件的家庭提供婴幼儿配方乳粉救济。但针对无法进行母乳喂养或母乳不够的情况,应该保障婴幼儿配方乳粉救济。

2. 加强食品卫生的监督与管理　尽快恢复和重建食品卫生监管体系,做好自救食品和援救食品的卫生监督与管理,同时加强对灾区食品市场的监督检查力度,杜绝假冒伪劣、有毒有害和腐败变质食品流入灾区。

3. 大力开展食品卫生宣传工作在灾区广泛、深入地开展食品卫生、饮水卫生、环境卫生、肠道传染病防治等健康知识的宣传普及工作,提高灾民的自我保护意识和能力,动员灾民自己起来和疾病作斗争,实现大灾之后无大疫。宣传的主要内容包括:不吃腐败变质的食物;不喝生水;饮水要消毒;不生吃水产品;肠道传染病防治;不吃淹死或死因不明的家禽家畜;不吃霉烂变质的粮食;防止赤霉病麦中毒;不使用污水洗涤蔬菜瓜果和碗筷;生熟食品要分开;隔餐隔夜的剩饭剩菜的卫生问题;不举行聚餐活动,防止食物中毒等。

四、消毒与病媒生物防制

（一）消毒

1. 消毒原则

（1）消毒范围和对象:自然灾害造成灾区卫生条件恶化,可根据传染病预防的需要,有针对性地在灾区开展预防性消毒。一般不必对无消毒指征的灾区外环境、交通工具、帐篷等进行广泛的、反复的喷洒消毒,防止过度消毒现象的发生。如有传染病发生时,应以病原体可能污染的范围为依据确定消毒范围和对象。

（2）消毒药械的选择:应选择取得国家卫生健康委卫生许可批件的消毒产品;符合《次氯酸钠类消毒液卫生质量技术规范》的产品也可以直接使用。

（3）消毒方法的选择:应选择中效或高效消毒剂,如含氯（溴）消毒剂、碘伏、二氧化氯等进行消毒,并尽量避免破坏消毒对象的使用价值和造成环境的污染。

（4）注意与其他传染病控制措施配合:指导灾区及时清除和处理垃圾、粪便;做好人畜尸体的无害化处理工作;对住房、公共场所和安置点及时采取预防性消毒、杀虫和灭鼠等卫生措施。

2. 消毒组织工作

(1) 各级疾病预防控制机构应有具体分工,做好消毒组织工作。对受淹水源、厕所、牲畜养殖场所等全面进行消毒与指导工作,加强灾区杀虫、灭鼠工作,对死畜、死禽等尸体进行无害化处理。协助当地建立一只消杀队伍,加强培训与指导。

(2) 要有专人负责,做好消毒剂的集中供应、配制、分发和登记工作,做好消毒常识宣传,组织群众实施消毒措施并具体指导其正确使用。防止灾害发生后,捐赠的大量消毒产品在灾区堆积,日晒雨淋,造成有效成分减少或潮解失效等,影响消毒效果。同时也要防止对捐赠的产品审查不严,大量无证产品流入灾区,造成产品质量无法保证。

3. 常用化学消毒剂

(1) 漂白粉(又称含氯石灰):主要成分为次氯酸钙,白色粉末,能溶于水,但有大量沉渣,含有效氯25%~32%。不稳定,易吸湿,遇光或热易分解,对物品有漂白作用,对金属有腐蚀作用。

(2) 漂粉精:主要成分为次氯酸钙,白色粉末,溶于水,混浊并有少量沉淀,易吸水潮解,含有效氯80%~85%。应注意,漂白粉和漂粉精(片)易吸水潮解,应保存于密封袋或玻璃瓶中。

(3) 二氯异氰尿酸钠(又称优氯净):白色晶粉,易溶于水,呈弱酸性,溶于水产生次氯酸,水溶液稳定性较差,含有效氯60%~65%。

(4) 三氯异氰尿酸钠:白色粉末,在水中的溶解度为1.2%,有效氯含量90%。

国内市售的含氯消毒剂大部分为粉剂,漂粉精和优氯净已制成片剂,便于灾区计量使用。

(5) 二氧化氯:可用化学法或电解食盐法制取,其水溶液不稳定,应在制得后1周内使用,可用于环境、物品、饮水和污水消毒。

(6) 碘伏:是碘和某些表面活性剂的络合物,属中低效消毒剂,有一定的去油污作用,有效碘浓度为50mg/L时,作用5min可杀灭细菌繁殖体。碘伏不能破坏肝炎病毒,可用于手和一般物品的清洁卫生消毒。

4. 常见污染对象的消毒方法消毒剂具有毒性、腐蚀性、刺激性,应在有效期内使用,仅用于手、皮肤、物体及外环境的消毒处理,切忌内服。消毒剂应避光保存,放置在儿童不易触及的地方。灾区各种物品的具体消毒方法如下。

(1) 饮用水:应尽可能采用集中式供水。对分散式供水,如浅井水、坑塘水、河渠水,取水后应在缸、桶等容器内进行消毒处理,不能直接饮用。一般使用含氯消毒片或泡腾片(如漂粉精片、二氯异氰尿酸钠等)消毒。

(2) 食具:对于餐饮业、食堂等共用食饮具及家庭有传染病患者时,首选煮沸消毒,消毒15min,也可用含氯消毒剂消毒。消毒时将食具浸没在含有效氯250mg/L的消毒液中,作用15min,然后用洁净水冲洗,除去残留消毒液。

(3) 墙壁、地面:用浓度为250~500mg/L的有效氯喷雾或喷洒,作用2h。用量:土质地面250~500ml/m²、土质墙200ml/m²、水泥地面300ml/m²。对上述各种墙壁的喷洒消毒剂溶液不宜超过其吸液量。

(4) 厕所、粪便:对水冲式厕所、流动厕所和无害化厕所,不必在现场对粪便进行消毒处理。对灾区现场挖建的简易厕所,可定时泼洒20%漂白粉乳液以除臭并消毒。当粪便接近便池容积2/3时,应及时加土回填覆盖,另建厕所。无法加土覆盖的,可使用生石灰或漂白粉覆盖,表面厚度达2cm。

(5) 生活污水:灾区应通过排水沟或指定倾倒地点等方式尽量收集生活污水。收集的污水可用含氯消毒剂进行消毒,加氯量为10~50mg/L,作用30min后,余氯应保持在5mg/L。

(6) 衣服被褥:被污染后的衣服被褥需用80℃的热水浸泡15min,白色织物可用2%的漂白粉上清液浸泡30min,然后用清水漂洗。

(7) 家具等一般用具:用0.5%氯己定或0.5%新洁尔灭擦拭,作用30min。

(8) 畜舍:用10%漂白粉上清液喷雾(200ml/m²)或喷洒1 000ml/m²,作用2h。如疑有炭疽杆菌污染,则可用20%漂白粉上清液喷雾,作用4h。

(9) 手的卫生消毒:日常生活中饭前便后可用肥皂加流水洗手。无条件洗手时,可使用快速免洗手消毒剂涂擦双手;处理污染物后,可用肥皂加流水洗手,也可用有效氯 100mg/L 消毒液浸洗,作用 3min,或使用消毒湿巾擦拭双手。

5. 消毒效果的评价

（1）水:在有条件的情况下应按中华人民共和国国家标准《生活饮用水卫生标准》（GB 5749—2006）检验。在现场条件不具备时可采用简易方法检验。

1）大肠菌群:①消毒前采样。取拟消毒水源水样于 2 个无菌采样瓶中,每瓶 100ml。②消毒后采样。消毒至规定作用时间后,分别将消毒后水样倒入 2 个装有与消毒剂相应的中和剂的无菌采样瓶中,每瓶 100ml。混匀,作用 10min。

将消毒前、后的水样在 4h 内送实验室进行检测。将水样注入滤器中,加盖,在负压为 0.05Mp 的条件下抽滤。滤完后,再抽气 5s,关闭滤器阀门,取下滤器。用无菌镊子夹取滤膜边缘,移放在品红亚硫酸钠琼脂培养基上。滤膜的细菌截留面朝上,滤膜与培养基完全紧贴。将平皿倒置,放于 37℃ 恒温箱内,培养 22～24h,观察结果。计数滤膜上生长的带有金属光泽的黑紫色大肠埃希菌菌落。

评价:饮用水以消毒后水样中大肠菌群下降至 0 个/100ml 为消毒合格。污水消毒后,大肠菌群≤500 个/L,连续 3 次采样未检出相应致病菌为消毒合格。水中含菌量计算公式为

$$水中含菌量（CFU/ml）= KN/WV$$

式中,K 为稀释量;N 为平板上菌落数（CFU）;W 为实验样本质量或体积（ml）;V 为接种量（ml）。

对各种致病菌的采样、分离、培养与鉴定,参见有关传染病诊断、消毒等方面的国家标准和规范。

2）余氯检验:取经消毒的水样,用市售余氯比色器或余氯测定试剂盒测定,也可以用分光光度法（DPD）或邻联甲苯胺比色法。

（2）其他消毒对象:条件允许时,可以按照《消毒技术规范》2002 年版规定的方法对消毒对象进行消毒效果评价,当消毒前、后自然菌的杀灭率≥90%,消毒后的细菌菌落数符合相关卫生标准,没有致病性微生物存在时,可以认为消毒合格。

6. 消毒人员个人防护

（1）工作人员必须掌握各种消毒剂的使用方法及注意事项。

（2）手的清洁与消毒:在救灾防病活动中,工作人员的手不断地与各类患者及物品接触,及时进行手的清洁与消毒对减少感染的传播十分重要。

（3）现场消毒工作人员要注意呼吸道、口腔、鼻腔黏膜的卫生和保护。喷雾有刺激性或腐蚀性消毒剂时,消毒人员应戴防护口罩和防护眼镜,并将食品、食饮具及衣被等物放好,尤其应注意防止消毒剂气溶胶进入呼吸道。

（4）在消毒过程中,不得吸烟、饮食。既要防止或减少受到消毒因子的伤害,又要避免受到微生物感染。参加现场消毒的工作人员要注意休息,劳逸结合,避免过度劳累。

（二）病媒生物防制

1. 灾区病媒生物控制原则

（1）常规原则:坚持病媒生物监测,当病媒生物密度不高或未发生媒介相关疾病时,加强环境治理,对孳生地进行有效管理,辅以个人防护和药物杀灭。

（2）应急原则:坚持病媒生物监测,当病媒生物密度过高或媒介生物性疾病流行时,应以化学防治为主,辅以个人防护和环境治理措施,迅速降低靶标病媒生物密度。

2. 病媒生物防制组织工作各级卫生健康行政部门负责病媒生物监测与防制的组织工作,做好杀虫、灭鼠药物和监测工具的集中供应、配制、分发以及剩余药剂的销毁与无害化处理工作。各级疾病预防控制机构要设立专项小组,安排专职人员,做好蚊、蝇、蚤、蜱、螨、鼠等病媒生物预防控制常识宣传,开展相关病媒生物密度监测工作,指导开展病媒生物防制工作。

3. 病媒生物监测因地制宜地开展蚊、蝇、鼠等病媒生物监测工作。对蚊、蝇、鼠等至少各选一种监测方法,重点在对居民安置点及其周围环境的监测,监测点首选重灾区,每个区、县（县级市）至少按方位设 3～5 个有代表性的灾民安置点进行监测。

（1）蚊虫密度监测

1）成蚊密度监测：①诱蚊灯法。将诱蚊灯悬挂于帐篷、临时住所等室外，悬挂高度离地面约1.5m，挂灯位置要远离二氧化碳源（厨房、火堆等）环境，避开强光源，周边5m内没有大的遮挡物，两个诱蚊灯之间相隔至少200m。于日落时开灯，次日日出时收集蚊虫，计算密度指数。蚊虫密度指数=诱蚊灯捕获蚊虫总数/灯数[单位：只/（灯·夜）]。②人工小时法：在每个灾民安置点选4个帐篷（活动房、临时住所等），定点定人，日落后1h，用电动捕蚊器，在室内分别捕蚊15min，收集蚊虫，计算密度指数。可以用电蚊拍代替电动捕蚊器。蚊虫密度指数=捕蚊数目[单位：只/（人·h）]。

2）蚊蚴密度监测：①容器指数法。随机抽样调查50户。调查室内、室外永久性（如水缸、水池等）和暂时性（如花瓶、轮胎、废弃瓶罐等）容器中蚊蚴的孳生情况，计算：布雷图指数（BI）=（伊蚊幼虫或蛹阳性容器数/调查户数）×100；容器指数（CI）=（伊蚊幼虫或蛹阳性容器数/调查容器数）×100。该方法用于东南沿海省份台风灾害后伊蚊密度监测，预防登革热的流行。②幼虫勺捕法。沿着大中型水体（河、湖、池塘、室内积水和建筑工地积水）岸边，每隔5m选择一个采样点，用水勺迅速从水体中舀起一勺水，计数其中蚊蚴（蛹）的数量，计算幼虫密度。该方法用于洪涝灾害后的蚊蚴密度调查。幼虫密度（只/勺）=采集蚊蚴（蛹）总数/总勺数。

（2）蝇类密度监测

1）粘蝇条（纸）法：在每个监测点（灾民安置点）选10个帐篷（活动房、临时住所等）（以12m² 左右为一个房间计算），分别悬挂3个粘蝇条，总计30个粘蝇条，24h后查看粘蝇条上的蝇种及数量，记录粘住蝇类的总数及蝇种（特别是优势种）。蝇类密度指数=粘住蝇类的总数/粘蝇条总数[单位：只/（条·d）]。

2）目测法：在每个监测点（灾民安置点）选三类环境——厕所和垃圾堆（桶）周边、帐篷（活动房、临时住所等）内、帐篷（活动房、临时住所等）外，每类环境各选5处，目测苍蝇数目。每处选一点站立，观察蝇类停留面的蝇类数目，3min内计数两遍，以数目较高者数字为准。蝇类数目除以停留面面积即为密度指数。每天定点、定时观察，观测时间为10:00—16:00。注意，当蝇类数量超过50只，计数时间不以3min为限。条件允许时，可以用数码相机对蝇类停留面照相后再计数。三类环境的蝇类密度指数分别取平均数，作为相应环境类型的密度指数，以总均数作为监测点蝇类密度指数。蝇类密度=观察到的苍蝇数/停留面总面积（单位：只/m²）。

（3）鼠类密度监测

1）诱饵盗食法：在灾民安置点室内、外放置至少30堆诱饵或灭鼠毒饵。诱饵放置范围为灾民安置点及其周围环境。每堆诱饵之间相距至少5m，24h后观察诱饵是否被鼠类取食，记录被取食的诱饵堆数。

注意：诱饵要放在毒饵盒内，作醒目标志，做好宣传，勿让儿童触及。

鼠密度=（被鼠类取食的诱饵堆数÷诱饵总堆数）×100%（单位：盗食率%）。

2）鼠迹法：检查灾民聚居区帐篷内、周边环境、垃圾站点、厕所等累计2 000延米的鼠迹（包括鼠洞、鼠粪、鼠咬痕迹及鼠道），记录鼠迹数目。

3）鼠夹法：在现场每晚放鼠夹100只以上，其中外环境每5m布放一个，室内每15m² 布放一只。翌晨收齐所投鼠夹，记录有效夹数、捕获鼠种及数量，折算成每100只夹的捕获鼠数即为鼠密度。

鼠密度=（捕获鼠只数÷有效夹总数）×100%（单位：捕获率%）。

4. 病媒生物防制工作实施及效果评价

（1）实施杀虫、灭鼠工作的参考指标：采用简易、实用的方法，对蚊、蝇、鼠等开展定期、连续监测，当群众反映蚊、蝇、鼠较多，或当灾民安置点的蚊类监测灯诱法蚊密度超过15只/（灯·夜）或人工小时法蚊密度超过5只/（人工·h），蝇类监测的粘蝇条法蝇密度超过10只/（条·天）或目测法蝇密度超过1只/m²，鼠类监测的鼠盗食率超过10%或鼠迹法鼠密度超过5处/2 000延米、鼠夹法鼠密度超过1%时，建议对整个灾民安置点进行相应的杀虫、灭鼠处理。

（2）杀虫、灭鼠效果的评价：在杀虫、灭鼠工作中，要对蚊、蝇、鼠等进行杀灭前、后的密度监测，并进行防制效果评价。灭效=[（处理前密度−处理后密度）÷处理前密度]×100%。

5. 蚊蝇防制

（1）采取防蚊蝇措施，保护人群，减少人与蚊蝇接触

1）对有条件的灾区,在帐篷、简易房或其他临时住所装置纱门、纱窗等简单的防蚊、蝇设施。

2）睡觉前点燃盘式蚊香、电热蚊香片或电热蚊香液,应注意防火。

3）使用市售驱避剂涂在身体暴露部位,也可使用花露水、风油精等。

4）傍晚、清晨尽量穿长袖衣裤,减少蚊虫叮咬。

5）有条件时使用经药物浸泡过的蚊帐。药物喷洒或浸泡处理蚊帐常用药物及剂量为:溴氰菊酯喷洒蚊帐,$9 \sim 12mg/m^2$,浸泡蚊帐 $15 \sim 25mg/m^2$;顺式氯氰菊酯浸泡蚊帐,$25 \sim 40mg/m^2$。其持效可达 $3 \sim 6$ 个月,甚至更长。对门帘、纱窗等可做类似的处理。

6）在临时住所内与周围 $5 \sim 10m$ 范围外环境,使用5%顺式氯氰菊酯可湿性粉剂稀释100倍(或具有滞留效果的其他拟除虫菊酯类杀虫剂按照使用说明的剂量)进行滞留喷洒,防止蚊、蝇、蜱、螨、蚤等侵害。注意:对于室内环境,主要在墙面、床下等部位施药,用药后室内尽量减少清洗;对于外环境,地面施药,雨后应补喷。

（2）环境治理和蚊蝇孳生地控制

1）环境治理:广泛发动和组织群众,大力开展爱国卫生运动,加强环境卫生综合整治,消除卫生死角,保持环境清洁卫生,减少蚊蝇类孳生场所,防止蚊蝇幼虫孳生。

蚊类的环境治理包括:及时清除生活污水和各种积水,重点要翻缸倒罐,防止雨天积水;清除各种可能积水的废弃容器,加强废旧轮胎的管理,减少旧轮胎在露天的堆放;用泥土、石头等物填塞或填充水坑、洼地、废弃的池塘和沟渠,防止积水生蚊。

蝇类的环境治理包括:清除室内外的垃圾污物;加强人畜粪便管理;重点对厕所、垃圾桶、垃圾堆放场所定期进行清查和清理,做到及时收集、外运、处理,达到日产日清,并进行无害化处理。

2）蚊蝇孳生地控制:对蚊蚴的孳生地,要及时清除生活区周围的小型积水,将废弃容器倒置,盛水容器要加盖,减少蚊虫孳生地。对有大量蚊虫孳生且暂不能填平的水坑或池塘,通常可采用灭蚊蚴剂处理作为环境治理的补充。灭蚊蚴剂施用方法一般采用喷洒法,即根据各种药剂的用量,适当加水稀释,然后对孳生地水面进行喷洒。使用安备(1%双硫磷颗粒剂)等缓释剂,可以根据水体类型和蚊虫的发生期调整施药间隔期(清洁水体可以每4周投药一次,污水或蚊虫发生高峰期每 $1 \sim 2$ 周投药一次)。使用微生物制剂,可以减少对非靶标水生昆虫的危害,对环境更有利。

五、免疫接种

灾后房屋倒塌、受淹,预防接种服务网络受到破坏,同时交通不便,常规预防接种服务受限;另外灾民居住拥挤,饮水卫生存在隐患,加上日常人畜粪便及垃圾污水难以正常处理,增加了疾病发生与传播的风险。灾后常规免疫的恢复和针对性群体性疫苗接种是防止疫苗针对传染病暴发流行的重要手段,也是确保"大灾之后无大疫"的有效措施。灾后卫生健康行政部门需尽快组织人员开展免疫规划受损情况和疫苗可预防传染病暴发流行风险评估,根据评估结果及时安排资金、人员和设备尽快恢复受灾地区的免疫规划工作。

（一）主要任务

了解灾区预防接种工作网络受损情况,包括人员、房屋、疫苗、冷链装备、接种和疫情资料、交通工具等;根据预防接种工作评估结果及抗灾救援工作的进展,有计划、有步骤地恢复灾区常规免疫接种工作;评估灾区疫苗可预防性疾病暴发或流行的风险,必要时开展疫苗群体性接种或应急接种,防止疾病的播散或蔓延。

（二）监测与评估工作

1. 监测

（1）疫情监测:各级疾病预防控制机构(疾控机构)、医疗机构或抗灾救援队伍在本辖区内应加强疫苗可预防性疾病的监测,做好疫情的收集、整理、分析和及时上报工作。

（2）症状监测:各级疾控机构、医疗机构或抗灾救援队伍在本辖区内应加强疫苗可预防性疾病的症状监测,如咳嗽、发热、出疹、腹泻、黄疸、呕吐等,同时要做好疫情的收集、整理、分析和及时上报工作。

（3）报告单位:各级疾控机构、医疗机构及抗灾救援队伍、临时医疗点、临时疾病症状监测点、安置点医疗服务点、患者或患者家属等。

2. 评估

（1）预防接种工作评估

1）接种人员：评估从事预防接种工作人员的伤亡情况、现存接种人员的数量与技能等。

2）接种设施：评估接种门诊、房屋、接种台及电脑等损失的数量和程度，冷链运转情况（运输车、冷藏运输箱、冷库、冰箱、冷藏包、动力等）。

3）疫苗与注射器：评估疫苗损失的种类与数量、注射器损失的数量。

4）记录资料：评估接种与疫情资料的损失情况，现存资料的转移情况，电子化资料的保存情况。

5）灾前预防接种运转情况：评估接种方式［规范化门诊接种、村（片）接种］，接种频次（天接种、周接种、旬接种、单月接种、双月接种），服务范围（最小范围、最长范围、平均服务范围），各疫苗的接种率等。

（2）开展群体性预防接种或应急接种的评估

1）疾病风险评估：评估疫苗可预防疾病的特点（潜伏期、传染性、致病性等），既往发病情况（时间分布、空间分布和人群分布），现发病情况，既往疫苗接种率或抗体水平，疾病负担及疫苗接种成本效果等。

2）疫苗接种可行性：评估灾区的气候环境，接种人员及系统执行能力，疫苗种类与数量，接种场所设置，冷链运转情况，接种方式（巡回接种、入户接种、固定接种）。

3）受种者接受程度：评估灾区的风土人情、宗教信仰，受种者年龄及对疫苗接种的态度和信任度。

4）政策方面因素：稳定灾区民心，增加民族团结，维护社会稳定等。

（三）灾区免疫预防接种

1. 常规接种根据灾区预防接种工作评估，如灾情轻、灾后恢复快、灾区原有的预防接种工作良好，灾区应按《预防接种工作规范》尽快恢复接种单位的常规接种工作和补种工作。

受灾期间若出现了给受害者带来危害的疫苗可预防性疾病，应按照疫苗说明书对受害者接种相应的疫苗，如狂犬病疫苗、破伤风疫苗。预防接种单位应严格遵照《预防接种工作规范》实施接种，做好接种记录和疑似预防接种异常反应的上报、调查及处置工作。

若在短时间内不能恢复常规接种工作，当地政府应积极制订恢复灾区常规接种工作时间表，采取调配接种人员、整理接种资料、补充疫苗和受损冷链设备等各种措施，合理设置临时接种点，采取固定接种、入户接种或巡回接种等多种接种服务形式，增加接种服务的频次，按照《预防接种工作规范》尽快恢复灾区的常规免疫接种工作和补种工作。

2. 群体性预防接种/应急接种根据灾区预防接种工作评估结果或灾区疫苗可预防疾病暴发或流行特征，综合当地自然环境、风俗、文化、经济与预防接种的执行力度，选择性地开展群体性预防接种/应急接种。若在灾区一个单位（临时安置点、学校或救援队伍等）内出现了疫苗可预防性疾病的暴发或流行，应尽快组织开展特定人群应急接种（或预防性药物），以有效防止疫情蔓延或扩散。在具备疫苗储存条件的疾控机构（医疗机构）内储备一定数量的应急接种疫苗。

（1）疫苗种类选择

1）洪涝灾害、台风灾害和旱灾一般发生在夏秋季，选择的疫苗品种有：脊髓灰质炎、乙型脑炎、甲型病毒性肝炎、流行性出血热、钩端螺旋体病、伤寒、痢疾、炭疽等疫苗。

2）低温雨雪冰冻灾害一般发生在冬春季，选择的疫苗品种有：麻疹、风疹、腮腺炎、百日咳、白喉、流行性脑脊髓膜炎、流感、水痘等疫苗。

3）对于地震灾害，根据发生的季节选择疫苗种类，另外还可以根据需要，选择破伤风类毒素疫苗、炭疽疫苗、狂犬病疫苗。

（2）疫苗贮藏与运输：根据灾区预防接种工作评估结果，加强对疫苗运输车、冷库、冰箱、冷藏箱和冷藏包的维护与管理，依据疫苗贮存与运输的要求，确保疫苗安全、有效。

（3）接种范围、对象及时间

1）接种范围：根据灾情以及灾区疫苗可预防传染病的发病情况、免疫接种情况等，确定群体性预防接种/应急接种的接种范围。

2）接种对象：根据灾区预防接种工作评估结果及既往免疫规划接种情况（接种率及抗体水平），综合考虑灾区自然环境、经济、风俗、文化、宗教及预防接种工作的执行力度,确定群体性预防接种/应急接种的接种对象(包括抗灾救援队伍)。

多数疫苗的接种对象为 15 岁以下儿童;流行性出血热、钩端螺旋体病、伤寒、痢疾、炭疽疫苗等的接种对象多为疫区的所有人群或重点人群。

3)接种时间:接种开始越早,接种天数越短,效果越好。群体性预防接种尽可能在 7~10d 内完成;应急接种尽可能在 3~5d 内完成。

(4)接种组织与实施

1)加强组织领导,建立多部门密切协作机制。灾区人民政府负责组织领导和协调,建立多部门协调机制,明确各部门职责;统一部署,分工协作,确保预防接种工作顺利开展。同时安排好人力、物资、车辆等方面的后勤保障工作。

2)合理设置接种点。根据工作需要,可设立临时接种点,接种点应设在临时居住点、临时学校、临时医疗救治点等人口相对集中的地方,有醒目的标示或标记,并悬挂接种公示牌(作用、禁忌证、不良反应以及注意事项等)。

临时接种点应具备与接种对象数量相适应的疫苗储存、疫苗接种基本条件;同时应备有肾上腺素等急救药品和其他抢救设施,以应对现场发生的严重不良反应。接种需符合候种、预诊、接种、留观流程(留观30min)。

3)合理配备人员及加强培训。每个接种点应配备 2~3 名工作人员参与现场接种工作(至少有 1 名具备接种工作经验的人员)。可以采取固定接种、入户接种或巡回接种的方式,调配工作人员到灾区各接种点开展疫苗接种工作。疾病预防控制机构要对所有工作人员进行业务培训。

4)广泛开展社会宣传,提高群众知晓率。在开展免疫接种前 1 周要开始采取多种形式宣传,在灾民安置点利用下发接种告知书、宣传画(单、折页)、张贴标语、广播及宗教人士参与等形式,广泛宣传免疫接种的目的和意义,以及接种什么疫苗,预防什么疾病,力争做到宣传工作不留漏洞、不留死角,提高广大群众知晓率。同时要做好相应的宣传解释工作,防止出现群体性心因性反应。

5)规范现场接种,确保安全。接种人员应详细询问受种者或其监护人有关受种者的身体状况及禁忌证,签署知情同意书后,方可按照《预防接种工作规范》开展疫苗接种,并做好接种记录,定期统计、分析和上报。若有必要,灾区卫生部门(接种单位)应给当地适龄儿童(包括流动儿童)补发预防接种证。

灾区教育部门应积极协助卫生部门/抗灾救援防疫队伍做好幼儿园和学校的疫苗接种工作。公安部门及乡镇政府应组织人员维护疫苗接种现场秩序,保证疫苗接种顺利。

6)加强督导检查,层层落实。灾区的县(市、区)对接种实施情况应加强督导检查力度,确保接种安全、有效。县级卫生行政和业务部门应选派责任心强和精通业务的人员在接种前期、接种中期及接种后期到每个乡镇(街道)开展督导检查,并完成督导检查报告。群体性预防接种/应急接种完成后,对灾区开展预防接种的地区应开展接种率快速评估。

7)疑似预防接种异常反应的监测和处理。在实施疫苗接种的地区,一旦发现接种后疑似预防接种异常反应,群体性预防接种/应急接种领导小组指定医疗机构要及时组织救治。各地应及时进行调查、诊断、处理、上报。

组织预防接种异常反应调查诊断专家组专家进行调查诊断,并按照《预防接种异常反应补偿相关暂行办法》妥善处置。

3. 预防接种注意事项

(1)接种一般原则

1)坚持"知情同意、自愿免费接种"的原则。严格按照预防接种工作规范的有关规定和要求进行管理与操作。

2)疫苗开启后切勿与消毒剂接触,酒精消毒须待干后或用消毒干棉球擦拭后接种;疫苗瓶有裂纹、标签不清或不清晰、有异物者均不可使用;疫苗瓶开封后,疫苗应在半小时内用完。

3)实施接种前,应当告知受种者或者其监护人所接种疫苗的品种、作用、禁忌、不良反应以及注意事项,询问受种者的健康状况以及是否有接种禁忌等情况。

4)一旦发生疑似预防接种异常反应,应遵循"先救治、后调查处理"的原则。指定疑似预防接种异常反应的救治医院,并公示群众。接种人员要尽快报告当地疾病预防控制部门或当地临时医疗点,疾病控制人员要尽快进行调查处理。

5)开展群体性预防接种/应急接种时,尽可能保证较高的接种率。

(2)接种场所(接种门诊或接种台)

1)接种场所(接种点)应设置在远离危险性建筑的宽敞地方,以免发生危险。

2)应清理接种场所(接种点)的淤泥,充分消毒,保持干净整洁,温度和湿度合适,温度过高或过低均不适宜。

3)应维持接种现场的良好秩序,避免儿童相互拥挤、争吵等,保证现场接种顺利进行,同时应避免出现群体心因性反应事件。

4)接种点必须配备肾上腺素等应急处置药品及药械。接种后注意观察15~30min,方可离开。

(3)接种人员:应是经预防接种专业培训并考核合格的医师、护士或者乡村医生,要具有良好的责任心,做事认真、仔细、有耐心。

(4)疫苗及注射器材

1)破损的疫苗或注射器材应丢弃,不得使用。

2)被水浸泡过的疫苗或注射器材应丢弃,不得使用。

3)防冻疫苗(如乙肝疫苗)被雪灾冷冻后应丢弃,不能使用。

4)冷冻或冷藏保存疫苗[口服脊髓灰质炎病毒活疫苗(OPV)、麻疹疫苗等]在灾害期间由于冷链被损,不能达到疫苗冷冻保存温度时,一律丢弃,不能使用。

5)在灾害期间包装未受到任何损害,且储藏条件一直符合疫苗储存温度与湿度的疫苗,在有效期内可使用,不应丢弃。

六、疫情报告与传染病监测

(一)灾区疫情报告

1. 疫情报告　按照《全国自然灾害卫生应急预案(试行)》和《国家救灾防病信息报告管理规范(试行)》的要求做好灾害卫生应急信息报告、部门间通报和信息发布工作。所有救灾防病信息均应通过"国家救灾防病报告管理信息系统"进行网络报告,不具备条件的地方要使用传真、电话等方式及时报告。现场救灾卫生队伍要及时向卫生行政部门、救灾指挥部及时报告信息。

(1)信息报告的内容:主要包括灾情、伤情、病情、疫情、灾害相关突发公共卫生事件、卫生应急工作开展情况和卫生系统因灾损失情况等信息。报告病种根据灾害发生地区的疾病风险评估结果确定。

1)洪涝灾害期间要重点关注霍乱、痢疾、伤寒与副伤寒、其他感染性腹泻等传染病,还要关注鼠疫、病毒性肝炎(甲肝、戊肝)、登革热、出血热、钩端螺旋体病、乙型脑炎、疟疾、血吸虫病、结核病、流感、麻疹、炭疽、急性细菌性结膜炎(俗称红眼病)、皮炎等疾病和食物中毒等突发公共卫生事件。

2)地震灾害期间重点关注的病种包括霍乱、痢疾、疟疾、其他感染性腹泻等传染病,还要关注鼠疫、病毒性肝炎(甲肝、戊肝)、伤寒与副伤寒、登革热、出血热、钩端螺旋体病、乙型脑炎、血吸虫病、炭疽、流行性出血性结膜炎、麻疹、流行性脑脊髓膜炎、风疹、流行性感冒等疾病和食物中毒等突发公共卫生事件。

3)旱灾期间报告的病种包括霍乱、病毒性肝炎(甲肝、戊肝)、痢疾、伤寒与副伤寒、其他感染性腹泻病等肠道传染病和食物中毒。如果旱灾发生在夏秋季,还需报告高温中暑病例。

4)台风灾害期间重点关注的病种包括霍乱、病毒性肝炎(甲肝、戊肝)、痢疾、伤寒与副伤寒、登革热、其他感染性腹泻等传染病,以及钩端螺旋体病、乙型脑炎、疟疾、血吸虫病、创伤、食物中毒。

5)雨雪冰冻灾害期间重点关注的病种包括冻伤、骨折、心脑血管疾病、流感、非职业性一氧化碳中毒、感染性腹泻和食物中毒等。

6)泥石流灾害期间报告的病种应根据灾害发生地区的疾病风险评估结果确定。

(2)报告方式:以受灾地区为单位,对于与灾情、疫情相关的疾病和突发公共卫生事件相关信息实行日报告制度,根据受灾情况和灾区疫情的需要随时按时间段进行分析,及时报告当地卫生健康行政部门,逐级上报。

(3) 报告时限:按照《传染病信息报告管理规范(2015 年版)》和《国家突发公共卫生事件相关信息报告管理工作规范(试行)》执行。

发现甲类传染病和乙类传染病中的肺炭疽、严重急性呼吸综合征等按甲类管理的传染病患者或疑似患者时,或发现其他传染病和不明原因疾病暴发时,应于 2h 内将传染病报告卡通过网络报告。

对于其他乙、丙类传染病患者、疑似患者和规定报告的传染病病原携带者,在诊断后,应于 24h 内进行网络报告。

获得突发公共卫生事件相关信息的责任报告单位和责任报告人,应当在 2h 内以电话或传真等方式向属地卫生健康行政部门指定的专业机构报告。具备网络直报条件的同时进行网络直报,直报的信息由指定的专业机构审核后进入国家数据库。不具备网络直报条件的责任报告单位和责任报告人,应采取最快的通信方式将"突发公共卫生事件相关信息报告卡"报送属地卫生健康行政部门指定的专业机构;接到"突发公共卫生事件相关信息报告卡"的专业机构,应对信息进行审核,确定真实性,2h 内进行网络直报,同时以电话或传真等方式报告同级卫生健康行政部门。

接到突发公共卫生事件相关信息的卫生健康行政部门应当尽快组织有关专家进行现场调查,如确认为实际发生突发公共卫生事件,应根据不同的级别,及时组织采取相应的措施,并在 2h 内向本级人民政府报告,同时向上一级人民政府卫生健康行政部门报告。如尚未达到突发公共卫生事件标准的,由专业防治机构密切跟踪事态发展,随时报告事态变化情况。

其他重大疫情、与灾害有关的中毒事件等信息的责任报告单位和责任报告人按相应规范进行报告。

2. 疫情分析　灾区疾病预防控制机构应及时对疫情作出分析。分析应有时间、地区、人群比较,如环比、去年同期比、灾区与非灾区比等,此外,还应有原因分析、趋势预测及对今后防治工作的建议。

(二) 灾区传染病监测

加强对传染病疫情监测是预防灾后传染病暴发和流行的重要环节。

1. 监测内容

(1) 灾前监测:对可能发生灾情的地区,应根据当地传染病流行情况尽可能开展灾前监测,具体内容详见国家相关传染病病种监测方案。

(2) 灾害期间监测:根据灾害类型、受灾地区疫情特征、发病风险高低,开展食品、水源的肠致病菌污染状况监测,鼠类、媒介昆虫密度和寄生虫病宿主等相关监测,以及与灾害相关的重点传染病疫情监测。

(3) 灾后疾病监测:灾后应根据各项防控措施的落实情况开展防控效果监测与评价。同时对可能产生后期影响的传染病(尤其是自然疫源性疾病及肠道传染病)开展疫情和流行因素监测。

2. 灾后传染病监测系统的恢复和建立

(1) 恢复和建立灾后传染病监测系统的基本原则:在重大的灾害发生以后,要迅速建立疾病监测和报告系统。监测系统应覆盖所有临时医疗急救点、当地的卫生机构、临时居民安置点。明确监测的疾病和症状,以及信息报告的途径、方法和人员。要实行零报告制度。对重大疾病及可疑病例要实行个案即时报告制度。对于重点疾病,要开展哨点监测,作为对常规监测的补充和加强。对资料要及时分析和反馈,缺乏反馈会降低基层报告人员的积极性。灾区人员流动性大,在更换参与监测和报告的人员时,要确保新的人员熟知自己的职责、任务和报告途径。

(2) 设计监测系统:在开始设计监测系统之前,应明确下列问题:①明确监测的目标人群,是转移安置人群还是当地人群;②应收集什么数据,用途是什么;③谁提供数据;④数据收集的期限;⑤数据怎样传输(数据流);⑥谁对数据进行分析,多长时间分析一次;⑦报告如何发布,多长时间发布一次。

(3) 确定监测的优先项目:没有必要对灾后面临的所有传染病都进行监测,必须优先明确出对灾区群众健康形成威胁的疾病种类。在确定优先监测的项目时,需考虑这种情况是否会引起严重的疾病后果(发病率和死亡率)、是否有明显的流行性(如霍乱、脑膜炎和麻疹)等问题。灾后最需报告的主要疾病种类应包括感染性腹泻、病毒性肝炎、麻疹、脑膜炎、水痘和急性细菌性结膜炎、流行性乙型脑炎、疟疾等。

（4）监测数据收集方法：灾后监测数据收集有常规报告（包括易暴发并需要及时报告的疾病）、多次重复调查和暴发调查等3种方法。其中，常规报告是由临床工作者将重点监测疾病的病例数和死亡数记录在住院部或门诊部以及临时医疗点的就诊登记表上，然后在规定时间内由监测信息收集人员进行汇编和分析；重复调查是对特定的监测对象进行连续不断的跟踪；暴发调查是在发生暴发后，进一步搜索病例，并深入地调查，从而发现异常的病例数和死亡数产生的原因并实施控制措施。

（5）监测工作实施：①医疗卫生机构首先需强化常见传染病诊断和报告，必要时启动传染病零报告制度。②采取多种途径，尽快恢复传染病病例和突发公共卫生事件的报告。③指定专人负责疫情报告工作的指导、培训和督导，同时要做好疫情信息的审核订正和分析报告工作。④及时浏览、分析报告数据，对发现的"异常情况"及时进行核实。报告数据既要以行政区划为单位进行分析，又要以报告点为单位的进行分析，同时要注意观察分析数据的变化及趋势，以便及时发现病例的聚集现象。⑤根据当地传染病疫情的历史数据、人口学数据、灾区群众安置状况、医疗服务资源分布情况以及不同传染病的流行病学特点、公共卫生影响等，设定疫情异常信号的发现阈值，做好疫情的预警和调查处置工作。⑥及时评估传染病监测系统状况，及时掌握报告单位数量的变化，及时发现疫情报告的盲点，根据发现的问题及时采取措施进行解决。⑦建立疫情分析会商机制，及时对疫情信息、实验室检测数据、现场调查处置以及疫情报告情况进行通报、交流和研判。⑧及时将灾区疫情监测日报、周报、月报、阶段性分析报告和应急疫情分析报告等向上级疾控机构和同级卫生行政部门报告，同时，向基层疾控机构和疫情报告单位反馈。⑨对暴发疫情和有重要公共卫生影响的重点传染病（如鼠疫、霍乱、急性松弛性瘫痪、脑炎及脑膜炎、病毒性肝炎、出血热等）散发病例开展实验室诊断。

（三）症状监测

在灾后的危机状况中，为了尽快掌握疫情发生的预兆，常常收集症状发生频率的资料，作为症状监测的第一步，这种做法被称为症状监测。如果在人群中某一类症状短时间内集中出现，可能预示某种疾病的发生或开始流行。

1. 症状监测定义　症状监测是指通过连续、系统地采集和分析特定疾病临床综合征发生频率的数据，及时发现疾病在时间和空间上的异常聚集，以便对疾病暴发进行早期探查、预警及快速反应，是一种主动监测体系。

2. 监测内容　用于灾后症状监测的症状主要有：第一类是发热，很多传染病的前驱症状都是发热，如果发热患者增多，则应警惕；第二类是腹泻，一些肠道传染病常表现为腹泻，同时，腹泻增多提示肠道传染病的流行。对这两类症状的监测，可以得到很高的敏感性，而对疾病监测的特异性不高。为此，可采取症状组合的方法。

（1）腹泻症状的组合：腹泻伴粪便带血，可能与痢疾发生相关；腹泻伴水样便，可能与轮状病毒性肠炎相关；腹泻伴大量米汤样便，则预示霍乱的危险。

（2）发热的症状组合：发热伴咳嗽、呼吸增快，可能与肺炎有关；发热伴卡他症状和皮疹，可能预示麻疹发生；发热伴头痛、呕吐、惊厥，可能预示脑炎的发生等。当监测到某一症状的病例增加时，就应迅速进行专题调查，配合必要的实验室检查，尽快明确诊断。

此外还有急性黄疸、脑炎或脑膜炎、其他发热性疾病、食物中毒、咳嗽伴咯血、淋巴结肿大等症状监测。

3. 监测要求和报送　由各灾民安置点的医疗卫生小分队负责收集在接诊过程中发现的症状监测相关信息，每日早晨收集前一日的数据，报告安置点所在地的乡镇卫生院/社区卫生服务中心。乡镇卫生院/社区卫生服务中心指定专人对辖区内各安置点数据进行审核并汇总后，于每日上午9点前在中国疾病预防控制信息系统中的"症状监测直报系统"中进行网络报告，报告单位选择本乡镇卫生院/社区卫生服务中心。

第三节　灾后通用卫生防疫技术

一、自然灾害公共卫生风险评估

在重大自然灾害预报后，或重大自然灾害及事故灾难等发生后，应对灾害或灾难可能引发的原生、次生和衍生的公共卫生危害及时进行风险评估,是提高灾后卫生防疫工作的针对性和有效性,避免有限资源浪费的必要技术措施和手段。和一些专项的突发公共卫生事件风险评估类似,自然灾害公共卫生风险评估也遵循风险评估的基本原则和步骤。但由于自然灾害相关的公共卫生风险较多,考虑、分析和评估相应的风险往往比单一传染病疫情或其他突发公共卫生事件更为复杂。

(一)风险评估的基本概念与分类

突发事件公共卫生风险评估是指通过风险识别、风险分析和风险评价对突发公共卫生事件或其他突发事件的公共卫生风险进行评估并提出风险管理建议的过程。

风险评估根据应用情形分为阶段性趋势评估和专题风险评估。

1. 阶段性趋势评估是对各类可能导致公共健康危害的突发事件相关信息,定期进行综合分析和趋势研判,识别未来一段时间内需要重点关注或开展应对准备的突发公共卫生事件或突发事件公共卫生威胁,并提出相应的风险管理建议。根据评估周期,可分为月、季度、半年、年度或特定时间段的趋势评估。

2. 专题风险评估根据实施的时效性又可分为快速风险评估和深入风险评估。快速评估通常指在发现某一具有潜在公共卫生风险事件后的 24~48h 内,根据已获得的事件相关信息和现有科学知识,采用简便易行的评估方法对事件进一步发展的可能性及其后果进行快速研判,并提出是否需要应对及如何应对的建议。深入评估是针对某个特定健康威胁所开展的全面、系统的风险评估,根据评估结果,提出未来一段时间内防控和卫生应急准备的策略和措施建议。快速风险评估和深入风险评估在风险识别、分析及评价方面的要点相似。但快速风险评估通常采用专家会商法进行定性评估,深入风险评估更多采用结构化的评估方法;另外深入风险评估要有充分时间设计严密、合理的评估框架,完整收集风险评估证据,通常所需要的时间较长。

根据自然灾害发生的特点,一般采用专题风险评估方法。此类评估可根据需要,在灾害(灾难)发生前或发生后的不同阶段动态开展。

(二)风险评估实施步骤与方法

1. 风险评估步骤 突发事件公共卫生风险评估是对可能引发突发公共卫生事件的相关风险系统地进行识别、分析和评价的过程,可归纳为计划和准备,实施,报告三个阶段。

计划和准备阶段包括评估议题的确定,评估方法的选择和人员确定,数据资料和评估表单的准备等;实施阶段包括风险识别、风险分析、风险评价和提出风险管理建议(预警、控制措施等);报告阶段包括风险评估报告的撰写和报送等(图 2-6-1)。

2. 风险评估方法 风险评估通常采用定性分析、定量分析以及定性与定量相结合的分析方法。在突发事件公共卫生风险评估工作中,常用的评估方法有专家会商法、德尔菲专家咨询法、风险矩阵法和分析流程图法。

风险评估中的定量程度受多重因素影响,如评估资料的可用性、评估时限要求、风险问题的复杂程度等。在突发公共卫生事件风险评估中,尤其是在事件发生初期掌握的资料比较有限,对事件发生、发展的规律尚无系统、全面的认识时,定性风险评估可能是唯一的选择。需要强调的是,一个设计良好的定性风险评估的结果,比用质量差的数据或错误的方法所进行的定量风险评估所得出的结果更加准确。

(三)自然灾害公共卫生风险评估的实施

1. 确定风险评估团队 当确认自然灾害事件可能引发紧急的公共卫生风险时,就应该开展风险评估,确定其公共卫生影响,并根据事件性质组建风险评估团队。一般来说,自然灾害公共卫生风险评估团队应包括卫生应急管理、传染病防控、病媒生物防制、环境卫生、食品和饮水卫生、医疗救治、心理卫生、卫生监督等方面的专家。对于某些公共卫生风险,卫生部门和其他相关部门及机构之间的沟通协作机制也会影响事件的应对。因此组建风险评估团队时需考虑上述因素。在评估过程中,可能需要随时纳

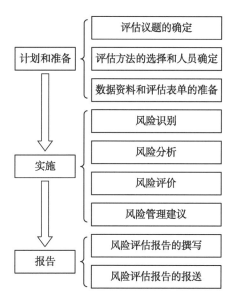

图 2-6-1 突发事件公共卫生风险评估流程图

入相关其他领域专家。

2. 确定风险问题　在开展风险评估之前,首先需要确定风险问题,并据此界定专家团队的人员构成、所需要收集的信息内容等。清晰、明确的风险问题也有利于在风险评估中确定优先开展的行动。自然灾害中的公共卫生风险问题可从传染病类事件、食物中毒、水污染事件、意外伤害以及心理健康等方面考虑。

通常来说,具体的风险问题可围绕以下方面提出:可能受影响的人群,暴露的可能性,人群暴露后产生的不良后果等。风险问题受到下列因素的影响:决策者,相关组织机构和公众对风险的可接受水平,开展风险评估的时机(事件发生、发展过程的不同阶段所需关注的风险问题不同),既往事件与类似情形的风险评估结果,以及国际社会等外部机构对事件的知晓情况和关注度等。

3. 风险识别　是根据需要评估的风险问题,发现和确认需开展风险评估的突发公共卫生事件或威胁,描述风险要素的过程,是风险分析和风险评价的基础。风险要素包括与事件发生的可能性或后果严重性相关的事件发生情况,以及相关的事件背景等。

风险要素的资料收集方法:一是通过多种渠道收集事件发生情况的信息;二是系统查阅文献资料,提炼最佳证据,如果关键要素缺乏文献资料,可以咨询专家团队,获得专家意见。

(1) 收集信息:对信息进行收集、整理是风险识别中重要的一步。对于自然灾害和事故灾难的专题风险评估,进行风险识别时应重点考虑收集下列内容:①灾害或灾难发生的时间、地点、涉及人数、影响范围等;②灾害发生地,特别是受灾害严重影响地区重点疾病和突发公共卫生事件的背景情况;③灾害或灾难对重点疾病或突发公共卫生事件的影响或带来的变化;④灾害或灾难发生地对此次灾害或灾难的应对能力(包括灾害或灾难对原有卫生应急能力的影响),以及采取的应急处置措施;⑤灾害或灾难可能引发的次生、衍生灾害对疾病或突发公共卫生事件的影响。在此基础上,列举并描述各种潜在的公共卫生风险。

以开展灾后传染病疫情风险评估为例,需要考虑收集的信息报告如下。

1) 灾区的传染病概况:①当地传染病的地域分布、时间分布及人群分布情况;②传染病流行强度;③当地病媒生物的种类、数量、密度、分布、活动性和季节变化情况。

2) 灾区灾后传染病发生的脆弱因素:①人口迁移情况,包括迁移人口的数量、构成、规模、范围和持续时间;②供水系统受损情况及灾后饮用水供应情况;③安置点公共卫生设施状况,是否有可用的厕所及垃圾处理场所;④儿童的健康状况及营养状况;⑤安置点的人群聚居密度;⑥儿童各类疫苗的接种率;⑦灾后常规医疗和卫生保健服务情况;⑧灾区病媒生物孳生地环境改变情况;⑨灾区家禽、家畜活动习性改变情况。

3) 分析灾区的传染病防控能力:①判别服务能力需求。通过了解受灾地区的人口资料和灾情资料,如受灾范围、受灾人口数、妇女和儿童受灾数量等,以及死亡和受伤人群数量,伤情特征,儿童受伤数量等,明确服务对象及需要提供的服务规模。②了解医疗卫生机构的能力现状。主要了解当地医疗卫生机构和人员受灾状况,能够用于医疗预防工作的人力、药品、设施和设备状况等资源情况。③了解当地基础设施受损对医疗卫生服务的影响,包括交通、电力、通信、水、食品卫生设施等。

(2) 信息来源:在自然灾害风险评估中的证据信息主要来源于:中国疾病预防控制中心传染病报告系统、突发公共卫生事件管理信息系统、国内外专业网站、媒体信息等;受灾地区临床综合征监测资料、环境消杀数据、食品和饮用水监测资料以及公共卫生状况和需求评估调查资料等;灾区受灾情况报告、卫生防疫工作简报信息、现场调查或勘察资料等。

另外,根据需要,可通过检索最新文献(原则上不超过5年)和查询有关资料,收集评估该类事件所需的其他证据信息。文献检索的资料来源包括国内外权威教科书,公开发表的论著,灰色文献资料(如暴发调查报告、监测报告、指南等)。文献检索应考虑周到、组织严密,尽量收集与搜索主题相关的所有已发表的文献。

(3) 证据提炼:在灾后快速风险评估中,证据可能是杂乱无章的,甚至包括一些可信度较低的证据,此时需要根据评估的议题进行有效筛选,优选来源于官方的可靠证据。差的证据或信息不应该用于快速风险评估,除非它是唯一可用的资料;在这种情况下,要在信息表中将所有不确定性进行记录。

4. 风险分析　是基于风险识别的结果,对事件发生的可能性和后果的严重性进行分析,并同时考虑防控措施以及分析过程中的不确定性。

(1) 可能性分析:通常主要依据风险识别中获取的监测数据或既往文献资料,分析并推测事件发生的可能性。专家判断时应充分利用风险识别中所获取的全部信息。目前突发事件公共卫生风险分析多采用定性评估方法,事件发生可能性一般用"几乎肯定、很可能、可能、不太可能、极不可能"进行描述(表2-6-1)。

表 2-6-1　事件发生可能性定义示例

等级	可能性具体描述*
几乎肯定	事件几乎肯定能发生,例如发生概率≥95%
很可能	事件很可能发生,例如发生概率为70%~94%
可能	事件可能发生,例如发生概率为30%~69%
不太可能	事件不太可能发生,例如发生概率为5%~29%
极不可能	事件极不可能发生,例如发生概率<5%

注:* 指本表所列举的概率仅为举例说明。

当监测数据不足或既往文献资料不够充分时,则采用专家集体讨论的形式,结合自身的知识和经验就可能性进行充分讨论,形成统一的研判结果。如果专家意见不一致,可以根据少数服从多数或以权威专家意见为准的原则。在时间允许的情况下,也可以采用德尔菲法征集汇总专家对事件发生可能性的研判意见。

（2）后果分析:突发事件可能会产生一系列不同严重程度的影响,包括不同人群的健康损害(发病、重症、死亡),干扰正常社会秩序,造成经济损失等。同一事件在不同时间、不同地区和不同背景情形下发生,如某传染病类突发事件发生时某地正在举办大型活动或刚刚经历过重大自然灾害等,其造成的后果也会大不相同。因此进行后果分析时,要考虑事件发生的时间、地点和背景。在不确定性比较大的情况下,应更加关注具有潜在严重后果的情形。在特定的舆论影响下,同一事件对社会秩序、经济发展的影响亦可能发生变化。

后果分析应考虑以下方面。

1）考虑事件的直接影响,如某传染病暴发导致的健康损害;因采取防控措施导致的影响,如采取禁止正常旅行和贸易措施等。

2）不能忽视间接影响,如:卫生系统全负荷应对某突发公共卫生事件时,可能影响其他常规卫生工作的正常开展;采取关闭学校的措施对学生家庭的影响;媒体舆论对社会秩序的影响等。

事件发生后果的严重性一般用"极高、高、中等、低、极低"等进行描述(表2-6-2)。

表 2-6-2　事件发生后果严重性定义示例

等级	后果
极低	对波及人群的影响有限; 对正常生产、生活几乎没有影响; 常规响应足以应对,无需采取应急控制措施; 需投入的额外费用极少
低	对少部分人群或高危人群有轻微的影响; 对正常生产、生活的影响有限; 需要采取少量的应急控制措施,需要消耗少量资源; 需投入少量额外费用
中等	对较多的人群或高危人群产生一定程度的影响; 对正常生产、生活产生一定程度的破坏; 需要一些应急控制措施,需消耗一定量的资源; 需投入一定量的额外费用
高	对少部分人群或高危人群产生严重影响; 对正常生产、生活造成严重的破坏; 需强有力的应急控制措施,需消耗大量资源; 需投入的额外费用明显增加
极高	对大规模人群或高危人群产生极严重的影响; 对正常生产、生活造成极严重的破坏; 需强有力的应急控制措施,需消耗大量资源; 需投入大量的额外费用

3）不确定性分析：在风险分析过程中经常会因为数据或资料不充分，而涉及相当多的不确定性因素。认识这些不确定性因素对于准确理解并说明风险分析结果是十分重要的，例如，对于那些在风险识别和风险分析时所使用的数据或资料，应注意分析其来源及可靠性。在最后的风险评估结果中，要对评估过程中的不确定性进行描述。

对于影响风险评估结果的关键性数据缺失，应当建议有关部门开展相关调查、研究，或者建立相应的监测系统等，为后续风险评估提供进一步的依据。

5. 风险评价　是将风险分析中所获得的事件发生的可能性和后果的严重性分析结果列入风险矩阵（表2-6-3），得出相应的风险等级，同时对不确定性因素进行描述，并提出风险管理建议的过程。风险管理建议包括：是否需要应对，具体采用什么样的应对策略，采用哪些应对措施及其优先次序等（表2-6-4）。

表2-6-3　风险判断矩阵示例

事件发生的可能性	后果严重性				
	极高	高	中等	低	极低
几乎确定	极高	极高	高	高	中等
很可能	极高	高	高	中等	中等
可能	高	高	中等	中等	低
不太可能	高	中等	中等	低	低
极不可能	中等	中等	低	低	低

表2-6-4　风险水平与相应控制措施示例

风险水平	控制措施
低	通过常规预防控制项目和规范进行管理（如通过常规监测系统进行跟踪）
中等	需要采取特定的监测和防控措施（如加强监测，强化免疫）
高	需要采取应急响应；建立应急指挥组织架构；需要采取一系列应急控制措施，某些措施可能会对正常生产、生活产生显著的影响
极高	即使事件报告时为非正常工作时间，也需要立即启动高级别的应急响应（如在几小时内建立应急指挥组织架构）；控制措施的实施极可能会对正常生产、生活带来严重的影响

6. 风险评估报告

（1）评估报告的撰写：专题风险评估报告的内容主要包括评估缘由、评估目的、评估方法、评估依据、评估结论、风险管理建议等几个部分，可在正文后附上评估人员名单。

（2）评估报告的报送：各级卫生健康行政部门在组织开展风险评估后，应及时将完成的风险评估报告报送本级人民政府和上级卫生健康行政部门，并根据需要通报相关医疗卫生机构和其他政府部门。各级疾病预防控制机构在组织开展风险评估时，应及时将完成的风险评估报告报送本级卫生健康行政部门和上级疾病预防控制机构。

7. 评估报告模板

风险评估报告模板

×××灾区公共卫生专题风险评估报告	（一）灾区背景资料
一、评估缘由	（二）灾情概况
二、评估目的	（三）灾区食品卫生、环境卫生、饮水卫生情况
三、评估方法与资料来源	（四）灾区既往传染病疫情和突发公共卫生事件概况
（一）评估方法	（五）灾后已采取的防控措施
（二）评估资料来源	五、风险评估结果
（三）评估人员	分病种/事件，风险级别，判别理由
四、风险识别信息	六、风险管理建议

二、公共卫生状况调查与需求评估

在自然灾害发生后的各阶段,卫生防疫部门均需采取适当方式不断开展公共卫生状况调查与需求评估工作,动态收集、分析灾区公共卫生的相关基本信息,以及时了解灾区居民的卫生状况并分析其需求,为决策部门确定救灾防病工作的策略和措施提供参考依据,并根据评估结果不断进行调整,提高自然灾害发生后不同时期卫生防病工作的针对性和有效性。

（一）调查与评估内容

由于灾后基本生活状况和卫生条件均发生重大变化,快速评估的直接目的是在灾害发生后尽快确定灾区最主要的公共卫生威胁和隐患。核心信息包括受灾群众安置方式/类型,安置点分布,人口数,重点人群数量和比例,临时和固定医疗服务设施的类型及其分布,医疗卫生机构受损及运行状况。

可根据需要收集其他公共卫生相关信息,主要包括灾区医疗卫生机构能力现状与需求,安置点医疗卫生服务,饮用水与环境卫生,食品卫生和营养,媒介生物监测和控制,健康教育等方面的现状与需求,以及特殊人群(残疾人、儿童、老年人、孕产妇和哺乳期妇女等)的卫生服务需求。

（二）调查与评估方法

根据不同的信息类别、来源、用途,需要确定信息收集方法、途径和频次。

1. 现场观测法　定期或者非定期组织对现场情况进行巡视,了解食品和饮用水供应、环境卫生、病媒监测等基本情况。

2. 定性访谈　通过设计开放式问题,向医疗卫生服务工作者和灾区群众以及灾区的管理人员了解灾区的公共卫生状况和需求。

3. 问卷调查　通过设计的调查问卷向被调查者了解公共卫生状况和需求。

4. 现场检测　定期对水质、食品和人群营养状态等情况进行现场快速检测和评价。

（三）调查与评估的实施

从我国近年来自然灾害的灾后救援工作实践来看,灾民大规模转移安置是灾民紧急救援期和持续救援期的主要安置方式,因此灾害早期在灾民安置点开展快速评估能够反映绝大多数灾民的状况,具有较好的代表性。此时时间较为紧迫且人力等资源极其有限,因此快速评估不适宜采取入户(帐篷)逐个调查的方法。评估者可适当采取实地考察和知情者(如安置点管理员)访谈的方法。灾害后期,在居民陆续返家或得到其他安置后,可考虑入户进行全面的调查工作。

1. 制订调查评估计划,确定评估的优先顺序,有组织地开展各项调查评估工作。

2. 保证信息收集渠道的广泛、畅通、全面和准确。

3. 对参与现场评估的人员进行培训,统一评估方法,提高评估技能。

4. 形成常规的信息收集、分析、报告和反馈机制。

（四）信息利用

灾后公共卫生状况调查与评估的最终目的是以评估结果为依据制订救灾目标与行动计划,并制订灾后救援阶段的公共卫生干预措施。因此,评估的结果必须及时呈报和发布才能发挥其应有的作用。必须尽快地把评估结果呈报当地政府(救灾指挥部)等相关决策部门,便于其及时掌握信息,制订或调整救灾防病措施;同时,在当地救灾指挥部门的安排下,评估结果可以适当的方式进行网络或新闻媒体发布,以尽快争取其他地区的物资、人力和财政等资源的支持。

（五）评估工具

可利用现有调查表格进行调查,必要时可依据工作需要和本地实际情况自行制订调查表。

受灾群众安置点公共卫生与防疫需求快速评估表

说明:本评估表用于救灾防病人员对灾区受灾群众安置点或小范围居住点的卫生状况及需求进行快速评估。完成评估后,应设法尽快报送当地救灾防病指挥或管理机构。

(在相应"□"内打"√",在"_____"内填写文字)

临时安置点位置或名称:_____省_____市_____县(区)_____乡(街道)_____村(号)

（一）基本信息

a）安置或居住人口数：____人

其中，小于5岁儿童____人，大于60岁____人，孕妇____人

b）安置方式：□建筑物内临时集中安置□安置点帐篷内安置□其他

c）每顶帐篷平均居住人数（估算）：____人

d）露天居住的人数：____人

e）安置点公共卫生与疾病防控负责人姓名：____联系方式：_____

（二）饮用水

a）主要供水方式：□集中式供水□分散式供水□两种都有

b）主要饮用水种类（可多选）：□江河水□池塘水□泉水□井水□自来水□瓶装水

c）饮水是否足够：□是□否

d）是否有条件烧开水：□是□否

e）是否有足够消毒剂对饮水进行消毒：□是□否

f）饮用水卫生状况及潜在公共卫生威胁：_____

（三）生活用水

a）生活用水来源（可多选）：□江河水□井水□泉水□坑塘水□自来水□瓶装商品水□其他

b）供水方式：□集中式供水□分散式供水

c）污水排放方式：_____

d）生活用水卫生状况及潜在公共卫生威胁：_____

（四）环境卫生

a）安置点是否养有动物：□有（主要种类：____）□无

b）是否有厕所：□有（厕所类型：____）□无

c）粪便如何处理：_____

d）垃圾回收方式：_____

e）垃圾是否集中存放：□是□否

f）环境卫生污染状况：□没有污染□污染不严重□污染严重□污染非常严重

g）蚊虫叮咬情况：□严重□一般□很少□没有

h）安置点内苍蝇：□很多□一般□很少□没有

i）居住地周围是否有腐烂尸体：□是□否□不清楚

j）尸体处理地点距离水源距离：____米

k）尸体处理方式：□深葬□火化□其他

l）医疗点垃圾处理方式：_____

m）是否有专业环境消毒人员：□是□否

n）环境卫生状况及潜在公共卫生威胁：_____

（五）食品卫生

a）食品来源：_____

b）主要食品种类：_____

c）食物是否充足：□是□否

d）是否有加热烹饪食品的条件：□是□否

e）食品卫生安全状况及潜在威胁：_____

（六）安置点医疗站设置情况：

a）医生：____人；护士：____人

b）医护是否充足：□是□否

c）受灾群众心理、情绪是否稳定：□是□否

d）是否落实症状/传染病监测登记：□是□否

e）近5日是否每日报告症状/传染病监测资料：□是□否

f）近5日是否发现以下聚集性病例发生：

腹泻：□是____人□否

发热并呼吸道症状：□是____人□否

其他发热症状：□是____人□否

其他症状或疾病：□是（1）名称：____，____人

　　　　　　　　　（2）名称：____，____人

　　　　　　　　　（3）名称：____，____人

　　　　　　　　　□否

（七）其他公共卫生威胁（如化学品中毒、空气污染等）

（八）建议

填写人：_____

单位：_____

联系方式：_____

日期：_____年____月____日

三、自然灾害健康教育

自然灾害发生后,灾区生态环境、卫生设施及公共服务受到严重影响和破坏,垃圾、粪便得不到有效处理,病媒生物孳生,饮食、饮水卫生难以保障,灾民身心俱疲导致免疫功能降低等,均可能导致灾区公共卫生问题。此时,健康教育的主要目标是及时向灾区公众传播、普及卫生防病知识,指导公众采纳预防疾病和保护健康的生活方式和行为,提高个人和群体预防保健的能力,尽量减少自然灾害对公众健康的影响。

（一）自然灾害健康教育工作流程

在灾区健康教育需求评估的基础上,制订适宜的健康教育计划,有计划地开展符合灾区实际和居民需求的健康教育活动。灾区健康教育可以依据下列策略框架组织开展（图2-6-2）。

（二）自然灾害健康教育需求评估

健康教育需求评估的目的在于明确哪些问题是自然灾害期间最严重、最急需,且能通过健康教育方法解决的问题,进而确定健康教育策略、内容和方法。健康教育需求评估包括以下几个方面。

1. 社会学评估通过收集灾区居民的收入情况、日常生活必需品、食物供给、居住环境和条件等,掌握居民接受健康教育的可行性和针对性。同时,要研究灾区人口构成、心理状况、受教育程度,当地习惯的娱乐和交流方式,地方习俗等,确定针对性的健康教育活动形式。此外,还要了解当地卫生政策、卫生服务水平和资源,确定健康教育可利用的政策和资源。

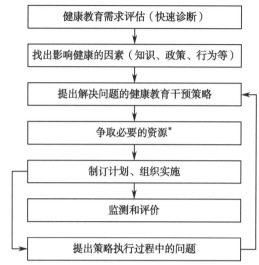

*:此处的资源包括政策、经费、人员、物资、器材设备、信息、传媒、时间等。

图2-6-2　自然灾害健康教育工作流程图

2. 流行病学评估主要了解灾区健康危险因素流行状况、传染病发病状况、环境卫生状况等,确定健康教育内容。

3. 行为学评估通过了解灾区居民卫生相关知识、态度和行为情况,如饮水及饮水消毒,饮食及剩饭菜处理,对居住环境的态度,厕所及改善的可行性,传染病预防行为,有害生物防护行为,参与救灾防病的态度及行为,日常卫生习惯等,确定健康教育与行为干预相关的内容。

（三）自然灾害健康教育设计

1. 确立目标明确需要解决的问题,如预期健康教育对象的知识、态度、行为和技能的改变。对于急需进行健康教育的问题,除非绝对不可行,都应努力进行。

2. 明确目标人群目标人群包括受灾民众、救灾人群、政府官员、卫生专业技术人员等。也可将目标人群分为灾害直接波及人群、周边人群。

3. 明确主要卫生问题不同地区、不同灾害种类可能会产生不同的主要卫生问题。需要通过健康教育需求评估及公共卫生状况调查评估予以确定。一般情况下,洪涝灾区的卫生问题主要有:①饮用水源可能受到污染,引发肠道传染病的流行;②食品卫生难以得到保障,存在发生食物中毒等食源性疾病的潜在危险;③居民集中安置,导致呼吸道传染病暴发;④由于环境卫生变差,病媒生物大量孳生,利于病媒昆虫传播疾病;⑤鼠类大量迁徙,大量禽畜死亡,易造成自然疫源性疾病的传播;⑥生活条件和卫生设施变差,易发生中暑、皮炎、急性细菌性结膜炎等;⑦医疗服务缺失,导致慢性病和免疫规划相关疾病发生;⑧家园破坏和亲友伤亡,导致心理健康受损。

4. 可行因素分析

（1）行为诊断:分析哪些问题是由行为引起,或者和行为相关,或者通过行为改变的方式可以促使其解决。

（2）教育诊断:研究分析灾区居民行为改变的相关因素和解决意愿,信念和执行力,知识和技能的掌握能力,相关条件的具备程度等。

5. 确定健康教育方法　灾区健康教育方法应根据灾情发生、发展的不同阶段因地制宜地进行。传播方式一般包括人际传播、群体传播、组织传播、大众传播和社区传播。要根据政府的目的、灾害的程度以及受众的特征,选择好传播方式或几种传播方式的最佳组合,组合中包括的方式越多,传播的效果越好。健康教育要坚持及时、适时、针对性强、形式多样、信息量大和多层次、全方位、大范围、反复覆盖的原则,更要注重前瞻性和通俗、适用、可操作性。充分发挥传统媒体和新型媒体的传播作用。常用的健康教育方式有:发放传单折页海报、健康课堂集中宣讲、广播电视滚动播放、网络微信或微博发布等。

（四）自然灾害健康教育核心信息的提取

核心信息是指在一定的阶段和范围内,针对特定的目标人群及主要健康问题而制订的健康信息,是要求目标人群掌握的最重要、最基本的信息。依据自然灾害可能导致的公共卫生问题,在健康教育核心信息方面主要考虑以下内容。

1. 饮水卫生　重点突出不喝生水,其次是临时水源的消毒。

2. 食品营养与卫生　重点突出吃熟食和保证餐具卫生;其次是根据当地实际情况,提供改善营养的可行方法,以及定型包装食品卫生状况的鉴别方法。

3. 环境卫生　重点是环境卫生清理和粪便处理知识、技能。教育灾区民众不能随地丢弃垃圾,将垃圾放置在垃圾袋中丢掷到指定地点,垃圾要做到日产日清。

4. 有害虫媒和动物防制　重点是防蝇、防蚊、防鼠和灭鼠方法(包括鼠药的使用知识、技能);其次是对病、死家禽和家畜的处理知识等。

5. 个人卫生　重点是饭前便后用清洁的水洗手;其次是不用手揉眼睛,防止急性细菌性结膜炎流行,尽量保持皮肤清洁等。

6. 心理卫生　重点是保持积极的心理状态,保持良好的生活规律;其次是自力更生重建家园的心理教育等。

7. 疾病防治　重点是患病后及时就医,特别是发热、腹泻患者,要尽快就诊;其次是遵医行为教育、传染病隔离、相关药物使用等知识宣教。

8. 特殊人群护理　重点是为老、弱、病、残、孕妇、儿童等人群尽量营造好一点的环境,减少死亡。

（五）自然灾害健康教育的实施

自然灾害发生后,灾区各级政府负有组织保障开展灾区健康教育的职责,政府各有关部门在各自范围内负责救灾防病健康教育管理、传播等工作。

1. 快速利用现有资源,针对性地开展健康教育　快速、有效地利用各种教育形式宣传有关知识,制作必要的宣传资料,及时分发给群众,有针对性地宣传普及救护常识,传染病预防,饮食、饮水卫生知识和消毒、杀虫方法。同时运用"个别劝导、讲座、咨询"等方式,做好有关人群的心理危机疏导干预,配合新闻媒体加大宣传教育力度。

2. 加强信息沟通,及时发布信息　及时发布预警信息和疫情动态,并提供科学、可靠的健康教育知识和行为指南。

3. 提供多种获得信息的途径向公众提供多元化信息途径,注重指导公众采取简单、可行、有效的防护措施,如医疗救治机构门诊候诊室的健康教育可采用口头宣传、宣传栏、图片、海报、手册、宣传单、标语等进行宣传;医生诊疗室的健康教育可采用交谈、发放健康处方等形式进行。公众健康教育可采用咨询热线、网络、媒体等形式进行宣传。

县（区）疾控中心要根据需要编写必要的宣传资料,发挥社区的健康教育队伍力量,将宣传资料(包括上级下发资料)快速地发放到灾区群众的手中,同时组织相应的咨询宣传工作,组织指导社区卫生服务机构和相关单位开展健康教育活动。

（六）自然灾害健康教育的评价

评价要和健康教育过程相融合,及时、准确、简单、务实地进行,可采取查阅资料、现场调查、专家审查等多种形式进行评价。

1. 分析和利用现有信息　搜集各部门和单位关于健康教育工作的情况介绍、工作报告等资料。

2. 开展现场调查　在健康教育干预活动实施前、后进行调查,由健康教育专业人员统一制订健康传播简易评估表,由接受培训的调查员询问调查对象并填写调查问卷。问卷一般包括:调查对象的基本情况;对核心信息的知识、态度、行为情况;接受核心信息的主要渠道;对学习了解知识的态度;对健康教育传播活动和材料的印象评价等。

四、灾民安置点

（一）灾民临时安置点的分类及设置

1. 临时安置点的分类定义　一类临时安置点场所指在室内能提供住宿条件的临时安置点,如学校、宾馆等;二类临时安置点场所指在较大空间室内集中安排受灾群众生活的临时安置点,如体育场馆、工厂厂房等;三类临时安置点场所指在室外相对集中安排的临时安置点,如搭建的帐篷和棚屋等。

根据需要,灾区卫生部门可向当地政府提出设置临时安置点的卫生要求建议。

2. 临时安置点地点的选择　若有条件,灾民临时安置点首先应选择一类临时安置点,其次应选择二类临时安置点场所。三类临时安置点的选择,需要遵循以下几点(一类和二类临时安置点参考执行)。

（1）首先要选择靠近主要公路,方便供给的地点,采取应急措施,搭建帐篷、窝棚、简易住房等临时住所,做到先安置、后完善。

（2）选择地势较高、背风向阳和用水方便的地点,并有 2%~4% 的坡度,以便于排水和保持地面干燥;山区注意避开山口,城镇注意避开高层建筑物或工业废水、废水排放口及存放易燃、易爆等危险品仓库附近。

（3）远离有水和媒介相关疾病的地区,如伤寒、副伤寒、疟疾等。

（4）避免在多岩石和不透水土壤处设安置点,不应在斜坡、狭窄山谷和沟壑处设安置点。

（5）不能靠近工业区或被自然灾害破坏了的既往工业区,以免受到空气污染和其他危害的影响。

（6）最好按原来居住状况进行安置。保持原来建制,按户编号,干群之间、各户之间相互了解,许多卫生问题可以有组织、有领导地解决。

3. 灾民临时安置点的建设

（1）出于安全考虑,减少安置点与外界隔绝的危险,安置点至少应有两条进出道路。

（2）居住点之间应有 8m 的间隔,这样人们可自由通行,不被固定帐篷的桩子和绳索绊倒。这种间隔距离也有助于防止火灾蔓延。如果空地不够,不能满足此要求,那么居住点的间距至少应 2 倍于每个居住点的高度,且决不能小于 2m。间距大于 8m,可能导致随意排便,因此应予避免。

（3）应有针对恶劣气候条件(如暴雨、暴风等)的基本自然防护能力;建筑材料尽量选用轻质、坚固、防雨、耐热性好的材料,如木板、帆布、帐篷、油毡、苇席、茅草等,防止棚舍倒塌压伤。

（4）棚屋等临时住所要能遮风防雨,同时应满足通风换气和夜间照明的要求。要设法降低室温,防止中暑;北方应注意夜间保暖防寒。

（5）宿地要防潮、去湿、保暖,填平宿地周围的坑洼,清除杂草,排除积水,四周挖排水沟,床下或地面铺一层稻草、干草或草木灰去湿,或撒上一层生石灰吸湿,门口挂棉帘或草帘。

（二）灾民集中安置点医疗服务

在灾民集中安置点应优先考虑设置医疗救护站。医疗救护站内有医疗卫生人员进行驻点。若无法设立医疗救护站,当地卫生部门应成立巡回医疗队。巡回医疗队每天进入灾民集中安置点进行基本医疗卫生服务。

1. 医疗救护站设置标准　在灾民安置点设立规范化的医疗救护站,配备必要的药品器械,医疗卫生人员至少按以下标准配备。

（1）灾民集中安置在 100 人以下的安置点配备两三名医疗卫生人员,专业包括内科、外科、疾病控制等。

（2）100 人以上(含 100 人)300 人以下的安置点配备三四名医疗卫生人员,专业包括内科、外科、皮肤科、护理、疾病控制等。

（3）300 人以上(含 300 人)500 人以下的安置点配备四五名医疗卫生人员,专业包括内科、外科、皮肤科、感染性疾病科、护理、疾病控制等。

（4）500人（含500人）以上的安置点配备5名以上医疗卫生人员,专业包括内科、呼吸科、心血管、外科、皮肤科、感染性疾病科、护理、疾病控制等。

2. 医疗救护站设置要求

（1）救护站设置由县（市、区）卫生部门统一负责,在灾民较为集中的安置点设置,救护站有统一、规范、醒目的标志。

（2）每个救护站要配备充足的预防和治疗药品及医疗器械,确保救护站工作正常开展,确保灾民能及时得到救治。

（3）各地及时将医疗救护站设置到位。同时,随着安置点人员的增加,救护站医疗救护人员要按标准随之增加。

（三）灾民安置点的饮食饮水供应

1. 水的供应

（1）一个安置点至少应有一个以上供水点。优先供应合格的桶装水和瓶装水,供应不足时可考虑其他备用水源,主要用于清洗、盥洗及其他卫生需求等。备用水源按照优先顺序考虑如下备用水源:深井水、浅井水、雨水、地表水。装水的缸、桶等容器必须经常清洗,保持清洁;临时饮用水（井水、湖水、河水、塘水）一定要进行消毒;污染严重的水,必须先加明矾澄清。

（2）要做到不喝生水,只喝开水、瓶装水、桶装水;对于特殊人群（如婴幼儿、老人、孕妇等）应提供热水供应;对于瓶装水或桶装水等则不需要进行处理与消毒,可直接供给饮用。

2. 食品的供应　灾害期间对临时安置点的食品供应要加强监督管理,严把食物制作、运输、储存、分发四个环节,加强对外源食物的宏观控制和做好灾害初期及后期的食品卫生工作,严防食源性疾病。

（1）把好食物制作关。食品与食品辅料必须新鲜、清洁、无毒无害,色、香、味正常,符合相应的卫生要求。只加工简单的饭菜,即做即食,不存放;不制作、销售冷荤类食品;各种食品原料、半成品、加工用具、餐饮具要做到防污染、防蝇、防鼠、防霉和消毒。制作肉、蛋、鱼及其他易腐食品,应烧熟煮透,生熟分开;隔餐隔夜食品必须冷藏,且出售前必须彻底加热。

（2）把好食物分发关。分发食物时应尽量采用小包装,少量多次分发。注意不要使无包装的食物在食用前被脏手及不洁工具污染。科学制订灾民粮食分配和食物分发规划,合理分配食物,特别要注意重灾区和非计划供应灾民的粮食供给。

（3）把好食物运送关。根据食物的性质,采取相应的防止污染措施,注意食物运输过程中的防腐、防雨、防蝇、防尘等,所用的各种运输工具都必须经过洗刷消毒处理。不使用化工专用车、垃圾车和近期内运过毒物的车辆等运送食物。注意上无棚顶、下无架垫的食物运输极易被污染及受潮。

（4）把好食物储存关。临时储存食品的场所应保持干燥、清洁,不放杂物;食品隔墙离地存放;注意通风、防虫、防鼠、防蝇、防尘、防霉变。

（5）防范营养缺乏症。要给受灾群众合理调整饮食,补充蛋白质、热量、维生素和矿物质。重度营养缺乏者需静脉给予葡萄糖、水解蛋白、氨基酸及维生素等营养物质

（6）预防食物中毒。在灾区提倡尽量使用煮、炖等充分加热的烹调方式,不吃生冷食物,不喝生水和不清洁的水。尽量不要吃剩饭剩菜,或在确定未变质的情况下彻底加热后再食用。

（7）建立外源食物的检查制度。对符合卫生要求的食物做好卸货、储存、转运、分发的卫生指导。

（四）排泄物与废弃物的处理

安置点排泄物与废弃物包括粪便、污水和固体垃圾等。

1. 安置点应至少为45人提供1个蹲位,而且厕所应该建立在灾民都容易接近的地方,并开展宣传鼓励人们使用,强调随地大小便的危害性。

2. 厕所应该设置在至少与水源相隔30m的地方。如果取水点在厕所上游,可适当缩短距离,但要控制抽水率,避免地下水倒灌回取水点。

3. 公共厕所要求位于安置点的下风向,以避免公共厕所的气味。

4. 设立垃圾箱,安排专人定期清理转运。

5. 废弃物最终处理为深坑掩埋。挖出 1.5m 宽、1.5m 长和 2m 深的深坑来掩埋废弃物。每天夜间,使用 15cm 厚的泥土覆盖垃圾,并将其压实。此深坑可供 200 人的群体使用 10d。如果人数较多,按比例加大深坑尺寸,最多可达 3m×3m×2m。在填满深坑之前,使用厚达 40cm 的压实泥土将其覆盖,使其与地面保持平齐。

（五）安置点消毒、杀虫

安置点人员集中,共用设施多,因此应重点做好住宿地区、临时厕所、垃圾场等公共场所的消杀工作。

1. 在卫生部门等指导下,由安置点组织志愿者具体负责本安置点的消杀工作。

2. 在安置点配备必要的消杀器械(喷雾器)和消杀药品,常用消杀药品包括:漂白粉、漂粉精、二氯异氰尿酸钠、三氯异氰尿酸钠、次氯酸钠溶液、二氧化氯、碘伏等。

3. 常用的消毒方法包括物理消毒法和化学消毒法,具体消毒技术详见本章第二节。

4. 消杀实施人员必须掌握各种消毒剂的使用方法及注意事项,能正确实施消毒措施,及时进行手的清洁与消毒。

5. 现场消毒工作人员要注意个人防护;在消毒过程中,不得吸烟、饮食。参加现场消毒的工作人员要注意休息,劳逸结合,避免过度劳累。

6. 当群众反映蚊、蝇、鼠较多时,应对整个灾民安置点进行相应的杀虫、灭鼠处理。蚊、蝇、鼠的防制参见本章第二节。

7. 施药前注意做好宣传工作,防止人畜中毒。

（六）灾民安置点的健康教育

在灾区各安置点确定一两名医务人员或志愿者,在卫生部门的指导下,具体负责健康教育工作,具体工作如下。

1. 设置宣传栏并且根据灾民点的主要健康问题,及时更换内容。

2. 保管、张贴和发放健康教育材料。

3. 组织居民参加健康讲座或收看救灾防病音像资料等活动。

4. 根据需要,配合卫生部门开展健康教育需求评估、效果评价等工作。

5. 对居民的不良卫生习惯和行为,特别是危害健康的行为进行干预或阻止。

（七）灾民安置点疫情监测与疫情处置

灾民安置点具有人数不稳定、情况变化快等特点,若人群中有相关传染病的传染源,极易引起相关传染病的传播与流行,因此应加强对灾民安置点的疫情监测;一旦发现传染病疫情或食物中毒事件,要求及时处置,避免事件的进一步扩大和蔓延。灾民安置点的疫情监测与疫情处理详见本章第二节。

五、安全防护

灾后现场环境错综复杂,防疫人员在开展灾后救灾防病工作过程中,要将做好安全防护作为前提。参加救援的工作人员应采取有效的个体防护措施,任何个人和组织不能违反防护规律,擅自或强令他人(机构)在没有适当个体防护的情况下进入现场工作。

（一）行前准备

提前了解当地情况,包括灾害状况、近期天气、交通及地质条件等;提前与当地建立联系,保持联系通畅;准备个人物品,包括常备药品和急救包、个人防护用品等。

（二）个人防护

卫生防疫人员在参与灾区救灾防病及传染病突发事件调查处置时,如下情形需考虑采取个人防护措施:接触传染病病例、疑似病例以及病例的相关污染物;不明原因疾病,尤其是怀疑为严重的呼吸道传染性疾病;采集、保存和运输病例的相关标本;接触可疑的媒介生物;开展消杀工作等。

1. 个人防护分级

（1）标准防护(standard precaution)是指认为患者的血液、体液、分泌物和排泄物等均具有传染性,需进行隔离,不论是否有明显的血迹和污染,是否接触非完整的皮肤和黏膜,均必须采取的预防措施。根据预期可能的暴露选用手套、防护服(隔离衣)、口罩、护目镜或防护面罩以及安全注射,也包括穿戴合适的防护用品处理患者所在环境中污染的物品与医疗器械。

（2）一级防护

1）适用条件：①对可疑病例和密切接触者进行流行病学调查与医学观察的疾病预防控制人员；②处理呼吸道传染病以外的疑似病例使用过的物品、分泌物、排泄物的人员；③对公共场所进行预防性消毒的工作人员；④对除经呼吸道途径外的其他途径传播的传染病疫点进行终末消毒的工作人员；⑤Ⅰ级、Ⅱ级生物安全实验室的工作人员。

2）防护要求：①戴医用防护口罩，穿工作服、隔离衣，戴工作帽和乳胶手套；②每次实施防治处理工作结束后，在离开现场前进行手清洗和消毒；③洗手应采用非接触式装置。

（3）二级防护

1）适用条件：①进入隔离留观室和专门病区的医务人员；②接触从患者身体采集的标本，处理病例分泌物、排泄物、使用过的物品和死亡病例尸体的工作人员；③转运传染病患者的医务人员和司机；④在疫区进行终末消毒的专业技术人员；⑤Ⅲ级生物安全实验室。

2）防护要求：①穿普通工作服，外面罩一层防护服，戴工作帽、防护口罩或半面罩；②戴呼吸器（离开污染区后更换），戴乳胶手套，穿鞋套或长筒胶鞋，近距离接触患者时，戴防护眼镜；③每次工作结束后立即进行手、面部清洗和消毒。

（4）三级防护

1）适用条件：①为患者实施吸痰、气管切开和气管插管的医务人员；②采集和接触致病性微生物病原感染的临床诊断病例、疑似病例咽拭子等标本的工作人员；③Ⅳ级生物安全实验室。

2）防护要求：除二级防护外，还应当加戴全面型呼吸防护器。

2. 防护用品穿脱

（1）防护用品的穿戴顺序：①佩戴相应的防护口罩。需检查口罩的气密性，且采取保证最后能摘除口罩的佩戴方式。②戴帽子。将头发尽量全部挽入帽子中。③戴护目镜/防护面罩。根据需要决定是否佩戴，但要注意脱卸污染。④穿防护服/隔离衣。⑤穿防护鞋套。只有处置烈性传染病时需要穿防护鞋套，注意不要使用一次性塑料鞋套。⑥穿长筒胶鞋。在现场消毒处置时才需要穿长筒胶鞋。⑦戴乳胶手套。将手套套在防护服袖口外面；现场消毒处置时外戴一双长筒手套。

（2）防护用品脱卸顺序：①摘除手套，放入医疗废物袋，消毒双手。②脱下隔离衣/防护服，放入医疗废物袋，消毒双手。③如穿长筒胶鞋，脱下胶鞋，放入回收的污物袋，消毒双手；如穿防水鞋套，也脱下放入医疗废物袋，消毒双手。④摘下护目镜/防护面罩，放入回收的污物袋，消毒双手。⑤摘除帽子，放入医疗废物袋。⑥消毒双手，在安全区域摘护口罩，放入医疗废物袋。⑦清洁、消毒双手及手臂。

3. 手卫生　自然灾害现场防疫人员在进入污染区域戴手套和穿个人防护装备前，进行无菌操作前，有可能接触患者及其污染物和污染的物品与环境表面之后，以及在脱去个人防护装备的过程中，均应遵循《医务人员手卫生规范》。推荐使用含酒精的速干手消毒剂，也可使用洗手液和流动水按六步洗手法正确洗手。手部有可见污染物时，用洗手液在流动水下洗手，并消毒。

六步洗手方法如下。

（1）在流动水下，使双手充分淋湿。

（2）取适量肥皂（皂液），均匀涂抹至整个手掌、手背、手指和指缝。

（3）认真揉搓双手至少15s，应注意清洗双手所有皮肤，包括指背、指尖和指缝，具体揉搓步骤为（图2-6-3）：①掌手相对，手指并拢，相互揉搓；②手心对手背沿指缝相互揉搓；③掌心相对，双手交叉，沿指缝相互揉搓；④弯曲手指，使关节在另一手掌心旋转揉搓，交换进行；⑤右手握住左手大拇指旋转揉搓，交换进行；⑥将五个手指尖并拢放在另一手掌心旋转揉搓，交换进行。

（4）在流动水下彻底冲净双手，擦干，取适量护手液护肤。

（三）病媒生物防护

在常见病媒生物中，对现场工作人员有较大威胁的是蚊类、蚤类、白蛉类、蠓类等吸血昆虫，蜱类、螨类等吸血节肢动物以及啮齿类动物。这些生物可以传播多种疾病，如鼠疫、肾综合征出血热、疟疾、流行性乙

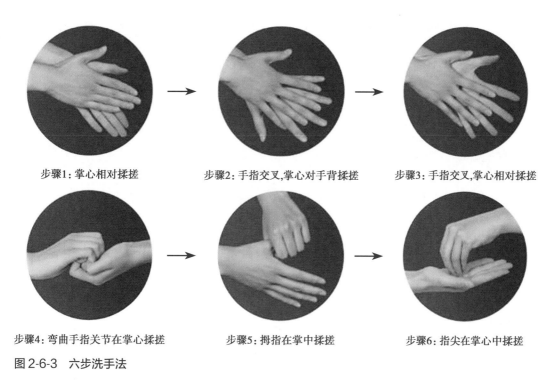

步骤1：掌心相对揉搓　　　步骤2：手指交叉,掌心对手背揉搓　　　步骤3：手指交叉,掌心相对揉搓

步骤4：弯曲手指关节在掌心揉搓　　　步骤5：拇指在掌中揉搓　　　步骤6：指尖在掌心中揉搓

图2-6-3　六步洗手法

型脑炎、登革热/登革出血热等。此外,被某些生物叮刺吸血还可引起过敏性皮炎。

1. 蚊类的个人防护方法和用品

（1）驱避剂是最常用的个人防护用品,目前市场上常见的有含有避蚊胺(DEET)的驱避剂,如蚊不叮等,外出时使用驱避剂可以避免蚊虫、蠓、蚤、白蛉等的叮咬。

（2）在现场工作室或帐篷使用药物处理的蚊帐,以减少蚊虫等的侵害,可用顺式氯氰菊酯、氯氟氰菊酯、氟氯氰菊酯、溴氰菊酯等浸泡蚊帐。

（3）在纱窗上使用含有拟除虫菊酯的涂抹剂,可以阻止有害生物进入。

（4）因动物的血腥味对蚊类、蝇类等多种昆虫有引诱性,在现场采集动物样品时,应使用蚊香、电热蚊香片(液)等驱蚊和灭蚊,或使用杀虫剂,如含有拟除虫菊酯的气雾剂、悬浮剂、可湿性粉剂、微乳剂等进行空间喷洒或滞留喷洒,以减少有害生物对现场工作人员的攻击机会。

（5）穿较宽松的长衫、长裤,避免穿凉鞋,以减少皮肤外露。

（6）在有大量蚊虫等飞虫活动的空间,应使用驱避剂或杀虫剂处理过的防蚊纱罩(同上述蚊帐处理),以保护现场工作人员的头部和颈部。

2. 蚤类、蜱螨类的个人防护

（1）在与啮齿类、家养或野生哺乳动物、鸟类接触,或样品采集时,应把捕获的小型动物放置在鼠布袋中,用乙醚麻醉,使体外寄生虫致死后,再进行操作,并在操作现场地面使用含有高效氯氰菊酯、氟氯氰菊酯或溴氰菊酯等致死作用的杀虫气雾剂或滞留喷洒剂,以杀死病媒生物。

（2）在孳生地及活动场所附近开展工作时,将驱避剂涂抹于皮肤的暴露部位,或外衣上。

（3）工作人员在开展蚤、蜱、螨传播疾病相关的现场工作时,应穿防护服、防蚤袜,以有效防止爬虫类媒介生物的攻击。

（4）在处理鼠疫等疫情时,工作人员应避开蚤、蜱、螨的活动区,不能在獭洞、鼠洞等鼠类活动频繁的区域坐、卧或长期停留,不能在没有防护时接近自毙鼠,以免受到感染病原的蚤类攻击。

第四节　灾区现场突发公共卫生事件处置

一、概述

突发公共卫生事件(以下简称突发事件),是指突然发生的,造成或者可能造成社会公众健康严重损害的重大传染病疫情、群体性不明原因疾病、重大食物和职业中毒以及其他严重影响公众健康的事件。

灾害发生后,由于供水系统毁损,食物安全难以保障,居住条件受到破坏,人群与病媒生物的接触机会增多,人口流动性加大,人群抵抗力降低以及卫生服务可及性降低等因素影响,极易发生各类传染病疫情,特别是肠道传染病和自然疫源性疾病疫情的暴发与流行。灾区各级医疗卫生机构和临时医疗点要加强传染病疫情监测,适时开展症状监测,一旦发现疑似传染病病例和聚集性疫情,灾区的疾病预防控制和医疗机构人员要及时赶赴疫情发生地,按照突发公共卫生事件处置的原则和方法,迅速采取针对性的防控措施,防止疫情扩散和蔓延。

二、突发事件的调查步骤与技术

突发公共事件的现场处置调查有不同的表达方式,很难严格划分,且各步骤可能存在交义。但是总体来说:首先是描述流行和分布的现象;其次从现象分析入手,可采用病例对照和队列研究等方法进一步进行分析,以验证假说。有需要的时候可以采用实验流行病学的方法来验证病因假设和评价干预措施的效果。

(一) 准备和组织,召开工作沟通会

准备和组织是确保现场调查处置的关键,可以从以下几个方面入手。

1. 人员的选择　现场调查一般包括流行病学、实验室、临床医学、健康教育、消杀以及后勤等方面的人员,必要时还应增加其他专业,如毒理学、心理学等专业人员。

2. 技术支持　携带专业书籍、应急预案、应急处置预案、监测方案和相应的调查表。如果无相关资料或遇到本地区罕见疾病暴发,可在短时间内查阅相关文献。以上资料可以准备成电子版,方便用移动设备参考。

3. 物资准备和后勤保障　必须在短时间内获得必要的物资和持续稳定的后勤供应。相关物资主要包括防护装备(防护服、手套、口罩等),快速检测装备,消毒药剂和器械、样本运送装备,健康教育材料,交通工具,通信工具,救护准备,必需的生活用品、应急药物以及现金等。

4. 实验室支持　确保相关实验室做好准备,如人员、试剂等。如本地实验室无相关条件或试剂,可以提前请求上级业务部门支持。

调查组到达灾区现场后应当立即与当地有关部门召开会议,了解事件的最新进展和相关背景信息,商定现场工作计划(含流行病学调查)和实施方案,制订和实施初步控制措施。

(二) 核实事件信息

到达现场后,可以前往收治患者的医疗机构或临时医疗点,通过访谈临床医生,访视病例,收集和分析临床资料,收集和分析可疑样品或环境标本的检测数据,综合临床信息、检测信息、流行病学资料,对事件性质作出初步判断。

(三) 确认暴发的存在

灾区的相关暴发信息可能来自疾病监测点、临时医疗点等,或者是安置点负责人以及灾区现场负责人主动报告。调查组需要仔细核查信息的真实性,可向报告信息的单位和个人进行核实,了解详细情况;可再次前往现场或医疗点、安置点等地进行实地查看,综合相关信息,判断事件的真实性。如果信息不符,未发生或构成暴发,应向有关单位和个人以及公众说明;如果暴发真实存在,要收集现场走访和电话核实的第一手资料,供后期使用。

(四) 确定病例定义,制订调查方案

在初步调查的基础上建立病例定义。在调查早期或搜索病例阶段可采用疑似病例定义或临床诊断病例定义,敏感性更强;在病因确证阶段可采用确诊病例定义,特异性更强。病例定义信息应包括流行病学信息、临床表现和实验室检查信息。

(五) 搜索病例

按照确定的病例定义开展病例搜索。可根据已收集到的资料、医疗机构或临时医疗点以及安置点等相关记录进行收集信息,并严格按照病例定义信息将收集到的信息进行分类,搜索时通常还应当了解事发地周边有无类似病例。

（六）开展流行病学调查和采样

对发现并核实后的病例,应及时进行详尽的流行病学调查,根据调查情况,尽早采集患者标本、可疑样品、环境标本等,并组织开展现场快速检测或转运至后方开展相关实验室检测。采集、保存、运输和检测标本应当严格遵循安全、及时、有效的原则,并符合有关实验室检测的管理要求。

（七）描述性分析

在全面调查的基础上,对调查资料进行整理、归纳、分析,选用恰当的统计图表,以形象、直观、明了的方式展示疾病的三间分布特征。必要时,建立和提出病因假设。病因假设应具有合理性,可解释各种分布的特征,可被调查事实所验证,能够解释大多数的病例情况。

（八）建立假设及验证假设

通过分析现场调查资料,综合分析临床、实验室结果以及流行病学特征建立病因假设,做到流行病学、临床表现和实验室结果相互支持,且能解释多数病例。如需要,可进一步开展病例对照研究或队列研究来验证假设。可根据结果判断是否需要重新提出假设,再进行验证。

（九）开展应急监测

根据调查处置工作需要,及时提出应急监测计划,对新发病例或疑似病例、高危人群健康状态、传播媒介、污染载体、防控措施落实等开展监测,系统收集、汇总和分析监测数据,为事件发展趋势研判和防控效果评估等提供依据。应急监测计划应明确监测范围、信息收集内容、启动和终止条件等。

（十）采取防控措施

现场调查的最终目的是采取控制措施,查明原因。对病因比较明确的突发公共事件,应当及时向当地政府提出防控措施建议,在其职责范围内组织落实对现场采取控制或消除致病、中毒、污染因素的措施;对病因仍不明的,应当根据调查研究进展,依据"边调查、边控制"的原则,随时调整防控策略和措施。

（十一）撰写现场工作报告

在调查与处置过程中,应当及时总结工作进展,完成现场调查处置报告。现场调查处置报告包括初次报告、进程报告、结案报告等。初次报告只有一个,强调及时性;进程报告可以有多个,更新病例信息和调查进展情况;结案报告是对整体情况进行总结。

第五节 后 勤 保 障

中国是自然灾害频发的国家之一,建立健全运转高效的后勤保障制度是灾后卫生应急和救灾防病工作顺利进行的重要保证。

一、后勤保障定义及分类

（一）后勤保障定义和原则

后勤保障是组织实施经费管理、物资供应、装备维护、交通运输等各项专业勤务保障的总称。卫生应急后勤保障主要是指在常态及突发事件现场,卫生应急队伍为其队员提供工作、生活保障的行为,包括车辆运输、营地条件、通信信息、制氧供氧、供水净水、发电供电、饮食营养等卫生应急人员需要的所有工作和生活保障。做好后勤保障是完成卫生应急工作的根本保障。卫生应急后勤保障的原则是"平急结合,常备不懈",应根据不同种类和级别的自然灾害制订相应的预案、计划和实施方法,详细制订药品、器材、装备、设施等储备计划,根据保障内容,分门别类,采取不同的保障制度和方法,做到未雨绸缪。

（二）后勤保障的分类

卫生应急后勤保障一般分为常态下的卫生应急后勤保障和突发状态下的卫生应急后勤保障,包括人力、资金、物资、设施、技术、信息等资源保障。

1. 常态下的卫生应急后勤保障

（1）物质保障:是指除医学救援装备以外的后勤装备,包括帐篷、服装、工具、办公设备、水电供应、交通工具等,保障机构要建立物资采购、储备、运输等管理体系。根据不同类型的自然灾害确定物质保障的范围与品种,并对救援物资进行科学分类;应急储备物资的选择应遵循"坚固耐用、简便易带、综合性好、适应性强"的原则,建立储备仓库储存。物质保障的实现离不开交通运输,救灾防病队伍应配备有交通工具,并实行集中管理,专人负责,长期维护。

(2)人力资源:是灾后卫生应急工作的主体,其管理水平、技术能力以及配备合理的程度影响灾害卫生应急工作的成效。要建立健全专业救援队伍,开展培训和演练;建立健全突发事件应急管理的专家咨询队伍,既要有技术类专家,也要有管理类专家。

(3)通信保障:是后勤保障中最重要的环节之一。政府卫生健康主管部门和相关机构开展和建立突发事件预警监测信息、应急救援力量、救援物资、药材等的信息数据库,掌握卫生应急队伍、救援物资储备等情况,以便预警和应急决策时随时调用。逐步建立跨部门、多手段、多路由,有线和无线相结合,微波和卫星相结合的反应快速、稳定可靠的应急通信系统,逐步实现突发事件应急现场和各级应急管理机构、指挥部之间以移动或卫星通信为枢纽,视频、音频、数据信息双向传递的应急指挥通信方式。

(4)安全保障:现在的卫生应急救援理念主要原则是首先保证队员的自身安全,这是一切后勤保障工作的重点。在常态下,加强卫生应急组织及队员的危机意识、救援技能及安全保障措施的培训,包括在一些非常环境下的防核辐射、防疫情、防毒防灾等保护措施,其中涉及住宿帐篷、隔离屏障、工作用品、个人着装等,还有一些后勤保障类的方法问题,比如工作地点和营地的选择等。

2. 突发状态下的卫生应急后勤保障

(1)后勤保障准备:包括了解灾区后勤保障信息及饮食配置。在救援队出发前,要全面了解灾区的后勤保障情况,包括宿营、饮食、卫勤、通信、交通运输等;了解当地的民俗民风、宗教信仰和社会治安等情况。在灾区未能提供后勤保障的情况下,所有物品需要随身携带。若灾区能提供饮用水和食品,则可只携带途中所需的食品,并携带一整套便携的电厨房用具,包括电饭锅、电热水壶、电炒锅和水净化设备等。

(2)生活保障:灾后卫生防病首先要保证队员的生存需要,包括营地选择、饮食、休息等。营地的后勤保障实行责任制,谁使用谁负责。明确后勤保障人员的职责,对展开区域的物资卸装、水电供应、物资分发、饮食制作、营区建设、垃圾处理和站岗执勤等工作进行分工,各司其职,使后勤保障有序、有效。

(3)水电供应保障:灾后救援队应配置发电机,分别为医疗设备、通信设备及队员生活等供电,保证医疗、通信和生活用电。做好发电机和燃料的安全管理工作,发电机表面保持清洁,如有燃料泄漏要立即清理。勿将易燃物品存放在发电机附近。为确保饮用水安全,饮用水应经过水净化装置处理,煮沸后方可饮用。

(4)交通运输保障:《国家突发公共卫生事件医疗卫生救援应急预案》规定,铁路、交通、民航、公安(交通管理)等有关部门,要保证医疗卫生救援人员和物资运输的优先安排、优先调度、优先放行,确定运输安全、畅通。情况特别紧急时,对现场及相关通道实行交通管制,开设应急救援"绿色通道",保证医疗卫生救援工作的顺利开展。

(5)通信联络保障:在灾难现场,保持通信畅通是卫生应急救援工作开展的基本条件之一。应急救援队应建立有线和无线相结合、基础电信网络与机动通信系统相配套的应急通信系统,确保队员之间、与外界的通信畅通。

二、卫生应急后勤保障的组织和实施

(一)卫生应急后勤保障组织体系

根据卫生应急后勤保障管理的客观规律要求,卫生应急后勤保障管理体制必须有科学、合理、严密的组织系统,是卫生应急后勤保障管理的组织保证。比较健全的卫生应急后勤保障管理体制,是由相互独立的分系统,即决策管理系统、综合论证咨询系统、生产采购系统、使用管理系统和维修保障系统等组成,构建时不能机构重叠、职能交叉、政出多门,但研制、生产、采购、使用、维修等各个环节必须相互联系,密切协同,紧密配合。

(二)卫生应急后勤保障主要工作

1. 需求分析 卫生应急物资需求这个概念至少可以从四个方面来进行表述和衡量:一是种类需求;二是数量需求;三是质量需求;四是机构需求。在决策分析卫生应急物资需求前,首先要对各类卫生应急物资需求进行科学、合理的分级,如根据应急物资需求的重要性和必要性,分为优先级卫生应急物资、次优先级卫生应急物资和非优先级卫生应急物资三级。在分级基础上,再将给级别内的卫生应急物资进行分类,相关部门在得知紧急状态后第一时间即可召集、准备、采购、调运、派发优先级别的卫生应急物资,确保这类应急物资第一时间到达现场,然后就可相应准备、派发后续应急物资。这样一来,按标准对卫生应急物资进行分级和分类有利于整个卫生应急后勤保障方案有条不紊地实施。

2. 计划 计划管理的原则是"统一计划、分级分步实施,系统配套、规范适用,统筹兼顾、突出重点,适时适量、讲求效益"。根据时间跨度的不同,应急装备物资发展计划可分为长期计划、中期计划和短期计划;根据管理层次的不同,应急装备物资发展计划可分为全国应急装备物资发展规划与计划、各省市应急装备物资发展规划与计划、各市县应急装备物资发展规划与计划。

3. 筹措和采购 卫生应急物资的筹措是卫生应急后勤保障的基础和首要环节。筹措工作的优劣直接关系卫生应急后勤保障水平和卫生应急物流目的的实现,及时快速、质优价廉、品目齐全、足量适用是卫生应急物资筹措的基本目标。卫生应急物资的采购常常是以政府或其所属的事业单位为采购主体,使用财政经费,采购过程须严格遵守《中华人民共和国政府采购法》规定。

4. 使用 卫生应急装备的使用,是通过应急装备的保障属性来发挥其技术性能的过程。组织卫生应急装备的正确使用是卫生应急装备与装备日常管理的重要一环,是保证卫生应急各项任务顺利完成的必要途径。各级应急力量应充分发挥卫生应急装备的技术性能,提高卫生应急装备的使用效能。各级卫生应急装备与装备管理部门应指导和督促灾后应急救援队正确使用、保管和保养装备。

5. 维护与保养 在卫生应急救援中,应当根据平时维护的规定和要求,结合卫生应急救援各阶段装备维护的客观条件,灵活地选择维护方法,包括集中进行与分散实施相结合,定时(定程、等级)维护与视情维护相结合,按规定要求维护与针对重点维护相结合。保养是装备使用过程中的一个重要环节,其目的是及时恢复和经常保持装备的完好状态,保证装备按照战术技术性能和用途正常使用。一般情况下,装备运行了一定的时间或里程后,即应按规定进行某一种保养。保养的主要内容是:清洁、调整、紧固、润滑、加添油液、补充备品备件,以及检测诊断、排除故障等。

6. 维修与报废 装备的维修主要包括故障装备的维修、损伤评估、应急抢修和后运维修等。它直接关系到装备的应急保障出动强度,关系到应急救援队的持续救援能力,影响着应急处置与救援的保障行动和应急实力。超过使用寿命期限的装备,或因综合性能指标下降,技术落后,经维修后也无法达到使用要求的装备,及由于其他原因不宜继续供应急救援队伍使用的装备,一般作报废处理。

三、卫生应急装备

(一) 卫生应急装备概述

在灾后救灾防病工作中,需要使用各类卫生应急装备。卫生应急装备是指为卫生应急救援队伍应对突发事件而配备的,用于医疗救援、传染病控制、中毒处置、核与辐射事故处置等工作的各类设备、器械、车辆等。各类卫生应急装备是处置各类灾害和突发事件的物资手段,是保障群众健康和生命安全的必要工具,也是衡量卫生应急能力建设的重要标准。

卫生应急装备具备适应性、机动性、通用性、集成性等特点。适应性是指卫生应急装备在规定的环境条件下和预定的寿命期内,完成规定功能的适应能力,包括任务适应性、环境适应性、天候适应性、时间适应性、人员适应性和运输适应性。机动性是指卫生应急装备展开、撤收、转移和运输的方便程度,主要包括自行装备的伴随性、非自行装备的可运输性和装备及其外包装的集装性。通用性指卫生应急装备的设计、研制和选型等通用化的程度,主要体现在平时通用、零部件通用和装备的模块化组合等方面。集成性指卫生应急装备在技术上和功能上的集约综合,以期达到最佳的保障效果,包括技术集成性和装备自身的多功能性。

(二) 卫生应急装备的分类

1. 医疗救援类装备 共 10 类 65 种,包括:携行装备、急救装备、手术装备、特诊装备、消毒供应装备、检验装备、五官科装备、防疫防护装备、机动卫生装备和其他装备。其中,医疗箱组为装备和药材的包装体,具有防水、抗震、可空投和模块组合功能;组合式帐篷医疗单元集水、电、气、冷、暖、通信为一体,是开展医疗救治工作的平台。

2. 传染病控制类装备 共 5 类 88 种,包括:个体防护装备,现场工作人员预防性药物,现场样本采集、保存装备,现场快速鉴定、检测装备和试剂,现场消杀灭装备和药品。其中,病原微生物检测车配备的设备包括:生物安全柜、酶标仪、洗板机、多功能显微镜、倒置显微镜、二氧化碳培养箱、PCR(聚合酶链反应)仪、荧光实时定量 PCR 仪、便携式高压锅、高速冷冻离心机、普通冰箱、废物收容袋、全自动洗手污水处理装置等。

3. 中毒处置类装备 共 4 类 50 种,包括:个体防护装备,现场样本采集、保存装备,现场快速鉴定、检测装备和其他装备。

4. 核和放射损伤处置类装备 共 7 类 98 种,包括现场辐射测量设备、个人防护用具、辐射应急药箱、放射性去污箱、局部去污洗消设备、生物样品采集装备和其他装备。

5. 队伍保障装备

(1)个人携行装备:共 2 类 32 种。其中,服装类 3 种,生活携行类 29 种,可根据不同地域、气候特征等要素进行筛选。还可根据需要将个人日常生活用品、小工具、身份识别和救生用品等装入个人背囊、腰包随身携行,满足临时保障所需。

(2)后勤保障装备:共 6 类 51 种。其中,宿营类 20 种,供电照明类 13 种,炊具类 5 种,食品类 4 种,工具设备类 8 种,车辆类 1 种。要求能满足卫生应急队伍在不依托当地保障的情况下,实现自我保障。在执行应急救援任务时,可根据实际,运行所需装备。各类帐篷采用新式网架式结构,具有展开、撤收快、体积小、运输方便等特点;同时,充分考虑在自我保障条件下,水、电、暖、食品营养和工具设备等的供应保障问题。

(3)通信办公装备:分 3 类 22 种。其中,通信设备类 6 种,办公设备类 15 种,指挥车辆类 1 种。通信设备要求采用目前成熟、应用广泛、使用费用相对较低的移动电话、移动传真、卫生电话和海事卫星 mini 或 M4 工作站,能基本实现在不同区域救援工作时与指挥中心的语音、文电以及图像实时传输。办公设备能满足国内外救援工作中各类办文、会议、仪式等办公所需。指挥车辆考虑装载通信指挥平台,确保与后方指挥中心的联络和通信。

(4)徽章标志:有 6 种,包括由卫生部门统一制作的印有卫生标识的卫生应急队旗、臂章,以及针对不同救援行动临时制作的相关标志。相关标志主要用于救援队物资、住地和赈灾物品的标识。

第六节 典型案例

安徽省宁国市"利奇马"台风导致洪涝灾害公共卫生风险评估报告:受 2019 年第 9 号台风"利奇马"影响,8 月 9—10 日,宁国市普降暴雨,导致该市多处暴发山洪及内涝,并引发泥石流等次生灾害,多个乡镇不同程度受灾;截至 8 月 12 日,灾害导致宁国市近 10 万人受灾,3 人死亡,5 人失联。为最大程度地保障灾区居民的健康和公共卫生安全,8 月 12 日,安徽省疾病预防控制中心、宣城市疾病预防控制中心分别派出应急小分队赶赴宁国,指导当地科学开展灾后卫生防病工作。8 月 13 日晚,安徽省疾病预防控制中心、宣城市疾病预防控制中心、宁国市疾病预防控制中心联合开展"利奇马"台风导致洪涝灾害的公共卫生风险专题评估,参与评估的专家和工作人员共 20 余人。安徽省疾病预防控制中心,宣城市疾病预防控制中心和宁国市疾病预防控制中心所做的评估结果报告如下。

一、评估目的

1. 分析受灾地区灾后公共卫生状况和灾区居民的主要健康需求。

2. 识别灾区现阶段主要公共卫生风险和隐患。

3. 明确灾区现阶段和未来一段时间的卫生防疫工作重点,为制订下一阶段灾后卫生响应政策与疾病防控策略提供依据。

二、评估方法与资料来源

(一)评估方法

在对灾区既往传染病疫情、突发公共卫生事件数据进行分析的基础上,结合灾区已开展的卫生应急工作和现场调查现状,采用专家会商法进行定性分析。

（二）评估资料来源

评估资料和信息来源包括:近5年灾区传染病及突发公共卫生事件网络直报信息;宁国市灾后卫生防疫工作简报信息;应急小分队现场调查信息等。

三、灾区公共卫生概况

（一）灾区背景信息

宁国市地处安徽省东南部,位于皖南山地丘陵区,地势南高北低,东西山川起伏,属北亚热带季风性湿润气候区;东南部与浙江接壤,连接皖、浙省七个县、市;辖6个街道、8个镇、5个乡,总面积2 487km²;2018年总人口38.4万。宁国市大小河流共有465条,河道总长度1 734.6km,河网密度平均每平方公里0.7km;市域内10公里以上河流有34条,其中东津河、中津河、西津河和水阳江上游河段是市内的主要河流。

全市共有医疗卫生单位250家,其中,乡镇以上医疗机构35家,村级医疗机构215家;全市共有医疗卫生工作人员2 708人,其中临床医师1 054人,护理人员1 166人,疾控人员54人,卫生监督人员26人。

（二）灾情信息

受第9号台风"利奇马"影响,8月9—10日,宁国市各地经历长时间强降雨。截至8月11日10时,全市平均降雨量达210mm,最大降雨量420mm,东津河沙埠水文站水位达到64.87m,超过历史最高水位0.07m,导致大面积道路损毁、通信中断、断水断电等重大险情,沿天目山乡镇受灾尤其严重。其中,霞西、南极、甲路等乡镇多处发生泥石流和山洪。

据不完全统计,全市19个乡镇均不同程度受灾,受灾人口近10万人,紧急转移1.8万人,因灾死亡3人、失联5人,道路损毁384公里,发生地质灾害270处,桥梁损毁144处,农作物受灾面积4 140公顷,倒塌房屋1 154间,直接经济损失超45亿元。

经现场了解,受灾最严重的7个乡镇分别为:南极乡、甲路镇、梅林镇、万家乡、霞西镇、宁敦镇、河沥溪街道。

根据天气预报,宁国市未来7日以晴天为主,偶有小雨,最高温度35℃。

（三）既往传染病和突发公共卫生事件概况

1. 2014—2018年传染病报告情况 2014—2018年,宁国市传染病报告居前几位的分别为其他感染性腹泻、手足口病、肺结核、梅毒、淋病、乙肝、流感、急性细菌性结膜炎等。其中,与洪涝灾害相关的传染病报告情况见表2-6-5。

表2-6-5 2014—2018年宁国市洪涝灾害相关传染病报告情况

分类	疾病病种	2014年	2015年	2016年	2017年	2018年
甲类	霍乱	—	—	—	—	—
乙类	出血热	1	1	—	—	1
	乙脑	—	—	—	—	—
	登革热	—	—	—	—	1
	细菌性痢疾	7	9	7	4	3
	甲型肝炎	2	1	1	1	7
	肺结核	216	215	246	237	239
	伤寒+副伤寒	—	1	1	—	5
	钩体病	—	—	—	—	—
	血吸虫病	—	1	—	—	—

分类	疾病病种	2014 年	2015 年	2016 年	2017 年	2018 年
丙类	流行性感冒	7	8	29	450	508
	流行性腮腺炎	48	32	36	36	17
	风疹	16	32	—	—	—
	急性细菌性结膜炎	150	130	305	184	431
	其他感染性腹泻	1 531	1 285	1 746	2 268	1 964
	手足口病	1 227	461	735	297	430
其他	水痘	189	165	146	242	395

注:"—"为当年未报告病例。

2. 2019 年传染病报告情况　2019 年 1 月 1 日至 8 月 13 日,宁国市传染病报告居前几位的分别为流感、其他感染性腹泻、急性细菌性结膜炎、手足口病、肺结核、梅毒、乙肝等。与 2018 年同期比较,除流感、急性细菌性结膜炎外,其他相关传染病发病水平基本持平(表 2-6-6)。经进一步分析,流行性感冒、急性细菌性结膜炎发病较去年增多,但均发生在本次台风所致洪涝灾害之前,与本次灾害无关。

表 2-6-6　2018—2019 年宁国市洪涝灾害相关传染病报告情况

分类	疾病病种	2019 年 1 月 1 日—2019 年 8 月 13 日 发病例数	2018 年 1 月 1 日—2018 年 8 月 13 日 发病例数
甲类	霍乱	0	0
乙类	出血热	0	1
	乙脑	0	0
	登革热	0	1
	细菌性痢疾	1	1
	甲肝	3	1
	肺结核	132	150
	伤寒+副伤寒	1	1
	钩体病	0	0
	血吸虫病	0	0
丙类	流行性感冒	1 725	525
	流行性腮腺炎	19	13
	风疹	1	0
	急性细菌性结膜炎	489	210
	其他感染性腹泻	1 531	1 379
	手足口病	299	326
其他	水痘	171	205

3. 近年来突发公共卫生事件情况　2014 年以来,宁国市报告突发公共卫生事件及相关信息 7 起,其中:一般级别 5 起,分别为食物中毒、人感染 H5N6 禽流感、腺病毒感染、水痘、流感各 1 起;未分级事件 2 起,分别为食物中毒和输入性登革热疫情各 1 起(表 2-6-7)。本次洪涝灾害发生以来,未发生突发公共卫生事件及传染病疫情。

表 2-6-7 近年来宁国市发生突发公共卫生事件及相关信息一览表

事件级别	事件名称	时间	发病例数
一般	宁国市西津小学一起流行性感冒暴发疫情	2019 年 3 月	73
一般	安徽省宁国市东津小学一起水痘暴发疫情	2018 年 12 月	79
一般	宁国市西津小学一起腺病毒感染聚集性疫情	2018 年 12 月	42
未分级	宁国市河沥溪街道办事处发生 1 例输入性登革热疫情	2018 年 7 月	1
未分级	宁国市津恒幼儿园一起不明原因食物中毒事件	2017 年 1 月	15
一般	宁国市发生 1 例人感染高致病性禽流感 H5N6 病例	2016 年 5 月	1
一般	宁国市一起酒店聚餐引起的食物中毒	2014 年 9 月	61

（四）饮食饮水卫生

灾害发生之初，宁国全市共设置集中安置点 18 个，安置群众 3 000 余人；目前仅南极乡 2 处安置点尚未撤除，安置灾民近 200 人，其余安置点均已撤除。

经现场调查，多数受灾地区居民饮食以自制食品和方便食品为主，食品数量和来源均充足。但现场发现少数居民家中存余食品（肉类等），出现保存不当导致腐败变质的情况，尚未进行处理。

灾区居民供水主要由各地自来水厂提供，少部分使用溪河水、山泉水等分散式供水。调查发现大部分自来水厂可正常供水，但出厂水和末梢水水质暂未进行检测。梅林水厂、南极水厂因洪灾损毁严重，目前尚未恢复供水。现场查看发现：两水厂取水点被毁，消毒设施完全损毁，不能正常使用；蓄水池、沉淀池等淤泥较多，污染较为严重，管网遭到破坏，短期内难以恢复供水，即使恢复供水，水质也难以保证。由于集中供水受损，居民一般用水情况困难，只能采用井水或河水进行清洗等日常生活，使用前均采用消毒剂（漂白粉、漂精片）进行消毒。

（五）环境卫生状况

目前，部分受灾严重的乡镇仍处在清淤阶段，室内外环境较差，现场垃圾、淤泥较多；环境基础设施和转运系统遭到破坏；部分灾区已出现蚊蝇孳生情况；部分地区因缺乏供水，清洁工作进展较缓。

（六）医疗卫生服务

本次洪涝灾害共导致 5 家乡镇医疗机构受损，其中受损最严重的南极乡卫生院损失达 80 余万元，目前尚不能正常开展工作；23 家村卫生室/社区卫生服务站受损，其中 15 家不能正常开展工作。

经对对 7 个乡镇的现场调查，发现网络直报系统除南极乡卫生院因受灾严重不能正常上报外，其余 6 个乡镇卫生院均能正常上报；7 个受灾乡镇均未发现发热、腹泻患者增多的状况。疫苗接种方面，河沥溪街道、万家乡和霞西镇疫苗正常接种，梅林镇和南极乡因疫苗储存冰箱受损无法正常开展疫苗接种。

（七）病媒生物监测

1. 蚊虫监测 成蚊监测采用人工小时法，在南极乡、甲路镇、梅林镇、万家乡、霞西镇、宁敦镇、河沥溪街道 7 个乡镇或街道的居民区、单位、公共场所等外环境 14 个监测点调查，傍晚 0.5h，暴露右小腿，观察在 0.5h 内腿上蚊虫的停落数，计算蚊虫停落指数（停落蚊虫数/人次）。8 月 13 日傍晚共调查 7h，叮咬指数为 5.14 只次/h；停落指数最低允许水平为≤1.5 只次/h（C 级）。

蚊蚴监测采用路径指数法，在灾区共调查样线 5.5km，发现阳性水体 5 处，路径指数为 0.9 处/km。蚊蚴路径指数最低允许水平为≤0.8 处/km（C 级）。

综上，成蚊密度及蚊蚴阳性水体数均超过安全警戒线，其中，成蚊密度是最低允许密度水平的 3.4 倍，蚊幼密度水平是最低允许水平 1.1 倍。洪灾区积水较多，8 月下旬气温逐渐降低后，将会引起蚊虫密度的急速反弹，需要开展灭蚊工作。

2. 蝇密度监测 成蝇密度监测采用笼诱法，在南极乡等 7 个乡镇的绿地公园、单位院落、居民区等 14 个监测点，共悬挂捕蝇笼 15 个，其中阳性笼 5 个，累计捕获成蝇 12 只，蝇密度 0.8 只/笼。温度较高时蝇密度相对降低，但灾区垃圾成堆，孳生地遍地。8 月下旬气温下降后，蝇密度也将迎来快速反弹，需要引起关注。

3. 鼠密度监测　鼠类监测采用夹夜法和粘鼠板法。在南极乡等 7 个洪灾乡镇的居民区、乡镇卫生院、街道、自然村等环境布放中号鼠夹 116 个,其中有效夹 116 个,捕鼠 0 只,密度为 0%;在居民区等室内环境,布放粘鼠板 132 只,其中有效板 132 个,捕鼠 2 只,均为黄胸鼠,密度为 1.5%。一般鼠密度安全阈值为不超过 1%,现室内鼠密度为最低允许水平的 1.5 倍。

另外在乡镇政府、卫生院、自来水厂、居民等环境,采用路径指数法,调查灾区外环境鼠洞、鼠粪等鼠迹,共设置调查样线约 2.0km,发现鼠洞、鼠粪等鼠迹 7 处,路径指数为 3.5 处/km(B 级:路径指数 1<d≤3;C 级:路径指数 3<d≤5),洪灾区鼠密度处于路径指数最低允许水平 C 级。

因此,目前灾区室内和室外鼠密度均相对较高或超过安全警戒线,需要加强鼠类防制工作,以预防灾后鼠传疾病的发生。

（八）居民防病知识知晓调查

应急小分队对 6 个受灾点共 25 户居民进行了防病知识调查,调查内容为:①喝生水能否引发肠道传染病;②家庭饮水消毒方法;③水中发现死畜禽能否食用;④井水清洗过的瓜果蔬菜能否直接食用;⑤蚊虫叮咬能否传播传染病。回答正确 4 题及以上为知晓。调查结果显示,灾区居民对于传染病相关知识的知晓率为 76%(19/25),灾民传染病相关知识知晓率有待进一步提高。

（九）灾后当地已采取的卫生防疫措施

1. 宁国市疾控中心高度重视灾后防疫工作,组建了灾后防疫工作领导小组,下设综合组、后勤保障组、监测分析组、消杀卫生组、健教宣传组、疫情处置组等 6 个专业小组,分工明确、责任到人,全力投入到救灾防病工作中。

2. 8 月 11 日晚上 8 点,宁国市疾病预防控制中心召开灾后救灾防病工作紧急动员部署会议。会议传达了市卫生健康委 11 日下午召开的卫健系统救灾防病会议精神,对近期市疾病预防控制中心的救灾防病工作进行了部署和安排。

3. 宁国市疾病预防控制中心对河沥、梅林、甲路、中溪、宁墩、南极、万家等 7 个受灾较严重的乡镇,每个乡镇指定一名中心班子成员为联系人,具体负责指导当地医疗机构开展救灾防病相关工作。8 月 12 日上午,中心班子成员分赴各乡镇参与和指导开展救灾防病工作。

4. 截至 8 月 13 日,宁国市疾病预防控制中心派出 8 个消杀小分队,共计 24 人次分赴河沥、梅林、宁墩、南极、万家等乡镇,协助当地政府开展灾后环境消杀工作,当日累计消杀面积约 2 万平方米。截至 8 月 13 日,已累计向受灾乡村和居民发放漂白粉 2 180kg、漂精片 180 000 片(1g/片)。

5. 宁国市疾病预防控制中心紧急采购消杀器械（喷雾器）15 个,消杀药品漂白粉 1 000kg,漂精片 40 瓶,水质快速检测箱 6 个,粘鼠板 200 个,鼠夹 120 个,诱蝇笼 20 个;8 月 12 日下午,安徽省疾病预防控制中心紧急调拨近 5 万元药品、器械、宣传材料等物资驰援宁国。

6. 宁国市疾病预防控制中心部署全市医疗机构开展肠道传染病日报、零报工作,安排专人负责收集、整理有关疫情信息,以便发现疫情苗头,及时预警。

7. 宁国市卫建委和移动、电信、联通、安广等公司联合,通过群发短信、电视滚动字幕等形式,向全市公众发布灾后卫生防病健康知识。累计发放救灾防病宣传材料 35 000 份。

8. 8 月 13 日,安徽省疾控中心、宣城市疾控中心应急小分队连续赶赴 7 个受灾严重乡镇,开展消杀灭、饮水消毒、环境整治、病媒生物监测和防制等技术指导与现场培训工作,累计培训当地干部群众、防疫人员、医护人员 200 余人;开展村民入户调查 25 户,医疗机构 7 家;实地查看损毁自来水厂 2 家;同时开展了蚊蝇监测、鼠密度监测等工作。

四、灾区公共卫生风险分析

根据当地既往传染病疫情和突发公共卫生事件概况,结合本次现场调查情况,纳入风险评估的公共卫生风险包括:食源性疾病、饮用水安全、肠道传染病（霍乱、菌痢、伤寒、副伤寒、甲肝、其他感染性腹泻）、蚊媒传染病（登革热、流行性乙型脑炎）、鼠媒传播疾病（出血热、钩端螺旋体病）、急性血吸虫病、肺结核、流行性感冒、急性细菌性结膜炎、高温中暑等。

经评估,专家对入选的公共卫生风险问题的"发生可能性""后果严重性"分别进行综合判定,结果如下。

1. 高风险等级　饮用水安全。

2. 中等风险等级　其他感染性腹泻、食源性疾病、高温中暑、细菌性痢疾、甲肝、流行性出血热。

3. 低风险等级　霍乱、伤寒、副伤寒、钩端螺旋体病、肺结核、流行性感冒、急性血吸虫病、登革热、流行性乙型脑炎、急性细菌性结膜炎、手足口病。

五、风险管理建议

（一）高度重视，强化联防联控，共同做好灾后防疫工作

宁国市卫生健康行政部门继续统筹做好灾后卫生防病工作，在市委市政府的统一领导下，组织协调辖区内各级、各类卫生机构，充分发动政府其他部门和人民群众，共同开展救灾防病工作，确保大灾之后无大疫。建议城建部门、食药监部门、农业部门在各自职责范围内做好受损水厂恢复、食品安全监管和死亡禽畜尸体无害化处理等工作。

（二）切实保障居民饮用水安全

1. 受损水厂　宁国市有关部门要加大人力、财力投入，尽快恢复受损严重的南极水厂和梅林水厂，满足周边居民生活和饮用水需求。恢复供水前，对水厂储水池彻底清洗、消毒，尽快修复或重新采购消毒设施；认真排查供水管线，防止跑冒滴漏；恢复供水后，加强出厂水、末梢水水质检测，达到《生活饮用水卫生标准》（GB5749—2006）要求，确保饮用水安全。

2. 其他水厂　增加出厂水和末梢水水质的日常监测频次，加强监管，确保居民饮用水安全。

3. 分散式供水　对使用储存水或井泉水作为饮用水的灾区居民家庭，应加强消毒指导。常用的消毒剂为漂粉精片。散装水使用方法为：每担水（50kg）加漂粉精片1片；先将漂粉精片压碎放入碗中，加水搅拌至溶解；然后取该上清液倒入缸（桶）中，不断搅动使之与水混合均匀，盖上缸（桶）盖，30min后使用。

（三）尽快恢复受损医疗机构的医疗服务

对南极卫生院等受损严重的乡村医疗机构，尽快组织人力开展清淤、修复和消毒工作，及时恢复医疗救治、传染病报告、疫苗接种等服务。暂未恢复前，应通过手机或电话通知宁国市疾病预防控制中心进行代报。宁国市卫生健康委根据需要，适时组织县级医疗机构组成巡回医疗队，协助受灾乡镇开展医疗救治和恢复重建等。

（四）大力开展爱国卫生运动

由政府统一领导，充分发动广大干部群众，及时清理室内外环境，整修道路，排除积水，填平坑洼，清除垃圾杂物，铲除杂草，疏通沟渠，掏除水井内污泥，修复厕所和其他卫生基础设施，做好垃圾、粪便及污水的排放和无害化处理；开展蚊蝇、鼠类监测，根据监测结果，组织群众开展灭鼠、灭蚊、灭蝇工作，控制虫媒传染病。

（五）加强灾区重点场所消毒工作

坚持做到洪水退到哪里，环境清理工作做到哪里，重点场所消毒工作开展到哪里。卫生健康主管部门指导灾区群众进行外环境卫生处理，用含氯消毒剂消毒垃圾点。各乡镇卫生院技术人员和村医指导受灾群众用含氯消毒剂进行室内喷雾消毒和物品消毒。公用厕所由当地政府或乡镇环卫部门落实专人负责，开展对厕所每日1次消毒。城管部门在做好垃圾日产日清、及时处理的同时，坚持做好垃圾箱的内外环境消毒，每周至少1次。灾区不是疫区，要避免过度消毒，防止环境污染，对室外道路、田间地头、河道桥梁等场所无需进行消毒。

（六）做好灾区食品安全工作，防止食源性疾病的发生

恢复和加强食品安全监管和食品安全风险监测，加大对灾区食品市场的监督检查力度，杜绝假冒伪劣、有毒有害和腐败变质食品流入灾区。要对群众进行宣传教育，防止群众食用腐败变质或霉变的食品，误食被农药和其他化学工业品污染的食品及毒蕈等。对符合卫生要求的捐赠食物做好卸货、储存、转运、分发的卫生指导。

（七）洪涝灾害发生地各级各类医疗机构继续加强疫情监测和报告工作

对洪涝灾害相关传染病实行日报告和"零"报告制度，重点加强肠道传染病的日报制度，根据需要开展症状监测；规范开展门诊诊疗登记工作，发现疑似传染病病例要按照报告要求，及时进行网报；一旦发现霍

乱、出血热、其他感染性腹泻等传染病疫情或食物中毒等其他聚集性疫情,县疾控中心要及时开展调查处置。

（八）立即在灾区组织开展灭鼠、灭蚊和灭蝇工作

洪灾区垃圾、积水等病媒孳生地较多,依据病媒的自然消长规律,随着气温逐渐降低,8月中下旬至9月中旬病媒生物会有一个密度高峰期,且目前灾区群众生活区和街道蚊虫密度较高、鼠密度较高,已经超过或接近安全阈值,需要立刻启动病媒生物应急防制工作。采用相对安全的第二代抗凝血灭鼠剂,通过在灾区建立灭鼠毒饵站和连续1个月的灭鼠工作(投药三四次,每次30g/灭鼠站),快速降低鼠密度;对灾区居民安置点和灾区乡村、街道等的垃圾堆、厕所、垃圾中转站等孳生地或重点场所,采用拟除虫菊酯类杀虫剂进行滞留喷洒作业,科学开展灭蝇工作;通过爱国卫生运动和健康教育,发动群众通过翻盆倒罐清除积水,及安装纱门、纱窗等方式,开展灭蚊和防蚊工作,预防灾后蚊虫密度反弹和蚊媒疾病的发生。

（九）进一步加强受灾地区居民的健康教育工作

重点加强肠道和虫媒传染病预防、食品和饮用水安全、高温中暑的宣传;联合宣传、广电、电信、教育等部门,采取电视网络、微信短信、传单折页、流动广播等多种形式,大力宣传"勤洗手、吃熟食、喝开水"的卫生习惯,注重宣传效果,切实提高灾区群众的防病意识。

（十）开展安置点卫生学评估,强化各项防控措施

对尚未撤除的南极乡2个安置点,要及时开展卫生学评估,了解安置点的生活卫生条件;保障饮食饮水安全,开展蚊蝇鼠等病媒防制,做好厕所、食堂、垃圾堆等消毒工作。组织医疗队提供基本医疗服务,开展传染病监测和报告,加强宣传教育,预防聚集性疫情发生。

（十一）强化培训,持续开展公共卫生风险评估工作

加强对疾病预防控制中心及医疗机构专业人员的灾后传染病防控培训,重点对本次评估的高风险和中等风险公共卫生问题的相关防控能力进行培训。卫生健康主管部门持续开展突发事件公共卫生风险评估,根据评估结果,提出针对性风险管理建议,为政府决策提供技术支撑。

第七章　立体后送技术

我国的监护后送途径主要有三种,陆路、航空和水上,构成立体伤员转运后送体系。陆地转运后送是指通过陆路交通运输工具(主要是汽车和铁路),对伤病员实施监护后送;航空转运后送是指通过飞机(固定翼或直升机)对伤病员实施监护后送;水上转运后送是通过水上交通工具(专业救生舰船或民用船只)对伤病员实施监护后送,目的是使伤病员获得更好的诊治措施,更合理地分配现场医疗资源。

第一节　陆地转运后送技术

汽车是常用的陆地转运后送工具,适用于短途运送。转运方式的选择应根据当时的综合条件、伤病员轻重、经济支付能力和道路状况等综合判定。伤病员距离医院半径 290km 以内者(约 2h 车程)应以救护车为主。而对危重伤病员而言,车辆转运行驶时间大于 2h 或路况恶劣,则应争取采用铁路接驳或航空方式转运后送。

一、人员

1. 需配备车辆、飞机或列车驾驶人员,机组或乘务人员。

2. 至少有 2 名拥有气道管理,开放静脉通路,心律失常的判读和处理,基本生命支持和高级生命支持等技能的医务人员组成。

3. 转运病情不稳定的患者时,转运小组负责人必须是医师;转运危重但稳定的患者时,小组负责人可以是受过专业训练的护士。

二、装备

(一)交通工具

监护后送伤病员,特别是危重伤病员时,运输工具必须满足在特定环境下安全行驶和飞行的性能要求,具备或携带有必要的监护和救治设备、工具、照明以及操作空间。

1. 救护车应满足《中华人民共和国卫生行业标准——救护车》(WS/T 292—2008)中抢救监护型救护车的标准。

2. 运输车厢/机舱应装备有附加供电系统,且功率应满足抢救监护设备、通信设备的功率要求。

3. 应具备 220V 外接电源连接装置为附加蓄电池充电,并提供照明、通风、空调、通信(内部及外部)等用电,医疗舱中应安装不少于 3 个插座。

4. 车厢应能够为危重伤病员、护送人员及特殊设备提供足够的空间及固定装置。

(二)转运设备和药品

1. 转运设备

(1)所有监护转运设备都必须能够通过转运途中的车厢、机舱、电梯、门廊等通道,必须确保转运设备正常运转并满足安全转运要求。

(2)转运担架或床应与救护车、改装车厢、机舱上的固定系统匹配。

(3)危重伤病员转运床或担架,还应该能够携带监护仪、呼吸机、输液泵、储氧瓶、负压吸引设备、药品等,所有设备固定的位置应与患者在同一水平面或低于患者水平面。

(4)所有电子设备都应能用电池驱动并保证充足的电量。

(5)配备适合不同患者的各种型号气管插管包及环甲膜穿刺设备。

2. 药品　药物配备强调紧急抢救复苏时用药以及为维持生命体征平稳的用药,病情特殊者还应携带相应的药物(表 2-7-1)。

表 2-7-1　随行常用药物

药品类别	药品名称	药品类别	药品名称
血管活性药物	肾上腺素、异丙肾上腺素、去甲肾上腺素、多巴胺、多巴酚丁胺、硝普钠、硝酸甘油	麻醉镇痛药	吗啡、芬太尼
		镇静药/安眠药	地西泮、咪达唑仑、异丙酚
抗心律失常药物	胺碘酮、阿托品、美托洛尔、维拉帕米、地尔硫革、西地兰、利多卡因、氯化钙或葡萄糖酸钙	神经肌肉阻断剂	阿曲库铵、罗库溴铵
		软袋装液体	生理盐水、乳酸林格液、5%右旋糖浆、羟乙基淀粉、5%碳酸氢钠、50%葡萄糖、灭菌注射用水
支气管解痉药物	沙丁胺醇喷雾剂、氨茶碱、甲泼尼龙		
抗癫痫药物	地西泮、苯妥英钠、苯巴比妥	其他	肝素钠、呋塞米、甘露醇
电解质	氯化钾、硫酸镁、氯化钠、氯化钙		

三、过程和方法

（一）转运前的准备

1. 伤病员的准备　监护后送前,须对转运利益和转运风险进行充分讨论,确认伤病员能在接收方医院获得更好的必需诊疗或加强医疗条件,有助于改善预后,并对预想的转运风险有防范措施,方可决定转运。

（1）建立安全的静脉通路。

（2）稳定循环功能,必要时进行液体复苏和/或使用血管活性药物,尽可能待循环功能稳定后再转运。

（3）对于呼吸功能不稳定的伤病员,应建立人工气道并确保固定牢靠,标识并登记插管深度。

（4）对于机械通气的伤病员,转运前需调定合适的通气模式和参数设置,保证伤病员氧合满意,病情稳定。

（5）对于留置胃管、尿管、胸腔闭式引流管的伤病员,应做好管路固定、标记和引流液的登记。

（6）对于创伤患者,除非能明确排除脊柱损伤,否则均应使用脊柱固定装置。

（7）对躁动、有粗鲁行为或不配合的患者,转运前适当应用镇静剂。

2. 知情同意和法律文件的准备

（1）事先应征得伤病员本人的同意,应有伤病员本人的知情同意和书面签字存档。

（2）对于无自知能力的伤病员,应征得家属、监护人或授权人同意,取得知情同意并书面签字存档。

（3）如果伤病员无自知能力,且家属、监护人无法取得联系,在伤情、灾情紧急危重的情况下,宜将转运指征和未及讨论征求同意的原因作书面记录存档。

（二）途中监护和处理

1. 基本生命体征监护　包括持续性脉率,血氧饱和度,心电监护,动脉血压、呼吸频率监测。

2. 根据病情需要,可选择应用有创动脉血压、中心静脉压、肺动脉压、颅内压和/或二氧化碳浓度监测。

3. 监测记录和处理

（1）监测记录包括:生命体征,检查检验结果,内、外科处置,抢救记录,医嘱,护理记录,其他情况等。

（2）应急处理应遵循安全第一的原则,出发前尽可能建立好可靠的人工气道、液路和通畅的引流,尽量避免在转运途中进行有创操作,除非出现窒息、严重的气胸、心脏压塞、呼吸心搏骤停等严重危及伤病员生命安全的情况。受环境和条件限制,转运途中的处理措施应因地制宜,对于任何措施都应充分考虑操作风险和收益,必要时停车。

（三）伤病员的交接

1. 伤病员病情交接　包括伤因、伤情、伤势、现场抢救情况、途中情况,以及既往病史、过敏史等相关临床信息交接。

2. 法律文书交接。

3. 有创治疗和生命支持设备工作情况交接。

4. 对于感染患者,特别是传染性疾病,须严格按照传染病隔离防护要求逐项落实交接程序。

5. 其他必要相关信息交接。

四、技术要点

（一）转运前

1. 全面掌握伤情、病情。

2. 建立可靠的气道和液路。

3. 伤情预判,做好途中可能出现的突发情况的处置准备。

4. 完成全部法律和伤病员追踪程序。

5. 确保设备、药品和耗材充足、可用。

（二）转运中

1. 严密监测伤病员的生命体征和内环境变化,特别是意识状态、瞳孔、血氧、血压、心率、心律以及电解质与酸碱平衡情况。

2. 密切监测伤口出血,口唇、指(趾)甲颜色,肢体末端颜色、温度,注意出血、缺血、缺氧等导致的发绀、苍白、湿冷、花斑等情况,及时处理。

3. 确保伤病员的固定安全、牢固;合理安置体位;做好保暖、气道保护(防止误吸)。

4. 突发情况的应急处置应遵循安全第一的原则,出发前尽可能建立好可靠的人工气道、液路和通畅的引流,转运途中尽量避免进行有创操作。

（三）伤病员交接

1. 详细交接伤病员,包括伤因、伤类、伤情,基础疾病,过敏史,诊断,灾害现场和转运途中救治情况,人工气道、液路、尿管、胃管、引流管留置情况(时间、目的、种类、位置、能否使用、注意事项、引流液等情况),药物使用情况(特别是扩容补液量和种类、血管活性药物),液体出入平衡情况,以及其他注意事项等。

2. 完成伤病员交接的法律程序,做好伤员追踪记录。

五、注意事项

1. 参加转运人员要具备相应的资质。

2. 救援人员需完成相应的培训和演练。

3. 伤病员转运的法律文件和追踪文件必须齐全。

4. 做好伤情预判,充分做好转运前准备工作和转运途中的处置预案。

5. 转运途中严密监测伤情变化,及时采取救治措施,确保伤病员的安全。

6. 详细记录转运过程中的伤情变化和救治措施,以便交接。

六、安全防护

（一）伤病员的安全防护

1. 在核化生等有毒有害环境,迅速让伤病员脱离有毒有害环境,应给予充分洗消,给予严密的气道、皮肤、黏膜保护。

2. 对于高原、高温、寒冷或溺水的伤病员,应给予吸氧、高压舱保护,干燥肢体,充分保暖或降温,有条件者给予升温毯或冰毯、冰帽进行保护、治疗。

3. 对于确诊或疑似传染性疾病患者,置于负压隔离装置和车辆内安全转运,避免造成环境污染。

（二）救援人员的安全防护

1. 依据救援环境,救援人员配备相应的个人防护服和装备。

2. 口罩、隔离服、防毒面具、氧气等应有额外备份。

3. 防护装备和服装应定时清点、抽检,确保正常、安全工作。

第二节　航空转运后送技术

一、人员

（一）人员选拔

人才是事业发展的根本。直升机医疗救护救援人员的选拔和使用,是完成医疗救护救援任务的重要条件之一。每个队员都应具备较好的基本素质。参与直升机医疗救护救援工作的人员覆盖多专业,包括飞行与飞行保障人员,医疗护理人员,专业搜救队员和领导指挥人员等。

在人员选拔时,要从思想作风、技术水平、身体素质、专业技术等多个方面加以综合考虑。

1. 要有强烈的责任心和使命感　医疗救护救援工作是一项任务性、时间性很强,危险性很高的工作,从事此项工作的卫生人员要有高度政治责任心和使命感,对伤病员要有"以人为本"的观念,工作认真负责,一丝不苟。

2. 技术操作纯熟　由于空中颠簸等非正常医疗环境,与在地面日常医疗护理操作相比,困难性大,这就要求卫生人员不但要熟练掌握救治技术的操作要领,还要能够熟练掌握机上救治的护理技术和方法。全队尚需考虑合理的专业搭配,应包括麻醉、急救、内科、外科、护理等各方面的专业技术骨干。

3. 身体素质优良　能较快适应机上环境。医务人员在机上受航空环境的影响,容易发生晕机、疲劳、烦躁等症状。所以医务人员不但要有强健的身体,还要有较好的抗眩晕能力和耐力。要求医务人员在日常的训练中要进行专项抗眩晕训练和体能耐力训练,这样才能胜任空中医疗救护救援任务。

4. 心理素质好　要有较强的心理承受能力,这一点在出现意外情况或突发公共事件时尤为重要。

（二）人员资质要求

1. 医护人员资质

（1）医护人员应符合《中华人民共和国执业医师法》《医师执业注册管理办法》《护士条例》《护士执业注册管理办法》规定的条件,在航空医疗救护服务医疗机构内依法注册并合法行医,注册医疗机构对医务人员的航空医疗救护行为负责。

（2）医护人员应接受航空医疗救护专业培训并取得国家航空医疗救护资格证书,每3年进行一次复训。

（3）航空医疗救护医务人员上岗时应着职业装,仪表端庄、举止大方、文明礼貌。

（4）医护人员应具备航空医疗救护所需的相关专业知识和能力,具备3年以上院前急救、急诊、重症医学科等相关科室工作经验。

（5）医护人员应熟练使用机载医疗设备及通信设备,对患者进行病情评估、预判及制订相应的治疗计划。

（6）对转送过程中的突发事件及患者的病情变化,医护人员应采取正确而有效的应对措施。

（7）医生与飞行机组、医生与医生、医生与护士、医生与患者、护士与患者等之间应能实现有效的沟通、交流,具备协调配合能力。

（8）医护人员应按照《医疗机构病历管理规定》要求完成航空医疗救护患者医疗文书,增加飞行起止时间、飞行起止地点等相关信息,并在任务结束后48h内完成并存档。

（9）医护人员应具备良好的心理素质、适应能力和应变能力,胜任在医疗救护航空器上开展医疗救护服务的执业任务。

（10）从事航空医疗救护服务的人员应身体健康,无职业禁忌证。每年至少进行一次体检,体检合格方可执行航空医疗转运任务。

2. 机组人员资质

（1）持有相适应型别等级的商用驾驶员执照或航线运输驾驶员执照。

（2）符合《通用航空经营许可管理规定》相关规定。

（3）机长、副机长作为空中机组人员,其总飞行经验小时数、指定机型飞行经验小时数、夜间飞行经验小时数等满足民航部门的有关规定。

（4）接受专业航空医疗救护培训并取得资质。

（三）人员培训

技术水平的高低,是决定整个队伍救护救援能力的重要因素。必须实行全员培训、规范培训、持续培训或轮训。

1. 培训的组织与管理　将影响培训的质量。在培训工作中,应把握以下几点。

（1）加强领导、周密计划:一是要成立培训中心,分工负责;二是要把指挥人员、医护人员、飞行机组人员的训练同期进行;三是要将培训与职务、专业技术职称的晋升以及工资提升和奖励相结合。

（2）分级训练,反复强化:一是针对医疗队所担负的任务和要求,规定总的训练内容,作为每个队员的公共必修课;二是依据个人职责、任务和标准,列出各类人员的个人必修课,作为每个人的学习和训练重点;三是力求一专多能,一专多用,在确保其必修内容熟练程度的基础上,多学习其他相关知识;四是规定学时数和考核标准,确保人员、时间、内容三落实。

（3）方法多样化,在实践中不断提高:可采用理论学习、图上作业、室内操作和野外演习等多种形式;采取专家授课、观看录像、专业研讨、个人自训、小组分练、全队合练和参加各级组织的协同演练等多种方法开展技术训练。应争取和国际医疗救援组织进行经验交流。在具体实施上突出"高、全、快"三个字,坚持高质量、全方位保障和行动速度快。

2. 培训内容　应使救护人员掌握担负任务所必备的航空知识,卫生与战争勤务学知识,航空医学与急救医学知识,直升机救护的专业知识和技能,熟练掌握直升机救护工作的程序和方法。

（1）航空知识:包括一般的飞行常识以及飞机的结构和性能,简要飞行原理,飞行管制和飞行保障的各种规定与要求等;了解和掌握与飞行有关的气象、航行高度和机场设施,特别是野外机降场勘察与选择等方面的知识。

（2）航空医学:主要包括航空医学的基础理论,特别是直升机航空环境对人体的不良影响,如低气压、缺氧、加速度、噪声、振动的影响及其防护措施等。

（3）机上救护专业知识:包括航空环境因素对伤病员及机上医疗设备性能的影响;空中转运伤病员的适应证、后送分类的依据和方法;空中医疗护理操作技术的特点和方法;空中伤病员观察与空中伤病员急症的诊断和处置方法、机上护理技术;伤病员登机、离机的组织实施方法;机上医疗护理文书的填写与后送资料统计;伤病员中转的程序与方法;野外机降场接收伤病员的方法与要求;航空营救的工作程序与方法、飞机消毒的方法;机上医疗卫生装备的使用方法与注意事项,尤其是直升机救护的特点、基本任务、工作程序和组织实施方法;医务人员的工作职责、工作范围和工作程序等。

（4）急救医学知识和诊治技术:应熟练掌握各种外伤和内科急、危重症的急救知识与诊治技术,以及常用急救医疗护理操作技术,如:院前急救和急诊医疗服务体系(EMSS)的运作程序与方法;流行病和烈性传染病的报告制度和报告程序;特别是心搏、呼吸骤停的快速诊断和处理程序(包括初级和高级生命支持方法),严重多发伤及复合伤的处理等。

（5）体能训练:行适应性体育锻炼,特别注意增强前庭功能的锻炼,以增强身体素质,提高飞行耐力;进行飞行体验,以增强空中飞行的适应能力和提高抗晕机的能力。

（6）"三防"知识与训练:包括"三防"理论学习、个人防护训练、装备洗消训练等。

（四）行前个人准备

在执行航空医疗救援任务前,医护人员应做好思想、技术、心理和个人物资等方面的准备工作。

1. 思想准备　明确任务的目的和意义是救助生命,且要面临多种难点和问题;要熟悉各项应急预案,以满足医疗救护救援的全面需要;还要了解救援地域背景,包括政治局势、环境、宗教信仰、风俗习惯等,能守法入俗。

2. 技术准备　通过平时的专业培训,熟悉救治技术,高新技术装备应用,医护技术优势整合,个人应激能力与生存防御,职业安全防范与卫生防疫等。

3. 心理准备　克服恐惧心理,敢于面对严重灾情,完成救援使命。

4. 个人物资准备 在长时间执行任务时,尚需进行个人物资准备,包括衣被类、洗漱类、防护类、药品类、女性卫生用品、学习用品及其他物品等。

（五）机组人员与医护人员配合

目前全世界有6万多架直升机,现代直升机在技术上越来越先进,但同时直升机的系统也越来越复杂,机组人员的工作负荷越来越重。武装直升机更是经常出现任务饱和的情况,因此带来许多人为事故。根据美国陆军的直升机事故统计,大约45%的事故有机组配合不当的因素。

美国陆军自1992年开始推行机组配合训练,目的是让机组人员掌握必需的知识、技术、观念,以提高他们执行任务的效率,减少引发事故的错误。他们将机组配合定义为:为了有效和安全地履行任务而进行的机组成员之间的交流（通信）和行为（顺序和时间）。在执行航空医疗救援任务时,机组人员与医护人员之间的有效沟通配合是保证任务顺利完成的基础。

1. 不良配合的表现

（1）驾驶的飞行员未能正确要求其他成员的协助:在两种情况下容易出现这种问题;强弱搭配;强强搭配。强弱搭配即一名经验丰富的机长和一名经验不足的医疗组长的组合,机长不屑于回应医疗人员的请求,而医疗人员又不敢提出任何建议、要求;强强搭配即机组成员和医疗人员都经验丰富,彼此都比较信任,觉得用不着提醒,或认为请求对方帮助是一种示弱,往往会导致配合漏洞。另外还可能有指令含糊不清或错误分析当前状况引起错误指令的情况。

（2）机组未能正确通报决定或动作,影响了医护人员履行职责:如果出现这种情况,而医护人员没有注意到,那么这个错误会被放大,情况会更加严重。在好的情况下,医护人员注意到飞行状态的变化,并进行询问,可能更正这一错误,但是直升机内的操作有时有几秒钟的延迟,足以铸成大错。

（3）飞行前和飞行中,机长没有正确为机上人员分配任务:飞行前必须对航线、地形、任务要点、动作顺序、可能的特殊情况等进行准备和任务分工,如果这一点做不好,会直接影响执行任务的质量甚至成败;飞行中不正确分配任务则容易造成监控盲区和出现特殊情况时不能默契配合。

（4）医护人员或其他机组成员未能给驾驶者提供所需要的或所要求的帮助或信息:医护人员如果发现飞行中出现不正常现象,特别是患者病情及设备情况,必须立刻向驾驶者进行通报或警告;在紧急情况下,应当先制止再通报。如果驾驶者已经要求帮助,就更应尽快提供相应的帮助。不论出于什么原因（认为不紧急、准备不充分、机组间有矛盾）,做不到这一点,都显然不利于飞行安全及患者安全。

（5）驾驶者未能与其他人员按照正确顺序执行动作:动作顺序就是规定的执行任务和处理特殊情况的推荐程序,是经过科学论证的,是保证安全的重要条件和基本依据,不遵守就可能出现隐患。出现特殊情况时,机组内部也有动作配合,也要讲究动作顺序。

2. 如何做好医护人员和机组人员的配合

（1）进行充分的任务准备:所有机组成员和医护人员必须参加任务下达和特殊情况准备。在下达飞行任务时,机长应当对机上人员的具体任务进行分配,对任务风险进行评估,对某些特情进行模拟演练,确保所有机组成员清楚在正常和非正常状态应该做什么。

（2）积极交流:机长积极支持其他成员参与决策,以调动其工作积极性,营造和谐的环境。这样才有利于促进机组成员间的积极交流,信息才能有效反馈,才能发现问题,同时给处理问题留有充分的余地。飞行中必须做到口令标准、动作规范,让机组的每一个成员都听清口令,看到动作,发挥监督作用,有效地防止错误链的形成。

（3）交叉检查:是防止人为差错的一种备受推崇的飞行方式,是做好机组配合的重要手段。它使机组成员成为一个整体进行工作,不至于由个人失误导致整体出差错。高效和良好的机组配合需要:机组成员都了解下一步要做什么,不能有突然的个人行为;执行动作或操作设备前必须进行通报,让其他机组成员听到并进行检查;医护人员看到飞行状态偏离预期值或有安全隐患时应立刻通报或提出质疑;机组成员应对彼此的动作保持警醒,要相互依赖,但不能相互迷信。

（4）复述和确认重要信息:应当对重要的信息进行复述,"好的、收到、明白"之类的用语是不够的;对于指挥员调配位置、高度这样的指令,必须复述,复述过程也是一个检查的过程;在操作设备时,为防止差错,不仅要"手到",还要"眼到、口到","眼到"是双方都看到,"口到"保证双方都听到,也是确认和检查的过程。

（5）使用标准用语,清楚地交流:具有多重含意的语句往往会带来混乱、延迟,甚至事故。美国国家运输安全委员会在防止驾驶员差错的八条建议中,将"要与同一驾驶舱的其他飞行员清楚地交换意见"排在首位,充分说明了清楚交流的重要性。使用标准用语可以有效地增进理解、防止差错。

（6）障碍物警告:非驾驶者应负责领航和协助观察障碍物。在受限制场地工作和悬停攻击时发生撞树事故较多,电线是超低空飞行的主要危害,很难发现。机组必须注意道路上空的电线,建筑附近的天线、塔,战斗环境发射的线制导导弹等。戴夜视镜时更加难以观察障碍物,机组成员必须把保持与障碍物的安全距离作为重要任务。发现危险的障碍物应当立即通知驾驶者注意或改变飞行状态。

（7）正确的时间和顺序:是机组成员动作互相配合所必需的,只有把这一概念贯彻在整个飞行过程中,形成良好的习惯,才能保证任务的效率与安全。例如,执行一个简单的向右侧移飞行机动时:驾驶者在向右侧移前通报;非驾驶者观察移动方向障碍物情况;驾驶者复述,然后实施向右的侧移。

（8）正确使用检查单:执行检查单是标准操作程序的重要组成部分。检查单针对飞行中的各种正常和典型应急情况,简明扼要地罗列对安全最重要的操作,是许多人智慧的结晶、前人经验的总结。特别是在紧急情况下,及时应用相应检查单,能帮助机组迅速采取合理有序的应对行动,从而化险为夷,或者把损失减到最小。另外,在执行检查单过程中,机组应不间断地检查飞行状态、空地联络,防止检查单占用全部注意力。

（9）出现通信故障时的配合:配合离不开通信,如果通信故障,并列座位的直升机机组成员还可以用手势或提高音量来交流。那么串座直升机该如何呢？应当约定一套联络方法,如左右摇杆代表"我有通信故障";推拉杆代表"我来操纵"。

（10）进行模拟和飞行训练:美军在推行机组配合训练初期,只在教室里进行理论学习,机组配合没有与具体飞行任务结合,也没有模拟机或飞行训练,因此效果很有限。事实证明,只有把机组和医护配合的方法细化到每个任务的标准操作程序中,并在模拟或真实环境下进行一定时间的训练,才能使机组配合达到最佳效果。

二、装备

（一）航空器要求

1956 年我国开始建立自己的直升机工业,目前已成为世界上少数几个具有直升机科研、生产能力并形成产品系列的国家。近期新型国产直升机 AC313 已试飞成功。随着我国经济的发展,大量现代国产直升机将逐渐投入使用。

1. 救护直升机分类

（1）专用型直升机:指经过卫生改装专门用于救护和后送伤病员的卫生飞机,包括专门用于飞行人员跳伞后寻找和营救的航空救生直升机及专门用于各种伤病员空中救护和转运的救护直升机。

（2）通用型直升机:指对临时承担伤病员空中救护和转运任务的普通直升机进行简单的卫生改装后的卫生飞机。简单的卫生改装,通常是在机舱内装上担架支架、吊挂带及担架固定装置,将制式的成套便携式机上卫生装备装上飞机,但不在飞机上固定安装。

1）轻型救护直升机:可运送 2 名卧位伤员以及所需医护人员,除用于民用公路事故救护外,还被美国联邦国防军用作搜救直升机,执行人员、物资和伤病员的后送、搜救任务,事故重伤员救护以及登山遇险人员救护。

2）中型救护直升机:是在制式直升机上加装附加装置,使其具备医疗后送和监护急救功能;机组人员由 2 名直升机驾驶员、2 名机械师、三四名急救医生组成;可执行一类和二类航空转运任务。

3）重型救护直升机:是在大型运输直升机上加装附加装置,能够中短途医疗后送 12 名伤病员,同时乘坐医务人员 8 名。

2. 医疗救护直升机环境要求

（1）具有足够的室内照明系统,以便能够为患者提供护理并监测患者病情。

（2）医疗救护航空器应定期消毒和清洁,保证机舱内的空气质量,环境中空气、物体表面菌落总数符合

《医院消毒卫生标准》(GB 15982—2012)中Ⅲ类环境要求。

(3) 医疗救护航空器应设有医疗物品及医疗垃圾专用存放区域,并设定标识,分类管理。

(4) 提供备用电源或电池,能够为所有生命支持医疗设备供电至少 1h。

(5) 为空中医护人员执行医疗活动保留足够的通道和必要的空间。

(6) 紧急出口须适合所有患者(卧床或可走动患者)和机组人员。

3. 医疗救护航空器选用原则

(1) 飞行性能:衡量飞机飞行性能的参数有许多,其中与救护救援任务有关的主要有以下几个。

1) 最大平飞速度:发动机在容许的最大功率状态工作时,飞机所能达到的稳定平飞速度。

2) 上升率:指飞机在上升过程中,每秒内所增加的高度,也称垂直上升速度。

3) 飞机的升限:飞机所能爬升的最大高度,称为飞机的升限。通常把上升速度减小到 5m/s 时飞机所能达到的高度,称为实用升限。

4) 最大航程:称最大油量航程,指飞机满载油量,在无风和标准大气条件下,采用公里耗油量最小的高度、速度,耗尽油料所能飞行的水平距离。

5) 最大续航时间:飞机满载油量,在标准大气条件下,采用小时耗油量最小的高度、速度,耗尽油料所飞行的时间。

(2) 飞机是否方便救护:①机舱舱门要适于各型担架的进出,使伤病员登机、离机时出入方便、迅速、舒适。②具有轻便活动并便于安装的担架支撑杆及吊挂带,在飞机用于其他目的时便于迅速拆卸和上、下飞机。③具有可靠的担架及座椅固定系统,在飞行中能够防护飞行颠簸和加速度对伤病员的影响。④座舱要有医务人员进行观察、护理、救治活动的空间。担架安置后要留出空间,便于对每个伤病员进行照顾,一般上、下 2 个担架间的垂直距离不能小于 46cm。⑤照明应能满足夜间航行及治疗的需要。座舱内最好有供医疗电子仪器工作使用的转换电源插座。⑥具有充足的氧气供应。⑦要有机上医务人员与机组和地面通话的双向或多向通信能力。

(二) 机载装备要求

1. 机载装备基本类别

(1) 通信装备:是院前急救三大要素之首,起联络、指挥、调度等作用,是提高救护救援水平的基础。机上交流通信设备应便于:①救护人员与飞行组、医-医、医-护、医-患、护-患、患-患等之间的交流、交谈与联系;②搜救人员与现场伤病员、医疗机构人员、其他人员的联系;③飞行组与后接医疗机构人员、飞行指挥、救护救援指挥等的联系。

(2) 急救设备与药品、器材:时效救治和机动伴随保障,是现代急诊医疗服务和军队卫生保障的新要求,更是实施航空医疗救护的主要任务。因此急救设备与药品、器材是机上物资装备的重点,包括的种类较多:①急救药品与物质,包括各种药品、消耗性物品和器材等;②止血、包扎、固定、搬运等所需的工具、物资、药品与器材等;③复苏与监护装备。

(3) 诊断设备:配备诊断设备可提高救治的准确性,提高救护效果。

(4) 救生、搜救装备:救生、搜救是直升机救护的特色,也是其主要任务之一。救生、搜救装备包括搜索寻找装备、捞救装备、救治设备等。

(5) "三防"装备:包括核和放射现场侦察与处理专用装备、常用传染病现场诊断设备、常用传染病快速诊断试剂、常用化学中毒现场检测处理设备等。

(6) 个体防护设备:指消毒、隔离装备和用品、用具等,包括个人和飞机所用。

(7) 救护人员和伤病员的生活用品:包括食品、饮料、能量补给品、毛巾和毛毯以及其他个人生活用品等。

(8) 其他:包括各种标识、医疗文书单据、手电筒等。

2. 机载医疗设备的基本配置及要求

(1) 应配备适用于航空医疗救护的机载医疗设备,以为患者提供生命支持,至少应配备监护仪、呼吸机、除颤仪、输液泵、注射泵、医用供氧装置等。

（2）医疗救护航空器机载医疗设备应便携,体积的大小应使其易于从机舱门进出。体积较大的装备应采用可拆装式、模块式或组合式结构。

（3）医疗救护航空器舱门应适于各型担架进出,使患者登机、离机时出入方便、迅速、舒适。

（4）机载医疗设备应配置备用应急电源或电池,能够为机载生命支持医疗设备供电至少2h。

（5）备用锂电池应对单个做好保护,以防短路。可将备用电池置于原厂零售包装或对电极进行绝缘处理,参照《旅客和机组携带危险品的航空运输规范》(MH/T 1030—2010)中对允许携带的危险品限制规定执行。

（6）对机载医疗设备应定期检修、维护,保证设施、设备处于完好备用状态。

（7）担架车与担架的配合应方便装卸,在机上固定后不得松动,承重量应不少于150kg,尺寸应小于198cm×53cm×98cm,应能满足0°~60°范围内的调整需求。

3. 止血、包扎、固定与搬运装备

（1）止血装备:一直是创伤研究的重点和难点之一。近年来,止血技术、装备以及药品等的研究有了很大进展。

1）止血带:是控制肢体大出血最常用和有效的方法。目前已研制出带有计时报警装置的、可单手操作的、只在出血部位产生较大压力的新型止血带。

2）伤口黏合剂:可快速、无感染、无缝合、无麻醉地黏合割伤伤口、新裂伤口和手术伤口。

3）各种止血敷料以及局部或系统止血药。

4）超声波等物理止血装置。

（2）包扎装备:包扎的目的是保护伤口、减少污染、固定敷料和帮助止血等。包扎常用绷带和三角巾。弹性绷带适用于扭伤、挫伤和运动伤;镀银敷料可用于慢性伤口、感染伤口及烧伤的包扎处置。

（3）固定装备:主要是夹板或支架等。

（4）搬运工具:包括担架和急救搬运毯等。

4. 呼吸复苏与监护设备

（1）呼吸机:可设定控制通气(IPPV)、叹气(SIGH)、同步间歇正压通气(SIPPV)、同步间歇指令通气(SIMV)、自主(SPONT)等多种通气模式,能为不同伤(病)情的伤(病)员提供呼吸支持。多参数监护功能可同时监测心电、血氧饱和度、血压、呼吸、体温、脉率等多种生理参数。

设备能提供外接220V交流电的接口和27V直流机载电源接口,能可靠地保证设备的用电和为内置电池充电。

此外,可直接借助箱内的氧气瓶动力,提供吸引和吸氧功能。

（2）开口器:可快速打开伤病员呼吸道。

（3）专用扳手和氧桥:可方便、快捷地通过大氧气瓶为专用氧气瓶充氧。

（4）不同型号的喉镜及气管插管导管。

（5）简易呼吸器、鼻导管、鼻塞、牙垫等。

（6）环甲膜切开器、气管切开包等。

5. 循环复苏与监测设备　多采用轻便型便携式除颤/起搏/监护仪,如半自动除颤/起搏/监护仪,兼备监护、同步除颤、体外起搏和血氧饱和度波形记录及打印功能,提供半自动和手动两种操作模式。内装有可充电电池,可独立监护2.7h或用200J能量除颤50余次。还有220V交流电源插头,连接后,可边工作,边充电。

（1）心电监护:通过安装在伤(患)者身体上的电极采集电信号,生成其心电活动的连续波形和心率,从而准确评估当时的生理状态。

（2）除颤:可用来抢救和治疗心律失常。除颤负极通常放于右锁骨下、胸骨右缘外;正极置于左乳头下方。可采用200J、300J、360J递增的顺序进行,连续除颤不超过3次。两次充、放电之间的时间间隔应在1min左右。

（3）起搏:可进行体外无创起搏。

（4）氧饱和度测定：可设置氧饱和度的报警上、下限。

6. 加压输液（输血）装置　主要由充气袋、液（血）袋网兜、加压充气器、压力指示器组成。加压范围可为 0~40kPa，适用于软体液（血）袋加压并进行快速液体输注。

工作时，人工往复挤压加压充气器的气囊，使充气袋、压力指示器同时充入气体，充气量不断增加，气压随之升高，压缩弹簧受压而缩短，使阀芯从汽缸底部推向上行，刻度逐渐上升；压力增大到设计高限时，停止充气；汽缸设置有放气槽，当压力超高限时自动放气，保证了加压输液（血）装置工作在可靠的使用范围内。不必把液（血）袋吊在高于体位的支架上便可实施输注。

7. 抗休克裤　是利用充气加压原理研制而成。国内自行研制的抗休克裤以 1.7m 身高的患者为对象，用绵丝绸挂胶制成真空的气囊，外敷尼龙绸罩，结合部用张力尼龙搭扣对合。阴部留空，以利于排便、导尿和妇产科病情处理。裤上设有充气阀和气压表，以便充气、减压和检测囊内压。现有两种类型：单囊型，即腹部与双下肢为一相通的囊；多囊型，即腹部和双下肢为 3 个囊，便于分别充气加压。

穿抗休克裤后，由于自身血液再分配，自身输血量可达 750~1 000ml，从而有升高血压和抗休克的作用。一般抗休克裤充气后压力可达 10~40mmHg，该压力可有效地降低血管内、外的压力梯度，增加外周血管阻力，使血管撕裂伤口变小，出血量减少，以起到止血作用。由于抗休克裤充气后，可形成气形硬板，且紧贴肢体，所以可作为临时夹板制动和固定骨折部位，减轻疼痛，尤其适用于骨盆骨折或两侧下肢骨折。对早期多发性骨折伴失血性休克的伤员，可起到抗休克和固定骨折的双重作用。

8. 装备的管理与维护

（1）装备的管理：①医疗装备必须实行统一存放，单独立账，定人保管，定期检查、保养，保证卫生装备处于良好的战备状态；②保管人员工作调动时，严格交接手续，按装箱单目录逐一交点；③对易霉易锈的物品，要定期翻晒、擦拭保养，做到无发霉、无锈蚀、无鼠咬、无虫蛀、无变质等；④平时不得随便动用或外借，需要动用时，必须及时补齐。

（2）装备的维护：卫生装备应室内保存，存在干燥通风处，避免与腐蚀剂接触。电器设备要定期通电运转，保证性能良好。金属手术器械应定期擦拭，防止锈蚀。每年组织一两次全面检查，尤其在梅雨季节要特别注意。检查内容特别注意：卫生装备是否齐装配套；药材和药品有无变质，效期药品有无过期，轮换更新是否及时；医疗器械有无锈蚀，医疗设备有无损坏；药材的保管条件和安全措施是否合适。

（三）药品、耗材要求

1. 基本要求

（1）要以任务和技术需求为导向，保证无障碍适时药材供应。

（2）要制订统一的使用、管理和维护方法。

（3）产品的名称、性能、规格要一致，标识醒目、易辨认。

（4）既要能满足常见伤病，又要能满足少见和罕见疾病的救治需要。

（5）能快速集中大量药品和物资，满足批量伤病员救治的需要。

（6）通过模块组合与拆分，能快速实现特殊任务，如地震等灾害救援的需要。

（7）能保障特种伤害和特殊损伤的救治需要。

（8）既具有基本的，还要有先进的和专科救治需要的产品种类，包括药品、器材以及生活用品等。

（9）携带方便，不容易损坏。容易区别，拿取方便。

2. 药材的模块化装配　是运用模块化思想和方法，根据救护救援任务的需要，建立具有特定功能与结构以及标准化特征的药材集合体，并加以规范化管理和灵活运用的活动，是对药品、器材进行科学组织、规范化管理和高效利用的过程。以单元基本救治功能为依据，建立药材模块体系和药材模块的品种、数量标准，针对不同任务的需求设计模块组装方案。

3. 药品和物资的储备　可分为经常性储备、季节性储备和保险性储备。

（1）经常性储备：用于经常周转的各种救援物资的储备。

（2）保险（协议）性储备：是为防止采购、补充困难，或在进货容易发生延误的情况下，为保证物资的正常供应（各项应对工作不间断）而建立的储备形式。

（3）季节性储备：因自然条件影响物资供应而建立的物资储备形式。

4. 药材和物资的补充与更换　由于药材的携带量有限，需要及时补充。"无缝救治"要求：药材和物资的供给要能够在适当的时间、适当的地点，按照特定需求，保障药材供应。

（1）无障碍适时药材供应：可通过医疗物资物流信息系统得以实现。

（2）平时不得动用或外借：各种药材、物资装备，平时不得动用或外借；对训练中的消耗，在训练结束后要及时补齐。对于损害、挪用、丢失的药材，要及时补充配齐。

（3）轮换更新：是保持药材质量良好的重要措施。要按"用旧贮新"的原则，及时更新。效期药品必须建立效期登记，在失效期前6个月轮换完毕。性质不稳定的药材应根据出厂批号适时进行轮换。一般药材也应有计划地定期进行轮换，每年轮换一部分。轮换时尽量做到同品种、同规格、同包装；药品含量、规格不同时，必须折算，以保持各种药材品齐、量足。

药材和物资的轮换更新：首先从本单位年度药材中轮换；对于不能调换而又必须储备的药材，贮存到一定期限后可经上级批准作训练用，并及时向上级申请补充新品。

（四）飞行保障

飞行保障是指指挥机构为保证飞机飞行活动的正常进行所采取的一系列措施和所进行的各种组织活动与工作，提供飞行安全的基本条件。主要包括飞行管制、通信保障、机务保障、气象保障、外场保障和航卫保障等内容。

1. 飞行管制　又称航行管制或航行调度，是为了维持飞行秩序，防止飞机在空中互撞或在地面与其他障碍物相撞而对飞机进行的监视、监督、控制和强制管理，是维护飞行安全的重要保证。通常由飞行管制室（航行调度室）负责组织实施。

直升机医疗救护属于通用航空的范畴，在管理上较为困难。加之救护对象大多是急、危重症伤病员，发病缺少先兆，救治没有规律，使航空管制的难度很大。因此，只有合理开放低空空域或划出飞行区域，才能从根本上解决航空医疗救护随时起降全空域或次全空域飞行的要求。

2. 通信保障　是指在飞行活动中，利用以无线电为主要通信手段进行的地面通信、地空通信和空空通信。通过通信联络，实施对救护和转运过程中各个工作环节上的组织指挥和工作协调。飞行的通信系统机构复杂，通信技术手段和方式种类繁多，各种信息传输量大，对时效性和保密性的要求高，保持通信联络的畅通无阻至关重要。最好采用可视通信工具。

一般来说，机上通信至少应做到四方同时或交叉联系，即飞机与所在基地、所属单位、空管部门、医疗机构等。解决空中救护过程中的空地联络必须具备三个基本条件：一是机载设备必须是标准配置或按用户使用要求进行改装配置；二是要在趋于饱和的无线电频率资源中申请全国统一的医疗救护专用频率；三是接收伤病员的医疗机构要配置相应的通信器材，如能在较大范围通信的超短波电台和在目视距离内进行无线通话的作业电台。

3. 机务保障　是指为使飞机保持和恢复良好状态，符合飞行要求而进行的准备工作。主要包括检查飞机，排除故障，进行保养，加添燃料、滑油、特种液体，灌充气体和某些附加设备的准备，安装转运伤（病）员所需要的担架和担架支撑、吊挂设备，协助机上医务人员进行机上卫生装备的准备和装卸。

4. 气象保障　气象是影响飞行活动的重要因素之一。飞行需要气象部门提供及时、准确、连续、全面的有关机场、航线和区域性的以短期（6~72h）和短时（6h以内）为主的天气预报、天气实况和其他与飞行活动有关的气象资料。

在气温、气湿、气压等要素相互作用下所表现出来的各种大气物理状态和物理现象叫气象。与航空活动密切相关的天气现象，如风、云、雾、雨、雪、雷电等对飞行有着重要的影响。

风向往往决定了直升机起飞和降落的方向。一般都是逆风向起飞和降落，这样可以增加直升机的升力。

风速会影响直升机起飞和降落的准确性，在风力8级以上的条件下，直升机不宜起飞和降落，特别是在5级以上海况，相当于7级以上大风的情况下，直升机不宜在医院船上起飞和降落。

直升机在遇到雷雨云或雷电区时，往往需要上升飞行高度或者绕过雷电区飞行。

5. 外场保障　外场是指组织实施各种飞行保障工作的场所，即以机场为主的包括飞机掩体和机库在内的一定区域。外场保障主要是指飞行保障中的各项后勤工作,包括:保证场道、疏散区(包括洞库)和机场各项设施、装备处于良好状态;提供飞行所需要的航材、油料、气体、电源、弹药、各种车辆和医疗救护、机场警戒、饮食供应等。外场保障在飞行指挥员的统一指挥下由外场值班室组织实施。

6. 航卫保障　是指主要由航空医生对执行任务的飞行人员实施的一系列医疗保健措施,目的在于维护飞行人员身体健康,提高飞行效率,保证飞行安全并圆满完成任务。

(五) 航空医学问题

直升机是依靠发动机驱动旋翼产生升力和纵、横向的拉力以及操纵力矩的航空器。不仅可以垂直升降、空中悬停,而且可以做向前、向后、向左、向右的运动。在直升机飞行中,机内环境因素如低气压、缺氧、颠簸等,可造成伤病员的病情恶化,也影响飞行与救护人员的体力和精力。因此,直升机的各种特殊航空医学问题日益受到重视。

作为执行直升机医学救护救援工作的医护人员,有必要了解直升机的结构、性能及其飞行原理,飞行管制和飞行保障的各种规定与要求,以及直升机特殊的航空医学问题等,这对高质量、高效率完成救护救援任务具有非常重要的意义。

1. 噪声、振动和颠簸

(1) 噪声:主要来源于直升机的发动机及保证旋翼工作的传递系统。频率多为120~140Hz,强度为110~115dB,可干扰乘员工作、休息,甚至对机体造成伤害,特别是听觉、中枢神经系统、心血管系统等的功能障碍。

(2) 振动和颠簸:在飞机发动机的转动及飞行过程中,飞机受到空气动力学的作用,是飞机振动的主要来源。直升机的振动也比其他机种更为严重,其振动以来自主转子叶片的旋转为主。此外,发动机、齿轮箱、传动系统和尾翼转子叶片也可产生较厉害的振动。一般直升机主旋翼桨叶引起3~12Hz范围内的振动,实际频率与桨叶数有关;尾桨的振动范围为20~25Hz。飞行产生的振动对人体的影响程度取决于振动频率、振幅、速度、加速度、作用时间及机体的功能状态;如果其与机体器官的固有频率相近可引起共振,则对机体的影响就更为严重。在12Hz以上的频率中,更多的是对行为(视觉、语言、疲劳)造成影响。振动通过引起视觉功能下降而影响操作;在振动中,全身肌肉紧张度增加,使音调增高,单字可辨率随振幅和频率变化而降低,使语言不易懂。

2. 晕动病　是指人们在飞行过程中其前庭器官反复受到俯仰、侧滑、倾斜或上下运动等各方面力的作用,超过其耐受限度时,出现面色苍白、出汗、流涎、恶心呕吐等综合征的总称。其发病与人的前庭功能的稳定性、心理状态、健康状态、气象条件、飞机性能、座舱内的温度和气味、飞行高度、飞行强度及一次性连续飞行的时间等多种因素有关。晕动病对各种伤病情的影响,主要决定于各种不适症状的严重程度及其对伤病员原发伤病的影响。

(1) 窒息:对于昏迷、休克、上下颌用金属丝固定的颌面外伤伤员及其他危重伤员,当晕机引起呕吐时,由于口腔不能及时张开,呕吐物极易吸入气管,将引起窒息,危及生命。

(2) 水电解质代谢紊乱:晕机造成剧烈的呕吐,可使胃内容物大量丢失。频繁呕吐可导致伤病员的失水和电解质紊乱,酸碱平衡失调,如不能及时补充纠正,可导致休克,使原有的伤病情更加恶化。

(3) 对于消化道再度出血或穿孔,严重的消化道溃疡并消化道新近出血的患者,由于剧烈呕吐时腹压增高,胃壁强烈蠕动及收缩,可造成溃疡面及新近愈合的伤口再度出血,并可造成溃疡部位穿孔,引发急性腹膜炎。

(4) 心脏病及肺部疾病加重:心脏病和肺部疾病患者,心、肺功能受到一定损害,在高空缺氧及低气压的影响下,已造成很大负担;若再同时发生晕机,频繁的恶心呕吐及恐惧感,会使氧耗量上升,使心肺负担进一步加重。冠心病患者可诱发心绞痛;心力衰竭患者会加重病情;肺部疾病患者缺氧更加明显,甚至出现呼吸衰竭。

3. 低气压　在航空环境中,随着飞行高度的上升,大气压力随之降低,在气体膨胀定律及气体溶解与扩散定律的作用下,会对机体产生多种机械性影响。当环境压力降低时,人体含气空腔器官内的气体可发生体积膨胀,组织和体液中溶解的气体可游离出来形成气泡,甚至发生体液沸腾,从而导致机体发生各种功能障碍,甚至造成休克和死亡。膨胀的气体不能及时排出,会损伤内脏腔壁血液循环。压力夹板、抗休克裤等也会诱发相同的问题。有报道使用抗休克裤稳定伤病员的病情,在空中转运时,伤病员的足部动脉搏动消失,甚至可引起下肢截肢。

直升机飞行中,低气压的主要影响是造成严重胃肠胀气。人的胃肠道内,在正常情况下含有约 1 000ml 的气体,当飞行高度增加时,胃肠道内气体的体积就会随着大气压力的降低而膨胀。

因此,对胃肠道贯通伤的伤病员来说,如果肠道内气体排出不通畅或完全受阻,将会造成严重后果。如突然发生出血或穿孔,会把粪便带入腹腔,造成急性腹膜炎而危及生命。

对于近期手术的伤员,胀气可使缝合部位或手术切口胀裂,甚至内脏脱出。

对于消化性溃疡患者,集聚气体的膨胀,可使急性溃疡突然发生出血或穿孔。

对于肠梗阻、肠扭转、肠套叠及急性阑尾炎等患者,气体膨胀可使局部肠壁变薄,或影响肠壁的血液循环,有引起管壁破裂和穿孔的危险。

空中转运任何疝的患者都是危险的。因此,如有可能,各种疝在飞行前必须进行复位或进行外科修补。

4. 缺氧　高空缺氧是指人在高空环境中,吸入气的氧分压降低导致的缺氧,所以高空缺氧又称低压性缺氧或缺氧性缺氧。随着高度的升高,空气密度变稀,气压变低,氧分压也相应降低。在 2 000m 高度时,空气中的氧分压为 125mmHg(16.66kPa),肺泡内的氧分压为 70mmHg(9.33kPa),动脉血氧饱和度为 92%。在 3 000~4 000m 高度时,动脉血氧饱和度为 85%~90%,通常会出现各种缺氧症状。

影响高空缺氧的因素包括上升高度、上升速度、身体状况、舱体密封情况等。根据缺氧发生的高度、发展的速度、持续时间及对机体影响的不同,可将高空缺氧区分为暴发性、急性、慢性缺氧三种。

高空缺氧可引起呼吸加快、加深,导致肺通气量增加,进而换气过度,造成血液中二氧化碳含量及其分压显著下降,从而引起呼吸性碱中毒。

心率增快是缺氧时最早的反应。在 2 000m 左右的高度,即可出现心率增快;如果心率突然明显减慢,往往是机体循环功能衰竭的先兆,应立即给予氧气吸入或下降到 4 000m 以下高度。一般在 3 000m 高度上,心排血量开始增加。身体锻炼有素的人主要是靠每搏输出量增加,而锻炼不够的人主要是靠心率增快进行代偿。高空缺氧时,如果动脉收缩压下降,舒张压上升,脉压显著减少,被认为是高空适应不良的表现。在 4 000m 的高度上,可观察到心电图开始改变。T 波倒置是心肌功能状态恶化的客观指标,是高空意识丧失的前驱变化。

直升机升限多为 4 000~5 000m,非增压机舱飞机在 3 048m 以下高度飞行时,氧分压仅有轻度降低。值得指出的是:即便是氧分压轻度地降低,对机体组织已适应了海平面高氧环境的伤病员却是有危险的,尤其是对贫血、肺功能下降、心血管功能障碍、器质性心脏病等患者,易诱发并发症;但直升机通常的飞行高度则大多在 2 000m 以下,故其缺氧防护问题并不突出,然而因缺氧所致飞行疲劳的发生率较高。

5. 舱内微小气候变化　由于直升机多采用非密封座舱,舱内微小气候直接受外界环境影响,波动较大。在南方,当外界气温为 25~30℃时,舱内可达 28~34℃;而在北方,当外界气温为 -50~-40℃时,舱内也可下降到 -13~-9℃。此外,由于直升机座舱处于排气区,在低空低速飞行时,容易受到废气的污染。主要的有害气体为一氧化碳、二氧化碳、燃料蒸气及油料热分解产物等。因此,应注意解决直升机座舱的通风、隔热和保暖等问题。

此外,在无增压的直升机机舱,相对湿度是随着飞机飞行高度的增加而下降的。舱内空气干燥,长时间可引起脱水。脱水将增加意识丧失或缺水伤病员的空中危险性。气管切开或那些需要用口呼吸的伤病员需要潮湿的空气或氧气来保持呼吸道正常分泌液的湿度。对昏迷伤病员,应使其闭眼,并用湿纱布覆盖于眼皮上,防止角膜干燥。

6. 活动空间受限与疲劳　直升机空间小,因受空间限制的影响,伤病员活动空间会受到限制,强迫性的限制性活动会造成心理焦虑、烦躁,再加上伤病情的影响,伤病员更易于疲劳。活动空间受限,也会影响医护人员的救治作业,加重医护人员的疲劳。

7. 加速度　飞行中飞机会受到各种外力(发动机的推力/拉力、升力、重力/引力)的作用,使飞机的速度、方向发生变化,因而产生各种方向上的加速度。加速度对人体的影响,实质上是在加速度作用时,机体受惯性力的作用而发生一系列变化。主要的变化为组织、器官发生变形和移位。但在直升机飞行过程中，这种作用通常不明显，主要是在转弯时，可产生较大的侧向加速度。

8. 电磁波干扰　直升机设备如发动机、机载雷达、通信设备等都可产生各种频率的电磁波，机载医疗设备如心电监护仪、除颤仪等也会产生电磁波，直升机固有设备和机载医疗设备之间会因电磁波干扰而影响性能和操作。尤其是大中型医疗设备，可能会影响飞机的操作，甚至会对飞行造成危险。因此在配置机载设备时，不能忽视电子设备兼容性问题。

三、过程和方法

（一）直升机医疗救援行动规划

行动前做好规划，是成功救护救援的最基本保障，也是不可或缺的部分。从受理到响应的各个阶段，是从救护救援中心接到求救申请，至直升机和救护人员到达事发现场的过程。在这个阶段，必须迅速完成以下多项工作，许多国家明确规定了本阶段工作的时间要求；鉴于航空医疗救护救援发展现状，我国未明确规定时间要求，本着及时挽救生命的原则来完成这个阶段任务。

1. 受理与评估

（1）受理：调度中心接报员接到伤病员或部门需要航空医疗急救服务的紧急呼救、咨询与申请的过程，称为急救信息的受理。受理内容至少包括以下几项。

1）受理时间。

2）受理人基本情况：姓名、性别、年龄。

3）基本伤（病）情与救助要求：包括发病/受伤时间与简要经过，现在的伤病情状况、诊断、危急程度和现场救护人员或家属等的意见，事件发生现场的详细地址，以及有无特别的救助要求等。

4）联系方式：联系人与伤病员的关系、联系方式、手机号码、电话号码等，还包括如能实施直升机救护，在直升机到达现场时的联系方式。

5）转送目的地及其相关情况：是由伤病员指定地点，还是调度中心指定医院。

（2）采集气象信息：向气象部门获得有关机场、航线和区域性的以短期（6~72h）和短时（6h以内）为主的天气预报、天气实况和其他与飞行活动有关的气象资料，包括风向、风速、气温、气湿和气压等。

（3）收集事发地信息：收集患者所处位置的地形，地貌特征和气象特点，到达现场的地面距离，现场直升机降落点的基本情况，用机时间等。

（4）航行证件确定：航行中要求的证件是根据原出发地点和目的地来决定的。对于境内飞行，只需要我国公民身份证即可；外籍人士须持有相关签证；对于涉外救援或跨国转运，则须持有目的地国签证或其他旅行文件，在紧急情况下，根据不同国家的法律规定及要求，与目的地国探讨所需提供的材料。此项适用于航空医疗提供方和患者双方。

（5）评估：中心受理救护救援信息后，必须认真地逐一核准上述信息，同时要求和指导受理人组织自救，保持和受理人的后续联系，并按要求向总指挥部报告，同时立即对实施空中救护与转运的必要性及可行性进行评估，以决定是否允许实施航空医疗救护救援。评估的要求至少包括：①事件发生地是否适宜直升机飞行，机降点情况如何；②伤病员的伤病情是否适宜航空转运，是否需要尽快转运；③为飞行安全考虑，飞行机组人员与调度中心根据中国民用航空局和军管部门批准的最低气相标准（昼间目视飞行、云低高不低于200m，能见度不小于2km，风速不超过20m/s，无危险天气），决定是否可以实施救护飞行活动。

2. 飞行方案

（1）确定航线、航程、飞行时间及报批：在确定出发地和目的地的气象情况适合飞行后，立即向军管部门和中国民用航空局报告，请求批准实施。与空管中心协调飞行及航线，申请空域。空管中心在核实情况之后，向飞行机组和调度中心通告预计航线、飞行时间、飞行高度、紧急应变措施等。尽量首选最短、最安全的航路；如果始发地周围有固定航线，可以先上固定航线，再到目的地。

（2）确定现场（事发地）和目的地（医院）的机降点：理论上，直升机可以随时、随处起降，但也要有一定起降条件。

1）选址：起降场应设在交通方便、有较明显的地标、易于从空中识别的地方。野外机降场应选择在地势较高,夏季汛期不易积水或排水通畅的地方,以保证在夏季多雨时使用。

2) 停机坪大小:场地面积的要求取决于飞机的种类、性能、飞行速度、高度和地形。

3) 地坪:水平的地坪和垂直的旋翼大风对直升机的升力最大。如果地坪存在一定坡度,旋翼大风的反作用力会偏离直升机中心,不仅垂直升力变小,而且容易造成直升机倾斜,甚至发生事故。因此,直升机机降场的地坪坡度原则上以0°(水平)最好,最大坡度不应超过5°。场地的地质也应坚实,地面平整,而且尽量减少吹浮物,避免旋翼大风吹起沙尘、杂物等,影响伤病员登机和下载。

4) 净空条件:是指飞行器飞行和起降空域无障碍的状态与程度。净空条件直接影响着直升机起飞和降落的安全,是直升机野外机降场地位置选择的首要问题。

5) 现有直升机起降场的种类包括地面型(航空专用机场停机坪、急救医疗机构停机坪)、屋顶型、船舶型和海上平台型等多种。从总体上讲,地面型可能还占主导;但从发展趋势上看,因城市化进程加快、市区面积空地稀缺,屋顶型停机坪将会越来越多。

(3) 外场保障计划:外场是指组织实施各种飞行保障工作的场所,即以机场为主的包括机体掩体和机库在内的一定区域。外场保障计划主要是指飞行保障中的各项后勤计划,包括保证场道、疏散区和机场的各项设施、装备处于良好状态。计划飞行中所需要的航材、油料、气体、电源、餐饮等物资携带量。

根据携带医疗装备的重量,救援人员、患者及家属的合计体重,其他相关装备重量,推算带油量,制订飞行途中燃料的补充计划。如果飞行距离超过直升机的最大航程,可以选择始发地和目的地之间的军用机场或者固定加油站补充燃料。

3. 准备登机起飞　各项手续和准备工作完成后,检查飞行器无破损,机组和医护人员登机,机长向飞行指挥报告直升机准备情况,申请起飞;向调度中心、总指挥报告起飞时间。

(1) 医疗事件发生地向救护中心申请直升机医疗急救服务。

(2) 指挥中心向空管处申请空域,空管处对飞行信息进行评估后,批准救护救援飞行计划。

(3) 空管处向飞行分队通报飞行空域情况。

(4) 指挥中心向医疗分队及飞行分队下达任务。

(5) 医疗分队及飞行分队就飞行救护救援任务进行沟通,并在完成各自的准备后,准备登机。

(6) 机上准备后,机长向空管和指挥部申请起飞。获准后,飞往医疗事件发生地。

(7) 医疗事件发生地向救护中心申请直升机医疗急救服务。

4. 返航、总结阶段　是从交接双方在交接单上签字完毕,到救护转运材料修订后归档封存的过程。

(1) 飞机的清洁、消毒:伤病员离机后,应对机舱内进行全面彻底的清扫和整理,必要时对飞机进行消毒。消毒的重点是担架、被服和机舱内的空气。运送传染病患者以后,应对飞机内部进行消毒处理。

有时由于伤病员多、飞机出动频繁,一般不能在机场作长久停留,所以机上消毒应尽量采用高效、快速、安全和使用方便的消毒剂,缩短飞机起飞前准备工作的时间。但不能使用易燃、易爆的消毒剂。

一般常选用一些杀灭化脓性细菌和一些特殊厌氧芽孢菌的消毒剂,也可选用近年来市场上出售的一些新型、高效、无毒、无腐蚀、性能更好的消毒药品。

可采用0.5%~1.0%的过氧乙酸,以40~80ml/m² 的密度进行喷雾消毒,并密闭舱门30min。经消毒效果抽样检查,细菌杀灭率为99%,消毒效果良好。

(2) 返航:是指完成任务后救护救援人员随直升机返回驻地的过程。飞机返回驻地后,人员返回。

(3) 补充、保养物资和装备:配合医务人员做好执行下一次任务的准备工作,如检查器械,补充药品、消耗性物品,保养、维护设备等。

(4) 工作总结:任务完成后,必须对执行任务情况进行小结,总结经验,分析教训;整理飞行资料,转运伤病员资料,并归档封存。

5. 转运中的沟通　为了保证信息的快速传播、协调的力度和问题的解决,在航空医疗转运的过程中必须同所有与本次转运相关的部门或人员建立直接的联系。

(1) 与医护人员的沟通:在执行航空医疗任务的途中,医护人员会周期性地对患者的病情变化作出评估,如患者病情发生变化,医护人员告知机组舱内的环境调整需求,机组人员根据需求调整舱内环境,例如调整舱压、速度,或与调度人员沟通,调整飞行高度等。

遇到需要进行"无菌舱"飞行的情况时,机组人员告知医护人员不要进行任何外部沟通,并且在此期间不进行任何患者信息的传送,除非专门用于医疗报告的无线电无法使用。

(2)与塔台的沟通:根据患者病情变化随时与塔台沟通,调整飞行状态,保证舱内环境有利于保证患者病情的平稳。

提前通知即将飞跃辖区的塔台共享天气数据,尽可能规避气流,保持飞行的平稳。

(二)伤病员转运流程

1. 基本任务 早期空中救护服务的直升机仅用于重大灾难或事故的处理,现今空中救护的任务是搭载救护人员及急救设备,在第一时间用最快的速度前往医疗事件发生地,对伤(病)员实施及时救治,并根据需要将伤病员及时运往医院进一步治疗。除此之外,救护直升机还可用于医院间重症患者的转诊运送,药品、血制品、医疗器械和捐献器官的紧急运输,以及在山区、荒野或海域执行搜救任务等。从事件所涉及的人数来分析,可分为单个(或少数)伤病员或批量群体伤病员的救治与转运。

由此可见,直升机所承担的急救转运任务,已经不仅仅是单纯概念上"后送",而是包括现场救护、转运需要的确认和空中运输、伤病员连续监护救治等过程的一个完整的"时效"救治和"无缝"救治链。伤病员经现场紧急抢救后,一旦伤(病)情稳定,就可考虑进行转运,而不应延误;在空中运输过程中,救护小组具有继续心肺支持和补充血容量不足等救治及监测能力;到达目的地后,救护小组向接收医疗机构提供完整的救治报告进行交接,使伤病员能够得到及时的有效救治,甚至在整个救送过程中,都能得到远程可视技术的监督、指导和帮助。

2. 适用范围 基于近年来国内外战(创)伤救治的经验,空中医学救护和转运已成为急诊医疗服务的重要组成部分,发挥着越来越关键的作用。近年来的统计表明,在空中医学救护和转运的伤(病)员中,1/3来自救护现场,2/3是院间转运,2/5的转运是在夜间执行。

地面救护车、海上救生船是传统的救护运输工具,实施直升机空中救护转运的应用还十分有限。选择何种方式救护和转运伤病员,应根据是否对伤病员"有利"的原则加以考虑。从急救(时效)理念出发,单个或少数伤病员的急救与转运,应视伤病员的具体情况,转运的时间、距离,当地医疗技术水平,可利用的运输工具等因素综合判断,作出决定,避免因等待直升机而耽搁救治时机。

综合国外一些国家急救医疗服务医师协会推荐的空中急救现场伤病情分检指南,直升机救护和转运的选择标准是:①用地面救护车急救,前往最近的(创伤)救治中心地面路程超过15min时;②现场救治困难,救援时间超过20min时;③现场或附近无可用的救护车辆时;④难以接近伤病员,如高楼被困等情况;⑤偏僻的野外救护;⑥复合伤、多发伤伤员;⑦现场无法转运的最后决定性因素,是天气、地理环境和后勤保障等。

3. 伤病员的分级与分类 对伤病员进行科学的分级与分类,有助于直升机和救护人员的合理安排与调度,缩短响应时间,提高治疗的针对性和有效性。

(1)伤病员的特运等级:多年前,美军曾将需要航空医疗后送的伤病员,分成紧急后送、优先后送和常规后送三个等级。

1)紧急后送:对需要救命,保存肢体、视力或防止病情恶化的病例,必须立即后送。需要有专门的救援机构救起伤病员并空运到确定性救治机构。救援飞机应在空中待命或飞机在机场发动待命。精神病患者和濒临死亡者不属紧急后送的范畴。

2)优先后送:适用于需要尽快医学处置但在本地又不具备条件救治的伤病员。这类伤病员应在24h内被救起并尽快后送。

3)常规后送:这类伤病员应在72h内被救起并按照计划空运后送。

(2)伤病员的分类:美军在上述等级的基础上,将伤病员分类如下。

1)Ⅰ级:精神病患者。Ⅰa级:需要给予镇静、催眠和全程监管的严重精神错乱的担架病员。Ⅰb级:中度精神病,需服用镇静药但不需管制的担架伤病员;须准备好束缚设备,以防由空运环境的影响或其他诱因导致此类伤病员发作,危及自身或飞机。Ⅰc级:中度精神病,行为配合,在看护下可确保安全的可行走患者。

2）Ⅱ级:除精神疾病以外的担架伤病员。Ⅱa级:完全不能自主活动的担架伤病员。Ⅱb级:在紧急情况下能够自行活动的担架伤病员。

3）Ⅲ级:除精神疾病以外的需要在空运中给予治疗、照料、帮助或观察的可行走伤病员。

4）Ⅳ级:成批的除精神疾病以外的不需在飞行中给予医学处置或观察的可行走伤病员。

4. **伤病员救治与转运流程**　伤病员的救治和转运,是平时直升机救护工作最常见的任务,也是实施批量伤员转运工作的基础,涉及申请,受理与响应,现场救治,机上转运与治疗,飞机返航与总结等多个阶段。为最合理地安排救治和转运,建立一整套科学的、行之有效的救护工作流程是至关重要的。

(1)"申请、受理与响应"阶段:是从直升机救护救援中心接到求救申请,至直升机和救护人员到达事发现场的过程。在本阶段,必须迅速完成以下多项工作。许多国家还明确规定了本阶段工作的时间要求。

1）呼救与申请:战区、省区市的"直升机医学救护救援中心",是受理直升机医疗急救信息的主体,直接受理本区的直升机急诊救护,空中转诊,运送医学人员、药品和器材等航空医学救护的申请、咨询、审核与协调工作,评估空中医疗救护转送的可行性和必要性,联系转出及转入医院,协调派遣随行医护人员及医疗设备等。当伤病员需要直升机医疗急救服务时,可通过"120"或"999"等专用电话或其他形式,向中心值班室呼救、咨询及申请。

2）受理:中心值班室接到伤病员或部门需要直升机医疗急救服务的紧急呼救、咨询与申请的过程,称为急救信息的受理。

3）评估:在救护中心受理救护与转运信息后,必须认真地逐一核准上述信息,同时要求和指导受理人组织自救,保持与受理人的后续联系,并按要求向总指挥部报告,同时立即对实施空中救护与转运的必要性及可行性进行评估,以决定是否允许实施直升机救护和转运。

4）响应:救护中心在向战区或省应急事件处理办公室(总指挥)请求报告的同时,及时把急救信息传递给飞行分队和医疗分队,各分队迅速依据既定预案,开始拟定详细的行动方案,并进行医疗救护和飞行准备。

至此,"申请、受理与响应"阶段完成。注意在本阶段切忌在接到命令后,才启动预案及各项准备工作。中心值班员要保存好此过程的各种记录,包括电话录音记录等。必要时,写出书面报告材料,及时向有关部门报告。

当前许多国家的救援中心都制订了标准作业程序和作业时间,包括决策时间、启动时间,如德国和美国都规定应急响应时限为15min。就目前国内开展直升机救护工作的现状来说,建立一个适合我国国情的快速、高效的呼救与响应的运行机制,还需进行深入细致的研究,以及得到各方面的大力支持。

(2)现场救治阶段:是从救护人员到达事发现场,到将伤(病)员送入飞机机舱门的过程,主要任务是进行现场紧急救护。

1）现场评估:救护人员随直升机到达现场后,应尽快完成对现场的评估工作,主要包括灾情、伤病(情),并择机向救护中心报告。

2）现场救护:在现场检伤过程中,首先明确有无致命性损害,并及时进行救命性抢救。

现场救治应遵循"保存生命第一,恢复功能第二,顾全解剖完整性第三"的原则。及时挽救患者生命,尽量保全伤者的肢体,最大限度地减少致死率、致残率。

3）伤病员是否需要转运的判断应根据是否对伤病员有利的原则加以考虑:直升机救护转运没有绝对禁忌证,但在对待具体某个伤病员时必须综合考虑伤病员的病情、转运距离、直升机救护技术力量、当地医疗技术水平等因素,把握对伤病员有利的原则,迅速决定采用现场急救后转运、直接转运还是就地抢救治疗,从而使伤病员得到最佳的救治效果。

4）转运前的准备:在伤病员转送前,还应抓紧时间进行必要的准备工作:①符合航空环境要求的特殊准备,如用石膏托或小夹板固定骨折,气管套管外气囊不用空气而改用盐水充填等;②搬动伤病员的准备,如担架以及搬动时伤病情变化的处理准备;③做好各种管道的安置与固定,以防在搬动时或在空中脱落;④再次检查伤病员的生命体征及伤病情;⑤医学文书的准备;⑥做好伤病员的教育,告知伤病员病情、航空飞行中可能出现的问题及相应的解决办法,对伤病员进行必要的心理支持治疗;⑦特殊准备,如空中所需的特殊药品、物资和器械等。

5）组织伤病员登机：在决定伤病员需要后送治疗，并经过必要的医学准备后，可组织伤病员登机。

（3）空中转运阶段：是从伤（病）员进入机舱门开始，到救护转送人员和接收医院在交接单上双方签字完毕的过程，包括以下主要工作。

1）机上安置伤病员：根据直升机机舱内担架的系固装置，可把伤病员放在机舱中间或靠一边，注意固定牢固。对伤病员在机上的体位，应依据伤病情况，采取不同方式。

头朝向机头方向：由于人类在长期的生活中已养成安静平卧时总是习惯于头高于足，平卧移动时总是习惯于头向前、脚在后，沿纵轴方向移动的习惯。而任何飞机飞行时总是带有一定的仰角，机头总是高于机尾。飞机飞行时的这一特点，正好符合人们的生活习惯。故机上伤病员体位多采用头朝向机头方向。

担架横向摆放：在条件许可的情况下，把担架横位摆放。对循环系统不稳定或已有损伤的伤病员来说，可使在飞机起飞阶段和大仰角爬升时所造成的反"特伦德伦伯格氏体位"影响削减到最低限度。

根据伤病情需要摆放：患有循环系统和呼吸系统疾病者，头最好朝向机尾方向。而脑水肿患者，则最好头朝机头方向。昏迷伤（患）者应取俯卧位或半俯卧位，防止误吸呕吐物而窒息。胸腹部伤者应尽量取半坐位，这不仅便于肺的扩张与呼吸，而且有利于胸、腹腔液体的引流与局限。而头部伤者应使头抬高15°，以利静脉回流和减轻脑水肿。

2）请求起飞和飞行：伤病员得到妥善安置后，医务人员再次检查伤病员及其担架牢固度，连接并固定好所有监视管线，如给氧、输液给药、心电监护等，以方便进行空中伤病情的监测。之后，通知飞行员可以起飞。飞行员向飞行指挥部请求起飞。飞行指挥部发布直升机起飞命令；外场人员指挥直升机起飞。

3）飞行途中监测和处置：在机上，如伤病员的伤病情突然发生变化，应立即组织抢救和处置。一般在飞行至预定高度平飞后，医务人员须立刻监测伤病员登机后第一次生命体征，并将伤病员目前的生命体征及状况向机长作第一次报告。随后于飞行途中持续观察并不定时测量患者的生命体征。空中监测和处置的主要内容包括以下几个方面：①要防止发生危及生命的情况，如窒息、持续抽搐、休克等。出现危及生命的情况要立即施救。②注意气道管理，防止呕吐物或呼吸道分泌物阻塞气道，必要时辅助排痰或吸痰。③严密观察生命体征的变化，特别是对胸部外伤和意识不清患者和在直升机起飞与降落时尤要注意观察。④直升机在飞行时不如客机稳定，有条件者可将担架固定于直升机舱底部，并且要注意防止夹板和颈托滑脱。⑤给予必要的言语安慰以及镇静，以稳定情绪，并进行必要的心理支持。⑥在起飞或降落时，要求伤病员做吞咽动作以缓解中耳鼓室压力变化所带来的耳痛或鼓膜损伤。⑦在伤病情稳定的空隙时间，填写医疗护理文书。将所测得的生命体征、心电图、尿量、输液量、用药、其他监视仪器监测的数值，以及伤病情变化等做成空中救护记录。

4）飞行信息传递：起飞后，地面调度人员要及时将信息反馈到相关部门。机组人员向调度中心报告直升机返回时间。调度中心按照预定到达时间，派出急救车，做好地面接机准备。调度中心向送达医院预报伤病情，做好抢救准备。

5）机降与交接准备：救护人员检查伤病员后，报告飞行组可以进行降落准备，飞行人员通知地面进行接机准备。若送达医疗机构有起降场，直升机可直接降落于该起降场；若无起降场，可选择离其最近的机场降落；如机场距离送达医疗机构较远，也可就近寻找合适场地降落。飞机降落后，机上人员还有两个任务：一是组织伤病员离机；二是与目的地医疗机构医师进行交接。

6）伤病员离机：飞机停稳，得到飞行指挥长的同意后，组织伤病员离机。

7）交接：飞机降落后，机上医务人员应立即下机，向接收单位的医务人员简要介绍伤病员空中及处置情况。

交接方式有两种：一是由地面救护车将伤病员转送至接收医疗机构，机上医疗人员需陪同伤病员至接收医疗机构，再进行交接；二是在机降场与接收医疗机构医师完成交接。完成交接后，双方要在交接单上签字。完成交接后，一次空中转运任务的中心工作即告结束。

交接内容包括：伤病员的个人记录材料，如姓名、年龄、单位、身份等；医疗文书，包括原始医疗记录、空中伤病情变化及处理记录等；伤病员随行物品；送达机构及特殊要求等。

8）接机后现场救护以及后续救护车转运：目前国内大部分医院还不能在院内停靠直升机，所以只能在机降场接机后再通过救护车转运至各医院内。

伤病员下机后,应评价气道是否阻塞,生命体征是否平稳,有无危及伤病员生命而需要紧急处理的情况。如果存在某种情况,应立即进行抢救和处置,待伤病情稳定后,再转送至所需时间最短的有条件急救的医院。如果没有危及生命的情况,则根据伤病员的伤病情选择合适的医疗机构。因直升机救护人员最熟悉伤病情况,在救护车未离开前,如伤病员发生伤(病)情变化,直升机救护人员仍有责任承担或协助地面后接人员对伤病员进行积极救治。

接机现场需要紧急处理的情况:主要是开放气道、稳定生命体征、液体复苏、颅内高压的脱水治疗、活动性出血的止血包扎、骨折的固定等。

(4)返航、总结阶段:包括以下任务要点。

1)飞机的清洁、消毒:在伤病员离机后,应对机舱内进行全面彻底的清扫和整理,必要时对飞机进行消毒。消毒的重点是担架、被服和机舱内的空气。运送传染病病员以后,应对飞机内部进行消毒处理。

2)返航:指完成任务后救护救援人员随直升机返回驻地的过程。飞机返回驻地后,人员返回。

3)补充、保养物资和装备:医务人员执行下一次任务的准备工作,如检查器械,补充药品、消耗性物品,保养、维护设备等。

4)工作总结:任务完成后,必须对执行任务情况进行小结,总结经验,分析教训。整理救护、转运文件和伤病员资料,并归档封存。

5. **伤病员院间转运流程**　院间转运是指在医院间的转运过程。通常是在伤病员的伤病情经处理而初步稳定后,需要进一步的确定性治疗措施超过了当地医院的能力范围,而决定将其转入更高级的医疗中心。

(1)一般伤病员的院间转运:通常要先用救护车将伤病员送到机降点候机,待救护人员携装备和药品等搭乘直升机到达机降点后,起始医疗单位与直升机救护队交接,再组织伤(病)员登机。实际上,这类伤病员的院间转运只是一个单纯的后送过程。

1)救护车转运:救护车到达伤病员所在医院或指定地点,把其抬上担架,并搬运到救护车上,方法与救护车普通转运相同,但尽量选择监护型救护车。如果时间允许,救护车司机应该在转运前把医院(现场)到机降场的道路熟悉一次,尽量选择平坦和最近的道路。随车医师资质要求具有中级或中级以上职称。

2)起始医疗单位与直升机救护队交接,包括伤病情况交接、医疗文书交接和物品交接等,并在交接单上签字,然后组织伤病员登机。

(2)损伤控制后伤员的转运:损伤控制后伤员是指伤员受伤后经过现场第一阶段的损伤控制性处置后,伤情得到有效控制,生命体征基本稳定。但进一步的处置可能超出所在机构的能力,或是战况的客观条件所限,这时伤员需要被及时转运或后送至技术水平较高的医疗机构进行第二阶段的确定性治疗。

在这类伤员的转运或后送过程中,基本的要求是原有的治疗在途中能继续得到执行,潜在的并发症能得到及时的诊断及处置。这要求有专业的医护人员和必需的医疗设备作保证。此外,转出单位和转入单位之间的配合、转运途中的严密观察与处置,同样具有重要的意义。所有参与伤员转运、后送的人员,都必须熟悉相关的规章制度和处置程序,掌握必备的技能。

最佳的转运或后送时机与方式,通常由转出单位决定,并需要与接收单位进行联系与安排。最好是有参与第一阶段损伤控制性处置的医师直接参与。

转出单位应提供转运途中的伤员维持治疗方案,提供完整的医疗文书,包括转出前的治疗方案和效果、诊断学资料、所有的影像学检查的复印件等,特别是:导致损伤发生的事故、机制及环境,最后一次进食的时间;到达转出单位前的治疗、处置情况;在转出单位进行的医疗干预措施和治疗反应;伤员目前的状况和正在进行的治疗措施;转运或后送期间可能出现的并发症及处置预案等。

转运前评估应包括以下几个方面。

1)呼吸系统方面:一般的呼吸情况,包括呼吸的频率、幅度、是否费力等;气道的重新检查,确保气管内置管的位置,并已妥善固定;通气设备是否正常工作,效果如何,转运途中能否保持正常工作;检查或放置鼻胃管,以防止转运途中伤员误吸;检查其他管道和设备的工作状态。

2)心血管系统方面:测量心率、脉搏、血压,有条件时做心电图检查;控制外出血的包扎效果是否确实;

预先留置 2 个大口径(≥16 号)的静脉导管,以平衡液或等渗盐水维持静脉滴注,但滴速应控制,始终维持通畅;如考虑转运期间可能需要输血液制品(全血、红细胞悬液、血小板),要检查是否准备了足够的量;如果飞机上带有心电监护设备,将导线与伤员正确连接。

3) 中枢神经系统方面:一般的神经系统检查,如意识水平、中枢和周围神经功能,运动、感觉、反射等检查;Glasgow 昏迷等级评分;如有必要,妥善放置头颅、颈椎、胸椎和腰椎的固定装置,防止转运途中的继发性损伤。

一旦明确需要转运,且伤员伤情基本稳定,转运应尽快开始。飞行高度应限制在 600m 左右,以减少气压变化对气胸和抗休克裤膨胀的影响。大多数的治疗措施,如气管置管、胸腔穿刺减压、静脉注射、出血的外部控制等,应在升空之前完成。飞行中,注意监测血流动力学、氧饱和度、呼气末二氧化碳分压、通气量等生理指标。机降点应尽量选择靠近复苏、救治区域。

(三) 伤病员搬运方法与原则

在脱离事故现场,或在救治、转运过程中,都需要搬动伤病员。其目的是使伤病员尽快脱离危险区,得到及时救护或方便医疗操作。

1. 搬运原则与注意事项 正确的搬运方法能减少伤病员的痛苦,防止损伤加重;错误的搬运方法,不仅会加重伤病员的痛苦,还会加重损伤,甚至导致继发医源性损伤或自伤。因此,正确的搬运在现场救护和转运中显得极为重要,要求搬运人员能掌握正确的搬运知识和技能。

目前已生产出了很多适合在各种条件下针对各部位伤病的搬运、固定工具,可根据实际情况配备。

(1) 搬运原则

1) 尽量在原地检伤、包扎、止血、固定等救治之后,再行搬动。

2) 伤病员体位要适宜。

3) 颈部要固定,注意轴线转运,骨关节、脊椎要避免弯曲和扭转,以免加重损伤。

4) 最好有专业医务人员在场,严密观察伤病员生命体征变化,保持呼吸道通畅,防止窒息。寒冷季节应注意保暖,但意识不清或感觉障碍者忌用热水袋,以免烫伤(注意一般的温热水袋长时间接触不动亦可将皮肤严重烫伤)。

5) 不要无目的地移动伤病员。要尽量减少严重创伤患者的不必要搬动,在必要的搬动时也要求动作轻巧、迅速,避免不必要的震动。对骨盆骨折患者而言,一次不必要的搬动可致胶体额外损失达 800 ~ 2 000ml,甚至更多。

6) 对创伤患者而言,若无明显禁忌证,可以使用小剂量吗啡或哌替啶镇痛,以减轻伤病员因搬运所致的疼痛,防止发生创伤性休克。

(2) 注意事项

1) 现场救护后,要根据伤病员的伤病情轻重和特点,分别采取搀扶、背运、双人搬运等措施。

2) 疑有脊柱、骨盆、双下肢骨折时,不能让伤病员试行站立。

3) 对疑有肋骨骨折的伤病员,不能采取背运的方法。

4) 对伤势较重,有昏迷、内脏损伤、脊柱骨折、骨盆骨折、双下肢骨折的伤病员,应采取担架器材搬运方法。疑有脊柱骨折时禁忌 1 人抬肩、1 人抬腿的错误方法。

5) 现场如无担架,应制作简易担架,并注意禁忌范围。

2. 脊柱骨折伤员的移动 采取 4 人搬运方法。

(1) 1 人在伤者的头部,双手抱于头部两侧轴向牵引颈部。

(2) 另外 3 人分别在伤者的同一侧(一般为右侧)的肩背部、腰臀部、膝踝部,双手掌平伸至伤者的对侧。

(3) 4 人均单膝跪地。

(4) 4 人同时用力,保持脊柱为一轴线,平稳地将伤者抬起,放于脊柱板上。

(5) 上颈托;若无颈托,颈部两侧用沙袋或衣物等固定。

(6) 用头部固定器固定头部,或者用布带固定。

（7）用6~8条固定带将伤者固定于脊柱板。

3. 骨盆骨折伤员的移动 采取3人搬运方法。

（1）固定伤者骨盆。

（2）3人位于伤者的同一侧。

（3）1人位于伤者的胸部，将伤者的手臂抬起置于救护人员的肩上，1人位于腿部，1人专门保护骨盆。

（4）3人双手平伸，同时用力，抬起伤者放于硬板担架上。

（5）骨盆两侧用沙袋或衣物等固定，防止途中晃动。

（6）如上臂有骨折，固定后用衣物垫起上臂，使之与胸部相平行，肘部屈曲90°放于腹部。

（7）将头部、双肩、骨盆、膝部用宽布带固定于担架上，防止途中颠簸和转动。

（四）伤病员登、离机方法

在伤病员登机、离机时，在现场活动的人员多，包括机场工作人员、飞行人员、医务人员、担架员以及其他有关的人员等，各种车辆也多，是最容易发生事故的时候，因此要认真组织好伤病员的登机、离机，并加强登机现场的安全管理。

1. 登机方法

（1）关车状态下的登机：在机场或野外机降场直升机关车的情况下，伤病员登机的方法与登救护车、运输机基本相同。但伤病员可从机舱门进入，也可经货舱口进入机舱，如米-8直升机等。

（2）不关车状态下的登机：当直升机在野外机降场接收伤病员时，或在飞行中途在某机场接收少量伤病员时，降落后常常不关车。这时伤病员要在直升机的低速旋转旋翼下登机。

（3）悬停状态的登机：在没有机降场或在沼泽地带、河/湖水面等直升机难以降落的地方救治伤病员时，可用"空中悬停"方法把伤病员提升到直升机上。

2. 伤病员离机 应在直升机救护人员的指挥下，由接收医疗机构负责实施。

伤病员离机时，当担架被卸下以后并抬出飞机机舱时，需2名担架员。如果由机舱门下飞机，先由担架脚端的担架员先走出飞机，注意不要踩空、摔倒。如果舱门离地较高，则需要在机舱门口由地面担架员转接。地面担架员应4人同接一副担架。4名担架员从机舱口接下担架后，经机上医疗组与接收单位医务人员简单交接后，可直接抬到接伤病员的车上或伤病员集中点。

经货舱口下机较为方便些，由担架脚端的担架员先出飞机。

3. 登机、离机现场的安全管理 加强伤病员登机和离机现场的组织与管理工作，是为了确保伤病员登机、离机工作能够安全、顺利地进行。

（1）伤病员登机、离机工作的组织：对于伤病员登机、离机，应由现场指挥人员、机上医疗组具体组织实施，飞行人员和机务人员协助进行。主要注意以下几个问题：①维持好登机、离机现场的秩序，几个关键性的位置，如机头、机身两侧、机尾部，应有专人维持秩序，未经许可，无关人员不得靠近飞机。②搬运伤病员上、下飞机，要按指定的路线出入。③运载伤病员的各种车辆到达机场后，车辆接近飞机时应沿着机身左侧，离直升机7~10m的回形行车路线缓慢行进。禁止汽车在机翼下和距离小于10m的区域内行驶。④搬运伤病员时，禁止静脉输液装置或其他物体高举过头，长物体应与地面平行。

（2）飞机周围的安全管理

1）无论直升机的引擎是否启动，都应遵守相同的安全标准。未经飞行组成员的许可，不能靠近直升机。

2）除非在飞行组成员的陪同下，任何时间都应保持对直升机危险的清醒认识。当要接近直升机时，应从飞机的前端靠近，离开飞机也应按这一方向。

3）当在斜坡处接近飞机时，禁止从高坡侧靠近，应从低坡侧靠近，因为这侧主螺旋桨的净空距离更大，始终应清醒认识到机翼叶片的净空高度。

4）禁止在飞机尾翼区域行走，特别是在直升机不关车状态下。由于旋翼吹气的强大气流相当于7、8级大风，在伤病员登、离飞机时，要防止伤病员被服和衣物被吹刮掉、医务人员的衣帽被吹跑以及步行伤病员被吹倒。由于直升机尾翼也在快速旋转,尾翼的高度又比较低,因此要特别注意防止车辆、人员误入其下,以免发生飞机、车辆损坏或人员伤亡。

5）在靠近直升机周围 30m 内的范围内,未经许可,人员不得逗留。

6）接送伤病员及工作人员的车辆离开现场时,在飞机停放区只能沿进入机场时的行车路线向前行驶。

7）在靠近直升机周围 30m 的范围内,禁止吸烟。

（3）接机要求:接机工作虽是由接收医疗机构具体承担,但是应在确保安全的情况下,以最快的速度完成直升机救护工作的最后一个环节,使伤病员尽快到达接收医疗机构,形成一个完整的"无缝"救治链。

1）接机的主要工作是搬运伤病员下机,进行伤病员的交接。

2）应综合现场救治、空中处置情况等,按机上通知要求,安排接机救护人员、车辆、物资和装备。最好选择监护型救护车接机。随车配备 1 名司机,1 名相关专业医师,1 名护士。

物资配备包括:急救箱,防护用具,颈托、夹板等固定物,铲式担架,除颤仪、气管插管用具、心电监护仪等;急救药品,如肾上腺素、晶体液、胶体液、甘露醇、镇痛及镇静药等。机场方面还应准备消毒用品。

3）于飞机着陆前到达机场。

4）注意事项:应遵从机场方面的安排,要确保伤病员的安全,并注意自身安全:①到达机场后,要在救护车中或离着陆点足够远的地方等待,不要直接冲向直升机,以免被直升机螺旋桨及其扇动的风伤害。②应明确直升机的着陆是冷着陆还是热着陆。如果是冷着陆,要等待发动机及螺旋桨完全停止后再进行伤病员的交接和搬运;但无论是冷着陆还是热着陆,医护人员都应在获得机组人员的指示后,方可靠近直升机。切记,在直升机未开舱门之前,未得到机上人员许可,接近直升机会有生命危险。③任何情况下都不能靠近直升机尾翼,应根据机场方面安排的路线靠近直升机。④按规程拆卸担架,防止误伤和自伤。⑤按伤病员搬运原则和方法,正确搬运。动作要轻柔、稳定,尽量减少伤病员的痛苦,避免加重损伤。静脉输液装置或其他设备、物件不能高举过头。⑥在不关车状态下,直升机的旋翼产生的气流可将一些小物品吹落,一旦卷入旋翼,将对直升机及其附近人员造成生命威胁。因此,必须确保自身服装及佩戴的各种物品,特别是易脱落的琐碎物品,包括胸牌、工作帽等,都应被牢固固定;若有不能固定的物品,应取下;若穿开放性鞋类（如无鞋带的皮鞋）,应将鞋子固定在脚上。即使是转运用平板车或担架上的所有床垫或布类物品,也应去掉,或加以系固。若有松动的物品被螺旋桨吹走,千万不要追赶。⑦直升机发出的巨大噪声会使得在直升机上搬运伤病员时几乎不能听见对话。在搬运伤病员的过程中,医护人员的交流可采用预先商量好的手势。⑧注意登记伤病员的信息,包括伤病员的基本情况以及去向。伤病员的随行物品也在接机现场清点,进行交接。⑨要注意现场自我防护,包括戴手套、口罩等,但要注意牢固系紧。若发动机及螺旋桨开启,进入直升机机舱时不能垂直于机身长轴进入,而应从侧方呈锐角方向进入,进入时应尽量弯腰,保护头面部不受风力物品（如衣角）的伤害,快速进入机舱。⑩注意远离正在着陆的其他直升机。

四、技术要点

（一）基本原则与要求

现代急诊医学服务和战伤救治勤务都要求:能确保伤病员在整个转送途中得到优良救护和不间断的医疗监护,将快速后送与持续救护有机地结合在一起,实现"无缝"连续救治。

然而,在空中,无论是对伤病情观察或监护,还是进行各种医疗护理操作,虽然其内容和操作过程与在地面执行时没有本质的区别,但由于在直升机飞行过程中要受到噪声、振动、颠簸及灯光与空间环境等因素的影响,在机上进行各种医疗护理活动,不但具体操作有一定难度,而且技术要求也比较高;不但要面对地面常见的各种突发状况,还要面临航空环境带来的新问题。

1. 做好伤病员登机前的处理,尽可能稳定伤病情,把握好转送时机,尽量减少机上救护操作。

2. 空中的技术操作,主要以救命为目的。

3. 及时通知飞行员,进行飞行配合。

4. 操作中,要防止误伤、自伤。

5. 加强平时训练及演习训练,熟能生巧。

6. 严格遵守机上工作原则、流程与规范,及时做好记录。

7. 改善机上环境,创造条件完成必要的技术操作。

(二)伤病员观察与记录

1. 机上交流与呼救　由于受噪声、振动等多方面影响,直升机上问诊常常很困难。通常要借助手势、询问牌甚至写字的方式,进行医患、医护以及医师之间交流。

(1)询问牌:是一种用纸板、木板或有机玻璃板制作的圆盘,自圆心画出许多小格,根据机上常见症状及伤病员的一般要求,在每个小格上写上各种提示,如症状或其他生活要求等,医护人员可用来了解伤病员的要求和不适,达到问诊的目的。

(2)机上对话机:是采用无线对话方式的近距离机内通话装置,较好地解决了机上医护人员之间和医患之间在噪声环境下的对话问题。

(3)手势:通过医-护、医-医之间的约定手势,提示紧急操作和要求。

(4)手灯:主要用于伤病员呼叫用。

2. 意识的观察与评价　意识是机体对自身及外界环境感知并能作出正确反应的状态。通常可通过观察伤病员的神志、精神状态、对周围环境及刺激的反应力、面部表情、面色甚至体位与姿势等,来进行综合判断。

机上观察意识和判断意识障碍的方法:主要通过问诊来了解伤病员的语言应答反应,通过针刺皮肤、压眼眶、捏胸肌等,来观察疼痛刺激反应,以及检查肢体活动、瞳孔大小、对光反射和角膜反射、肌腱反射等,加以综合判断。

意识障碍是机体对外界环境刺激缺乏反应的一种病理状态。按其严重程度,临床分为嗜睡、意识模糊、昏睡和昏迷。昏迷是严重的意识障碍,其主要特征为随意运动丧失,对外界刺激失去正常反应并出现病理反射活动。

Glasgow 昏迷评分(GCS)检查,可对伤病员的意识状态进行判断,还能对伤病情的发展、预后、指导治疗提供较为可信的客观数据,已为世界许多国家所采用。正常人计分为 15 分,>8 分预后较好,<8 分以下者预后较差,<5 分者死亡率较高。

3. 呼吸的观察　一般可采用听呼吸音、看胸部起伏、感觉呼吸气流来评估是否有呼吸。在机上,可将棉花絮贴于鼻孔前,观察其摆动等,观察呼吸情况。呼吸监护参数在机上也有重要的参考意义,如血氧饱和度、呼气末二氧化碳、呼吸频率监测等。

4. 循环功能的观察　主要观察脉搏与血压。机上血压的测定多采用袖带式电子血压计测量。但直升机上的噪声和振动会对检测结果产生很大影响,甚至不能测出,因此在监测中需注意尽量减少肢体和仪器的振动。对血流动力学不稳定者,和需要严格控制血压者或需要频繁动脉采血者,可实施血管内血压监测。

5. 异常体温的观察　体温>41℃,可造成严重脑细胞损伤;低温者极易出现恶性心律失常。故一旦发现高热综合征和低温综合征,应积极、有效地处理并加强监护。特别是昏迷者,应注意排除高热综合征和低温综合征。

机上体温的测量,可用红外线耳温枪来测量,但不能用水银体温表。

6. 病情的特殊观察　在机上除了观察伤病员的一般情况和生命体征外,还要根据伤病员的具体情况进行特殊的观察。

(1)对于心脏疾病患者,使用心电监护仪监护心电变化、心率及心律情况,必要时记录心电图。

(2)带胸腔引流管时,还应观察引流出来的液体量、颜色、气味及性状等。

(3)对于留置导尿管的伤病员,应记录每小时尿量,并观察尿的颜色、透明度。

(4)对于腹部伤伤员,应观察腹部体征,如有无腹胀、腹痛,以及腹部压痛的部位、范围、程度等。

(5)对于留置胃肠减压管的伤病员,还应观察引流管是否通畅,引流出胃液的量、颜色、气味等。

(6)对于气管切开的伤病员,应观察呼吸是否通畅,呼吸频率、节律是否正常,呼吸道的痰量多少,痰液是否黏稠,有无皮下气肿等。

（7）对于血管伤或者骨折行石膏固定的伤病员,特别是上止血带者,应严密观察有无肢体肿胀及血液循环障碍情况,如观察肢体的皮温、色泽、末梢循环及动脉搏动情况等。

（三）常见空中医疗处置技术

1. 抢救异物卡喉窒息的海姆立克急救法　即腹部加压冲击治疗,是一种简便有效的解除气道异物阻塞的急救方法。具体做法如下。

（1）当患者神志清醒时,让其站立、前倾,抢救者在其后,一手握拳并放在其上腹部（腹部正中脐肋之间）,另一只手抓住拳头,快速、反复地向上冲击挤压,使其腹压增高,膈肌抬高,加大胸腔压力,促使肺内产生强大气流从气管内冲出,将异物排出。重复对腹部进行加压冲击,直至异物从气道排出。如果患者为孕妇或非常肥胖,可用双手抱紧其胸部中段,进行胸部加压冲击。

（2）如果患者意识丧失,则将其置于仰卧位,救助者骑跨在其大腿部,一只手的掌根平放在患者上腹部正中,把另一只手重叠其上,两只手的手指都指向其头部,用快速向前、向下的推力压腹部,重复这一动作,直到异物被吐出。

（3）如果上述处理无效,应立即进行环甲膜穿刺或气管切开术。对呼吸道异物者不宜进行气管插管,以防异物被推入气道深处。如果异物已吐出,但患者无呼吸,则应立即进行心肺复苏。

2. 心肺复苏术　心搏、呼吸骤停和意识丧失是临床最紧急的危险情况,心肺复苏术（CPR）就是针对此种危急状况所采用的急救措施。心搏、呼吸骤停者要复苏成功,不仅需要恢复心搏和呼吸,而且需要恢复智能和工作能力,故其效果在很大程度上取决于脑和神经系统功能的恢复,因此CPR的全过程应称之为心肺脑复苏（CPCR）。

（1）迅速判断伤病员是否存在意识、呼吸和心搏。

1）判断意识:拍打伤病员的面颊,并呼叫伤病员。

2）判断呼吸:用耳贴近伤病员口鼻,头部侧向伤病员胸部。用眼睛观察伤病员胸部有无起伏,用面部感觉伤病员呼吸道有无气体排出,迅速作出判断,用时 5~10s。

3）判断心搏:触摸伤病员颈动脉有无搏动。

（2）迅速让伤病员平卧,松开腰带、领口。在直升机上进行心肺复苏时,尽量将其放置于机舱中部。

（3）仰额、举颏、畅通气道。一手置于伤病员前额,另一只手的示指与中指置于颏部,使头部稍微后仰避免舌后坠。要注意手不要压迫气道,也不能使颈部过度伸展,以免加重颈椎损伤。迅速取出伤病员口腔内的义齿,清除口腔异物及分泌物。

（4）人工呼吸:根据情况,可采用口对口（成人,口能打开者）、口对鼻（成人,牙口紧闭,不能打开者）、口对口鼻（适用于婴儿）等方式。

（5）人工循环:即胸外心脏按压。

3. 气管插管　是直升机上抢救伤病员最简便、最有效的方法,医护人员应当掌握这一医疗抢救技术。

（1）选择气管导管:根据年龄、性别、体格选择合适的气管导管。

（2）检查喉镜:主要是检查气囊有无漏气。插入导芯,调整导管角度。

（3）调整头位和麻醉:伸直气道,使口、咽、喉成一条直线。检查伤病员口腔,取出异物及活动性义齿。咽喉反射存在时,应进行表面麻醉。

（4）置喉镜:右手拨开口唇,左手持喉镜,沿口角右侧置入口腔,将舌体推向左,使喉镜移至中部,可见悬雍垂;再慢慢推进喉镜,使其顶端达舌根与会厌之间;然后上提喉镜,以挑起会厌显露声门,右手持管,将导管尖插入声门 4~5cm。拔出导芯,放置牙垫,退出喉镜,恢复头位。

（5）检查:完成插管后,要核对导管插入的深度（从唇到气管中段的距离,成人为 20~26cm）,再用呼气囊打气呼吸 4 次,听双肺,检查左、右、上、下肺呼吸是否均匀一致,判断有否误插食管可能,确认导管是否插入气管内。

（6）固定:检查确认无误后,用胶布先固定牙垫,再固定导管,并对气囊充气（飞机上应充生理盐水）。固定时,应避开口唇。固定后记录气管插管插入深度,一般记录切牙处刻度或门齿外气管插管长度。

（7）气管插管成功的标志:导管口端有呼出气流;能听到呼吸气流声;两肺左、右、上、下呼吸音均匀一致;在挤压贮气囊或上呼吸机时,两侧胸廓同时均匀抬起,上腹不膨隆。

(8)儿童气管插管:最新研究显示对婴儿和儿童(新生儿除外)正确使用带套囊的气管导管与不带套囊的气管导管安全性相仿。在某些特定的情况下(如肺顺应性差、高气道阻力或巨大声门气漏),应优选带套囊的导管,但需注意气管导管的型号、位置和套囊内的压力。

4. 电除颤/心外心脏电复律术。

(1)将患者平卧于木板上,开放静脉通道,充分暴露胸壁。按要求麻醉。室颤时,可不做术前准备,不需麻醉,尽快实施非同步电击除颤。

(2)心电图检查。在非监测状态下,直接以除颤电极板作为电极板,在导联选择(LEAD)上将电极板(PADL)调出即可,将两电极分别放在心尖及心底部,即可看到心电图情况。

(3)连接除颤器导线,接通电源,检查除颤器性能。检查同步性能,选择 R 波较高的导联进行示波观察。同步(SYNC)灯亮时为同步,反之为非同步。

(4)安放电极。把心尖部电极板(APEX)置于心尖部,位于腋前线第 5 或第 6 肋间。心底部电极板(STERNUM)置于胸骨右缘第 2 至第 4 肋间,两电极板所放位置可互换,但两电极板之间的距离不能<10cm。

(5)充电。充电电钮(CHARGE)为黄色,在电极板上或在机器上都可进行充电,当机器发出声音后,即可放电。

(6)选择除颤电量(ENERGY JOUCFS)。体外除颤时,主张用 200~400J,多为 360J。瘦小者用较小的能量,体重重者宜用较大能量。如果首次电击复律未奏效,可加大能量再行电击。但通常主张用较大能量,以争取 1 次电击复律成功;若第一次电击选用能量太小而需做两次甚至多次电击,反而延误抢救时机。

(7)将电极板紧贴伤病员皮肤,准备放电。电极板与皮肤之间不能留有空隙,边缘不能翘起,可在电极板上均匀涂抹导电糊,特别是电极板四周都要涂抹到。在局部皮肤上也可涂导电糊,或用盐水纱布,紧急时甚至可用清水,但禁用乙醇,否则可致皮肤灼伤。

(8)进行放电操作。放电前嘱他人闪开,所有人员不得接触伤病员及与其相连的仪器设备,以免触电。放电时,需两拇指同时操作,放电时所用压力应均匀,为 5~11kg(25 磅)。

(9)电击后,立即进行常规导联心电图检查,并进行心电、血压、呼吸和意识的检测,一般需持续 1d。

5. 体外无创起搏

(1)起搏方式:根据有无有效自主心律,选用按需型或固定频率型。

(2)操作方法:术前用 75%乙醇清洁局部皮肤,两个圆形大电极可一前一后或者一左一右,多采用一左一右的方法。负极总是放在心尖部皮肤表面。女性伤(患)者应注意乳房组织的影响,电极应避开乳房组织,多放在乳房下以减少电阻。正极放在右前胸壁锁骨下窝,或者采取一前一后方式;正极放于左肩胛骨下角与脊柱之间,注意不能放在脊柱正中间,否则电刺激可能造成脊柱两侧的肌肉收缩,严重者可导致椎体压缩性骨折。电极安装好之后,将导线与脉冲发生器相连接,同时连接好监护仪以观察起搏效果。

(3)起搏参数设定:通常设为 70 次/min 或高于自身心率 10~20 次/min;输出电流从 30mA 开始递增,直至起搏脉冲夺获心室后,再增加 5~10mA 进行连续心脏起搏,以保持起搏稳定。

(4)起搏效果的判定

1)起搏成功:电脉冲刺激能夺获心室,心电图显示脉冲信号后紧跟一个相关的 QRS 波。

2)临床有效:起搏脉冲夺获心室,可扪及大动脉搏动或测得血压。

3)复苏成功:恢复有效循环,出现自主呼吸,神志恢复至心脏停搏前状态。

6. 给氧 直升机巡航高度多不超过 2 500m,大部分伤病员可以耐受。但对于一些特殊伤病员,如胸部伤、肺部伤、严重贫血、休克、严重颅脑伤以及其他一些在地面就有缺氧症状的患者,就必须给予吸氧。

对在地面就有缺氧症状的伤病员,为使其在转运途中达到并保持动脉血氧饱和度 90%以上水平,不仅需要考虑地面所需的供氧量,而且还要考虑飞行中所经受的飞行高度而需要的供氧量。估算办法一般有两种:一是诊断性供氧法,即根据伤员的皮肤、黏膜、脉搏、血压、外周循环、呼吸困难情况,以及大脑对周围环境的反应程度等与缺氧有关的症状和体征,给伤者持续供氧,从小流量开始,逐渐增加吸氧浓度,直至缺氧的主要症状消失;二是根据伤病员脑功能的情况与正常人(如飞行员、医护人员)在高空中发生的变化,来推测伤者需要的供氧量。

五、注意事项

(一) 创伤休克

创伤休克是指各种严重创伤后机体因大量失血、失液、感染、心脏功能障碍、过度应激反应等导致神经体液调节功能紊乱、心排血量及有效循环血量不足,微循环血液灌注量明显下降,使组织和器官缺血、缺氧,发生多器官功能紊乱、代谢障碍等病理生理变化的一种综合征,是创伤后严重的并发症之一。

1. 创伤休克的分类

(1) 失血性休克:多见于机体重要实质性脏器损伤或大血管损伤等引起的大量失血后。

(2) 低血容量性休克:是由于创伤后各种原因引起大量体液丢失,血容量不足,回心血量和心排血量减少而导致的休克。

(3) 感染性休克:为创伤感染后的严重并发症,因内源性或外源性的细菌和毒素进入血液循环导致的败血症或脓血症造成。

(4) 心源性休克:指创伤造成心脏收缩减弱,舒张受限,或严重的心律失常,心排血量骤减引发的休克。

(5) 神经源性体克:是因剧烈疼痛、过度恐惧,或是头部损伤或创伤后脑栓塞直接累及血管运动中枢,或脊髓损伤后,肌肉瘫痪使静脉容积扩大和血流缓慢,回心血量减少所导致的休克。

2. 休克的诊断

(1) 有诱发休克的病因。

(2) 意识异常。

(3) 脉细速,>100 次/min 或不能扪及。

(4) 四肢湿冷,胸骨部位皮肤指压阳性(按压后再充盈时间>5s),皮肤花纹,黏膜苍白或发绀,尿量每小时<30ml 或无尿。

(5) 收缩压<80mmHg。

(6) 脉压<20mmHg。

(7) 原有高血压者,收缩压较原水平下降30%以上。

凡符合上述第 1 项,以及第 2、3、4 项中的两项和第 5、6、7 项中的一项者,可诊断为休克。

3. 转送指征　在直升机转送过程中,飞行对休克伤员的影响主要包括三个方面。

(1) 可能存在失血性贫血,急性失血直接造成血液氧含量下降,加上创伤的强烈刺激、辗转转送的体能消耗,以及未能很好地进行血液及体液的补充,将使伤员对缺氧的代偿能力大大降低。航空环境的缺氧,势必会更进一步加重贫血伤员的缺氧,可加剧休克。

(2) 空中低气压对抗休克裤的应用有影响。

(3) 高空低气温将进一步加重休克。

一般认为,对于轻、中度休克,转送前经地面抗休克处理后伤病情好转者,即使休克尚未完全纠正,也可在严密的医学观察下转送。对于濒死伤病员则不适宜直升机转运。

中度失血性贫血者,如血红蛋白保持在 60g/L 以上,一般情况良好,采用直升机转送通常是安全的;如血红蛋白为 50g/L,经地面处理后伤病情稳定,无继续活动性出血,脉搏在每分钟 120 次以下,可在基本纠正酸中毒后慎重转送。

如有开放性伤口,要先进行包扎、止血、固定患肢等处理。

4. 转送与监护　休克伤员病情变化快,转送途中需严密监测,随时了解病情变化,及时制订或修改诊疗措施,以保证将伤员安全转送。

(1) 机上监护:对休克伤员的机上监护,应着重以下几个方面。

1) 严密观察伤员的生命体征,如血压、脉搏、呼吸、意识、表情、反应力、面部及肢体皮肤的温度、颜色等,随时掌握伤情变化及转归情况,调整治疗方案。

2) 留置导尿管,观察记录每小时尿量。

3) 对穿休克裤的转送者,要注意裤压的变化,特别是飞机上升和降落时。

4）纠正代谢性酸中毒:代谢性酸中毒是无氧代谢的表现之一,是反映组织灌注不足和休克程度的重要指标,pH<7.20者需要积极处理,一般给予 5% $NaHCO_3$ 纠正。

5）乳酸检测:血清乳酸较代谢性酸中毒更能够反映组织灌注不足和休克程度。

6）混合静脉血氧分压或混合静脉血氧饱和度:可通过中心静脉导管取样(非严格的混合静脉血)检测,可以提示组织能量利用情况和"氧债"的存在,有助于指导早期休克的复苏。

（2）注意事项:对休克伤员的机上医疗护理,应着重注意以下几个方面。

1）调整伤员体位,使其头抬高 10°,脚抬高 20°,并注意保暖或防暑。

2）不管登机前在地面是否正在供氧,都应持续吸氧。

3）建立良好的静脉通道,如未达到复苏终点,继续液体复苏。

4）纠正酸中毒及水电解质平衡紊乱(如机上无诊断设备,难以作出有效诊断,可参考登机前的检查结果,结合机上输液情况及伤员症状予以初步诊断)。

5）有效维持和稳定重要器官的生理功能,消除创伤的不利因素。

6）早期应用抗生素预防感染。

7）注意转运途中的保暖。

8）减少搬动,必要时动作要轻巧。

（二）颅脑损伤

1. 伤情分析和评估　对颅脑损伤伤员,应尽可能在 2min 内了解病史,主要包括受伤时间、致伤因素、头部受力情况、伤后简要病情变化、已进行的检查和治疗等。

（1）评估脑损伤的类型:确定损伤为闭合性或开放性。凡脑膜完整,脑组织与外界不相通即为闭合性颅脑损伤;如有脑脊液或脑组织碎块流出,是开放性脑损伤的明确征象;颅底骨折合并脑脊液鼻漏或耳漏,亦属于开放性脑损伤的范畴。

（2）评估损伤的部位:首先是检查头皮受伤的部位;其次是结合损伤机制进行判断。头部在静止状态常造成局部直接撞击伤,在运动状态下常发生相应的对冲伤。开放性脑损伤以局部损伤为主,复杂的脑穿透伤其脑损伤范围多较广泛。

（3）评估伤情的轻重:有关专家制订了多种颅脑损伤轻重分型标准,目前较为通用的是格拉斯哥评分法（GCS）。但临床上在较为详细地判断伤情轻重时,主要依据意识障碍程度、生命体征、神经系统症状与体征,并结合是否存在合并伤与休克等状况综合考虑。按 GCS 评分 13~15 分为轻度伤,9~12 分为中度伤,3~8 分为重度伤。该评分与治疗及预后密切相关。

（4）确定有无颅内血肿:对颅脑损伤者,必须明确有无颅内血肿以及紧急手术指征,迅速作出判断,以免延误治疗。早期诊断颅内血肿的依据是:①伤后有中间清醒或好转的病史,意识障碍进行性加重;②头痛、呕吐、躁动不安等颅内压增高与出血、脑膜刺激征;③出现脑受压现象;④幕上血肿侧瞳孔先缩小,继而逐渐扩大;⑤枕部有骨折,且骨折线跨越横窦,有脑受压征,虽瞳孔尚无改变,仍考虑幕下血肿;⑥开放性脑损伤,尤其是火器伤,并发创道血肿的机会较多,可根据脑受压的早期征象拟诊,待 CT 检查确诊。

2. 转送指征　对颅脑损伤伤员,在转送时要充分考虑如下伤情。

（1）呼吸、循环功能有无障碍:途中是否会发生呼吸、循环紊乱;若已出现或有可能出现,则尽可能就地抢救、治疗,应暂缓转送。

（2）有无发生脑病可能:若出现一侧瞳孔散大,对光反射消失,伴有意识障碍或血压升高,脉搏、呼吸减慢,即为脑疝的典型特征,此类伤员应就地抢救,暂缓转送。

（3）颅内出血或创伤出血是否停止:对颅内或全身其他部位有活动性出血者(特别是伴严重休克及严重失血的伤员,应纠正休克),须彻底止血,提高血红蛋白含量,待病情平稳后,再行转送。

（4）其他:有些颅脑贯通伤或筛窦、脑室等损伤,伤员往往处于昏迷或半昏迷状态,并常常伴有截瘫、高热或颅内感染等症状,对这类伤员应紧急转送。

一般认为,伤员生命体征稳定,无明显颅压增高症状,即可转送。因此,应仔细检查伤情,确认伤员生命体征平稳,呼吸道通畅,无颅内活动性出血,无明显颅内压增高等情况。

3. 机上监护　转送前,虽已经过相应的医疗处置,伤情大多已经稳定,但多数伤员仍处于脑水肿期,伴不同程度的意识障碍,呼吸道分泌物多,昏迷者尤为明显,其咳嗽、吞咽反射减弱,容易误吸导致窒息;颅骨骨折累及鼻旁窦和中耳,使空气进入颅腔,造成颅内积气,或发生脑脊液漏;飞机的颠簸、振动,造成颅内金属异物移动,加重脑损伤,或导致颅内出血。因此,机上应加强监护,目的是随时了解病情发展的情况,及时发现和处理意外情况及并发症。

4. 机上安置　伤员一般采取平卧位,头部抬高15°~30°。昏迷伤员可采用侧卧位或侧俯卧位,以免因呼吸道分泌物或呕吐物的误吸而发生窒息。对疑有颈椎损伤者,要注意保持头颈的自然伸直位置,以防脊髓损伤。担架上可铺较厚的棉被或软物,以减轻振动,可适当抬高头部。

按伤员登机原则,分别安排轻、重伤员先后登机,合理安排伤员位置,确保安全。对神志清楚的伤病员设立交流盘、写字板,便于与伤员交流。根据飞行环境,指导轻伤员在飞机降落时捏鼻、鼓腮,防止气压性中耳炎,并使用耳塞,减轻噪声的影响。对昏迷伤员,应与机组联系,减慢飞机的下降速度。

（三）颌面颈部伤

1. 颌面部损伤的特点与现场急救　颌面部损伤时,由于组织移位、出血或血肿、碎牙骨片、异物或分泌物误吸等,容易影响呼吸,甚至造成窒息。因此,应针对不同病因采取适当的方法解除呼吸障碍、防止窒息,这是处理颌面部损伤的首要任务。

颌面部血液循环丰富,可造成大出血,但又不易压迫止血,故及时止血,合理包扎,积极治疗休克及其并发症非常重要。

颌面部动脉出血急救时可采用压迫止血法。

（1）压迫颞动脉:手指压在耳前下颌关节处,可止同侧上额、颞部及前头部出血。

（2）压迫颌外动脉:一只手固定头部,另一手拇指压在下颌角前下方2~3cm处,可止同侧脸下部及口腔出血。

（3）压迫颈动脉:将同侧胸锁乳突肌中段前缘的颈动脉压至颈椎横突上,可止同侧头颈部、咽部等较广泛的出血。注意颈动脉压迫时间不能太长,更不能两侧同时压迫,以免引起严重脑缺血;更不要因匆忙而将气管压住,引起呼吸受阻。

颌面部损伤常伴有颅脑及神经损伤,应仔细监护伤员的意识、呼吸、脉搏、心搏、血压及瞳孔变化,及时发现,及时处理。

口腔、颌面部损伤的创面常被细菌和尘土等污染,感染机会多,可增加损伤的复杂性和严重性,因此防治感染也是急救中不可忽视的问题。

2. 颈部损伤的特点与现场急救　颈部受伤后最大的危险是窒息和大出血及高位截瘫等,故伤后的死亡率较高。因此对颈部创伤能及时、正确和恰当地早期处理甚为重要。

颈部外伤处理原则如下。

（1）立即建立有效的呼吸通道是抢救成功的关键。

（2）及时、有效地控制出血,直接压迫出血区是临时止血的最佳方法。对于颈静脉出血者,应及时用纱布块压迫封闭裂口,防止空气栓塞;条件允许时,同时向下扩大皮肤切口,在近心端结扎静脉。

（3）用无菌敷料包扎创面,不做缝合。

3. 颌面颈部伤转送指征与医学准备　一般认为,伤员神志清楚,无明显呼吸困难,生命体征稳定,可积极转送。

伴有意识障碍（神志恍惚、昏迷）或呼吸困难、呼吸道分泌物多者,一般应在常规气管切开的情况下转送。伴严重呼吸困难,虽经气管切开仍无明显缓解者,加之伤口渗血不止,应待伤病情稳定后再考虑转送。

对颈部血管损伤伤员,经手术修补结扎后,无活动性渗血,观察24h,可考虑转送。

对颌骨骨折伤员,如行上、下颌固定,会影响呕吐物排出,在登机前应给予防晕机药,并准备好随时拆除固定的工具,以免机上发生晕机呕吐导致呼吸道阻塞。

4. 颌面颈部伤转送与监护　应在良好的固定下搬动和转送颈部伤伤员。

（1）机上安置:根据伤情采取相应的体位,一般采取半坐位,方便肺部呼吸运动,利于咳嗽和吐出口腔内的分泌物;也可采取侧卧位或俯卧位。为预防吸入性窒息的发生,对颌面部伤后的昏迷者,在转送时可采用俯卧位,把额部垫高,使口鼻悬空,便于涎液、呕吐物及血液等其他异物外流,同时这种体位也可防止舌后坠堵塞呼吸道。

（2）机上监测与护理:直升机航空环境对颌面颈部伤员的影响主要是:振动造成骨折移位或异物移动损伤血管,或血管结扎线松脱,引起出血,形成血肿;血液、凝血块、碎骨片、异物等落入呼吸道,造成窒息;张口困难或行颌间固定的伤员,因晕机呕吐导致误吸、窒息等;听器损伤伤员可因噪声刺激而加重损害等。因此,空中医疗护理的重点在于针对上述影响进行合理的处置,具体内容与方法为如下。

1）严密监测生命体征,尤其是呼吸情况;注意保持呼吸道通畅,给氧。

2）仔细检查骨折固定是否牢固,有无松动现象及脱落危险。

3）行上、下颌间固定的伤员,为防止晕机呕吐、误吸窒息,除了备好紧急拆除固定装置的工具外,还应常规肌内注射预防晕机的药物,如异丙嗪25mg或东莨菪碱10mg。对转送前已使用过类似药物的伤员,根据情况,在必要时可以重复使用。

4）为减轻振动及噪声的影响:对坐位伤员应给予头和背部靠软枕;对担架伤员,于担架上铺棉被及软物;佩戴耳塞、耳罩或耳塞棉花,是对有听器损伤者的一项常规处置。

5）保持通畅的静脉输液通道,便于紧急处理时给药。

6）持续或间断性给氧。

5. 眼外伤的处理与转送

（1）创伤特点与现场急救:眼外伤包含多种伤型,主要是开放性外伤,如眼内异物伤、穿透伤、贯通伤和破裂伤,占30%～90%。爆炸引起的眼部创伤通常难以救治,眼球摘除率达到13%～50%,其中眼内异物伤占所有开放性眼外伤的30%～65%。

眼外伤救治原则是,应尽可能保留眼球,重建视功能,提高治愈率,降低致盲、致残率。

眼外伤时,首先应鉴别有无合并重要脏器伤、大出血或休克,应先抢救生命,待生命体征平稳后,再处理眼部伤。眼睑裂伤时,不要忽略对眼球的检查。

开放性眼外伤需止血、包扎、镇痛及抗感染治疗。对有眼球穿透伤和眼内容物脱出者,滴入抗生素滴眼液,双眼包扎,立即转送;切忌冲洗和使用眼膏,但可使用阿托品散瞳;不能拔除刺入的异物时,不随意摘除眼球。常规应用破伤风抗毒素。

对眼化学伤、毒剂或放射性沾染,则要立即或尽快用大量的水彻底冲洗。

伤员是否需要紧急转送,应以伤情分类为基础,要求准确掌握伤情判断及分类技术,正确把握不同伤情的转送指征和时机,做好转送前的准备工作,正确安排转送顺序。

（2）转送与监护:单纯眼外伤员对转送时间、工具要求不高,可随时转送。对眼球损伤者,为减少失明发生率和眼球摘除率,应实施紧急转送。对眼球伤、眼眶伤、合并伤等危重伤员,应就近转送或越级转送至专科医院或专科中心,尤其是双眼伤伤员,应直接送专科中心收治,尽量减少转送环节,缩短转送时间。

（四）胸部伤

1. 临床表现　胸痛是胸部创伤的主要症状,疼痛常位于伤处,随呼吸运动而加剧。多出现呼吸困难,其原因包括:局部疼痛,影响胸廓呼吸运动;气管内有血液、分泌物阻塞;气胸、血胸压迫或膈肌破裂,使肺受压萎陷,气体交换量减少;肺挫伤、肺冲击伤可致肺实质损伤等。

当胸壁、胸膜、肺脏有创伤时,可出现呼吸运动异常,如伤侧呼吸运动减弱或消失。当有多根、多处肋骨骨折时,可出现胸壁软化,出现"连枷胸"和"反常呼吸"。

肺、气管、支气管损伤者,痰中常带血或咯血。大支气管损伤者,伤后即刻咯出大量鲜血;肺挫伤或肺冲击伤后,多为泡沫样血痰。对此类伤员须注意区分咯血和呕血,避免判断错误。血胸、气胸、创伤性膈疝、急性心脏压塞或大血管损伤等,可使伤员很快陷入休克状态。

2. 直升机转送指征及其准备　一般认为,多数胸部伤伤员只要经过适当处理,在呼吸、循环功能较稳定的情况下,是可以尽早转送的。单纯胸部软组织伤和单纯肋骨骨折,经清创、固定等处理后,即可转送。多根、多处肋骨骨折者,因胸壁软化影响呼吸功能,在胸壁稳定后,无呼吸功能障碍时应及时转送。但气胸者在未经处理前禁止空中转送,胸腔置管是最安全的办法,但所有胸腔闭式引流管上机前必须关闭牢靠,或改换成单向活瓣式导管,以防止空气逆流入胸腔,因此有学者建议要在闭式引流拔除后5~7d才能转送。

直升机航空环境对胸部损伤伤员的影响主要是导致呼吸、循环功能紊乱。一方面,空中氧分压降低,肺泡内的氧分压也降低,引起或加重缺氧;另一方面,血气胸、气胸、纵隔气肿因空中气压降低而产生气体膨胀,压迫气管、纵隔、肺和大血管等,进一步加重呼吸、循环功能障碍。此外,颠簸、振动可使血气胸复发,或金属异物的移动造成胸腔和肺组织的损伤,引起出血及气胸等。因此血气胸伤员在转送前,有条件时要常规透视,证明胸腔内的积血,尤其是积气基本吸收或肺组织压缩不超过1/3,此时转送是比较安全的。如不能满足此条件而必须转送时,其生命指征应基本正常,而且要尽量将胸腔内的积气、积血抽至最低限度;并要求飞行高度限制在3 000m以下,这对绝大多数伤员是安全的。

此外,对胸骨骨折伤员,应过伸仰卧位搬运,防止继发性损伤。

3. 空中医疗护理

(1) 严密观察生命体征,观察伤员有无注意力不集中、烦躁、皮肤湿冷的现象;定时测血压、脉搏,及早发现伴随的其他损伤。

(2) 应注意观察有无呼吸困难、发绀及其他缺氧表现,检查气管位置是否居中,并观察呼吸动度及胸廓和肋间隙的饱满程度等。鼓励咳嗽排痰,或用鼻导管吸痰,保持其呼吸道通畅。

(3) 一般情况下宜采取仰卧位或伤侧卧位。有呼吸困难者可取半卧位,并让伤员进行腹式呼吸,以减轻疼痛。

(4) 怀疑伴食管损伤者应禁水、禁食。对胸部挤压或冲击伤的伤员,要避免过量输液或输血,严密观察呼吸情况,防止肺水肿的发生。

(5) 如有胸腔闭式引流,要保持引流装置低于胸腔水平,防止引流液反流或气体进入胸腔;由于空中飞行颠簸,最好使用带单向阀门的引流装置。观察引流液的量和性状等,了解出血、渗出情况。要观察引流管是否固定良好,是否通畅。在咳嗽排痰时,要注意保护伤口,并轻提引流管,防止管道摆动引起疼痛等。翻身活动时,避免牵拉、扭曲、折叠引流管。

(6) 对病情危重或气管切开的伤员,应持续吸氧,并有专人护理,注意及时清除气管内的分泌物。

(7) 转送过程中对情况紧急者也可进行机上胸腔闭式引流和气管切开等抢救措施。

(8) 所有管线必须加强固定,避免移位或脱落。

(五) 腹部外伤

1. 伤情评估　询问受伤原因、时间、部位及受伤时的姿势,注意判断有无腹内脏器损伤。

密切观察伤员的神志、肤色、脉搏、呼吸、体温、血压、尿量等,注意有无严重出血和休克的征象。

腹痛呈进行性加重和腹痛范围扩大,为内脏损伤的重要表现。一般来说内脏损伤的部位可根据以下情况初步判断:伤员诉说最先疼痛的部位;疼痛最重的部位;压痛最明显的部位。空腔脏器(胃、肠、胆囊、膀胱等)穿透伤可致胃液、肠液、胆汁、尿液等流入腹膜腔,立即引起剧烈腹痛,且伴有腹肌紧张、压痛、反跳痛等腹膜刺激征。胰腺损伤时,胰液漏出也引起类似的腹部症状和体征。实质性脏器如肝、脾破裂及肠系膜大血管破裂时,腹痛呈持续性,一般不很剧烈,腹膜刺激征也较轻,主要表现为失血性休克。

空腔脏器、实质性脏器损伤均可刺激腹膜,引起反射性恶心、呕吐;腹膜炎可引起麻痹性肠梗阻,持续性呕吐,呕出肠内容物。

创伤后短期内进行性加重的腹胀,表明腹腔内有出血(血腹)或积气(气腹)。血腹提示有实质性脏器或血管破裂伤;气腹则提示有胃或肠腔破裂;膀胱破裂可产生尿性腹水,腹膜炎造成的肠麻痹或水电解质平衡紊乱(如低钾等),也可引起腹胀。

呕血常见于胃、十二指肠损伤,呕吐物混有胃液、胆汁和食物残渣;伤后便出鲜血,说明结肠或直肠有损伤。

在腹部创伤的诊断中,腹腔穿刺阳性率达90%以上。根据抽出物的性状可判断是哪类脏器损伤,协助诊断。

2. 直升机转送指征　直升机转送对腹部伤的影响主要是:一方面,空中低气压导致胃肠道气体膨胀,引起一系列病理生理反应,如严重的胃肠道胀气可引起腹痛、胃肠穿孔,或导致胃肠道吻合修补手术失败,腹壁切口裂开,肠梗阻及肠瘘加重,以及影响呼吸、循环功能等;另一方面,颠簸、震动及不适当的搬运,可以使腹腔实质脏器,如肝、脾、肾等的挫伤及包膜下出血加重,甚至导致腹腔大出血。

一般认为,腹部创伤手术后的伤员,在伤口愈合或基本愈合的情况下,直升机转送是安全可靠的。胃肠道手术后的伤员,一般情况下可在术后第 5d 转送。如果必须尽快转送时,需在胃肠已排气的情况下:腹部实质脏器损伤,经手术修补或切除后,生命体征平稳,无明显腹胀,可听到肠鸣音;膀胱造瘘切开术后,留置导管,排出气体;对结肠造瘘后的伤员,用较大造瘘袋保护;腹部伤手术后保留有胃肠减压管、腹腔引流管及导尿管,术后无其他并发症,生命体征稳定,一般情况良好,在用束腹带或其他方法加压包扎腹部的条件下,可在术后 48h 考虑转送。同时要限制飞行高度,最好在 2 000m 以下,并注意登机前插入胃肠减压管,进行腹部按摩,放松裤带,给氧及飞行前排便。如果腹部伤诊断尚不明确,特别是怀疑肝、脾破裂而未进行手术探查,胃肠功能未恢复等,应当尽快明确诊断,完成初步医疗处理,稳定伤病情后尽快转送。

3. 转送与监护

(1) 严密观察伤员的生命体征变化,尤其要特别注意有无休克征象。

(2) 观察腹部情况,如有无腹胀、腹痛及其程度、范围,腹部敷料有无渗出及渗出液的量、颜色、气味等。如出现腹胀、腹痛症状加剧,排除其他原因后可下降飞行高度。

(3) 观察胃肠减压管及腹腔引流管是否通畅、固定,引流液的量、气味、颜色、性状。

(4) 尽量使伤员半卧位,可用衣物垫于膝后,使髋膝呈半屈状,以减轻腹壁张力,减轻伤员痛苦,也便于腹腔内液体的引流与局限。

(5) 对严重腹胀者,可用吸引器或大注射器抽吸胃肠道内的气体及胃液,进行胃肠减压,或将胃的减压管接负压引流袋持续负压吸引,或同时试行肛管排气;无效时,应通知机组降低飞行高度,直至症状减轻,乃至消失为止。

(6) 对结肠造瘘者,应根据情况及时更换粪袋及敷料,保持局部清洁。

(7) 手术后的伤员常有各种引流管道连接引流装置,要妥善固定,防止滑脱、扭曲、折叠,保持引流通畅,并观察各种引流物的量、性状,及时记录。

(8) 要禁水、禁食,可用盐水棉球湿润口唇。

(9) 保持静脉通道输液,维持营养、水、电解质和酸碱平衡,便于抢救时使用。

(六) 骨盆和会阴部伤

骨盆伤即骨盆骨折,常是高能量外力所致,往往伤情重,易引发脂肪栓塞综合征、凝血障碍、感染及全身炎症反应综合征等并发症,危及生命,死亡率高。骨盆挤压分离试验有助于鉴别有无骨盆骨折。但诊断中更为重要的是,要明确有无其他合并伤。

1. 直升机转送　对骨盆骨折伴尿道损伤或断裂者,经导尿或膀胱造瘘术后,应优先转送。

骨盆骨折用石膏固定;石膏超过伤员腹部时,肠内气体膨胀可造成伤者有不舒服感,应考虑在飞行前是否将石膏拆除。

2. 空中医疗护理的重点

(1) 观察伤员的一般情况、生命体征,警惕出血加重或休克。

(2) 取仰卧位,膝部用软枕垫高,两下肢略外展的舒适体位,并于骨隆起部位垫软物,防止受压。

(3) 已行膀胱造瘘或留置导尿管者,应保持造瘘管及导尿管通畅、固定,并观察尿液的量、颜色、性状等。如尿管及造瘘管周围有尿外渗或尿溢浸湿敷料,应立即更换敷料。

(4) 一般情况下,机上不宜重新置导尿管或更换尿管,尤其对伴有膀胱及尿道损伤者,以免导尿困难或加重尿道损伤。

(七) 脊柱与脊髓伤

1. 伤情评估　首先要判断有无致命性的合并伤;再判断脊髓损伤是脊髓休克还是脊髓完全性损伤,以便及时制定相应的处置措施;最后进行损伤准确定位。

脊柱、脊髓伤伤员多表现剧烈疼痛、被动体位而不愿活动,骨折局部有明显压痛、叩痛。脊髓损伤的神经症状主要表现为受伤平面以下感觉运动障碍及括约肌功能障碍。脊髓火器伤或其他暴力伤后,往往立即出现脊髓休克,损伤平面以下肢体弛缓性瘫痪,肌张力丧失,腱反射消失,病理征阴性,感觉障碍,大小便潴留。颈髓完全性损伤者呈现四肢瘫痪;胸腰髓损伤者出现双下肢截瘫;脊髓骶尾损伤者则仅出现大小便障碍,会阴部感觉障碍;高位(颈、胸段)脊髓损伤者常因肋间肌瘫痪而呼吸困难,呼吸道分泌物不易排出,易发生肺部感染,甚至完全性呼吸麻痹。脊髓半横贯损伤时,损伤平面以下同侧肢体运动及深感觉消失,对侧肢体痛觉、温觉消失。临床上尚可根据受累肌肉的部位来推断脊髓神经根受损平面。

2. 直升机转送与监护　一般认为,只要伤员生命体征稳定,一般情况良好,即可进行直升机转送,但高位截瘫者应无明显呼吸困难。

转送脊柱、脊髓伤伤员的主要危险,是转送环境或不当的搬运导致或加重脊髓损伤。因此,在转送过程中,要格外小心,以免造成脊髓进一步损伤。搬运时,应2~6人站于伤员一侧托起伤员,使伤员呈一整体,移至木板上,并由专人托扶头部,防止搬运过程中脊柱扭曲、牵拉、移位,进而加重脊髓损伤。

机上应使用专门的固定架。伤员平卧,不用枕头,颈两侧用软物垫好,防止在转送中发生旋转;肢体应安放于功能位置;骨隆起部位软垫或气圈,防止局部受压形成压疮。

空中监护需特别注意以下几个问题。

(1) 保持伤员安静,可适当使用镇静、止痛药物。

(2) 对截瘫者,应严密观察呼吸情况,并常规吸氧。对呼吸困难及发绀表现者,可行环甲膜切开或气管切开,通畅呼吸道,辅助呼吸。对已行气管切开者,应做好气管切开护理。

(3) 对脊椎骨折已用石膏固定者,石膏超过伤员腹部,在转送前应将石膏拆开。途中观察腹部情况,防止肠蠕动功能减弱或麻痹,引起严重腹胀,必要时应予胃肠减压及肛管排气。

(4) 伴尿潴留者,应留置导尿管,并妥善固定。

(八) 四肢伤

1. 伤员的转送　空中转送对四肢伤的影响主要是,因在创伤早期,大气压力降低时,血液对血管壁的侧压力相对增加,促使血管内液的渗出增加,可进一步加重肢体的肿胀和血液循环障碍。对骨折伴有软组织创伤的伤员,在清创冲洗时易把空气带进组织,当空气未全部逸出或被吸收时,则可能在低气压环境下发生膨胀,牵拉缝合口或压迫毛细血管,可造成循环不良。骨折用管状石膏及绷带固定过紧,含气的肢体在高空可能发生膨胀和受压,导致血液循环障碍而产生疼痛。长时间缺血可出现筋膜间隙综合征,甚至肢体坏死。

因此,伤员的转送要求快速、安全。其前提条件是伤员全身情况稳定,各项生命体征平稳。对开放性损伤伤员,应力争在6~8h将其送到医院。

一般认为,对单纯的四肢软组织、骨与关节损伤,只要伤员生命体征正常或基本正常,一般情况好,无活动性出血,可积极转送。骨折的所有固定用具均应为双瓣型。在有血管损伤和曾予修复的情况下,除使用双瓣固定具外,应在修复部位开窗。一旦发生出血时,可由此窗直接进入修复部位进行处置。如伤后已经过足够时间,可以断定不存在由创伤水肿引起的血管损伤,则不一定必须使用双瓣外固定。行骨折石膏托固定者,绷带包扎松紧应适当(包括夹板固定),以能插入一小指为度。在飞机上用悬吊重物牵引是危险的,因为重物可能被甩出,即使系牢也会因空气涡流所致的飞机颠簸而甩荡起来,可能砸痛甚至砸伤肢体,因此应改用弹力带或弹簧张力牵引。

2. 转送和监护　转送时,应以卧位为主,力求平稳、舒适,减少震动。应随时观察伤情变化,并采取相应救护措施。检查肢体包扎、固定是否正确,松紧是否合适,有无肢体肿胀,伤肢远端皮温、色泽、末梢循环及动脉搏动是否良好,可适当抬高患肢,于肢体下垫软枕,保持舒适体位。

出现肢体疼痛加剧而不能用一般伤口疼痛解释时,应警惕筋膜间隙综合征的可能,必要时拆除包扎绷带及固定材料,充分减压,或给予镇痛、镇静及脱水治疗,或下降飞行高度。

如伤口渗出增多,浸湿敷料,应及时更换敷料并检查伤口情况。

对危重伤员,应给予吸氧,保留静脉输液通道。

3. 肢体断离的处理　肢体断离主要是由机械性损伤所引起。在发生创伤性肢体断离的同时,伤员身体其他部位有可能也受严重的损伤,如胸部损伤、腹部脏器损伤或颅脑损伤,应尽快了解有无创伤性休克。所以对于断肢伤员,绝不能只顾局部不顾整体,必须密切注意全身情况,首先应积极处理危及生命的并发症。

断离肢体的再植手术能否顺利进行,与现场急救、运送有着密切的关系。断离的肢体能否存活,时间因素非常重要,应当争取在最短时间内恢复肢体的血液循环,避免组织细胞发生不可逆的变性。现场急救、运送时需注意以下几点。

(1)迅速了解受伤的经过,明确是何种暴力引起的肢体断离,以及受伤至救援的间隔时间,同时迅速而全面地进行全身检查和受伤肢体创口、断离肢体情况的检查。

(2)将伤员和断离的肢体尽快地、安全地送到医院,这是相当重要的。

(3)断肢的近侧端应用清洁敷料加压包扎。由于血管完全离断收缩,通过加压包扎可以有效止血。但如果不恰当地应用止血带,可能引起近端肢体止血带远端坏死,一旦去除止血带,常可出现止血带性休克,所以近侧肢体最好不要用止血带。对于不能控制的大出血而必须应用止血带者,每小时应放松1次,放松时用手指压住近心侧的动脉主干,以减少出血。对于大部断离的肢体,在运送前应用夹板固定伤肢,以免在转送时引起再度损伤。

(4)断离下来的肢体,其断面用消毒敷料覆盖,用无菌巾包起来,以减少感染。在转送时,设法将断离部分的肢体以干燥冷藏方法予以保存,先装入塑料袋,袋口收紧后放入不漏水的容器,上盖后放入盛有冰块的保温瓶中。不可将肢体与冰块直接接触,更切忌将肢体浸泡在任何液体,包括生理盐水中。

(九)周围血管与神经伤

1. 现场救治 主要是进行止血。

2. 转送与监护 急诊转送时,对伴有休克者,经输血、输液、吸氧,休克得到纠正,待一般情况稳定后即可转送。

需紧急转送者,多为未处理血管伤而需要保存肢体的伤员,在机上应保持或开通良好的静脉通道,损伤部位用厚敷料包扎,并于近端上止血带控制出血,标明上止血带时间,定时松解止血带。严密观察伤员的生命体征,留置导尿并记录每小时尿量,积极抗休克治疗,补充循环血容量等。必要时给予吸氧,改善机体的缺氧状态。

对术后伤员的转送,一般认为周围大血管损伤行血管吻合术后1~2d,无活动性出血,血红蛋白在60g/L以上,病情稳定,生命体征正常,肢端血供良好,即可转送。但上机前在吻合口部位要用棉垫加压包扎固定。

机上监护的重点如下。

(1)保持伤员体位舒适,减轻颠簸、震动引起的伤口疼痛、吻合口裂开。

(2)检查伤肢石膏固定及细带包扎的松紧是否合适,观察伤肢血液循环情况,如皮温、色泽、动脉搏动和末梢循环情况及伤口敷料固定是否良好,有无渗出,以及渗出的量、颜色、气味等。

(十)心血管系统疾病

1. 转运适应证 直升机转送心血管疾病患者,关键在于供氧和必要的医疗护理。因此多数学者认为,只要氧气供应和空中医疗护理(包括空中心肺复苏)技术准备充分,几乎所有心血管系统疾病的患者都可以转送。

2. 飞行对病情的可能影响

(1)缺血性心脏病:急性高空缺氧可导致心肌代谢障碍,交感神经系统活动亢进,局部儿茶酚胺分泌量增加,心率增快,因而使心肌缺氧程度进一步加重。

冠心病患者因高空缺氧可出现期前收缩及心绞痛发作。有发生心肌梗死倾向的患者,在飞机快速上升和颠簸飞行时可发生严重心律失常(房颤、室速、室颤等)、心绞痛加重等,甚至可发生猝死。

对急性心肌梗死患者,经现场紧急救治后,在生命体征平稳、保证供氧等条件下,尽快转运。如条件允许,经现场溶栓后转运对患者最为有利。

心肌梗死患者发病后多长时间可以使用直升机转送,首先保证病人的转运安全,其中必须考虑的因素有:心脏病发作的特征,梗死的程度、部位、面积大小,并发症的出现以及严重程度;患者的年龄、性别、体质状况、心脏功能、凝血系统状态、精神稳定性等。

(2)充血性心力衰竭:各种原因造成的充血性心力衰竭,在代偿过程中,均是通过心肌肥厚、心腔扩大和心率增快来实现。但在失代偿期,心率增快超过一定限度时,心排血量反而减少,造成组织缺氧、静脉淤血等。在直升机转送中,高空缺氧、精神紧张等因素会使心率进一步增快,使缺氧症状进一步加重,可造成病情更加恶化。

（3）其他疾病：缩窄性心包炎患者,由于心包缩窄,造成心脏充盈明显受损,心脏储备下降,静脉压显著上升,有发生心律不齐(主要是房颤)的倾向。空中缺氧、飞行震动无疑会使病情加重。

对各种类型的原发性心肌病患者,后期可造成血流动力学改变,导致心律不齐、心力衰竭以及猝死。急性病毒性心肌炎患者,心肌功能不良、缺氧可使心脏功能进一步减弱,并易导致心律失常。因此,心肌疾病患者对缺氧更为敏感,耐受性下降,转送时应做好供氧准备。

直升机转送对高血压本身并无明显影响,但患有高血压心脏病及心脏储备力量下降时,高空缺氧的影响必须考虑。直升机转送时,也应做好供氧准备。

快速型房颤转运的条件是：心室率已经控制在100次/min以下或已经转复为窦性心律；心室率虽然超过120次/min,但无心绞痛、心力衰竭、血压下降、晕厥等。

3. 转运前的病情处置和飞行准备 转运前,应积极控制心力衰竭和心律失常。限制飞行高度,尽量不超过2 000m为宜。详细记录转运前的用药情况及治疗反应,尤其是洋地黄类药物的使用及反应情况,以便空中用药参考。给予常规吸氧。对患者进行简要的教育以及心理安慰,以消除患者的紧张、恐惧、焦虑心理,必要时,可给予镇静药物。保持良好的静脉通道。准备好心电监护设备及急救药品,以方便随时使用。搬运时要轻搬轻放,转运途中应避免颠簸。

4. 空中监护处置要点 不论患者是否有心肌梗死、心瓣膜病或其他心血管疾病,如在地面需要用氧和医疗护理,在空中也同样需要,同时应提高空中辅助供氧的百分比浓度,使在直升机转送途中座舱高度上的氧分压与在现场或初诊医疗单位中所用者相同。即使患者不需要辅助供氧,也可能因航空环境的缺氧、加速度、噪声、振动的影响以及患者的紧张、焦虑、恐惧等因素而诱发心律失常、心绞痛,甚至心力衰竭等,严重威胁患者的生命,因此应积极考虑增加供氧,尤其在座舱高度超过1 400m的情况下。

对此类患者,应维持地面的各种治疗,并适时鼓励和安慰,使患者保持镇定、镇静,克服紧张、焦虑、恐惧心理,必要时可使用药物来达到目的。

戴耳塞、耳罩或耳塞棉花,减少噪声刺激。

严密观察患者的生命体征,进行心电、血氧饱和度监护,定时记录心电图,根据患者的症状、体征及心电监护发现的异常,给予相应处理。

如发生胸痛,常提示心肌缺血,应予止痛、镇静,必要时口含硝酸甘油片等；如出现充血性心力衰竭,则应采取利尿、增加心肌收缩力等治疗,必要时可使用快速洋地黄制剂等；如室上性心动过速,可试行刺激迷走神经的办法,如按摩颈动脉,用压舌板诱发恶心、呕吐,或做Valsalva动作等,如上述方法无效,可首选维拉帕米5~10mg静脉缓慢推注；如恒定的心动过缓,脉率在每分钟50次以下,可静脉注射阿托品0.5mg,必要时可重复使用。

此外,机上还应随时准备好心肺复苏设备,必要时可通知机组,尽量降低飞行高度。

六、安全防护

（一）高空生理

1. 缺氧 飞行环境具有生物学意义的一项重要特征是,氧分压随着高度增加而下降。从实用性目的考虑,缺氧可被定义为器官和组织氧含量降低,也就是低于生理"正常"值。增压座舱通常不会保持在海平面,因而座舱压力在空中可能导致中等程度缺氧。基于以上事实,在航空医学领域,缺氧是引起特别关注的课题。缺氧是许多研究的对象,为了分类和定义其不同阶段及不同类别而进行过许多尝试。一种广为接受的分类法定义了如下四种缺氧类型。

（1）缺氧性缺氧：是动脉血液氧张力及随之而来的毛细血管血液氧张力降低所引起的结果。可能由吸入气的低氧张力(低气压性缺氧)所致,因而对飞行机组而言具有特别重要的意义。其他原因包括低通气状态、跨肺泡-毛细血管膜气体交换受损,及通气-灌注比例不匹配。

（2）贫血性缺氧：是血液携氧能力下降的结果。可用于携氧的血红蛋白数量下降,其原因可能包括红细胞数量下降、血红蛋白浓度降低,及异常血红蛋白的合成(如镰状细胞贫血)。当对具有特定临床情况的伤病员进行适航性评估时,贫血是重要的考虑因素。

(3) 缺血性缺氧:是流经组织的血流量减少的结果。可能的原因包括疾病或外伤所致的动脉供血受阻,及整体循环衰竭。对转运申请人进行评估时,冠状动脉疾病是主要考虑因素。

(4) 组织中毒性缺氧:是组织利用正常供氧进行氧化过程的能力受到干扰而出现的结果。可能的原因包括特定的生化失调及中毒,并可能影响坠机生存能力。

在航空领域,低气压性缺氧是远超其他的最为常见的缺氧形式。缺氧产生的症状既有主观性的也有客观性的。而任何一个个体出现所有的症状及体征则不多见。很难准确说明某特定个体会在何高度出现反应(即出现症状)。缺氧的阈限高度通常被认定为 1 000m,因为低于该高度时,从未出现过因大气压力降低而导致可见生理反应的相关报道。然而实际上,明显的行为能力降低不会在如此低的高度出现,而是在高度超过上述水平后才出现第一个可发觉的症状,更现实的阈限可能在 1 500m 左右。超过 3 000m 后症状变得更为明显,除非另外配备机载供氧氧源,否则该高度是非增压航空器的飞行升限。增压系统通常的设计初衷是为吸入气提供保证生理功能的足够氧分压。在绝大多数客运航空器上,巡航高度的座舱压力会保持在与 1 500~2 450m 大气高度相对应的压力水平。

2. 过度换气

(1) 特征:过度换气是指呼吸频率过快或幅度过深,肺通气的增加导致肺泡二氧化碳分压降低,此种情况称为低碳酸血症。如血液的酸碱平衡向碱性偏移,称为呼吸性碱中毒。

(2) 诱因:人类的身体会不自觉地对压力或焦虑作出反应,无论这些压力或焦虑是真实的还是想象出的。过度换气的一个明显标志就是呼吸频率增快,这会导致身体中二氧化碳含量的大幅下降和酸碱平衡的变化。引起过度换气的原因包括缺氧、加压呼吸、心理应激和药物刺激等。

(3) 过度换气的症状和体征:是由体内化学物质的失衡和二氧化碳的过度流失造成的,包括头晕、肌肉痉挛、神志不清、视觉障碍、有刺痛感、发热或发冷。

过度换气需与缺氧加以鉴别。虽然缺氧和过度换气的病因不同,但二者的症状非常相似,很难区别。一般过度换气是逐渐发生,有面色苍白、发凉、皮肤湿冷和肌肉痉挛、强直等表现。而缺氧通常发生很快(取决于暴露高度),多有肌肉松弛和发绀。

(4) 治疗方法:治疗过度换气最有效的手段是使患者自发地降低呼吸频率,但是一个极度惶恐的人有可能无法控制自己的行为。

尽管难度较大,但是患者应该试着控制自己的呼吸频率(每分钟 12~16 次),如果有意识地控制呼吸没有效果,患者要试着大声阅读,在生理学上发声阅读和过度换气是不可能同时发生的,说话或唱歌会帮助身体提高二氧化碳含量并调整呼吸。

当过度换气和缺氧同时发生的时候,降低呼吸频率并吸入 100% 纯度的氧气会使症状得到缓解;如果缺氧症状严重,飞机应尽快降落,防止出现人体失能。

3. 压力变化影响

(1) 座舱增压:是应用技术措施解决航空相关性生理学问题的例证之一。对多数现代商用航空器而言,通过使座舱增压至满足正常生理需求的程度,缺氧问题及减压病症均可得以克服。

最理想的应该是始终将座舱压力保持在海平面大气压水平。但出于重量损失及技术方面的考虑,这通常并不现实。基于上述原因,作为理想生理状态与最优技术设计相互妥协的结果,航空器座舱会被设计为带有压力差。不同类型商用航空器的增压特性近似,且变化率不大。一般来说,低空中航空器的爬升率为 5~15m/s,而座舱高度的增长率约为 2.5m/s,这是生理学可接受的折中方案,以平衡身体内部与周围环境间的气压,且使不适感降至最低。下降时,变化率通常不超过 1.5m/s。

实现座舱增压的标准方法是从引擎的压气机获得压缩空气,经冷却后引入座舱。通过气压操控的放气活门来控制座舱压缩空气的外逸率,从而得以设定及调整座舱气压水平。

(2) 减压机体内的所有气体,无论是在内脏腔体中呈游离态或是在体液中呈溶解态,均与外界环境相平衡。因此,气压的任何变化将会一过性增大机体内气体与外界环境气体间的压力梯度,而在新的平衡建立前,压力梯度会一直存在。由于机体腔隙中受困游离气体的相对高压,可能会出现减压过程中的机械性变形及结构损伤,这取决于压力变化幅度及减压的速度。

即使应用了所有的防护措施,包括不多见的快速减压在内的座舱失压,仍然是增压航空器在高空运行中潜在的危险。

快速减压在民用航空运行中并不常见,可能是座舱壁(压力壳)结构失效或损坏的结果。如果发生快速减压,机上乘员可能会暴露于突然发生的缺氧环境中,需使用供氧装备。如减压速度很快,组织、器官损伤会随之发生。体内的游离气体会膨胀。含此类气体的空腔包括:有可扩张腔壁的空腔;有与外界相沟通的通道的空腔;刚性或半刚性的密闭腔体。

可扩张空腔,即胃肠道中存在的气体,在低气压环境中会膨胀,并可能导致不适及疼痛。有自由通道的空腔只要沟通孔隙和/或解剖结构的大小及开放度足够,就不会引起并发症,如开口通畅的鼻窦。第三类空腔是当鼻窦口或通往中耳的咽鼓管发生堵塞时而形成,可能引起重致失能的疼痛。

减压其他形式的表现是由血液及组织中溶解的气体形成气泡而造成的,即减压病。在民用航空运行中,这种情况可能发生于升入高空前曾暴露于高气压环境中,以致在体内存在超浓缩的惰性气体。

4. 振动、噪声、温度和其他因素对机组人员的生理影响

(1)振动:由于直升机结构的特殊性,相比其他飞行器而言,在飞行时的振动也比较强。直升机的振动是由发动机、旋翼及其传递系统、大气湍流产生的,其中旋翼运动是产生振动的最主要因素。现代直升机的工作转速一般约为350~450r/min,即每秒5~7次的频率,为次音频,该频率的振动能量相当大,特别突出。振动对飞行员的影响有以下几个方面:影响中枢神经系统;影响心血管和呼吸系统;影响感觉和运动感官;腰痛。

1)影响中枢神经系统:使操纵动作主动反应时间延长,完成精细动作时间增加,错误率增大,效率下降,操纵质量和准确性变差,疲劳感增加。

2)影响心血管和呼吸系统:根据对直升机飞行员普遍调查的结果显示,被检者多数出现心率增快,血压升高,呼吸频率增加。对直升机飞行员长期的跟踪调查发现:在飞行时被检者心率增加4.3%;收缩压和舒张压分别增加5.9%和11.1%;呼吸频率增加了3~9次/min,个别人增加了14次/min。虽然在实际飞行中,发生这种程度的血压与呼吸频率变化还不足以影响正常工作,但可将其作为检验疲劳程度的参考依据。

3)影响感觉和运动器官:低频振动对视觉功能的影响十分明显,可使视敏度下降,外周视野缩小,色觉紊乱,闪光融合频率降低,仪表判读以及精细视分辨发生困难。实验证实,当视力表与人体以相同参数振动时,看清视力表上字母的距离将缩短1/3~1/2。飞行时,振动同样会影响座舱内的仪表判读。另外,3~4Hz的低频振动还可刺激前庭功能,引发前庭功能障碍。此外,局部振动作用于飞行员的手、足、臀部等受力部位,可使局部皮肤感觉异常,使触觉、温度觉、痛觉、振动觉敏感度降低,加重疲劳感,影响肌肉耐力,明显降低飞行员的工作能力。

4)腰痛:据统计,不同机型直升机飞行员腰痛发生率在44.0%~57.1%。这种腰痛多在飞行中发生,飞行后几小时消失,少数人持续数天以上。其发生率随飞行时间延长而增加,初发多在飞行300h后。直升机振动时,脊柱两旁肌肉保持紧张,以减少振动对脊柱的创伤性影响;当振动长时间作用时,竖脊肌肌肉受损,张力下降,保护作用减弱,脊柱受压明显增加,易受损伤,特别是超低空飞行时横向振动显著,更易发生腰痛。

(2)噪声:是直升机的振源(发动机,旋翼及其传动装置,尾桨及其传动装置等)激发周围的空气,在空气中形成波动,再通过空气传到飞行员的耳朵,形成了噪声。频率在20~20 000Hz之间的振动,人耳能够听见,振动频率大于20 000Hz或小于20Hz,人耳听不见;前者叫超声波,后者叫次声波。次声波对人体的危害较大。

直升机中主要噪声的来源,除了上述发动机,旋翼及其传动装置,尾桨及其传动装置等外,还有陀螺仪、无线电设备等产生的噪声,以及气流产生的噪声。直升机的舱内噪声可高达110~119dB,比固定翼飞机要高得多。原因主要是:直升机与固定翼飞机相比,在相同起飞重量的条件下,直升机所需的发动机功率更大;而且单旋翼带尾桨结构的直升机动力装置与飞行员距离较近,隔音较困难,并且直升机产生噪声的动部件相对较多。

在 90dB 以上的噪声,如作用时间过长、反复过多,会造成飞行员"听觉疲劳",使听力受到暂时或较长时间的破坏,甚至造成永久性的听力损失(职业性耳聋)。噪音在 120dB 时,人耳将有明显的压力感和堵塞感;在 130~140dB 时,则为痛觉阈限范围;160dB 以上可导致鼓膜内陷、充血,甚至破裂。

噪声除了引起听觉损伤以外,还对人体有短期和长期的副作用。噪声能导致大脑紊乱,从而产生一系列可察觉的症状。140dB 的高声压级会使人觉得恶心、眩晕、眼球震颤、运动失调和昏迷。稍弱的声级会减弱意识,使飞行员产生疲倦、注意力降低、烦躁等飞行疲劳症状。

(3)温度:人在 21℃ 的环境里工作最舒适;在 10~29℃ 的环境里工作感到正常;当气温超过 38℃ 时会感到难受,有人则会虚脱;当气温达到 52℃ 时,虽然少数人可以短时间坚持工作,但大多数人已无法忍受。在酷夏季节,当直升机低空悬停时座舱中的温度有时还不止 52℃。体温升高或降低的突然变化,会产生一系列的循环、呼吸、消化和神经系统等生理功能紊乱,导致缺氧和过载耐力下降,注意力不易集中,工作效率降低,出现中暑、热衰竭等。到了严冬时分,情况正好相反,座舱内很可能会冷若冰窖,如果在一个阳光明媚的天气做较多悬停,可能会感到相当热并且大量出汗,飞行结束后离开直升机时又会感到寒冷彻骨:这种冷热交替的变化会给身体的"自动平衡"功能带来挑战,所以大多数直升机飞行员可能会对呼吸道感染等比较敏感。

(4)飞行任务:直升机飞行任务的特殊性也是造成飞行员疲劳的重要原因。

直升机悬停对飞行员生理的影响很大。有资料表明,重型直升机在悬停时飞行员的代谢能力是平时的 4 倍,说明悬停对直升机飞行员的体能消耗相当大。悬停时体能消耗大的原因可能有以下几种。

1)悬停时,直升机距离地面近,直升机是不稳定的,受到干扰状态变化后,修正动作特别多。近地面悬停时,高度低,发生特殊情况后,可供飞行员处置的时间短,飞行员的精神要集中,判断要准确、迅速、及时。总之,此时飞行员的生理和心理都处在高度紧张的状态,对体能的消耗大。

2)直升机在近地面悬停时,受地面气温的影响比较大,若在南方的夏天,气温大多在 35℃ 以上,舱内温度更高,此时的吹风条件又不好,飞行员要承受很高的高温,对体能的消耗很大。

3)悬停时,直升机所需功率大,诱导速度大,气流和机身的相互干扰明显。因此直升机的振动和噪声也较大,对飞行员的体力消耗大。

4)直升机在进行如护林、巡线和洒药等作业时,在进行低空飞行时,距离地面高度低,飞行机组既要完成驾驶,又要注意避开各种障碍,同时还要完成各种任务,所以飞行员的综合负担重,体能自然也消耗大。

(5)直升机飞行疲劳的预防:预防和消除飞行疲劳的最好方法是排除引起飞行疲劳的因素,但要寻求一种立竿见影的克服飞行疲劳的方法和措施,在现有的研究水平和现有条件下很难做到。只能采取一些预防和缓解的方法。建议用以下方法预防和缓解疲劳。

1)制定和严格执行控制飞行量的规定。工作的时间与强度在劳动生理学上是疲劳发生和发展的决定因素。为了消除累积性疲劳,保证飞行效率与飞行安全,可靠的方法是对飞行时间加以限定。应严格遵守规定的直升机飞行员的最长飞行时间,防止因任务重、任务急、飞行员少造成的超飞行时间飞行。

2)合理安排休息时间,加强生活规律性。严格作息制度,尤其是睡眠时间要规律,不要忽早忽晚,不管有无飞行任务,尽量避免通宵娱乐。

3)选择合理的休息方式。出现飞行疲劳后的休息一般有两种方式:一种是静止性休息;一种是活动性休息(也叫积极性休息)。正确的安排应该是两种休息方式相结合,即在良好睡眠的静止性休息基础上,适当参加一些运动或其他体力活动,对于消除心理疲劳具有显著作用。

4)采用心理放松方法和松弛技术。这里介绍一种心理学中常用的"松弛而沉思"法,步骤如下。

第一,安静地坐在一个舒适的位置上,闭上双眼。

第二,运用心理自我暗示的方法,深深地松弛全身肌肉,从脚开始,逐渐上升到面部肌肉,然后保持这一松弛状态。

第三,用鼻呼吸并感觉自己的呼吸。呼气时,对自己默念"一",一进一出,如此反复循环。这样继续 20min 后可睁开眼睛核对时间,但不得使用闹钟。当完成上述步骤后,静静地坐几分钟,首先闭着双眼,而后睁开双眼。

第四，不管能否成功达到深度松弛水平，都不要发愁。保持一种被动状态，让松弛以自身的速度进行。当有其他想法出现时，不要焦急，并继续重复默念"一"，对杂念不予理睬。通过练习，这种松弛反应就可以出现。

第五，每天可进行一两次练习，但不宜在饭后 2h 内进行，因为消化过程会干扰松弛反应。

据研究，这一技术能减少人对氧的消耗量，保持心灵安宁和舒适感、健康感，对于消除包括飞行疲劳在内的各种疲劳具有重要作用。并且这一技术简单易行，可以利用飞行任务的间隙进行。

5）促进睡眠质量，补足睡眠不足。睡眠不足是飞行疲劳产生的主要原因，只要全面掌握了改善睡眠的方法，没有了睡眠不足，飞行疲劳便可消除。

6）注意体育锻炼。由于直升机飞行员容易疲劳，针对直升机飞行员的体育锻炼应当更注重耐力的训练，而不应该过于注重爆发力的训练，不一定按照竞技体育的标准来衡量飞行员的体能训练情况。直升机飞行员应该多做一些比如游泳、长跑等耐力项目的训练。

（二）救援人员的自我保护

1. 基本措施　在救护救援工作中，救死扶伤与保全自我同等重要。尽量避免救护救援行动造成救护、救援队员的意外伤亡，也是现代救援理论的基本观点。

防范工作的重点，主要是现场职业防护、抗沾染防护、次生灾难逃生以及抗暴自卫等几个方面。本节简述的是直升机救护救援人员在整个救护救援过程中的自我保护。

（1）充分认识自我防护的重大意义：只有保全自我，才能有机会去救更多的伤病员。反对冒进和无理智的英雄主义。包括组织指挥领导、医疗队员都必须充分地认识与理解自我防护的重大意义。

（2）时刻保持高度警惕：一是在思想上要高度重视，时刻保持高度警惕，有了警惕，才会充分地做好各项防范工作；二是要有敏捷的思维，善于识别可能的次生灾害；三是要确实采取措施防水、防爆、防火、防电、防倒塌、防毒、防辐射，避免和减少次生灾害导致的损伤。

（3）练就健壮的体格：锻炼身体，增强抗疲劳、抗晕机等能力。

（4）培育良好的心理素质：不断提高心理适应性，做到临危不惧、临危不乱。队员之间应相互给予经常性的心理支持。

（5）要有完善的设备：包括救护救援设备和个人防护装备。先进、可靠的救护救援设备能使救护救援工作安全、高效、顺利，减小危险发生的概率，尽可能地保护施救者。个人防护装备能加强个体的防护。戴口罩、帽子等提供机械防护，口罩要每 4h 更换一次。

（6）要有有力的指挥机制：指定专门的指挥员负责协调，统一指挥。团队和谐，配合默契，令行禁止。严格规章制度，完善各种工作的工作流程和预案。要有合理分工，各司其职，能相互替代或兼职。对施救工作的安全性进行恰当的评估：一是选择恰当的救援时机，决定搜救的优先级别；二是要充分考虑搜救人员的安全、搜救难度、花费时间、被困者的生存可能性，如同时发现 2 个幸存者，先救容易救的，先救对搜救人员来说危险小的区域内的幸存者。所有参与救援的人员要明确了解规定的警示信号和撤退流程。

（7）要有有力的后勤保障：提供足够的水及合理配方的食物供给，提供能量。确保一定时间的休息和睡眠，保证体力得到恢复。还可提供高能饮料，提高抗疲劳能力。必要时，应强制休息或轮换工作岗位。要有良好的通信能力，保障现场各成员间的联络通畅，使各成员能及时了解现场情况，躲避次生灾害等意外伤害。

（8）开展相应的教育和训练：不断提高救护救援能力，获得自我保护的知识和技能。在教育和训练时，要有完整的训练大纲、训练科目、训练设备及场地。学习各种灾害和伤病情的相关知识，熟悉各种搜救方法，熟悉灾害演变及次生灾害的发生过程。学习野外生存知识、技巧，能选择合适的野外宿营地，善于补充水、食物，熟悉复杂地形的行进方式。能熟练使用各种专有设备和就近设备进行起重、支撑、破拆，并利用各种方法创造安全通道。加强适应性锻炼，不断提高医护人员在空中的分析、理解、综合判定与执行能力。

（9）免疫接种：提高机体的抵御能力。

（10）及时营救：要及时医治、后送受伤的救援人员。

（11）提高自卫能力：针对社会暴力、恐怖力量等不同，应有一定的自我防范与化解能力。

2. 事发现场的特别防护

（1）现场防护的重点部位和方法：现场防护主要包括对传染病疫情现场和患者救治中的防护，放射性尘埃事件的现场个体防护，化学物泄漏和中毒事件现场的防护，以及不明原因事件现场的防护。

当突发公共事件被确认为有毒污染、辐射、传染病或疑似传染病时，应采取有效措施，切实做好个人的隔离防护工作，也是控制疾病传播与继续发生的关键。

对于不确定性的情况，建议采用"标准预防"策略，即认定伤病员的血液、体液、分泌物、排泄物、呼出的气体等都具有传染性，接触以上物质者必须采取防护措施，认真做好伤病员、医护人员及机组人员的隔离防护工作。

主要方法包括以下方面。

1）戴口罩、帽子，穿隔离衣，戴手套，穿雨靴等，通过机械防护手段保护。

2）免疫接种：通过对乙型肝炎经手术传播的可能性研究发现，手术人员提前接种乙型肝炎疫苗，可降低被传播的概率，因此建议参与直升机救护的所有工作人员可接种相关疫苗，以提高机体的免疫防御能力。

3）提供高能饮料，提高抗疲劳能力。

4）适时补充食品、饮用水、高能饮料，提供能量；抓紧时间休息、睡眠，尽快恢复精力和体力。

5）提供心理、精神支持，相互鼓励。

（2）参与救援救护人员的隔离防护程序：穿防护类服装，戴口罩、手套、护目镜是科学、有效的隔离防护措施，但要注意使用方法和程序；更要注意脱防护类服装的顺序，防止在脱的过程中再次受污染。离开工作区时，还需对全身进行彻底清洗、更衣，防止污染扩散。

1）穿戴隔离防护用品的程序：①用0.5%聚维酮碘（碘伏）或75%乙醇擦手，用抗生素眼药水滴眼，用0.05%碘伏稀释液擦拭鼻腔，漱口（不要咽下）；②穿工作衣裤和工作胶鞋，戴工作帽、口罩、乳胶手套；③穿隔离衣，系好领带、袖带、腰带，在口罩的鼻梁两侧压塞棉球，戴护目镜；④必要时穿一次性防护衣，戴第二层乳胶手套；⑤穿戴完毕，由专人检查着装，合格后方可进入隔离区。

2）脱防护用品程序：①离开污染区，进入半污染区，用消毒液（如0.5%过氧乙酸）浸泡手3~5min，用喷雾器对双手及全身由上至下彻底喷雾消毒（包括胶鞋底）；②脱下一次性防护服及第一层乳胶手套，放入塑料袋中，之后进行全身喷雾消毒；③摘护目镜，脱隔离衣，再进行全身喷雾消毒；④脱工作衣裤；⑤将胶鞋在消毒液中浸泡3~5min，脱下放入塑料袋中；⑥将手浸泡在消毒液中3~5min；⑦摘口罩、工作帽，脱第二层乳胶手套；⑧认真洗手，用0.05%碘伏稀释液擦拭鼻腔，漱口（不要咽下），用抗生素眼药水滴眼。

3. 机上救护中的特别防护

（1）机上化学污染及其防护：飞机需用多种具有潜在危害的化学制品，如燃料、液压油、灭火剂等。飞行中，难免会污染座舱，对飞行员及机上伤病员、医护人员造成化学危害，如刺激并损伤皮肤、眼睛及呼吸道，对中枢神经系统具有抑制作用。在空运伤病员过程中，机组及医护人员往往忽略了机上化学制品对人体的危害，轻于防护，甚至可导致非战斗减员。

1）机上易污染的区域：机上化学制品可能发生渗漏的部位包括加油受油接头、油箱至发动机管接头、液压油箱、液压马达、舱门、发动机、机翼胶圈及登机悬梯、旋转接头、系统软管及座舱等。

座舱污染是直升机的一个比较特殊的问题。其座舱不密封，且紧靠发动机，因此发动机内汽油燃烧排放的废气、附属油料（润滑油、液压油）的雾化挥发、电器绝缘材料的热分解产生的有害气体都能污染座舱。其中以一氧化碳（CO）污染最为严重，对人体影响也最大。据报道，直升机起飞时，发动机废气中CO浓度达8.75%。CO对人体的影响主要是降低血液的携氧能力，使组织缺氧。轻度中毒者可感到恶心、头痛、视敏度降低、判断力下降等。

2）防护重点：①机上人员应尽可能减少活动，降低污染概率。②皮肤防护。机上化学制品可导致接触性皮炎，特别是对本身就有皮肤损伤者，污染更严重，甚至有可能通过皮肤导致局部组织损害。③眼防护。眼遭受化学制品污染时，可出现红肿、刺痛或发痒、发胀、视物模糊、流泪，甚至导致头痛等症状，多为燃料或石油污染。对偶尔溅进眼里的任何燃料或石油，要用大量清洁冷水冲洗至少15min，并立即涂抹抗生素药膏（用3%二硫丙醇眼膏涂于结膜囊内，轻揉30s后用清水冲洗），再用干燥无菌敷料包扎眼睛；必要时增加镇痛或麻醉治疗。有条件时,可佩戴防护眼镜以减少污染。④系统防护。当燃料、液压油、发动机油等被吸入呼吸道时,应立即用清水清洗口、鼻腔并清除其分泌物;予以吸氧,肌内注射阿托品,注意限制液体入量。此外,可短期使用肾上腺皮质激素。

4. 对救援人员的心理支持与心理促进

(1) 心理应激的原因

1) 目睹现场惨状和无助的救治对象,极易使救援人员出现负性心理阴影及情绪的剧烈波动。

2) 高度的责任心与救治力量限制的矛盾,导致产生内疚心理。

3) 救援工作量大,造成极度的紧张与疲劳。

4) 气候和环境条件的恶劣,工作的复杂性、多变性。

5) 机上环境,活动困难,颠簸、振动、噪声的影响。

6) 难以预测的危险性,包括现场威胁、飞行安全等。

7) 战争心理威胁武器的效应。

8) 社会压力以及离开家、离开集体的孤独等。

(2) 心理应激的表现:不同人员的心理应激各有不同,主要是心理防线减弱,心理承受能力降低,心理负荷加重,出现恐惧等多种不良情绪反应,以及行为异常等。

1) 认知方面:在救援中,救护人员身临其境目睹、感受事件带来的极度不可抗拒与损失,会改变其原有的某些信念,沮丧于人类的渺小和无能等,心理上产生对环境的失控感、不确定感,对自己、生活、人类失去信心,丧失活动能力与兴趣;加上持续面临严峻救援形势和艰苦救援任务,救护人员可能出现严重注意力不集中,失去思维判断自主性,无法作出决定,健忘,效能降低,理解出现困难,灾害情境在头脑中重复"闪回",甚至产生错觉和幻觉等认知功能障碍。

2) 情绪情感方面:直升机救护任务转换快、工作危险性大、环境艰苦恶劣、不确定因素多,易使救护人员产生烦躁、易怒、恐慌、缺乏安全感等负性情绪;面对积极救治却无任何效果的救援失败事件时,救援人员会出现不恰当的内疚、自责、郁闷、否认、无助等情绪障碍。这些负性情绪如得不到及时的调整和宣泄,将更加强化救护人员的无助感、丧失感,甚至导致人格发生改变,严重损害其身心健康。

3) 生理、行为方面:在救护过程中,随着救援时间的延长,救护人员不仅会出现过度沉默、逃避现实、社交退缩、丧失兴趣、饮食习惯改变、不易信任他人、持续性警觉、强迫行为及操作技能下降,还会出现胃肠不适、头痛、失眠、肌紧张等,出现一系列的生理、行为方面的异常变化。

(3) 心理支持与互助:对救护人员的心理危机,必须及时、有效地进行干预,否则将会使救护人员留下心理阴影,影响整个救护过程,甚至产生延及终身的严重心理障碍。应在心理学理论的指导下,有计划、有步骤地对救护人员进行心理干预,积极调动其自身的心理潜能,帮助其渡过心理危机,学会处理危机的策略与手段,提高心理应激能力并实现心理成长。

1) 从社会支持方面:要充分调动社会支持系统给予救护人员帮助,让救护人员能感觉被理解、被关心,有助于缓解其职业心理压力,降低心理危机反应的强度和缩短心理危机的持续时间。不仅要有积极的精神、政治鼓励,更要在待遇上实实在在地给予优待,包括晋职、晋级、奖金、福利等多个方面。

工作中的相互心理支撑,包括同事的手势、语言的鼓励和工作帮助,组长的信任、体贴,对失败的理解等。

2) 建立合理认知模式:可通过集体晤谈、心理分享等活动中的心理描述和观察,改变各种非理性认知信念、一些片面的或极端角度等不良思维方式,建立合理认知模式,改善认知水平,提高心理应激能力。

3) 采取积极的应对方式:应对方式是指缓解情绪紧张、维持心理平衡、调节行为表现使之符合外界环境的方法和手段。要避免使用消极的应对方式,指导其以积极的应对方式去解决问题。不仅可以避免救援人员当前的各种应激性心理障碍的发生,还能提升心理健康水平,以应对将来的问题。

4) 积极促进心理健康:积极关注始终立足于给人以光明、希望和力量,对其积极面应充分予以肯定,不仅能减轻和消除危机者的心理痛苦,使其心理状态发生积极改变,恢复自我意识和生存价值感,还有利于调动队员本身的自助潜能去获得心理成长,以危机为契机提升自我心理素质。

5) 及时转移和释放:有时还可通过强制休息、强制娱乐等放松和转移制度,强制打断情感与事件的联系;应鼓励救护人员积极参与各种文艺、体育活动和读书学习等,有效地转移、替换和应激释放,以减轻压力源对救护人员的持续影响。

（4）救护人员的心理自助:在灾难、伤病或突发事件中,具有良好的自救能力,能大大减少各种事件所带来的损失和伤害。同样地,在应对心理应激时,也提倡加强公众和救援相关人员的心理自助作用。

一般来说,救护救援人员的心理自助活动,主要包括以下几个方面。

1）肯定自己有这些心理反应,如罪恶感、悲伤、忧郁等,都是正常的。

2）接受自己的感觉并将这些感觉与经验说给其他人听,可以与其他救援人员讨论,相互支持、鼓励。

3）保证睡眠与休息,如果睡不好可以做一些放松和体育锻炼的活动。

4）尽量避免批评自己或其他救援人员的救援行动。

5）尝试着对周围人微笑一下,说一句温暖或者鼓励的话。

6）接受他人诚心提供的帮助与支持。

7）在可能的情况下和家里人通话,让他们知道你很安全,同时感受他们的关心。

8）如果发现自己出现一些明显异常的感觉,或者发现他人有异常的行为,请尽快到医疗站咨询或寻求相关人员的帮助。

（5）心理素质训练:一个人在应激状态下表现如何,主要取决于其个性特征、知识经验和所受过的训练。直升机救护人员平时除进行身体素质训练、航空医学训练、急救技能训练外,还应注意强化心理承受能力等心理学方面的训练。

1）加强平时教育,除日常救护技术培训外,心理卫生知识的宣传教育目的是指导救援人员科学角色定位及归因失误行为,从所要承担的任务出发,加大心理健康教育力度,帮助人员掌握相应的心理控制技能,学会自我安慰、自我解脱、自我宣泄;培养良好的心理状态,不断提高自我心理调节和承受能力,从而预防或减少在突发公共事件救援中和救援后应激障碍的发生。

2）组织心理适应性训练是增强救护人员心理防护和心理承受能力的有效途径,系统训练救援人员对突发事件的适应性,使他们的情绪能够更少地被环境的变化所左右,保持心理的适度平衡,从而提高心理承受能力。在平时的训练中,应有计划安排参与过重大突发公共事件的救援人员与其他人员分享心理体验,帮助他们减少恐惧感,增加理智认识。真实模拟救护现场环境的各种场景,通过感官上的强烈刺激、思想上带来强大压力等多种环境下的训练,进行有针对性的学习、实践,在训练中加强对救护人员的观察,进一步做好心理疏导,从而增强救护人员的心理承受能力,帮助其建立信心,养成良好的心理素质,在发生情况时能尽快进入角色的心理环境,以适应各种情况下医疗救护的需要。

3）救护人员在平时也应注意提高自身的心理素养,认清自身的薄弱环节,并有意识地进行自我强化训练。

4）制订直升机救护流程,制订各个环节的心理干预预案,提高干预对象的心理素质和社会支持,提高应对水平和工作效率,以适应各种突发情况下的需要。

（三）患者紧急情况的应急处置

1. 心搏骤停　是指在心脏结构功能正常或无重大病变的情况下,心脏突然停搏,有效泵血功能消失,引起全身器官严重缺血、缺氧的状态。若及时采取正确、有效的复苏措施,有可能恢复,否则将致死,是空中最危险的情况之一。

（1）临床表现与诊断:心搏骤停主要表现为:①心音消失。②大动脉搏动消失,血压测不出。③意识突然丧失或伴有短阵抽搐。抽搐常为全身性,持续时间长短不一,可长达数分钟。④呼吸断续,呈叹息样,继之呼吸停止。⑤瞳孔散大。⑥面色、口唇苍白兼有青紫。

最可靠、出现较早的临床征象是意识突然丧失,伴有大动脉（如颈动脉、股动脉）搏动消失:这两个征象存在,心搏骤停的诊断即可成立,并应立即进行初步急救。在空中,应触摸大动脉进行诊断,对可能出现危险的患者应先进行心电监护,以便及时发现病情变化。不能因为反复检查而浪费宝贵时间。

根据心脏活动情况及心电图表现,心搏骤停可分为三种类型:①心室颤动;②心脏停搏;③心电-机械分离。

（2）原因分析：机上出现心搏骤停，多为严重伤病员病情恶化的结果。但要与飞行恐惧性痛症、重症肌无力危象、坐位伤病员摔倒等情况加以鉴别。

（3）紧急处置：一旦发现伤病员出现心搏骤停，应立即将其移至相对宽敞的机舱板上，施行心肺复苏术。

一旦复苏成功，应设法维持呼吸、循环功能，注意纠正心律失常和酸碱平衡紊乱，积极防治缺血性心肌病和缺血性脑病。

2. 急性呼吸道梗阻　指因机械作用引起的呼吸障碍。空气无法吸入肺内进行气体交换，伤病员可因急性缺氧而死亡。若持续 3min 左右未获救助，心搏就会停止。

（1）临床表现：发生呼吸道梗阻时，伤病员表现为极度憋闷，呼吸急迫，鼻翼扇动，烦躁不安，面色苍白，眼睛睁大，口唇青紫，甚至抽搐、大小便失禁等。异物、呕吐物堵塞或误吸引起者，发生更急、更快，多伴呛咳。其他原因多是渐进出现，有明显呼吸困难和发绀。严重的呼吸道梗阻可在短时间内导致心搏骤停。上呼吸道梗阻时，吸气时可出现典型"三凹征"，可伴有干咳及高调的哮鸣音。

下呼吸道梗阻时，主要表现为口唇青紫，脉搏细弱，血压下降，瞳孔散大。

（2）原因分析：昏迷的伤病员转运途中更易发生呼吸道梗阻，主要有以下原因。

1）呕吐物误吸所致窒息。

2）颌面颈部伤后呼吸道上端的血凝块、碎骨片进入呼吸道引起梗阻。

3）上颌骨及软腭下垂影响呼吸。

4）血管破裂出血形成血肿压迫气道。

5）损伤组织炎性水肿及软组织移位压迫呼吸道引起梗阻。

6）喉头水肿、痉挛等。

（3）紧急救治：早期发现，果断处理，立即解除梗阻，通畅呼吸道，保证呼吸功能。

1）通过看、听，并感觉呼吸是否存在。但要确认口鼻部有无气体呼出，单纯胸部活动并不意味着有呼吸。血氧饱和度和/或呼气末二氧化碳分压监测对病情诊断有帮助。

2）要迅速开放呼吸道，轻轻后仰其头部，并向下牵下颌。对尚有意识的口、咽喉部异物者，立即改变体位，头偏于一侧，松解衣扣，取半坐位，安抚同时叮嘱其吐出或咳出异物。

对昏迷者，立即改为半俯卧或俯卧位，借重力使分泌物流出，或用手指伸进口腔，用手指压迫舌根，清除异物。必要时，使用开口器，用器械取出口腔及咽部异物，或用吸引器或注射器接胶管或粗导管，将口腔、咽喉部及气管内分泌物、血凝块和呕吐物吸出。

3）腹部加压冲击治疗（Heimlich 手法）是一种简便、有效的解除气道异物阻塞的急救方法。

4）对颌面颈部伤创口出血形成血肿者，需立即拆除伤口缝线，清理伤口内血凝块并妥善止血；对上颌骨水平断裂或软腭下垂、堵塞气道者，可行颅颌悬吊术。

5）当舌后坠影响呼吸时，托起下颌，插入口咽通气管，或将舌拉出，用别针或于舌的中部穿线，或用钳将舌夹住后，拖出口腔固定于前胸襟上。也可使用口咽通气道或鼻咽通气道。

6）如上述方法不能解除呼吸道梗阻，应果断行气管内插管，或行环甲膜穿刺，或切开环甲膜，插入气管套管，必要时可行气管切开术。

（4）关于建立人工气道的原则与方法：人工气道是指为保证气道通畅而在生理气道与空气或其他气源之间建立的有效连接。

1）选择人工气道的基本要求可概括为以下 5 点：①安全、简便、有效，容易被缺少相应训练的一般人员使用，在机上环境易于操作；②能保证有效的通气与氧供；③防止胃内容物反流进入气管；④对气管和食管的损伤最小；⑤用于有颈椎和上颌、面部损伤者，也安全、有效。

2）方法：紧急建立人工气道可有三个路径供选择，即经鼻、经口和经环甲膜。具体方法可概括为：①手法开放气道。根据气道解剖知识，当头部处于后仰时，气道开放程度最佳，常用提颏和双手抬颌法。②口咽和鼻咽通气管。口咽通气管通常呈 S 形，易于插入，其作用在于限制舌后坠，维持开放气道。③面罩加简易呼吸器。适用于上呼吸道通畅而出现呼吸衰竭的伤病员，通常用于在准备建立可靠人工气道以前辅助通气、无创通气。④喉罩。主要适用于没有气管插管经验的非专业医护人员和难以插入的困难气道者,特别是当解剖原因、喉头水肿等使插管困难,或怕搬动颈椎造成神经系统损伤时。⑤食管-气管联合导气管。可在多种场合使用,有较多优点,易于掌握。⑥经口气管插管术。是最经典、最常用的插管方法。⑦经鼻气管插管术。基本上被用于不能进行经口插管者,如呼吸衰竭不能耐受仰卧位的伤病员,由于张口困难或口腔空间小,无法经口插管者,无法后仰者(疑有颈椎骨折者)。⑧逆行气管插管术。是指先行环甲膜穿刺或切开后,再经其逆行气管插管。⑨环甲膜切开术。主要用于无法经口或经鼻插管,或插管失败者,严重面部创伤者,口咽部梗阻(如水肿、感染、腐蚀、过敏、吸入性损伤、异物、肿块等),人工气道可能需要维持1周以上者。⑩环甲膜(气管)穿刺扩张造口置管术(同环甲膜切开造口术)。

3. 休克 是指机体在各种强烈致伤(病)因子作用下,有效循环血量急剧减少,组织血液灌流量严重不足,导致各重要生命器官和细胞的功能代谢障碍及结构损害的全身性病理过程。主要临床表现为烦躁,神志淡漠或昏迷,皮肤苍白或出现花纹,四肢湿冷,尿量减少或无尿,脉搏细速,脉压减小和/或血压降低等。

(1)原因分析:机上发生的休克,可为失血性休克、低血容量性休克、感染性休克、心源性休克或神经源性休克。其原因复杂。在突发性灾难性事件中,失血性休克最为常见。

1)伤处出血或疾病所致的消化道出血等导致的失血性休克最多见。

2)休克未完全纠正,加上空中低氧分压、低气压、振动等原因,使原来的休克再度恶化。

3)后送途中失水、失液增加,而没有很好地进行补充体液,导致发生低血容量性休克。

4)机体对某些药物发生过敏反应,导致过敏性休克。

5)空中伤处剧痛,引起反射性周围血管扩张,有效血容量相对减少,导致休克发生。

(2)紧急救治:机上发生休克必须立即抢救,并查明原因。

1)救治原则:①迅速查明和纠正导致休克发生的原因;②正确判断和较快地纠正血流动力学及代谢功能紊乱;③有效维持和稳定重要器官的生理功能,消除休克的不利影响。

2)容量复苏:应尽快开放多条快速静脉通道,有条件时应建立中心静脉通道或动脉穿刺置管,以便血气分析和有创血压监测。所有输注的液体均应加温。必须快速诊断和控制活动性出血。在原因未查明之前,容量复苏的目标是在合适的血压与出血之间寻求平衡,即把血压维持在刚好能对生命器官维持有效供氧的水平。

3)保证重要器官(如心、脑、肾)的血供,持续吸氧,观察并记录每小时尿量。

4)通知机组,降低飞行高度,并与地面医疗机构联系,通报机上情况,准备飞机降落后的伤病员抢救。

(3)失血性休克的原因及其处置:机上发生大出血的原因,多是在后送前出血未得到很好控制,后送途中继续失血或再度失血。出血的原因还可能是周围血管的破裂出血,血管残端结扎线松脱出血,血管壁损伤后假性动脉瘤形成,颠簸、震动、不适当的搬运导致动脉瘤破裂大出血等。

检查时,可发现伤口敷料渗血较多,局部肿胀加剧,肢体远端血供不良,皮温降低,苍白,毛细血管充盈不良,扪及不到动脉搏动或搏动微弱,短期出现休克表现,如面色苍白,出冷汗,烦躁,口渴,血压下降,脉搏增快等。

如发现出血,应迅速打开敷料,拆除切口缝线,查明出血原因。

如为血管吻合口破裂出血,可用厚敷料加压包扎;无效时,应打开伤口,用血管钳夹闭血管或结扎近心端。如为血管断端结扎线松脱,可重新结扎并缝扎血管。

如为假性动脉瘤破裂出血,试行加压包扎,无效时结扎血管近心端。四肢的大出血,均可于出血部位的近端肢体上止血带控制出血。

对鼻腔和鼻旁窦的出血,可采用鼻腔填塞止血法控制出血。

对面部、颞部出血,可用指压暂时止血。

当颈部出血形成血肿或血肿压迫气管引起窒息时,应迅速拆除伤口缝线,清除血肿,控制出血部位近心端,探查出血来源和部位。

控制大出血的同时,迅速建立一两条静脉通道,进行液体复苏。

4. 严重心律失常 是指能引起严重血流动力学改变,导致敏感器官特别是心、脑组织缺血、缺氧,并威胁伤病员生命的心律失常。在直升机救护过程中,航空环境可诱发及加重心律失常。

严重心律失常可降低心排血量,表现为心悸、晕厥、心功能不全或猝死。依发作时心室率的快慢可分为快速型心律失常和慢速型心律失常。

(1)过缓型心律失常的处理:常见的缓慢型心律失常包括重度窦性心动过缓、窦性停搏、二度Ⅱ型房室传导阻滞、高度房室传导阻滞及完全性房室传导阻滞等。

临床表现为黑矇、头晕、短暂意识障碍、记忆力下降、乏力、易疲倦,活动后气促等,或出现阿-斯综合征。依据心电图可进行分型诊断。

1)处理原则:对心室率<60次/min的缓慢性心律失常,仅在伤病员出现与心动过缓有关的严重症状,如黑矇、晕厥、低血压与心功能不全等,或估计随时会出现心搏骤停(主要为室颤)时,才需紧急治疗。否则,应先全面了解病情和查找有无可逆性病因后,再进行治疗。

2)常用药物主要有以下几种:①阿托品。可阻断迷走神经对窦房结的抑制,解除迷走神经张力增高所致的房室传导阻滞。剂量0.5~1mg,静脉推注,5min后可重复使用。可配合沙丁胺醇2.4mg口服,3次/d,或山莨菪碱10mg维持,3次/d。②异丙肾上腺素。可增强心脏节律点的兴奋性,改善房室传导,防止阿-斯综合征发作,一般0.01~0.20μg/(kg·min)静脉泵入,使心率维持在60次/min左右。24h未复发者,改用异丙肾上腺素10mg口服,每6h一次。③糖皮质激素。

3)临时起搏的适应证:①经药物治疗无效的急性心肌梗死,心脏手术后电解质紊乱,如高钾血症伴高度房室传导阻滞;②急性心肌炎或心肌病,药物中毒后伴心脑综合征者;③用其他方法不能解决的室上性或室性心动过速而需行超速起搏抑制时;④有右束支传导阻滞,需安置漂浮导管者。

(2)快速心律失常的治疗:常见的快速心律失常有阵发性房性心动过速、阵发性室上性心动过速、快心室率的心房扑动和心房颤动、阵发性室性心动过速、室性扑动、室性颤动等。

1)快速型房颤:心室率>100次/min者为快速心室率型心房纤颤,其中心室率>180次/min者为极快速型房颤。

合并心力衰竭者,首选去乙酰毛花苷0.4mg,加入10%葡萄糖液20ml,缓慢静脉推注,必要时可重复。同时有冠心病、高血压及上述治疗不佳时,可用维拉帕米5mg加入20ml液体中静脉推注,5~10min推完。若无效,可在30min后重复。

如心室率>160次/min,伴血流动力学改变,可立即进行同步直流电复律。在电击之前,可先用足量洋地黄,再用普萘洛尔1~3mg加入20ml葡萄糖液中静脉推注,再行电复律。

伴预激综合征者,可用普罗帕酮35~70mg静脉推注;如无效,20min后重复,总量不超过350mg;或给予利多卡因100mg静脉推注后每分钟1~2mg维持。但禁用维拉帕米、去乙酰毛花苷、普萘洛尔。

2)对阵发性室上性心动过速伴有血压降低者,通过血压升高刺激颈动脉窦和主动脉弓内迷走神经,可中止心动过速的发作。

颈动脉窦按压:先压右侧10~15s,无效时再试左侧,注意不可同时按压。深吸气后屏住气,再用力做呼气动作。

按压眼球:取平卧位,闭眼向下看,用拇指在一侧眼眶下适度压迫眼球上部,每次10s,先右后左,每次按压10~30s,注意两侧不可同时按压;青光眼、高度近视者以及眼外伤者禁用。

用压舌板刺激悬雍垂,诱发恶心、呕吐。

上述方法无效时,可用维拉帕米2.5~10mg静脉推注,普罗帕酮70mg静脉推注,普萘洛尔1~2mg静脉推注等治疗。新斯的明为兴奋迷走神经药物,可以选用。也可使用升压药,通过血压升高,反射地兴奋迷走神经,使心动过速中止,但有心脏病或高血压者不宜使用。

3)室性心动过速:首选利多卡因,首剂50~100mg加入5%葡萄糖液20ml中缓慢静脉注射;如无效,可间隔5~10min重复1次,总量可达300mg;如再无效,可更换其他药,见效后以每分钟1~4mg的速度维持。

当室性心动过速伴明显血流动力学障碍或药物治疗无效时,应迅速进行体外同步电除颤复律:首次除颤能量为100~200J;若无效,每次增加100~200J。

(3)注意事项:当快速性和缓慢性心律失常同时存在时,应先治疗慢速心律失常。用抗心律失常药物治疗快速心律失常时,先给负荷量,后给维持量;治疗慢速心律失常应从小剂量开始,停药时亦应逐渐停药。此外,要注意抗心律失常药物也可引起心律失常。

5. 严重血气胸 由创伤引起的胸腔内积血,称为创伤性血胸。引起空气进入胸腔时,称为创伤性气胸。血胸同时伴有气胸,或气胸同时有血胸存在,称为血气胸。单纯的气胸或血胸并不多见。航空环境下,低气压及缺氧状态可加重病情。

（1）临床类型:创伤引起血气胸的原因主要是胸部穿透伤、肺或支气管气管破裂、食管破裂等。

1）大量气胸:胸腔积气,使肺压缩萎陷超过 50%,可有少量皮下气肿。

2）张力性气胸:空气经肺的裂口和胸壁较小的创口进入胸腔,创口很快闭合,胸腔内气体不再增多,胸腔内的压力仍然低于大气压时,称为闭合性气胸。如损伤的创口与胸腔相通,并呈活瓣状,吸气时气体冲开活瓣进入胸腔,呼气时活瓣关闭,胸腔内的气体不能排出,使胸腔内压迅速急剧升高,称为张力性气胸,可迅速导致呼吸、循环衰竭而死亡。

3）大量血胸:胸腔内积血量超过 1 500ml,可有严重的呼吸困难和失血性休克的临床表现。

4）活动性血胸:可表现为①失血性休克经输液、输血等抗休克措施不见好转或暂时好转不久又恶化者;②胸腔穿刺抽出的血液很快凝固,提示出血快而量多,尚未将纤维蛋白脱出;③胸腔穿刺抽出积血后,很快又见积血增多;④血红蛋白和血细胞比容进行性下降;⑤胸腔闭式引流每小时引流血量超过 200ml,持续3h 以上。

（2）原因分析与诊断:胸部伤并气胸、血胸,或自发性气胸者,转运前血气吸收完全,闭式引流管已拔除,空中环境的影响可造成气胸、血胸复发,并进行性发展。

少量气胸未做特殊处理者,因气体膨胀,或气胸加重,或出现张力性气胸表现等。

临床表现为呼吸困难呈进行性加重,唇色发绀,面色苍白,烦躁,脉搏细弱、增快等,检查时发现气管位置偏斜,患侧肋间隙饱满,呼吸动度减弱。

在机上可以使用便携式 B 超机对血气胸进行诊断,可以提供重要的诊断依据。

（3）紧急处置:严重的血气胸可造成呼吸、循环功能障碍,特别是张力性气胸和活动性血胸,应及时发现,及时处理。对于单纯气胸或张力性气胸,于锁骨中线第 2 肋间穿刺抽气,至呼吸困难改善后,在针尾结扎一顶端剪有小口的指套,做临时排气用。对单纯血胸者,于腋中线第 6、7 肋间穿刺,抽出胸腔积血。对活动性血胸者,应积极抗休克、扩容,使用止血药,同时持续吸氧,并行胸腔闭式引流;同时通知机组,降低飞行高度,与地面医疗机构联系,做好紧急手术的准备。

6. 脑疝 是颅内压增高所引起的一种危及伤病员生命的综合征。由于颅内压力的不平衡,颅内各腔室间产生压力梯度,部分脑组织可从压力较高处经过解剖上的裂隙或孔道向压力低处推移,压迫附近脑组织,出现意识障碍、生命体征变化、瞳孔改变和肢体运动与感觉障碍等一系列临床症状。

（1）原因分析:飞行途中气压急剧变化可诱发和加重脑疝。

机上发生脑疝,多见于颅脑外伤后。其主要原因是:转运前漏诊颅内血肿,或广泛严重的脑挫裂伤、脑水肿未经充分的颅内、外减压,或开放性脑外伤并发颅内感染、脑脓肿形成等,加上转运途中空中低气压、颠簸、振动以及空中缺氧,或呼吸道梗阻,引起呼吸困难及缺氧,造成出血加剧,血肿增大,或脑水肿更趋严重,最终导致脑疝形成。

以小脑幕切迹疝及小脑扁桃体疝多见。小脑幕切迹疝时,伤员意识障碍或昏迷程度进行性加深,血压升高,脉搏洪大、减慢,呼吸深、慢,单侧瞳孔散大,光反射减弱或消失;继之,血压下降,呼吸浅、快,脉搏细弱,甚至死亡。

枕骨大孔疝多表现为剧烈头痛、频繁呕吐,颈项强直,双侧锥体束征。可突然出现呼吸、心搏骤停,而瞳孔多无变化,偏瘫亦少见。

（2）早期诊断:对于颅脑伤伤员,应特别注意发现颅内压力增高引起的脑受压的早期征象。

1）剧烈头痛、躁动不安和频繁呕吐。

2）瞳孔一侧或双侧散大。

3）呼吸变慢至每分钟 14 次以下,脉搏减慢至每分钟 60 次以下,收缩压 140mmHg 以上,肛温在 38.5℃

以上。

4）意识情况进行性恶化。

5）出现癫痫发作等。

如发现上列变化之一时,应警惕可能发生脑疝。

（3）紧急处置:一旦出现颅内压增高表现,即应迅速处理。快速静脉推注或静脉滴注20%甘露醇250～500ml,呋塞米20mg,必要时可重复使用。保持呼吸道通畅,持续高流量吸氧。对于已行气管切开或插管者,可用呼吸气囊辅助过度通气;对于已行开窗减压的伤员,立即松解头部绷带,如骨窗压力过高,应拆除切口缝线,充分敞开减压。及时通知机组,尽量降低飞行高度,并与地面取得联系,准备下机后的紧急抢救。

七、救援分析

（一）重大道路交通事故救援

1. 交通伤的伤情特点　交通伤的致伤过程十分复杂,人员可发生撞击、碾压、挤压、抛掷、牵拉、燃烧和爆炸等过程,同时还可能因安全带、气囊以及中毒等导致多种继发性损伤。

（1）多发伤、复合伤多:同一伤员,可同时遭受多种损伤,而同一类损伤可能在多部位和多系统出现,使其多发伤和复合伤发生率高;同一辆车的不同人员可出现不同程度的损伤。

（2）休克发生率高、伤势严重、死亡率高:由于伤情复杂、严重,多伴随一系列复杂的全身应激反应,且相互影响,常伴有大量失血,休克发生率高,早期死亡率高,主要致死原因为严重的颅脑伤、胸部伤和腹部伤。

（3）确诊难度大、漏诊率高:交通伤所致多发伤的损伤部位多,通常为闭合伤与开放伤并存,多部位、多系统的创伤同时存在,很多伤情症状和体征相互掩盖,病情多危急,需要紧急救治,时间紧迫,同时伤员常无法自述伤情。因而诊断难度大,早期漏诊率高。

（4）救治中矛盾多:由于多器官、多系统受累,在救治过程中可能发生很多的矛盾与冲突,需要医师能全面掌握和考虑交通伤员的伤情。

（5）感染率高、并发症多:伤后多种原因可促进或导致严重感染的发生和发展,并导致多种并发症。

2. 现场紧急救援　要充分利用有效的技术、手段和器材给予交通伤员以最快速和最有效的帮助,努力做到:争分夺秒抢救和挽救生命,努力减轻伤员的伤痛,给予伤员迅速、有效的医疗救助,减轻或避免原有损伤加重,降低伤残率,从而减少由伤而带来的对社会和经济的长期影响。

根据对致死性创伤的死亡时间和死因分析发现,交通伤的死亡分三个阶段:第一阶段,多在伤后1h内死亡,约占50%以上,死因多为颅脑损伤、高位脊髓伤、心脏大血管伤、呼吸道梗阻等;第二阶段,多在伤后2～4h死亡,约占30%以上,死亡原因多为脑、胸、腹部血管或实质脏器破裂及严重骨折等引起的大出血;第三阶段,多在伤后1～4周死亡,占20%左右,死因多为严重感染、脓毒性休克、多器官功能障碍综合征、急性呼吸窘迫综合征,可见,要提高交通伤救治的成功率,必须早期及时、有效地急救。

（1）迅速了解事故现场情况,了解事故性质,准确判断伤亡情况以及严重程度,但不要随意搬动伤员,并确保自己不受伤害。

（2）现场急救主要包括判断伤情、现场心肺复苏和创伤的现场处理,其重点如下。

1）保持呼吸道通畅,维护循环和呼吸功能稳定。

2）止血、包扎,保护伤口,减少污染,尽量保全肢体、减少残疾。

3）骨折固定也是减轻疼痛、减少出血、控制休克等重要手段之一。

4）纠正休克,建立静脉通路。

3. 直升机救护的注意事项　直升机在道路交通事故救援中,主要执行伤员救护和转送任务,也可用于评估事故程度,以及帮助吊运毁损车辆,协助恢复交通。

重大交通事故时,往往会有大量伤员,而且伤情复杂、污染较重,现场救治和转送条件往往有限,给伤员的救治和转送带来极大的困难。直升机救护转运有时是唯一能到达现场、速度最快的救护方式。直升机救护目的主要是降低第一阶段和第二阶段伤员的死亡,因此直升机救护反应必须迅速。2005年以色列发生火车相撞事故,6架直升机参加救援,转运了35名伤员,从第一架直升机降落到最后一架直升机撤离只用时83min。直升机到达事件现场后,迅速确定伤员伤情的严重程度和需要医疗处理的缓急,对伤员进行迅速、合理的分类,显得尤为重要。我国交通高速化建设正在全面展开,发生意外事故越来越多,可以预见直升机在重大交通事故救援中将承担重要角色。

在做好现场急救后,伤员转送前,还应做好以下工作。

(1)安慰、鼓励伤员,使伤员充满对生命的渴望,对生存、康复的希望和信心。揭开绷紧的衣服,有助于呼吸和血液流动。

(2)加强保护措施,如加强骨折固定等,避免转送过程中可能对机体产生的冲击或损伤。保护好个人物品,这会减轻受害者的紧张心情。

(3)重点监测气道、呼吸和循环功能。

(4)为后续治疗的医疗人员提供准确的伤员情况,主要包括受害者的一般情况、所提供的医疗帮助、事故的基本形态、受伤者的既往健康状态等。

(5)在飞行转运途中,对伤员进行连续的监测和必要的医学处置,并和直升机救护中心及待转入的医疗机构保持密切的联系。

(二)地震救援

1. 地震伤的特点　据国内外统计,地震所致的创伤类型大致相同,主要包括机械性损伤、高坠伤、完全性饥饿、精神障碍等,伤情有下列特点。

(1)多为压砸伤和挤压伤:由突发的坍塌、重撞、久压造成,伤员数量大,伤情复杂,涉及面广,抢救任务重。

(2)多发伤比例大:四肢和脊椎骨折及软组织损伤占半数以上。

(3)休克多,变化快:疼痛刺激、内脏出血或肢体骨折、心力衰竭、缺水脱水,均可致休克。半数以上伤员存在低氧血症。

(4)内环境严重失衡:特别是久压的伤员,长期无法进食、进水,组织脱水,水电解质紊乱、高钾血症、代谢性酸中毒普遍存在。

(5)感染率高:不仅有一般性细菌感染,而且可有厌氧菌感染,全身炎症反应综合征发生率高。

(6)挤压综合征发生率高:是地震伤最常见的死因之一,可引发急性肾衰竭。

(7)抢救难度大,伤员获救相对滞后:事发突然,伤员众多,灾情复杂,道路、桥梁的破坏、山体滑坡、泥石流、倒塌建筑物的障碍,直接影响到救援人员及抢救物品和器械,尤其是大型救援器械的及时到达;通信联络的中断,水、电、气的中断也直接妨碍抢救工作的开展;致残、死亡率高。

(8)余震和次生灾害频发,对救援人员安全威胁大。

2. 现场救援　地震救援工作主要包括搜救伤员(特别是掩埋、被困伤员),脱困伤员的现场救治与转送,危重伤病员的专科治疗以及灾害心理救助等。

(1)搜救:从世界各国地震救援的经验看,在地震72h后被救出的受困伤员存活率大大降低,所以必须尽快开始搜救可能幸存的伤员。

地震时,大量建筑物突然倒塌,大量伤员被埋压于倒塌的楼房瓦砾中,现场救治的首要任务就是要尽快把伤员从被埋压的倒塌建筑物中寻找和挖掘出来。要坚持"先救后找、先多后少,先易后难、科学搬运"的原则:先救治已发现的伤员,后寻找可能存在的伤员;先寻找人口聚集的地方,如学校、会议室、礼堂、居民楼、生活区,后寻找人员较少的地方;先解救容易解脱的伤员,后解救处理难度很大的伤员,"救出一个算一个"。发现伤员后一定要通过移动埋压物体把伤员解脱出来,不能用死拉硬拖的办法把伤员从埋压物体下拖出,以免加重损伤。

(2)救护:现场紧急救援应使伤员得到最快、最适当的处理,以最大限度地改善伤员的预后及提高存活率。

伤情评定与分类:按批量伤病员检伤分类方法,进行救治分类和后送分类,决定伤员伤情轻重的主要因素是呼吸、循环和神经系统,检查时可根据 ABCDEF 程序进行。

A(airway,气道):呼吸道是否通畅。

B(breathing,呼吸):呼吸是否平稳,有无气胸和连枷胸。

C(circulation,循环):血压、脉搏是否正常,有无微循环障碍的体征,有无活动性出血。

D(disability,功能障碍):神志是否清楚,瞳孔是否等大,对光反射是否敏感,有无面部及肢体偏瘫,有无肢体运动障碍。

E(exposure,充分暴露全身):便于全面检查,肢体受压程度可用"6Ps"评估法,即疼痛(pain)、苍白(pallor)、无脉搏(pulselessness)、麻痹(paralysis)、感觉异常(paresthesia)、肢体冰凉(poikilothermia-cool to touch)。

F(fracture,骨折):主要是四肢、骨盆、脊椎。

3. 直升机救护的注意事项　直升机在地震救援中具有重大作用,如帮助勘察灾情,救护和转运伤病员、运送或空投救灾人员、装备及物资等,必要时,还可散布传单等,进行群众性心理救助及灾后防疫防病知识的宣传等。

直升机转送的主要任务是由灾害现场转运伤病员到后方医院,在转运中应注意以下几个问题。

(1) 由于地震使原有地形、地貌发生改变,原有航线地标可能已发生变化,所以须注意航线的确认和调整。

(2) 山体移位造成山区风向发生很大变化,飞行中须注意飞行姿态的调整。

(3) 在飞机的降落过程中须防止余震的发生,最好先勘测降落点地面的地质。

(4) 地震造成通信障碍,或偏远地区无法进行通信,因此须加强通信手段多样化建设。

(5) 在直升机救护过程中要防止次生灾害的发生。

(6) 对疫区返回的飞机和人员要加强洗消。

4. 挤压伤与挤压综合征的救治　挤压伤是指四肢或躯干肌肉部位受重物挤压,或者身体被动体位的自压或止血带使用时间过长,造成肌肉组织缺血坏死,临床上以受压肢体肿胀和一过性肌红蛋白尿为特点。肢体受到严重挤压,可造成大范围的横纹肌溶解,发生肌红蛋白尿、代谢性酸中毒、高钾血症和以氮质血症等以急性肾衰竭为特点的临床综合征,称为挤压综合征。

挤压伤和挤压综合征是地震的常见创伤,为直接创伤以外最常见的地震后致死原因,因此,早期诊断、及时救治对改善地震伤员的最终预后至关重要。

(1) 致伤原因:包括各种自然灾害和人为事故,由外力挤压导致肌肉组织缺血;严重烧伤时形成的焦痂限制肢体筋膜间室容积,各种原因引起昏迷,长时间的体位固定;还有一些情况,如止血带绑扎时间过长、石膏夹板固定过紧、肌肉活动过度等。其他原因,如中毒、高热、感染、癫痫持续状态、药物等也可导致肌肉溶解而发生急性肾功能不全等。

(2) 救治原则与方法:总体原则是,早期诊断,及时充分减压,争取降低截肢率,妥善处理局部挤压伤,积极处置严重挤压伤,主要措施包括以下方面。

1) 伤肢的处理:尽快解除挤压外力,迅速转移伤员至安全地带,避免二次受伤。有开放性伤口时,应止血,但尽量不用加压包扎或使用止血带。妥善固定,临时制动,避免加重损伤,也便于搬运。在不影响肢体血供的前提下,对受压肢体可做高渗盐水或硫酸镁冷敷,但严禁伤肢抬高、按摩和热敷,防止动脉血供不足。但如伤肢被挤压超过6h,肌肉有明显损伤坏死征象,应立即使用止血带,以减少毒素吸收。包扎绷带应随时调整松紧度,以防伤肢肿胀后绷带压力过大。如伤肢出现血液循环障碍,应尽早行筋膜间隙切开减压,清除坏死组织,必要时行截肢术。

2) 早期补液,抗休克、抗感染、纠正酸中毒及高钾血症。通常先补等渗盐水,补液速度为1L/h 或 10～15ml/(kg·h),避免经验性补钾。适当给予镇静、止痛药,缓解伤员的紧张情绪和受伤部位的疼痛。可给予广谱抗生素,预防和控制感染。高钾血症和急性肾衰竭是挤压综合征的并发症,由于转运途中可能因高钾血症而危及生命,所以在转运前必须纠正高钾血症。

3) 注意保护肾功能,防止急性肾衰竭及其并发症的发生,如碱化尿液、增加利尿。肢体受挤压者,不论时间长短,可一律服用碱性饮料(用8g 碳酸氢钠溶于 1 000～2 000ml 水中,再加适量的糖及食盐),既可纠正酸中毒,又可利尿、碱化尿液;如不能进食者,可用5% 碳酸氢钠液 100～200ml 或 7ml/(kg·d)静滴,还可加用甘露醇静滴。

4) 积极后送:经现场处理后,要立即组织后送。转运中,伤员取平卧位。途中继续早期的治疗,如补充液体,纠正低血容量状态,处理水、电解质与酸碱平衡失衡,特别是治疗高钾血症,防止肌红蛋白在肾小管内沉积,预防急性肾损伤等。注意保护伤肢,限制其伤肢活动,不要挤压或抬高伤肢,防止再损伤。进行心电监护,做好途中的病情观察记录和交接。注意心理安慰,稳定情绪。

(三)泥石流灾害救援

1. 现场救援 泥石流能阻断交通、淹没农田、堵塞江河、抬高河床、污染环境、危害自然保护区。我国每年都因泥石流而造成数以亿元计的经济损失和几百甚至上千人的死亡,是世界泥石流灾害最严重的国家之一。2009年8月8日,我国台湾南部因"莫拉克"台风大降雨引发泥石流造成百余人员死亡和巨大经济损失。

泥石流往往突然暴发,事先未能获得预报,不能及时躲避与撤离,可造成人体严重伤害,如外伤、骨折、挤压伤、掩埋、窒息、死亡等,现场救援的主要任务包括以下几个方面。

(1)对现场伤亡情况和事态发展作出快速、准确评估。

(2)指挥、调遣现场及辖区内各医院的救护力量参与救护。

(3)根据现场伤员情况,如伤员数量较多,应先进行分类救治;如为单个伤员,则"发现一个救一个"。

(4)降低灾区传染病发病率。

(5)直升机降落或悬停救援时,防止直升机振动、旋翼引起的大风造成新的雪崩、塌方。

2. 伤病员的转送 在转送过程中要注意观察伤病员的神志、呼吸、血压、脉搏等情况,酌情处理。

对于被土掩埋的伤员,经现场抢救苏醒后,应严密观察呼吸等肺部情况;对于行机械通气、气管切开者,应防止搬动造成气管导管脱落;转送颅脑损伤伤员时,应注意避免头高足低位和过度搬动,以免加重颅内出血甚至脑疝形成。转送中,搬运动作要轻快,方法要正确,尽量不要增加伤病员的痛苦,防止增加医源性损伤。特殊情况下实行机降救护时,应加强固定。

(四)火灾救援

1. 现场救护 对火灾的现场救护,应抓好以下五个方面的工作。

(1)"灭":采取有效措施尽快地灭火或使身体脱离灼热物质,同时要及时报警。当火焰烧着衣服时,应立即卧倒在地,就地翻滚灭火,并迅速脱去着火的衣物;切勿站立喊叫,以防呼吸道吸入性损伤;不可不灭火就奔跑;也不能用手拍打火焰,以防手部被烧伤;若室内或通道起火,可披上外衣、毛毯、棉被等(最好是浸湿的),冲出门外或跑下楼。

对中小面积的浅度烧伤,可立即浸入冷水中,因为冷水有明显的镇痛作用,但要注意冷水会使血管收缩、组织缺氧,故不适用于大面积烧伤者。

(2)"防":防止休克及感染,在现场可口服止痛片(有颅脑损伤或重度呼吸道烧伤时,禁用吗啡),同时口服抗生素与淡盐水,一般以少量多次饮水为宜,注意不能单纯喝白开水或糖水,以免引起脑水肿等并发症,应保持气道通畅;有条件者,争取输氧。

(3)"不":在现场,对烧伤创面一般不做特殊处理,尽量不要弄破水疱,不要随意涂药。

(4)"包":包扎创面,防止再次污染,可用三角巾、清洁衣服、被单等包裹创面;冬季注意创面保暖,夏季注意创面防晒。

(5)"送":小面积轻度烧伤者可在现场或当地医院处理;中等面积以上烧伤者,应尽快转送医院,如在现场发现伤者心搏、呼吸骤停,应立即行心肺复苏术。

成批烧伤指烧伤伤员在10人左右,或严重烧伤伤员5人以上,应按批量伤病员的救治和转送方法与要求,组织实施救治与转送工作。

2. 高楼被困营救 近年来,城市建设可利用地越来越少,因此高楼大厦越建越多,高楼被困事件也时有发生。高楼被困事件多发生于火灾、水灾后,也可见于大厦断电,遇急、危重病发生时,此外还有几种情况,如:恐怖分子武装扣押;自杀行为;悬崖被困,或游乐场设施和各种缆梯等故障或停电等使顾客困于高处。此时,实施直升机救护救援是最适合的,建立高层建筑顶楼人员的特殊救援体系和预案,也是"9·11"事件的重要救援教训。直升机可以投送专家,投送解救人员,提吊救护或转运被困人员,或下机救护伤病员等。

执行此类任务,要求救护人员有一定的自卫能力,有一定的沟通能力,要说服企图自杀者,能抢救伤病员;机种要求轻便,装备要安全、实用,特别要有烧伤救治水平,具有"三防"侦察、诊断或防护能力。直升机在城市高楼间飞行,也要注意高楼所造成的风向、风力切变对飞行所带来的影响。

3. 烧伤的后送 烧伤是指热力所致的组织损伤,但电能、化学物质、放射线等所致的组织损伤与热力损伤相近,因此也称为烧伤。烧伤的致伤机制可分为原生损害和次生损害,原生损害包括火焰烧伤和热烟灼伤,次生损害包括浓烟窒息、中毒、砸伤、埋压、刺伤、割伤等。

(1) 转送时机:具体每个伤员的后送时机应根据伤员具体状况而定。一般认为,不可在伤员休克不稳定状况下转送。伴休克的伤员,经积极抗休克治疗后,休克得到纠正,病情好转,生命体征平稳,无心力衰竭、肺水肿或严重感染等并发症,应抓紧时间积极后送。

有专家指出,成人烧伤伤员的转送时机如下。

1) 烧伤面积 30% 以下的伤员,休克发生率低,可根据条件随时转送。

2) 烧伤面积 30%~49% 的伤员,在伤后 8h 内送到医疗机构。

3) 烧伤面积 50%~69% 的伤员,在伤后 4h 内送到医疗机构。

4) 烧伤面积 70%~100% 的伤员,在伤后 1~2h 送到医疗机构,但原则上,对于>70%的特大面积烧伤,应就地治疗,待渡过休克期后再转送,以免加重休克。

如在上述时间内,预计不能送到医疗机构者,应就地治疗。

(2) 后送前的准备:主要是检查后送指征,完备医疗文书,补充医疗处置,稳定病情,组织运力,确保安全转送。

1) 对伤员进行呼吸道评估和保护,明确有无呼吸道烧伤及其程度,要注意观察有无舌、面部、眼、颈部及呼吸道水肿,呼吸道内有无烟灰,有无换气功能障碍等。可适当放宽气管切开或插管的适应证,以免途中发生喉头梗阻,特别是中、重度呼吸道烧伤者,应予气管切开,以防窒息。

2) 重新检查烧伤的范围,明确有无其他伴发伤害等,并及时给予相应处理,如合并骨折者应予固定。

3) 应建立一条或多条良好、稳固的静脉通道,如有可能,放置中心静脉导管,但要防止过度输液,引发肺水肿、心力衰竭等并发症。有下列情况之一者,应给予输液,如:重度烧伤伤员,不论有否休克征象;已出现休克征象的伤员;有明显消化道功能紊乱(呕吐、腹胀),不能继续口服补液的伤员。

4) 对创面一般不做特殊处理。对于重度烧伤已有环形焦痂形成者,上机前应进行焦痂纵行切开减压,对已包扎者应更换一次敷料,暴露的创面应以消毒敷料包扎或清洁被单覆盖(忌用塑料)加以保护,减少污染。

5) 可适量使用镇痛、镇静药物,一般可用哌替啶,但有颅脑外伤或呼吸抑制时忌用,可改用地西泮;不用冬眠合剂,以防在后送途中发生体位性低血压。

6) 对于烧伤面积>30%的伤员,应留置尿管,定时观察并记录尿量。

7) 为预防感染,还应根据伤情,分别给予抗生素。

8) 做好病情记录与交接,并将伤情通报接收伤员的医院。

9) 搬动伤者时,动作要轻柔、平衡,以减少痛苦。

(3) 转送注意点:转送中,最重要和最关键的问题是对伤情稳定情况的准确估计和评价,并始终保持其病情稳定。

1) 伤员放置应与机身方向垂直(横放)。如伤员放置与机身方向平行,则起飞时伤员头部应向机尾,降落时头部应向机头,以避免体位性脑供血不足。

2) 严密观察伤员的一般情况和生命体征,妥善保护创面,保持输液通道及留置导尿管的通畅和固定,观察并记录每小时尿量、尿比重及 pH,以指导补液。

3) 对有呼吸道烧伤者,已行气管切开的,按气管切开常规护理,并持续吸氧,保持呼吸道通畅;未做气管切开者,应严密观察呼吸情况,有无呼吸困难、发绀及其他缺氧现象,备好环甲膜穿刺与切开器械,便于在紧急情况下使用。

4) 给伤员注射适量的镇静、镇痛药物,并注意保温,使其在安静、舒适的条件下进行后送。

5) 补液:轻度、中度烧伤不能口服补液者(发生休克、胃肠功能紊乱)以及重度、特重烧伤者早期转送途中必须静脉输液。早期液体复苏可不需给予胶体，补液方法采用改良的 Brooke 公式（布鲁克补液公式）：第一个 24h 内，对于成人和 ≥10kg 的儿童，按每 1% 烧伤面积给予林格液 2~4ml/（kg·24h）（前 8h 给予半量）；<10kg 的儿童按每 1% 烧伤，避免过度补液导致脑水肿或呕吐、腹胀，甚至急性胃扩张。面积给予林格液 2~3ml/（kg·24h）（前 8h 给予半量）或含 5% 葡萄糖的林格液 4ml/（kg·24h）。

途中输液器具可用塑料袋装置，将输液塑料袋放在伤员身体下面，借其自身重量将液体注入静脉，液体输完自行停止，不会发生气栓，但输液速度不易观察及控制。

一次输液量和速度还应参照伤情：对合并重度吸入性损伤、脑外伤者，应适当减量和减速；对出现血红蛋白、肌红蛋白尿者，应适当增加液体量，并加用碱性药物（碳酸氢钠、乳酸钙）及利尿药（20% 甘露醇、25% 山梨醇、呋塞米）。

（五）洪涝灾害救援

1. 现场急救　洪涝水灾可分为暴雨洪水（雨洪）、风暴潮洪水（潮灾）、山洪、溃坝洪水、融雪洪水以及冰凌洪水等。洪涝水灾常伴生着两大灾害：洪水暴发瞬间的原生灾害，水灾之后的由水灾引起的次生灾害。

洪涝水灾对人体的直接伤害，主要是：淹溺、浸泡、受寒、断粮、饥饿、建筑物倒塌砸伤、应激性心理-精神损伤等；受洪水淹溺，可能被泥沙掩埋，或呛入异物（泥沙、水草等）引起窒息；吸入大量河水，导致肺水肿、血液稀释、电解质紊乱；成批的建筑物被冲毁，可造成大量的人员伤亡或机械性创伤。常见次生灾害包括火灾、电击伤、冻伤、中毒、灾后瘟疫，以及由社会秩序混乱所致的伤害，如：电缆、电线损坏会使人遭到电击而受伤；农药、毒物和放射性物质外溢可致人中毒。

直升机救护救援工作主要包括勘察灾情，营救被困人员，救护及转运灾民或伤病员，运输或投送救灾人员、物质及装备等。

现场急救的要点与其他条件下的伤员急救是一致的，如：检查和确保呼吸道通畅，必要时做人工呼吸；对心搏骤停者进行胸外心脏按压；对有外出血者要加压包扎、止血；如有脊髓损伤，应平卧，搬动时必须采取良好的保护性措施，防治继发损伤；四肢骨折时，用夹板或其他简易器材暂时固定等。

2. 淹溺的救治与转送　淹溺是指落水者被淹没于水体之中，水进入呼吸道或落水者呼吸道（喉部）痉挛，从而发生缺氧、窒息的过程，呼吸、心搏骤停是导致淹溺者死亡的常见原因。救护队员协助将淹溺者捞救上机（船）后，对呼吸、心搏骤停者，应立即实施现场心肺复苏。

对淹溺者进行现场心肺复苏时，应注意以下几点。

（1）立即将衣扣和裤带松开，取平卧位，手法开放气道，如口咽内有异物（泥沙、水草或呕吐物），用手指抠出。检查动脉搏动的时间限定在 10s 以内；超过 10s 后，即使无法确定也应立即行心肺复苏（胸部按压、人工呼吸）。

（2）不必尝试应用各种手法（包括快速挤压腹部 Heimlich 手法）倒出进入呼吸道的水体，一般不建议将淹溺者倒悬，倾倒呼吸道的水体。对于已脱离水体环境的淹溺者，水体并不是阻碍呼吸道的严重因素。

（3）给予 2 次人工呼吸，并观察淹溺者对通气是否有反应；若对通气无反应，应在 10s 内检查颈动脉搏动是否存在。如果未触及动脉搏动，立即给予胸部按压加人工呼吸。在给予最初 2 次人工呼吸后，直接进行胸部按压操作。需注意的是：当跳水或滑水、船舶失事与战争落水淹溺时，较易发生潜在性损伤，故在判断心搏骤停时，不可用力拍打淹溺者，以免加重其潜在性损伤。

（4）若急救人员携除颤仪或自动体外除颤仪（AED）到达，迅速通过除颤仪判断是否具有电除颤指征，即心室颤动（室颤）和无脉性室性心动过速（室速）。对具有除颤指征者应立即实施体外非同步电除颤。

（5）继续给予心肺复苏，然后分析检查心律和自主循环体征是否恢复。如有必要，给予第 2 次或更多次电击。

（6）在复苏过程中，淹溺者往往发生呕吐。处理呕吐时，应将淹溺者的头部转向一侧，用手指（裹纱布、手帕或衣角）将呕吐物抠出。若淹溺者可能存在颈椎损伤，则不能仅转动头部，而应将头、颈和躯干整体侧转，然后再抠出呕吐物。

（7）复苏成功后，积极稳定病情，尽快转送。

直升机悬停吊救淹溺者，须防止机翼高速旋转形成的涡流对淹溺者的危害。

（六）冰雪灾害救援

冰雪灾害是由冰雪洪水、冰川泥石流、暴风雪、冰湖溃决、雪崩、风吹雪等造成的灾害,可分为由冰川引起的灾害,积雪、降雪引起的雪灾两部分。冰雪洪水是指冰川和高山积雪融化形成的洪水。冰川泥石流是指冰川消融使洪水挟带泥沙、碎石混合流体而形成的泥石流。

2005 年初,我国南方冰雪灾害造成 1 155 万人受灾,1.1 万间房屋倒塌,6.4 万间房屋损坏,直接经济损失达 14.3 亿元。2008 年初,极端气候导致我国出现大范围的雪灾,灾情涉及 20 个省,超过 1 亿人口受灾,129 人死亡,48.5 万间房屋倒塌,168.6 万间房屋损坏;雪灾造成多处铁路、公路、民航交通中断,大量旅客滞留站场港埠,电力、通信、供水严重受损,取暖明显受影响。2009 年初,我国新疆阿拉泰地区再次受到暴雪的影响,当地群众和牲畜的生活受到影响,有的甚至面临生存或生命威胁。

冰雪所致低温、风力、厚雪、冰雪化水等可导致电力中断、供水中断、交通中断、交通事故、建筑物倒塌、寒冷相关性损伤、水灾、泥石流、应激性精神障碍等。冰雪灾害中较特殊的损伤是寒冷相关性损伤。

直升机救护救援工作主要包括勘察灾情,营救被困人员,救护及转运灾民或伤病员,运输或投送救灾人员、物质及装备等。

第三节　海（水）上后送技术

面对新时期的复杂国际形势,各种海上军事活动不断增多。且随着东南亚局势的变化,"一带一路"海上丝绸之路的延伸,海洋事业发展和国家海洋战略的不断深化,海洋科学勘探、维权、维稳、撤侨、反恐等活动和任务越来越频繁。随之而来的各种海（水）上灾难事故,如物质泄漏、舰船碰撞或搁浅、空难飞机迫降、海上油井生产事故等,亟需高效、可靠的面向中国南海广阔海域的海上紧急医学救援体系,确保在不同海况、海域,不同级别紧急事件发生时,对各类伤病员实施有效救治。医疗救治和后送制度是各国普遍采用的伤病员医疗后送的组织体系和制度,是根据伤病员的病情需要来确定最优的抢救、后送和转运方式。由于创伤的性质和治疗条件的不同,原则上必须将整个治疗过程从时间和空间上分开,在不同的时间、不同的地点完成治疗,即分类治疗。为了实现分类救治,让伤员得到更好的治疗效果,需分类后送救治。根据救治后送方式的不同,后送可分为陆上、海（水）上和空中。其中,海（水）上救援后送是使用急救快艇、医疗舰船、直升机等工具进行,并通过指挥系统进行统一部署调配。

海（水）上伤病员医疗后送的组织体系是由海（水）上到陆上设置的各级救治机构,通过海（水）上卫生运输工具联结起来的一个医疗后送链,其中各级救治机构分别对后送的伤病员完成从初级到高级的救治任务。

一、人员

根据每次事件的初步判断、事件规模以及复杂程度,选定相应专业和数量的人员组建现场应急救援队伍。从应急救援队伍抽组建"机动卫勤后送分队",包括救援医疗队、医院船医疗后送队、救护艇医疗后送队等。配备人员主要是专业急救技术人员、全科医师,包括海上指挥所医疗组、海上医院、救援直升机组和医疗救护艇救护人员,一般包括,①领队:全面负责国际紧急医学救援队在外援救工作。②副领队:协助领队开展工作,分别负责对外联络、医疗救援和后勤安全保障等工作。③救援队管理人员（组长）:医疗组长具体负责救援队的医疗救援工作;护理组长具体负责救援队的护理和医疗物资保障工作;保障组长具体负责救援队的后勤保障和安全保卫工作。④新闻媒体报道员:负责拍摄照片、影像和开展新闻报道工作。⑤救援队员:医师开展内、外、妇、儿等急救及常规医疗服务,开展创伤急救手术及小型择期手术;护士开展预检分诊,急、危重症护理,手术护理,常规诊疗和医疗物资保障等工作;医技人员开展血、尿常规,血生化,凝血时间等检验,以及超声检查、X 线检查、药品供应等工作;疾病预防控制人员指导、开展卫生防疫工作;后勤保障和安全保卫人员负责水电、食品、运输、设备维护等保障工作,以及营地安全保卫工作。

常规备用"机动卫勤后送分队"设队长 1 名,副队长 2 名,预备人员 11 名。每名队员都具备 5 年以上工作经验,包括卫勤指挥、医疗技术、卫生防疫、装备保障、重伤及特殊疾病专家。编配卫勤管理、政工、信息、外科、内科、妇儿、五官、麻醉、药剂、检验、超声、放射、维修、防疫和后勤保障等专业人员。其中,医务人员不少于75%,中、高级技术职称不少于50%。

1. 后送指挥组　由指挥队长、副队长组成,由指挥长负责一切的调度指挥。指挥队首先根据事件的初步情况判断需要的人员,负责联系后送机构的接送任务,协调相关后送船舶、快艇,参加水上后送救援。

2. 救援医疗组　由医疗队长、医生、护士组成,主要任务是:评估伤病员的病情,根据病情进行分类,并设置分类场;做好伤病员的前接、收容分类和后送伤病员的组织、准备工作;观察伤病员病情变化,并能随时施行救命性抢救措施,维护伤病员的生命体征稳定,保障伤病员的生命安全,并完成伤员的初步评估和登记工作。

3. 医疗船医疗后送组　由医生、护士、预备组成员组成,主要任务是在后送过程中维持伤病员病情稳定,可以在必要时予以镇静、镇痛,保持伤病员情绪稳定,并需要与后送救治医疗机构准确交接病情。

4. 急救艇医疗后送组　由医生、护士、预备组成员组成,快速转运病情危重、紧急需要得到手术、需要呼吸机维持等干预治疗的伤病员。运输过程中要动作快速、平稳。

5. 换乘转运组　由组长、医生、护士、预备组成员组成。根据各分组的指挥,协助海(水)上伤病员换乘。

6. 后勤保障组　由后勤技术人员、预备组成员组成。负责后送转运设备的正常运行及日常维护。

二、装备

近年来,我国海(水)上救护以医院船、救护艇、舰载救护直升机和船载救护车等骨干装备为平台,依托大型骨干装备形成了完整的"单舰→救护艇(舰载救护直升机)→医疗船→救护车(救护直升机)→岸基"海上保障链,基本满足了海(水)上伤病员急救、紧急救治、早期治疗、部分专科治疗和后送全程保障的需要。因海上摇摆颠簸的环境,对人员、医疗操作、设备使用都会带来影响,而舰船上设备较多,空间有限,后送过程中还要受到噪声和空间限制的影响。海上救援携带的医疗设备还需适应高盐浓雾环境,装备需向小型化、多功能化及便携化方向发展。

1. 水上后送小型装备

(1) 仪器设备:包括心电图机、心脏起搏/除颤仪、心脏复苏机、简易呼吸器、呼吸机、心电监护仪、负压吸引器(有中心负压吸引可不配备)、给氧设备(中心供氧的急诊科可配备便携式氧气瓶)、体外膜肺氧合(ECMO)、移动CT(备选)、简易床旁超声仪、血液净化设备和快速床旁检验设备(POCT)。

(2) 急救药品车:包括心脏复苏药物,静脉溶栓药物,抗生素,呼吸兴奋药,血管活性药,利尿及脱水药,抗心律失常药,镇静药,止痛、解热药,止血药,常见中毒的解毒药,平喘药,纠正水电解质、酸碱失衡类药,各种静脉补液液体,局部麻醉药,激素类药物等。

(3) 检伤分类箱:主要配备听诊器、智能电子血压计、手电筒、叩诊锤、分类牌、伤标、伤票、登记簿、三角巾、绷带、夹板、舌钳,以及气管插管器械、气管切开包、气胸穿刺针、氧气包、急救药品、注射器等。根据检伤结果,通常可将伤病者分成四类,并分别标示不同的醒目颜色,按先后予以处置。按国际惯例,将伤病者分为:危重症患者标红色标,应优先处置、后送;重症患者标黄色标,次优先处置、后送;轻症患者标绿色标,可延期处置、后送;濒死或死亡者标黑色标,可暂不做处置。

(4) 折叠担架:是转移运送伤员的最常用工具。由于受到水上环境、地势、天气状况以及救护人员身高差异等客观因素影响,很容易发生倾斜,这会给躺在上面的伤病员造成二次伤害。对于脊椎骨折、颈部受伤的患者来说,担架倾斜会增加患者的痛苦,甚至会威胁到他们的生命安全。使用过程中应避免担架过度倾斜,使之保持平稳。

(5) 铲式担架:是由左右两片铝合金板组成。长度可调节,重量轻、便于携带,对头部和脊柱伤病员起到保护作用,最大限度地减少在搬运过程中对患者造成的二次伤害。

(6) 漂浮担架:与普通担架相比,漂浮担架具有漂浮板。在救治落水伤员时,普通担架存在不能漂浮在水上的问题,使救助十分困难,而漂浮担架可解决这一问题,方便救护人员对落水伤员的救助。

(7) 多功能担架:在常用的担架基础上设计改装而成,具有梯子的功能、可伸缩和折叠功能、抗休克及输液治疗的功能、局部固定和稳定的功能。

(8) 智能担架:也称"移动式重症监护单元",配备机动特护救援设施和创伤生命支持与运输单元。作为复苏、稳定及后送平台,配备了生命检测单元、吸引单元、机械通气单元、除颤单元、液体输注单元、临床检测单元、供氧单元及中心控制与显示单元等。

(9) 复苏背囊:通气导管、罩囊构成了喉罩的主体;罩囊中设有两个对称的背囊;食管引流管、口咽引流管分别并列于通气导管的两侧,且食管引流管的开口设置在罩囊的尖端,口咽引流管的开口设置在罩囊的背部,口咽引流管的开口端设置在两背囊之间的凹槽内。该背囊使用方便,灵活性好,减少了手术时存在的不便,提高了手术效率,同时能够对口咽部分泌物以及手术出血等进行有效引流,有利于手术的顺利进行和术后患者复苏的平稳。

(10) 紧急手术背囊:适用于紧急行伤口清创、止血、缝合、包扎。

(11) 药械供应背囊:适用于紧急用药、骨折临时固定器械。

(12) 担架背囊:折叠担架,方便携带,打开背囊后,可以将伤员平躺地固定在这个担架上。

(13) 急救背囊:包含气管插管、移动自动体外除颤仪(AED),适用于紧急心肺复苏。

(14) 半身式吊具:吊具中常用的是吊钩、钢丝绳、链条等专用索具。起重吸盘、夹钳和货叉等可在起重机上作为专用吊具长久使用,常用于伤员换乘,以提高效率。

2. 水上后送大型装备

(1) 医疗舰船:是水上大型医疗救治和后送平台,担负着海(水)上伤病员的验伤分类、急救治疗、部分专科治疗及医疗后送任务,是海(水)上救治阶梯内的重要环节。主要任务为:搜救海上落水人员,评估伤员病情,收治岛礁伤员,为近岸基地医院、中心基地医院提供伤员信息,向近岸基地医院、中心基地医院转运中、重度伤员。医疗船所需科室按功能分为急救中心、病房、辅助科室。

1) 急救中心:包括分诊室、急诊科、创伤外科复苏中心、留观区:①分诊室主要测量生命体征,评估伤员病情,填写相关信息及伤票,根据伤员病情严重程度分入急诊科或者与病情相对应的创伤外科复苏单元;②急诊科主要诊治内科疾病和常见外科疾病;③创伤外科复苏中心可分为一级创伤复苏单元、二级创伤复苏单元、三级创伤复苏单元,分别诊疗病情为轻、中、重的伤员;④留观区:将病情稳定,但需要进一步观察的患者放置在留观区观察。

2) 病房:包括外科(普外科、胸外科、颌面外科、神经外科、骨科、烧伤外科、眼科、介入科、外科重症病房)和内科(心内科、呼吸科、消化科、肾内科、传染病房)。

3) 辅助科室:包括手术室、麻醉科、麻醉复苏室、检验科、影像科、血库、药房、高压氧舱、康复科。

"和平方舟"号是我国自行设计建造的第一艘医院船,也是世界上第一艘超过万吨级的大型专业医院船。船上医疗设施完备,装备先进:有 CT 室、DR(数字 X 射线摄影)室、特诊室、检验室、口腔诊疗室、眼耳鼻喉诊室、药房、输血科、制氧站、中心负荷吸引真空系统和压缩空气系统等医疗系统,配备有多个手术室和1 个复苏室;设有重症监护病房(20 张病床)、重伤病房(109 张病床)、烧伤病房(67 张病床)、普通病房(94 张病床)、隔离病房(10 张病床)等各类型病床约 300 张;船上设有远程医疗会诊系统;配有特殊规格的电梯 3 部,供伤员转运使用。此外,亦设有日常生活的设施,包括洗衣房、健身房、理发室、图书馆和餐厅等,相当于基地三甲医院。飞行甲板面积近千平方米,可以供多种型号的直升机起降,具有世界级的远洋医疗救护平台。

国内外在医疗舰船领域的发展日渐成熟,各类医疗舰船,无论专门建造或临时改装,均具备以下特点:良好的适航性,足量的纵、横向防水隔舱,充足的主机燃料和给养,良好的医务舱室。此外,医疗船还具备医药和物资仓库、消毒室、冷藏室、自动吊车、单人病室与医护人员轮班休息室等功能区域。医疗船所需装备根据用途不同,可以分为通信指挥装备、医疗装备、后勤保障装备、创伤复苏中心设备、外科重症病房设备:①通信指挥装备主要用于救援现场指挥协调、组织管理、图像信息传输和通信保障,主要包括卫星电话、无线图片、视频传输设备、GPS 定位系统、远程医疗系统等。②根据用途,所需医疗装备主要包括急救装备、伤员运输装备、手术装备、检验装备、影像系统装备、消毒供应装备、供氧装备。③后勤保障装备包括起吊装置(大型起重吊车、小型起吊车),飞行甲板,直升机机库,航空管制室,救护运输艇,舷梯,电流转换及电气维修、信息维修等装备,中心供氧站,药品储藏室,日常物资储藏室,消毒供应中心。④创伤复苏中心所需设备包括移动 X 线机、超声诊断仪、转运呼吸机、复苏系统(供氧、空气、吸引装置)、心电图机、血气分析仪、急救车、骨折固定装置、除颤仪、手术配套系统(手术台、无影灯、手术器械)、中心静脉导管、血液检查车、胸腔损伤小车、腹腔损伤小车、高压冲洗装备、胸腔闭式引流装置等。⑤外科重症病房。根据战创伤特点,战时可能会出现成批的重症伤员,需要有足够多的床位留给外科重症监护室。外科重症病房需配备中心供氧和吸引装置、输液瓶悬吊装置、床旁监测仪(含心电、血压、体温、氧饱和度监测功能)、呼吸机、心电图机、除颤仪、支气管镜、血气分析仪、中心静脉导管、血滤机、抢救车、超声诊断仪、ECMO、气管插管用喉镜、带气囊气管导管、各种型号带套囊气管造口套管、深静脉导管、血糖测定仪、吸引器、吸痰管、输血加压带、装备齐全的急救车。

(2)急救快艇:具有高速、机动、灵活等特点,是实施水上伤病员后送的重要工具。它同医疗船共同构成海上抢救、治疗、转送伤员的水上后送体系,是连接陆-海(船)、海(船)-海(船)的快速单元。急救快艇主要实现岸海衔接的急救与后送职能。与医疗船相比,它具有应急反应速度快,制造与维护运行成本低等优点,适用于近海岛屿、船舶、海面紧急任务的快速医疗急救,职能相当于"海上救护车"。有供氧和吸引设备、输液瓶悬吊装置、备有床旁监测仪(含心电、血压、体温、氧饱和度监测功能),呼吸机,急救药品,复温毯,骨折固定、止血、包扎材料,担架等装备。急救快艇主要执行海上落水伤员救助、接诊及后送任务。海上医疗急救艇的主要工作环境在水上,由于艇体较小和风浪影响,急救快艇会产生不同程度摇摆;另外,急救快艇在运行时发动机工作会造成振动。这些因素一方面会对医疗急救操作和水上后送产生一定的干扰;另一方面会影响医疗设备的正常使用,甚至对设备产生损坏。

(3)直升机:我国已将救援飞机引入海上救援体系,直升机能快速展开救援工作,不会受到海浪、空间等因素的影响,是一种高效的救援方式,为水上后送危重伤病员争取最佳救援时间,是确保生命安全以及减少事故损失和影响的最好方法。直升机有供氧和吸引设备,输液瓶悬吊装置,床旁监测仪(含心电、血压、体温、氧饱和度监测功能),呼吸机,急救药品,复温毯,骨折固定、止血、包扎材料,担架等装备,主要执行落水伤员救助任务及重症伤员的及时后送任务。直升机海上救援技术具备救援范围广和速度快的特点。直升机到达海上事故地点时,由绞车人员操作,把救生人员放到被救人员处,救生人员借助救生设备把被救人员救到直升机上,或直升机降到船上或地面上,把被救人员救到直升机上,能在第一时间对被救人员展开救护后送工作。对于受伤比较严重的被救人员,可以借助应急带轮担架展开救护,可以高效、快速转运至医疗船或岸上医院救治。

(4)舰载救护车:是主要在医疗船靠近岸基时,将伤者转运到近岸医院或者中心基地医院,连接海(船)-陆、医疗船-近岸基地的快速单元。内部同时配有移动心电图机,心电监护仪,便携式除颤仪,给氧设备,一般急救搬动、转运器械,抢救室急救药品(双联抗血小板和溶栓药物)与紧急救命手术等设备;卒中专车需配置小型移动CT。车内具有可视系统,与平台实时共享信息,接受指挥小组指导。

三、过程和方法

1. 检伤分类与分级　阶梯治疗、检伤分类与分级后送救治是医疗救援后送工作的根本方法。按照国内学者建议细分基本方针,包含两种:处理优先政策(treatment priority policy,TPP)和后送优先政策(evacuation priority policy,EPP)。对每个伤员的分类需要按照国际联盟标准进行,这个分类方法目前也被美国和北约部队采用,是通用程度最高的伤员分类标准。

伤员分类标准如下。

C1,立即救治:急需手术且术后生存希望很大,否则很快死亡。

C2,延缓救治:需要手术,但伤情不严重,允许延缓手术。

C3,最低救治:伤情轻微,专业或非专业人员都可救治。

C4,期待救治:伤情严重,需要紧急复杂的手术,但术后生存性很低。

C5,无处理:包括阵亡和战后因战伤死亡。

注:C5无实际意义,只用于数据的追踪。

合理确定每一位伤员的后送优先权,可以最大限度地保证在后送能力有限的条件下将因后送延时带来的损失降到最低。

伤员后送优先权分类标准如下。

W1,紧急(优先权Ⅰ):是在2h内,为了挽救生命、不使伤员致残或损伤视力、防止战伤的严重并发症或致永久性残疾而需要采取紧急且严密观察下的后送的伤员。

W2,优先(优先权Ⅱ):是在4h内需要紧急救治,以防止病情恶化为"紧急"型的病情,或是那些不需要局部治疗的伤员。

W3,常规(优先权Ⅲ):是在24h内的那些不需要立即治疗的伤员或者病情不会显著恶化者。

W4,顺便(优先权Ⅳ):在没有限制,资源充足的情况下才进行救治的伤员。

医务人员根据伤病员的病情进行检伤分类,并设置分类场,在最短时间内对伤病员进行包扎、止血等急救处置;对伤病员进行分级,对需要后送的伤病员做好组织准备工作,以最快速度后送至后方医院,使伤病员得到最终治疗及康复。通过科学的检伤分类与分级和批量伤病员的水上后送措施,大大缩短了伤员达到确定性医疗机构的时间,可有效降低伤死率、伤残率。

船上医护人员应对伤病员进行快速检伤分类,一般由1名医生和两三名护士组成检伤分类小组。小组人员应相对固定,有利于增加医护人员的配合默契程度,明确各自的职责,提高检伤分类的效率,避免因集中处理大批量伤病员而引起的医疗差错,做到快速识别,尽早脱险,妥善安置,缩短病伤员在检伤处停留的时间。在检伤分类过程中要做到:①确保所有的伤病员都得到检伤分类,并完成人数清点和伤病员的信息登记;②应着重关注病危但有存活的希望的伤病员;③不要在一个伤病员处停留太久;④随时需要做心肺复苏、除颤、止血等可以稳定伤病情的急救;⑤以醒目的卡片或手腕带对伤病员进行分类标注,有利于提示危重级别和跟踪伤病员的去向,也避免重复评估;⑥隔离有明显感染的伤病员,如气性坏疽。对于分类为C1W1的需要抢救的伤病员,标红色,需要立即后送至抢救单元进行抢救;抢救单元应配置抢救物品,如伤员发生窒息、大出血、呼吸困难等情况,必须立即着手抢救,采取管理气道、呼吸和循环的技术,如心肺复苏术、气管切开术、气管插管术、胸腔闭式引流术、胸腹腔诊断性穿刺术等,进行插管、止血、除颤、心电监护、对疑似骨折部位予临时固定、肢体残端修复、输血、包扎伤口等急救措施,属于第一优先后送治疗。对于分类为C2W2的伤病员,标黄色,验伤后以第二优先后送治疗;在后送过程中向医疗船或岸上基地汇报伤病情,如需安排手术、输血,则需提前告知。对于分类为C3W3的病情相对稳定的伤病员,标绿色,医务人员处理伤病情后,由工作人员给担架队人员详细指明船上的后送路线,以免发生拥挤和阻塞;已到达医疗船的伤病员由护士长根据分类标记分配床位。对于分类为C4W4的伤病员,注重评估,尽力抢救;如抢救成功,标红色,按第一优先后送治疗。对于分类为C5的伤病员,标黑色,做好核查并登记信息,给予临终关怀并保存好遗体。救护组的医务人员应相对稳定,合理组合,有利于提高抢救的效率。"阶梯化"后送是按照轻重缓急的伤病情进行的抢救后送步骤,因此,应对所有医护人员进行理论和实践培训,使其熟知每个步骤。医务人员应是从事过多次灾害救援的骨干人员,队长更是经验丰富的应急医疗急救专家,以确保医疗转运任务安全与顺利。在遇到大规模伤病员抢救时,医护人员应首先按照伤病情轻重缓急的顺序进行病情判断及处置,按照不同情况进行阶梯化管理,形成有效的抢救流程,提高救治成功率。

2. 换乘后送　海(水)情况复杂多变,加上舰船大小差异不一,换乘的后送工具多样,导致海(水)上伤员救治换乘部署难以组织协调,具有安全系数小,风险大的特点。因此,海(水)上伤员部署后送训练必须从困难、严格和实际出发,统一领导、严格组织、合理分工、严格训练、密切配合、相互协作、相互融合,以便完成伤病员的换乘后送任务,最终让伤病员在医疗船或岸上基地医院得到及时、有效的救治。指挥组一般由组长和有关部门负责人组成,指挥组在舰船长的领导下,主要负责海(水)上伤员换乘后送过程中的组织指挥、舰船操纵、通信联络、舰船航行、靠离锚(漂)泊舰船、直升机起降、救护车的停靠等工作。拉索组一般由6~8人组成,由拉索组长指挥,主要任务是负责伤病员换乘时担架导索的牵拉和伤员的传递工作,当伤员传递至舰船甲板时,负责解前、后导索和安全绳。吊运组一般由4~5人组成,由吊运组长指挥,位于飞行甲板和起重机附近,主要职责是负责海(水)上伤员换乘和吊运过程中的组织指挥,现场使用吊篮吊运伤病员到达或离开本舰船。搬运组一般由8~10人组成,由搬运组长指挥,位于舰船飞行甲板或舰船某舷,主要职责是负责海(水)上伤员换乘至或搬运离开本舰船,从飞行甲板或舰船某舷搬运至医疗船或岸上医疗基地。安全组一般由3~4人组成,由安全组长指挥,主要负责海上转移伤员时的现场警戒和舷梯、安全网的安装。治疗组一般由4~6人组成,由医疗队长指挥,主要负责海(水)上伤病员换乘过程中的生命体征动态评估、救治和病情交接工作。

船上医疗队组织船上伤病员进行换乘和移交,交接完毕后应立即向海上医疗后送指挥组报告有关情况,由海上医疗后送指挥组将后送船到达码头的具体时间、伤病员人数和伤情通知接收医院,以便接收医院及早做好准备。接诊医院接到通知后,可根据具体情况派出前方接诊车和分类组,并将分类卡、分类牌、门诊病历本和病历首页带到终点站前方接诊,使患者下船后能迅速到达战后医院病房,及时得到良好治疗。后送舰船到达码头前1h,通知伤病员做好下船准备,医疗文书应当放在伤病员的上衣口袋里,不得集中携带。伤病员下船顺序为:需要紧急救治的重伤员先下船;其次担架伤病员;最后是轻伤员。下船时,船上工作人员应协助伤病员登上担架,并向担架人员指明下船路线。伤病员下船后,船上工作人员检查舱室,交接双方检查人数,避免遗漏。对重伤人员,重点做好交接病情工作。

为确保后送任务的安全和应急突发情况安全,在提高海上后送速度的同时,要增强安全防范意识和应急快速反应能力,主要内容如下:①要特别注意患者上、下船时的安全,要派出安全监督管理人员协助患者上下船,防止患者落水,如有发生落水情况应及时救治落水人员和受伤人员;②航行中如遇到恶劣海况,如当船舶适航后超过风力等级时,后送船舶应逆风航行,并尽可能在最近的锚地抛锚,以保证航行安全,并采取措施防止病员和伤员晕船;③当医疗指挥和通信中断时,后送舰船应按照后送情况的发展变化和医疗服务支持的需要,根据既定的意图和合作计划,灵活实施医疗服务支持,并应具备独立完成支援任务的能力;④当船舶因遇到袭击而受损或出现事故,如发生触礁、翻船等海上交通事故,不能保证伤病员安全后送时,应立即向海上医疗后送指挥机构报告情况,查明救援信号,请求紧急救援。同时,做好消除患者恐慌、维护良好秩序的工作。有关单位接到救援指令后,应当立即派出救援舰船、直升机和医务人员到事故现场进行救援。

3. 后送反馈与总结　在后送伤病员过程中,医疗队队长应主动联系舰船长,根据整艘舰船的结构布局,选择临时"医务室"的最佳位置,划分重伤病员与普通伤病员的不同区域,方便有序救援和后送。同时,利用会议时间,医疗队长对船上全体工作人员(包括船员、服务员、记者等)进行紧急医疗培训,充分说明可能发生的紧急情况,并做到冷静、仔细处理。伤病员分类采用登船入口处"设点"的方法,船上医务人员应现场检查分类(验伤票向前移动),然后允许其进入船上相应的分类区域。对于后送舰船伤病员在海上航行过程中出现的各类伤病情变化,利用各层舰船的值班员与医护人员用"手持对讲机"随时联系,以便及时进行医疗救治,以达到最佳的后送保障效果。医疗队需对伤病员再次进行伤病情评估,伤票存根留底,核查基本诊断和生命体征变化,如有伤病情加重,应重新确定后送优先权。在后送过程中如出现医疗资源变化、伤病情变化、环境条件变化、后送工具变化,应及时与指挥中心联系,必要时启用应急备用方案,最大程度保证后送成功率。

每单次任务结束时,要认真总结经验,及时更换卫生棉被和衣物,补充应急医疗救援所需的药品、液体、器械、设备等急救物资,备好药械车辆登船,并全部装船到位;对客舱进行整顿和消毒,给舰船加水、加油。救援后送队员及时休整,安排其余工作人员,准备下一步后送任务。海上医疗后送任务繁重,行动频繁,经常需要连续执行后送任务,一般来说,医疗船不在港口停留很长时间,实行快速消毒、快速补充、快速休整。必要时在专用码头设立供应点,保证药品和物资的快速、及时供应,使医疗船迅速进入下一轮海上医疗后送任务。

四、技术要点

一般情况下,后送分类是根据伤病员的病情诊断、预后判断和下一步治疗需要,确定患者的后送地点、顺序、交通工具类型和体位,明确伤病员后送方式,并在后送过程中应对伤病员进行动态评估,有效地保障途中安全。首先是初级分类,根据伤病员的呼吸、循环和意识状态进行快速判断,将伤病员进行简单分类后送。其次,当救援条件有限,或遇见重大灾害,需要大批量后送伤病员时,可将伤病员分为四类,并以醒目的卡片或手腕胶带方式进行标注:第一类是危重伤病员,标红色,第一优先后送;第二类是中重伤病员,标黄色,第二优先后送;第三类是轻伤病员,标绿或蓝色,为第三优先后送,也可以指导伤病员进行自救;第四类是已死亡或没有生还可能性的伤病员,标黑色,放弃治疗。建立优先救治后送的顺序,让急、危重症伤病员得到立即救治后送处理,也让尽可能多的伤病员得到最佳的救治效果。

1. 阶梯后送　因为海(水)上情况非常复杂,应提前制定相应的规范来指导。后送的实施:第一是迅速作出伤情评价;第二是快速处理危及生命的问题,如休克、窒息、心肺复苏、止血等;第三是迅速决定转运。和平时大批量伤病员后送过程方法有不同,大批量伤员需采用阶梯后送模式。因为创伤性质、救治条件不同,在救治批量伤病员时原则上必须把完整的救治过程从时间和空间上分开,在不同的地点分次完成治疗,即分级治疗。

1916年,第一次世界大战期间,俄国军事医学科学院教授弗拉基米尔·安德烈耶维奇·奥贝里首先论证了在战场上分层次救治伤员的必要性,提出了梯队救治原则,沿用至今。在战争环境中,伤员的救治和后送是一个分阶段的连续过程,伤的救治必须采取循序渐进的方法,明确每个医疗后送阶段所需的手术救护量,以及伤员后送的方法和手段。第一次世界大战中,欧洲国家开始有意识地按照"阶梯式救治"的方法组织实施伤员医疗后送。第二次伊拉克战争中,美军借助医疗后送系统,充分发挥了医疗信息系统的作用,减少了中间救治环节,重点加强了一线救治和后方救治两个关键环节的医疗服务力量,经过紧急救治,伤员最终通过医疗后送在战略后方接受救治。成立了"机动手术队"(每对由5人组成,包括2名外科医生、1名麻醉师、1名急救护士和1名呼吸技术员),配备全套急救手术设备,具有快速机动性,第一时间为伤病员开展各种救生行动;紧急救治结束后,伤员将被后送至医疗船,并迅速转移至岸上基地医院完成最后救治,并实施全程监护和救治,这实际上是一个两级治疗阶梯。实践证明,该模式能使伤员在最短的时间内得到包扎、止血等急救治疗,并尽快将其送至后方医院进行最终治疗,大大提高了伤员的救治质量,降低了伤病员的死亡率和致残率。1965年,我国学者为了与当时苏军"阶梯治疗"的提法有所区别,把"阶梯治疗"改称为"分级救治",逐步形成了"分级救治"和"阶梯后送"的提法。

海(水)上阶梯后送过程并非一成不变,应因地制宜地灵活设置。其总体发展趋势是优化医疗后送流程,加快后送速度,提高救治和康复质量。主要表现在以下几个方面:①优化伤员救治的组织流程,保证危重伤员的早期专科救治,提高专科救治效果,加快伤员的康复和救治速度;②开发高科技后送设备和快速后送运输工具用于伤病员后送,可为缩短救治阶梯提供物质保障,提高伤病救治的时效性;③提高医疗救护人员的素质,掌握高新救治技术的高素质医疗救护人员是优化阶梯、提高救治质量的关键;④合理安排和使用人员,在医疗机构的设备和物资上,建立有效的医疗后送信息流程,增强医疗后送机构的自适应性,提高伤病员在后送过程中的自适应性,保障接送的效益。在水上后送救援中,以降低死亡率、致残率、提高治愈率为目标,以提高第一时间救援效果为重点,采取加强现场救援、改进急救技术和设备、优化组织结构、加快疏散等措施,从而进一步提高水上疏散救援的效果。

2. 海(水)上伤病员换乘的基本技术 海(水)上伤病员换乘是指伤病员在海上平台或后送运输工具间的转换,通常在舰船间或舰船与水上飞机、直升机、舰载救护车之间进行。海(水)上伤病员换乘是伤病员海上医疗后送的重要环节,直接影响后送效率。目前海(水)上伤病员换乘的方法主要有舷靠换乘、索道传送换乘和中介工具换乘。

(1)舷靠换乘法:包括舷步法、舷桥换乘法、舷递换乘法、舷梯换乘法、舷吊换乘法。

1)舷步法:适用于风浪较小(5级风以下)及舰船舷差不大时。其方法是两舰船舷并靠,轻伤员徒步直接自船舷间跨行,重伤员可用担架直接传递换乘。

2)舷桥换乘法:适用于3级风以下风浪,且舷差在1m以内时。方法是:两舰船舷并靠后,在两舷间搭上桥板(俗称"跳板");桥板最好设有扶手,桥板下安装安全网;轻伤员徒步自桥上通过,重伤员可用担架从桥上运送换乘。由于桥板的延伸减少了舷差造成的坡度,所以采用此方法换乘比较安全。

3)舷递换乘法:适用于5级以下风浪,两舰船舷差较大时。其方法是:将伤员固定在担架上,担架头端系牢引索抛向接收方,然后传递人员向上举递担架,接收人员迅速牵拉接收担架。垂直牵拉担架时,如舷差大于4m,担架头端两侧应各系两根安全索,使牵拉时伤员仰卧,保持平衡,防止翻滚,避免遭受碰撞。

4)舷梯换乘法:适用于5级以下风浪,两舰船舷差2~5m,舰船两舷装备有舷梯时。由于舷梯多数有升降设备,可以适当调节高度,这样轻伤员可以经过舷梯上、下进行换乘。

5)舷吊换乘法:适用于5级风左右的海况,两舰船舷差过大且不宜并靠时。其方法是将伤员置于特制的吊篮内,利用舰船吊杆将吊篮由一舰船吊至另一舰船上,此法一次可换乘多名伤病员。

(2)索道传送换乘:包括恒张力索道换乘法和轻型高架索(马尼拉索)换乘法。

1）恒张力索道换乘法:适用于海情复杂,不利于两舰艇接舷时。方法是:利用补给舰(船)上的恒张力索将置于吊椅或吊篮内的伤员由原舰船传送到接收船上。

2）轻型高架索(马尼拉索)换乘法:适用于航行或漂泊状态的舰船间的伤员传送。它是一套用麻索、滑车及附件等组成的全靠人力操作的索具,使用时至少需要 25 人操作,每次可以传送 1 副担架。此法是复杂海情下伤员换乘的一种有效方法,但只能进行少量伤员的传送,否则操作人员体力消耗过大,影响安全。

（3）中介工具换乘法:是两舰船间通过救生艇、救生筏、直升机、舰载救护车等换乘工具进行的换乘方法,其中直升机换乘又称为垂直换乘。

1）换乘艇换乘法:适用于海域风浪 4 级以下时。方法是:将伤员置于换乘艇内,运送至接收舰船附近,再由接受船利用起吊装置将换乘艇吊起,实施换乘。

2）直升机换乘法:是一种机动性较好的海上伤员换乘方法,可用于航行或停泊的舰船间远距离换乘。当运送舰船有面积为 12m×14m 的直升机降落平台时,可直接换乘;如果没有直升机降落平台时,应根据运送舰船的舱面状况,选择空间相对开阔的位置,采取直升机空中悬停法进行换乘,有利于伤员得到快速及时后送,可大大减少伤亡率和致残率。目前,世界各国多用此法在紧急情况下向后方基地医院转送危重伤病员。但此法要求高、难度大,每次也只能进行少量的伤员换乘后送。

海(水)上伤病员后送的要求和注意事项:①海(水)上伤病员后送是在队长的指挥下进行的,实现统一部署,统一指挥,统一行动,密切配合,协调一致。②根据当时的气候和疏散人员等实际情况选择最佳的换乘后送方法。队长应根据当时的具体海况和舰载情况,认真分析实际情况,仔细研究,选择最佳转移方式,抓住有利时机,冷静果断,认真负责,确保后送伤病员的安全性,并迅速换乘后送。③注意安全,防止意外。轻伤员徒步换乘时,舷旁应有人搀扶和保护;对于重伤者,使用担架换乘,必须牢牢固定安全带和牵引带,以防止伤病员掉入水中和发生碰撞。同时,转运人员应注意自身安全并防止意外伤害。④注意重量和距离。使用起吊装置搬运时,起重吨位应大于 300kg。⑤运用舷递法进行换乘时,两舰船并靠距离应在 10m 以内,距离近时要布置好安全网。⑥在垂直换乘过程中应注意飞机起飞时的机舱气压变化,对于带胸腔、腹腔等引流管的伤病员,应该予以夹管,以免出现反流现象。

海(水)上伤病员的换乘后送,通常是在天气条件复杂的海况下进行的。为此,参加伤病员换乘后送的工作人员必须穿着救生衣,当风浪较大时,应系好安全带,以防被海浪卷入海中。安全带的另一端应系在船上相对牢固的系柱上,安全带的长度不应太长,并且应有足够的空间以确保自身安全。搬运担架之前,请严格检查安全带和牵引带。绑扎过程中所需的牵引绳直径为 16mm,安全绳的直径大于 6mm,绳索的长度要求大于 15m 或根据船舷的高度而定。绳长结需要单结,它的优点是牢固且易解。注意气涨式吊篮的安全要求:气涨式吊篮是根据气涨式救生筏改制而成的,在海上进行伤病员换乘时,必须注意吊钩与吊篮间的安全、牢固;挂接绳索要求直径为 16mm,长度为 1m,且有帆缆人员打好环套结;4 根安全绳应分别绑在吊篮支架与底座金属支架交叉处,并用单套结绑牢。

3. 基于"同心圆"理论来运行"面"的水上后送机制　水上后送救援体系的运行是以"同心圆"理论为基础,距离圆心(后方医院单位)最近的网格单位(需要后送的伤病员)以最快的速度送达圆心(后方医院单位),其他较远距离的网格单位,以时间和空间的梯度送达后送医疗单位。在网格救援"点"和医疗船"点"的布局下,直升机、急救快艇实现多"直线"快速后送,所有网格救援单位和快速单元能够在统一调度指挥下分工、协作,形成"面"的合理后送运行机制。

以"救援基地中心医院"为"网格救援点"单位。救援网格的核心单位应当是一家能够应对突发应急事件的大型综合三级或以上医院,即救援基地中心医院。救援基地中心医院是海上救援体系中"网格救援点"的关键载体;是救援中急、危重伤病员的最终目的地,必须有强大的医疗团队和救治储备能力来完成确定性手术与急、危重症抢救。同时,必须应对高强度信息指挥联通的调度指挥中心,完成突发事件救援的总调度协调。以"近岸基地医院"作为救援网格单位的重要组成部分,是海上救援体系中"网格救援点"的重要载体。其首要任务是针对性应急处置下的分流和紧急处置。确定二甲或三级医院来承载近岸基地医院建设。救援中,近岸基地医院分流大量绿、黄级别的伤病员;接受复苏抢救或损伤控制性手术的红色级别伤病员则需要在近岸基地医院完成初步处置。基地医院单位的设立在整个海上紧急医学救援体系中起了非常重要的意义,是救援过程的中间枢纽,是最近距离的救援登陆点,为疏导和缓解中心医院的压力,积极应对伤病员调配等起到至关重要的作用。"医疗船"是水上后送网格的骨干单位,水上移动延展平台"网格救援点"的灵活载体,水上救援的大型交通工具和近现场救援单位。

以直升机、急救快艇及救护车为网格快速"线"单元。直升机是海上救援体系中的空中突击力量,是连接陆-陆、陆-海(船)、海(船)-海(船)的快速单元。在海南,直升机远程投送是最适合的紧急施救策略,基本物资和特殊人员通过直升机远程投送进入现场,展开基础性急救工作。在不同情况下,远程投送、现场处置、快速运输(转运)都可能成为直升机救援的首要任务。急救快艇是海上救援体系中的海上突击力量,是连接陆-海(船)、海(船)-海(船)、海(船)-陆的快速单元。救护车是海上救援体系中的陆路决定力量,是连接海-陆、陆-海(船)的快速单元。救援过程中,直升机、急救快艇和救护车发挥各自优势,完成快速运输(转运)任务。针对不同的突发事件和伤员危重程度,直升机、急救快艇、救护车都需要迅速反应,远程投送,安全转运,在海上紧急医学救援体系中,现场与网格救援"点"和医疗船"点"之间,是实现"线"的最短距离的快速单元。

4. 信息化管理　现代信息技术在水上医疗后送中的应用,可以大大提高医疗后送过程中各种信息的采集、记录、存储、处理、传输和利用的效率。目前,医院信息管理系统(HIS)的使用和推广,为信息技术在海上医疗后送系统中的应用提供了成功的参考。信息技术在水上医疗后送领域的应用主要包括:伤病员的定位与搜寻、伤员医疗后送的信息共享管理和伤病员医疗后送的决策支持。伤病员医疗后送信息主要包括患者一般信息、治疗信息和后送过程及病情变化等。

医疗船及各个岛礁医院、近岸基地医院、中心基地医院进行信息共享,并与各种转运设备进行信息链接,能够实时传输伤员信息,使信息系统覆盖整个南海地区。各个医院能够随时查阅伤员信息,评估伤员病情及病情变化,在接收伤员之前提前做好各项准备,为伤员提供及时、有效的治疗。

为了实现医疗后送信息的共享,首先要快速采集、记录、处理、传输和存储患者的伤病情特征信息,特别是后送接收医疗单位要能够自动检测出患者的身体体征,并对患者进行综合评价,对被评为危重的患者进行报警,采取优先治疗措施。在进入海(水)上医疗后送系统至航站楼或陆上救援机构的过程中,记录伤病员医疗后送信息的医疗后送信息载体主要包括伤票、伤标、分类牌和医疗后送文件。这些信息载体不仅可以逐步被电子存储载体取代,而且可以与已建立的医疗后送信息管理系统配合使用,实现快速的信息交换和信息共享。各医疗后送机构根据现有信息,能够自动、快速地统计患者治疗、等待疏散、药品供应等信息,并向上级指挥部报告。例如,从最低级别的治疗机构,伤员开始进入系统,随着时间的推移和撤离,伤员将不断分化和融合,从而形成不同方向的伤员流动。伤员的流向分为:①未经治疗即将撤离的伤病员;②即将撤离,但在治疗机构接受一般治疗而未接受特殊治疗的伤病员;③接受过特殊治疗,即将后送的伤病员;④正在后送的伤病员;⑤接受过一般治疗处理,正在等待专科治疗的伤病员;⑥接受了简单处理而没有接受专科治疗,等待在下一个时间段内接受专科治疗的伤员;⑦等待一般治疗的伤病员;⑧接受过简单治疗,但未接受专门治疗,并在下一段时间内等待专门治疗的伤病员;⑨未接受专科治疗的伤病员和正在等待接受治疗的伤病员;⑩新伤病员。

信息技术在海上医疗后送资源配置决策支持中的应用,主要包括建立海(水)上医疗后送地理信息系统、海上医疗后送计算机模拟技术、海上医疗后送评估指标体系和海上医疗后送方案优选系统。资源配置决策支持主要采用计算机模拟的方法,通过对历史信息的分析、现实状态的评估、未来趋势的预测和情景,模拟海上医疗后送的过程,对仿真方案和资源配置进行评估和优化,为机关工作和领导决策提供技术支持。海(水)上医疗后送指挥调度决策支持主要包括建立动态信息系统和海上医疗后送决策支持系统。为了在基于地理信息系统(geographic information system,GIS)的电子指挥平台上实时显示医疗后送机构的动态信息,建立了定位系统和信息系统。系统接收到上报的后送申请信息后,根据患者的总体信息,结合各医疗疏散机构的动态情况和气象海况等综合因素,自动生成多个后送方案,为指挥员提供实时决策支持。

信息技术在海上医疗后送系统中的逐步应用,可以对海上医疗后送系统的传统工作进行信息重组和流程创新,大大提高海上医疗后送系统在伤病员救治和后送环节中的时效性,充分发挥资源配置效率。

5. 海上医疗后送的计算机模拟技术　在开展伤员流动计算机分析与模拟能力的基础上,通过对救援及后送海（水）环境、各类医疗舰船和救援直升机的性能指标、规模不同伤病员接收与后送能力的模拟,建立了海（水）上医疗后送装备模型数据库。根据现有的医疗救援后送载体,将数据库中的载体模型集成到系统模型中,医疗后送能力和最大处理能力的评价提高了医疗后送能力评价的数字化和准确性。利用计算机模拟技术对救治机构的伤病员流动能力进行评估,获得伤病员死亡率、后送救治时间延迟、医务人员需求和资源需求等统计信息。以不同规模的伤病员流结构为输入进行模拟分析,找出在后送救治过程中资源配置不足或资源使用不当造成的瓶颈,评价医疗服务资源配置与配置的决策。以医学理论、系统工程学、统计学和计算机模拟技术为基础,根据海（水）上医疗后送的规律和特点,对医疗后送实验环境进行了模拟研究,为海（水）上医疗后送决策提供科学的辅助手段,建立合理的海（水）上医疗后送体系。

在医疗后送系统中,伤病员的流动是动态的,而伤病员的不规则流动不利于救治,但客观上是必要的。伤病员运动产生的轨迹称为流型,在救援后送过程中,伤病员流动相对单一,流量小,流速慢,流型多为"Y""Z"或"W"。伤员流动是研究伤员医疗后送的基础理论之一。在我国初步建立了大规模伤病员流动模型,并在计算机上进行了模拟分析,有助于医疗服务决策系统和教学系统的建立,为医疗服务组织指挥的自动化奠定了基础。根据分级治疗及阶梯后送,模拟伤病员在救护站通过的软件将伤员通过救护站和救护站的救援工作视为一个随机服务系统。伤病员是服务对象,救治时间是服务时间,装备和医疗力量是服务机构。从伤员到达人数、间隔时间、手术时间、手术台台数的变化等方面观察伤病员的流动分布、等待时间和忙碌时间,从而揭示后送问题的内在矛盾,找出伤病员后送过程的工作规律和解决问题的合理对策。为了建立海（水）上医疗后送的计算机模拟系统,必须建立计算机模拟策略和海（水）上医疗后送模型。海（水）上医疗后送计算机模拟系统模拟海（水）上医疗后送过程,研究伤员从发生到后送和救治的一系列过程的特点,定量分析海（水）上医疗后送各种方案对医疗设备的要求,医务人员和港口交接流程,并为决策部门提供决策支持。

五、注意事项

在海（水）上后送任务中,有许多不可预测的因素,容易发生突发事件和意外伤害,特别是长期水上航行,远离岸基,没有后方基地的支援,一旦出现急、危重症伤病员,缺乏岸基保障机构、人员、技术和装备保障,对自我保障能力提出了更高要求。此外,海上伤病员的转移一般采用横向补给装置悬吊、小艇换乘、两舰并靠搬运或舷递、直升机吊运等方式,受海况、天气、设备性能、通信、作业技术等诸多因素影响较大。

同时,海（水）后送有时跨越多个时区,横跨多个气温带。时空变化造成的时差、季节差容易造成人体生物节律的紊乱;而且海洋水文、气象、气候复杂多变,环境恶劣,风浪起伏,昼夜温差大,也容易造成救援队员厌食、疲劳、晕船、呕吐等症状,甚至出现一系列生理改变和心理影响。

此外,受人员、技术、设备、场地等因素的影响,后送期间不方便开展疫情监测、卫生防护、饮食监管、主副食品和水质检查等工作。国外港口与周边地区船舶停靠的环境卫生状况差异较大,疫情也不同。由于空间狭小、人员密集、生活拥挤、空气不流通等诸多不利的环境因素,如高温、高湿、高盐、高噪声、高浓度有害气体和高电磁辐射等,队员容易出现情绪低落,产生卫生减员;由于持续时间长、高强度、快节奏的作业,救援后送任务队员不能得到有效休整,加上高体力消耗和疲劳,导致作用能力下降;舰船海上航行受风、浪、涌影响,加之海上生活单调,娱乐方式较少,淡水使用有限,新鲜蔬菜、维生素和水果的后续补给相对困难,救援后送队员容易处于失眠、焦虑、烦躁、紧张等亚健康状态,同时面对皮肤病、骨关节疾病、消化道疾病、口腔疾病和内分泌疾病,以及心理和精神因素,卫生和防疫问题等侵袭。随着我国海（水）上非战争军事行动和海洋经济领域的不断拓展,海（水）上卫生服务建设面临着"任务距离由近到远、任务范围由浅到深、任务类型由单一到多样化"的转变。海（水）上卫生服务保障任务表明,"从保钓护航、撤侨护侨到国际维和、实施人道救援、常态化"是联合军演的发展趋势。船舶（船舶）和海域内伤员的数量、情况和状况难以准确预测,伤病员的时间和海域具有高度的不确定性,挤压伤、烧伤、复合伤、海水浸泡伤以及心理和精神疾病等多发。受海（水）上医疗水平和保障条件的限制,伤病员综合救治任务相对繁重。

六、安全防护

（一）救援队员

1. 常规培训　熟悉医院船救生筏、救生艇、撤离系统等相关部署;熟练掌握上、下艇、筏、电动舷梯,以及攀爬软梯等相关技能;了解在被袭击、劫持等骚乱情况下的应对与自救措施;熟悉各类安全管理制度和措施。

2. 自身救护培训　掌握伤员搬运、通气、止血、包扎、骨折固定、溺水急救和心肺复苏等基本急救技术;在救护过程中,必须迅速进行止血,才能有效地抢救伤员。对于出血的伤员:首先判断出血的种类;其次确定出血部位;再次判断出血程度。外出血的止血效果如何,直接影响到伤员的生命,现场人员必须学会外出血的止血方法。对救援队员及工作人员开展心肺复苏等常规培训及考核。心肺复苏可对呼吸和循环进行有效的人工支持,保证对脑、心、肾等重要器官的供氧,可明显地提高心搏、呼吸骤停后的抢救存活率。掌握医院船各类医疗设备的操作使用和基本维护技能;可以针对拟开展的检查、治疗项目进行各种条件下(损害管制、仪器故障、停气、停电等)的实践操作训练;掌握危重伤、烧伤、海水浸泡伤、核化生沾染等特殊疾病的防治技术,了解救援任务中所涉及的卫生防疫知识。

3. 不同救援情况下医院船卫勤保障特点和措施培训 根据不同时期、不同情况下的目标要求和基本任务进行组合和建立新系统,以达到组织、制度、机构、装备、技术适应保障机动、灵活的目的。制定了一套主动卫生防疫策略系列保障体系;突出建立卫生防护用品保障、卫生防疫技术保障、应急救援技能培训保障、救援队伍健康服务保障体系的保障方案;重点制订应急药械随行、应急防病监测、职业暴露与应急处置、心理救援和干预技术等干预预案。需要再分组、分工细化应急行动能力,形成标准化机制,有效地提升医疗船救援的卫生救援能力和水平。

4. 海(水)上医疗后送体制,掌握医院船批量伤病员救治流程 伤员接收区分区利于伤员的快速救治与后送。从功能区分来看,重症治疗单元、择期治疗单元和轻伤治疗单元的伤病员可被快速送到手术区域,或在伤情较为稳定的情况下考虑送到其他甲板病房和后送,减少伤病员来回搬动,提高救治效率。姑息治疗单元能够快速为伤病员提供镇痛等姑息治疗,在减少伤病员痛楚的同时减少搬动,尽可能让伤病员能够安然离世并做相应的及时处理。精神病单元能够将出现精神状况的伤病员限制在分类区并尽快组织后送,减少这部分伤病员对其他伤病员的心理影响。伤员救治流程与伤情、功能布局结合提升救治效率。美军医院船手术区域大,伤员经检伤分类区快速细分后即进入手术区。美军的战伤救治理念是"损伤控制",即通过手术迅速控制大出血,清理污染伤口,暂时缝合创面,在ICU内稳定病情后再次打开创面进行确定性手术(该手术可在医院船上进行,也可后送至后方医院进行)。

5. 医院船卫生信息管理系统的运用和医疗文书书写培训 电子信息管理系统在伤员分类、救治、后送等诸多环节中具有重要性,为了实现海上伤员的救治后送过程,需要熟练应用医院船医疗信息管理系统。系统的设计包括所有工作人员,每个人都有相应的权限,包括指挥员、伤员分流、外科医生和护士,以及普通病房医生人员、药剂师、检验师、物资装备保障人员、系统维护人员等,以伤病员的检伤分类、后送监护、检验检查报告传送等为连接点,通过计算机完成所有操作,使整个系统形成共享网络。在医院船医疗信息系统中,医疗船住院普通患者平时使用医疗卡和病历,后送伤病员使用电子伤票和医疗后送文件。医疗卡记录住院患者的基本信息、治疗过程、病情变化、康复情况等;伤病员的电子伤票记录的信息包括伤病员的基本信息、基本医疗信息、救治过程和后送信息汇总等相关信息。

6. 直升机、医疗救护艇伤病员接收、分类和救治的组织与实施办法培训 医院船接收伤员多、伤情重、时间紧、任务重、难度大、伤类及伤型复杂,分类组克服了人员、环境及训练科目陌生的困难,根据任务标准要求迅速严密组织、科学施训,有序准确、快速规范的检伤分类工作及过硬的应急反应能力。

7. 核化生武器袭击的安全防护方法的培训 迅速脱离毒区,用简易防护用品保护自己。方法是:扎紧袖口、裤管;披上雨衣、风衣;用毛巾捂住口、鼻;戴上防风眼镜。一旦染毒,应及时消毒。用清水、肥皂水冲洗染毒部位,紧急对症处理。

8. 心理培训 水上转运工作有其固有的特性,如风险性、复杂性、应急性及机舱特殊的振动和噪声环境等,这都要求救援队具备强大的抗压能力、较大的心理容量等过硬的心理素质。定期开展业余活动,举办人文关怀讲座,对个别人员进行心理辅导等,增强救援人员的心理素质。

(二) 伤病员

1. 海上生存的基本知识培训 尽量降低恶劣环境的影响,注意裸身的危害。尽力弄清自己的方位,设计获取营救的最佳途径。估计饮水状况,立即进行计划,实行定量供应,开始收集雨水。除非有足够的饮水,否则不可进食。定量供应食物,安全储备食物,尽可能获取食物的补充。

2. 后送安全宣讲 由医务人员对伤病员进行宣讲,简明告知后送过程及注意事项。能够增强伤病员的安全意识,有利于提高伤病员的配合度及应对能力,减少抵触性及抵抗度,促使伤病员能够积极主动地配合后送过程,提高安全度。

3. 伤票 作为后送时最主要的医疗后送文书,能够提高后送救治的准确性、完整性和实效性,在保持伤病员救治的连续性和整体性方面发挥着重要作用,能够提高战伤救治的效率和质量。伤票主要记录伤员的个人信息,包括:伤前信息(如血型、胸部 X 线摄片等),伤后的一线医护人员录入的伤情、伤势和救治情况。伤票目前有纸质伤票和电子伤票。电子伤票通过面部扫描或指纹就能读取伤员信息,提高伤员的分类效率。

4. 心理抚慰　伤员在转运过程中容易出现焦虑、烦躁、亢奋、淡漠等心理不适,需要医务人员常常安慰,并耐心回答伤员的问题,稳定伤员的情绪。

七、救援分析

(一) 案例一:海湾战争美军救治伤病员的案例

1990 年的海湾战争是美军医疗船建成以来救治后送伤病员最多的一次。"舒适号"医疗船在 6 个月间共收治 8 716 名伤病员,开展手术 527 台次,其中大型复杂手术 337 台次。医疗船的布局是:急、重症战伤救治的功能区域位于主甲板,是其船体最稳定的位置;自船艏至船尾依次为伤员接收区、血库、大型手术治疗区。船艏、船尾各有一套垂直电梯系统,便于自直升机转运至医院船的伤病员在主甲板与飞行甲板之间转运。伤病员在医院船内自到达经过检伤分类、治疗至后送的常规救治流程,危重伤员直接经船尾的电梯被送至抢救单元进行抢救。美军医院船手术区域大,伤员经检伤分类区快速细分后即进入手术区。

美国对大批量伤病员的救治理念是"损伤控制",即通过抢救单位快速控制病情变化,比如对于创伤性休克的病员,先手术迅速控制大出血、清理污染伤口、暂时闭合创面、输血等,在重症监护病房治疗,待病情稳定后后送至基地医院行专科手术治疗和康复锻炼。医院船除有大型手术区域外,还有较大规模的重症监护病房,编制 100 张床位,其中 20 张为烧伤病床,有利于早期术后伤病员,特别是复合伤病员的病情稳定与恢复。美军实际上实行的是两级救治阶梯,以最快的速度、最佳的方式把伤病员后送至战略后方医院最终治疗,最大程度地提高伤病员的救治质量,降低伤病员的伤死率、伤残率。

(二) 案例二:海南医学院第一附属医院医疗队赴越南海(水)上后送"打砸抢烧"事件中伤病员同胞的实践

2014 年 5 月 13 日,越南国内多地发生反华游行并演变成为针对中国企业的"打砸抢烧"严重暴力事件,造成中国公民人员伤亡和企业财产损失。在该次事件中受冲击破坏影响最大的是位于越南河静省的中冶公司。河静钢厂项目基地的数千名中冶员工的生命安全受到了严重威胁。事件共造成 130 名员工伤亡,其中 4 名死亡,23 名重伤。在我国政府的统一部署下,海南医学院第一附属医院承担我国政府紧急撤离我在越人员的医疗转运任务,针对此次跨国海上转运的特殊性(时间紧、任务重、要求高),立即启动应急预案,由急、危重症医学部,院前急救和创伤外科专业医护人员组成了赴越医疗小分队。此次赶赴越南的船舶共 4 艘,分别为属于海峡集团的"五指山"号、"铜鼓岭"号、"白石岭"号,以及属于湛江海运的"紫荆 12"号。

各艘客轮均配备 2 名医疗人员(医师、护士各 1 名),负责所在船舶上所有人员的救护、医疗、应急等相关事务处置。同时,客轮上还自配药物、器械等急救物品。四艘船上随行保障的医疗人员,分别来自海南医学院第一附属医院(铜鼓岭号、白石岭号)、海南医学院第二附属医院(紫荆 12 号)、海口市"120"急救中心(五指山号)。其中"医疗领队"设在铜鼓岭号,由具有丰富灾害医疗救援经验的高年资主任医师担任。此次"打砸抢烧"事件导致多名中国同胞受伤:一类是外伤,由越南暴徒打砸抢所致,如手指切割伤、膝关节脱位、脚踝扭伤、眼睛异物等,也是本次赴越跨国转运的主要伤病员种类;二类是其他疾病,包括肾绞痛、痔疮发作、咽炎、上呼吸道感染、急性胃肠炎等;三类是晕船,其登船之前身体并无异常。对于这些病种的处置,除了预防性措施外,需要药物处理者亦较多。截至 2014 年 5 月 20 日,我国政府派往越南的 4 艘万吨客轮全部返回;安全接回中方企业员工等共计 3 567 名,其中伤病员 86 名,回国后收入住院 4 名,经治愈后出院。对此次水上转运任务的一些思考与建议如下。

1. 要明确任务内容　此次赴越"撤离行动"中,随船医疗队的性质为何、何时返回等,起初并不明晰(本身具有不确定性),这对准备工作(如何有针对性地携带药品器械等)带来不便。

2. 要高度重视通信工具　针对跨国行动,我国医疗队员一般只具备普通移动通信工具,一旦出境进入公海或异国等海上区域,"无信号"状态下是不可能进行任何方式联络的。

3. 要有行动的针对性　针对海上大批量人员的长途、长时间航行,既涉及饮食、休息、卫生等方面,又涉及病情处置、船上应急等转运任务,故在工作特性及药械储备等环节,都应该事先有所预判和准备。

4. 要做好资料的收集　长时间海上医疗转运的可变性因素很多,对执行任务期间的相关资料要及时收集并保存。总之,对跨国海上医疗转运的风险性、不确定性乃至艰难性等,应予以充分估计。

第八章 极端环境下的医疗救援技术

第一节 概　　述

极端环境(extreme environment)下的医疗救援技术通常是指在极端严酷的自然环境或事故灾害环境下对受困人员实施的医疗救援技术。极端环境既伤害受困人员,又伤害救援人员,从而增加了救援的难度。自然环境中的极端危险因素常见的有极寒、极热与低气压及缺氧,有时还包括强烈的声、光、电、磁、辐射等众多危险因子。极端环境医学已成为一门新兴学科,与传统的急救医学、灾害医学、军事医学、荒野医学等学科,存在交叉领域。由于环境的极端性明显增加了救援的困难,有的目前还未找到有效救援方法。本章聚焦极端环境中的医学救援,对极端环境类型、特殊性与规律性及救援技术进行论述,具有特殊意义。

一、极端环境救援的基本类型

极端环境多种多样,如夜暗、湿热、干冷、灰尘、噪声、火焰、脏水、重物、电磁辐射、微波、粒子等都可以参与构成极端环境。现根据主要环境中损伤因子的理化分类,并结合人类在海(水)上、陆上与空中作业环境,对极端危险环境救援类型进行分类,仅供参考。

我军2005年版《战伤救治规则》,根据作战环境的特异性,对特殊环境作战伤病员救治曾经做过分类。书中所说的特殊作战环境作战救护,就是极端环境下救援,主要分类如下:①海上伤病员救治;②飞行人员特殊损伤的救治;③伤病员空运医疗救护;④山岳、丛林战伤救治;⑤高原战伤救治;⑥戈壁沙漠战伤救治;⑦寒区战伤救治;⑧湿热环境战伤救治。

军队医疗救治规则曾专门探讨特殊环境下医疗救治的特点与要求。过去,人们对极端环境救援的认识主要包括:对一些特殊伤病员需要做适应航空环境需要的准备,如对需要胸腔闭式引流的伤病员采用单向活瓣式引流装置;对肢体骨折用管状石膏固定者,切开固定石膏托或用小夹板固定;对胃肠脏器伤术后时间在3～5d的患者,常规放置胃肠减压管并用束腹带包扎腹部;对气管外气囊不用空气而改用盐水充填等。

现结合国内外救援队从事救援的实践,列举现代化社会的危险目标及突发事件中的极端环境救援。

1. 地下隧道/水道/下水道环境救援　叠加的危险因子包括密闭空间、有毒气体、氧气不足。

2. 河流/泄洪管道环境救援　叠加的危险因子包括急流、涡流、浊流、暗流、地下排水管道口、有毒水环境等。

3. 洪水泛滥区救援　在水面与水下救援中面临洪水、锐器切割、倒塌物击伤、漂浮垃圾、丝线缠裹、漏电水体、洪、有毒生物等多种危险。

4. 危险作业海域救援　包括岛礁海域、寒冷海域与冰面、危险生物海域(鲨鱼、水母)、海上暴风雨时海域等。海水的寒冷、高渗透压都是极端危险中的危险因子。

5. 工业设施区救援　各种有害液体、固体、毒气体,以及机器设备中受困形成密闭空间等危险因子。

6. 农业设施区域救援　粉尘爆炸、有害物质、农药、化肥、农业机器等形成极端危险环境:有毒有害物质、密闭空间。

7. 污水池/水箱内救援　危险因子包括有毒气体、氧气不足、密闭空间等。

8. 深井/深长洞穴内救援　危险因子包括密闭空间、有毒有害气体、暗流等。

9. 地震/飓风/龙卷风等引起的倒塌建筑救援　倒塌结构形成的狭小空间、结构破坏形成的不稳空间、故障电梯中受困形成的狭小空间等均为危险因子。

10. 高层建筑内救援　高层建筑的高度成为救援中需要面对的危险因素;还可能合并电梯故障形成的狭小空间等,也是危险因素。

上述极端环境中的危险因子错综复杂,难以用一种理化因子分门别类。本章选取部分常见的极端环境进行归类,以求实用。至于其他罕见与偶发极端环境的救援,期望读者参照极端环境下的基本救援思路自行总结。此外,核、化、生事件救援,也符合极端环境救援。

二、各类极端环境救援的特异性

极端环境的危险因子多种多样,难以简单分类、归纳。本章优先选取极寒、极热、缺氧等常见的极端环境,归纳极端环境救援的特异性。

（一）地震引起的倒塌建筑内狭小空间救援的特异性

在倒塌建筑物的狭小空间环境中,狭小空间、缺氧、灰尘、压埋重物、黑暗、冰冷的地面吸收人体热能等均参与构成极端环境,既降低受困人员的生存率,又增加搜救脱险的困难。地震引起建筑物倒塌后,相对结实的墙角、室内有家具支撑的角落可形成生存空间,但非常狭小;又因为其狭小而隐蔽,所以搜寻起来非常困难。搜索压埋在狭小空间的幸存者,有时需要专门的搜索工具。靠近压埋的幸存者,还需要工程救援技术,包括破拆、顶升、切割、吊运移除、绳索救援等营救技术,才能建立到达幸存者身边的通道,再进行紧急医学处置,然后将人员移出。狭小空间的压埋人员,全身各处受埋,或受重物撞击,都会发生损伤。在现场除了面对关节四肢与躯干的普通损伤外,还可能要面对挤压综合征与截肢手术操作。对救援队伍而言,相对于普通的四肢骨折与软组织损伤,挤压综合征与截肢手术操作是两个技术难点。而心、肺、肝、脾、肾等严重的内脏损伤或出血者,往往等不到救援队伍到达就会丧失生命,因此救援队伍到达现场后难以发现还存活的严重内脏出血的伤病员。

（二）泥石流压埋人员救援的特异性

泥石流是在山区或其他山谷、丘壑地区,大量泥土、沙石崩塌和滑落呈现的流动移位现象,经常表现为突然暴发、来势凶猛、流速快、流量大、破坏力强等。流动的全过程一般只有几个小时,短的只有几分钟。泥石流兼有崩塌、滑坡和洪水破坏的三重作用,其危害程度比单一的崩塌、滑坡和洪水的危害更为广泛及严重。泥石流深入溢进房屋各处,人被泥石压埋,眼耳口鼻浸没泥浆,使人失去自救与逃生能力。泥浆压埋人员并堵塞呼吸道,造成咽喉阻塞,发生窒息而死亡。泥石流强烈冲击造成挤压性外伤、骨折及各种多发复合损伤,加速受难人员的死亡。目前对于泥石流灾后被压埋的人员,鲜有成功救援的报道。

（三）雪崩压埋人员救援的特异性

雪崩发生时,雪层断裂,急速下滑,携带沿途的冰雪、岩石等,形成巨大的雪崩体,其速度可大于 100m/s。其前沿可激起巨大的气浪,产生巨大的冲击力,遇阻时可激起高达数十米的雪崩堆,淹没车辆及建筑物等。雪崩具有突然、快速和量大的特点,往往具有较大的破坏力,造成人员伤亡,摧毁沿途的各种自然和人工物体,对人类的生产活动和自然环境造成危害。相对于洪灾、地震、风灾等而言,其危害的范围要小一些。高山地区由于人烟稀少,主要危及交通及通信路线、高山探险、滑雪、旅游及军事行动等。雪崩还能引起山体滑坡、山崩和泥石流等。雪崩现场为极端环境,极寒、气流冲击、压埋后缺氧,三种极端危险因素交互作用:①灾难受害者在地面受到强大气浪的冲击,卷入雪崩体后,受到各种冲撞、压迫,致全身多处肌肉、骨骼及内脏损伤,是雪崩直接致死的主要原因;②灾难受害者被埋压后,胸廓受雪崩体压迫、身体周围氧气消耗殆尽、吸入雪粉及反射性喉肌痉挛等都可造成严重窒息而死亡;③体温过低和局部冻伤在雪崩灾难中也很常见。

（四）矿井下透水事故救援的特异性

透水事故是矿井在建设和生产过程中,由于防治水措施不到位,地表水和地下水通过裂隙、断层、塌陷区等无控制地涌入矿井工作面,造成作业人员伤亡或矿井财产损失的水灾事故。事故发生后,由于水势急、冲力大,人员躲避不及时可导致溺水窒息。受灾人员躲避在矿井下空间狭小、空气稀薄地带,易缺氧、窒息而死亡。瓦斯和其他有害气体涌出,致人中毒和窒息。漏电流通过水体媒介,可造成触电伤。长时间被困井下,发生饥饿性营养不良、电解质紊乱,还可致各器官功能衰竭而死亡。饥渴难耐时,受困者饮用井下污染水或有毒水,可导致进一步感染和中毒。在透水事故逃跑时还可出现跌伤、撞伤、砸伤、低温伤害等。环境与世隔绝,黑暗、恐惧使人精神崩溃,严重可致死亡。上述特异性决定了救援的特殊要求。

（五）矿井瓦斯爆炸事故救援的特异性

瓦斯爆炸产生的高温、高压及高压冲击波,造成人员伤亡,破坏巷道和器材设施;爆炸扬起大量煤尘,易发生瓦斯与煤尘的二次爆炸,极易诱发火灾,造成煤炭掩埋,明显增加了破坏程度。煤矿井下瓦斯爆炸引起的强大气流冲击人的肺,引起肺冲击伤;爆炸吸收了空气中的氧气,并产生大量有害气体,易造成人员中毒、窒息而死亡。瓦斯爆炸的冲击波和反射冲击波使煤层崩裂、巷道坍塌等,易造成突发性的群体损伤或死亡。

瓦斯爆炸伤为复合伤和多发伤,可并发休克、创伤感染、急性肾衰竭、急性呼吸窘迫综合征等并发症;致残率高,还可引起不同程度的器官功能障碍;神经系统受损可致癫痫、情绪障碍和记忆障碍等神经、精神方面的后遗症。

（六）集会现场踩踏人员救援的特异性

踩踏事件是在人员密集的场所,现场秩序失去控制,发生拥挤、混乱,导致人员被挤伤、摔倒、踩踏、窒息或内脏出血致死的事故。踩踏事件中,踩踏者的重量成为环境中的极端危险因素;此外,倒伏在地后缺少生存空间也变成危险因素。踩踏事件发生突然,诱发因素众多,难以控制。群死群伤,少则数人、数十人,多则上千人,危害巨大。踩踏事件造成的内伤比外伤多。踩踏事件伤病员特点为:很多伤病员表面并无伤口,但内伤很重,出现肝、脾破裂,气胸,血胸,心脏或肺挫伤,发生昏迷、呼吸困难、窒息等严重情况。胸部受踩踏后,可合并肋骨骨折或脊柱损伤;头面部受到踩踏,可引起颅脑损伤、眼结膜出血、耳鼻出血、耳鸣或鼓膜穿孔引起耳聋,还可引起视力减退、失明。

（七）高楼火场人员救援的特异性

高楼火灾现场受困人员遭遇火焰、烟尘、缺氧、水渍、油污等危险因子,合并楼高、楼梯受阻、逃生通道无法打开等,构成极端环境,人员伤亡数目大,社会、政治影响大。火灾可造成直接伤害和次生伤害。直接伤害为:①火焰烧伤。人体能承受的最高温度是65℃,超过这个温度值,就会被烧伤。②热烟灼伤。火灾中通常伴有烟雾流动,烟雾中的微粒携带有高温热值,通过热对流将热量传播给流经物体,不仅能引燃其他物质,还能被吸入而灼伤呼吸道,造成组织肿胀、呼吸道阻塞,甚至窒息而死亡。次生伤害为:①浓烟窒息。人体吸入高浓度烟气后,大量的烟尘微粒有附着作用,可使气管和支气管严重阻塞,损伤肺泡壁,造成严重缺氧而窒息。②中毒。现代建筑火灾的燃烧物多为合成材料,所有火灾中的烟雾均含有毒有害气体,如一氧化碳、一氧化氮、硫化氢、氰化氢等,可导致人迅速昏迷,并强烈刺激人的呼吸中枢,引起中毒性死亡。③爆炸损伤。在一些重大火灾事故中,常出现爆炸现象。爆炸造成的人员损伤与爆炸物类型,受害人和爆炸点的距离,爆炸发生的空间及周围环境等因素有关。

（八）核辐射事故现场救援的特异性

与一般的爆炸事故相比,核辐射事故具有其本身独有的一些特点:危害方式多为外照射(局部的或全身的),而内污染较少等。放射性物质可通过呼吸吸入、皮肤伤口及消化道吸收进入体内,引起内照射损伤,其中γ辐射可穿透一定距离被人体吸收,使人体受到外照射伤害。对于受到外和/或内污染的人员,需要及时监测并评估污染程度。

（九）化学事件现场的医学救援

危险化学品事故可发生在生产、运输、储存、经营、使用和废弃处置中的任一环节。生产、运输、储存是危险化学品事故高发环节。危险化学品事故按事故表象大体分为六类,即危险化学品火灾事故、危险化学品爆炸事故、危险化学品中毒和窒息事故、危险化学品灼伤事故、危险化学品泄漏事故、其他危险化学品事故。由于化学品类的多样性以及事故表象的多样性,危险化学品事故引起的损伤、中毒和烧伤的形式多样。而且在大多数情况下,危险化学品事故为上述类型中的几类同时发生。

（十）生物恐怖袭击救援的特异性

生物恐怖袭击是使用对人体有致死或致病作用的烈性生物因子(或称生物战剂)实施的恐怖袭击。进行恐怖袭击活动的生物战剂主要是致病性、传染性强的炭疽杆菌、鼠疫耶尔森菌、肉毒杆菌毒素、天花病毒及布鲁氏菌、土拉热弗朗西丝菌等。生物恐怖袭击特点如下。

1. 传播扩散迅速,形成规模杀伤效应 气溶胶状态生物战剂在人口集中的城市,将可能造成大范围的原发污染和二次以上的再污染区,甚至形成自然疫源地,导致持久而严重的危害。

2. 隐蔽性强 生物战剂气溶胶无色无臭,可造成显而易见的临床症状和伤亡,却很难分辨是自然暴发还是人为袭击。

3. 多点暴发 生物恐怖袭击可能在多个地点同时发生。

4. 生物恐怖袭击效应大,危害时间长,短期内集中暴发大量患者 患者高度集中,应急处置需要的药物、医疗设备和医护人员将大大超出区域内医疗机构正常的工作负荷,医疗资源可能迅速耗竭,甚至崩溃,严峻考验区域医疗保障体系。

（十一）环境污染事件救援难点

环境污染按照环境要素不同,分为空气污染、水污染、海洋污染、土壤污染等。环境污染主要的污染源来自各种化学工业、有毒有害及放射性废弃物的处置不当,农药过量使用,生产及生活污水的排放,机动车废气排放,各种噪声(工厂、机动车和商业噪声),工业和生活燃料燃烧排放的废气等。核电站和油轮事故会造成局部地区的严重环境污染事故。按污染物的形态,可分为废气污染、雾霾、废水污染、固体废物污染、噪声污染、辐射污染等。当前环境污染的特点如下。

1. 环境污染物一般是低浓度、长时间且是多种物质同时存在,联合作用于环境,并以环境为介质作用于人体,可造成潜伏性的危害。

2. 环境污染物进入环境,可通过生物或理化作用发生转化、增毒、降解或富集,从而改变环境要素的原有性状或浓度,产生不同的、复杂的危害作用。

3. 可通过环境和食物等多种途径对人体产生长期影响,造成持续性危害,且受影响的对象广泛,后果严重。

第二节　水域灾害极端环境下的医疗救援技术

一、海（水）上医疗救援概述

海水水域、洪水、急流、洞穴暗流等各种水域救援,都应列入极端环境救援。急流水域的水流湍急,落水淹溺人员可能会被急流冲走。水库决堤后溺水人员还可能遭遇急速水流裹挟的漂浮物撞击,溺水后吸入污水引发呛咳、缺氧,衣物打湿后更加沉重,以及夜暗、水流寒冷引起低体温等多种理化危险因子。这些理化危险因子共同构成极端环境,因此遇险人员比普通游泳池内溺水危险性大,死亡率高。

海(水)上救援的整体救治原则就是整体上最大限度将患者带到安全区域,就地治病救人,减少死亡率和致残率。贯彻"以人为本"的方针,实行"先复苏后固定",即对心搏骤停合并骨折的伤病员先进行胸外按压、心肺复苏,恢复心搏和呼吸后再进行骨折固定。对伤病员进行"先止血后包扎",就是遇到创伤及合并大出血的伤病员,要先利用物理及药物手段进行止血,然后再进行包扎。按照"先重后轻"的原则处置群体性伤病员,指的是重伤病员和轻伤病员同时需要治疗时,要先抢救病情重的伤病员,后抢救病情轻的伤病员。所有伤病员实行"先抢救后转运",即先将伤病员进行现场抢救,例如心肺复苏、骨折固定、止血、通气等,再将伤病员转运。

二、海（水）上医疗救援人员配备及职责

（一）海（水）上医疗队编组

1. 卫勤指挥所组由院长、医务科主任、医务科助理员、信息工程师、文书等组成,在院办公室(卫勤指挥室)内展开工作。在院长直接领导下负责组织指挥和协调海上医疗队及全院的医疗工作,并开展思想政治工作。

2. 分类换乘组也称换乘分类组,由医生、护士、指挥组成员组成,主要任务是协助换乘,对伤病员进行检伤分类,指挥将伤病员运往各组室。

3. 手术组主要由外科医生、麻醉医生与护士组成。任务是对伤病员进行手术治疗。

4. 医护组病房可分为抗休克病房、重症监护病房(ICU)、轻伤病房、重伤病房、传染病隔离病房和烧伤病房。在条件充分,船上设备完善时,可开设减压病房。

5. 医疗保障组主要负责检验,放射线和B超检查,药材保障。可开设检验室、放射室、B超室、药房。大型海上医疗队可配备CT、MRI等高精设备。

6. 后勤保障组保障日常物资和医疗物资供应。

根据伤病员的数量以及事故性质,对人员进行编组,以采用四种不同的海上医疗队的组织形式,根据训练及作战要求,灵活抽组,其编组如下。

1. 医疗应急小队10名　由组长1名,医师6名,护士2名,医疗保障1名组成。

2. 医疗应急小队 15 名　由组长 1 名,医师 7 名,护士 3 名,医疗保障 4 名(药房、检验、放射、医疗器械各 1 名)。

3. 医疗应急小队 50 名

(1) 指挥组(5 名):由组长、副组长、医疗助理员、医疗参谋、通信人员各 1 名组成。

(2) 分类换乘组(4 名):由组长、医师各 1 名,护士 2 名组成。

(3) 手术组(13 名):由组长 1 名、各专科医师 5 名、麻醉师 2 名、护士长 1 名、护士 4 名组成。

(4) 医护组(10 名):由组长 1 名、医师 4 名、护士长 1 名、护士 4 名组成。

(5) 专科组(6 名):由组长(五官科医师兼)1 名、五官科护士 1 名、烧伤科医师 1 名、烧伤科护士 1 名、口腔科医师 1 名、口腔科技师 1 名组成。

(6) 医疗保障组(8 名):由组长、检验技师、特诊技师、维修技师、B 超技师、X 线军医、供应室护士、药剂师各 1 名组成。

(7) 后勤保障组(4 名):由组长 1 名、水电工 1 名、炊事员 2 名组成。

4. 医疗应急小队 120 名

(1) 指挥组(9 名):组长、副组长、教导员各 1 名,医疗助理 2 名,干事 2 名,自动化工程师 1 名,通信员 1 名。

(2) 分类换乘组(8 名):医生、护士各 4 名。

(3) 手术组(18 名):组长 1 名,各专科医师 8 名,麻醉师 2 名,护士长 1 名,护士 6 名。

(4) 医护组(48 名):组长 1 名,主任医生 1 名,医师 22 名,护士长 2 名,护士 22 名。

(5) 防疫洗消组(4 名):组长 1 名,医师 2 名,护士 1 名。

(6) 医疗保障组(12 名):组长 1 名,检验技师、特诊技师、维修技师、放射科医技师、药剂师各 2 名,护士 1 名。

(7) 保障组(21 名):组长 1 名,汽车司机 9 名,炊事员 8 名,水电工、保卫、文书各 1 名。

医疗队人员应定岗定位,又应身兼数职。每个岗位均应制定详细的岗位职责,做到既分工明确又密切协作。出发前应组织所有人员进行理论学习和陆上训练,熟悉和掌握各种医疗装备的使用。在救护艇的加、改装过程中,医疗队也应参与,以便更好地熟悉医疗救护艇的性能和布局。

(二) 医疗队员的素质要求

医疗船在执行医疗救援任务时,现场情况复杂,条件危险,救援艰苦,意外迭出。这就要求医疗人员必须具有高度的责任心及临危不惧的心理素质。海(水)上作业工作环境复杂,如晕船、噪声、缺乏新鲜蔬菜摄入导致机体功能紊乱、心理问题等都会给医疗救援工作带来负面的影响,要求医疗人员必须具有良好的身体素质。海(水)上医疗救援不同于陆上,不能以陆上救援的医疗思维去看待海(水)上救治,需要海(水)上医疗人员必须有海(水)上救援的相关知识体系、良好的学习习惯、理解问题和解决问题的能力、过硬的心理素质、克服困难的决心及良好的身体素质。

1. 身体素质指标　①健康程度:无重大疾病,体检要合格。②5 000m 耐力跑:男性≤25min;3 000m 耐力跑:女性≤20min。③100m 游泳:男性≤2min,女性≤2.5min。④仰卧起坐:男性 40 次/min,女性 30 次/min。⑤5×10m 往返跑:女性≤30s;5×20m 往返跑:男性≤1min。⑥俯卧撑:男性 30 次/min。⑦深蹲起立:男性 45 次/min,女性 35 次/min。⑧引体向上:男性 7 次。⑨曲臂悬垂:女性 30s。

2. 心理素质指标　要求使用国际通用的 SCL-90 症状自评量表和使用压力量表测试进行测试:①心理健康测试总分小于 160 分,阳性项目数<43 项;②心理压力测试,压力承受力总分<5 分。

三、海(水)上医疗救援装备

(一) 信息化设备

海上医疗救治时,信息化检伤分类设备对提高整体的救治工作效率具有重要的意义。充分利用信息化设备实施检伤分类,不但可以提高分类的准确性,而且可以提高分类的效率,缩短患者获得救治的时间。射频识别(radio frequency identification,RFID)是一种非接触式的自动识别技术,分类器利用射频识别技术实现伤病员信息的快速采集与传输,可在各种恶劣环境中工作。当批量伤病员到达分类组,由医生通过 RFID 迅速读取伤病员绑定的医疗信息卡,快速获得伤病员信息,自动获得伤情评分,快速把伤病员分至各个医疗救治小组。

（二）数字医疗技术

海（水）上远程医学可以利用5G救援图像实时在后方直播。在医疗船等海（水）上救治平台上,利用传感器、信息图像等新颖技术,对医学信息进行远程采集、传输、查询和处理,将数字医疗技术向前延伸,将后方专家技术向前延伸,实现快速反应医疗救治和远程救护支持;扩大海（水）上的救治覆盖面,解决特殊环境下的医疗救治技术及资源问题,实现无缝医疗救治平台的伸展,提升海（水）上医疗业务的水平及救治质量。

（三）救治医疗运输工具

1. 医疗船 是能为现代海（水）上医疗救护等提供卫勤保障的移动医疗救治平台,是海（水）上救援的移动医院。医疗船配有CT、数字化X线摄影、彩超、心电图机、除颤仪、胃肠镜手术系统、中心供氧系统、负压吸引系统血气分析仪、消毒锅等多套医疗设备,可开展颅脑、胸外科、普外科、骨科、烧伤等科的急救。医疗船上的医护人员专业涵盖内科、外科、麻醉科、妇产科、儿科、放射科、影像科、检验科等科室。设置有快速救援绿色通道,配有检伤分类区域、手术室、普通病房、ICU、血库、药房、检验室、影像室等医疗区域。大型海（水）上救援过程中单一的投送方式效率低,往往不能满足实际救援的需要,而且耽误伤病员救援的黄金时间。医疗救援舰船设备完备,抢救手段丰富,水域内续航时间长,可跨海域活动,搜救设备齐全,单位时间内承载能力强,适合大型海（水）上灾难的救援,同时具备较强的持续搜救能力,但受限于航速较慢,作业能力也会受海况、水深等客观条件限制。直升机对起降场地要求低,可实现点对点垂直升降,并可以在空中进行悬停施救,是比较理想的远距离快速的海（水）上救援工具。它能在突发事件发生后以最快的速度抵达现场,并即刻进行搜救活动,提高搜救效率。但直升机飞行半径小、滞空时间短、承载力不足,且直升机的下冲气流较大,会掀翻救生筏,造成伤病员和救援人员的二次损伤。直升机和医疗舰船在功能上相互弥补,根据海难性质、程度和事发距离,采取不同的海（水）上救援投送方式。欧美发达国家在海（水）上医学救援中,开展"舰机协同"模式,对于重大海（水）上救援,直升机和医疗舰船同时出发,直升机直接到达现场搜救伤病员,转运伤病员到医疗舰船上。对于近海海域的海难救援,以岸基的指挥基地为核心,直接派遣救援船前往营救;对于远海海域的海难救援,则以大型水面舰艇为现场救援指挥基地,由直升机最先到达灾害现场,投送救援设备和人员,并发出定位信号,引导后续救援船到达事发地。对于轻伤者,可送到救援船进行处置和后送;对于重伤者,在现场紧急处置后,待情况稳定,由直升机直接后送至后方基地医院。

2. 海（水）上救援直升机 我国海域宽广,海上各类作业船只越来越多,海上发生的事故也越来越多。因此,直升机在海（水）上救治中成为了无法替代的角色。海（水）上救援直升机具有速度快、涵盖广、效率高等特点。海（水）上救援直升机配备了具有搜索模式的仪表,可以通过调节飞行高度,得到更广阔的搜救视野,提高搜救效率。直升机通过投放救生套索实施水中救援,也可以抛投救生筏或者救生圈到水中,为水中人员提供保障。救援直升机可以和医疗船进行联合救治。

四、海（水）上救治组织与实施过程

（一）单个伤病员救治的组织与实施过程

1. 落水伤病员救治 组织医生和护士判断伤情并进行分级:对心搏骤停者立即进行心肺复苏;对体温过低或者冻僵者,立即给予保暖等急救手段,防止伤病员猝死,待病情稳定后组织后送。

2. 海上日晒伤病员 组织医生和护士判断伤情并对病情进行分级:①轻度。给予炉甘石洗涤或氧化锌糊外涂。②中度。抽去疱液,外用硼酸溶液湿敷,给予抗生素。③重度。静脉输液、物理降温或药物降温,及时后送。

3. 海上中暑伤病员 组织医生和护士判断伤情并对病情进行分级,确定病情是否为先兆中暑、热射病、热痉挛、热衰竭或日射病等,现场采取降温,吸氧,纠正水电解质紊乱和酸碱平衡紊乱,控制抽搐,控制脑水肿,维持循环功能,保持伤病员呼吸通畅等急救措施,视伤情组织后送。

4. 失血性休克伤病员 组织医生和护士判断伤情并对病情进行分级。卫生员搬送伤病员至安全区域后,医护人员进行现场急救:①及时进行止血、包扎、制动;②保持呼吸道通畅,给予镇痛剂,纠正体温过低;③预防缺血再灌注损伤;④纠正高渗、高凝状态;⑤纠正代谢性酸中毒。现场急救后立即后送,对需要立即就地处理的伤病员,待现场休克纠正后再对合并外伤进行手术治疗。

5. 烧伤伤病员 组织医生、护士和麻醉师判断伤情并对病情进行分级,由卫生员搬运伤病员至安全区域后,对其进行现场急救:①及时纠正体温过低;②实行烧伤复苏治疗;③立即补液;④纠正酸中毒;⑤预防休克;⑥保护创面,防止污染。现场急救后,立即组织后送。

6. 颅脑开放伤病员 组织医生、护士和麻醉师判断伤情并对病情进行分级,由卫生员搬运伤病员至安全区域后,对其进行现场急救:①用防水巾包扎伤口;②纠正体温过低;③保持呼吸道通畅;④用敷料覆盖头部伤口,尽早清创;⑤纠正电解质紊乱;⑥使用抗生素,防止感染。现场紧急处置后,立即后送。

7. 胸部开放伤病员 组织医生、护士和麻醉师判断伤情并对病情进行分级,由卫生员搬运伤病员至安全区域后,对其进行现场急救:①用防水巾包扎伤口;②纠正体温过低;③及时处理气胸;④吸氧,改善呼吸功能;⑤止血,补液,防治失血性休克;⑥使用抗生素,防止感染;⑦实施心肺复苏;⑧纠正低氧血症。现场急救后,立即后送。

8. 腹部开放伤病员 组织医生、护士和麻醉师判断伤情并对病情进行分级,由卫生员搬运伤病员至安全区域后,对其进行现场急救:①用防水巾包扎伤口;②纠正体温过低;③对腹腔内的海水尽快处理;④用温热低张盐水冲洗腹腔;⑤止血,补液,防治失血性休克;⑥使用抗生素,防止感染。现场急救后,立即后送。

9. 肢体开放损伤 组织医生、护士和麻醉师判断伤情并对病情进行分级,由卫生员搬运伤病员至安全区域后,对其进行现场急救:①用防水巾包扎伤口;②纠正体温过低;③夹板固定;④肌注破伤风抗毒素;⑤立即止血、补液,防治失血性休克;⑥使用抗生素,防止感染。现场急救后,立即后送。

(二) 批量伤病员救治的组织与实施过程

1. 紧急救援启动 当值班员接到指令时,立即上报领导,根据上级指示,第一时间启动海(水)上救援预案;成立前线救援指挥部,部署整体救援工作;迅速完成人员聚集,做好车、船(艇)、装备及物资准备,并进行开进前动员,明确任务,提出要求;尽快向救援目标区域开进。

2. 自救互救 海(水)上出现大量伤病员时,海(水)上医疗救援队不可能第一时间赶到现场实施救援,"白金救援 10 分钟"很关键,这就需要伤病员能够自救互救,通过现代化的通信手段(5G)指导现场的互救,最大限度减少人员伤亡。

3. 检伤分类 是实施海(水)上伤病员救治的第一步,要求挂识别标牌和分区域进行伤情分类,并将分类贯穿于治疗的全过程。分类组织和分派的医生及护士到达现场后立即对伤病员进行分类。按照轻伤、中等伤、重伤、危重伤分类,并根据伤病员类型进行救治安排,例如烧伤、颅脑损伤、胸腹部开放伤、海水淹溺、海上中暑等。

4. 伤病员搬运 组织搬运人员将分类好的伤病员搬运至各个医疗小组进行分别安置。搬运方法主要为徒手、双人徒手、多人徒手、担架搬运等。

5. 紧急救治

(1) 伤病员信息卡(带)的填写及佩戴:将每个分类好的伤病员信息填写完整,绑在伤病员的手肘上,如果伤病员手肘有伤,则挂在其胸前或者放入伤病员的口袋中。

(2) 普通病房:收治轻度、中度和手术后的伤病员。

(3) 抗休克病房:对存在休克症状的伤病员进行对症处理,待休克症状纠正后,迅速后送或者对合并外伤进行手术治疗。当伤病员症状严重时,可在抗休克治疗的同时进行手术。

(4) 手术室:对搬运来的需要手术的伤病员,立即进行手术治疗。

6. 视情后送 按照伤病员病情的轻重缓急、现场抢救的条件和能力,对其进行稳定后进一步后送。

五、海上救治原则

海上救援的整体救治原则就是:整体上最大限度将遇险者带到安全区域,就地治病救人,减少死亡率和致残率。

1. 以人为本 指的是要牢记人的生命是最宝贵的,要把关爱生命、珍惜健康作为每一个救援人员的行为准则。

2. 先复苏后固定 指的是对心搏骤停合并骨折的伤病员,先进行胸外按压、心肺复苏,恢复心搏和呼吸后再进行骨折固定。

3. 先止血后包扎 指的是遇到创伤及合并大出血的伤病员,要先利用物理及药物手段进行止血,然后再进行包扎。

4. 先重后轻 指的是重伤病员和轻伤病员同时需要治疗时,要先抢救病情重的伤病员,后抢救病情轻的伤病员。

5. 先抢救后转运 指的是先对伤病员进行现场抢救,例如心肺复苏、骨折固定、止血、通气等,再将伤病员转运。

六、海上救治技术要点

（一）伤病员自救互救及现场救治技术

海上批量落水人员将面临长时间体力消耗、海水浸泡导致体温降低,海洋生物和海洋毒素造成的伤害以及发生海上事故时伤病员伤情会进一步加重等问题。并且在海上,伤病员也将面临海风风向、海流、海潮的影响,长时间的海上漂流会导致救援的困难进一步加大。负伤的伤病员长时间浸泡在海水中,会导致伤口周围组织水肿、变性、坏死。海水进入伤口会引起高渗脱水,发生高氯、高凝,导致严重的代谢性酸中毒。这个时候就需要在海上等待救援的伤病员先行开展自救互救,减少人员伤亡,等待救援队的到来。

（二）医务人员现场救治技术

1. 掌握正确的跳船技术动作 不正确的动作会造成人员发生呛水、淹溺和加重伤口病情。因此,选择正确的跳水时间和位置,掌握入水技术是必需的。当海（水）上船只发生事故,船上人员跳船求生时需要注意以下要点。

（1）首先评估周围的救援环境是否安全,保证救援人员的安全,评估水（海）面的风力、水温、风浪情况,同时对被救援人员的紧急和危重程度进行评估。跳水前应穿妥救生衣,应尽量将袖口、裤管口、腰带扎紧。跳水位置最好应选择高度不超过 5m 的地方;跳水位置最好在上风舷,并应尽可能远离船体破损的缺口,大船倾斜时应选择在底舷一侧。正确的跳水姿势是:深吸气后,右手将鼻和口捂紧,左手紧握右上臂的救生衣,双脚并拢,身体保持垂直,两眼向前平视;入水时保持脚在下、头在上,两脚伸直夹紧;双手不能松开,直至重新浮于水面才可放松。

（2）跳入海水后,减少体温降低及能量损耗,延长自身生存时间,是增加获救机会的唯一选择。在周围没有救生艇（筏）或其他漂浮物以缩短浸水时间时,落水者不做不必要的游泳。在水中应采取水面漂浮生存技术。正确的漂浮技术能够减少落水者的体能消耗,降低体温剥夺速度和减少水下冲击波对胸腹部的损伤程度。穿着的衣物也可以让落水者体表与衣物之间形成一层较温暖的水包裹,减少体温丧失,并且一定程度上减少诸如水母类的海洋生物的伤害等。海（水）中漂浮生存技术要领:穿着衣服,两腿弯曲并拢,两肘紧贴身旁,两臂自然交叉抱在救生衣前面。如果是几个人在一起,可用多人海面抱团漂浮生存姿势（huddle 姿势）。这种姿势除了具有 HELP 技术的优势外,落水人员之间还可以开展互救,相互鼓励,有助于坚定求生信念,保持积极良好的精神状态。

2. 保持呼吸道通畅及建立静脉通道

（1）由于海上救援的特殊性,伤病员溺水情况较多,所以保持呼吸道通畅是急救过程中首要措施。严重多发性损伤伤病员多伴发呼吸困难和窒息,伤病员呼吸道必须保持通畅,遇有合并头面部损伤者,要彻底清除呼吸道内的血块、异物;遇有喉头水肿、舌后坠者,可用舌钳夹出,必须吸引或用手清除口腔和鼻咽部的血液、分泌物及泥沙等,向前托起下颌,把舌拉出并将头偏向一侧,以解除窒息;对严重呼吸困难者,给予气管插管或切开,以保证良好的通气与氧供,使呼吸通畅。

（2）建立静脉通道,快速补充血容量,以预防伤病员休克。对于休克伤病员,在急救过程中,要争取在 30min 之内,将 1 000ml 平衡液通过静脉输入,使其恢复原本的血容量,改善血流动力学,利于氧的输送。静脉穿刺位置的选择推荐近心端的大静脉,监测心脏功能,根据血压、心率、尿量等情况调整进液速度。

3. 处理活动性出血 伤病员大多都伴有活动性出血,在第一时间对出血进行控制,是抢救的关键之一。通过抬高患者肢体、结扎血管、加压包扎和止血带等一系列有针对性的止血方式,有效地进行止血,避免患者因为失血过多而休克,可用旋压式止血带法。对出血严重者,可辅助用止血药物。对需要手术者,迅速做好术前准备工作。在海(水)上,采用旋压式止血带止血具有很好的效果。

(1) 上止血带前,应先将伤肢抬高,促使其中的静脉血液流回体内,从而减少血液丢失。

(2) 应在有效止血的前提下,使上止血带的位置尽量靠近出血部位。但在上臂中段禁止使用止血带,因为该处有桡神经从肱骨表面通过,止血带的压迫可造成桡神经损伤,进而使前臂以下的功能日后难以恢复。

(3) 止血带不能直接绑在肢体上,在准备止血的位置敷上一层柔软的敷料或者毛巾,用以保护皮肤。

(4) 用毛巾、大手帕等现场制作布性止血带时,应先将其叠成长条状,宽约 5cm,以便受力均匀。

(5) 绑止血带时,其松紧度以刚压住动脉出血为宜。上带过紧,易造成止血带处的皮肤、神经、血管和肌肉的损伤,甚至引起肢体远端的坏死,不利于今后伤肢的功能恢复;上带过松,只压住静脉而未压住动脉,血液只出不进,不仅达不到止血目的,反而加重出血。上带成功的标准是,远端动脉性出血停止、动脉搏动消失、肢端变白。

(6) 上止血带的伤病员要有明显标志,并在止血带附近或皮肤上明确写上上带时间。为防止伤肢缺血坏死,每隔 40~60min 放松止血带 1~2min,松带时动作要缓慢,同时需要指压伤口以减少出血。如果伤病员全身状况差,伤口大,出血量多,可适当延长放松止血带的时间间隔。但是止血带使用的总时间不能超过5h,否则远端肢体难以存活。若已超过 9h,但伤病员仍在运往医院的途中,则此后不再定时放松止血带,因其远端肢体已无生存的可能。坏死的细胞会释放出钾离子、肌红蛋白和肽类等有毒物质。肢体此时如果松解,这些有毒物质将随静脉流入全身,产生中毒,重者可导致心搏骤停。

4. 海(水)上落水人员低温症救治　体温过低被定义为核心温度<35℃,低温治疗的主要目标是防止核心温度进一步下降,并在保持心血管稳定的同时建立安全、稳定的复温率。

(1) 外部复温:对于轻度低温(32~35℃)者,被动复温通常就足够了。这包括脱掉湿的、冷的衣服,并使用温暖的毯子来包裹患者。对于中度(28~32℃)或重度低温(<28℃)的患者,应采用主动内复温和/或主动外复温。可使用热包(40℃)和加热灯实现主动外部复温,必须小心避免医源性烧伤。此外,这些技术应该主要应用于躯干,而不是四肢,以努力避免从外围向中心循环的冷血导致中心体温降低“后遗症”。强制复温——一种通过充气的管子或毯子将加热的空气吹到患者身上的方法也被证明是有效的。当初始复温和复苏正在进行时,如有条件,急诊临床医生应考虑采用体外膜氧合(ECMO)或体外循环(CPB)进行主动体外复温。这能提供最快速、有效的核心复温,特别是对于低温溺水伴心搏骤停或心室颤动的患者。

(2) 内部复温:积极的内部复温措施包括通过面罩或气管导管加温湿化氧气,加温静脉输液(40~44℃),使用尽可能短的静脉导管和温盐水灌洗(胸腔、胃、腹膜、直肠和纵隔灌洗)。对于在冷水中快速浸泡的深低温或心搏骤停的患者,可以考虑体外复温。胸腔灌洗似乎是一种更极端(但有效)的主动内复温方法,可通过导管开胸(闭合)或开胸(开放)来完成。采用胸腔穿刺置管术,每侧胸腔放置 2 根胸管,用 39~41℃的无菌生理盐水靠重力注入上方放置的导管,通过下方放置的导管被动引流。复温速率的中位数为每小时 2.95℃,恢复窦性心律的中位时间为 120min,应注意确保足够的排水;在密闭法中,灌溉是连续的,没有停留时间。高流量静脉输液加热器提供了这些液体的最佳持续供应。目标应该是将患者以每小时 1~2℃的速复温至 33~36℃的范围。如果患者的血流动力学稳定,应避免超过此范围的剧烈复温,因为体温过高会加重心搏骤停患者潜在的脑损伤。核心体温应该用深直肠或食管探头持续监测。在严重低温(<30℃)的情况下,大多数溺水受害者会出现呼吸暂停和心搏骤停。预有方案可以有效地提高救治效率,降低病死率。

5. 海上颅脑损伤的救治

(1) 采用自粘式加压止血绷带对颅脑损伤伤病员进行颅脑外伤包扎。目的是对其加压止血,减少海水浸泡和微生物感染。

(2) 对于昏迷伤病员,进行气管插管,保持呼吸道的畅通。置伤病员于侧俯卧位,有利于呕吐物和分泌物的排出,避免造成误吸或窒息。对于昏迷程度深,即将出现脑死亡的伤病员,超早期使用大剂量甘露醇,以求暂缓脑疝的过程。针对出现单侧瞳孔散大,高度怀疑颅内血肿的伤病员,现场局麻下在瞳孔散大侧的额、颞、顶等处进行微创穿刺,以期放出积血,暂时降低颅内压,为进一步后送及手术争取更多的时间;部分伤病员甚至无需手术,单纯通过引流可达到治疗目的。当颅脑损伤伤病员出现休克时,检查是否出现胸腹损伤、骨折等。

6. 胸部开放伤合并水浸泡的救治

（1）针对胸部开放伤合并水浸泡的伤病员，提前准备好相对应的紧急救治准备工作。

（2）伤病员出水后，立即采取复温、保温、吸氧等措施。

（3）尽力取出胸腹部内的水，采用胸腔闭式引流和腹部引流，用温盐水或低张液对胸腹腔进行冲洗。

（4）快速评估病情。

（5）立即建立静脉通道，防止海水造成的二次损伤，否则易出现休克症状。采用留置针，保证输液、输血的流畅，并根据病情及时作出调整。

（6）当伤病员出现腹部开放伤后水浸泡致急性心力衰竭时，进行常规复温、补液、纠酸，应用血管活性药物。同时，应用一氧化氮合酶竞争性抑制剂左旋硝基精氨酸，降低一氧化氮的毒性，提高血管平滑肌对于缩血管物质的反应，避免血管过度扩张，降低毛细血管通透性，使得水、电解质、酸碱平衡以及血流动力学紊乱得到改善。

（7）胸部开放伤后浸泡致急性肺损伤时，存在急性呼吸窘迫综合征，宜在采用常规治疗的同时，采取小潮气量（4~8ml/kg）加适当的"肺保护性通气策略"，同时依据呼吸和血氧改善的情况调整呼吸策略，为后续的进一步救治提供保障。

7. 烧伤的救治　烧伤是海上伤病员的一种重要外伤。严重烧伤除造成皮肤损害外，还可以导致水、电解质和酸碱平衡紊乱，感染，休克，甚至死亡。

（1）现场急救

1）火焰烧伤的现场急救：应立即离开现场，脱掉着火的衣服，用水浇或跳入水池，或用不易着火的覆盖物如大衣、毛毯等隔绝空气灭火，或卧倒滚动灭火，力戒奔跑、喊叫，或用手扑打火焰，以免助火燃烧，引起头面、呼吸道及手的烧伤。被凝固汽油烧伤时，尤忌用手扑打，以免凝固汽油粘在手上，扩大烧伤范围，造成深度烧伤。被热力烧伤时，及时冷疗，能阻止热力继续作用于创面使之加深，有条件时可立即用15~20℃水淋洗或浸泡于冷水中0.5~1h。

2）化学烧伤的现场急救：应立即脱去被玷污的衣服，并用大量水冲洗，至少0.5h以上。一般现场多无适合的中和剂，切不可因为等待中和剂而耽误冲洗时间。还要注意的是：使用中和剂发生的反应可产生热量，有时可加重烧伤；有些中和剂本身有损害作用。因此一般用大量清洁水冲洗即可。如系生石灰，应先去除石灰粉末，再用水冲洗，以免生石灰遇水产热，加深烧伤。对于头面部化学烧伤者，特别要注意眼烧伤，应优先冲洗。

3）其他急救处理：①对危及生命的其他合并伤，如大出血、开放性气胸及窒息等，应立即处理；骨折和开放性伤口应包扎、固定。②紧急处理后，应迅速将伤病员移至安全地带或附近的医疗单位，初步估计伤情，予以一般处理。创面不涂任何药物，但需用清洁物品覆盖，以防污染和再损伤，口服部分含盐饮料（不可饮开水），需要时肌注哌替啶50~100mg或吗啡8~10mg镇痛。

4）早期处理原则：①估计烧伤面积和深度，了解受伤时间、原因、环境、衣着、灭火方法、院前处理、转运工具和来院时间；②测量血压、脉搏、呼吸和体温，注意有无合并伤、吸入和呼吸道梗阻，需要时采取气管切开、气管插管、止血及固定等紧急措施；③对有休克威胁或已发生休克的患者，迅速建立输液通道，立即补液，并抽血鉴定血型，进行血常规和血生化检验，条件允许时行血细菌培养；④镇静、镇痛，一般选用哌替啶，或与异丙嗪合用；⑤对输液者，留置导尿管，记录每小时尿量，并注意有无血红蛋白尿或血尿；⑥对呼吸困难患者，给氧或使用呼吸机辅助呼吸；⑦定期观测并记录伤情、出入量和治疗措施；⑧注射抗生素和破伤风抗毒素；⑨休克控制后行创面处理，进行创面细菌培养，创面进行包扎或暴露，选用有效创面用药；⑩对于环形、缩窄性烧焦和结痂，尽早切开减张，解除压迫，防止远端或深部组织缺血坏死。无休克或休克控制后，只要胃肠道情况许可，尽早给予肠内营养。注意保暖，保持室温在28~30℃。

5）早期补液：治疗小面积烧伤（成人20%以下）伤病员，可给予含盐饮料口服。对于大面积烧伤伤病员，应予静脉补液。目前多数烧伤补液公式按烧伤面积和体重计算补液量。一般主张同时补充胶体、电解质液和水分，也有主张单纯补充等张或高张电解质液。常用的补液公式：①伤后第1个24h，补液量是胶体每 1% 烧伤面积 0.5m/kg 体重;电解质液每 1% 烧伤面积 1.0ml/kg 体重(等渗盐液与等渗碱液比例为 2∶1);胶体溶液与电解质溶液的比例为 0.5∶1,严重者可按 1∶1。补充水分 2000ml。估计量的一半于伤后 8h 内输入,另一半于后 16h 输入。②伤后第 2 个 24h,补液量是胶体及电解质量皆为第 1 个 24h 实际输入量的一半,水分仍为 2000ml。

(2)烧伤创面处理

1)包扎疗法:清创后,浅度创面可先放 1 层油纱布;深度创面则宜先用一至数层吸水干纱布,也可用氟沙星、新霉素、吡咯酮碘(聚乙烯吡咯烷酮碘、碘伏)等抗菌药液纱布,外加厚约 3cm 的吸水纱布或棉垫,由肢体远端开始均匀加压包扎,敷料应超出创缘 5cm。指(趾)间以敷料隔开,使肢端外露以观察血液循环,抬高患肢,肘关节微屈,腕关节稍背屈,拇指尽量外展、对掌、微屈,五指尽量张开,掌指关节屈曲,指间关节微屈;如无感染迹象,浅度烧伤首次更换敷料时间可在伤后 1~2 周;深度烧伤则应在伤后 3d 左右更换敷料,以确定是否手术。

2)暴露疗法:适用于头面、颈、会阴、臀、躯干烧伤以及大面积深度烧伤,或创面严重污染、感染者。烧伤创面不用敷料而暴露在室温 30~32℃、相对湿度 40% 左右的环境中,接触创面的床单、垫、套等均应灭菌,严重患者应住单间,以减少或避免交叉感染。有受压创面者,每 6~8h 翻身,更改体位一次,可用翻身床,避免创面长期受压。对大面积烧伤患者,首次翻身时要注意观察,以免出现体位性休克或呼吸变化。对面颈部烧伤者,早期注意翻身;而未予气管切开或气管插管者,要注意咽喉部坠积性水肿致窒息的危险。创面可涂敷 1%~2% 磺胺嘧啶银霜剂,磺胺嘧啶银糊剂(磺胺嘧啶银粉与外用盐水或蒸馏水调制成糊状),5%~10% 磺胺米隆,4%~5% 磺胺嘧啶锌霜剂、糊剂或其他抗菌药物,或单纯暴露。如发现霉菌,可涂 2% 碘酒、10% 络合碘或 3%~5% 克霉唑液等。

3)半暴露疗法:适用于不便包扎的部位,如面颈、会阴、躯干等已去痂的肉芽面、Ⅱ度创面,也用于供皮区、固定植皮皮片以及控制创面感染。方法是用稍大于创面的单层药液纱布或薄油纱布贴于创面上,然后暴露使其干燥。本法不宜用于分泌物多的创面,因单层纱布引流差,较大面积肉芽面需尽早植皮,须注意纱布下有无积液。一般可 1~2d 更换敷料,如浅Ⅱ度创面的纱布干净,并与创面贴紧,无纱布下积脓,可不必更换,待创面在纱布下自愈。

4)湿敷:多用于植皮前准备。其方法是用温湿棉垫或多层纱布敷贴创面,根据创面洁净程度,每天更换一到数次,以清除创面上的脓液、坏死组织等。必须注意控制湿敷的范围及时间,烧伤面积较大的湿敷时间必须尽量缩短。感染创面不能单用盐水湿敷,应用针对性药液,如 5%~10% 磺胺米隆或 1% 新霉素液等。

5)早期清创。

时机:除化学烧伤在伤后立即冲洗外,早期清创均应待全身情况基本稳定后实施,但尽可能争取在伤后 6h 内进行。

方法:①以哌替啶(1~2mg/kg)、异丙嗪(1mg/kg)静滴,伴颅脑外伤、呼吸困难者忌用。必要时静注小剂量氯胺酮(成人 1~2mg/kg,静注 1min)以镇痛。②剃除创面周围的毛发,剪指(趾)甲,用肥皂水清洁创面周围皮肤及被玷污的创面,以大量盐水冲洗,再以 0.1% 新洁尔灭或 0.05% 氯己定液冲洗、轻蘸或轻拭创面及周围,切勿刷洗或擦洗。③除腐蚀性及毒性物质烧伤外,完整水疱皮一般均应予保留,小水疱可用空针抽去疱液,大水疱则予低位多处剪口排液;Ⅲ度创面残留的浮皮应去除,以免妨碍焦痂干燥而促使感染;深Ⅱ度创面去除浮皮后必须予以保护,不可任其暴露,以致残存真皮干涸、坏死而使创面加深。④冷疗适用于中、小面积肢体与头面部烧伤,冷疗的烧伤面积不宜超过 20%。⑤环状焦痂切开一般无需麻醉,切口应贯穿焦痂全长,深度应达深筋膜平面,如深筋膜下仍有张力,应切开深筋膜,肢体切口在两侧。

(3)烧伤的感染防治

1)正确处理创面:烧伤创面表层细菌与痂下细菌有时并不完全一致,因此除做创面表面培养及药物敏感试验外,必要时还应做痂下组织菌种鉴定、菌量计数及药物敏感试验。伤后 2 周内应勤做创面培养:大面积烧伤早期通常每 0.5~3d 一次,采样时每一烧伤区域,如口周、颈、躯干、会阴、肛周及上、下肢等均应采集标本,以使其能反映创面菌种分布的全貌。

2)创面处理要点:定时翻身,避免创面长期受压;及时更换敷料,使创面充分引流;必要时予以淋洗、浸泡、湿敷、半暴露等,以预防或控制感染。

3)创面用药:对于较大面积烧伤创面,通常应涂敷抗菌药物。常用的有 1%~2%磺胺嘧啶银或 4%~5%磺胺嘧啶锌霜剂或糊剂、5%~10%磺胺米隆溶液或霜剂、10%碘伏、3%~5%克霉唑等,或其他对病菌敏感而全身不常用的抗菌药物。

4)防止静脉感染:多做静脉穿刺,少放静脉导管。大面积烧伤的静脉导管通过正常皮肤者,留置时间一般不超过 7d;通过创面者,留置时间一般不超过 4d。出现原因不明高热时,则应拔除静脉导管,并剪下导管插入静脉端 0.5~1cm 做细菌及真菌培养。

5)预防呼吸道感染:对吸入性损伤者,应重视口腔、气道常居需氧菌与厌氧菌的下行性感染的防治。气管切开后,亦应防止吸痰、雾化器等污染引起的气道感染。

6)避免长期留置导尿管:严重烧伤 2 周后,尽量少用留置导尿管。

8. 海上伤病员的搬运　伤病员是海上救护技术中难度较大的内容。利用有利的时机把伤病员搬运到相对安全的位置或送往救护室进一步救治,必要时还要进行海上换乘。因此,要求医护人员不仅自身要精通此项技术,而且要学会训练方法,使每个人员都能较熟练地掌握搬运方法。

注意事项:①搬运前,要尽可能做好初步急救处理,如情况允许,一般应先止血、包扎、固定,后搬运;②应根据伤情、场地等情况,选用不同的搬运方法和运送工具,确保伤病员安全;③动作要轻而迅速,避免和减少震动;④搬运过程中,要时刻注意伤情的变化。

常见搬运法如下。

(1)担架搬运法:是最常用的方法,适用于路程长、病情重的情况。担架的种类很多,有:帆布担架,用帆布一幅固定在两根长木棒上;绳索担架,用一根长的、结实的绳子绕在两根长竹竿或木棒上;被服担架,用两件衣服或长大衣,将袖子翻向里侧,袖管内插入两根木棒,将纽扣仔细扣牢。在运送过程中,如患者呼吸困难,不能平卧,可将患者背部垫高,让患者处于半卧位,有利于缓解呼吸困难。如是腹部受伤,要叫患者双下肢屈曲,脚底踩在担架上,以松弛肌肤,减轻疼痛。背部受伤者则采取俯卧位。脑出血的患者,头部稍垫高。

(2)单人徒手搬运法:①扶持法。扶持时救护者站在伤病员一侧,将其臂放在自己的肩、颈部。救护者一手拉其手腕,另一手扶住患者腰部行走。②抱持法。抱时救护者蹲于一侧,一手托伤者背部,一手托大腿,轻轻抱起患者;神志清醒者可用手扶住救护者的颈部。③背负法。抢救者蹲在患者前面,呈同一方向,微弯背部,将患者背起。胸、腹受伤的患者不宜采用此法。如患者卧于地上,不能站立,则救护者和伤者同方向侧躺,一手反向紧握伤病员肩部,另一手抱腿用力翻身,慢慢站起来。④拖拉法。救护者站在伤病员背后,两手从其腋下伸到胸前,先将其双手交叉,再用力握紧其双手,使伤病员背部紧靠在救护者的胸前,慢慢向后退着,走到安全的地方。

(3)双人搬运法:①椅托式。两名救护员在伤病员两侧对立,各以右和左膝跪地,并以一手伸入伤者大腿之下互相握紧,另一手交替扶住病员背部,抬起伤病员。②拉车式。两个救护者,一个站在伤病员身后,两手从腋下将其抱在胸前,随后另一个人先跨在伤者两腿中间,用双手抓住其两膝关节,慢慢将伤者抬起。③平拖式。两名救护者站在伤病员同侧,一人用手臂抱住患者的肩部、腰部,另一人用手抱住病员的臀部,齐步平行走。

9. 危重伤病员的后送体位和注意事项

(1)昏迷和颅脑损伤的伤病员:应取侧卧或俯侧卧位,便于口腔、呼吸道分泌物的排出,防止舌后坠,以保持呼吸道通畅。为防止脑水肿,头部应用衣服垫高,不能低于身体其他部位,并略加固定,以防途中震荡。

(2)胸部损伤的伤病员:应取斜卧位或侧卧位后送。侧卧位时,应伤侧在下,健侧在上,以免影响呼吸。

(3)腹部损伤的伤病员:一般用仰卧位,亦可用斜坡卧位。为减少腹壁张力,可将伤病员膝下用衣物垫高,髋关节和膝关节均处于屈曲位置。

(4)骨盆骨折的伤病员:应先用三角巾将骨盆包扎固定,然后使其仰卧于担架上,膝下稍垫高,使髋关节和膝关节屈曲,两下肢略外展。

(5)脊柱与脊髓损伤的伤病员:在搬运和后送时都要特别注意,不可使颈部和躯干前屈扭转,应使脊柱保持在伸直的姿势;绝对禁止一人抬肩、一人抬腿的搬运法,以免使伤病员发生脊髓损伤或加重脊髓的损伤。

（6）颈椎骨折的伤病员：如搬运不小心，有时可造成伤病员立即死亡。故在搬运时，应有四个人：一人专管头部牵引固定，使头部保持与躯干成直线的位置，保持颈部不动，以免脊柱弯曲而损伤脊髓；其余三人蹲在伤病员同侧，两人托住躯干，一人抱住下肢，要求齐心协力，动作一致，将伤病员抬上担架。伤病员取仰卧位，头颈两侧垫以沙袋、衣物、被卷等物固定，防止后送途中头部左右摇摆。

（7）胸、腰椎骨折的伤病员：应有至少三人搬运。两个人都蹲在伤病员同一侧，第一人托住肩和头部，第二人托住腰部和臀部，另一侧的一人抱住伤病员伸直并拢的双腿，协同动作，将伤病员放到硬质担架上；仰卧位时，胸、腰部用一个 10cm 厚的垫子垫起。如用软担架后送，以取俯卧位为宜。

七、海上检伤分类

海上救治的伤病员伤情重，伤类复杂，如何使伤病员在最短时间内得到最合理、最安全、最有效的救治就变得尤为重要，所以要做到迅速分类、准确分流、并及时救治。同时需要观察已分类好的伤病员病情变化，如有加重，需要及时再分类。因而分类前需要做好以下工作。

1. 摸清组员专业水平，迅速进行岗位配置　召开小组会议，请所有组员简要自我介绍工作经验及专长，组长重点把握其口头表达能力、思路是否清晰及其应急反应能力，迅速摸清所属人员执行不同任务的能力。根据分类后送组的任务需求及特点设置医护岗位，根据人员的能级水平进行科学配置。

2. 医护人员合理分组，明确岗位职责及标准化流程　迅速制订各岗位职责说明、质量标准、工作流程，在实际演练中不断修正完善。将医护人员分为 4 组，组长、护士长负责总体协调指挥，选配一名能力较强的医生及一名护士作为机动力量，负责伤病员登记工作及待检伤病员的伤情巡视。

3. 明确前接及救护组任务，制订应急预案及流程　明确前接任务组和应急救护组的人员、职责及流程，对甲板检伤分类力量合理部署，做好应急预案，以应对突发事件的发生。

4. 建立救援前的准备会制度，做好会前沟通　救援前明确救援目的及要求，救援结束后进行总结讲评，重点梳理查找救治过程中存在的问题，及时修正，不能解决的请教相关专家，并上报指挥组。

5. 熟悉救援相关知识技能，平时多开展训练　训练前对训练科目进行准确、清晰描述，并迅速组织培训；对医护人员进行检伤分类方法的规范培训；对地方人员进行伤情特点及救护知识的补训。

伤情判断及合理分诊：①查看伤病员的表情、生命体征，如有外伤，需要检查伤口情况和出血量；通过对伤病员伤口及四肢活动情况的观察，通过对伤病员的瞳孔及神志是否清醒的检查，然后再结合伤病员的血氧饱和度、呼吸、血压、脉搏等生命体征监测的数据，在第一时间对严重的多发伤伤病员作出急救前快速、准确的判断与评估。②接诊昏迷伤病员时要向护送人员询问负伤的时间、地点、伤后救治情况及后送途中伤情变化情况等，并再次对伤病员病情进行评估，迅速地判断出可能危及伤病员生命的受伤部位。分类要掌握先重后轻、先急后缓的原则，迅速、准确地抓住影响伤病员生命的主要伤害；对危重者应边分类边救治。快、简、准地迅速判断伤情。对于突发心搏骤停的伤病员应立即行心肺复苏。

八、注意事项

水上救援的注意事项，是对救援的指挥和衔接的精细化管理，强调统一指挥，分级管理，资源共享，团结协作。

统一指挥：对海上突发事件应急反应行动实行统一指挥，保证搜救机构在总指挥的指导下，组织各方力量协调行动。

分级管理：根据海上突发事件的发生区域、性质、程度与实施救助投入的力量所需，实施分类管理。

资源共享：水上救援资源是有限的，距离陆地远的海上灾害，补给困难，时间长，补给过程具有不确定性，如何科学利用现有救援资源，合理调动各方资源，避免无用浪费，发挥资源的关键作用。

团结协作：救援过程是多个团队合作的，需考虑各方力量的自身优势和整体效能，保证指挥畅通，相互配合协作，促进"军地联动、区域联合、部门协作、资源共享"。

1. 重视海上医疗救治组织指挥系统，作为整体医疗救治指挥体系，要充分了解救治体系的任务区域划分和人员结构分配，加强各区域、各小组之间的协同性、顺畅性，完善整体的保障工作，提高海上医疗救治效率；通过对有限的救援资源进行高效的整合，发挥最大的救援力度。

2. 要明确区分整体救治的阶段性划分，整体分为：海上事故发生时自救互救阶段，抗休克、抗感染、降低体温流失、紧急手术等治疗阶段,补救救护阶段以及后送医院阶段。

3. 要不断学习和掌握多种环境下的海上伤病员致伤特点及其发生规律,研究救治措施,以降低训练伤病的发生率,提高战伤救治的有效率,提高对海上伤病员的救治水平。

4. 要加强自救能力,非医务人员需要严格掌握常规的救治技术和紧急的救治方法,并在平时工作中反复地复训。

5. 卫勤部门要想方设法创造条件,从救治技术及装备上加以改进,提高快速反应能力。

6. 为解决伤病员多与医务人员少的矛盾,平时大力开展自救互救训练,同时不断加强海上医疗队的救护力量,使伤病员能尽早得到有效的救护;医院船的医务人员和船员应符合频繁多变的任务需要,即一专多能,在熟练掌握专科知识的基础上,有必要加强全科医学培训。

7. 救治前要做好充分的准备,制订出严密的水际滩头伤病员抢救计划,做到人员、组织、技术、器材落实,并充分预留能及时投入使用的机动卫勤力量,还要与军事部门做好协同,确保有充足的后备运力来后送伤病员。

8. 海(水)上出现事故,出现大批量伤病员时,医疗船等移动医疗平台远离供给补给点,导致补给无法及时获得。这就需要在大部队救援出发前,前期的先遣部队携带更全、更多的药品、医疗器材。

9. 海上人员遇到突发事故后,会产生极大的心理压力,造成心理问题。这时应派遣心理干预人员对其进行心理治疗。

九、安全防护

(一) 救援队员

在以往的海上救援过程中,对事故区域情况认识不足引起的医疗救护救援人员伤亡,救援工作引发的创伤后心理障碍,使得海上医疗救援人员的自身安全防护问题得到越来越多人的重视。对于海上医疗救援队员而言,不仅要提高自身的医疗救援意识和急救技术,还要提高自身在救援过程的安全防护意识。多进行此类项目的培训迫在眉睫。

1. 常规培训　加强思想教育及海上专业知识培训。医疗救援人员应该根据需要多参加医疗救援演习和训练,把训练当成是一种常态化科目。经常调查医疗救援人员的职业价值观、人生观、医疗救援观等,了解救援人员的基本状况,更有针对性地进行思想教育、海上专业知识理论、海上救援救治理论及技术考核。然后,将结果反馈并总结,为将来在实战救援中的自我防护打下良好的基础。

2. 救援中的自身防护培训　尽管以往的培训起到一定的成效,但是在医护人员紧急进入海上救援事故区域,面对大规模人员伤亡时,从生理到心理依然存在应对不足的现象。因此,应继续加强医疗救援人员的培训,要从人身安全、心理健康、身体素质训练三方面同时进行培训。培训后,救援人员要做到在接到救援任务后,奔赴现场之前,从身体和心理上都能达到正常状态。

(1) 人身安全:采取讲课和演练的方式,让海上医疗救护人员了解海上救援的基本原则和知识介绍,熟悉海上的地理环境特点,做到在任何条件下都能很快进行应对,防护自身。在培训的时候,要让救援人员可以长时间地保持理智,在救援开始前评估环境安全,不可盲目地去救援。

(2) 心理健康:首先,提前对没有心理干预经验的人员来说,对可能出现的心理危机进行预防性干预,不仅有利于医护人员调整好心理状态,投入到高效的救援工作(包括施救与自救)中,还可以减少救援人员创伤后应激障碍的发生。其次,通过咨询心理学专家、心理治疗师,开设心理健康系列讲座,从而提高救援人员的知识水平,介绍消除和减缓现场救援时的不利心理的方法。最后,通过模拟现实环境进行有意识、有目的的心理干预培训,以提高医护人员的自我心理调整能力和处理能力。

(二) 伤病员

1. 宣传教育　全国的海上救援医疗专家应该定期深入到基层,为群众进行海上救治技术及思想教育培训和不定期的海上救援演练,让广大群众在面临海上灾难和遇到海上突发事件时能积极面对,学会保护自己、保护他人。

(1) 认知教育:现在,许多人对海上的特殊环境并没有一个正确的认识,专家们要给群众进行海上环境知识普及。每次坐船前能有自我认知和自我防护意识。在海上时可能会面临许多复杂的环境,例如焦岩、风力(浪)、潮汐、河床落差大、水温落差大、漩涡和暗流多等。

（2）心理培训：当发生海上灾难和突发事件时，环境的突然变化、死亡威胁的突然降临，会使海上人员产生惊恐心理、紧张戒备心理、悲观心理、绝望心理。心理专家在社会上要定期开展海上人员心理干预培训，使得海上人员每次出任务都能具备一定的心理承受能力。在面对海上灾难时不会产生过多的恐惧心理，并能积极面对当时的恶劣环境，能够激发起更多的求生欲，等待救援的到来。

2. 自救互救培训　自救互救是负伤人员自己和同志间相互进行的救护。自救互救是第一时间抢救的重要组成部分，是救护的一项重要措施。在海上灾难和突发事件发生时，救援队不可能第一时间赶到救援现场，这时候就需要海上人员和伤病员能够积极地自救互救，等待救援队的到来。医疗救援专家要定期在社会上开展自救互救内容培训，包括止血、包扎、固定、搬运和通气等，在面临海上事故时能最大地减少死亡率，为等待救援赢得更多的时间。

（三）救援队员培训内容

2周集中培训一次，并定期提供网络课程培训，以3个月为一个阶段；阶段结束后考试，对成绩优秀者给予奖励。

1. 基本培训内容　包括基本海上救护知识、心肺复苏救护技术、担架搬运技术、医疗救援装备使用技术。课程主要包括急救、医疗响应、海上单人和/或批量伤病员救治、急救设备的使用。

2. 专项培训内容　设立联合医疗行政技能培训、医疗转运方案培训、传染病预防培训。

3. 海上环境专业培训内容　设立海上特殊环境专业知识培训，例如台风、海啸、海难等知识。针对海上火灾、爆炸、溺水、烧伤等特殊环境和复杂伤情，开展相应的培训。

为了保障海上救援人员和伤病员的安全防护问题，设计海上救援人员和伤病员安全综合保障系统，包括安全登离轮防坠保险装置、专用救生包、海上人员落水报警与搜救平台、手套、防滑鞋等，具有防坠落、防沉降、防失踪、防伤害的作用。报警和搜救系统同时也增加了船只移动显示平台，能够对海上人员进行定位，提供落水人员的信息，可大大缩短海上搜救时间，提高搜救效率，提升了海上人员的安全。

十、多维立体救援体系

立体急救网络体系是指利用先进的陆、水、空交通工具对伤病员进行快速转运。后送体系需要具有针对性、合理性、操作性、高效性。其目的是确保在最短的时间内，最大限度地将批量伤病员或急、危重症伤病员合理转运到后方，提高救治效率。多维立体救援体系概括起来有四个特点。

（一）指挥的集权化

在海上救援过程中只有一个指挥中心，总指挥对救援过程的所有急救医疗资源进行统一优化配置，提供最佳急救医疗服务。指挥所负责机构人员和物质的调配，更重要的是协调不同机构在整个救援过程中相互关联，提高效率。

（二）后送的多维化

海上救援的后送风险较陆地救援的后送更高，涉及海上的后送时环境，水(海)流，风向和风力，救生艇和直升机配置，机(艇)载抢救工具是否齐备，机(艇)载救护技术要求，对急、危重症伤病员实施快速分诊、现场处置、快速后送、高级中心的救治，需顺应国际立体医疗急救的发展潮流，构建水-空-陆、船-空-陆、舰-空-陆、空-水等水上救援和后送方式。

（三）管理的网格化

建立网格化管理体系是明确各自救援队伍的责任和权限，使急救网络单元之间的联动更加紧密，科学互动，资源高度共享，提高救援效率。当突发性、灾难性的重大事故发生时，往往人员伤亡惨重，伤情变化迅速，对救治的要求较高。多维立体急救网络指挥中心可以组织各急救站点、综合医院的人员进行抢救，充分调动和发挥区域内所有医疗急救资源，并通过与军队、地方政府部门、当地群众、前线医院部门的密切合作，对海(水)上救援的伤病员进行合理分级、转运，并后送基地医院。

（四）救援的信息化

利用网络信息高科技技术，建立计算机急救网络信息系统。5G水上救援网络可确保各级急救单位之间上情下达、下情上传、信息畅通，同时对救援现场的情况进行实时会诊，实现救援过程的科学化、转运过程的可视化、救治流程的精准化、救治效果的最佳化,将水上现场救援效能提升到新的高度。

第三节 陆上灾害极端环境下的医疗救援技术

陆上极端环境也是多种多样,都具备"极端性、特殊性、危险性、复杂性"等多种特性,常规的、普通的、单纯的医疗救援方法根本不能完成伤病员救援任务。找出极端环境下的救援准备与操作的特异性,是本节研讨的重点,而对常规的救援技术不再赘述。

一、地震所致倒塌建筑内的狭小空间救援技术要点

地震所致的建筑倒塌形成的狭小空间,可以使受困人员幸免于难,但狭小空间,黑暗环境,充满灰尘,再加上压埋的重物引起伤病员出血、呼吸困难,都可加速受困人员死亡,搜救难度极大。本节论述的狭小空间下压埋伤病员截肢与挤压综合征救援,是狭小空间救援的代表性操作。

（一）狭小空间下截肢

当截肢成为唯一的、最后的手段时,才考虑进行狭小空间现场截肢操作。截肢是致残性操作,现场要全体医务人员共同决定,并由家属或当地政府官员签订知情同意书后方可实施操作。选择截肢的场景包括:地震现场建筑物不稳定;强行抬移、切割重物可引起建筑物再次坍塌,引起压埋人员与救援人员死亡;截肢操作是挽救生命的唯一方法。

现场截肢由具有执业许可的医生执行。术前准备必要的物品,包括手术刀、线锯、孔巾、纱布垫、止血带、剪刀、镊子、血管钳等物品,一般由医疗救援队专门组装成现场截肢手术包,消毒后备用。

到达幸存者身边前,即要通过语言做好心理安慰与沟通。建立到达幸存者身边的通道后,医生要第一时间抵达幸存者身边进行检查与救护,在截肢操作之前完善法律手续与转送阶梯设置。

确定截肢的路径,剪除伤肢局部衣物,消毒手术部位,用止血带结扎,尽量靠近截肢平面,尽量保留伤肢。进行神经丛阻滞麻醉,切开皮肤与皮下组织,骨骼选用骨锯切断,截肢残端不作修补,现场简单包扎,快速送到专科医院进一步修理创面。

小腿在截肢过程中,因局部皮肤、血管、骨膜神经末梢丰富,更要保证麻醉充分。皮肤切开时,逐层切开,软组织用锐器离断,胫骨与腓骨用骨锯离断。发现创面大并出血时可再加一根止血带,不要随意松开第一根止血带去尝试再次止血。如果伤病员需要等候一段时间,可在安全等候区加用碘伏冲洗、浸泡伤口,全层缝合渗血创面,以无菌敷料包扎伤口,应用抗菌药物等措施,快速联系转送。

（二）狭小空间抢救挤压综合征

挤压综合征是以受挤压部位肢体肿胀、肌红蛋白尿、高钾血症等为主要特点的临床综合征。四肢与躯干等肌肉丰富的部位长时间受重物挤压易产生挤压综合征。肌肉受挤压与缺血、缺氧,可以发生大面积横纹肌溶解;在解除压迫后,肌细胞内容物外漏,进入血液循环,引起肌红蛋白尿、代谢性酸中毒、高钾血症与氮质血症等,并表现为急性肾衰竭。同时伴有低血容量性休克、脓毒血症、急性呼吸窘迫综合征、弥散性血管内凝血、心力衰竭等表现。挤压综合症的临床表现与严重程度和受压部位、范围、受压时间及挤压强度有关。局部表现为:肢体疼痛、肿胀、皮下瘀斑、皮肤张力高及水疱形成;而伤肢远端脉搏减弱或消失,受累肌肉收缩无力,甚至局部麻木,感觉消失。伤病员可出现全身症状:口渴、嗜睡或躁动不安,脉搏弱,心率快,血压低,严重者或会昏迷。尿液可呈现浓茶色或酱油色,尿量少;血清检查可见异常高血钾、低血钙。突然移除压埋的重物,伤病员会出现死亡,被称为"微笑死"。只要怀疑为挤压综合征,就要按照挤压综合征处理,不必拘泥于症状、体征、化验检查或心电图。因为这些表现可能出现假阴性,会导致漏诊。相反,即使没有挤压综合征而误当作挤压综合征处置,伤病员不会有任何损失。

现场处置主要措施是:工程营救人员在移除压埋的重物时,要听由医生指挥,配合医务人员,在保证血压不下降到危险值的前提下,平缓移除重物。一旦发现血压下降,宜停止移除操作,加快液体补充,等血压平稳后再继续抬举移除操作。在余震来袭,建筑物可能二次倒塌时,则以救援脱险为主,不必在等待血压恢复期中断救援操作。

二、泥石流压埋人员救援技术要点

泥石流救援原则和方法与山体滑坡救援相似,但还应注意以下3点。

（一）现场救援安全第一

救援人员在到达现场前应采取必要的防护措施，到达现场后要立即确定自身是否处于危险境地，要确保伤病员和救援人员自身的安全。

（二）针对性救治

对于泥石流对伤病员造成的即时伤害，分别给予针对性救治。

（三）救治与卫生防疫结合

在基本完成现场医疗救治工作后，灾后医学救援工作的重心应迅速从医疗救治转移至卫生防疫。内容包括传染病疫情监测、病媒生物监测、消毒、生活垃圾处理、遇难人员后期尸体处理、灾民安置点卫生防疫等。

三、雪崩压埋人员救援技术要点

雪崩的救援原则和方法：在容易发生雪崩的地区成立专门组织，设立专门监测人员，探察雪崩形成的自然规律并及时预报，并建立专业化的雪崩救援队。救援队配备有经验的医务人员，所有救援人员均经过合格的现场急救技术训练。平时现场急救用的药品、器械均准备齐全，且按规定妥善地存放于急救包中。当救援人员赶到现场后，对于外伤、出血等情况，按一般急救处理原则进行。要迅速定位被埋者，尽快从四周开挖出足够大的裂隙，及早增加新鲜空气的供应。灾难受害者被解救出后如神志尚清醒，呼吸循环等尚正常，应全力以赴防止其继续受冷，迅速脱离寒冷环境，抓紧时间进行快速复温，如提供热水袋、热饮等，并迅速转运。如果心搏、呼吸已经停止，可能是由外伤、低体温或窒息所致，应立即进行心肺复苏抢救。同时救援人员要注意自身防护。

四、矿井下透水事故救援技术要点

透水事故救援原则和方法：必须立即停止作业，迅速求救，等候救援。

侦查灾情：立即通知矿山救护队下井抢救并侦查灾情，迅速判断透水性质，明确透水地点、影响范围、静止水位，并估算透水量，预测其变化趋势，及时了解灾区情况、事故前人员分布，同时关闭灾区防水门，切断电源，启动全部排水设备，积极采取排、堵、截水的技术措施，侦查时要防止冒顶（上部矿岩层自然塌落）和掉底（下部矿层坍塌）。根据实际被困人员所在地点的空间、氧气、瓦斯浓度及救出被困人员所需的大致时间，制订针对性救援方案。

排水钻孔：煤矿透水事故常常导致矿井被淹，救援的首要任务是调动一切机械设备和人员进行排水与通风，创造救援的空间和条件。同时，根据侦查、勘探和研究的信息，初步判断矿工被困的方位和深度。利用钻机向人员被困区进行钻孔，一旦钻孔成功，联系上被困人员，即可建立生命通道，通过管道向被困区输送食品、饮用水、通信工具、生活用品等，并能进行沟通和指导被困人员在井下生活与自救，为最后获救升井提供可靠保障。

避灾自救：透水事故发生后，井下被困人员的自救互救相当重要。被困人员应听从班组长或临时指挥者的统一指挥，切不可盲目单独行动。应有组织地按照避灾路线或本着就近原则沿通往上水平的风眼、斜井及暗井等地点迅速向上撤退，抓牢支架或其他固定物体，尽量避开压力水头或泄水流，并在沿途和经过的巷道交叉口留设指示行进方向的明显标志，以提示救护队进行救援。无路可退时要尽量寻找位置最高、离井筒或大巷最近的地点或进入避难硐室躲避，等待救援，做好长期避难的自救准备。被困人员须轮流担任岗哨观察水情。必要时可设置挡墙或防护板，阻止涌水、煤气和其他有害气体的侵入。有瓦斯喷出时应及时佩戴自救器或用湿毛巾掩住口鼻，防止硫化氢等有害气体中毒或窒息，同时规律、间断地敲击，发出求救信号，以便为营救人员指示被困躲避处的位置。被困人员在等待救援时要尽量避免体力消耗，除留出一盏灯照明外，要关闭所有矿灯，统一分配所带干粮。饮水要尽量饮用岩壁渗下的干净水，利用一切可以充饥的物质。

井下搜救：在井下抢救和运送长期被困人员时，要防止环境和生存条件突然改变而造成的伤亡。排水后，救护队员在进行侦查时，要制订防止冒顶、掉底和二次透水的措施。当有瓦斯从被淹没区涌出时，要制订排出瓦斯的办法和措施，以免发生二次事故。负责水泵的人员必须佩戴自救器。当人员全部撤出透水区域后，应立即关闭水闸门。当水位下降，矿山救护队员可下井搜救时，搜救路线一般从下部水平开始。掘进工作面发生透水时，可在上、下水平同时救人，必要时有针对性地掘小巷等，给被困人员供给新鲜空气及食物。有些透水事故救援还需要配备皮划艇,甚至潜水员参与。

医疗急救:被困人员在井下通过自行向高处撤离和有组织的自救互救措施,常常可生存 2 周以上或更长时间,因此,透水事故的救援与瓦斯爆炸救援截然不同,一般不能轻易放弃。透水事故的医疗救援一般都有较充足的准备时间,医务人员可做好救援的各种准备。一般需要 1 人 1 车 1 组(即按照被困人数的多少准备相应的救护车辆和急救小组)。井口救护车辆的排序、行进路线及对口接诊医院等都应有序安排。医务人员也可随矿山救护队员深入井下,在井下进行现场急救和检伤分类。伤病员升井后,要迅速检查伤病员的意识、呼吸、心搏、出血,对有无脊柱骨折、有无外伤等进行判断。根据检查情况,有针对性地采取包扎、止血、固定、保暖等措施。被困人员在长期未进食的情况下,不能立即饮食,以免发生消化道意外,造成不良后果。避免用头灯光束直接照射伤病员的眼睛,可使用眼罩,避免强光下瞳孔紧急收缩导致失明。

预防:透水事故应防患于未然,坚持"有掘必探,有采必探,先探后掘,先探后采"的原则。可采用高精度三维地震勘探、井下物探等新技术,提高采空区、老孔区、废弃井筒、封闭不良钻孔、导水构造等水害隐蔽致灾因素的探测精确度。探到水源处,有计划地放水。在地下水源不能很快疏干或暂时不能疏干时,在水源与回采区之间预备一定尺寸的煤柱,使水源与回采区隔开。在适当地点建闸门和水闸墙,局限涌水区域。通过钻孔用水泥浆液或化学浆液充填胶结水的通路、裂缝或巷道,堵住补给水源。

五、矿井瓦斯爆炸事故救援技术要点

瓦斯爆炸的救援原则和方法:爆炸发生后,首先应立即切断现场电源和进行人员疏散。在进行科学研究判断后,在确认无火源、无爆炸危险情况下,选择最短线路进入灾区,尽可能地恢复通风。具备救援条件时,首先由矿山救护队等专业人员进入爆炸区域,探查遇险、遇难人员数量及分布情况,巷道堵塞和瓦斯波及情况,密切监视灾区的瓦斯浓度及其变化。途中及时抢救遇险人员,对伤病员实施现场急救并迅速转送出井。

受灾人员须迅速判断事故地点和自己所处的位置,采取有效的避灾自救措施。位于事故地点上风侧时,需迎风撤离;位于下风侧时,应立即佩戴好自救器或用湿毛巾捂住口鼻,以最短路线迅速撤至新鲜风流安全地点。撤离过程中遇到冲击波及火焰袭来时,应迅速背向冲击波方向俯卧在地面或水沟内,尽量俯身避开冲击波的伤害;俯卧时面部贴在地面上,用毛巾捂住口鼻,闭气,暂停呼吸,以防止爆炸瞬间火焰吸入肺部造成严重气道损伤。用衣物盖住身体,尽量减少身体裸露面积,以减少烧伤。爆炸冲击波过后,要迅速按规定佩戴好自救器,判清方向,沿避灾路线撤离。若不能安全撤离时,可暂到避难硐室等待救援。

瓦斯爆炸事故发生后,医疗专业救援队伍立即启动煤矿瓦斯爆炸伤医疗救治应急预案,根据事故大小和人员伤亡数量等,迅速启动医疗应急救援组织机制,包括领导组、现场急救组、院内专家组、后勤保障组等。从每个专业小组到每个人都要职责分工明确,体现统一指挥、分别行动、协调一致、密切配合的机制。现场急救组要按照"院前医疗急救小分队"的标准,组成相应数量的现场医疗救援小分队,赶赴事故现场进行伤病员的急救和转运。伤病员到达井口或被安置在通风处后,医务人员应迅速对危重伤病员进行急救。

瓦斯爆炸伤多是群体伤和复合伤,因此,应根据瓦斯爆炸伤院前评分标准对伤病员快速进行检伤分类,并采取有效措施,包括保持伤病员呼吸道通畅、充分供氧、气管插管、心肺复苏等抗休克措施;同时注意预防感染;对开放性损伤致出血者,应及时采取有效措施进行止血,对四肢骨折者可就地取材进行固定。迅速完成伤情的初步评估及危重伤病员的现场抢救,并安排转运。转运途中严密监测伤病员的生命体征,保持呼吸道通畅、输液的通畅和保护创面。

六、集会现场踩踏人员救援技术要点

救援原则和方法:发生踩踏事件后,要保持镇静,设法维持好秩序。随人流前行时要用两肘撑开平放在胸前,形成一定的空间,以此保护胸部的肺、心脏不遭挤压。发现前面有人跌倒,应马上停下脚步,同时大声呼救,尽快让后面的人知道前面发生什么事情,否则后面的人群继续向前拥挤,就非常容易发生踩踏事故。对已经跌倒的人,周围的人要及时采取保护措施:由一人或几人迅速组成保护区或人墙,围住跌倒的人,使其立即站起来,以免踩踏致伤。被挤倒而无法立即站起的人,应采取自我保护措施,身体侧卧缩成虾状,双手紧抱头部,以减少可能被踩踏的面积,并有效保护颈部、胸部和腹部,等人群过后,迅速爬起离开。被挤倒且无法呈侧卧状时,要尽量呈俯卧位,双手抱头,双肘尽量支撑身体,腰向上呈弓形,以尽量保护头、胸部等

重要部位。

现场人员要立即报警,接警后有关部门要迅速赶到出事地点,第一时间划出医疗救治区域,或者将伤病员转移至相对安全地带,再进行检伤分类、现场急救、伤病员转运等,同时注意安抚伤病员的情绪。

预防:踩踏事件现场混乱,最初受伤的人若得不到及时救助,会遭受反复踩踏,伤情不断加重,所以踩踏事件的预防非常重要。组织大型集会时,组织者要做好应急准备,制订紧急应对措施,必要时限制人流,杜绝踩踏事件发生。中、小学校因学生集中流动且年龄小,遇上易发因素就极易发生踩踏事件,所以应利用各种形式,有针对性地进行宣传教育,杜绝类似事件的发生。发生火灾、地震等灾难时不能盲目地随人流奔跑逃生,以免被挤压、踩踏致伤。已被裹挟到拥挤人群中的人,切记与大多数人的前进方向保持一致,不要试图超过别人,更不要逆行,避免被绊倒。遇到台阶或楼梯时,尽量抓住扶手,防止跌倒,避免自己成为踩踏事件的诱发因素。遇到混乱局面时,个人应尽量避开人群,向人流少或不同的方向疏散。公共场所如果发生人群骚动,秩序混乱,应有人立即组织疏散引导,组成人墙,有序疏散,并维持秩序。

七、高楼火灾被困人员救援技术要点

高楼失火需要专业消防队伍救援,做好正确逃生为个人要务。目击火灾时,现场目击者等要迅速拨打"119"进行报警求救。消防队到达火场后,火场指挥员根据火场情况或该单位灭火预案的规定,下达作战命令,灭火力量按照各自的任务分工,展开火灾救援。

(一)现场搜救

1. 火情侦查 消防队到达火场后要对火灾现场进行侦查,全面了解情况,包括地形、过火面积、燃烧物、人员伤亡等具体情况。火情侦查在通常情况下可采用外部观察、内部侦查、询问知情人、使用火灾单位的监控系统和仪器检测等方法。

2. 外部观察 侦查人员通过感觉器官对外部火焰的高度、方向、温度及烟雾的颜色、气味、流动方向和周围情况等进行侦查,以判断火源位置、燃烧范围、火势蔓延方向、对毗邻建(构)筑物和其他物体的威胁,判断被火势围困人员的位置及飞火对周围可燃物的影响等。

3. 内部侦查 侦查人员进入燃烧区内部,观察火势燃烧情况、蔓延方向、途径及人员、贵重物品和仪器设备等受火势威胁的程度,研究进攻路线和疏散通道,观察建筑物有无倒塌征兆,是否需要破拆,寻找对灭火有利和不利的因素等。设有消防控制中心的建筑物发生火灾时,侦查人员应首先进入消防控制中心查询火灾情况,弄清起火部位、燃烧范围、有无人员被困、进攻路线和疏散通道、内部消防设施等;若装有电视监控系统,可通过电视屏幕观察火势燃烧情况。

4. 询问知情人 侦查人员直接向火灾单位负责人、安全保卫干部、工程技术人员、值班员、周围群众和目击者询问火场详细情况。必要时,由一两名熟悉火场情况的人员做向导,带领侦查人员进入火场内部侦查。

5. 仪器检测 在有可燃气体、放射性物质、浓烟、空心墙、闷顶、倒塌建筑等特殊情况的火灾现场,侦查人员应使用可燃气体测爆仪、辐射侦查仪、红外线火源侦查仪等现代化专用检测仪器进行侦查,以便及时找到火源,避免发生不应有的人员伤亡和财产损失。

6. 火场警戒 是为避免火灾进一步扩大和保障救灾工作顺利进行而采取的警卫措施,其目的在于减少火灾对人身安全的威胁和混乱给救灾工作带来的影响。火场警戒具有广义的内涵,不单指火灾的事故现场,还包括有可能演变为火灾的事故现场和其他一些与火灾有关的事故现场。

7. 搜救被困人员 被火势和险情围困的人员,出于自救的本能会躲藏起来,给营救工作带来困难。火场救援人员应仔细进行寻找。寻找被困人员的方法首先是询问知情人,了解被困人员的基本情况(如人数、性别、年龄、所在地点等),确定搜救被困人员的途径和方法;必要时可派人员侦查,采取主动呼喊、查看、细听、触摸等方法深入火场内部搜寻人员;尽可能使用仪器探测,用热视仪、生命探测仪等仪器搜寻人员;也可用搜救犬寻找人员。

救援人员进入火场时,要根据火势或险情对被困人员的威胁程度和被困人员的实际情况采取不同的救人方法:楼层的内部走廊、楼梯、门等已被烟火封锁,被困人员无法逃生时,救援人员可将消防梯、云梯消防车等升起,架设到被困人员所在的窗口、阳台、屋顶,将被困人员救出;无法架设消防梯时,消防人员通过挂

钩梯、徒手爬落水管道、窗户等方法攀登上楼,然后用安全绳将被困人员救出;使用射绳枪将绳索射到被困人员所在的位置,让被困人员将缓降器、救生梯等消防救援器材吊上去,然后使用缓降器、救生梯自救;当有被困人员要从窗口往下跳楼时,消防人员应在被困人员所在窗口下的地面拉起救生网(布)、放置救生垫;浓烟和火焰将人员围困在建筑物内时,消防人员应用水枪开辟一条能将被困人员疏散到直通室外安全出口的疏散路线;如果一时不能全部疏散完,也可引导被困人员转移到附近的无烟处或避难间,然后再疏散出去;救援人员要安慰、引导被困于火场的能够自己行走的人员向外疏散,采取低姿或匍匐前进;对不能行走的老弱病残、儿童等,要采取背、抱、抬、扛等方法,把他们抢救出去;需要穿过燃烧区救人时,消防人员可用浸湿的衣服、被褥等将被救者和自己的头、面部遮起来,并用雾状水流掩护,防止被火焰或热辐射灼伤。向被困人员所在楼层架设消防梯、云梯消防车时,要警惕并制止失去理智的人群蜂拥而上,造成人员坠落、车(梯)倾翻等事故。协助被困人员沿消防梯或云梯消防车从楼层向地面疏散时,要用安全绳系其腰部予以双重保护;或由救援人员将其背在身上护送下梯。进入燃烧区救人的救援人员,应携带对讲机、安全绳、腰斧、照明灯具,佩戴空气呼吸器,穿避火服或隔热服,做好自身防护。各级火场指挥员要关注进入燃烧区抢救人命的救援人员的安全,保持联系,准备好后备救援力量。抢救伤病员时,最好在医护人员指导下进行。对抢救出来的人员要清点人数,认真核对,确认被困人员是否全部救出,还要防止被救出来的人员重新跑进燃烧区。对受伤人员,除在现场进行急救外,必要时及时送往医院进行抢救治疗。

8. 自救互救　发生火灾时,要保持镇静,不要惊慌,观察火势,正确判明疏散指示标志的指向,选择正确的逃生方式和方向,不要盲目行动。要学会利用现场一切可以利用的有利条件逃生,争取逃生时间。如利用消防电梯进行逃生,利用室内的防烟楼梯、普通楼梯、封闭楼梯逃生,利用建筑物的阳台、通廊、避难层,室内设置的缓降器、救生袋、安全绳等进行逃生,利用观光楼梯避难逃生,利用墙边落水管进行逃生,把被褥、窗帘用水浇湿后堵住门口阻止火势蔓延,利用绳索或将布匹、床单、窗帘结绳自救等。在无路可逃的情况下,要尽量靠近当街窗口或阳台等容易被人看到的地方,积极寻找避难所,如阳台、楼层平顶等,同时向救援人员发出求救信号,如呼唤、向楼下抛掷一些小物品、黑暗中用手电筒往下照等,以便让救援人员及时发现。在逃生过程中要防止装修材料燃烧造成气体中毒,应用水浇湿毛巾或用衣服捂住口鼻,采用低姿行走,最好弯腰使头部尽量接近地板,必要时匍匐前进,以减少烟气的伤害。

(二)医疗救援

医疗救援的首要任务是维持生命、减少残疾、遏制病情恶化。应遵循"先重后轻、先急后缓、先救命、酌情处理创伤"的原则,积极采取有效救治手段,防止伤病员伤情扩大。常见火灾现场伤病及其救治方法简要介绍如下。

1. 烧伤急救　总的原则是迅速扑灭伤病员身上的明火,制止烧伤面积继续扩大和创面逐渐加深,防止休克和感染,其具体措施概括为"一灭,二防,三不,四包,五送"。一灭:第一是灭掉明火。救援人员可采用清水或覆盖的方法尽快帮助伤病员灭火或使身体脱离灼热物质。伤病员可以卧倒打滚灭火,或迅速脱去着火衣物。切不可在奔跑时喊叫,以防吸入性损伤。对于大面积的重度烧伤,最基本的处理原则是散热和冷敷;对于中小面积的浅度烧伤,可采用立即浸入冷水进行镇痛,但冷水会使血管收缩,造成组织缺氧,故不适用于大面积烧伤人员。二防:第二是防止休克及感染。在现场可口服镇痛片(有颅脑损伤或中毒性损伤时,禁用吗啡),保持气道通畅,并给予输氧、补液及抗生素等治疗。三不:在现场对烧伤创面一般不做特殊处理,尽量不要弄破水疱,不要随意涂药,以免增大后期处理的难度。四包:第四是包扎创面,防止再次污染,也可采用无菌敷料覆盖。五送:第五是快速后送。在现场如果发现心搏、呼吸停止,应立即进行心肺复苏术。在转运途中继续实施心肺复苏,同时严密观察其他变化。搬运伤病员的一切动作要轻柔,行进要平稳,以减少伤病员的痛苦。

2. 吸入性损伤　对于烧伤人员,在现场应快速识别,判断轻度、中度或重度吸入性损伤;迅速使伤病员脱离火灾现场,将其置于通风良好的地方,清除口鼻分泌物和炭粒,保证伤病员呼吸道通畅,并根据伤情采取不同的救助措施。对于轻度吸入性损伤,现场给予氧气吸入,静脉注射地塞米松等;对于中度吸入性损伤者,快速送现场医疗急救站,采取静脉滴注、气管插管等方法施救;对气管充血、肿胀或呼吸道阻塞而濒临死亡的人员,应及时送医院施行气管切开手术,努力挽救生命。

3. 中毒急救　火灾产生的有毒有害气体进入人体后均可对人体产生一定的毒性作用,使人中毒,例如,一氧化碳中毒会出现头痛、心悸、恶心、呕吐、全身乏力、晕厥等症状,重者昏迷、抽搐,甚至死亡。现场急救措施如下:一是将中毒者迅速移至通风处,呼吸新鲜空气,有条件时给予吸氧并注意保暖;二是对昏迷不醒者,应立即手掐其人中穴,同时心电监护,进行心肺复苏,并转运至有高压氧舱治疗的医院;三是严重中毒及曾有昏迷但已清醒者都要送医院接受高压氧治疗,以免出现脑功能障碍。

（三）灭火

灭火一般使用消防车、灭火剂等。扑灭火灾受许多因素的制约,进行有效灭火应做到以下几点:正确使用灭火剂;充分发挥灭火剂的作用;选择好灭火阵地;保护起火点;避免人员伤亡;火场供水须遵循"就近占据水源、确保重点、兼顾一般、力争快速不间断"的原则。有时为完成火场侦查、火场救人、疏散物资、阻截火势蔓延等任务,对建筑物或其他物体进行局部或全部破拆。为提高火场能见度,减少高温毒气危害性,有效控制火势蔓延,提高救人、灭火效率,要进行火场排烟。主要排烟方法有:自然排烟、人工排烟、机械排烟。在灭火过程中,要注意将受火势直接威胁的物资疏散到安全地带,或用灭火、遮盖等方法将物资就地保护起来。

（四）救援结束

火源扑灭后,消防人员要检查火场,防止复燃;清点人员和器材;归队;恢复执勤备战状态。

八、高原缺氧环境救援技术要点

高原地震救援成为极端环境下救援的一种特种类型。我国青藏高原海拔在4 000m以上,又是地震多发带,因此高原地震救援就是一种极端环境下的救援。高原地区还合并低气压,常年昼夜温差大、干燥、大风、紫外线强,易发生冻伤、日光性皮炎、紫外线角膜炎、皮肤皲裂、支气管炎、高原病等多种危害因子。

高原地震的自身特点包括:地域特殊、地质灾害严重;环境恶劣、救援困难;急进高原时,队员高原反应后体力下降严重。救援时应适当选派适应高原救援的队员,配备适应缺氧地区使用的救援设备,选择合适的投送方式,配备适用的高原救援药品,提高队伍自身保障能力,灵活调整作息时间等,从而完成高原救援任务。

针对高原反应,可以准备抗疲劳药品和便携式制氧设备。此外,队员准备好防寒衣服、自热食品与寒区露营帐篷,具有恢复与保存体力的作用。

第四节　空中极端环境下的医疗救援技术

一、空中救援概述

人类活动的范围已到天空对流层与平流层,甚至借助运载火箭、航天飞机到达大气层外与外星球。空难是飞行器(包括飞机、飞艇、载人火箭与宇宙飞船等)失事遇险发生的意外坠毁或爆炸等事故。空中环境,特别是高空与外太空环境,具有极端环境的特征,如温度极高或极低、气压低或没有气压、地球引力下降或没有地球引力、缺乏氧气或根本没有氧气等。一旦飞行器故障或者宇航服毁坏,里面的人员将遭遇生命威胁。目前,人类已认识到空中为极端的灾害环境,针对空中灾害事故的救援研究还处于起步阶段,人类还未发明及时、有效的高空救援工具。

对空中航天飞机失事,人类还没有找到救援办法。例如:1986年1月28日,美国"挑战者"号航天飞机在进行第10次太空任务时,右侧固态火箭推进器上面的一个O形环失效,导致一连串的连锁反应。在升空后73s时,航天飞机爆炸,解体坠毁。机上的7名宇航员都在该次事故中丧生。又如:"哥伦比亚"号航天飞机,于1981年4月12日首次发射,是美国第一架正式服役的航天飞机;2003年2月1日,美国东部时间上午9时,美国"哥伦比亚"号航天飞机在得克萨斯州北部上空解体坠毁,7名宇航员全部遇难。上述过程都发生在万众瞩目与多种监控之下,但人类还没有相应的救援办法。

二、飞行器失事与空中救援技术要点

高空空难死者躯体多离断或离散,多数尸体难以辨认。低空事故是飞机起飞后刚离开地面,升至150～600m高度时发生的事故,常因失速所致,死者尸体完整,易于辨认。着陆事故是飞机因失速未到达跑道就着

陆，或错过了跑道才着陆，多数是飞行员判断失误，机上人员生还可能性较大，但也可能因严重的局部损伤或被困于机舱内致死。除了着陆型空难有一些救援条件外，对于高空与低空空难，人类还未发明及时、有效的救援工具与技术。由于固定飞机出行已成为人类出行的重要交通工具，尽管飞机失事还在不断发生，仍然不会阻挡人类用飞机出行的需求。针对飞机失事的救援与准备，人类积极的经验如下。

（一）学会识别飞机失事前兆

1. 机身颠簸。

2. 飞机急剧下降。

3. 舱内出现烟雾。

4. 舱外出现黑烟。

5. 发动机关闭，一直伴随着的飞机轰鸣声消失。

6. 在高空飞行时一声巨响，舱内尘土飞扬，这是机身破裂舱内突然减压。

（二）飞机出事时，如何自救

飞机失事后 1.5min 内是逃生的"黄金"时间，最重要的是要知道最近的紧急出口的位置——要清楚自己的座位与紧急出口隔着几排座位。

1. 别与家人分开　一家人结伴出行时，最好坐在一起，但都要准备好分别逃生。避免因把逃生的短暂时间用于寻找家人而失去逃生的时机。

2. 学会解安全带　在发生紧急事件时，甚至机组人员也会在这一问题上出错。在飞机上，需要学会打开插销。如果不能解开安全带，逃生机会就很渺茫。

3. 优选距离逃生口近的座位　选择距离逃生口近的座位，在黑暗条件下逃生时有一定作用。

4. 戴上防烟头罩　如果你能从冲撞中幸存，接下来要面对的就是大火和烟雾。烟雾含有有毒气体，过多地吸入将导致死亡。

5. 听乘务员讲解　登机后要认真听取乘务员的讲解，阅读安全条例。在发生坠机前，按照乘务员的指示采取防冲击姿势：小腿尽量向后收，超过膝盖垂线以内；头部向前倾，尽量贴近膝盖。

除了以上的"逃生六条"外，在飞机失事时，乘客最重要的还是要保持镇定，应对紧急事故。

（1）首先一定要镇定，要有全局观念。紧急情况发生时，乘客应听从乘务员指挥，要镇定，不要慌乱。机组人员都受过严格的专门训练，善于和有能力应付紧急事故。

（2）个人应做的事：除乘务员要求的以外，个人应将眼镜和义齿摘掉，衣裤袋里的尖利物品（包括笔之类）都应丢进垃圾袋，女士应脱去高跟鞋。

（3）一有失事的报警，赶紧准备一条毛巾，以备机舱内有烟雾时掩住口鼻，否则浓烈的毒烟很容易使人窒息。

（4）多数飞机的每个座位上都有一条保暖用的小毛巾被，这时可将毛巾被的四个角，两两打成死结。太平门打开后，充气逃生梯会自动膨胀，这时两手各紧抓住毛巾被的一个死结举在头上，用坐姿跳到梯上下滑。如果飞机离地面有一定的高度，这种下滑法由于有毛巾被当作微型降落伞，就不至于头先着地，而且能稍微降低下降的速度。如果飞机已在地面，这种跳滑法也没增加多少麻烦，不会有什么坏处。

（三）严守十大安全守则

对乘客来说，除了不可预测的天灾或机械故障等因素，事实上乘客自己可借熟知"十大安全守则"，在关键时刻救回宝贵生命。

根据美国飞行安全专家整理出来的"十大飞行安全守则"，乘客们在安排飞行班机时，需要注意以下几点。

1. 选择直飞班机。统计数据指出，大部分空难都发生在起飞、下降、爬升或在跑道上滑行的时候，减少转机也就能避免碰到飞行意外。

2. 在选择飞机机型方面，应该选择至少 30 个座位以上的飞机。飞机机体越大，受到国际安全检测的标准也越多、越严，而在发生空难意外时，大型飞机上乘客的生存概率也比较小的飞机高。

3. 熟记起飞前的安全指示。各种不同机型都有逃生门，乘客上了飞机之后，应该花几分钟仔细听清楚空乘人员介绍的安全须知,如果碰到紧急情况,才不会手足无措。

4. 不要把大件行李随身带上飞机,如果飞机遭遇乱流或在紧急事故发生时,座位上方的置物柜通常承受不住过重物件,许多乘客都会被掉落下来的行李砸伤头部,甚至死亡。

5. 飞行全程系紧安全带。在飞机翻覆或遭遇乱流时,系紧安全带能提供乘客更多一层的保护,不至于在机舱内四处碰撞。

6. 意外发生时,一定要听从空服人员的指示,毕竟空服员在飞机上的首要任务,便是为了维护安全。

7. 不要携带危险物品上飞机。飞行安全专家说,乘客只要"动动大脑",就知道像汽油罐这些东西,都不应该带上飞机。

8. 不要让乘客自行拿取咖啡、热茶等高温饮料,应该由受过专业训练的空乘人员为乘客服务。乘客自己拿这些高温液体的话,经常会发生烫伤意外。

9. 不要在飞机上喝太多酒。由于机舱内的舱压与平地不同,过多酒精将使乘客在紧急时刻应变能力减弱,丧失逃生的宝贵机会。

10. 随时保持警觉。飞行安全专家指出,意外发生时,机上乘客应该保持冷静,在空服人员的指示下尽快离开。

三、极端气象条件下的灾害与救援

对于极端气象条件下的灾害,人类目前仅能以地面为救援平台展开救援行动,还不能广泛开展空中为平台的救援行动。以龙卷风为例,龙卷风是从积雨云底伸向地面或水面的范围很小而风力很大的强风旋涡。龙卷风迅猛,破坏力强,还可带来雷暴、冰雹和强降雨。龙卷风经过时,常会拔起大树、掀翻车辆、摧毁房屋,往往会使成片的庄稼和树木瞬间被毁,令交通中断、房屋倒塌,威胁人畜生命。龙卷风极端气象条件下的灾害,虽然发生在空中,但成灾在地面。

目前人类只能在灾后从事地面救援,还无法在空中对极端条件下的灾害因子进行抗击。以2005年8月25日发生在美国东南部的卡特里娜飓风为例。该飓风登陆后,风速达到257km/h,沿途带来热带风暴与强降雨。飓风登陆后,初期电力、通信中断,道路无法通行,应急机动能力被严重削弱,难以救助受灾群众,难以提供有效的医疗救援。8月30日庞恰特雷恩湖护堤发生断裂,新奥尔良市中心水位迅速上涨,80%的城区被淹没,死亡人数超过1 800人,造成344亿美元的经济损失,因飓风受灾的人口总计达120万。

四、空气污染事件救援

空气污染影响面广,但空气污染的源头可能是人类在地上的活动。

环境污染事件救援,也是在污染环境下救援。污染源既伤害受困人员,也伤害救援人员。环境污染事件应以防为主,防治结合。

在防的方面着重加强环境规划和管理;在治的方面着重考虑各种治理技术措施的综合运用。要把人工治理与自然净化相结合:充分利用自然净化能力,如依据地区环境中大气、水体、土壤的自然净化能力,确定经济、合理的排污标准和排放方式,这样可节省环境治理费用。要把发展生产和保护环境相结合:生产部门在发展生产的同时,要加强资源管理,做到环境保护,防止资源浪费;要通过技术革新、综合利用,改善企业内部的环境综合治理措施,减少和控制污染物的排放量和处理量。做好环境监测:通过检测对人类和环境有影响的各种物质的含量、排放量,跟踪环境质量变化,确定环境质量水平,为环境管理、污染治理等工作提供基础和保证。

第五节　极端环境下救援的安全防护

选用正确的防护用品是完成救援任务的基础与条件之一。极端危险环境下救援人员的自身防护,正是在突发事件的处置过程中,为了避免环境危险因子,如毒剂的污染或中毒损伤所采取的防护措施。有效的防护是减少人员伤亡、安全实施救援的重要保障。由于在第一次世界大战中,化学武器被大规模在战场上使用,人员呼吸系统防护器材率先出现并装配到部队,而后是皮肤防护技术,再由个人防护发展到集体防护,至今已形成了包括药物防护在内的全方位防护技术。

一、个体防护装备

个体防护装备是在救援训练与作业中用于保护个体安全的装备,能保障个人安全,防止和减少人员伤亡,提高救援脱险能力。防护装备不是辅助救援装备,是以保护救援队员在作业中不受危险因子额外伤害的装备。2006 年 6 月,中国个体防护装备标准委员会组建了 6 个标准化组:①头面部防护标准化组;②呼吸防护装备标准化组;③眼面部防部标准化组;④手足防护标准化组;⑤防护服标准化组;⑥坠落防护装备标准化组。个体防护装备的产品标准化受到重视,至 2014 年,我国个体防护装备的标准已有 75 项,其中国家标准 50 项,行业标准 25 项,基本形成了完整的产品标准体系和门类齐全的防护装备产品。

(一) 个体防护器材主要类别

1. 头盔 主要对头部产生保护,使头部免受撞击、穿透、热辐射、火焰、电击等多种伤害。

2. 灭火防护服 在进行灭火救援作业时,对躯干、头颈、手臂、腿部进行防护,免受高温、蒸汽、毒烟的伤害。有的产品还具有一定的防火、阻燃功能。

3. 防护手套 消防手套用于手部保护,使手部免受锐器、高温、腐蚀性毒剂损害。防高温手套用于高温作业时的手部保护。

4. 安全腰带 主要用于人员登高作业的安全保护,可与稳定的物体绑带相连,减少坠落伤害引起的死亡。

5. 防护靴 用于足部与小腿部分的防护。

6. 正压式呼吸器 用于在浓烟、毒气环境下保护消防人员呼吸道免受刺激或毒害。

7. 佩带式防爆照明灯 用于火灾现场个人移动照明,避免引爆可燃气体。

8. 方位呼救器 用于人员在现场的定位与报警。

9. 轻型安全绳 用于人员在火场时的下滑或吊运。

10. 腰斧 用于救援人员随身破拆。

11. 全封闭的化学防护服 用于在中毒灾难现场的全身防护。

12. 移动供气源 用于狭小空间和长时间作业时的送气送风。

13. 正压式消防氧气呼吸器 用于在高原、地下、隧道等场所长时间作业时的呼吸保护。

14. 潜水装具 用于水下救援作业时的专用防护。

15. 手提式强光照明灯 用于在灭火和抢险救援现场作业时的照明。

(二) 如何掌握个人防护技术

要求学会及时、正确地选择和使用个人防护器材,应该明确以下基本理论。

1. 任何个人防护装备的防护性能都是有限的 即使是在正确选择、合理使用个人防护装备的前提下,也只能将可能由环境进入人体的有害物质威胁降到最低,并不能够确保绝对安全。所以,应首先考虑如何处理危害源、最低程度控制有害物的污染毒害、快速通过有害环境等,不能完全依赖个人防护装备的防护性能。

2. 个人防护装备的使用应经过现场风险评估预测 在使用个人防护装备时,必须充分了解各类防护装备的性能和局限性,选择防护性能与现场危害水平相当的防护装备。例如,过滤式呼吸防护器是呼吸道防护装备的一种,其核心组分是具有吸附有毒有害物质功能的化学过滤元件,就其功能而言可分为单纯过滤某些有机蒸气类、防酸性气体类、防护特殊化学气体或蒸气类,以及综合防护类。由于有些过滤式呼吸防护器的防护功能较为单一,所以在使用过程中,必须明确其具体防护性能,不可一概而论,避免因防护装置选择不当带来的伤害。此外,应定期在实际染毒的条件下检验个人防护装备的防护效果。

3. 禁止在无防护或没有正确的个人防护条件下进入染毒现场 任何人员都不应直接暴露于染毒环境中,否则只能增加伤亡或加大事件的危害性和事件处理的复杂性,甚至引起更严重的后果。如在进行反化学恐怖袭击应急救援时,如果现场情况不明,除穿着隔绝式防护装备的侦检人员外,其他救护人员不能贸然进入染毒现场,否则会因防护等级不达标而给救援人员带来可能的伤害。

(三) 合理选择防护器材

在突发事件发生后,救援人员进入现场前,应依据情报、现场信息和侦检结果决定防护等级,选用防护器材,或者提前服用预防药物。这些信息包括有毒化学品的种类、物理状态(气体、液体或固体)和染毒浓度等,例如:在以气态毒剂为主的开放现场,可以选用过滤式防毒面具和透气式防护服;如果现场有大量的液态毒剂分布,则应选择非透气式防护服、带大滤毒罐的防毒面具或隔绝式防毒面具;在相对密闭的空间内、毒剂浓度较高或氧气含量不足时,一般应选用自供气的隔绝式防毒面具。首先进入未知现场的人员(如侦检人员),应适当提高防护的等级。

（四）正确穿戴防护器材

防护器材是防止化学、生物战剂及放射性灰尘等通过皮肤和呼吸道等途径引起个体伤害的各种工具或器材,主要包括防毒面具、化学防护服、防毒手套、防毒靴(套)、防毒围裙、防毒斗篷等。

个人防护装备根据应急救援的需要配备,确保安全可靠、系统配套、实用有效。个人装备的管理在使用时交付个人管理,行动结束后,统一回收、保养与维护。

二、集体防护装备

集体防护装备是对众多救援队员提供的防护工程与装备。战斗车辆的装甲、舰舱以及配套的通风、净尘、洗消、空调设备都可归入防护装备。自从第一次世界大战之后,出现防化工事,这是集体防护装备的雏形。第二次世界大战之后,由于核化生等大规模杀伤性武器的威胁越来越大,核监测装备、化学报警和监测装备开始应用,甚至出现了专门用于洗消防护的特种车辆。为了确保战斗人员在危险的理化环境下作业与生存,滤毒通风、核化洗消装备,内部空气循环与净化装备投入使用并被配套到特种车辆之中。

由于"三防"作为一个词汇已深入人心,所以三防医疗防护装备主要是针对核、化、生三种危害因子研制的防护装具与工程,常见的如下。

（一）核监测设备

核监测设备可用于在核袭击后快速监测报警,对进入防护工程的人员进行放射性沾染检测和剂量监督。常用的有核监测报警仪、门式放射性沾染检查仪、空气放射性监测仪、氡监测仪。

（二）化学监测设备

化学监测设备对工程内部空气的化学战剂染毒情况进行监测,为采取防护与救援措施提供信息。常用的化学监测仪包括口部毒剂报警器、化学毒剂监测仪、空气质量监测仪。

（三）核化消洗设备

通过核化洗消设备,可大批量洗消染毒、染核尘人员,包括口部洗消机、人员身体洗消装置等部件。

（四）滤毒通风和防护装备

当工程遭受核化生武器袭击时,滤毒通风和防护装备将外部的有毒有害空气滤过后送入内室,供人员呼吸,并造成规定超压,限制外面空气流入,包括微粒过滤器、滤毒器、风量控制装置等部件。

三、公众简易化学防护与物理防护技术

简易化学防护是在突然遭遇化学战或化学恐怖袭击时,在无制式防护器材的情况下,就地取材而进行的一系列防护措施和行动,主要包括简易呼吸道、眼睛防护和简易皮肤防护等。

1. 简易呼吸道防护 可就近采用一些具有过滤功能的器材,如浸渍口罩、干口罩、装料防毒口罩和简易防毒罐(装料防毒筒)。浸渍口罩可用毛巾、随身衣物、纱布或旧布等做成口罩,然后浸上碱性溶液,如5%面碱水、石灰水、草木灰水或尿液等,拧干后即成浸渍口罩,这种口罩对沙林和氢氰酸有一定的防护效能。干口罩可用干毛巾加四层纱布制成,对刺激性毒剂有一定防护效果。装料防毒口罩可用毛巾、布料做成口袋,然后装填或包装一层滤毒材料,如3~4cm厚的锯末、土颗粒等,做成或折叠成口罩。简易防毒罐可用内径和高各为8~10cm的硬纸筒、罐头盒或者竹筒做成罐体,在罐底端钻多个小孔,罐顶端用棉花、纱布等柔软材料固定,以保证罐体与口鼻密合,罐内可装5cm厚的锯末(粒度为0.6~1.2mm)和3cm厚的等比例的黏土石灰粒(粒度为0.6~1.2mm)以增强滤毒效果。

2. 简易眼睛防护 可选用普通风镜,将空隙用胶布或石蜡密封,制成防护眼镜;如果没有风镜,也可用玻璃纸或者透明塑料薄膜制作,尽量保证密封及与眼部贴合紧密,以保护眼睛免受毒剂损伤。

3. 简易皮肤防护 利用雨衣、塑料布、帆布、油布、大斗笠和棉大衣等遮盖身体,防止毒剂液滴直接落到皮肤上和减缓毒剂的穿透作用,起一定的防护作用。当人员通过染毒区时,可利用长筒雨靴、皮鞋、胶鞋和油布等保护下肢,免受军用毒剂损伤;也可用塑料布、帆布、麻袋片、稻草、竹叶、茅草、竹笋皮和芭蕉叶等材料包扎脚和小腿部。这些简易下肢防护器材对持久性毒剂有一定的防护效能。

简易化学防护主要是在应急状况下采用,就近选取一些简单易做、使用方便的材料制成防护器材,但其防护效能不如制式装备器材好,尤其对致死性毒剂的防护不可靠,所以应尽快脱离染毒区域。

第六节　各种极端环境下救援的典型案例

一、案例1:"和平方舟"医院船成功救治两名危重患者

2009年10月24日,"和平方舟"医院船到达北隍城岛海域。由于该岛码头不具备停靠医院船的条件,医院船在附近海域抛锚,医疗队经小船换乘后登岛开展巡诊活动。

（一）资料

巡诊过程中,医疗队接诊一名腹部剧痛患者。患者于10月23日20:00左右腹痛难忍,并伴随恶心呕吐,至医疗队上岛时,疼痛已持续近13h,期间滴水未进,几近虚脱。由于岛上医疗条件有限,岛上医生不能确诊,也无条件进行治疗,患者情况持续恶化。10月24日海岛附近海域海况较差,患者无法离岛,医院船成为患者获得救治的唯一希望。医疗队专家利用便携设备进行初步检查后,诊断为不完全性肠梗阻并可能伴有肠粘连,患者已出现脱水症状,病情趋重,需尽快利用专业设备进行检查、确诊并转移到医院进行治疗。海上医院院长果断决策,及时向上级部门报告情况,并组织换乘船只将患者由海岛转移到医院船进行治疗。转移时海上风浪较大,换乘船只靠帮医院船后,两船相对起伏太大,患者身体虚弱,无法通过船侧面舷梯登上医院船。医院船船长与海上医院院长沟通后,决定启用第二套换乘预案,采用医院船侧面起重机吊装伤病员吊篮的方式换乘患者。换乘船只上的医务人员为患者穿上专用的救生服,将患者固定在担架上。起重机吊装吊篮到换乘船上,将患者固定在吊篮中,起重机再将吊篮吊回医院船。在吊装过程中用安全绳稳定吊篮,以防与其他设备碰撞。换乘过程紧张有序,患者顺利换乘到医院船。该患者成为"和平方舟"医院船服役以来首名通过吊篮换乘到医院船进行治疗的中国公民。海上医院接收患者后,立刻按照医疗流程进行检查和治疗。

2009年11月5日,医院船在某岛礁海域巡诊时,接到另一岛礁报告,一艘在南海进行捕鱼作业的渔船上一名渔民患病。经该岛礁军医初步诊断,患者患呼吸道疾病,并伴有严重的胸腔积水,不排除患有急性肺炎的可能,需尽快确诊和治疗。由于岛礁医疗条件有限,无法进行有效治疗,如渔船返航回三亚治疗,航程需数天,耽误治疗时间,请医院船尽快进行救治。收到报告后,医院船指挥部立刻向上级部门报告了这一情况,并召开会议,研究形成行动方案并立刻部署。航海部门与渔船取得联系,获取患者情况信息,与渔船协调会合地点。海上医院组织呼吸科专家、相关医技科室和护理人员组成医疗组,准备设备、器材和药品。第二天,医院船与渔船在目标海域会合,靠岸停泊后,如何将患者从渔船转移到医院船上成为一个难题。此时海上风浪大,两船相对起伏超过5m,舷梯、跳板、绳梯等换乘方式均无法使用,气象条件也不符合直升机升空的最低要求,甚至因为渔船甲板太小,作业设备多,伤病员吊篮也无场地展开。经过医院船船长、海上医院院长和直升机部门领导在甲板上的紧急商讨,决定采用船侧起重机吊挂直升机用救生吊篮的方式换乘患者,由专业救生员随救生吊篮吊至渔船,将患者固定在救生吊篮中并做好安全防护,随吊篮吊回医院船。由于初步诊断患者患的是呼吸道方面疾病,尚不能排除其具有传染性的可能,海上医院院长及时安排对医院船上的相关人员进行了必要的防护。由于两船摇摆比较剧烈,此次换乘进行得较为艰难,在使用起重机的过程中,特别要防止起重机的挂坠伤人和吊篮落船太快造成吊篮内的人员冲击受伤。紧张工作后,患者安全换乘到医院船上,海上医院马上展开救治流程,对患者进行检查和治疗。

（二）结果

北隍城岛患者,女,56岁,经医院船CT扫描等检查,确诊为肠梗阻,经过胃肠减压、输液等治疗,24日23:00,患者顺利排便,胃肠压力基本正常,体内电解质水平趋于正常,患者脱离生命危险,病情稳定。医院船停靠青岛某港后,海上医院将患者交接给地方医院继续进行治疗。

南海渔民,男,28岁,经医院船X线机等设备检查,确诊为结核性胸膜炎,经过药物治疗和数次胸腔积液

抽取,患者病情明显缓解,脱离生命危险,并转入正常治疗流程。数天后,医院船靠三亚某港,将患者转入地方医院继续进行治疗。

（三）讨论

医院船执行"医疗服务万里海疆行"任务,在紧急和复杂情况下成功救治两名危重患者,对未来执行类似任务具有重要的参考价值:①医院船上建制齐全,分工明确,航海和医疗都有详细的实施方案,保证了遇到突发情况时能按照工作流程进行处置。②医院船的构架由舰船人员和医疗队两部分组成。航行和医疗是两个完全不同的领域,需要舰船部门和海上医院紧密配合,随时通报信息,交换意见,团结协作,共同完成任务。医院船采取每日例会制度,总结当日工作,布置第二日工作,保证不同领域的工作能够相互配合、及时沟通。③海上医院的医务人员平时在陆地各医院工作,执行任务时抽调到医院船,前期良好的训练保证了海上医院在处置复杂情况时能有条不紊、各司其职。队员逐步适应了新型海上卫生救护平台的救治环境,熟悉了救治的展开流程,提高了医疗队应对多种安全威胁和执行多样化卫勤保障任务的能力。④海上作业情况复杂多变,不确定性高,作业难度大,在必要的时候可以灵活处置,创造性地运用各种设备进行作业。在救治南海渔民的过程中,使用船载起重机吊装直升机用救生吊篮就是医院船指挥部门根据情况灵活处置,成功换乘患者的范例。

陆地医院患者与医院船患者治疗过程存在差异:①收治患者的过程有区别。陆地医院多是患者自行前往医院进行治疗。医院船收治患者,换乘就是一项比较艰巨的工作。由于医院船排水量达 14 000 多吨,经济欠发达地区多没有停靠万吨级轮船的码头,只能靠换乘船只摆渡换乘。在海况较差的情况下,换乘会比较困难,换乘的安全要求很高,需要舰船部门和海上医院配合,才能将患者安全地转移到医院船上。②检查与治疗环境有较大区别。陆地医院,设备、器材和房间、通道等都是静止及固定的。医院船在海上,船体会有摆动,医务人员在进行医疗作业时会面临较多困难,要求设备、器材都要固定放置,在操作时要克服船体的摆动。

需要注意和加强的方面:①换乘过程中的人身安全问题。紧急情况下,特别是吨位较小的船只与医院船的换乘,在海况较差的情况下,两船相对位置变化剧烈,要求所有参与作业的人员必须严格按照操作规范作业,要时刻注意情况变化,并相互观察、提醒,做好安全工作,防止意外的发生。特别是海上医院的医务人员,由于海上作业经验少,航海技能不足,人员有轮换,应注意加强相关知识和技能的培训。②在救治南海渔民的过程中,在换乘前不能排除患者患有传染性疾病的可能,所以医院船参与作业人员临时采取了必要的防护措施,特别是对救生员进行了重点防护,处置得当。但是在当时,这种情况还没有成形的操作规范和方案,需在今后的工作中进一步完善。③诊疗过程中的语言沟通问题。此次巡诊活动,南北跨度大,且巡诊区域均为经济不发达区域,普通话普及不足。在巡诊过程中,普遍遇到了讲普通话的医生与讲方言的患者在沟通上的一些障碍。在救治南海渔民的过程中,就找了懂当地方言的战士来与渔船和患者沟通,再"翻译"给医务人员。在今后执行类似任务时,应对此类问题予以关注和解决。

二、案例 2:"东方之星"沉船事件与救援

2015 年 6 月 1 日 21 时 30 分,隶属于重庆东方轮船公司的"东方之星"客轮,在从南京驶往重庆的途中突遇罕见强对流天气,在长江中游湖北监利水域沉没。

沉船事件发生后,在接到命令后,某医疗救援机构派出医务人员组成卫勤保障分队,紧急奔赴一线,执行现场搜救、医疗救治、卫生防疫、心理疏导等伴随保障任务。结合当地政府部门、周边群众和军队力量,采取空中巡航、水面搜救、水下搜救、进舱搜救和全流域搜救相结合的方式,在事发地及下游水域开展全方位、立体式、拉网式搜寻。

截至 2015 年 6 月 13 日,经有关各方反复核实、逐一确认,"东方之星"号客轮上共有 454 人,其中成功获救 12 人,遇难 442 人,全部遇难者遗体均已找到。

（一）现场恶劣条件及造成的影响

1. 沉船现场在长江监利流域大堤边上,距离最近的码头有 4km,大堤边上是成片的芦苇荡,连日大雨,道路极为泥泞。先到达的队伍全是趟着泥巴进入救援现场,官兵鞋子全部湿透。江边风大,阴雨和闷热天气交接,昼夜温差较大,对官兵身心造成极大危害。周边疫情复杂,尤其是芦苇荡区,属于血吸虫疫区,易对救援人员的健康造成极大威胁。

2. 救援部队进入沉船现场后,从前期担负的搜救任务到后期现场封控及遗体转运,各任务官兵在堤坝上全面坚守,吃住全在大堤上,每天工作长达12h,尤其是在沉船扶正期间,官兵昼夜待命,长时间作业,休息得不到保障,体力消耗大,身体抵抗力下降。

3. 一线任务官兵驻扎在大堤边上一处废弃的板房内,环境极其恶劣。执行任务官兵在待命期间,就地休息,晚上气温低,极易感冒。衣服、鞋、袜经常处于潮湿状态;没有自来水水源,洗澡难以保障;无法及时更换内衣裤,易发生湿疹、痱子、足癣等疾病。饮食由后勤保障分队后送,单程时间长,难以将热饭、热菜送到官兵手上,就餐环境较差,苍蝇多,容易引发食物中毒。

4. 救援执行任务点散、线长,尤其是沿线警戒官兵,卫勤分队巡诊往返一次就需步行泥泞路几千米,有些大型的仪器设备无法到达现场。因为任务分散,人员轮换大,心理宣传工作难以集中进行,心理疏导工作难以覆盖。

(二)海上医疗救援工作

1. 应急响应　接到总队后勤部预先号令后,卫勤分队严格按照应急响应程序进行,总值班立即向院长政委报告,院领导召开常委会,抽组、收拢卫勤战备人员,装载应急战备物资,进行战备动员,确保了各项工作忙而不乱、紧张有序。

2. 救援部署　客轮翻沉卫勤保障面临着生命救援、卫生防护、心理维护等多样需求、多线作战、多重保障的压力。

(1)科学用兵。总队首长对卫勤保障作出专门部署,要求把卫勤作为后勤保障的重中之重来对待,按照"紧前、接力、持续"三个层次和"强固伴随、强化后送、强实预备"三个梯次部署力量。接到出动命令后,迅速抽组卫勤战备值班A队,分析研判救治任务,成立卫勤先遣组,主要包括急诊科医师2名、传染科医师3名、普外科医师1名、皮肤科医师2名、3名心理咨询师。6月2日凌晨,卫生处长带领卫勤分队先遣人员和急需的卫生防护物资第一时间赶赴现场,展开卫勤组织指挥工作。医院迅速收拢人员,快速做好药品、器械、车辆等相关准备,在院长的带领下,于6月2日上午到达现场汇合,展开救援行动。

(2)带足物资。总队、支队两级卫勤分队按照"着眼当前、满足急需"的要求,携带9台救护车、1台卫生防疫车、40副担架、20个电动喷雾器和足量防护服、乳胶手套、防护靴、口罩、防蚴灵、吡喹酮等常用防护物资及血吸虫预防急救药品,并携带呼吸机、除颤仪、急救箱等医疗设备,为保障任务圆满完成提供了有利条件。

(3)周密部署。卫生处长始终坚持一线组织指挥,组织医院、支队卫勤骨干召开会议,研究保障措施,明确任务要求,根据任务需求科学制订保障计划。结合任务实际,前期针对搜寻遇难者遗体任务,在任务区域合理设置7个医疗服务点和2个心理服务小分队,在登岸口设立3个洗消点,对任务部队实施全程、全方位伴随保障;后期针对沉船打捞及遗体处理,设立4个防疫队加强卫生防疫工作。及时主动联系湖北省卫计委、监利县卫计局、医院、疾控等部门,协助建立医疗后送绿色通道,做好防护、防疫药材和物资就地补充供应准备。

3. 现场处置

(1)突出抓好卫生防疫。结合任务特点和救援现场地处血吸虫疫区的实际,组织救援官兵开展防护、防疫知识培训,让每名官兵重点掌握血吸虫病防护常识和遗体搬运防疫注意事项;每次任务前为救援官兵配发防护服、口罩、手套、防护靴、防蚴灵等防护用品和防疫药品;坚持在搬运遗体任务完成后,逐个进行全面清洗消毒,每隔1h对任务区域进行一次全面消、杀、灭,每日对宿营区和生活区进行3次环境消毒和灭蚊杀虫;及时对遗体、担架和简易灵堂进行全面消毒和无害化处理,指导任务部队对生活垃圾分类存放;组织对宿营地进行卫生整治,维护了救援任务区域的卫生安全。累计对任务区域覆盖式消杀灭60余次,宿营区和生活区消毒灭蚊20余次,为任务官兵清洗消毒5 000余人次,做到了"大灾之后无疫情"。

(2)全面做好医疗巡诊。卫勤分队在开展定点救治的同时,坚持全程、全时对救援现场任务部队实施伴随保障,每天3次深入担责封控、道路抢修任务现场和部队宿营地进行不间断的巡诊送药,重点做好皮炎、中暑等防治工作;并为其他参与救援任务的友邻部队、地方救援力量、遇难者家属和当地群众提供医疗救治、义诊服务。先后为部队巡诊 1 900 余人次，及时处置伤病员 30 余名，为遇难者家属和当地群众义诊 410 余人次。

（3）注重心理干预服务。针对救援任务实际，及时在救援现场开设心理咨询服务站，有针对性地进行心理疏导，引导救援官兵讲述救援经历感受，组织心理专家开展心理疏导、调适服务 220 余人次，缓解现场心理压力，增强心理承受能力，防止发生惊恐等应激心理问题。救援任务结束后，为避免现场悲惨场景对官兵的睡眠、饮食和心理健康造成持续影响，又派出医院心理专家深入救援官兵，开展心理健康教育和调适疏导游戏，解答官兵的各种疑惑，化解不良心理情绪，维护了任务官兵心理健康。同时，为 30 余名遇难者家属提供必要的心理安慰，为整体救援工作赢得支持和理解。

（4）扎实做好卫生监督。针对野外就餐、宿营的实际，专门指派卫生监督员全程监督食品卫生，督导军需部门做好食物留样，坚持每日食品检测，把好采购、储存、制作、前送等食品安全的每一道关口；对饮用水进行检测，要求饮用水必须烧开，严禁救援官兵饮用生水，确保了救援官兵饮食、饮水安全。

4. 警地协作

（1）在应急指挥协作上，与国家卫生计生委、省卫生计生委、驻地医疗卫生部门共同成立沉船事件医疗救治指挥部，经常召开会议，互通工作情况，研究工作中的困难和问题。各方在指挥部统一指挥下，细化分工，明确责任，共同探讨救援对策，实现了思想统一、目标明确、措施有效，确保了救援任务有序展开。

（2）在信息资源协作上，依托协作机制，积极协调省政府应急办、省卫生计生委、省疾控中心等部门，给予药品、物资、器材等相关支援，调拨防护物资 3 000 余件（套）、血吸虫预防药品 1 500 余瓶。同时加强与当地政府和卫生机构联系，主动向上级业务部门汇报，实行"资源共享、任务互通、疫情直报"。通过警地协作，成功抢救 2 名重度中暑战士和 1 名昏迷遇难者家属。

（3）在药材供应协作上，卫勤保障分队在"自我保障"的基础上，与当地各大医药公司建立药材供应绿色通道，紧急采购 1 000 套防护服、1 000 双乳胶手套、1 000 双防护靴、40 个电动喷雾器等防护物资，又从签有药材应急供应协议的医药公司紧急采购 2 000 套防护服、1 500 双乳胶手套、700 双防护靴送往救援一线。通过协作拓展了遂行保障任务的空间。

（三）案例分析

1. 这次行动中，前、后方穿插指导，及时、果断决策，鼓舞官兵斗志；卫生处处长、医院院长全程一线组织保障，既当指挥员又当战斗员，为任务官兵做好了表率，确保了救援卫勤保障行动有序、有效展开。

2. 两级卫勤保障分队落实战备制度要求，深入开展岗位大练兵活动，卫勤人员的战备意识和应急保障能力都得到了进一步加强，确保了能在第一时间参与处置救援任务。

3. 任务中卫勤保障人员克服恶劣气候、野外作业等困难，与一线官兵一道风餐露宿，通宵达旦工作，发扬特别能吃苦、特别能战斗的优良作风，较好地完成了救援期间的防病防疫、医疗巡诊、心理咨询等卫勤保障工作，充分展示了总队卫勤官兵的良好形象。

4. 从此次保障任务看，尤其是支队级卫勤保障，还存在：方案预案针对性不强，未针对此次事件突出卫生防疫、心理疏导等重点内容；方案操作性不强，人员临时拼凑，实时跟进伴随保障能力有所欠缺。下一步，要采用模块化抽组的思路，深入研究任务地域、社情特点，有重点地完善卫勤方案预案，明确人员组成、职责分工、组织指挥等内容。一旦发生突发事件，能迅速抽组相应模块，有效开展保障行动。

5. 从此次保障任务看，两级卫勤力量编配不足，保障能力整体薄弱，"闻令而动""依案而行"的战备意识还不够牢靠。下一步，严格落实分队训练制度，着力抓好应急响应、卫勤指挥、人装结合、紧急救治等贴近实战背景演练，全面锻炼卫勤人员在信息化条件下的综合救护能力，实现"全时空、全过程、全方位"的全维卫勤保障。

6. 优化药材筹储。从此次任务看，两级卫勤人员携带的药材实用性不强，防护物资和血防药品储备不足，需总队临时筹措供应。下一步，在药材保障上要坚持"常态自储、应急先供"原则，根据任务需要进一步细化药品、器材保障的基本标准及专业标准，适量储备防护服、防护靴、防蚴灵等常用物资药品，加强常态管理，做到规模适度，质数兼备。同时与医药公司或驻地疾控中心积极协商，确保救援物资的及时供应，建立畅通的药材供应渠道，为遂行应急保障任务提供坚实保证。

7. 加强警地协作。不断深化警地医疗协作,突出联合指挥演练,制订卫勤保障实施措施,开展联合搜救、检伤分类、医疗后送联合演练;突出联络沟通机制,建立定期沟通渠道,互通交流信息,确保平战沟通顺畅;突出信息资源共享,警地双方在人才、装备、技术等信息资源上优势互补,取其长,补已短,确保救援任务圆满完成。

三、案例3:极寒环境下的成功救援案例

2019 年12 月18 日17 时26 分,辽宁省朝阳市消防救援支队指挥中心接到报警,位于朝阳市凤凰山山顶电视塔东侧有一名男子失足坠落,被困山中无法行走。接警后救援人员立即赶赴现场,顶着-20℃的低温,冒着随时坠落悬崖的风险,在漆黑不见五指的夜晚中,连续奋战14h,最终将被困人员成功救出。

18 日19 时21 分,消防指战员携救援设备到达山顶,并利用手机和被困人员取得联系。经过与报警人,也就是被困人的反复沟通,逐渐缩小了搜救范围,此时天色已经完全黑了下来,气温逐渐下降到-20℃,对于受伤且无法行动的被困人员来说,这个温度已经极度致命。

22 时5 分,终于在一个与水平面成70°的斜坡底端发现了被困人员。经现场侦查,被困人员意识清醒,被困于一处狭窄的缓坡地段,下方就是深不见底的悬崖,由于摔伤腰部,下半身无法行动,左腿已经骨折,伤势较为严重,一旦无法及时治疗,将会危及生命。由于被困人员已经在极寒条件下被困5h,身体温度急剧下降,救援人员将防护服脱下为其保暖;在不足4m²的狭窄地段,冒着坠落悬崖的极端危险,用双手托举担架,利用绳索救援,稳稳地将被困人员平安送至搭建的救援平台。随后两人一组徒步攀爬70°斜坡近200m,终于将伤者送至山顶,随后徒步护送下山。

19 日7 时40 分,在经历了近14h的惊心救援后,被困人员被成功转移至"120"救护车,送往医院进行救治。据悉,被困人员后来体征平稳,无生命危险。据了解,该男子50 多岁,黑龙江人,当天他独自一人挑战"登雪山",在采用裤带制作绳索方式攀爬时,一脚踩空落下悬崖。

四、案例4:美国炭疽恐怖袭击救援案例

美国炭疽攻击事件是在美国发生的一起从 2001 年9 月18 日开始为期数周的生物恐怖袭击事件。从2001 年9 月18 日开始,有人把含有炭疽杆菌的信件寄给数个新闻媒体办公室以及两名民主党参议员,这个事件导致5 人死亡,17 人被感染,直到2008 年最主要的嫌疑才被公布。2008 年联邦调查局把怀疑对象集中到布鲁斯·爱德华兹·艾文斯(Bruce Edwards Ivins)身上。艾文斯曾经在马里兰州弗雷德里克戴翠克堡政府生物防御实验室中工作。当他得知自己将被逮捕后于 7 月27 日服用大量对乙酰氨基酚自杀。

炭疽是由炭疽杆菌引起的急性烈性传染病。炭疽杆菌名称源自希腊文,意为煤炭,形容感染者皮肤上焦黑的损伤病变。炭疽杆菌是一种棒状的革兰氏阳性菌,长 1~6μm。这种细菌通常以芽孢的形态出现在土壤中,并可借此状态存活数十年之久。一旦牲畜摄入,芽孢便可在牲畜体内大量复制,造成牲畜死亡,随后于尸体中继续繁殖,当宿主养分用尽,又重回睡眠状态的芽孢。20 世纪初,世界各军事大国已将炭疽杆菌作为生物战剂用于战争。第一次世界大战时期,德军曾于 1917 年用炭疽杆菌和马鼻疽杆菌攻击协约国的军用骡马和城市。第二次世界大战期间,德、日、英、美、俄等军事强国相继建立生物战剂研制机构,制造和使用生物战剂。日军"731"细菌部队曾于 1935 年在中国东北地区建立生物战剂研制机构,炭疽杆菌是其首选的生物战剂。

1. 炭疽分型　炭疽是一种人兽共患病,人与人之间传染则较为罕见。可通过消化道、呼吸道、皮肤接触等途径进入人体:①皮肤炭疽最为常见,约占炭疽病例的 95%。炭疽杆菌通过皮肤伤口进入人体,经 1~5d潜伏期,皮肤出现出血性皮疹和周围大面积水肿,随后出现坏死、溃疡并形成黑痂。若及时治疗,一般不会死亡。②肺炭疽是最严重、最凶险、病死率极高的一型。炭疽杆菌通过呼吸道感染。最初起病具有感冒样症状,随后病情加重,出现寒战、高热、气急、发绀、呼吸困难、胸痛、咳血痰等。病情危重者常并发脓毒症和感染性休克,短期内因呼吸衰竭而死亡。③肠炭疽由于进食被炭疽杆菌污染的肉类而感染,主要表现为剧烈的腹泻、腹痛、呕吐、血样水便、高热等症状。肠炭疽常由于诊断延误而未能及时治疗,占炭疽死亡病例的25%~60%。④脑膜型炭疽多继发于伴有败血症的各型炭疽,主要表现为剧烈头痛、呕吐、抽搐和明显脑膜刺激征。病情凶险,发展极为迅猛,患者多于起病48h 内死亡。⑤脓毒症型炭疽多继发于肺炭疽和肠炭疽,常伴有高热、头痛、出血、呕吐、脓毒症及感染性休克,病死率很高。

2. 救援原则和方法

（1）运用卫生侦检技术及时判明炭疽恐怖袭击的性质。在现场主管部门的指挥下,卫生侦检人员开展流行病学侦查,采集样品,快速检测,得出初步结果。要及时判明炭疽生物战剂的施放方式、危险程度及可能污染和受影响范围,提出封锁污染区、设置隔离区及采取其他相应卫生紧急处置措施。

（2）对患者和疑似患者实施现场紧急抢救和卫生处置,用具有防护功能的救护车转运到定点传染病医院进行医学隔离治疗。对暴露炭疽生物战剂的人群及患者的密切接触者进行医学隔离观察,实施预防性服药。患者应隔离至创口愈合,痂皮脱落或症状消失,分泌物或排泄物培养 2 次阴性(相隔 5d)为止。严格隔离病畜,不食用其乳类。对死畜严禁剥皮或煮食,应将其焚毁或加大量生石灰深埋在地面 2m 以下。

（3）做好污染区的消杀灭工作。首先对污染区内一切可能被污染的物品和场所进行全面、彻底的消毒;其次,扑杀污染区内的染疫动物,切断疫病的传播途径。同时,组织群众保持内、外环境的卫生,必要时封锁疫区。

（4）接种炭疽杆菌疫苗,提高群体性免疫水平。对污染区内的易感人群进行炭疽杆菌疫苗的预防接种。

（5）对公众进行有关反炭疽恐怖袭击的宣传教育,提高群众的自我防护意识和自救互救能力。

（6）进行心理干预。按照分类实施的原则,对患者、密切接触者和普通群众分别开展针对性的医学心理危机干预,消除炭疽恐怖袭击引发的心理恐慌。

（7）应急响应的终止。炭疽恐怖袭击事件应急响应终止的必需条件是污染源得到清除,传染源及可疑传染源被有效隔离,疫点、疫区的卫生学处理达到要求,末例炭疽病例发生后经过最长潜伏期无新发病例出现。由各级卫生行政部门报请本级政府反恐怖袭击领导机构批准后执行。

第九章　战伤救治技术

第一节　概　　述

一、战伤救治的概念

战争是推进科技进步和医学发展的催化剂,急救医学的起源及发展更是源自战争,战伤救治一直是急救的主要内涵。人类历史上发生过多次大型战争,局部战争几乎从未间断过;在今后相当长的时期内,战争也不会完全消灭,只要有战争发生,就会有战伤出现,对战伤的救治也从未停止。

战伤是指战时武器及战争环境直接或间接所致的损伤。战时,包括了战争期间的进攻、防守、值勤、放哨等各种军事行动;除了武器的直接致伤,战争环境也会致伤,如寒冷环境导致的冻伤等;所谓"间接致伤",指轰炸或炮弹爆炸使房屋、工事、壕沟倒塌而致的损伤,如撕裂伤、挤压伤等。战伤救治是在战争条件下,针对武器和战场环境造成人员损伤的医疗活动。

现代战争中,由于作战理念、作战方式和作战武器的变革,特别是高性能大规模杀伤武器的威力无比强大,可以在短时间内导致批量伤员的产生,尤其是伤情复杂、伤势严重的复合伤伤员,为战伤救治提出了更多的挑战。

由于战伤是在特定环境下发生的,所以战伤救治和平时会有不同,其组织和技术应用往往受战争环境客观情况和战术需求影响,必须服从战时卫生勤务的要求和战术原则。

二、战伤救治的军事环境背景

与平时不同,战伤的发生是在作战环境下产生的,因此在组织战伤救治活动时,必须充分了解军事环境背景的特点,把握战伤救治的需求和救治环境的关系,严格遵守卫勤保障必须服从作战需求的原则,因地制宜,适时、准确地开展救治工作。

现代战争以高科技局部战争为主,因作战规模、时间、空间和作战手段的不同,救治的需求和重点也会有所不同。主要体现在以下几个方面。

（一）自然环境多变

战时所处的野战条件、自然地理气候往往更加复杂、恶劣,如高空、海洋、荒漠、高原、沼泽、雪域、密林等不同的作战环境,将面临低压缺氧、海水浸泡、干旱缺水、高寒、酷暑、潮湿阴暗等不利因素。风、雨、雪、雾等复杂气象,塌方、洪水、泥石流、台风、雪崩、滑坡等自然灾害,都为救治行动带来了诸多不便和挑战。

（二）战场环境复杂

战斗环境往往地形复杂、炮火纷飞、残垣断壁,作战人员和救援人员的安全受到极大威胁。特别是近年恐怖主义活动增加,国际范围内的反恐战争增加。国际恐怖主义组织基地常集中在沙漠和山地,且城市也可能成为反恐战争的主战场。反恐战争中,地雷及临时爆炸装置等武器使用频繁,巷战多见。城市战时,冲击伤、挤压伤、多发伤、烧伤等明显增多。交通瘫痪与水、电、气的中断,致使伤员搜寻与转运困难。

（三）作战空间转变

随着高技术武器装备的大规模使用,作战力量的结构发生变化,舱室内作业人员增加,飞机、舰船、装甲车辆和坑道内作业的作战人员在舱室内随时可能遭受到火力打击。一旦遇袭,伤员将遭受爆炸性武器致伤,舱室的继发爆炸更会带来烧伤、毒气等损伤,伤情往往更加复杂,伤势更重,且出舱困难,为救治带来极大困难。

三、战伤救治的工作特点

（一）救治任务重、时间紧

在现代战争条件下,武器的杀伤力更为强大,可在短时间内产生大量伤员,批量伤员短时间内集中到达救治机构后,救治任务繁重。大量危重伤员更是迫切需要第一时间得到急救处理。

（二）救治环境恶劣,医疗资源受限

战术环境往往受地形、季节、时间和气候等不利因素影响。随着战斗的进程,救治机构不仅要机动化移动,而且战场态势错综复杂,还随时可能遭受敌人地面和空中袭击等威胁。因卫勤力量编制和组织的要求,越靠近战术区,医疗资源的配置越有限,无论从医务人员数量、诊疗设备的配备还是药品供应等方面,都十分有限。物资消耗巨大,也加重了卫生资源的匮乏。在战术环境下医疗救护要面对多种额外的困难,如:需在敌方火力袭击的条件下开展救护工作;常常缺乏照明,通风,水、电、气等条件;可利用医疗设备有限,短时间内需要处理大量伤员等。

（三）伤情严重,伤势复杂

战伤伤情往往更加复杂多样。战伤导致的大出血、休克、窒息、感染等危重伤情发生率高。高爆炸武器和燃料空气炸弹的使用,使冲击伤发生率更高、伤情更严重;建筑物坍塌后可继发产生挤压伤等机械伤和多发伤伤员;燃烧性武器或燃料空气炸弹,易导致烧伤伤员增多;地雷及临时爆炸装置等武器使得地雷伤概率加大;不同致伤因素的武器在同时使用时,大大增加了复合伤、多发伤的数量。

（四）精神创伤和新武器伤增多

战争的突发性和残酷性,对缺乏战争经验的人员,特别是心理精神稳定性较差的年轻军人,常常因精神压力而出现创伤后应激障碍(PTSD),如果同时伴发其他战伤,病情则会更加严重。新武器的使用使得战伤更加多样化,如激光损伤、微波损伤、次声损伤等,在某些特定的局部战争条件下可能发生。

四、战伤救治的基本原则

战伤救治工作必须与战时的卫勤保障工作和作战要求相适应,是在勤务、技术与装备的合理配置和组织下开展的。我军制定和颁布的《战伤救治规则》,对新体制下卫勤组织指挥流程、战伤救治分级、救治阶梯职能任务与时效救治要求进行了明确划定,是我军战伤救治组织和实施所遵循的主要规则,也是本章内容编写的重要参考依据。目前,我军战伤救治遵循的是分级救治、分类救治、时效救治和治送结合的基本原则。

（一）分级救治原则

分级救治(medical treatment in echelons)是指战时军队救治机构将伤员救治活动分阶段、跨区域、分层次的组织形式和工作制度,又称阶梯治疗。

战时从战术区到战役后方区,根据战争态势的变化和卫勤力量的部署,依次设置了不同规模的救治机构。各级救治机构根据其在救治体系中的位置和地位,划分救治范围,通过明确的分工和有机的协作,完成伤员救治由简单到复杂,再到完善治疗的过程。

我军现行救治阶梯包括现场急救、早期救治、专科救治和康复治疗四个基本能级。早期救治能级中又区分紧急救治和外科复苏两个次能级。各级救治机构按照能级划分承担并开展救治工作。需要指出的是,在救治机构任务分工时,为使伤员尽早得到确定性治疗,根据各类救治机构所处环境、保障能力和实际需求,因地制宜,灵活组织。在保持医疗后送连续性和继承性的前提下,尽量减少救治的分级。

分级救治的目的在于控制和稳定伤情,迅速后送:一方面为后续更高级的治疗创造条件;另一方面使救治人员能够就近救治更多伤员。伤员在"救治—后送—救治—后送"的连续过程中,随着救治技术更趋完善,最终伤情得以稳定。这就是战时伤员从火线到后方医院逐级后送和不间断治疗的救治原则。

本章内容所指的战伤救治的范畴,主要包括现场急救和早期救治两个阶段。

分级救治实施过程中应注意以下几个方面。

1. 应根据伤员产生情况和各个救治阶梯具备的救治能力,灵活掌握分级救治的任务和阶梯;在保持救治连续和继承性的前提下,尽量减少救治的阶梯,以尽早实施专科治疗为基本原则。

2. 为保证救治工作的完整,各级救治应连续继承,使整个救治工作不中断。正确、完整记录医疗文书并进行有效的交接是治疗连续性的重要保证。

3. 救治和后送必须紧密结合,在后送过程中务必保证伤员得到良好的监护和持续治疗。

4. 检伤分类是分级救治的重要基础。快速、准确的检伤分类,可以保证伤员得到有效的治疗。

（二）分类救治原则

战时伤员数量多、伤情复杂,救治机构救治力量有限,救治时间紧迫,产生了救治需要与能力之间的矛盾,重伤员与轻伤员之间、部分伤员与全体伤员之间救治的矛盾。为解决这些矛盾,就必须对伤员进行分类。

分类救治原则是指按伤情轻重、病情需求缓急和具备的救治条件等因素判断伤员救治的优先权,有重点、有秩序地进行伤员救治的原则。这一原则的目的在于充分利用有限的救治资源,使更多的伤员获得及时、适宜的救治。通过检查伤情,明确救治优先顺序的过程称为检伤分类。

伤员分类是根据伤情救治需要和医疗后送条件的可能,将伤员区分为若干不同处置类型的活动,是组织实施伤员医疗后送工作不可缺少的环节,特别是战时救治大批伤员所必须采取的工作程序之一,是做好伤员收容、救治和后送工作的前提。伤员分类应当按照迅速准确、科学有序、区分缓急、合理分流的要求组织实施。

按分类目的不同,可分为急救分类、收容分类、救治分类和后送分类四种基本形式。

1. 急救分类　由救护人员在阵地或负伤现场实施。伤员急救分类应当根据伤员生命体征和伤情等,初步判断伤员的伤势程度,确定伤员处置与后送的优先顺序,并根据伤情佩戴伤标。

2. 收容分类　由救治机构的分类后送组在分类场实施,也可以在后送途中进行。在对伤员进行收容分类时一般不打开绷带,通过复查伤情,判断伤势,区分出需要手术、抗休克、隔离、洗消、直接后送等伤员,补填伤票,佩挂分类牌,送往相应组室进行处置。

3. 救治分类　由各医疗科室(组)的医护人员实施。伤员救治分类应当进一步区分出伤员的危重程度、医护处置的先后顺序及护理等级。伤员救治的先后顺序应当根据需要救治伤员的数量、伤员伤情的严重程度、卫生资源状况和救治环境与条件统筹安排。

4. 后送分类　由分类后送组会同各医疗科室(组)进行,应当根据伤员伤情,评估伤员后送指征,明确伤员后送的先后次序、后送工具、后送地点、后送体位和后送中的注意事项。条件允许时,应尽早实施专科指向性后送。

通过检伤分类,将伤员分为以下几类:危及生命的重伤员,需要紧急处理;中等伤员,需要优先处理;轻伤员,可常规处理;而救治无希望的濒危伤员,在同时有多名伤员需要紧急处置、医疗资源有限的情况下,为保证伤员整体救治时效,此类伤员可作为期待处置,即暂时不做复杂的处置,待条件允许后再进一步处置。

(三)时效救治原则

救治效果与救治措施的实施时机密切相关,该原则的核心观点在于强调在最佳救治时机对战伤采取最适宜的救治措施,以达到当时条件下的最佳救治效果。施救反应时间越迅速,救治措施越及时,救治效果越好。20世纪60年代末,Baker指出,严重创伤伤员伤后每过30分钟,死亡率就可能增加2倍。继20世纪七八十年代,Cowley提出"黄金1小时"的理念后,1994年,Shomaker又提出了"铂金10分钟"的概念。上述救治理念提醒救治人员必须在伤员早期死亡的高峰之内,提供及时、有效、得力的措施才能将那些有生存机会的重伤员免于因救治不及时而死亡。需要指出的是,战伤救治的时效救治原则绝不局限于"黄金1小时"和"铂金10分钟"等救治理念,也不局限于现场急救,而是将时效观念贯穿于整个救治链条中。

战伤时效救治的基本原则内涵就是按照战伤救治的时效规律开展战伤救治工作,具体包括三个方面的基本原则,即保障的及时性原则、技术的适宜性原则和救治的高效性原则。

1. 及时性原则　时效救治要求在伤员救治工作中,救治技术措施的实施越早越好,由于伤员的伤情变化存在相对的突变期,伤员救治存在最佳黄金时间段,对伤员的急救措施和确定性治疗措施原则上越早实施越好,必须在措施的有效时间内完成。为达到最佳救治效果,战伤救治技术措施应在人员负伤后尽早实施。首次现场急救,不宜超过伤后10分钟;紧急救治,不宜超过伤后1小时;外科复苏,不宜超过伤后3小时;专科治疗,不宜超过伤后6小时。根据战场环境和救治力量的机动,可灵活掌握各环节救治时间。

2. 适宜性原则　即采用适合战时伤员的救治技术,而非平时标准条件下的救治技术的原则。由于战场特殊环境的限制,战伤救治的全过程必须分阶段实施,所以在不同的空间和时间段应采取不同的救治措施。如在现场急救和伤员负伤后30分钟以内,救治的目的是稳定伤员的生命体征,延续伤员的生命。受战场条件和人员技术限制,现场急救只能采取止血、通气、包扎、固定、搬运、基础生命支持等初级急救措施,或开展环甲膜切开、填塞止血、容量复苏等部分高级急救措施。和平时的创伤救治原则不同,如美军战术战伤救治(TCCC)训练设计了若干项原则,主要包括:不尝试对无生命体征的伤员进行心肺复苏;在伤员和救护员脱离敌人火力威胁后才进行气道管理和颈椎固定;对无意识但有呼吸的伤员,给予鼻咽通气道并放置于复苏体位;脱去最少的衣服确认伤口并进行治疗,以防低体温症的发生;控制出血是最重要的措施,优先于其他的操作,包括建立静脉通路和从车辆中脱困;出血时尽早使用止血带和止血敷料;不要尝试给只有表浅损伤、桡动脉有力和格拉斯哥昏迷评分正常的伤员建立静脉通路。

3. 高效性原则　时效救治要求在救治时机的把握和救治措施的选择上实现最优化,充分利用救治的有效时机,从而在整体上达到救治的最佳效果。每一级救治机构必须明确本级的救治目的和目标,为伤员后送以及下一步的治疗争取时机和做好准备。在救治时机和救治措施的选择上必须以整体救治效果为标准进行合理优化,从而保证整体救治的效率最高化。

（四）治送结合原则

要实现分级救治,使伤员获得完整救治,必须后送伤员。所以,救治与后送是相辅相成、缺一不可的,必须使二者有机结合,辩证处理二者关系。治送结合,更多地强调送中有治。从伤员转归来说,救治是主导的,后送是辅助的,为了彻底治愈伤员,必须实行积极的救治,尤其对需要紧急救命的伤员,不采取有效救治措施挽救生命,后送就失去了意义。但在伤员获得确定性治疗之前,救治的目的主要还是为了保证伤员能安全后送。因此,要因时、因地制宜,及时、正确地把救治与后送有机结合起来,使伤员在不断的后送中,逐步得到更好的救治。

五、战伤救治的主要工作

（一）抢救火线或现场负伤人员,尽量减少阵亡

火线和杀伤区抢救是伤员救治工作的起点,是在敌炮火、航空兵袭击和放射性沾染、化学染毒的直接威胁下进行的,所以是救治任务最艰巨、最困难的环节。做好这一工作可以减少阵亡,并为以后各级救治打下良好基础,同时对鼓舞部队士气也有重要作用。做好火线和杀伤区抢救工作:首先,要建立抢救组织,做好抢救准备;其次,要广泛开展群众性的自救互救;最后,要加强在临战和作战间隙进行自救互救的应急训练和抢救组织的演练,结合作战实际,有针对性地加强一些急需的战救内容的训练。

（二）优先抢救危急伤员,努力减少伤员早期死亡

危急伤员主要是指休克、大出血、窒息和重要器官严重损伤的伤员,是伤员早期死亡的主要原因,其中又以休克的发生率最高。各级救治机构必须根据其救治范围,加强伤员休克的防治和危急伤员的抢救工作。防治休克要采取综合性防治措施,如无输液条件时,可饮水、饮热汤或热茶,使用镇静剂、止痛剂,防寒、保暖、防暑,采取精神安慰、伤口局部处理等措施,简单、易行、实用,可减轻休克的程度,争取后送时间。各级救治机构都应当建立抗休克或危急伤员的抢救组织,对休克及危急伤员积极进行救治。

各级救治机构要根据其救治范围和需要,充分准备抗休克药材,尤其是血、氧和液体的筹措、贮备,及早输液、输血是抢救休克和其他危急伤员的关键。

对窒息、大出血、重要器官损伤等危急伤员,从火线负伤开始,根据各级救治机构的医疗条件,优先迅速给予抢救。伤员到达救治机构后,应首先保证对危急伤员施行各种紧急救命手术。

（三）重点防治创伤感染,适时进行清创手术

战时几乎所有创伤伤口都有原发的细菌污染。创伤感染是伤员晚期死亡的重要原因。现代战争复合伤、多发伤增加,不仅增加了创伤感染的机会,而且使创伤感染更加严重、复杂,对救治技术要求更高。因此,必须及早防治。

1. 早期进行清创手术是防止创伤感染、促进伤口愈合最重要的手段。

2. 伤员负伤后应尽早开始服用抗感染药物。

3. 对特异性感染破伤风和气性坏疽的伤员进行隔离治疗。对特异性感染伤员的分泌物、污染的器械、用具、房间、车辆等,均应严格消毒处理,防止交叉感染。

（四）积极防治心理疾病,减少非战斗减员

疾病减员对部队战斗力影响极大。现代战争的残酷性增加,精神心理疾病在战时将大量发生。因此,战时要积极开展心理治疗,减少非战斗减员,维护部队战斗力。

六、战伤救治的发展趋势

（一）战伤救治培训理念和方法的革新

提高对战伤救治技术,特别是自救互救技术的重视程度,积极推进制订我军作战人员战现场急救的技

术规范和考核标准,全面落实全体官兵自救互救技术的普及和掌握,特别是作战人员战现场急救技术水平亟待提高,从而保证战时作战人员生存能力的提升。

在培训手段和方法上,要在传统教学模式的基础上,充分利用模拟仿真等先进技术,如模拟实际战争场景、计算机仿真模拟、使用高仿真模拟人、动物模拟、化妆伤员等培训手段,提高培训的真实度和可操作性,保证良好的培训效果。

(二)战伤救治组织和实施的创新

医疗救援尽量前伸的救治理念是各个国家都在努力的方向。美军经过伊拉克和阿富汗战争的实践,逐步形成的前伸救援体系,主要包括陆军和海军陆战队的前伸外科手术队(forward surgical team,FST)、前沿复苏手术队、战斗支援医院和陆军快速反应医疗增援小组等。前伸救援体系的建立让伤员从战现场被后送到后方救治机构,特别是确定性救治机构的速度和能力均得到大大的提升。

我军在修订后的《战伤救治规则》中,通过精简救治阶梯、外科手术力量的前伸和加强,大大缩短伤员从受伤到接受治疗的时间,保证了救治的连续性。此外,伤员后送和转运也是提高伤员救治效率的有效手段。无论是短距离的直升机后送还是长距离的固定翼飞机的伤员转运,都为伤员尽早接受确定性治疗,以及最佳的生存机会和最大的功能恢复提供了可能。

(三)重视战伤救治中的重症监护和功能康复

战伤统计显示,在战地医院中由危重伤导致的可避免死亡所占比例为35%,远高于地方医院的20%。这些数据提示加强对战现场危重伤员的救治至关重要。

美国空军成立了危重伤员重症空运医疗小组,可同时提供手术后的重症监护和快速后送,有效加强了伤员转运途中的监护和救治。美国在伊拉克战争采用了建立战地重症监护单元(intensive care unit,ICU)的方式,在不增加医疗资源和医疗设备等后勤补给的情况下有效地降低了死亡率,减少伤员住院时间。

战伤救治不仅局限于"救命",还要保证战伤伤员的功能康复,使其能尽快返回原有工作岗位或融入社会生活。战伤康复问题不应局限于康复机构中,而应该强调从战伤救治的每个阶梯都注重采用必要的措施,保证伤员有最好的功能康复。如对于脑战伤伤员,在战现场急救和早期救治阶段,就应高度重视保证其氧饱和度在95%以上,以减少脑组织的二次损伤,并最大限度地保证其功能恢复。

(四)重视战伤救治技术和装备研究

目前,各国对战伤救治器材的研发都投入了大量的精力,首先,止血器材的革新:止血带在民间很少使用,战时却是每名战斗员统一配发的装备;新设计的止血带加之各种培训方法的改进,使其在改善出血控制方面发挥了很大的作用。促进血凝块形成的止血纱布,如 Quikclot 战斗纱布、壳聚糖止血敷料等,这些止血敷料带来了比标准纱布更好的止血效果。其次,重视研发可移动式、便携式检测工具和救治工具,如便携式X线机、便携式B超、手术床等,以在较短时间内可机动地部署和展开野战医院,开展战地救护。再次,各国重视如何进行药品保障和血液制品保障,如研发预充式针剂、新鲜冷冻血浆的保存等,并制订了相关的使用流程。

第二节 现场急救技术

战伤的现场急救是伤员分级救治的首要环节和起点,是军队卫生人员必须掌握的基本技能。现场急救包括初级急救(含自救互救)和高级急救职能。其基本技术范围包括检伤评估、止血、通气、包扎、固定、搬运、基础生命支持等。首次现场急救,宜在人员负伤后 10min 内实施。

一、检伤评估

准确的伤情判断是检伤分类和后续阶梯救治的基础。战现场条件下的伤情评估有其特殊性:一是在战现场条件下,受战场环境的影响且急救医疗资源有限,多数情况下只能对伤情作出大致判断;二是不同救治阶梯内伤情判断或诊断的重点不同,使用的伤情评估方法也不同。战时损伤通常较重,且容易出现批量伤员,在现场急救阶段需要使用简单、快速、有效的方法进行伤情判断;目的是分清轻重缓急,按顺序控制致命伤情;核心是识别出致命的伤员和伤情,立即开始处置。

伤情初步评估要突出快速、准确,即在尽量短的时间内确认威胁生命的伤情并进行快速处理。根据《我军战伤伤情评估和诊断方法的专家共识》建议,推荐:使用 MARCH(massive hemorrhage,airway,respiration,circulation,hypothermia)顺序法进行快速伤情评估;使用战地检伤分类评分法(field triage score,FTS)或简单检伤分类和快速治疗(START)法确定伤员救治和后送的优先顺序。

(一)快速伤情评估

MARCH 顺序法中,"M(massive hemorrhage)"是指判断有无致命性大出血,"A(airway)"是指是否存在气道阻塞,"R(respiration)"是指有无张力性气胸、开放性气胸等,"C(circulation)"是指有无失血性休克等,而"H(hypothermia)"是指是否存在低体温;且应在伤情评估的同时对致命性伤情进行处理。按照"MARCH"检查顺序,对伤员进行快速伤情评估和对致命性伤情进行处理。

1. 致命性大出血 查看伤口有无喷血、出血、积血、渗血等情况。如存在致命的大出血,应立即选择合适的止血方法进行处理。对四肢任何部位的大量出血都可以使用止血带进行止血;对不适用止血带的伤口应采用填塞压迫止血法,用符合要求的纱布敷料进行填塞,并在伤口处直接按压至少 3min(图2-9-1)。

2. 气道阻塞 需对伤员气道进行评估,确定气道是否通畅,并选择恰当的解除梗阻的方法。出现吸气性呼吸困难提示存在梗阻;出现喉鸣提示可能存在不完全梗阻,严重伤员的喉鸣是威胁生命的标志(图2-9-2)。打开伤员气道最快的方法是"手指掏出术"和使用"仰头提颏法"或"恢复体位"。必要时行鼻咽通气或环甲膜穿刺(切开)术。如果伤员能够发声,或者正在尖叫或嚎哭,说明伤员能够自行控制气道,且气道处于开放状态。

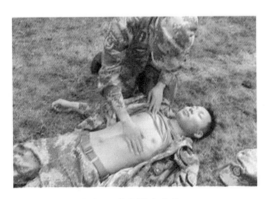

图 2-9-1 检查有无致命性大出血

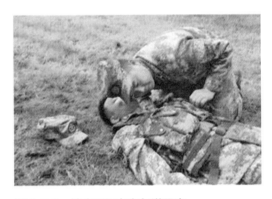

图 2-9-2 检查是否存在气道阻塞

3. 呼吸评估 通过对伤员的呼吸频率和深度评估呼吸是否正常,判断有无张力性气胸、开放性气胸、反常呼吸、端坐呼吸、呼吸困难、发绀等(图2-9-3)。

4. 有无失血性休克 判断失血性休克最有效、快速的方法是根据以下两个指标:一是伤员的神志和意识;二是伤员桡动脉的搏动。伤员在没有头颅外伤的情况下,出现神志、意识异常和/或桡动脉搏动次数明显增加至 120 次/min 以上、变弱或消失,判断伤员为休克,应尽快后送进行抗休克治疗(图2-9-4)。

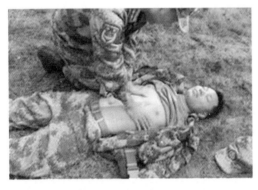

图 2-9-3 检查有无张力性气胸、开放性气胸

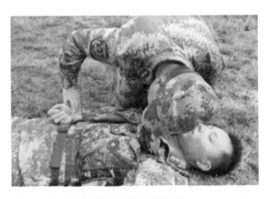

图 2-9-4 检查是否有失血性休克

5. 低体温症 如果存在低体温,应立即为伤员换上干燥的衣物,使用保温毯等进行保温或复温(图2-9-5)。

使用"MARCH"顺序法进行伤情评估时,需要在较短时间内对伤员是否存在威胁生命的状况作出判断。经过这些检查,一旦发现存在威胁伤员生命的状况(如大出血、张力性和开放性气胸、气道梗阻等),需要作出紧急处理。

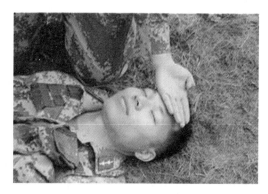

图2-9-5 检查是否存在低体温

(二)评估和确定伤员救治及后送的优先顺序

1. 战地检伤分类评分法(FTS) 评估指标包括是否可触及桡动脉脉搏和格拉斯哥昏迷指数-运动评分(motor component of the Glasgow coma scale,CS-M)(表2-9-1)。如果可触及桡动脉脉搏,提示血压大于100mmHg;不可触及桡动脉脉搏则提示血压小于100mmHg。CS-M分为评分正常(6分)或评分异常(小于6分)。FTS的判断标准为:如果脉搏减弱或消失或CS-M评分异常,给予0分;脉搏正常或CS-M评分正常者,给予1分;将桡动脉脉搏评分和CS-M评分相加,总分可为0、1和2分。FTS评分越低,死亡率越高。FTS是一个简单实用的方法,在战现场环境下可为一线急救人员提供简单的分类方法,且可很好地预测死亡率和住院时间。

表2-9-1 简易战伤计分对照表

A. 呼吸计分		B. 收缩压计分		C. 神志计分	
呼吸次数/ (次/min)	分值	收缩压/mmHg	分值	神志昏迷状 况等级/分	分值
10~29	4	>89	4	13~15	4
>29	3	76~89	3	9~12	3
6~9	2	50~75	2	6~8	2
1~5	1	1~49	1	4~5	1
0	0	<1	0	3	0

注:神志昏迷状况等级,按以下3项判定得分之和进行区分。
1. 睁眼动作 自动睁眼4分,呼唤睁眼3分,刺痛睁眼2分,不睁眼1分。
2. 语言反应 回答切题5分,回答不切题4分,答非所问3分,只能发音2分,不能言语1分。
3. 运动反应 按吩咐做动作6分,能定位刺痛5分,能躲避刺痛4分,刺痛肢体能屈曲3分,刺痛后肢体能过度伸展2分,不能活动1分。
战伤总积分为表中A+B+C积分的总和。

2. 简单分类和快速救治法(START) 在灾害救援中评估批量伤员时被广泛应用。美国、英国、澳大利亚等国的军队战时也使用此方法进行检伤分类。根据病情严重程度,伤员常被划分为4个等级,分别用黑、红、黄和绿色四种颜色标记,其中:绿色标记代表轻伤,此类伤员没有威胁生命的伤情,即使在几小时或者几天内没有给予医疗救助,其病情也相对稳定;黄色标记代表可延迟治疗的伤员,尽管伤情较严重,但稍延缓救助,病情也不会进一步恶化;红色标记代表伤员病情严重,需要即刻的急救处理;黑色标记代表伤员已经死亡或者其伤情势必导致死亡。

其评估方法概括来讲是"30-2-can-do"法则,其中:"30"是指呼吸频率是否超过30次/min;"2"指的是毛细血管再充盈时间是否大于2s;"can-do"指的是伤员是否可听从命令行走。每分钟呼吸次数少于30次,毛细血管再充盈时间低于2s并且能够听从指令行走的伤员被归类为轻伤员,标记绿色;伤员符合上述标准,但不能行走,则归类为延迟处理,标记黄色;没有意识或者呼吸频率增快,或者毛细血管充盈时间延长,或者桡动脉搏动消失且无法听从指令行走的伤员都归类为重伤员,需要立即施救,标记红色;把呼吸暂停的伤员标记为黑色。通过评估,将伤员分为四类,即立刻治疗、延迟治疗、常规处置和期待治疗,并据此确定伤员的后送顺序(注:我军现行的伤标分为5种颜色,红色表示出血,白色表示骨折,黑色表示传染病,蓝色表示放射损伤,黄色表示毒剂中毒,其颜色代表的含义与SRART等方法中的标记不同)。

(三)伤情再次评估

完成伤情初次评估,并对致命性伤情进行紧急处置后,应当对伤员伤情进行再次评估。再次评估包括简单的病史采集和快速、全面的体格检查。

采集伤员病史,主要是:了解伤员受伤时的环境及所处状态;使用的药物及过敏史;获取伤员的基本生命体征;对伤员的失能情况进行评估。每一项评估都作为军医实施下一步处置的依据,也将作为伤员在各医疗阶梯接受治疗的主要参考。快速、全面的体格检查,目的是快速识别严重的损伤部位,并确定这些损伤是否需要进一步的影像学检查或有无必要转运和后送。体格检查应包括从头到脚的简短检查,并确保在评估过程中对全脊柱的保护措施到位。

1. 头颈部评估　首先快速检查瞳孔对光反射,瞳孔是否等大、对称,形状是否异常。然后,检查伤员呼吸道是否有异物或分泌物阻塞,如有,应进行清理。接着检查整个头部是否有擦伤、挫伤、骨骼不对称、出血、面部骨缺损、眼异常,以及外耳道、嘴巴和下颌有无异常。继而检查颈部是否有擦伤、挫伤。触诊可以发现伤员是否有皮下气肿等。若颈部无压痛,可以排除伤员有颈椎损伤;有压痛常常提示骨折、错位或者韧带损伤。这一过程中要维持脊柱的中立位,使躯体保持一条直线。颈部如无异常,应将伤员头部偏向一侧以保持呼吸道通畅。

2. 胸、腹、背部、骨盆评估　在战现场通常以视、触诊来完成。由于伤员在现场常常是仰卧位,首先通过视诊以确定胸腹部是否有畸形、异常运动、擦伤等。胸骨骨折很可能会导致严重的潜在肺挫伤,胸部的任何压伤都可能导致气胸,如发现呼吸音减弱或消失则提示有气胸,要关注是否有张力性气胸或者血气胸。胸部如有开放性伤口,关注是否有出血及气体,以判断是否有开放性气胸。皮下气肿可以通过触诊检查出来。腹部评估主要以视、触诊为主,首先应判断腹壁是否有挫裂伤及脏器脱出,如有脏器脱出,应在完成大出血止血及保持呼吸道通畅的情况下进行保护性包扎。通过触诊检查腹部是否有压痛、腹肌紧张和包块,注意伤员是腹部松软还是腹肌紧张。通常检查有腹部压痛后,没有必要做进一步触诊,由于在现场,进一步触诊只会增加伤员痛苦,且延误后送时机。背部评估是在完成胸腹部检查并确定脊柱无异常的情况下进行,主要靠视、触诊方式评估有无挫裂伤。盆腔评估是在视诊过程中发现有挫伤、开放性骨折、异常肿胀的情况下才实施触诊。由于触诊可能加重出血,所以应慎重实施。触诊的基本方法是用手掌根部由前向后压迫耻骨联合,然后向中心挤压髂嵴,看是否有异常活动和疼痛。需要注意的是,任何骨盆稳定性的异常都提示有骨盆出血的可能。

3. 四肢评估　对四肢的检查是从上肢的锁骨和下肢的骨盆开始的,一直到达肢体的最远端。每个独立的骨骼和关节都要检查,看是否有畸形、血肿、瘀斑、压痛和反常运动。检查是否存在动脉出血或搏动性血肿扩大,远端血管搏动是否消失,是否存在杂音或震颤音。对血管损伤者,需要立即采取止血措施。怀疑骨折时要进行临时固定,直到进行影像学检查确诊。临时固定后应检查肢体远端的循环、运动和感觉神经功能,并在伤员左胸前或健侧胸前挂白色伤标,提示后送途中应进行检查。

二、止血

战时,创伤导致的出血是最常见的伤情,肢体严重毁损、大动脉损伤、胸腹腔实质脏器损伤(如脾脏破裂等)往往会引起致命性大出血。有数据统计显示,致命性大出血是伤员死亡,特别是阵亡的重要原因(仅次于创伤性脑损伤),占死亡总数的30%~40%。2001—2011年联合战区创伤登记(JTTR)数据库中美军在持久自由行动和自由伊拉克行动两次战争中伤亡的联军情况分析显示:4 596例战伤伤亡伤员,在可预防性战伤死亡中,大出血高居榜首,占90.9%。因而,在现场急救中正确并及时地控制出血,对于降低伤员死亡率、提高作战能力具有重要意义。

战伤的现场急救,止血技术是最基本、最紧急的急救技术,不仅要求急救人员快速、准确的判断出血部位、出血性质和出血量,而且还要根据伤情、伤员数量以及所携带的止血器材采取最适宜的止血方法。

（一）止血器材

依据多年来止血器材研制和部队装备的实践,将止血器材分为弹性材料、充气式止血带、止血敷料和利用微波、激光等烧灼止血的止血装备四大类。

1. 弹性材料　主要包括织物类止血带(材料)和橡胶类止血带。该类止血材料主要由弹性织物或橡胶带构成,如弹力绷带、帆布止血带、卡式止血带、ET-1型止血带、橡胶管止血带和旋压式止血带等。

2. 充气式止血带　包括手动充气和自动充气两种类型。该类止血带一般由充气囊、尼龙搭扣、检压和报警等自动控制装置构成,如气囊止血带、PT-1型止血带、自动型加压充气止血仪等。

3. 止血敷料 是指在纱布上负载止血药物,覆盖到伤口上后可起到止血的作用,是近几年新研制并已实战应用的战伤止血材料。按照作用机制,可分为凝集因子类、促凝类和黏附类。

4. 其他新型止血材料 近年来,美军在止血器材的研发上有了很多革新,比如美国某公司设计的 X Stat是一种止血装置,用于控制腹股沟或腋窝交界处伤口的严重危及生命的出血,以及手臂或腿部狭窄的伤口出血(图2-9-6)。X Stat 止血器是一个聚碳酸酯制成的直径 30mm 或 12mm 的圆筒,以聚碳酸酯制成,其内充满了用木浆制成的海绵块,表面涂覆用壳聚糖制成的膜。使用时只需拉出手柄,把圆筒插入伤口,尽可能靠近动脉,按压手柄推出海绵块即可完成紧急止血。iTClamp 是一种用于四肢、腋窝、腹股沟、头皮和颈部的止血装置。该装置可将伤口边缘合拢,以减少进一步的失血,直到伤口可以通过手术修复(图2-9-7)。iTClamp是第一个也是唯一一个利用血肿造成静水压来压迫伤口内受伤血管出血的止血装置,适用于所有可压迫区域,包括大型和不规则的撕裂。腹内注入式止血装置,或称泡沫止血系统(foam system for acute hemorrhage)是一种快速、能在战现场使用、可体内注射的泡沫止血剂,能够通过对腹部受伤士兵体内注射实现止血的特殊泡沫止血剂,从而稳定伤情。通过注入该泡沫止血剂,成功地控制了脏器的严重出血。测试中,该泡沫可以快速制止内伤引起的严重出血(相当于自然出血量的 1/6),并可持续 3h,同时使伤员的存活率从 8% 提升到 72%。

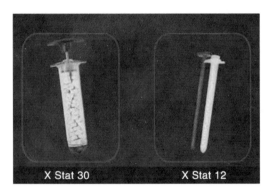

图 2-9-6 X Stat 止血器

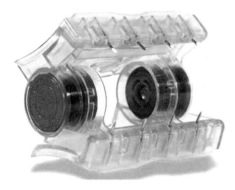

图 2-9-7 iTClamp

(二) 主要技术

我军在现场急救中常用的体表出血止血方法有指、掌压迫止血,止血带止血,止血敷料止血,腔隙填塞止血,局部药物止血和钳夹/结扎止血。在没有制式止血器材的情况下,还应该掌握就便器材止血法。

1. 指、掌压迫止血 适用于快速临时止血。通常选择表浅的血管作为止血压迫点,救援人员或伤员可以利用手或手指、敷料或者膝盖等将血管压向后方的骨骼组织或软组织,使血管腔受压而闭合,阻止血流通过,达到止血目的。为了达到有效按压,应该使用两只手并用力,且应该将伤员放置在坚硬的地面以使有效搏动压存在,同时应该维持压力,直至伤员被送至可以进行外科修复血管的地点。因为难以维持必需的压力,并且在伤口中通常不止有一处血管破裂,所以指、掌压迫止血法只能作为无其他止血措施时的临时止血方法,或在加压包扎的情况下作为暂时的措施使用。

(1) 头面部出血的指压止血

1) 颈总动脉压迫止血法(图2-9-8)。

适用范围:压迫其他部位无效时的同侧头、颈、面部大出血。

操作方法:一手固定伤员头部,另一手拇指由气管正中部位旁移 2~3cm,将伤侧颈动脉压向颈椎,其余四指固定在伤员颈后。

2) 面动脉压迫止血法(图2-9-9)。

适用范围:眼以下的面部出血。

操作方法:一手固定伤员头部,另一手拇指在下颌角前上方约 2cm 处,向下颌骨方向垂直压迫,其余四指托住下颌。

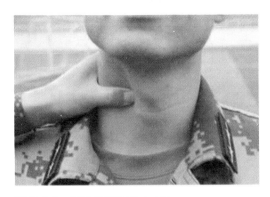

图 2-9-8　颈总动脉压迫止血法

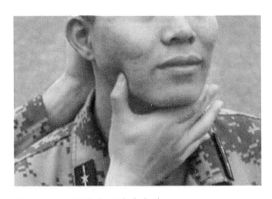

图 2-9-9　面动脉压迫止血法

3）颞浅动脉压迫止血法(图 2-9-10)。

适用范围:同侧头顶、前额及颞部的出血。

操作方法:一手固定伤员头部,另一手拇指垂直于耳屏前上方凹陷动脉搏动处,垂直向下压迫动脉,其余四指托住下颌。

(2) 上肢动脉出血的指压止血

1）锁骨下动脉压迫止血法。

适用范围:一侧肩部和上肢出血。

操作方法:用一拇指置于锁骨上窝、胸锁乳突肌下端后缘,将锁骨下动脉向内下方压于第一肋骨上,其余四指置于颈后固定。

2）肱动脉压迫止血法(图 2-9-11)。

适用范围:一侧上臂的下 1/3 出血。

操作方法:一手握住伤肢腕部,使肘部屈曲,抬高上肢,外旋、外展;另一手拇指置于上臂内侧中点、肱二头肌肌间沟处的动脉搏动点上,用力将肱动脉向外压在肱骨上。

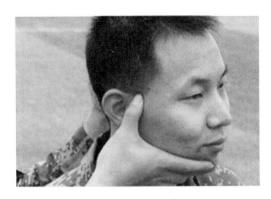

图 2-9-10　颞浅动脉压迫止血法

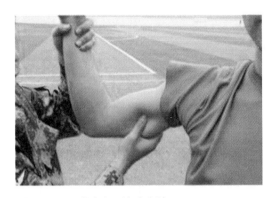

图 2-9-11　肱动脉压迫止血法

3）尺、桡动脉压迫止血法(图 2-9-12)。

适用范围:手部出血。

操作方法:用两手拇指将伤员尺、桡动脉压向尺、桡骨,其余手指托住手背部。自救时用健侧手的拇指、示指将尺、桡动脉压在腕部的尺骨、桡骨上。

(3) 下肢动脉出血的指压止血

1）股动脉压迫止血法(图 2-9-13)。

适用范围:同侧下肢出血。

操作方法:双手拇指重叠用力压迫在腹股沟中点内下方搏动处,将股动脉用力压在股骨上。

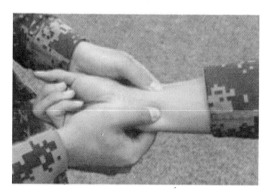

图 2-9-12　尺、桡动脉压迫止血法

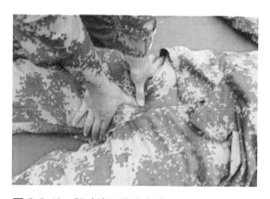

图 2-9-13　股动脉压迫止血法

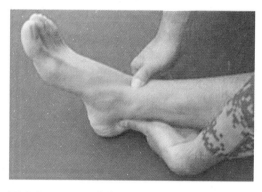

图 2-9-14　胫后动脉和足背动脉压迫止血法

2）胫后动脉和足背动脉压迫止血法（图 2-9-14）。

适用范围：足部出血。

操作方法：用两手拇指分别压迫足背中间近脚腕处（足背动脉），以及足跟内侧与内踝之间处（胫后动脉）。

2. 止血带止血　止血带是平、战时常用的急救止血器材，在战现场针对肢体大出血的处置首选止血带。对比美军在阿富汗和伊拉克战争中两个时间段（2001—2009 年和 2010—2011 年）的数据发现，因止血带的应用，肢体大出血的致死率由 31% 降低至 13.5%。止血带止血法适用于暂时不能用其他方法控制的四肢较大的动脉出血，但在使用时一定要掌握适应证，应该严格控制止血带时限和压力。止血带使用得当可挽救伤员的生命和肢体，应用不当常可造成神经、血管和整个肢体的永久性损伤，出现肢体的缺血、坏死，甚至截肢等严重后果。我军目前运用最广的制式止血带包括橡皮止血带、99 型卡式止血带和 08 型旋压式止血带。

（1）橡皮止血带止血法（图 2-9-15）

适用范围：四肢大出血。

操作方法：在伤员出血近心端上方 5～10cm 处用衣物或三角巾等布料做衬垫；一只手持止血带头端 10cm 处，另一只手拉住尾端，平行绕肢体两周并压住头端；尾端从止血带下牵出一部分使之成环，将头端穿入环内拉紧，最后记录止血时间。动作要领概括为"长头压短头，平行两圈绕，用力要均匀，反手勾成环"。

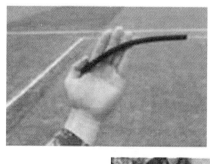
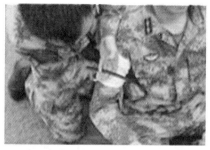
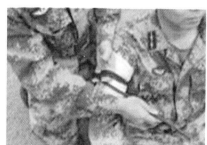
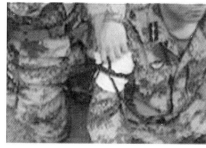
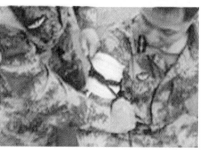

图 2-9-15　橡皮止血带止血法

（2）卡式止血带止血法

适用范围：四肢大出血。

操作方法：在伤员出血近心端上方5~10cm处，将止血带绕肢体一圈，将插入式自动锁卡插入活动锁紧开关内，一手按住活动锁紧开关，另一手紧拉涤纶松紧带，直至出血停止。触摸远心端动脉无搏动，确定止血效果后放置红色伤标，并记录止血时间。

（3）旋压式止血带止血法（图2-9-16）

适用范围：致命性的四肢大出血。

操作方法：打开自粘带，将止血带套于肢体伤口近心端，拉紧自粘带，并反向粘紧，粘紧时不要盖住绞棒；提起并转动绞棒，直至出血停止（触摸远心端动脉无搏动）；将绞棒卡在固定板卡槽中，用固定搭扣锁住绞棒；放置红色伤标，并记录止血时间。

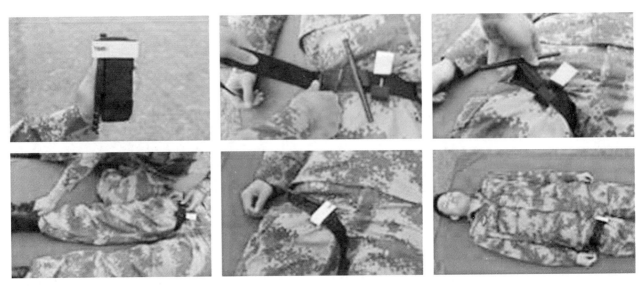

图2-9-16 旋压式止血带止血法

3. 止血敷料止血 止血敷料是指在纱布上负载止血药物，将其覆盖到伤口上起到止血的作用。无专用止血敷料时，可以使用普通纱布或油纱布敷料进行止血。

适用范围：肢体交界区和开放性胸腔、腹腔的出血，无法使用止血带时；四肢大出血者使用止血带后仍然无法有效控制出血时；非致命性的伤口渗血。

操作方法：将止血敷料置于伤部，再用绷带或三角巾等进行加压包扎，可有效止住30s内出血300ml的伤口出血。使用止血敷料时，需要按压3min以上才可得到有效的止血效果，因此使用止血敷料止血时，务必保证在敌人火力得到有效压制且周围环境相对安全的情况下使用，否则救护者容易因为较长时间暴露在敌人火力之下，而产生不必要的人员损伤。存在明显伤口腔隙时，宜用敷料将腔隙填满并按压数分钟，再用绷带包扎固定。

4. 腔隙填塞止血

（1）适用范围：腹股沟、腋窝、鼻腔、宫腔出血以及非贯通伤、组织缺损等。

（2）操作方法：确定伤口位置后，将穿戴手套的手指插入伤口寻找出血点，通过对出血点施加直接压力的方式控制出血。然后将填塞材料如无菌绷带、纱布等搓成小球，直接将小球放入伤口中尽可能靠近出血点的位置；在将剩余纱布放入伤口时，应始终保持一根手指压在纱布球上，以维持恒定的压力。伤口填塞应紧实，向出血点的方向维持一个恒定的压力并压向骨骼。伤口填塞完全后，再用绷带或三角巾等进行加压包扎，松紧以达到止血目的为宜。

5. 局部药物止血 局部止血药物主要有矿物质类、纤维蛋白类止血剂、壳聚糖敷料、多微孔类止血材料等。该类药物在伤后即可喷洒到伤口，起迅速止血、止痛和杀菌等作用。

（1）壳聚糖止血粉：壳聚糖是甲壳质脱乙酰基的初级衍生物，是一种多聚糖物质。该材料对人体无毒，生物相容性好，可以生物降解，并有止血作用。

适用范围：皮肤及组织严重出血以及刀伤、弹道伤、爆炸伤引起的大动脉出血。

操作方法:打开包装,将推送杆插入针筒内,拔开针筒顶端的蓝帽;将针筒头部缓慢插入伤口深处,在推送药物的同时撤离伤口,压迫伤口直至出血停止。

(2)沸石粉状敷料(止血粉分子筛):将无菌合成的4A分子筛止血敷料均匀分散、覆盖整个伤口表面,经轻度交联的具有可控网络孔径的三维网络敷料在遇到液体的瞬间,有选择性地先行吸附血液中如水分子的小分子,使血小板和凝血因子瞬间被截留而聚集、浓缩于受损伤口,快速止血。产品对伤口的作用是纯物理的,无毒、无副作用,安全可靠(图2-9-17)。

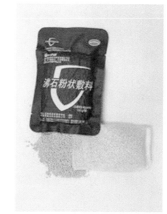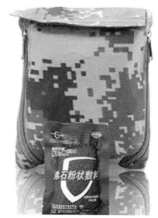

适用范围:轻度、中度和重度外伤所导致的出血。

操作方法:用无菌纱布擦去伤口周围的体外物,将产品直接用力覆盖在伤口上,如伤口为较深的贯通伤,可根据产品的可塑性直接压到出血部位,直至止血;然后用医用绷带包扎,尽快后送。

图 2-9-17　沸石粉状敷料

6. 钳夹/结扎止血

(1)适用范围:全身外出血的所有动、静脉血管,仅限于当其他止血措施无效时应用。

(2)操作方法:手持止血钳位于伤员出血部位同侧,打开止血钳,直接夹住出血的血管;出血停止后,将止血钳留在伤口内,再用急救包包扎。使用此方法损伤组织少,但使用前最好先指压止血,再用止血钳止血。

7. 就便器材止血　战时在无制式止血带的情况下,可根据实际情况就地取材,如三角巾、布条、手帕等,将其折叠成条带状,即可当作止血器材使用。

(1)勒紧止血法。

适用范围:四肢出血。

操作方法:将三角巾、布条或绷带条等叠成条带状,在伤口近心端缠绕肢体,第一圈绑扎作为衬垫,第二圈压在第一圈条带上并勒紧,两端提起拉紧后在动脉走行的背侧打结。

(2)绞棒止血法(图2-9-18)。

适用范围:四肢大出血。

操作方法:将三角巾、布条或绷带条等叠成条带状,在伤口上方5~10cm处环绕肢体两周,打一活结;将绞棒(小木棒、笔杆、筷子、枪通条等)插入活结下方偏外侧,提起、绞紧,至出血停止;使用活结环固定绞棒,记录止血时间。动作要领概括为"一绕、二提、三绞、四固定"。

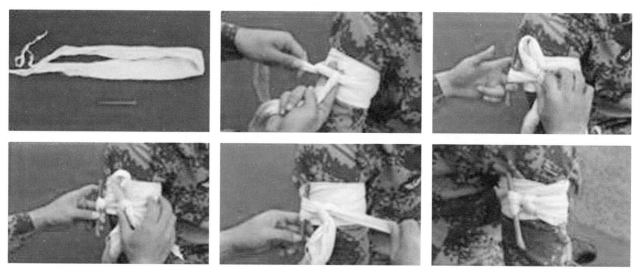

图 2-9-18　绞棒止血法

（三）处置步骤

1. 火力压制，确保安全　在交战环境下，实施现场急救的首要条件是确保现场的安全，在敌人火力得到压制的前提下，迅速将伤员转移到掩体等安全位置后，立即实施止血技术。

2. 出血评估　迅速、准确判断出血部位、出血性质和出血量。可采用一问、二摸、三看的方法进行判断。

一问，是指当伤员意识清醒时，可直接询问受伤情况来确定出血部位。

二摸，是指通过触摸伤员被血液浸湿的衣服来确定出血部位。

三看，可借助各种光线，查看伤员身体各部位。

失血量可通过伤员的脉搏和神志来进行估判。一般情况下，伤员桡动脉搏动次数在 80~90 次/min 左右时，提示失血量通常少于 750ml；伤员桡动脉搏动次数达 90~120 次/min 时，伤员紧张、兴奋，提示其失血量大约为 800~1 500ml；当伤员桡动脉搏动次数增加到 180 次/min，强度减弱，不易触及，伤员意识模糊、表情淡漠，提示伤员失血量在 1 500~2 000ml 左右；当桡动脉搏动极弱、无法触及，伤员昏迷，提示伤员出血在 2 000ml 以上，有严重低血压和休克。当判断伤员的出血量大于 1 500ml 时，需要紧急进行输液，并安排优先后送。

3. 伤口处理　根据对出血评估的结果，选用适宜的止血技术进行止血。

4. 伤情评估和组织后送　大出血的伤员极易发展为休克，应积极地多次对出血进行评估，如发现休克，紧急安排后送。

（四）注意事项

1. 战现场急救的止血技术主要针对体表出血，因为在现场无法对内出血伤员进行有效的救治，所以当伤员没有明显外出血但有休克表现时，应高度怀疑有内出血，此时应紧急组织伤员后送。

2. 在敌我双方交火环境下实施现场急救时，主要以士兵的自救和互救为主。在对敌火力压制或有效躲避的前提下，仅对威胁生命的四肢出血使用止血带止血。此时扎止血带突出"快"和"紧"的原则，只需直接扎在军装上，尽量靠近伤口近心端，不必追求止血带的精准位置，也被称为"高而紧"的止血带。如果第一根止血带止血失败，迅速在近心端（上方）用上第二根止血带。在应用任何止血带后，都要切记反复评估、评估、再评估。

3. 大出血控制后，应于伤员左胸前或明显位置佩戴红色伤标，并注明时间，格式为"年—月—日—时—分"。

三、通气

战伤救治数据显示，阵亡人员中有 1% 直接死于呼吸道堵塞。在战现场环境中，颌面颈部的创伤、颅脑损伤、气道烧伤、胸部冲击伤、气管外压迫、气管内异物等原因造成的无意识呕吐、误吸、舌后坠等均可导致伤员气道梗阻，如不及时开放气道，严重者可危及生命。

战时，在敌方直接火力威胁或有效火力打击下，不要做任何气道处理，应先尽快将伤员转移到掩体处。在没有敌方火力威胁的情况下，一旦解决了大出血问题，就立即处理气道阻塞。

气道保护措施要求及时、有效、稳定，在急救、转运的整个过程中确保对气道的稳定保护。如情况紧急，可采取手法开放气道，有条件时可以使用器具开放气道。若伤员无意识、无气道梗阻，应以抬颏或推颌法开放气道；若伤员存在自主呼吸并无气道阻塞，可置入鼻咽通气管并摆放复苏体位，目的是防止舌后坠导致的呼吸道梗阻；若伤员持续清醒，经口咽部气道开放更容易忍受，但是在搬运期间经鼻咽部气道开放更稳固；对于已发生或即将发生气道梗阻的伤员，若伤员无意识，则如上述步骤操作，若其仍有意识，则保持呼吸道通畅的体位，如端坐前倾位。如上述措施不能缓解气道梗阻，则采用环甲膜切开术。

（一）气道梗阻的判断

战时对伤员气道阻塞的判断，可通过"看、听、检"的顺序进行检查。

1. 看　看伤员头面颈部有无战创伤伤口；胸腹部是否随呼吸动作而变化。

2. 听　耳朵贴近伤员面部，听伤员有无异常呼吸音，并通过异常呼吸音判断气道阻塞的大致部位。

3. 检　检查有无口咽部异物，以及其他呼吸困难所引起的体征，如口唇发绀、面色青紫、呼吸困难、痛苦表情、烦躁不安、脉搏快弱、意识不清等表现。

（二）开放气道的方法

1. 手法开放气道通气法

（1）手指掏出术（图 2-9-19）

适用范围：口腔内异物导致的气道阻塞，颌面部软组织伤为主要原因。

操作方法:双手协同掰开上、下颌,使伤员的嘴尽量张开;一手压住伤员下颌,另一手示指垫纱布伸入口腔和咽部迅速将血凝块、碎骨片、碎组织片、泥土等异物掏出。有条件时,可用吸引管吸净口腔内液体。气道通畅、呼吸正常后将舌牵出固定,或用口咽通气管、鼻咽导管放入口腔后固定,将伤员置于侧卧位或俯卧位,便于分泌物的引流。

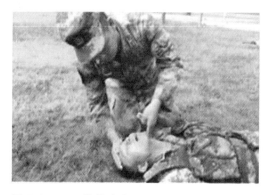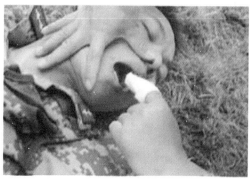

图2-9-19　手指掏出术

（2）托下颌角术（图2-9-20）

适用范围:颅脑损伤伤员深度昏迷,舌根后坠引起窒息时。

操作方法:伤员取仰卧位,双手托起伤员双侧下颌角,使其头部尽量后仰,即可解除呼吸道阻塞;如伤员呼吸声仍异常,应迅速行手指掏出术清理口内分泌物、血液等异物。呼吸道通畅后改俯卧位。

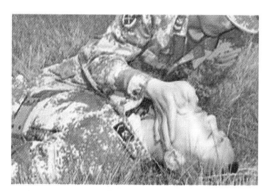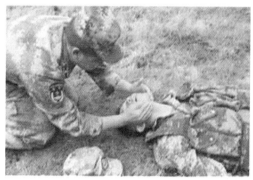

图2-9-20　托下颌角术

（3）抬头举颏法（图2-9-21）

适用范围:舌根后坠的昏迷伤员。

操作方法:伤员仰卧。将一手手掌小鱼际置于伤员前额,用力向后压使其头后仰,另一手的示、中指置于伤员下颌骨下方,将颏部向前抬起,使耳垂与下颌角连线与地面垂直。使其头部后仰,打开口腔。

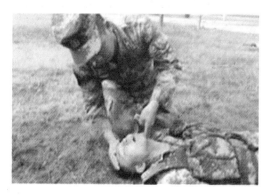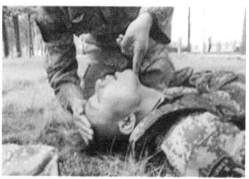

图2-9-21　抬头举颏法

（4）击背法

适用范围：气道异物阻塞的伤员（包括血凝块或组织碎块）。

操作方法：用手掌猛击伤员两肩胛之间的背部四五次。清醒伤员取坐或站位，昏迷伤员取俯卧或半俯卧位，另一手扶伤员胸骨部起支撑作用。

（5）垂俯压腹法

适用范围：火器伤或淹溺后上呼吸道有液性堵塞物时。

操作方法：从背侧用双手臂围抱伤员上腹部，将伤员提起使其上半身垂俯，间歇用力压腹，促使上呼吸道堵塞物吐出、咯出。

（6）恢复体位

适用范围：医务人员不能留在身边或等待后送的伤员。

操作方法：动作要领可概括为"一抬、二靠、三拉、四校"。

一抬：伤员仰卧，救护人员跪在伤员一侧，将其近侧上臂外展，与身体成直角；屈肘，抬起前臂，手掌朝前，与颅顶同高。

二靠：将伤员远侧手臂拉过胸前，使其手背贴近颈部。

三拉：将手置于伤员对侧膝下，使膝关节屈曲，轻拉膝关节外侧，使其侧卧。

四校：校正伤员上方大腿，使髋关节和膝关节屈曲成直角，调整头部使其后仰。

2. 器械通气法

（1）口咽通气管通气法（图2-9-22）：口咽通气管是一种由弹性橡胶式塑料制成的硬质人工气道，白色，为弧形扁管，具有方便吸痰、改善通气等功能。

适用范围：无意识、无咳嗽反射、无呕吐反射的伤员。

操作方法：评估伤员意识与呼吸情况，清理口腔分泌物；伤员取平卧位，头后仰；测量口咽通气管的长度为伤员口角至下颌角的距离；一手拇指与示指交叉，用力分开伤员上、下唇齿，另一手将口咽通气管弓背朝下置入口腔，遇阻力时旋转180°成正位，顺势向下推送至通气管边缘紧贴伤员门齿；检查是否有气体从导管内流出；口咽通气管放置成功后，以双Y形胶带交叉固定，以免脱出。

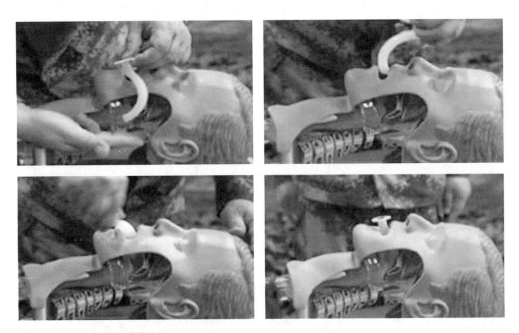

图2-9-22　口咽通气管通气法

（2）鼻咽通气管通气法（图 2-9-23）

适用范围：舌后坠造成的不完全呼吸道梗阻伤员；呼吸困难，需通过鼻咽通气管进行氧气吸入者；咳痰无力，需经上呼吸道进行吸引者，防止反复经鼻腔吸引引起鼻腔黏膜破损；牙关紧闭不能经口吸痰者。

操作方法：伤员仰卧，头正位。将鼻咽通气管和伤员鼻腔润滑，轻轻上推鼻尖，置入鼻咽通气道，使其斜面朝向鼻中隔，缓慢旋转将鼻咽管向前推进插入鼻孔，直至其远端边缘抵达鼻孔。

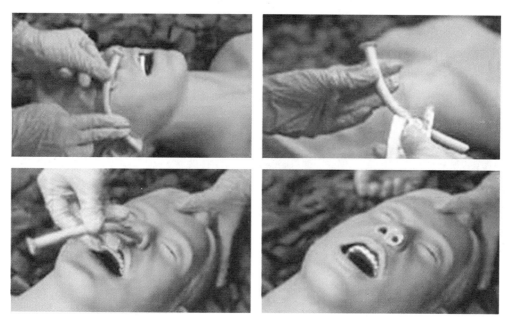

图 2-9-23　鼻咽通气管通气法

（3）面罩通气法（图 2-9-24）

适用范围：心肺复苏及需要人工呼吸急救的伤员，尤其适用于窒息、呼吸困难的伤员。

操作方法：评估伤员呼吸、颈动脉搏动，检查呼吸器性能；松解负伤人员衣领，摆复苏体位（背部垫木板或平卧地上），开放气道；EC 手法（麻醉或面罩通气时使用的一种单手扣面罩的手法，动作形似 E、C 两个字母而得名。拇指和示指充分张开呈 C 形，固定简易呼吸器的面罩，同时用中指、环指和小指呈 E 形抬起患者下颌，通畅气道）固定面罩，挤压球囊，频率为 10~20 次/min；观察通气效果。

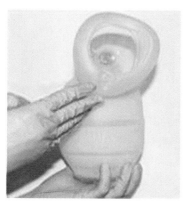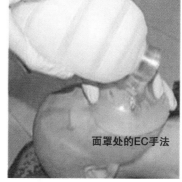

面罩处的EC手法

图 2-9-24　面罩通气法

（4）喉罩通气法：喉罩是一种带套囊的喉周封闭气道工具，有较好的通气效果，并且能够防止食物反流。喉罩的通气效果与气管插管相似。

适用范围：气管插管困难或禁忌采用气管插管（如有颈椎损伤）的伤员，尤其是解剖学异常所致困难气道的伤员。

操作方法:伤员取仰卧位,使头轻度后仰;清理口腔异物;使用简易呼吸器面罩加压给氧,使血氧饱和度保持在95%以上,插喉罩时暂停通气;喉罩涂润滑剂后,左手牵引下颌以展宽口腔间隙,右手持喉罩,罩口朝向舌体;让喉罩沿舌正中线贴咽后壁向下置入,直至不能再推进为止;或将喉罩口朝向硬腭,置入口腔至咽喉底部后旋转180°,推至不能再推进为止;气囊充气后,按压呼吸囊并听诊判断位置;放置牙垫后用胶布以"八字法"将牙垫和喉罩固定于面颊。

3. 外科气道通气法

(1) 环甲膜穿刺术(图2-9-25)

适用范围:喉头水肿引起的阻塞,尤其是声门区阻塞,严重呼吸困难,来不及建立人工气道的伤员。

操作方法:伤员仰卧头后仰,充分暴露颈部。救护人员站在伤员右侧,左手拇指及示指固定伤员环状软骨;右手持环甲膜穿刺针垂直刺入环甲膜,空气即可经针头出入,解除窒息。以上措施只能起到暂时缓解作用,仍应尽快行环甲膜切开术。

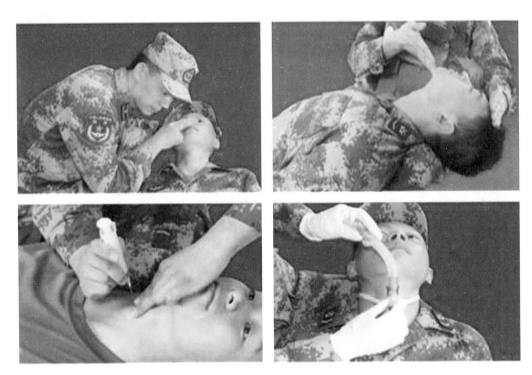

图2-9-25　环甲膜穿刺术

(2) 环甲膜切开术

适用范围:喉梗阻或气管阻塞。

操作方法:伤员仰卧,头后仰;用尖刀片或其他锐利刀片横行切开甲状软骨和环状软骨间的皮肤,长约3cm;露出环甲膜,切开环甲膜长约1cm;用刀柄或止血钳撑开切口,用吸痰管吸净气道内的血液及分泌物,使气道通畅后放入气管导管或橡胶管;固定好气管导管或橡胶管。

(3) 气管插管术(图2-9-26)

适用范围:呼吸功能不全或呼吸衰竭等。

操作方法:伤员取仰卧位,用仰头抬颏法,使头部尽量后仰。用拇指和示指打开伤员口腔,将镜片沿伤员口腔向左推开舌体,暴露伤员的口、悬雍垂、咽和会厌,挑起会厌,暴露声门;一手握住气管导管,使导管通过声门,尖端距门齿距离约21~23cm;气囊充气5~10ml,听诊双肺呼吸音是否对称;撤出喉镜,放置牙垫,用双Y形胶布交叉固定;观察通气效果。

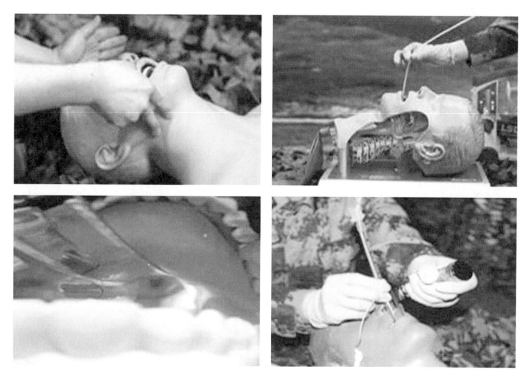

图2-9-26　气管插管术

（4）胸膜腔穿刺术（图2-9-27）

适用范围：张力性气胸的急救。在战场上，单侧胸部穿透伤并且呼吸困难逐步增加是进行胸部穿刺的适应证。

操作方法：在危急状况下可用一粗针头在伤侧第2肋间锁骨中线处垂直进针，刺入胸膜腔，有气体喷射出，即能收到排气减压效果。在伤员转送过程中，于插入针的接头处，缚扎一橡胶手指套，将指套顶端剪一1cm开口，可起活瓣作用，即在呼气时能张开裂口排气，吸气时闭合，防止空气进入。

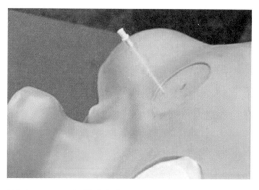

图2-9-27　胸膜腔穿刺术

（三）技术展望

美军认为，发生在战场上的大多数气道梗阻起因于头面部和颈部贯通伤，在无创手段不能解除梗阻时，环甲膜切开是较好的选择。美军在战场上采用纵切口，即切口与气管长轴平行，而非临床上常用的横切口。美军在阿富汗/伊拉克战场上发现，在紧张的作战环境下，纵向切口暴露环甲膜更容易成功，其优点在于当切口大小不合适时可以上、下扩大，且可避开喉返神经，战场适应性更好。在临床实践中环甲膜切开术并不复杂，但在战场环境中，对于未经过系统医学培训的医护兵或医务士官来说，操作上具有一定难度。统计数据显示，在战场上传统的标准外科通气术失败率高达33%。为了提高环甲膜切开通气术的成功率，美军引入了Cric-Key技术（图2-9-28），这是一种在标准通气术的基础上改良的环甲膜切开通气术。美军将Cric-Key技术与标准通气术进行实践比较评估，结果Cric-Key技术不仅用时少，而且成功率高。

在战场上是否使用气管插管来缓解气道梗阻具有争议性。民用创伤救治经验显示，如果在使用鼻咽通气等措施开放气道后，气道阻塞仍继续存在或发展，可采用气管插管。但在战场创伤环境下的气管插管有诸多不利因素，如：战争环境下光线条件差，使用喉镜变得困难；大部分的卫生员和军医未实施过插管；合并的颌面部损伤使插管极具挑战性等。建议到营救护站以后再实施气管插管，不主张在战现场尝试气管插管。

美军战场相关医学研究表明，传统的气管导管在战场使用有一定的缺陷：使用气管导管需要光源，容易暴露，且战场操作成功率较低。而使用双腔通气管（Combitube）取得了较好效果。双腔通气管经特殊设计，可以在暗光条件下操作，且成功率较高，因为其对食管、气管都有效。研究表明初次使用者的成功率为71%，美军要

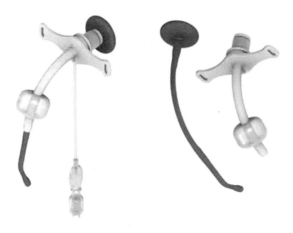

图 2-9-28　Cric-Key 技术所需器械

求战救医护兵掌握使用双腔通气管进行插管的技术。此外,对胸腔减压时,建议使用穿刺针进行减压处理,不推荐使用胸管,因为对于没有操作经验的人来说,使用胸管较为复杂、困难,易造成组织损伤及继发感染,并且对光源要求较高,不宜在战场特殊条件下使用。

四、包扎

包扎技术是战伤现场急救常用技术之一。其目的是止血、保护伤口、防止感染。所有的战伤伤口都应被认为是污染的,对伤口的包扎可以起到止血,保护伤口,避免进一步污染,扶托或固定伤肢,限制活动以缓解疼痛。

（一）包扎器材

我军常用的包扎器材有三角巾急救包、绷带、烧(炸)伤敷料包、就便器材等。

1. 三角巾急救包　三角巾制作简单、方便,容易掌握,包扎面积大,几乎能适应全身各个部位。三角巾不仅是较好的包扎材料,还可作为固定夹板、敷料和代替止血带使用。目前军用的三角巾急救包是 82 型,体积小,压缩包体积为 100mm×60mm×25mm,质量为 62g,能防水。其内包括一块无菌普通三角巾和加厚的无菌敷料,使用十分方便,主要用于各种类型创伤的伤口包扎。

2. 绷带　用于固定敷料,防止其滑动而破坏已经形成的血凝块。除了固定敷料外,绷带也常用于压迫受伤部位的血管,减少出血。目前,常用的绷带有急救创伤绷带和自粘绷带两种。我军三代单兵急救包中配备的是自粘绷带,在完成对伤口的包扎后,其末端可直接粘在下层的包扎物上,而不需要额外的固定。

3. 烧(炸)伤敷料包　99 型烧伤敷料采用壳聚糖纤维作为接触层,可起到有效止血和促进烧伤创面愈合的作用。吸附层采用非织造布,最外层是抗菌织物隔离层。烧(炸)伤急救包由真空镀铝的薄型非织造布接触层、脱脂棉吸收层、厚型非织造布隔离层、绷带或四头带构成。规格分为绷带式和四头带式两种,敷料垫尺寸均为 30cm×25cm。金属铝具有收敛、清洁创面、杀菌及促进上皮生长的作用。包扎后透气性能和渗出液吸附功能良好,明显改善了创面的粘连问题,且价格便宜,使用方便。

4. 就便器材　在缺乏制式急救材料时,可利用毛巾、床单、衣物、塑料薄膜等各种成片、成条的就便材料开展急救。

（二）包扎方法

1. 三角巾包扎法

（1）颅顶部帽式包扎(图 2-9-29)

适用范围:颅顶部损伤出血。

操作步骤:打开三角巾急救包,取出敷料覆于伤处;双手持三角巾两底角,将三角巾底边反折约两横指宽,置于伤员眉弓上缘 1.5cm 处,拉紧底边,经双侧耳廓上缘拉至枕后,于枕外隆突下交叉压住顶角;一手紧捏住交叉部位,另外一只手用力向下拉紧顶角,使头部三角巾平整;顶角并入一侧底边,反折向上,经耳廓上缘拉至前额打结,多余部分置于底边两耳侧压紧。

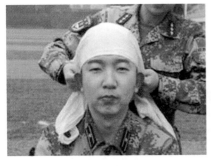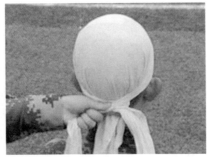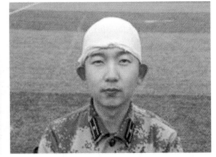

图 2-9-29　颅顶部帽式包扎

（2）面部风帽式包扎（图 2-9-30）

适用范围：颅顶部、颜面部、下颌创伤。

操作步骤：打开三角巾急救包，取出敷料覆于伤处；在三角巾顶角和底边中点各打一个结，形成风帽；将顶角结置于伤员额前，底边结置于枕外隆突下，双手用力向下拉紧两侧底角，风帽包住全头；底边在下颌角位置向外反折，包绕下颌后拉向对侧枕后，在底边结上打结固定。

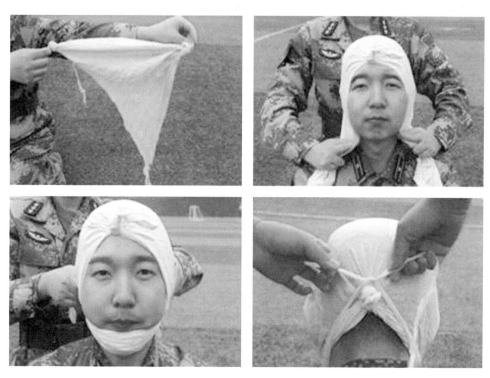

图 2-9-30　面部风帽式包扎

（3）单侧面部包扎（图 2-9-31）

适用范围：颜面部创伤。

操作步骤：打开三角巾急救包，取出敷料覆盖伤口；把三角巾沿顶角至底边中点连线对折成小三角形（或剪开）；将小三角形的底边斜覆盖于伤侧面部，顶角经伤侧枕后绕至对侧，与一底角在健侧颞部打结；拉紧另一底角，向外反折包绕下颌，在健侧耳前上方打结。

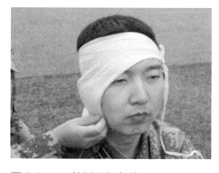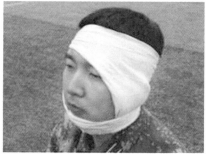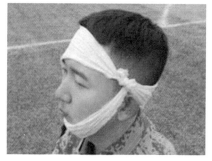

图 2-9-31　单侧面部包扎

（4）单（双）眼带式包扎（图 2-9-32）

适用范围：眼部创伤。

操作步骤：①打开三角巾急救包，取出敷料覆盖伤口；②将三角巾折叠成约四横指宽条带，将条带分为

1/3 短端和 2/3 长端,取长、短端交界处斜放于伤眼,短端条带朝上斜向健侧,长端带向下斜向伤侧;③长端条带从伤侧耳下经枕后绕至健侧耳上,于前额压住短端条带;④短端条带绕头一周,于伤耳部上方打结。包扎双眼时,第三、四步更改为长端条带从耳下经枕后绕至对侧耳上,于前额压住短端条带;短端条带反折覆盖另一伤眼,经耳下绕至对侧耳上打结。

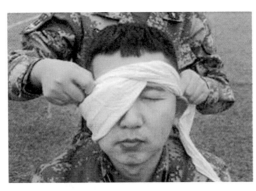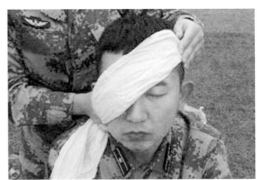

图 2-9-32 单眼带式包扎

(5) 单(双)耳带式包扎

适用范围:耳部创伤。

操作步骤:①打开三角巾急救包,取出敷料覆盖伤口;②将三角巾折叠成约五横指宽的条带,将条带分为 1/3 短端和 2/3 长端,取长、短端交界处斜放于伤耳,短端条带斜向额前,长端条带斜向枕后;③长端条带经枕后绕至对侧耳上,在额前与短端条带交叉,长端压住短端,短端条带反折压住长端条带后绕头一周,两端相遇避开伤口打结。包扎双耳时,第二、三步更改为取条带中部置于枕外隆突下方;条带两端斜向前上包住双耳,在前额正中交叉后顺向继续环绕头部,两端相遇打结。

(6) 下颌带式包扎(图 2-9-33)

适用范围:下颌部创伤。

操作步骤:打开三角巾急救包,取出敷料覆盖伤口;将三角巾折叠成约四横指宽的条带,将条带分为 1/3 短端和 2/3 长端,取长、短端交界处置于颌下;两端向上拉,长端条带从耳前经头颅绕至对侧耳前上方,与短端交叉;交叉后两端分别绕至前额及枕后,于对侧耳廓上方打结固定。

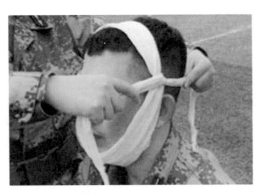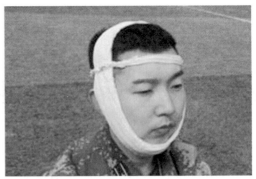

图 2-9-33 下颌带式包扎

(7) 单肩燕尾式包扎(图 2-9-34)

适用范围:单肩部受伤。

操作步骤:打开三角巾急救包,取出敷料覆盖伤口;将三角巾沿顶角至底边中点连线对折后错开,折叠成燕尾式,形成一大一小两个燕尾角,大角在上、小角在下,燕尾夹角约 80°;燕尾夹角对准颈部平铺于伤侧肩上,大角朝后(背侧)、小角朝前,大角压小角;拉紧两燕尾角于对侧腋前打结;拉紧燕尾底边,包绕上臂上 1/3 后,于腋前打结。

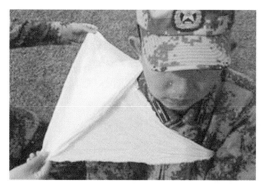
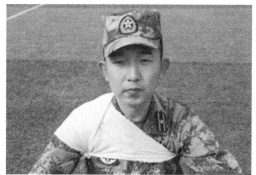

图 2-9-34　单肩燕尾式包扎

（8）双肩燕尾式包扎（图 2-9-35）

适用范围：双肩受伤。

操作步骤：打开三角巾急救包，取出敷料覆盖伤口；将三角巾沿顶角至底边中点连线对折后错开，折叠成燕尾式，形成夹角约130°的两个燕尾角；燕尾夹角朝上对准颈后部，两燕尾角过肩，由后往前包绕肩部，绕至腋后与同侧燕尾底角打结。

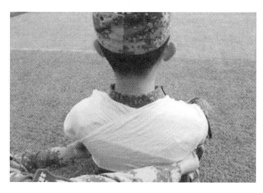
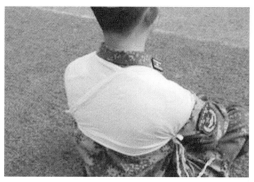

图 2-9-35　双肩燕尾式包扎

（9）单侧胸（背）部包扎（图 2-9-36）

适用范围：胸（背）部创伤。

操作步骤：打开三角巾急救包，取出敷料覆盖伤口；三角巾底边内折1~2cm宽，横放在胸部压住敷料，顶角朝向伤侧锁骨中线上方；拉紧两底角，在胸背部相遇打结，拉紧顶角越过肩上折向背部，顶角系带与背部底边打结固定；背部包扎与胸部包扎方法一样，方向相反。

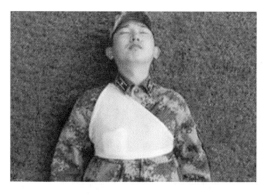
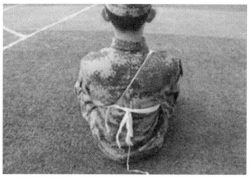

图 2-9-36　单侧胸背部包扎

（10）侧胸燕尾式包扎

适用范围:侧胸创伤。

操作步骤:打开三角巾急救包,取出敷料覆盖伤口;将三角巾沿顶角至底边中点连线对折后错开,折叠成燕尾式;折叠后的三角巾置于伤侧胸部,燕尾角朝下,拉紧燕尾底边在对侧季肋部打结;拉紧两燕尾角于对侧肩部打结。

（11）双侧胸(背)部燕尾式包扎(图2-9-37)

适用范围:双侧胸(背)部创伤。

操作步骤:打开三角巾急救包,取出敷料覆盖伤口;将三角巾沿顶角至底边中点连线对折后错开,折叠成燕尾式;折叠后的三角巾置于伤口处,夹角朝下,拉紧燕尾底边,在胸背部打结;往上拉紧两燕尾角分别过肩,由系带燕尾角穿过背后打结部位后向上反折,与另一燕尾角相遇,打结固定;双侧背部包扎与双侧胸部包扎方法一样,方向相反。

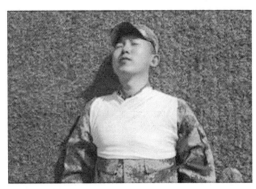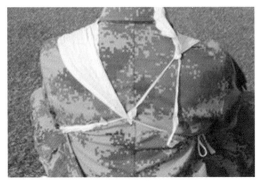

图2-9-37　双侧胸（背）燕尾式包扎

（12）双三角巾胸背部包扎

适用范围:胸背部大面积或多处创伤。

操作步骤:打开三角巾急救包,取出敷料覆盖伤口;取一条三角巾放于前胸,顶角置于一侧腋中线季肋下,用不带系带的一底角绕躯干一周后与顶角相遇打结;另取一条三角巾放于后背,顶角置于另一侧腋中线季肋下,用不带系带的一底角围腹与顶角相遇打结;分别拉紧两条三角巾的另一底角,绕过肩与其相对应的底边打纽扣结。

（13）开放性气胸封闭式包扎(图2-9-38)

适用范围:开放性气胸。

操作步骤:打开三角巾急救包,告诉伤员尽力呼气并屏住呼吸,在伤员屏住呼吸的瞬间迅速将三角巾外包装皮内面紧贴伤口;将敷料连同三角巾一起覆盖包装皮加压,顶角朝向伤侧大腿中线;顶角反折双层,压迫敷料后从伤侧越过肩上折向背部,拉紧两底角在胸背部相遇打结,顶角系带与背部底边打结固定。

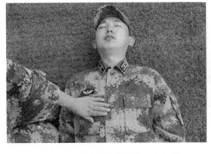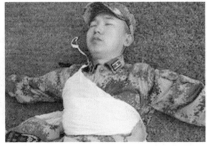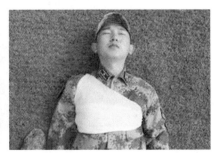

图2-9-38　开放性气胸封闭式包扎

（14）腋窝包扎

适用范围:腋窝创伤。

操作步骤:打开三角巾急救包,取出敷料覆盖伤口;将三角巾一腰边距顶角1/3处放于伤侧腋下,顶角置于背部。将该侧腰边底角由胸部绕至对侧腋下与顶角打结;把三角巾底边从肩后侧向上、向前拉向伤侧锁骨上窝,另一腰边上提至锁骨上窝,底角包绕肩及上臂,经腋下再回到肩上,与底边打纽扣结。

（15）腹部兜式包扎（图2-9-39）

适用范围:腹部创伤。

操作步骤:打开三角巾急救包,取出敷料覆盖伤口;三角巾顶角朝下,底边横放于上腹部,拉紧两底角于腰背部打结;向下拉紧顶角经会阴至臀部上方,同腰背部两底角余头打结固定。

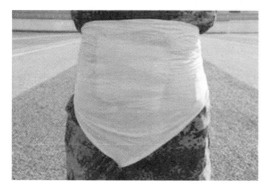
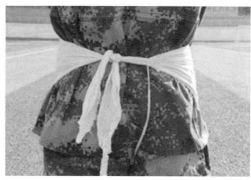

图2-9-39　腹部兜式包扎

（16）腹（腰）部燕尾式包扎（图2-9-40）

适用范围:侧腹（腰）部创伤。

操作步骤:打开三角巾急救包,取出敷料覆盖伤口;将三角巾沿顶角至底边中点连线对折后错开,折叠成燕尾式,形成一大一小两个燕尾角,大角在上、小角在下,燕尾夹角约90°;折叠后的三角巾平铺于敷料上方,燕尾夹角朝下,大角压小角;拉紧燕尾底边,在腰背部打结,拉紧两燕尾角,包绕大腿根部打结。

（17）臀部单（双）侧包扎（图2-9-41）

适用范围:单（双）侧臀部创伤。

操作步骤:打开三角巾急救包,取出敷料覆盖伤口;三

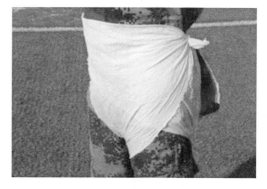

图2-9-40　腹（腰）部燕尾式包扎

角巾顶角置于臀裂下方,底边斜放于伤侧腿部,一底角朝上偏向同侧髂前上棘处,一底角朝下偏向两腿之间,顶角系带绕大腿根部一圈打结;朝下的底角向上反折,经伤侧臀部拉至对侧髂前上棘,与另一底角打结;双侧包扎时,用两条三角巾的顶角相连打结,连接处置于腰部正中;拉紧两上端底角围腰打结;拉紧两下端底角分别绕过大腿内侧,与各自底边打纽扣结。

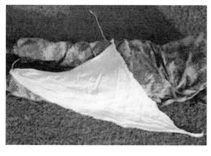
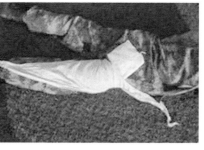
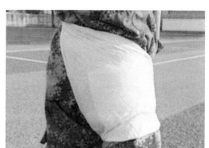

图2-9-41　臀部单侧包扎

（18）腹股沟包扎

适用范围:腹股沟创伤。

操作步骤:打开三角巾急救包,取出敷料覆盖伤口;将三角巾沿顶角至底边中点连线对折后错开,折叠成燕尾式,形成一大一小两个燕尾角,大角压小角;折叠后的三角巾平铺于敷料上,燕尾夹角朝上,大角压住伤口部位;拉紧燕尾底边在大腿根部打结,一前一后拉紧两燕尾角至对侧髂前上棘打结。

（19）四肢及膝(肘)关节包扎(图 2-9-42)

适用范围:四肢及关节部位创伤。

操作步骤:打开三角巾急救包,取出敷料覆盖伤口;将三角巾折叠成比敷料略宽的条带,斜放于伤口上;拉紧条带绕肢体一周后,分别压住上、下缘,两端相遇避开伤口打结。

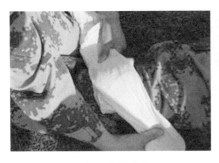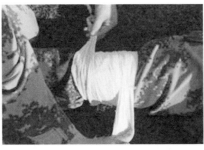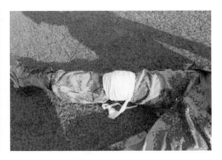

图 2-9-42　四肢三角巾包扎

（20）手(足)一般式包扎

适用范围:手(足)创伤。

操作步骤:打开三角巾急救包,取出敷料覆盖伤口;手掌向下,手指朝顶角方向平放在三角巾上;顶角反折覆盖手背及手腕,两底角经手背交叉压住顶角,绕腕部一周后打结。

注:足部用同样方法包扎。

（21）手足 8 字包扎(图 2-9-43)

适用范围:手(足)创伤。

操作步骤:打开三角巾急救包,取出敷料覆盖伤口;三角巾折叠成条带状,取条带中部横放于伤口;在伤口背侧行 8 字交叉后,绕腕一周打结;足部用同样方法包扎。

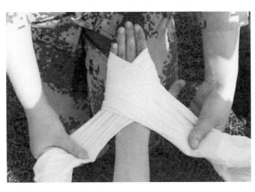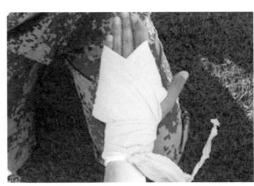

图 2-9-43　手足 8 字包扎

（22）残肢风帽式包扎

适用范围:上肢或下肢及手(足)部创伤。

操作步骤:将三角巾底边中央和顶角分别打结,成风帽状。将残肢伤端套入风帽内,再拉紧两底角,于近心端互相反折,打结固定。

（23）上肢烧伤三角巾包扎

适用范围:上肢烧伤创面保护性包扎。

操作步骤:在无系带的底角距底角约 15cm 处打结,有结的底角套于烧伤侧中指背侧上且顶角外展;保持底边与肢体长轴平行,拉紧顶角包裹上肢,在上臂适当处固定;用有系带的底角绕颈部与套于中指上的多余结带打结悬吊。

2. 急救创伤绷带包扎法

(1) 头部包扎(图2-9-44)

适用范围:颅顶部、面部及下颌创伤。

操作步骤:将敷料置于伤处,向下拉紧弹力绷带包住下颌,绕头部一周;卡入加压环反折加压后,继续再经下颌绕头一周;改变缠绕方向,经眉上横向缠绕两周后用固定钩固定。

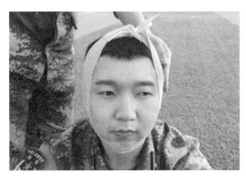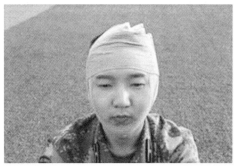

图2-9-44 急救创伤绷带头部包扎

(2) 环形包扎(图2-9-45)

适用范围:胸、腹及四肢创伤。

操作步骤:将敷料置于伤处,拉紧弹力绷带环绕肢体一周;在加压环两头上、下各缠绕一周固定;卡入加压环反折加压后,继续环形缠绕数周,最后用固定钩固定。

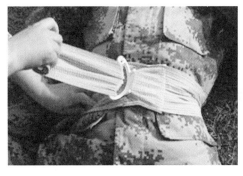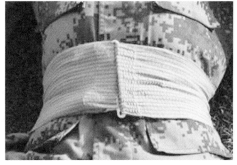

图2-9-45 急救创伤绷带环形包扎(腹部)

(3) 8字包扎(图2-9-46)

适用范围:肩、臀、腹股沟创伤。

操作步骤:将敷料垫于伤处,拉紧弹力绷带经腋下绕肩一周;卡入加压环反折加压后,继续绕肩一周;从后背经对侧腋下返回,包绕肩部行8字交叉,继续缠绕后用固定钩固定。臀、腹股沟部用同样方法包扎。

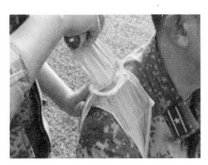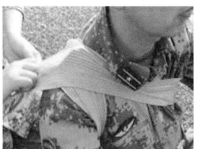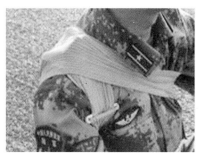

图2-9-46 急救创伤绷带8字包扎(肩部)

（4）肢体残端包扎

适用范围：上肢或下肢离断伤。

操作步骤：将敷料垫置于伤处，向上拉紧弹力绷带，绕肢体两周固定；卡入加压环反折加压后，继续缠绕肢体数周，用固定钩固定。

（5）气胸（密闭帖）包扎

适用范围：开放性气胸。

操作步骤：嘱伤员尽力呼气并屏住呼吸，在伤员屏住呼吸的瞬间迅速取出胸部密封帖贴于伤口处；打开绷带，敷料面朝向伤口，加压环朝上；将绷带反折从加压环中卡入，反向拉紧绷带，继续缠绕肢体伤口数周；用固定钩固定。

3. 其他器材包扎法

（1）脑膨出包扎

适用范围：脑组织膨出。

操作步骤：迅速用等渗盐水浸湿的无菌纱布覆盖膨出的脑组织；取干净碗将其扣住，无合适碗时可在脑组织周围用纱布敷料围成圆圈作支撑；用三角巾帽式包扎法或绷带固定。

（2）腹内脏器脱出包扎

适用范围：腹内脏器脱出。

操作步骤：迅速用等渗盐水浸湿的无菌纱布覆盖脱出的脏器；取干净碗将其扣住，无合适碗时可将外腰带取下围成圆圈加以保护；用三角巾腹部一般式包扎法固定。

（3）眼战伤包扎包

适用范围：眼炸伤、眼球及内容物脱出保护包扎。

操作步骤：打开眼战伤包扎包，取出敷料置于伤眼，用固定带固定；取硬质眼罩罩住伤眼，于两耳侧固定。单眼受伤时，为避免因对侧眼球活动而带动伤侧眼转动，导致伤眼伤情加重，一般同时对健侧眼进行保护性包扎。但在战现场，如敌情未解除，伤员仍需继续参与战斗，单眼受伤时可只需对伤眼进行包扎。

（4）烧（炸）伤急救包包扎

适用范围：一般式适用于头、肩、臀等烧伤部位的急救包扎；绷带式适用于四肢等烧伤创面的急救包扎；方巾式适用于躯干部位烧伤创面的急救包扎。

操作步骤：根据身体烧伤部位，选择不同规格（三角巾一般式、方巾式、绷带式）烧伤敷料包；拉开敷料包，将敷料垫贴于烧伤创面，缠绕包扎后固定。

（5）绷带包扎

适用范围：头颈部、四肢部位伤口的包扎。

基本方法：

1）环形包扎法。将绷带在伤口处环形缠绕数周，直至将伤口包住。

2）蛇形包扎法。用绷带斜形缠绕，第 2 周压第 1 周，缠绕数周，直至将伤口包住。

3）螺旋形包扎法。将绷带呈螺旋状缠绕，第 2 周压第 1 周的 1/3 或 1/2，缠绕数周，直至将伤口包住。

4）螺旋折转包扎法。同螺旋包扎法。但每周必须反折，在反折时，以左手拇指压住绷带上的折转点，右手将绷带反折向下，缠绕数周，直至伤口包住。

5）8 字包扎法。用绷带斜形缠绕，向上、向下相互交叉做 8 字包扎，依次缠绕，每周在正面与前周交叉，并叠盖前周 1/3 或 1/2。

6）回返包扎法：在包扎部位先作环形固定，然后从中线开始，做一系列的前后、左右来回反折包扎，每次回到出发点，直至全部被包完为止。

（三）注意事项

1. 伤情评估要迅速　重点评估有无致命性大出血的伤口。保护性包扎宜在 30min 内实施；用于保护开放伤软组织，避免进一步污染时，宜在 30min~1h 内实施。

2. 充分暴露伤口　找到伤口后，可用脱、卷、剪（撕）的方式迅速、充分地暴露伤口。对于贯通伤，要寻找到入口和出口。

3. 严格遵循无菌原则 紧贴伤口的敷料应是消毒无菌敷料,在紧急情况下或无消毒敷料时可先用干净的毛巾、衣服、被单等布料包扎。敷料应完全覆盖伤口并超出伤口边缘 5~10cm,防止污染。

4. 处理伤口、伤部要妥善 如果发现不止一处伤口,首先治疗较为严重的伤口(伤口创面较大或者出血更多的伤口);对于外露污染的骨折端或组织、器官,不可轻易还纳,对头颅、腹部外露的组织应用干净的凹形物保护后再包扎;伤口内的弹头、弹片和异物不可随意取出,以防引起出血和内脏脱出;在肢体的骨突或凹陷处(内外踝、腋窝及腹股沟等),应先垫好棉垫再行包扎;包扎时压力均匀、松紧合适,包扎过松则敷料易松脱或移动,过紧则影响血液循环;为便于观察血液循环,包扎四肢时,应将指(趾)端外露,并尽量使肢体保持功能位;解除包扎时,先松解固定结或取下胶布,然后用双手传递松解。

五、固定

战现场骨折临时固定技术简称固定,是对骨折、关节伤、肢体挤压伤和大块软组织伤用夹板固定,或用三角巾、健肢和就便器材临时固定,防止损伤神经、血管和重要器官,减轻伤员痛苦。

(一)固定材料

我军战时使用的骨折固定材料,主要包括制式器材固定、健肢固定以及就便器材固定,其中制式器材主要是卷式夹板、三角巾、绷带等。

1. 夹板 我军在现场急救时常用的固定夹板有木制夹板、折叠夹板、卷式夹板和充气夹板等,有各种宽度和长度,以适合各部位骨折的固定。在没有制式夹板的情况下,也可用就便器材充当临时夹板。

(1)木制夹板:是适合四肢骨折临时固定的简易夹板。该型夹板质量较重,体积大,携带不方便。

(2)折叠夹板:是一种适合对多部位骨折伤员实施紧急救治的可折叠的塑料急救夹板。该夹板质量轻,体积小,救治范围广,具有较好的 X 线通透性,便于携带,操作简单,可重复使用。

(3)卷式夹板:是一种由高分子材料与金属材料复合而成的软式夹板,规格为长 92cm、宽 11cm,适合四肢、颈项等部位骨折的固定。应用时可直接塑形,附体性好,感觉舒适。两块夹板联用,可用作长下肢夹板,也可按需要用剪刀将夹板裁剪成任意尺寸,制作成手指夹板。

(4)临时夹板:在野战条件下,没有制式夹板时,可以就地取材来代替制式夹板,常用的有木板、木棍、树枝、竹竿、高粱秸、刀鞘、步枪、军用铁锹、十字镐等。在四肢骨折时,如无临时夹板,还可将伤肢固定于伤员的躯干或健肢上。

2. 敷料及衬垫 对骨折进行临时固定时,在夹板和伤肢的皮肤之间一定要用敷、棉花、纱布、军衣、毛巾等物垫好。固定夹板的材料可用三角巾、绷带、枪带、手帕及其他系带等。

(二)固定技术

1. 卷式夹板固定法

(1)肱骨骨折卷式夹板固定(图 2-9-47)

适用范围:肱骨骨折。

操作方法:伤臂屈肘 90°;将夹板塑形后对折,置于上臂两侧,一端置于腋下,另一端兜住肘关节后置于肩关节处,在腋窝和肘关节处加衬垫;用条带依次固定骨折上、下端,再用三角巾条带将前臂悬吊于胸前;用弹性绷带固定时,先从骨折的下部(远心端)开始包扎,环形缠绕两三圈,再将绷带自下而上缠绕至肩关节为止,取弹性绷带将前臂悬吊于胸前;在胸前醒目处挂白色伤标。

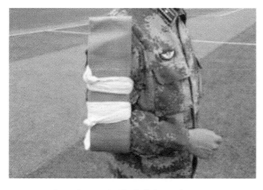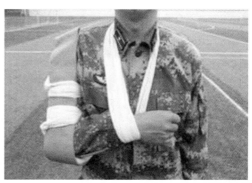

图 2-9-47 肱骨骨折卷式夹板固定

（2）前臂骨折卷式夹板固定（图 2-9-48）

适用范围：前臂尺骨、桡骨骨折。

操作方法：伤臂屈肘 90°；将夹板塑形后置于伤臂两侧，骨突出部位加衬垫；取条带分别固定骨折两端；用三角巾包绕骨折两端关节，将伤臂悬吊于胸前；在胸前醒目处挂白色伤标。

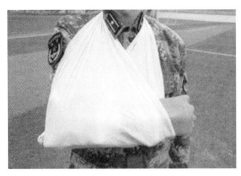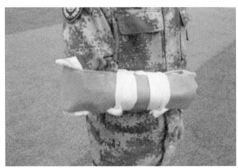

图 2-9-48　前臂骨折卷式夹板固定

（3）锁骨骨折 T 形夹板固定（图 2-9-49）

适用范围：锁骨骨折。

操作方法：取卷式夹板两块，对折并稍塑形后拼成 T 形，用三角巾条带或绷带捆绑固定；将 T 形夹板置于伤员背部，在夹板与肩胛骨、脊柱突出部位之间加棉垫，用折成条带的三角巾（约四横指宽）分别绕腰部及两腋窝固定夹板；在胸前醒目处挂白色伤标。

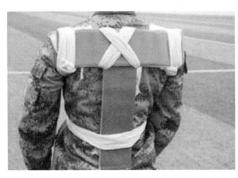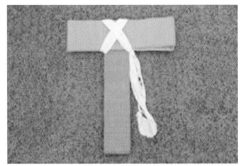

图 2-9-49　锁骨骨折 T 形夹板固定

（4）股骨骨折卷式夹板固定（图 2-9-50）

适用范围：股骨骨折。

操作方法：将夹板塑形后置于大腿内、外侧；内侧夹板上端至会阴部，下端跨过踝关节，多余部分沿足底反折，外侧夹板上端至髋关节（髂嵴），下端跨过踝关节，骨突出部位加衬垫；用条带依次固定骨折上、下端、髋关节和膝关节，8 字形固定踝关节；在胸前醒目处挂白色伤标。

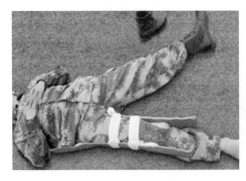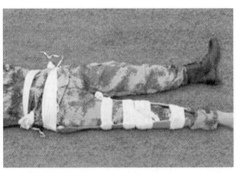

图 2-9-50　股骨骨折卷式夹板固定

（5）小腿骨折卷式夹板固定（图 2-9-51）

适用范围：小腿胫骨、腓骨骨折。

操作方法：将夹板塑形后置于小腿内、外侧，上端超过膝关节至少 10cm，下端跨过踝关节，多余部分沿足底反折，骨突出部位加衬垫；用条带依次固定骨折上、下端和膝关节，8 字形固定踝关节；用弹性绷带固定时，先从骨折的下部（远心端）开始包扎，环形缠绕两三圈，8 字形固定踝关节，再将绷带自下而上缠绕至膝关节上端为止；在胸前醒目处挂白色伤标。

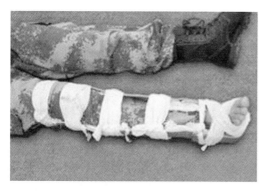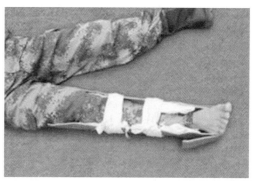

图 2-9-51　小腿骨折卷式夹板固定

2. 三角巾健肢固定法

（1）锁骨骨折健肢固定

适用范围：锁骨骨折。

操作方法：在腋下加衬垫；将一条三角巾折成五指宽的条带，环绕肩部、腋部一周，于腋后打结，以同样方法取第二条三角巾固定对侧；把左、右打结的三角巾两角拉紧，在背后打结，使左、右肩关节后展，锁骨骨折则得到固定。只有一条三角巾时，可将三角巾折成五指宽的条带，斜放于肩背部；一角经腋前，一角经腋后，拉紧两角于背部打结，成横 8 字形；在胸前醒目处挂白色伤标。

（2）肱骨骨折健肢固定（图 2-9-52）

适用范围：肱骨骨折。

操作方法：用三角巾顶角朝上包绕肩、肘关节后，将上臂固定于躯干；用三角巾条带将前臂悬吊于胸前；在胸前醒目处挂白色伤标。

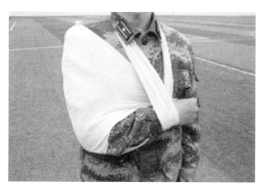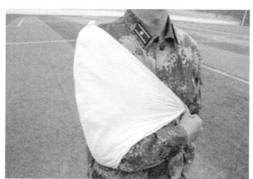

图 2-9-52　肱骨骨折健肢固定

（3）前臂骨折健肢固定

适用范围：前臂骨折。

操作方法：用三角巾包绕骨折两端关节，将伤臂悬吊于胸前，再取五指宽的条带将前臂固定于躯干；在胸前醒目处挂白色伤标。

（4）股骨骨折健肢固定

适用范围:股骨骨折。

操作方法:伤员两腿并拢,在会阴部、膝、踝关节和两腿间填充衬垫;以健肢替代夹板,用条带依次固定骨折上、下端以及髋关节和膝关节,8字形固定踝关节;在胸前醒目处挂白色伤标。

(5)小腿骨折健肢固定(图2-9-53)

适用范围:小腿胫骨、腓骨骨折。

操作方法:伤员两腿并拢,在膝、踝关节和两小腿间填充衬垫;以健肢替代夹板,用条带依次固定骨折上、下端和膝关节,8字形固定踝关节;在胸前醒目处挂白色伤标。

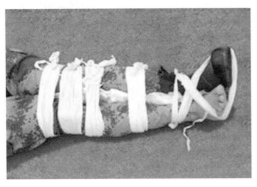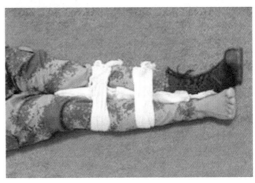

图2-9-53 小腿骨折健肢固定

3. 就便器材固定法

(1)前臂骨折衣襟简易固定

适用范围:前臂骨折。

操作方法:伤肢屈肘90°,贴于胸前;伤侧衣襟向上反折,包绕伤肢,扣于对侧衣襟,也可将伤侧袖口纽扣扣于对侧衣襟;在胸前醒目处挂白色伤标。

(2)股骨骨折就便器材固定法

适用范围:股骨骨折。

操作方法:准备临时平板,用合适的就便器材(枪支、木板、木棒等)放于伤肢外侧,如用枪支则枪托朝向腋下,伤口上、下端及关节处加垫;分别在伤肢上、下端及腋下、腰、髋、膝、踝关节处用裤带或三角巾等顺序打结固定,8字形固定踝关节;伤侧鞋袜可固定在小腿中间、夹板外侧或脚底部;在胸前醒目处挂白色伤标。

(3)小腿骨折树枝固定

适用范围:小腿骨折。

操作方法:将树枝置于小腿外侧,其余操作同卷式夹板固定。

4. 特殊部位固定法

(1)颈托固定

适用范围:颈椎损伤。

操作方法:伤员呈仰卧,制动头部,小心牵引复位,使伤员头部处于正中位;用手指度量受伤员由下颌骨角下方到锁骨的距离,再度量调整颈托大小,扣紧锁扣;从后颈小心将颈托穿过,并将其对于正中位,注意动作轻柔;扎紧绑带固定颈托,注意避免移动伤员的头颈和脊椎。

(2)骨盆带简易固定

适用范围:骨盆骨折。

操作方法:伤员取仰卧位,使其双膝屈曲,膝下放置软垫,以减轻骨盆压力;将骨盆带或宽布带由后至前包裹伤员盆部,捆紧固定;双腿膝关节、踝关节间放棉垫,用三角巾将双腿固定在一起。

(3)脊柱板固定

适用范围:脊柱损伤。

操作方法:将脊柱板置于伤员一侧,伤员搬上脊柱板前应先上颈托;一人用头锁固定伤员头部,另外两人在放置脊柱板的对侧用侧翻法将伤员翻起,并检查伤员背部;将脊柱板拉至伤员身下,并将其与伤员的位置进行对合;所有救护人员配合将伤员整体平放到脊柱板上;用双肩锁固定伤员头、肩,小心将伤员位置移动、调整到脊柱板正中;用脊柱板上的绑带将伤员固定牢靠,胸部的两条绑带应交叉固定,避免压迫心脏,让伤员深呼气时扎紧绑带;紧贴伤员头部两侧,将头部固定器固定在脊柱板上;检查松紧度,询问伤员是否有呼吸困难和其他不适;脊柱板在运输时应保持水平,救护人员抬起和放下脊柱板时,应统一口令,同时站起或蹲下。

（三）注意事项

1. 战现场环境中,受物资装备、环境安全、时间等因素的限制,固定技术主要是临时固定,其目的是制动,以避免加重伤员二次损伤,减轻伤员痛苦,便于后送。

2. 先对危及生命的伤情处理后,再进行固定。

3. 对疑似骨折伤应按骨折处理。

4. 脊柱损伤和明显的下肢长骨骨折制动措施应在搬动伤员前实施。其他制动措施宜在伤后 30min～1h 内实施。

5. 对开放性骨折,不要把外露的骨折断端送回伤口内,以免增加污染。

6. 夹板的长度和宽度要与骨折的肢体相称。其长度必须包括骨折部的上、下两个关节。固定时,先固定上端,后固定下端,同时要固定上、下两个关节。

7. 在骨的突出部位应加垫,以防止压迫引起的组织坏死。

8. 固定应牢固可靠,松紧适度,以免影响血液循环。四肢骨折固定时,要露出指（趾）端,以便观察血液循环情况。

9. 固定后,应在胸前醒目处挂白色伤标,并迅速组织后送。

六、搬运

搬运是利用人力或借助简易器材将伤员快速撤离火线的方法。搬运伤员的目的是迅速、安全地将伤员搬至隐蔽地或送到上级救护机构,不仅可及早解除伤员痛苦,而且可避免伤员再次负伤,并能得到及时的救治。火线搬运主要分为徒手搬运法、担架搬运法、就便器材搬运法以及特殊伤员搬运法等。搬运时,应根据战场环境和伤情灵活地选择搬运方法,尽快脱离敌方火力威胁。

（一）搬运工具

伤员搬运工具按用途可以分为专用工具和临时搬运工具。专用工具主要有吊具、拉具、换乘工具、担架、伤病员急救巾、三防后送担架等。临时搬运工具为可供战时使用的各种就便器材,如雨衣、军大衣、木板、树枝等。目前我军常用的搬运器材主要有制式拖拽带、担架以及就便器材等。

通用担架是军用制式担架的主要品种,因其简易性、实用性、可靠性等因素,仍是各国的主型伤病员搬运工具。我军常用制式担架有直杆担架、WGD2000 型四折担架等。其可与不同后送车辆相兼容,伤员在换乘时不必更换担架,简化了后送程序,有效地提高了后送效率。

直杆担架由担架杆、担架布、横支撑、手柄、担架腿、固定带、背带等组成,可以折叠和收拢。担架材质结实,坚固耐用。伤员固定带可避免伤员在搬运途中滑落。背带可用于辅助搬运,减少体能消耗。

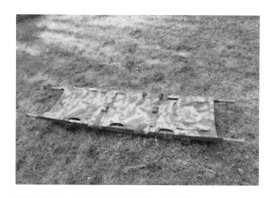

图 2-9-54 WGD2000 型四折担架

WGD2000 型四折担架由担架杆、担架布、枕头、手柄、横支撑、担架腿、固定带、限位板等组成。该担架折叠后长约 50cm,附有背包,可背负行军,比较方便。担架材质结实、坚固耐用。伤员固定带可有效避免伤员在搬运途中滑落。限位板带自锁功能,可防止搬运伤员时担架自行收拢（图 2-9-54）。

专用担架是用于某种特殊环境地域、运输工具及符合某种伤情需要的担架,如海上舰船专用担架、海上漂浮式担架、空运漂浮式担架、全地域多功能担架系统、骨折真空担架、移动 ICU 式担架系统、铲式担架、轮式担架、雪橇式担架、三防后送担架、软式担架、充气担架、救护车专用担架等。

（二）搬运方法

1. 徒手搬运法　根据地形、战场环境、敌火力情况等，火线搬运和脱离火线后搬运可采取不同的方法。

（1）侧身匍匐搬运法（图 2-9-55）

适用范围：在敌火力威胁较大，遮蔽物较低，短距离搬运伤员时采用。

操作方法：与伤员同向侧卧，伤肢在上，从身后抱起伤员的腰部垫于搬运者的大腿上；搬运者一手经伤员腋下抱住对侧胸部或肩部；撑肘，目视前方；蹬足，匍匐前进。

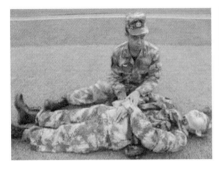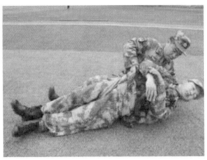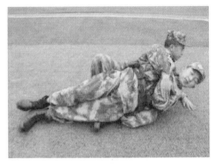

图 2-9-55　侧身匍匐搬运法

（2）拖拽搬运法：包括徒手拖拽法和拖拽带拖拽法。拖拽带由尼龙织带和两端锁扣构成，是伤员搬运的辅助工具，携带方便，操作简单。

适用范围：在敌火力威胁较小或遮蔽物较高，短距离快速隐蔽伤员时采用。此方法较其他单人搬运法速度更快，更节省体力。

操作方法：

1）徒手拖拽法（图 2-9-56）：一手握枪，随时准备还击；另一手抓握伤员的战术背心或衣物，拖动其向隐蔽处快速转移。

2）拖拽带拖拽法（图 2-9-57）：将拖拽带锁扣固定于伤员的战术背心、子弹带或腰带等部位；搬运者手握或肩挎拖拽带拖动伤员。

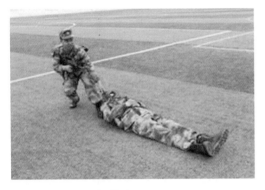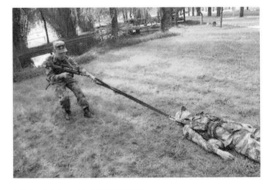

图 2-9-56　徒手拖拽法　　　　　　　　　图 2-9-57　拖拽带拖拽法

（3）匍匐背驮搬运法（图 2-9-58）

适用范围：在敌火力威胁较大，遮蔽物较低，短距离搬运伤员时采用。

操作方法：一手握住伤员对侧手，另一手协力抓握伤员臀部，两手协力将其驮于背上；搬运者全身伏地，两腿分开，将伤员大腿置于中间，伤员两臂分别置于搬运者两肩（神志清楚的伤员应积极配合背驮，两手紧扒搬运者的两肩或交叉于胸前，以免滑落），目视前方，匍匐前进。其动作要领概括为：同向侧卧紧贴身，拉紧上臂再抓臀，合力猛翻转上身。

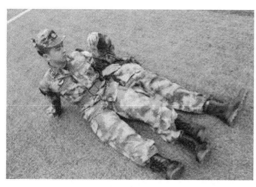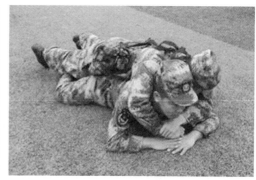

图 2-9-58　匍匐背驮搬运法

（4）狗爬搬运法

适用范围:在敌火力威胁较大,遮蔽物较低,短距离搬运伤员时采用。

操作方法:骑跨在伤员身上,嘱咐其十指交锁,环扣在搬运者颈后(如伤员不能配合,需将伤员双手手腕用三角巾条带绑在一起),爬行前进。其动作要领概括为:骑跨、环扣、爬行。

（5）双人拖拉式搬运法。

适用范围:在敌火力威胁较大,遮蔽物较低,短距离搬运伤员时采用。

操作方法:双人卧于伤员两侧,肩部与伤员头部平齐;伤员呈仰卧位,搬运者分别将手臂插入伤员腋下,弯回小臂使伤员上体轻离地面;按低姿或者侧姿匍匐的动作要领协调前进。其动作要领概括为:齐卧、离地、蹬足。

（6）掮法(图 2-9-59)

适用范围:在脱离敌火力的直接威胁,搬运距离较远时采用。

操作方法:一手将伤员两臂合拢、握住,绕过颈后;搬运者成弓步,上体向前屈曲,另一手抓握伤员膝部,两手协力,将伤员掮于双肩;掮起伤员后,观察敌情,快速前进。

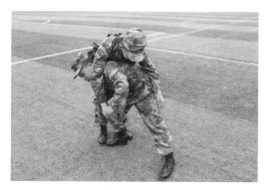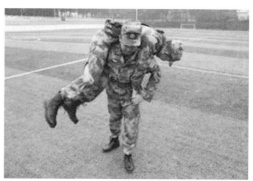

图 2-9-59　掮法

（7）背法(图 2-9-60)

适用范围:在脱离敌火力的直接威胁,搬运距离较远时采用。

操作方法:屈身,将伤员扶起,使其伏于搬运者背上,两手协力,将伤员迅速背起,伤员两臂应搭于搬运者两肩或环绕其颈部;搬运者两手向后抓住伤员两侧下肢,或交叉于伤员臀后,避免伤员滑落。抬头观察敌情,按屈身前进或直身前进要领行进。

（8）抱法

适用范围:在脱离敌火力的直接威胁,搬运距离较远时采用。

操作方法:跪于伤员位一侧,伸出双手,弯腰,两手分别从伤员的腋下和膝关节处穿过,紧紧抱住伤员;依靠两臂和腰部的力量,收臂、挺腰,将其置于左大腿上,再全身用力使身体站立。如伤员可配合,嘱其抱住搬运者颈部,以防身体下滑。抬头观察敌情,按曲身前进或直身前进要领行进。

(9) 腰带抱运法(图2-9-61)

适用范围:在脱离敌火力的直接威胁,搬运距离较远时采用。

操作方法:将自身和伤员的腰带连结成一个环,套于伤员臀部,弯腰,并将腰带环斜套于自己的肩部,扶托伤员背部及膝关节大腿,将伤员抱起。抬头观察敌情,按屈身跑步前进或直身前进要领行进。

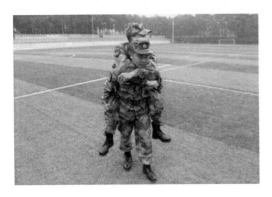

图2-9-60　背法

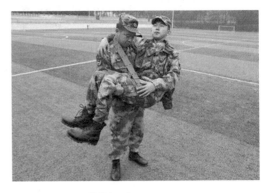

图2-9-61　腰带抱运法

(10) 椅托式搬运法

适用范围:在已脱离敌火力的直接威胁,搬运伤员距离较远时,需两名搬运者协同完成。优点是速度快、省力。

操作方法:两名搬运者位于伤员两侧,将其扶至坐姿;分别伸出左或右手在伤员腘窝处互相抓握腕关节,另外两只手在伤员背后交叉,呈座椅状。托起伤员后,迈开左、右腿,两人协调地按曲身跑步前进或直身前进要领向前行进。

(11) 拉车式搬运法(图2-9-62)

适用范围:在已脱离敌火力的直接威胁,搬运伤员距离较远时,需两名搬运者协同完成。优点是速度快,省力,搬运距离较远。

操作方法:伤员前、后方各一名搬运者;前者位于伤员两腿之间,双手穿过膝下抱住膝关节;后者双手从伤员腋下穿过,在胸前交叉抱紧;两人协力将伤员抬起,在前者引导下行进。

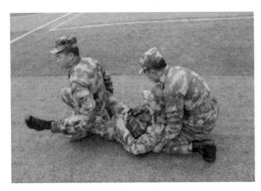
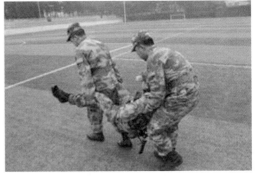

图2-9-62　拉车式搬运法

2. 担架搬运法　担架是战地搬运伤员最常用的搬运工具,主要用于搬运全身各部位负伤和/或骨折的中、重度伤员。当敌火力威胁较大,遮蔽物较低时,搬运者应灵活采取各种姿势和搬运方法,如采用低姿匍匐、侧身匍匐、高姿匍匐、屈身前进、直身前进等姿势和拖拉、推拉、抬等方法搬运伤员。

(1) 拖拉式侧身匍匐搬运法

适用范围:在敌火力威胁较大,遮蔽物在60m内时采用的一种搬运伤员的方法。

操作方法:搬运者将伤员固定于担架上后,侧卧于担架两侧,手握前端手柄,另一小臂前伸着地,大臂支撑身体,一腿弯曲,另一腿收回脚跟,靠近臀部着地,利用小臂的扒力和脚的蹬力使身体前移;同时另一手向上用力,使担架前端离地,并用力向前拖拉担架,重复以上动作不断前移。

(2)屈身前进搬运法

适用范围:适用于敌人火力威胁较小,或虽敌火力威胁较大,但遮蔽物略低于人体高度时。

操作方法:搬运者接近伤员后,将担架置于伤员伤侧,两人单膝跪于伤员健侧,一人托住伤员的头部和肩背部,另一人托住伤员的腰臀部和膝下部,两人协力将伤员轻放于担架上。根据伤员伤情取合适体位,固定伤员。搬运者双手握紧担架手柄,全身用力抬起伤员。上体前倾,两腿弯曲,压低身体,不要高于遮蔽物,快步前进。

(3)直身前进搬运法

适用范围:适用于敌火力威胁很小,或虽有敌火力威胁,但遮蔽物高于人体时。

操作方法:按屈身前进搬运法所述,将伤员置于担架上并起身,两眼目视前方,快步前进。如遇有遮蔽物高度发生变化,应灵活调整搬运姿势或变换前进方法。

3. 就便器材搬运法 在搬运器材缺乏时,可充分利用和积极制作就便器材对伤员进行搬运。

(1)背运式就便器材

1)背带:用长条状结实、柔软的物品制作而成,是用于背伤员前进的简易器具。可使用帆布条、绷带、普通布料制成,也可用皮带、较粗的绳索代替。

2)单木座架:制作时,取 50cm 长、直径约 5cm 的一根木棍,缠以旧布条或草,使之加粗、稍软,用背带或绳索系在木棍中间并做成双套。使用时,伤员两大腿分别落于木棍两端,搬运员将绳索双套套在自己双肩将伤员背起,伤员两臂落于搬运员两肩或两手交叉于前胸即可。

3)单人抢救兜:是用麻袋拴以绳套,在麻袋下方剪两个洞,伤员坐于袋中,两腿从洞中伸出,搬运者双肩背起即可。

(2)拖拉式就便器材

1)拖布:用结实、耐磨的长方形布料,如帆布、雨衣、大衣制成,是用于拖拉伤员的简易器材。取长200cm、宽 80cm 的帆布一块,用绳子扎紧以免滑落,在头端于帆布上扎上绳索。伤员头朝前躺在拖布上,搬运人员可根据敌情、地形等条件采用各种动作拖拉伤员前进。

2)拖拉袋:与单人抢救兜类似,用麻袋、编织袋等材料,一端系上绳套制成。可将绳套套在肩上,在地面拖拉伤员前进。

3)条形柳编筐:用柔软而坚韧的藤状植物编成的条形筐。使用时在一端系上绳套,拖拉伤员前进。

4)拖拉式担架:是在制作担架的一端支架处加装滑动小轮,使之变成可以采用低姿拖拉伤员前进的担架。

4. 特殊伤员搬运法 对伤员进行现场急救后,对于一些特殊伤情的伤员,在后送时需要协助伤员处于特殊体位,以避免伤情加重。

(1)昏迷和颅脑伤:应将伤员置于侧卧位或俯卧位,便于口腔、呼吸道分泌物的排出,防止舌后坠,以保持呼吸道通畅。为防止脑水肿,头部应用衣服垫高,不能低于身体其他部位,并以软性物品垫于两侧加以固定,以防途中震荡摇摆。

(2)胸部伤:伤员应取斜坡卧位或侧卧位后送。侧卧位时,应伤侧在下,健侧在上,以免影响呼吸。

(3)腹部伤:伤员一般用仰卧位,亦可用斜坡卧位。为减少腹壁张力,可将伤员膝下用衣物垫高,髋关节和膝关节均处于半屈曲位置。

(4)骨盆伤:应先用三角巾将骨盆加压包扎固定;伤员仰卧于担架上,膝下稍垫高,髋关节和膝关节屈曲,两下肢略外展。

(5)脊柱与脊髓伤:搬运和后送伤员时都要特别注意,应使脊柱保持在竖直的姿势;不可使颈部和躯干前屈和扭转。绝对禁止一人抬肩、一人抬腿的搬运法,以免伤员发生或加重脊髓的损伤。

1)颈椎骨折:对于颈椎骨折的伤员,搬运不当极易造成伤员立即死亡。故在搬运时,应有 4 个人,一人专管头部的牵引固定,使头部保持与躯干成直线的位置,保持颈部不动,以免脊柱弯曲而损伤脊髓;其余三人位于伤员同侧,二人托住躯干,一人抱住下肢,要求协力一致,将伤员抬上担架。伤员取仰卧位,头颈两侧垫以沙袋、衣物、被卷等物固定,防止后送中头部左右摇摆。

2)胸、腰椎骨折:搬运时须3个人,均位于伤员同一侧,第一人托住头部和肩部,第二人托住腰部和臀部,第三人抱住伸直而并拢的双腿,协同动作,将伤员转移至硬质担架上。取仰卧位时,胸、腰部应用10cm厚的垫子垫起。如用软质担架后送,则取俯卧位为宜。

（三）注意事项

1. 充分做好搬运前准备 搬运伤员前,要尽可能做好初步急救处理,经过通气、止血、包扎和骨折临时固定,再行搬运。

2. 合理选择搬运方法 搬运伤员时,应根据敌情、伤情、地形等情况,灵活选用适宜的搬运方法和运送工具。

3. 确保伤员搬运安全 搬运动作要轻而迅速,避免和减少震动。搬运过程中要时刻注意伤情变化,如发现伤员面色苍白、烦躁不安、脉搏细弱等休克征象时,如有必要,应暂停后送,采取就地急救措施,待情况好转后,再继续后送。如有多名伤员,在搬运伤员时应按重伤员、轻伤员、烈士的程序进行。

第三节　常见战伤急救策略

一、张力性气胸

战争现场潜在可存活伤员可通过及时、有效的救治得以生还。美国陆军联合战区创伤登记(Joint Theater Trauma Registry,JTTR)数据库对潜在可存活的伤亡统计显示:潜在可存活伤员死亡的原因前三位分别是大出血、气道梗阻和张力性气胸;如有效处理可挽救其中90%以上伤员的生命。越南战争伤员统计结果中,美军伤员约有3%~4%死于张力性气胸;另有报道显示,死后经X线检查发现,有10%的伤员死于张力性气胸,其中70%是救护不及时引起的。因此,张力性气胸的准确识别和及时处理,对提高伤员的存活率具有很大的意义。

（一）张力性气胸的识别

1. 有胸部损伤史,可有胸部伤口(或没有明显伤口,但呼吸困难加重)。

2. 呼吸困难进行性加重,表现为呼吸次数增加,可达到20~40次/min左右,呼吸费力。

3. 伤侧呼吸音减弱或消失。

4. 伤侧胸部较对侧隆起,皮下气肿,颈静脉怒张,脉细弱。

5. 随着胸腔内压力的不断增加,心动过速和呼吸急促逐渐突出,最终导致低血压和休克。

（二）张力性气胸的处理

如果有张力性气胸的迹象存在,应积极利用胸部穿刺针减压。战场环境嘈杂,对张力性气胸的评估较难进行,单侧胸部穿透伤并且呼吸困难逐步加重是进行胸腔穿刺的适应证。

胸部穿刺减压操作步骤如下。

1. 从急救包中取出胸腔穿刺导管针。

2. 在伤侧的胸部锁骨中线定位于第二肋间(第二和第三肋之间)。定位方法:从锁骨中点向下平移两横指。

3. 如果时间允许,用消毒剂擦拭要穿刺的区域。

4. 在第三肋顶部的进针点以90°进针,一旦听到空气的滋滋声,停止进针。当针进入胸腔时可感到一种突破感,或者有空气逸出。注意进针过深可能会损坏肺组织或其他重要器官。

5. 固定导管并取出针芯。

6. 用胶布将导管固定牢固。

7. 可剪开一个手指套末端固定在导管末端,形成单向活瓣。

8. 该导管可根据需要置于原位,或每2h用生理盐水冲洗,以确保通畅。如果条件允许,则可取出导管,然后密切监控伤员。如果发现有张力增加的迹象,有必要的话请重新穿刺。

（三）注意事项

1. 胸膜腔穿刺减压术后,穿刺针极易被血液或反流物堵塞,必须对伤员密切监测,若复发需再次穿刺。

2. 因战场环境复杂,穿刺点的选择根据实际情况灵活确定。

3. 对于明确或疑似胸背部伤的伤员,如出现进行性呼吸困难,应按张力性气胸处理,立即行胸膜腔穿刺减压术。

4. 对于呼吸、心搏停止的伤员,如果怀疑有张力性气胸,应先行双侧胸膜腔穿刺减压再行心肺复苏。

5. 张力性气胸伤员合并其他伤时,必须及时处置,防止危及伤员生命。

6. 一旦伤员出现张力性气胸,其病情将持续恶化,除非伤员接受胸腔闭式引流。因此当减压伤员的呼吸困难等症状加重时,应安排其紧急后送。

二、火器伤

现代战争中,枪弹或炮弹等导致的火器伤仍然是常规战争中最常见的战伤类型。火器伤的救治异常复杂,救护人员不仅需要了解其武器发展与病理机制,还要掌握病理分区与主要特点,尤其在复杂的战场环境下,有限的救援力量与紧缺的医疗资源,都极大地增加了救治难度,也对救护人员的训练水平提出了更高的要求。

（一）损伤特点

1. **损伤严重、污染广泛** 高速弹片等击中肢体时,常可导致软组织大块缺损破坏,损伤范围广,并可见由侧冲力所致的骨折。筋膜间隙综合征发生率高。瞬时空腔"脉动"中吸入的细菌、污物及弹头带菌,造成火器伤伤道污染严重。

2. **伤道复杂,非贯通伤多见** 弹片等进入不同密度组织会再次改变方向,形成复杂伤道。质轻的投射物进入人体后,遇阻力迅速减速,存留体内造成非贯通伤。

3. **多处伤与多发伤增多** 由现代武器的杀伤密度与杀伤面积明显增加造成。

4. **远达效应多见** 高速投射物(枪弹、破片)击中机体时常发生伤道以外的组织、器官损伤,例如:颈部软组织贯通伤伴脊髓损伤;肢体软组织伤时,邻近伤道的骨骼发生间接骨折等。

（二）现场急救

现场急救时首要的是控制伤口活动性出血,主要以填塞止血、压迫止血或钳夹止血等方法进行;而后对伤口进行简单的清洗、消毒处理,以早期控制感染,对合并有腹腔空腔脏器损伤者,可采用暂时阻断脏器内容物流出的方法控制污染扩大;对于火器伤致开放性气胸者,可以用最简单的方法关闭胸腔,变开放伤为闭合伤。具体处理措施如下。

1. 询问受伤经过,查问受伤情况(伤票等),认真检查局部和全身情况。在遇见复杂的伤情(多处伤、复合伤等)或同时处理多位伤员时,必须分清轻重缓急,作合理安排。

2. 积极防治休克,尽可能迅速消除休克病因(如出血、张力性气胸等),输液、输血、给氧等,以备及早实施手术处理。

3. 为防治感染,尽早给予抗生素和破伤风抗毒素。

4. 大多数火器伤需要清创,一般应在伤后 8~12h 内施行;如早期使用抗菌药物,无明显感染征象,伤后 24~72h 仍可清创。但如果处理时间过晚,伤口已经感染,则只宜引流,清除显见、易取的坏死组织和异物,进行敷料交换。

5. 火器伤明确诊断后,在完成现场止血、补液、清创、包扎等抢救性处置后,应及时安排后送,进行确定性手术治疗,控制出血,保全肢体,控制感染,减少伤亡。

6. 早期治疗中对低速和高速投射物的处理不同。

（1）对于低速投射物致伤(小破片,在飞行中丢失动能的枪弹)导致的火器伤,一般不需外科处理火器伤伤口。如果伤口只位于软组织,其治疗是局部给予抗生素,用无菌溶液冲洗伤道并引流,伤口周围皮肤进行无菌处理,并行无菌包扎。后续措施主要是伤口换药,3~4d 时取出引流管。如果合并骨折,可在充分引流,伤口无感染风险时行骨折内固定治疗。

（2）对于具有明显原发和继发坏死区,如火器伤伤口出现化脓,必须进行外科处理。如不行外科处理或明显延迟处理,则不可避免地会造成密封空间内积脓,生理屏障损伤及伤口感染的发生。

三、冲击伤

随着现代爆炸性武器的高速发展和大量应用,冲击伤及其复合伤的发生率不断升高,成为未来战争中的最主要的致伤原因。常规战争冲击伤见于爆炸武器弹药(炮弹、导弹、地雷、手弹等)爆炸产生的冲击波超压直接作用人体引起的损伤,又称原发性冲击伤,其主要受累部位为含气的肺组织、肠道、实质器官和听器。

(一) 损伤特点

1. 多部位、多器官损伤的发生率高,外伤易掩盖内脏伤。

2. 冲击伤的伤亡发生与爆炸环境关系密切。装甲车辆、舰艇、坑道工事等闭合空间内爆炸时,由于冲击波的反射、汇聚效应,冲击波强度比开阔空间爆炸增强 10~20 倍,持续时间明显延长,所造成的人员伤亡较开放空间爆炸重。

(二) 伤情评估

1. 中度以上的冲击伤常多处受伤;既有直接伤,又有间接伤;既有外伤,又有内伤。

2. 在使用爆炸性武器作战的现场,凡无明显外伤而处于休克状态,并有听器损伤、胸痛、腹痛、呼吸困难、咯血、血尿的伤员或在核战争时发生大面积烧伤的伤员,均应想到有可能发生内脏冲击伤,应按冲击伤处置。

3. 重度以上冲击伤伤员,伤后短时间内可出现一个相对稳定的代偿期,此时生命体征可维持正常,但不久会因代偿失调和伤情加重而全身情况急剧恶化,尤其是有严重颅脑损伤,两肺广泛出血、水肿,内脏破裂或空气栓塞的伤员,伤情发展更快,如不及时救治,伤员可迅速死亡。

(三) 现场急救

1. 保持呼吸道通畅　冲击伤后大量泥土和异物进入口鼻,口腔、上呼吸道受伤产生的血凝块和组织碎块,以及肺出血水肿产生的大量气管和支气管内血性栓子、粉红色水肿液等导致气道梗阻,应注意及时开放气道。医务人员在现场时应积极采取声门上气道插管,有条件时行气管内插管。

2. 禁用压胸法人工呼吸　严重冲击伤伤员的肺表面常有大量肺大疱形成,在实施压胸式人工呼吸的过程中可能导致肺大疱破裂,以致严重的血气胸发生,危及伤员的生命。

3. 尽早给氧　伤后缺氧会显著增加伤后 1h 以内的死亡率,应避免伤后处于密闭和缺氧的环境中。

4. 保温　水下冲击伤伤员合并低体温是早期死亡的重要因素之一,因此急救时应做好保温、复温。

5. 抗休克　采用限制性容量复苏抗休克,禁用抗休克裤。腹部脏器冲击伤伤员多有腹痛、恶心、呕吐、腹膜刺激症状,对此类伤员不能经口补充液体和食物;如有麻痹性肠梗阻,应放置鼻胃管行负压引流。

6. 后送　后送前应详细检查全身状况,特别是内脏出血情况,防止发生失血性休克危及生命。后送过程取头高卧位,切勿搀扶伤员步行。

四、挤压伤和挤压综合征

战时,掩体的坍塌、车辆的碰撞等原因造成的挤压伤(crush injury)是发生频率极高的伤情,其引发的挤压综合征(crush syndrome)会对伤员造成巨大的生命威胁。战时统计数据显示,挤压综合征具有很高的死亡率:第二次世界大战时死亡率高达 91%;朝鲜战争时透析前死亡率为 84%,而透析后死亡率为 53%;越南战争期间由于后送得及时,经补液治疗后死亡率降为 50%。

合理的伤肢处理是治疗挤压伤及挤压综合征最基本的环节。早期正确的伤肢处理能阻止病理改变中的恶性循环,可以从根本上改变预后。挤压综合征患者的早期现场救治是降低早期死亡率的最关键因素,而后方医院的综合治疗是减少伤残和死亡率的关键环节。

(一) 伤情判断

伤员有肢体、躯干受重物挤压,以及其他可能导致肢体缺血因素的病史,应注意受挤压的范围、持续时间。

受挤压肢体肿胀,皮肤紧张、发亮,可见片状红斑或皮下淤血;触之较硬,压痛明显,肌肉无力、功能丧失,关节活动受限,被动活动牵拉肌肉引起剧痛,肢体远端感觉减退。根据病史和临床表现,可以初步诊断挤压伤。出现严重肌红蛋白尿、少尿（<400ml/24h）或无尿（<100ml/24h），以及脱水、创伤性休克、代谢性酸中毒等全身循环衰竭的表现，则诊断为挤压综合征。

（二）现场急救

1. 尽早解除外部挤压，将伤员尽快转移至安全地带，避免再次受伤。

2. 给予适量镇静、止痛药物以缓解紧张情绪和疼痛。

3. 服用碱性饮料，用碳酸氢钠 8g 溶于 1 000ml 水中饮用。

4. 妥善包扎伤口，固定骨折的肢体。严禁抬高患肢、按摩和热敷。

5. 迅速后送　挤压伤和挤压综合征一经明确判断，在完成现场急救措施后应尽快安排后送治疗。在后送过程中要密切观察伤员的生命体征及局部病情变化，及时采取包括筋膜室减压在内的相应措施，防止病情进一步恶化，危及生命。

五、烧伤

烧伤在战时很常见，常规武器造成的损伤类型中，烧伤可占 20%～30%，其中，发生于坦克、装甲车、舰艇舱室、飞机内等特殊环境中的烧伤约占烧伤总数的 70% 以上。根据伊拉克和阿富汗战争中战伤数据统计，引起战时烧伤的主要原因是爆炸物，其中简易爆炸装置（IED）占 55%，汽车炸弹占 16%，火箭弹占 15%，其他爆炸物占 14%，多数伤员是在驾驶或者乘坐军车时受伤。在现代战争条件下，随着燃烧武器的发展和广泛应用，烧伤的发生率越来越高，且容易发生吸入性损伤。同时，战时烧伤多合并其他器官、系统的损伤，救治难度高。

（一）战时烧伤的特点

1. 战时烧伤多见于脸部和手部　由于防弹衣对躯干的保护作用，脸部和双手是最脆弱的地方。根据伊拉克和阿富汗战争中的战伤数据统计，手部和面部是这两次战争中最常见的体表烧伤部位，发生手部和面部烧伤的伤员分别占全部烧伤伤员的 80% 和 77%。

2. 战时烧伤的严重程度高　在战斗伤亡人员中，严重烧伤的占比约 5%～10%，高于平时。据统计，所有烧伤伤员中只有 36% 能够重返战场继续战斗。

3. 吸入性损伤发生率高　战时吸入性损伤发生率明显提高，在烧伤伤员中占比接近 10%，主要与多数伤员是在车辆、舱室内烧伤有关。被困在燃烧的车辆或密闭空间里（如潜艇）的伤员是最易遭受吸入性损伤的人群。

4. 战时烧伤救治难度大　战时烧伤伤员的救治要通过多个救治阶梯才能完成，伤员无法在第一时间接受确定性治疗。尽早建立可靠的气道和进行液体复苏，快速的后送是提高烧伤伤员生存率的关键。

（二）战时烧伤的救治流程

战时烧伤的救治要遵循分级救治的原则。

1. 现场急救　战现场伤情评估；脱离危险环境和去除危险因素；处理威胁生命的状态，如控制可见的大出血、气道阻塞等；口服止痛和抗感染药物；保温；保护烧伤创面；在条件许可时，启动液体复苏。

2. 紧急救治　二次伤情评估；呼吸支持，大面积烧伤伤员尽早建立确定性气道，维持氧饱和度在 90% 以上；识别和治疗失血性休克，维持平均动脉压在 80mmHg 左右；处理和保护烧伤创面，有条件时可对烧伤创面进行清创术；预防性使用抗生素。

3. 早期复苏　再次伤情评估；开展实验室等辅助检查；继续呼吸和气道管理；继续液体复苏；烧伤创面的初期处理；防治创面和全身感染；防治低体温；防治腹腔间隙高压综合征；疼痛控制；对水、电解质、酸碱失衡等进行对症处理；营养和代谢支持；防治横纹肌溶解综合征。

（三）战时烧伤的伤情判断

在战现场急救阶段，伤情判断是处理烧伤之前的首要工作，重点是优先评估和处理致命的损伤。烧伤的伤势评估是结合烧伤面积、特殊烧伤及并发症进行的综合评估，是衡量烧伤严重性的方法。在评估前，需要了解一些特殊烧伤及并发症，包括特殊的烧伤位置、吸入性损伤、烧伤性休克、烧伤性感染。

烧伤的快速评估：烧伤面积和深度的判定是衡量烧伤严重程度的重要指标，也是烧伤治疗的重要依据。烧伤严重性分度是根据临床抢救和治疗的需要，或利于判断预后而人为划分的（表 2-9-2）。

表 2-9-2　烧伤快速评估

烧伤严重程度	烧伤面积和临床表现
轻度烧伤	总面积在 9% 以下的 Ⅱ 度烧伤
中度烧伤	Ⅱ 度烧伤面积为 10%~29%；或 Ⅲ 度烧伤面积不足 10%
重度烧伤	总面积为 30%~49%；或 Ⅲ 度烧伤面积为 10%~19%；或烧伤面积虽然不足 30%，但已发生休克等并发症，呼吸道烧伤或有较重的复合伤
特重烧伤	总面积 50% 以上，或 Ⅲ 度烧伤面积 20% 以上，或已有严重并发症

（四）战时烧伤的急救措施

1. 立刻灭火，转移伤员至安全区域。

2. 保护创面　伤处衣着不宜剥脱，可剪开取下。用烧伤敷料、清洁布单、衣服等覆盖创面，保护创面避免再污染或损伤。

3. 镇静止痛　伤员保持情绪稳定。必要时予以止痛剂，口服止痛片或注射哌替啶。

4. 防治休克　对于烧伤面积大于体表面积 20% 的伤员，应输入晶体液；对于烧伤面积小于体表面积 20% 的伤员，可口服补液盐冲调水或烧伤饮料。

5. 保持呼吸道通畅　吸入性烧伤有气道梗阻时可行环甲膜切开或穿刺。已昏迷患者必须保持呼吸道通畅。

6. 优先处理复合伤　如伤员有大出血、开放性气胸、骨折等，应先施行相应的急救处理。如果出血性休克发生，出血性休克复苏优先于烧伤休克处理。

7. 尽快后送　对中度以上烧伤患者原则上应尽快后送，后送前应保证呼吸道通畅，建立有效的静脉通道。

六、淹溺

2015 中国国防白皮书《中国的军事战略》指出："随着世界经济和战略重心加速向亚太地区转移，美国持续推进亚太"再平衡"战略，强化其地区军事存在和军事同盟体系……海上方向维权斗争将长期存在。"我们维护国家领土主权、海洋权益压力增大，海洋是我们需要重点准备的一个作战方向。在海洋环境下容易发生淹溺，且海水浸泡可改变战伤的病理变化规律，其战现场急救的要求也不尽相同。为了维护我们的国家利益，需要做好海战和海战伤救治的战略准备。

海战时，伤员可能落水，导致容易发生淹溺和海水浸泡伤。1945 年 3 月 19 日，美军"Franklin"号航母被击中时，因淹溺致死者有 14 人。

淹溺最主要的危害是水进入气道和呼吸道，导致呼吸困难，严重时可导致呼吸停止和心脏停搏而死亡。淹溺的次要危害来自于水通过胃肠道吸收到血液循环，引起血液渗透压改变、电解质紊乱和组织损害；其次是淹溺可导致低体温。海水淹溺比淡水淹溺危害更大，因海水含 3.5% 氯化钠及大量钙盐和镁盐，且温度低，对呼吸道和肺泡有化学性刺激作用，容易导致心律失常、低血压、心脏停搏等。

（一）淹溺的伤情判断

淹溺者出现神志丧失、呼吸停止或大动脉搏动消失，处于临床死亡状态。淹溺者临床表现个体差异较大，与溺水持续时间长短、吸入水量多少、吸入介质的性质和器官损伤的严重程度有关。

1. 症状　淹溺者可有头痛或视觉障碍、剧烈咳嗽、胸痛、呼吸困难和咳粉红色泡沫样痰。溺入海水者，口渴感明显，最初数小时可有寒战和发热。

2. 体征　淹溺者口腔和鼻腔内充满泡沫或泥污，皮肤发绀，颜面肿胀，球结膜充血和肌张力增加；精神和神志状态改变包括烦躁不安、抽搐、昏睡和昏迷；呼吸表浅、急促或停止，肺部可闻及干、湿啰音；心律失常、心音微弱或心搏停止；腹部膨隆，四肢厥冷。跳水或潜水发生淹溺者可伴有头部或颈椎损伤。

（二）淹溺的自救和脱困

落水后切记保持冷静的头脑，避免惊慌失措，避免胡乱挣扎及划水，同时注意观察周围环境，等待救援。

不会游泳的伤员落水后要保持头脑清醒；冷静地采取头顶向后，口向上方，将口鼻露出水面，此时就能进行呼吸；呼气要浅，吸气宜深，尽可能使身体浮于水面，以等待他人抢救；切记千万不能将手上举或拼命挣扎,因为这样反而容易使人下沉。

会游泳的伤员溺水一般是由小腿腓肠肌痉挛所致,应平心静气,及时呼人援救;自己将身体抱成一团,浮上水面;深吸一口气,把脸浸入水中,将痉挛(抽筋)下肢的踇趾用力向前上方拉,使踇趾翘起来,持续用力,直到剧痛消失,抽筋自然也就停止;一次发作之后,同一部位可以再次抽筋,所以对疼痛处要充分按摩并慢慢游向岸边,上岸后最好再按摩和热敷患处;如果手腕肌肉抽筋,自己可将手指上、下屈伸,并采取仰面位,以两足游泳。

捞救时,应从淹溺者背后或侧面靠近,使其仰面朝上,一手臂夹住淹溺者颈部,一手划水,将其救出水面。

(三) 淹溺的现场急救

1. 伤情评估 将落水者救到安全环境(舰船或岸边)后,迅速评估其神志、气道和呼吸等状况。

2. 开放气道 当伤员有气道阻塞时,迅速清除口鼻内污物及分泌物,保持口咽呼吸道通畅,立即采用头低俯卧位进行引流,将水快速从呼吸道及胃中倾倒出来。

3. 心肺复苏 如果伤员心搏和呼吸停止,应立即行心肺复苏。复苏期间可能发生呕吐,注意防止呕吐物误吸。有条件时,进行气管内插管和吸氧。在伤员后送过程中,也不应停止心肺复苏。

4. 复温和保温 去除伤员的湿衣物,换上干燥衣物,并可使用保温毯保温。我军单兵急救包中已配备保温毯,将其完整包裹在伤员周身,可起到保温作用。

5. 及时安排伤员后送,接受进一步的治疗。

七、冷(冻)伤

在抗美援朝战争中,1950 年冬的长津湖战役的战后统计显示,志愿军中冻死或冻伤者多达数万人。我国国土幅员辽阔,寒区面积约为 417.4 万 km^2,主要分布在东北、华北、西北北部和青藏高原。部队在寒区作战,极易出现冷伤或冻伤,影响部队战斗力。

(一) 冻伤的临床表现

1. 冻疮 主要临床表现为冻伤局部有瘙痒或肿胀的皮肤紫红色斑丘疹、丘疹,或结节病变,可伴有水肿与水疱。病程中表皮可脱落、出血、糜烂或出现溃疡,最终形成瘢痕或纤维化。

2. 战壕足和水浸足(手) 是手足的非冻结性损伤。战壕足过去多发生于战时,是长时间站立在 1~10℃的壕沟所引起。水浸足(手)是长时间暴露于湿冷环境中所致。

临床表现为机体长时间暴露于湿冷环境中,动脉痉挛,皮肤血管发生强烈的收缩,血流滞缓,影响细胞代谢。受影响部位最初感觉缺失,经过 24~48h 暴露,待局部复温后,血管扩张,组织反应性充血,随之出现感觉异常与烧灼样疼痛。局部出现水肿与水疱,可形成溃疡,常伴发蜂窝织炎、淋巴结炎,甚至组织坏死。治愈后组织对寒冷特别敏感,受冷刺激时肢端常发紫。

3. 冻僵 全身冻伤时先有寒战、皮肤苍白或发绀,有疲乏、无力等表现,继而肢体僵硬,意识障碍,呼吸抑制,心搏减弱、心律失常,最后呼吸、心搏停止。如及时抢救,患者复温、复苏后常出现心室颤动、低血压、休克,可发生肺水肿、肾衰竭等严重并发症。

(二) 冻伤的救治

现场急救原则是尽快使伤员脱离寒冷环境,并采取保温措施。衣服、鞋袜等连同肢体冻结者,不可勉强卸脱。对发生冻僵的伤员,立即采取保温措施并送往紧急救治机构。

1. 复温 对于冻僵伤员,应将其置于 15~30℃温室中,将伤肢或冻僵的全身浸浴于足量的 40~42℃的温水中,保持水温恒定,使受冻局部在 20min 内、全身在 30min 内复温。复温以肢体红润、循环恢复良好、皮温达到 36℃左右为妥。体温恢复 10min 后神志可转为清醒,如果伤员感觉疼痛可使用止痛剂。若无温水,可将伤员伤肢置于救护者怀中复温。

2. 心肺复苏 部分伤员在复温过程中可能发生呼吸、心搏骤停,要即刻实行心肺复苏、吸氧等急救措施。

3. 肌筋膜切开术 局部肢体冻僵在复温过程中,肢体可出现肌筋膜综合征,严重时可行肌筋膜切开术。如果紧急救治机构中医师不具备此手术能力,应立即将伤员后送到早期救治机构行筋膜间室切开减压术。

4. 呼吸和循环支持 注意复苏过程中输注的液体可适当加温。维持呼吸道通畅,吸氧,必要时给予辅助呼吸。

5. 止痛 除口服止痛药外,还可根据冻伤部位选用封闭疗法,或行交感神经阻滞术,以解除血管痉挛和止痛。

6. 预防破伤风 对于Ⅲ度以上冻伤者,给予破伤风抗毒素 1 500～3 000U 肌内注射。根据病情,全身应用抗生素预防感染。

7. 后送 将Ⅲ度以上局部冻结性冻伤伤员后送,进行创面处理。

（三）低体温的管理

严重战创伤伤员由于大量失血、暴露于寒冷环境或维持正常体温能力下降（休克、中毒或镇静麻醉）等,常伴有低体温的发生。

低体温的伤员应在脱离火线后尽快实施必要的保温、复温措施。

1. 最大限度地减少伤员的体表暴露。如果可行,应对伤员使用防护装置。

2. 用干燥的衣服更换下潮湿的衣服,尽快将伤员置于隔热表面上,如保温毯。如果条件受限时,可以使用干毛毯、雨披内衬、睡袋等任何可以保持热量的物品保持体温,并保持伤员干燥。

3. 如果需要静脉注射液体,应首选温暖的液体。

4. 在战术后送阶段,建议使用便携式加温输液泵,加温所有的静脉注射液体,包括血制品。如果在战术后送中伤员与外界直接接触,要尽量使伤员避风。

目前美军已在伤员转运过程中采用低体温防治套件进行保温。将绝缘加热包覆盖于伤者的头部、后背和腋窝,也可有效地保持体温。

八、基础生命支持

基础生命支持是战现场急救环节中操作最复杂的一项技术,即心肺复苏（CPR）。CPR 是心搏骤停伤员维持一定水平血液灌注和组织氧供的最有效的救护措施,为伤员接受进一步治疗提供了机会,是军队战斗人员必须掌握的救护技能之一。CPR 主要包括胸外心脏按压和人工呼吸。实施基础生命支持技术越早越好,一般不应超过呼吸、心搏骤停后 4min。由于基础生命支持技术对环境条件要求较高、耗时较长,通常在脱离火线、相对安全的环境下使用。

1. 心肺复苏的实施步骤

（1）判断伤员呼吸、心搏是否停止

操作方法:轻拍伤员,大声呼唤,如无反应,表明意识丧失。进一步检查呼吸是否停止,颈动脉是否搏动,检查时间不能超过 10s。触摸颈动脉搏动方法是:用示指和中指触及气管正中部位,然后向旁滑移 2～3cm,如无搏动可判定心搏骤停。若呼吸停止、无颈动脉搏动,立即进行胸外按压。

（2）胸外按压

操作方法:伤员仰卧于平坦坚实地面,快速解除伤员武器装备和衣物。施救者跪地、挺身,于两乳头连线中点,双手重叠,手指交锁,掌根与胸骨平行,双臂伸直,垂直向下按压,使胸骨下陷 5～6cm。待胸廓完全回弹后,再次按压。期间手掌不能离开按压部位,按压应快速、有力,频率 100～120 次/min。按压 30 次后行口对口人工呼吸。操作时要注意,施救者按压时不可弓腰、驼背、肘弯曲;不能用力过猛,避免造成胸骨或肋骨骨折。

（3）口对口人工呼吸

操作方法:清理伤员口鼻内异物,采用仰面提颏法开放气道。捏紧伤员鼻孔,用嘴包严伤员口唇,吹气 1s,同时观察其胸部是否隆起,吹气后立即松开鼻孔,重复吹气一次。吹气量一次为 500～600ml。当伤员牙关紧闭不能张口或口腔、面部严重损伤时,可改用口对鼻人工呼吸。施救者用手将伤员的双唇紧闭,用双唇包严其鼻孔吹气。

胸外按压与人工呼吸比例为 30:2,此为一个循环。连续 5 个循环后,检查伤员颈动脉搏动及呼吸,如未恢复,应继续实施 5 个循环后再判断效果,如此循环操作。如伤员出现自主呼吸、肢体活动、脉搏搏动等生命征象,则表示抢救成功。

操作时应注意,中断按压时间不能超过 10s;如复苏持续 30min 以上,仍无心搏和自主呼吸,可考虑终止复苏。

2. 注意事项

（1）由于战术条件所限，在战现场，尤其火线救治环节，一般不实施心肺复苏。

（2）战场上心搏骤停绝大多数属于创伤性心搏骤停。创伤性心搏骤停的胸外按压只有在基础病因得到适当处理后，如缺氧、严重失血、张力性气胸和心脏压塞时才考虑尝试。

（3）在条件允许的情况下，可对低体温、淹溺、电击等非创伤性原因引起的心搏骤停实施心肺复苏。

第四节　新概念武器伤救治技术

新概念武器是指采用现代高新技术研制的新型武器系统，其特点是应用新的杀伤原理、使用新的能源、产生新的杀伤因素和杀伤效应。

未来战争中，作战样式的改变对武器提出了新的要求。随着科学技术的发展，以激光、高功率微波等为代表的新概念武器所表现出的潜在作战效能和应用前景，正推动着各军事大国不断投入更多的精力开展研发并装备部队。

新概念武器在致伤机制和致伤效应上都区别于传统武器，如可以利用声、光、电、电磁和化学失能剂等技术，直接杀伤或暂时使人体失能和破坏设备。因此在救治技术上也提出了新的要求和方法。

目前，技术较为成熟、对人体杀伤力较大的新概念武器包括激光武器、高功率微波武器、次声与声武器、化学失能武器等。

一、激光武器

激光武器是一种定向能武器，是直接利用光能、热能、电能、化学能或核能等外部能量来激励物质（如光照加热、放电、化学反应或核反应），使其产生受激辐射，形成强大的方向集中、单色性好的光束辐射能量来摧毁目标、杀伤人员的一种束能武器，因此也称射束武器。激光武器利用其产生的强激光束，在目标表面产生极高的功率密度，使其受热、燃烧、熔融、雾化或汽化并产生爆震波，以杀伤人员或毁坏目标。

（一）激光武器对人体的损伤特点

与传统的常规武器或核化生特种武器相比，激光武器损伤具有以下特点。

1. 眼损伤　因眼组织对不同波长激光有不同的透射、散射、反射和吸收，所以不同波长激光可致眼不同部位的损伤。

（1）紫外激光：主要造成角膜损伤，称为光照性眼炎（或紫外线性眼炎），特点是发病有潜伏期。紫外线性眼炎一般不造成永久性视力损害，但高强度的紫外辐射可造成永久性的角膜损伤，以致丧失视力。

（2）可见激光：80%以上可透过眼屈光介质到达眼底被吸收，故其主要损伤眼底视网膜和脉络膜，一般不会引起眼屈光介质的可见损伤。但如能量较大，也可引起角膜表层或深层损伤。

（3）近红外激光：相当一部分可透射到眼底聚焦，从而损伤视网膜，同时也可因部分为屈光介质所吸收而损伤这些组织。

（4）中远红外激光：主要导致角膜损伤。

2. 皮肤损伤　激光对皮肤的损伤程度决定于激光和皮肤两方面。激光：主要决定于照射剂量、波长、工作方式等；皮肤：主要决定于肤色、含水量、角质层的厚度。

激光作用于皮肤后可在局部形成能量积聚，局部形成高温，严重时可发生烧伤。一般情况下，皮肤颜色越深，局部细胞色素数量越多，越容易导致损伤。损伤后表现为激光作用区中心为褐色凹陷，呈坑口状，痛感明显，可出现出血、坏死。如果创面较浅（浅Ⅱ度），愈合后可不留瘢痕；如果创面较深（深Ⅱ度以上），随着创面的愈合，可出现明显的坏死区，与周围皮肤界限清晰，而在结痂脱落后，局部创面转变为瘢痕。

皮肤的激光损伤具有如下特点：具有明显的组织选择性，对激光吸收较强的器官或组织的损伤也较严重；损伤灶界限清楚，但组织受损的深浅程度不均匀，有可能深部的损伤甚于浅层组织；激光损伤后白细胞反应发生得比较快，伤灶愈合和组织再生速度也比较快。

3. 神经内分泌系统损伤　头部受到激光直接照射可能导致神经系统功能的变化，而激光也可通过反复刺激视觉系统而影响大脑神经的功能。同时,激光作用于视网膜感光细胞,可能影响松果体的功能,从而影响黑色素的合成和分泌。

（二）激光武器的医学防护

由于眼睛是激光损伤最敏感的器官,所以对其防护的重点主要集中在眼部防护上。理论上,良好的防护眼镜需要具有较高的光学密度,能最大限度地衰减激光能力,可防护多种波长的激光,具有不被激光饱和的耐久性,具有一定透明度,具有一定强度以防弹片击碎等特点。美军分别研制了坦克和装甲战车防护镜,飞行员防护镜及步兵用防护镜。从 1988 年开始,美陆军和海军陆战队配备了 10 万副可防弹片和激光的防护眼镜。国内目前已完成战时单兵用多波长（1.06μm、0.79μm 和 0.53μm）激光防护眼镜的生产定型,光密度大于 4,可见光透过率为 35%,同时可抵御质量小于 1g、速度为 400m/s 的弹片。当步兵在激光严重威胁的地域作战而又没有其他防护措施时,可戴上黑色眼罩进行防护。

（三）激光武器损伤的救治

对于没有采取防护措施而受到激光损伤的伤员,战现场急救最为重要的是立即佩戴防护装具或脱离激光源,防止进一步损伤。已发生致盲等严重眼部损伤的伤员可佩戴防护镜,避免强光刺激,立即后送处理。如果没有防护镜,可佩戴墨镜或眼罩后送。皮肤损伤一般较轻,不需特殊处理。

在早期急救阶段应继续使用眼罩等保护眼睛,免受强光刺激;可使用散瞳药物,使眼部得到充分休息;致盲者可使用皮质激素、血管扩张剂抑制炎症,促进水肿吸收;优先后送,接受眼部专科检查和专科治疗;根据皮肤损伤的严重程度,可采用单纯包扎或清创处理。

二、高功率微波武器

高功率微波武器（high power microwave weapon,HPMW）是新型的定向能武器（directed energy weapons,DEW）中的一种。其特征是:将高功率微波源产生的微波,经高增益定向天线向空间发射,形成功率高、能量集中且具有方向性的微波射束,构成一种新的破坏性杀伤因素。因此高功率微波武器也是一种新概念武器。高功率微波武器通过毁坏电子元件、干扰电子设备来瓦解敌方武器的作战能力,破坏其通信、指挥与控制系统,并可能造成人员伤亡。

（一）微波武器对人体的损伤效应

目前,高功率微波武器对人体的生物效应尚缺乏系统的研究。一般认为,其致伤机制包括热效应和非热效应两大类。热效应（thermal effects）是强微波能量照射人体后被吸收,引起局部体温升高,导致一系列因热效应造成的生理、生化和组织形态学的改变及其对应的临床症状。非热效应（non-thermal effects）是由较弱的微波能量照射引起的,此时,体温虽未发生明显上升,但中枢神经系统及心血管系统可受到影响。微波武器对人体组织系统的损伤主要有以下几个方面。

1. 神经系统损伤 中枢神经系统对微波辐射比较敏感,主要由长期接触低强度的微波辐射引起。微波辐射对中枢神经系统的健康危害主要表现为神经衰弱综合征,症状主要有疲劳、头痛、头晕、记忆力减退、注意力不集中、抑郁、烦躁等。

2. 视觉损伤 高强度微波辐照可造成眼的伤害,严重时可引起晶状体蛋白凝固,形成微波性白内障,严重影响视力和作战能力。微波可引起结膜、角膜、虹膜、眼底等损害,引起眼疲劳,视力下降,结膜充血,角膜损害,视网膜黄斑区出现灰褐色斑,黄斑区陈旧性病变,对光反应弱,眼底小血管痉挛、出血,视网膜细小出血点等。

3. 心血管系统损伤 微波辐照对心血管系统的影响具有自主神经改变的作用,先兴奋后抑制,出现心动过速或过缓、房室传导延长或阻滞、S-T 段下移、T 波低平、QRS 波增宽等,心前区疼痛明显高于对照。血压也可发生轻度波动。血压先升高后降低,甲床微循环出现管腔扩大,血流加速改变。

4. 免疫系统损伤 一般认为微波对机体免疫功能的影响与微波频率、功率密度和暴露时间等因素有关。低强度短期照射有免疫刺激作用;长时间或大功率照射对机体的免疫功能常表现为抑制作用。

5. 生殖系统损伤 实验研究表明,微波辐照可引起雄性生殖系统损伤,且具有累积效应。睾丸的血液循环不良,在微波热效应作用下,睾丸对微波是敏感的。当睾丸局部温度>35℃时,精子的产生和活度明显降低,曲细精管损伤。微波辐射可使性功能减退,但不影响生育。微波辐照对胚胎及子代发育可能产生不良影响。

（二）微波武器损伤的医学防护

微波武器损伤的物理防护是避免作战人员遭受微波武器损伤的最有效手段。主要包括屏蔽防护、时间防护、距离防护等。

1. 屏蔽防护　是防护微波最好的方法，一般采用铜、铝、铁等金属板材，效果佳；也可使用金属网状材料进行屏蔽，网眼越小，屏蔽效果越佳。同时需要注意，屏蔽物需要接地才有效。战时如敌方使用微波武器，如有条件，人员可尽量在屏蔽效能较好的屏蔽体，如装甲车、防微波战篷内躲避微波武器的可能损伤，当然也可使用后述的单兵防护装备。

2. 距离防护　增加辐射源与被照体之间的距离可较大幅度地衰减微波辐射强度，减少被照体受微波辐射的影响。这是一项简单可行的防护方法，在战时条件允许的情况下，作战人员应尽可能避免进入微波武器对人员的有效杀伤区域。

3. 时间防护　要尽可能减少可能受到微波武器攻击的时间和次数，尤其是在短期内反复受微波武器攻击；及时脱离微波武器对人员的有效杀伤区域，或利用屏蔽体和个人防护装备进行有效的防护。

4. 个体防护　如果发现遭受敌方微波攻击时，个人可使用包括含头盔、面罩、手套、衣裤和鞋袜在内的全封闭式防护服，以及防微波武器损伤单兵战篷等。

（三）微波辐射损伤的救治

微波导致的损伤多为神经系统和心血管系统非特异性损伤，一般情况下不需在战现场进行急救处理和紧急救治。只有当微波强度过大，单次受到大剂量微波攻击出现眼部严重损伤时，才需要采取保护眼部等战现场急救措施。方法同激光所致的眼部损伤。

在早期救治阶段，眼部症状严重者需要使用眼罩等保护眼睛免受强光刺激，并使用散瞳药物，使眼部得到充分休息。致盲者可使用皮质激素、血管扩张剂抑制炎症，促进水肿吸收。优先后送接受眼部专科检查和专科治疗。对出现神经系统和心血管系统变化者，给予对症治疗，同时密切观察病情。使用安多霖、褪黑素、抗辐宁、卡尼汀、绿茶及其提取物和阿的平等抗辐射药物，减少微波对生殖系统等的慢性副作用。

三、次声武器

次声武器是一种能发射 20Hz 以下低频声波（次声波）的大功率武器装置，是一种声学人员失能性武器。在空中，它能以每小时 1 200km 的速度传播，在水中能以每小时 6 000km 的速度传播，可穿透 1.5m 厚的混凝土。虽然难闻其声，它却能与人体生理系统产生共振而使人丧失功能。研制的次声波武器主要可分神经型和内脏器官型两种：前者频率为 8~12Hz，与人类大脑的脑电波相近，能使人神经错乱，癫狂不止；后者频率为 4~8Hz，能使人体器官发生共振，周身产生剧烈不适感，进而失去战斗力。由于次声波能穿透建筑物和车辆，所以躲在工事和装甲车里的人员也会受伤。次声武器已被列为未来战争的重要武器之一。

（一）次声武器对人体的损伤效应

次声武器主要通过共振引起神经系统和器官功能的损伤。不同频率、不同强度的次声武器损伤引起不同的症状，主要可表现为神经系统和内脏损伤后的症状，其临床表现多种多样，轻重与次声波的强度密切相关。在单频高强度（130dB 以上）次声作用下，伤员可有轻度不适、头晕、烦躁、恶心、心悸、耳鸣、视物模糊、吞咽困难、胃痛、肝功能失调、四肢麻木、醉酒、昏晕和倾斜等多系统损伤的症状。高强度的次声波会引起脑组织和脏器的重度损伤，上述症状加重，严重时可导致死亡。

（二）次声武器的医学防护

对次声的防护主要包括物理防护和医学防护两个方面。

1. 物理防护　主要是屏蔽、阻断次声的致伤作用，可采用消声、隔声措施以及使用个人防护器材等。

2. 医学防护　主要是增强机体抵抗力，减轻次声对机体的不良作用。因为次声损伤机体的机制之一是引起机体细胞膜的氧化还原反应失调，所以次声武器作用前或作用后采用抗氧化系统功能的制剂可以减轻次声对机体的损伤。但次声波的穿透能力强，用通常的隔声或吸声材料难以阻挡其作用，因而防护相当困难。

（三）次声武器损伤的救治

当出现神经系统和消化系统等器官、系统的严重损伤症状，危及生命时，需要按照高级创伤生命支持的原则进行呼吸、循环支持和气道管理，维持伤员的生命不受威胁，并迅速后送到早期救治机构进行治疗。

对于严重的次声武器损伤伤员，在后送到早期救治机构中，需要延续对器官、系统的支持，一般在重症监护的条件下，伤员多数可恢复正常。轻症的损伤伤员可服用抗氧化剂等药物增强抵抗力。

四、化学失能性武器

化学失能剂能够造成敌方人员的精神障碍、躯体功能失调，从而丧失战斗能力。化学失能剂一般分为精神失能剂和躯体失能剂，这两类失能剂具有以下共同特点：一是失能强度远远高于传统化学战剂；二是与添加剂配合使用，可增强失能作用效果；三是合成方法更加简单；四是目前尚未被相关国际公约列入禁用清单；五是投放方便，机械、人工等传统投放手段均可实施。最近，国外又在研究强效镇痛剂与皮肤助渗剂综合应用，能迅速渗透皮肤，使人员中毒而失能。

（一）化学失能性武器对人体的损伤效应

不同失能剂作用原理不同，所产生的临床症状也不同。精神性失能剂的代表性药物为替代羟乙酸酯类的毕兹（BZ）和四氢大麻酚类化合物，导致的临床症状主要包括人类精神活动障碍，如知觉、情感、思维活动的异常和紊乱。躯体失能剂可导致的临床症状包括震颤、瘫痪、血压或体温失调、视觉或听觉障碍等躯体功能紊乱症状，躯体失能剂主要包括麻醉性镇痛药、中枢骨骼肌松弛药、强效镇静药等。Kolokol-1 是较为常用的一种神经失能剂。

（二）化学失能性武器的防护

化学失能剂的防护主要为个人防护，即使用防毒面具等进行防护。

（三）化学失能性武器的救治

在战现场急救阶段，发现毒物施放迹象后，须立即佩戴防毒面具或过滤口罩。如无制式防毒面具，可用多层纱布口罩、毛巾甚至衣物代替，并迅速撤离污染区。

伤员转运到紧急救治机构中，皮肤染毒时，尽快用肥皂和清水充分洗消，并和没有沾染的伤员分离治疗。有条件时，可以注射对应的解毒剂，以及采取其他对症支持治疗措施。

对于症状过重者，可转运到早期救治机构中继续对症治疗，必要时采取人工或器械辅助呼吸和循环支持措施。

第五节　安　全　防　护

战场上战伤救治的实施与平时创伤救治最大的不同，就是救治环境的不同。战伤救治措施的采取完全取决于战术环境条件。伤员和医务人员的安全防护是战伤救治首要面临的问题。医务人员在战现场的首要任务是确保自身安全，然后再为伤员提供救治，以避免增加不必要的伤亡。

（一）现场环境评估

现场环境评估的重点是分析当前战术环境并控制现场环境。医务人员到达现场后，首先要迅速查看周边环境，寻找明显的、致命的威胁，如燃烧、爆炸物、敌方火力、有毒物质（包括血液、体液、毒气等）、触电等危险因素；观察地形和气候，有助于防止增加环境相关的损伤；了解正在进行的战斗变化情况，有助于预计和评估伤员，如正在交战，其主要职责是压制威胁，增加现场的安全性，同时设立安全边界，迅速将伤员转移至安全范围内。

（二）接近伤员

接近伤员时要充分利用地形、地物，以达到防敌观察、隐蔽行动的目的，防敌火力袭击，减少接近过程中的伤亡。前进时看好道路，选好临时隐蔽点，利用地形、地物、火力间隙、射击死角等，机智、灵活地采取不同的战术动作接近伤员；接近伤员时，应尽量压制敌方火力，医务人员充分利用敌方火力间隙。接近伤员的战术动作通常采用：屈身跑步前进（高姿屈身前进和低姿屈身前进）、匍匐前进（低姿匍匐前进、高姿匍匐前进、低姿侧身匍匐前进和高姿侧身匍匐前进）、跃进、滚进、蛇形跑等。

（三）隐蔽伤员

不在危险的环境中评估和治疗伤员,必须立即按战术环境将伤员和自己转移到安全处。对受伤者进行准确、及时的急救处理后,要迅速组织安全搬运,妥善隐蔽。如有致命威胁存在,如直接射击等,需采用拖拽法或其他适宜技术将伤员搬运到可隐蔽的坑道、沟壑等掩体内;如伤员被烟雾、火焰和电流烧伤,立即灭火或移开电线;注意避开电源、电线;颈背部钝性伤怀疑脊髓损伤时,应在评估后给予脊柱制动。

隐蔽伤员的目的在于避免伤员再次受伤。隐蔽地的选择:一是尽量靠近道路,便于伤员的转移,冬天应选择向阳处,夏天应选择阴凉处,使伤员能有一个较为舒适的环境;二是每一处集中隐蔽点伤员不易过多,防止遭敌袭击时出现大量伤员再次受伤的情况;三是设立明显标志,以便前接(或后转)人员能够找到伤员,及时后送。如:在巷战中,应将伤员隐蔽在较为坚固的防空洞、工事和地下室内;在进攻战斗中,选择不易被敌发现、直射火力威胁不到的地域,如把伤员隐蔽在坑道、凹地、山沟、石洞、弹坑、掩体、防空洞等处,迅速隐蔽,尽量减少伤员的移动距离。

第六节　典型案例

2008年8月4日早晨8时左右,某分队沿色满路出早操时遭遇暴力袭击,一辆翻斗车忽然从背后袭击,撞死、撞伤数十人后,两名歹徒下车呼喊着口号,一人用刀乱砍,另一人引爆了车上的爆炸物。当场造成16人死亡,16人受伤。

作为卫生兵,看到1号伤员背部和后腰部多处受伤,呼吸较快,有气体随着呼吸进出胸部伤部。1号伤员斜靠在2号伤员身上,当你移开1号伤员时发现他腹部一处伤口有一段肠祥鼓出,而被压在下面的2号伤员只在左腿上有几处伤,膝盖的伤口正在出血,且在人行道上已有长长的血迹。问题:

1. 事发后支队立即戒严整条路,同时,从救治伤员的角度,他们该怎么做?

2. 判断并检伤后怎么办? 先救谁? 再救谁? 为什么?

3. 如何考虑后送?

发生暴恐袭击后,分队呈战斗队形散开并进行警戒,指挥员判断无后续火力后,就地设安全边界并指挥分队对整条道路进行警戒。

1. 分队指挥员在指挥抓捕歹徒并警戒后,应组织人员迅速进行自救互救,同时,申请后送车辆。

2. 作为卫生兵,应根据战(现)场急救程序,对先看到的1号伤员进行伤情检查,初步判断没有大出血的情况下,继续检查2号伤员伤情。

3. 确认(或怀疑)2号伤员左腿有大出血后,应停止检伤,迅速对2号伤员膝上伤口上端扎止血带,并确认止血成功。

4. 由于1号伤员有明显呼吸障碍,怀疑开放性气胸和肠脱出,在完成2号伤员大出血止血后,应依次对1号伤员胸部实施封闭包扎和腹部保护性兜式包扎;然后,对1号伤员其他伤情进行包扎,完成后保持1号伤员屈膝半卧位,再对2号伤员左腿部几处伤进行包扎。

5. 由于在城市街道,无体位要求的伤员可由分队未受伤人员实施背法、掮法、抱法及腰带抱运法,搬运到离事发地点最近的医院;特殊伤情伤员应待车辆到达后登车送至最近的医院。待伤情处理后,转至部队医院进行治疗。

第十章　核化生救治技术

第一节　核与辐射突发事件医学救援技术

一、核与辐射突发事件的分级

（一）国际核与辐射突发事件分级

国际核事件分级表（INES）是由国际原子能机构（IAEA）和经济合作与发展组织核能机构（OECE/NEA）于1990年共同制订的，目的是以协调一致的方式迅速向公众通报有关核事件和放射事件的安全重要性。就像用里氏震级了解地震、用摄氏温标了解温度一样，利用INES分级表可了解各种核相关活动中发生的事件的安全重要性。2008年国际原子能机构对国际核事件分级表进行了修订，使其适用范围从核设施事件扩大到与辐射和放射性物质有关的所有事件，包括核运输相关事件。因此，修订后的INES分级表称作"核事件和放射事件分级表"。INES分级表对核事件的分级基于对人和环境、放射性屏障和控制、纵深防御三方面的影响，将核事件分为7个级别：1级至3级称为"事件"；4级至7级称为"事故"。

7级：特大事故。大型核装置（比如动力堆的堆芯）的大部分放射性物质向外释放（包括长寿命和短寿命的放射性裂变产物的混合物），数量上等效放射性超过10^{16}Bq ^{131}I。这种放射性物质大量释放，具有大范围健康和环境影响，要求实施计划的和长期的应对措施。例如，1986年苏联切尔诺贝利核电厂事故，2011年日本福岛核电厂事故。

6级：重大事故。放射性物质明显向外释放，数量上等效放射性在$10^{15}\sim10^{16}$Bq ^{131}I。这种释放可能导致需要全面执行地方应急计划的防护措施，以限制严重的健康影响。例如，1957年苏联基斯迪姆后处理装置事故。

5级：具有厂外风险的事故（影响范围较大的事故）。放射性物质向外大量释放，数量上等效放射性在$10^{14}\sim10^{15}$Bq ^{131}I。重大临界事故或火灾造成反应堆堆芯受到严重损坏，放射性物质在设施范围内大量释放，可造成多人死亡，公众受到明显照射的概率高。可能要求实施部分计划的应对措施。这种释放可能导致需要部分执行应急计划的防护措施，以降低健康影响的可能性。例如，1957年英国温茨凯尔反应堆事故，1979年美国三哩岛核电厂事故。

4级：没有明显厂外风险的事故（影响范围有限的事故）。放射性向外释放，使受照射最多的厂外个人受到几毫希沃特量级剂量的照射。由于这种释放，除当地可能需要采取食品管制行动外，一般不需要厂外保护性行动。核装置明显损坏（燃料熔化或损坏造成堆芯放射性总量释放超过0.1%）。这类事故可能包括造成重大厂内修复困难的核装置损坏，例如动力堆的局部堆芯熔化和反应堆设施的可比拟事件。一个或多个工作人员受到很可能发生早期死亡的过量照射。例如，1973年英国温茨凯尔后处理装置事故，1980年法国圣洛朗核电厂事故，1983年阿根廷布宜诺斯艾利斯临界装置事故。

3级：重大事件。放射性向外释放超过规定限值，受照射最多的厂外人员受到十分之几毫希沃特量级剂量的照射；无需厂外保护性措施；是导致工作人员受到足以产生急性健康影响剂量的厂内事件和/或导致污染扩散的事件。安全系统再发生一点问题就会变成事故状态的事件，或者出现某些始发事件，安全系统已不能阻止事故发生的状况（受照剂量超过工作人员法定年限值的10倍，辐射造成非致命确定性健康效应，例如烧伤；工作区中的照射剂量率超过1Sv/h，设计中预期之外的区域内严重污染，公众受到明显照射的概率低；核电厂接近发生事故，安全措施全部失效；高活度密封源丢失或被盗；高活度密封源错误交付，并且没有准备好适当的辐射程序来进行处理）。

2级：事件（一般事件）。是导致工作人员所受剂量超过规定年剂量限值的事件和/或导致在核设施设计未预计的区域内存在明显放射性，并要求纠正行动的事件。安全措施虽然明显失效，但系统仍具有足够的纵深防御能力，仍能处理进一步发生的问题（1名公众成员的受照剂量超过10mSv。1名工作人员的受照剂量超过法定年限值；工作区中的辐射水平超过50mSv/h。设计中预期之外的区域内设施受到明显污染；安全措施明显失效，但无实际后果。发现高活度密封无监管源、器件或运输货包，但安全措施保持完好。高活度密封源包装不适当）。

1 级:异常超出规定运行范围的异常情况,可能由于设备故障、人为差错、或规程有问题引起(1 名公众成员受到过量照射,超过法定限值。安全部件发生少量问题,但纵深防御仍然有效。低放放射源、装置或运输货包丢失或被盗)。

0 级:偏差。安全上无重要意义。

(二) 我国核与辐射突发事件分级

依据《国家突发公共事件总体应急预案》《国家突发公共事件医疗卫生救援应急预案》《国家处置大规模恐怖袭击事件基本预案》《国家核应急预案》《卫生部处置核和辐射恐怖袭击事件医学应急预案》等预案及规定内容,核与辐射突发事件判定标准分为 4 个级别。

1. 特别重大核与辐射突发事件(Ⅰ级) 当发生Ⅰ类、Ⅱ类放射源丢失、被盗、失控,造成大范围严重辐射污染后果,或者放射性核素和射线装置失控导致 3 人以上(含 3 人)急性死亡的事件。

2. 重大核与辐射突发事件(Ⅱ级) 当发生Ⅰ类、Ⅱ类放射源丢失、被盗、失控,或者放射性核素和射线装置失控,导致 2 人以下(含 2 人)急性死亡的事件。

3. 较大核与辐射突发事件(Ⅲ级) 当发生Ⅲ类放射源丢失、被盗、失控,或者放射性核素和射线装置失控,导致 9 人以下(含 9 人)急性重度放射病、局部器官残疾的事件。

4. 一般核与辐射突发事件(Ⅳ级) 当发生Ⅳ类、Ⅴ类放射源丢失、被盗、失控,或者放射性核素和射线装置失控,导致人员受到超过剂量限值的照射的事件。

二、核与辐射突发事件医学救援基本原则

(一) 快速反应

快速反应是任何突发事件应急响应的基本和通用要求,是行动的标志和具体体现,也是核心的任务和目标。放射性散布装置现场医学救援需要救援人员第一时间赶赴现场,对伤员进行紧急抢救和救护,因此,对快速反应有更高的要求。为此,必须在处置预案、行动方案、指挥通信、应急装备、物质器材、医疗药品和器械等多方面做好充分的准备,不同类型核辐射事故医学应急处置在人员编组、防护要求、车辆装备、处置要点简要总结在表 2-10-1 中,并不断加强队伍的实战培训和演练,提高应急的机动能力和水平。

表 2-10-1 不同类型核辐射事故及其医学应急要点

情况	出动兵力	防护要求	出动车辆和装备	处置要点	备注
疑似核辐射事件	指挥组成员和专家	B 级以上防护(全身密闭式防护服,防毒面具),配报警式个人剂量计和热释光个人剂量计	指挥车,人员车便携式谱仪辐射巡测仪表面污染仪	对是否涉核或放射物质进行侦检和判断	如出现白色粉末,门式辐射安检仪报警等情况
放射源照射事故	指挥组侦检分类组放射评价组医学处理组	剂量控制防护,抗辐射药物防护,配报警式个人剂量计和热释光个人剂量计	指挥车,人员车核检验平台便携式谱仪辐射巡测仪核辐射损伤药箱	受照射人员的剂量评价,放射损伤患者的药物治疗	如医学、工业、商业等用源发生事故或利用非法密封源从事恐怖活动
放射性物质非爆炸扩散	指挥组侦检组洗消组辐射评价组医学处理组	C 级防护(全身密闭式防护服,口罩,眼罩,手套,脚套),配报警式个人剂量计和热释光个人剂量计	指挥车,人员车洗消车,核检验平台便携式谱仪表面污染仪核辐射洗消箱核辐射损伤药箱	放射性污染人员的洗消,内污染评价和阻吸收、促排等医学处理	如放射性物质泄露(撒播)或利用放射性物质从事投毒等非法活动
放射性散布装置恐怖袭击	核处置组全体人员	按各自任务分工做好分级防护	全员、全车、全装备	按中等规模核辐射突发事件处置	无
核电站(设施)事故和核战争	预备队全体人员	按各自任务分工做好分级防护	全员、全车、全装备	按大规模核辐射突发事件处置预案	包括恐怖分子破坏核设施或使用粗糙核武器进行攻击等

（二）剂量限值

与其他公共突发事件的应急处置相比，核与辐射突发事件有其特殊性，如现场核与辐射对应急人员的伤害不可避免，核与辐射的危害程度与辐射剂量直接相关等。因此，在更好地完成现场医学救援任务的同时，应最大限度地减少核与辐射对应急工作人员可能造成的伤害。

国际原子能机构（IAEA）和有关组织（如国际辐射防护委员会、联合国原子辐射效应科学委员会等），以及国家有关法律、法规对参与核与辐射事件应急工作的人员规定了剂量限值，具体如下。

1. 一般情况下，应急工作人员受到的有效剂量不得超过 0.05Sv。

2. 在控制严重事故时，工作人员受到的有效剂量不得超过 0.1Sv。

3. 在抢救生命时，工作人员受到的有效剂量应尽一切努力控制，不超过 0.5Sv。

4. 特殊情况下，为执行事故救援或在次生核灾害条件下执行任务，按《战时参战人员的核与辐射控制量》进行控制，即：一次或数日内受照剂量不得超过 0.5Gy；一次或数日内受 0.5Gy 照射后的 1 个月内，不得再次接受照射；一次或数日内受 0.5~1.0Gy 照射后的 2 个月内不得再次接受照射；分次或迁延受到照射的年累积剂量不得超过 1.5Gy；终生累积剂量不得超过 2.5Gy。

（三）防护最优化

防护是核与辐射事件应急的基本要求、行动保障和主要任务，但是又与救援要求的快速反应和行动相矛盾，要达到越好的防护效果，其对应急工作人员行动和操作能力的影响也越大，因此，必须坚持防护最优化的原则。

最适当的防护措施是，既能最大限度地保护应急工作人员受到尽可能少的核与辐射伤害，又能保证应急工作人员有更快的反应速度和更好的操作能力。如在清洁区对洗消去污染后的伤员进行医学诊断和处理的应急人员，只需采取通用的卫生级防护即可；在污染缓冲区负责伤情分类分流、洗消去污、污染检查控制等的应急工作人员，可采取防沾染和防吸入的防护措施，既能满足辐射防护的要求，又能保证对工作人员行动和操作能力的影响最小；对必须进入污染区的应急工作人员，也可视事故的具体情况和具体任务，采用最适当的防护措施，而非必须都使用最高级别的防护标准。

（四）检测去污救治的全流程

为便于组织和行动，并充分发挥应急工作人员的技术特长和专业优势，现场医学救援通常分为若干任务组，按规定的技术流程展开救援工作，如：侦检组主要负责污染检查与控制；抢救组负责现场伤员的紧急抢救；分类组负责对各种辐射和非辐射伤进行快速诊断和分类；洗消去污组负责伤员体表和伤口的去污染；急救组负责放射性复合伤伤员的急救处理等。为防止交叉污染，各任务组相隔一定距离，在各自站点执行救援任务，一般情况下只负责完成本组的工作，有必要在此着重指出以下几点。

1. 辐射监测是核与辐射医学应急救援的基本任务，对于保护应急工作人员的自身安全，为辐射损伤患者提供诊断和治疗依据，以及控制污染的扩散等，都具有重要意义。在仪器设备和专业技术人员都能满足的条件下，每个任务组最好都能开展辐射监测工作。

2. 去污控污是核与辐射事故应急的最主要任务，也是现场医学救援必须遵从的重要原则。虽然由洗消去污组具体执行此项任务，但是，其他各任务组也应及时对明确的污染物进行收集和处理，尽可能减少污染向下一任务组的转移和扩散。

3. 伤员救治是医学救援的核心任务，本着抢救生命是第一位，以及尽早治疗的原则，在救援流程的每个任务环节都必须配备专业的医护人员，随时了解和观察伤情，一旦发现异常，保证第一时间进行有效的医学处置。

三、核与辐射突发事件应急医学救援要点

（一）核与辐射突发事件伤员分类

伤员分类是指根据损伤程度或疾病情况将损伤人员分成不同类型，以便于临床治疗和最大限度地使用可利用的医疗机构与设施。

1. 分类的任务　伤员分类的主要任务之一，是确定所需要的医学应急救治水平。伤员的分类诊断被广泛地应用于所有灾难性事件，故放射损伤人员的分类不是特有的。

在核与辐射突发事件现场,人员一般可分为以下几类:①有辐射损伤症状的人员;②复合损伤的人员;③受到外和/或内污染的人员;④伴有可能由辐射照射引发症状的人员;⑤未受照射的常规损伤;⑥确认没有损伤和未受照射的人员;⑦由于精神紧张寻求咨询的人员。一般创伤分类按照战伤分类法实施,应采取以下步骤明确受照射的严重程度(表2-10-2)。

表2-10-2 辐射损伤早期诊断方法

方法	指标	发生时间	最小照射剂量/Gy
临床观察指标	恶心、呕吐	48h内	约1
	红斑	数小时到数天内	约3
	脱毛	2~3周内	约3
实验室指标			
血细胞计数	淋巴细胞绝对数 <1×10^9/L	24~72h内	约0.5
染色体	双着丝粒、环	数小时内取血样	约0.2

(1)根据辐射损伤最重要的早期临床症状和体征,如恶心、呕吐、腹泻、皮肤和黏膜红斑、颜面充血、腮腺肿大、发热等,可把伤员分成吸收剂量大于和小于2Gy两类,以便决定在哪类医院治疗。

(2)准确的分类应根据血液学检查结果,特别是在最初几小时内的白细胞计数升高和24~48h内淋巴细胞绝对值的下降有重要的诊断参考意义。应注意需要间隔3~6h采集至少2份血液标本来进行上述血液学检查。

(3)进一步的诊断(确定性诊断),应在医院根据临床表现、实验室检查及专门的分析,如血液学和生物学(细胞遗传学)及物理剂量学检查,进行综合分析判断。

2. 分类伤员的处理原则(表2-10-3)

表2-10-3 依据早期临床症状判断辐射损伤和处置要点

临床症状		相应剂量/Gy		处理原则
全身	局部	全身	局部	
无呕吐	无早期红斑	<1	<10	在普通医院门诊观察
呕吐(照后2~3h)	照后12~24h早期红斑或感觉异常	1~2	8~15	在普通医院门诊治疗
呕吐(照后1~2h)	照后8~15h早期红斑或感觉异常	3~4	16~30	送放射病专科医院治疗
呕吐(照后1~2h)和/或其他严重症状,如低血压、颜面充血、腮腺肿大	照后3~6h或更早,皮肤和/或黏膜早期红斑并伴有水肿	>6	>30	尽快送放射病专科医院治疗

(1)对有辐射损伤症状、其他损伤和/或烧伤的伤员,应在适当医疗处理后立即送往相应的辐射损伤治疗专科医院。

(2)对无辐射损伤症状的常规损伤和/或烧伤的伤员,应送往可进行相应治疗的医院。

(3)对可能受照的人员,不需要立即进行医学救护,但需要立即进行剂量评估。

(4)对未受伤但受到污染或可能受到污染的人员,需要通过监测以评价污染程度。

(5)对确信没有损伤和未受到辐射照射的人员,一般可让其回家。可能的话应提供医学随访以保证初次评价是正确的,并能准确地评估剂量。

(二)核与辐射突发事件伤员洗消

1. 伤员去污洗消的原则 对有生命危险者,先抢救生命,然后再考虑去污,要将避免污染放射性核素吸收和播散贯穿整个去污过程。

2. 伤员去污洗消的步骤和方法 对有创面的伤员进行洗消时,应先处理污染的创面,后处理体表污染。

对局部皮肤去污时,应先轻污染部位,后重污染部位,从身体上部到下部,用单一的向内运动洗消。选择针对不同核素的洗消液。对洗消结果进行检测判断,作出能否结束洗消的正确判断。

3. 洗消流程中应把握的细节　应首先脱去污染的衣服,尽快确定污染部位、范围及程度;先处理污染的创面,后处理体表污染;污染时先从伤口处开始,如无伤口,应先从污染轻的部位开始去污;先用湿毛巾、肥皂、香波擦洗污染局部;去污时手法要轻,避免擦伤皮肤;宜用温水,适时、慎重选用含络合剂的洗涤剂,一般以不超过 3 次为宜。

4. 伤口去污洗消的步骤与方法　用止血带阻止静脉血回流,尽快用灭菌水或生理盐水冲洗伤口;对污染创伤部位进行污染测量或做采样测量;伤口污染严重时,可用 2% 利多卡因在局部麻醉下进行伤口清创,一则清除污染,二则清除异物;对严重伤口污染者,应留尿样分析放射性核素或做整体测量;留样检测及分析。

5. 局部皮肤去污洗消的步骤与方法　先轻污染部位,后重污染部位;从身体上面到下面,特别注意皮肤褶皱和腔隙部位的清洗;用单一的向内运动,重复两三次,检测至放射性活度不再下降为止,每次处置时间不超过 3min,结束去污;避免交叉感染;对残留的放射性核素宜采用不同的专用去污剂。

6. 特殊部位去污洗消的步骤与方法

(1) 口腔:刷牙,用 3% 柠檬酸反复清洗口腔或用水含漱,不要吞咽。

(2) 咽部:用 3% H_2O_2 漱口。

(3) 吞咽的放射性物质:洗胃。

(4) 鼻:用棉签拭去污染物,剪去鼻毛。

(5) 眼睛:翻开眼睑,轻轻用水冲洗。

(6) 耳朵:用洗耳器清洗耳道,小心不要损伤鼓膜。

(7) 头发:①用肥皂和温水;②把肥皂、软刷子和温水弄成糊状,另外加少许水,轻轻揉洗;③剪去头发,用皮肤去污方法对头皮去污。

7. 评测伤员的洗消效果　终止洗消的条件如下。

(1) 要达到洗消限值:α 射线<1 000 衰变数/min;β 射线<10μSv(1mR)/h;γ 射线降至本底的 2 倍。

(2) 多次洗消后,仍不能达到洗消限值,将对皮肤造成损伤时;或与上次洗消相比洗消效率低于 10% 时。

(三) 现场展开与区域划分(图 2-10-1)

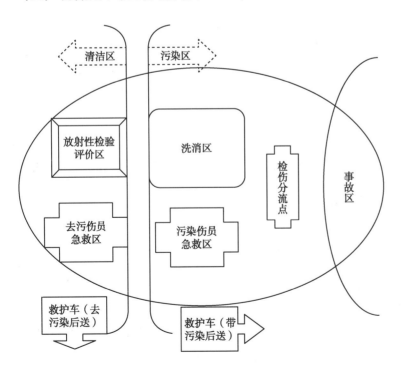

图 2-10-1　临时医疗站的建立及区划
①医疗站位置:上风向,距离事故点(污染控制区)50~100m,当风向发生改变时,应及时调整医疗站位置;②洗消区靠近防化部队负责的装备洗消站,包括伤员洗消通道和非伤员洗消通道,细分为伤员接收区(放射性物质收集和污染检查)、洗消区(划分为全身淋浴、担架伤员洗消、眼睛洗消、头部洗消等功能区)、洗消后处理区(污染控制检查和更衣);③放射性检验评价区包括外照射剂量评估及放射病分类诊断和内污染检查与评估;④污染伤员急救区主要负责危重伤员的生命抢救;⑤各分区应配备足够的担架,所有担架伤员在每个处理环节均需要换新的担架(担架队员可以返回上一医学处置点执行相同的任务,但需换用新的担架);⑥各分区对每名伤员均需指派 1 名医护人员,负责填写伤票,向下一个医学处置点护送伤员,并向下一个处置点同职责的医护人员交接伤员和伤票(该医护人员可以返回上一医学处置点执行相同的任务)。

四、核与辐射突发事件应急医学救援技术流程

核与辐射突发事件现场应急医学救援行动,重点把握伤员的检伤分类、防污染扩散和救援行动中救援人员的体检筛查,具体流程见图 2-10-2。

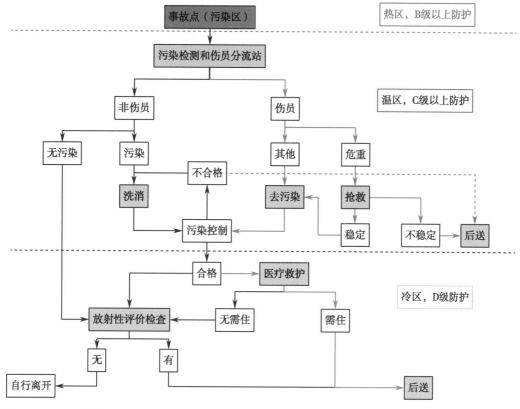

图 2-10-2　医学救援现场伤员处置技术流程

（一）伤员的检伤分类分类和处置方法

1. 有辐射损伤症状、其他损伤和(或)烧伤的伤员,应在适当医疗处理后立即送往相应的专科医院;

2. 无辐射症状但有常规伤和(或)烧伤的伤员,应送往可进行相应治疗的专科医院;

3. 可疑辐射症状人员,不需要立即医学救护,但需要立即进行剂量评估;

4. 未受伤但受污染或可能污染人员,如果可能,需通过测量和评价污染程度;

5. 确信没有损伤和无辐射伤害人员,一般可自行离开,但有时应提供医学随访以保证初次评价的正确,并能更准确的评价剂量。

（二）防止污染扩散的措施

1. 将救护担架放于污染控制界限的清洁一侧,并在上面铺上干净干净床单或毯子;

2. 将病人放在包好的床上,并将伤员身上的床单或毯子折叠成"货包"状以帮助污染控制(不要将伤员用塑料单进行包裹,那样会使伤员过热);

3. 如果将伤员适当地用床单毯子包裹,则在救护车内部可能不需要再进行覆盖,尽管用塑料布覆盖车底板可以达到满意的效果;

4. 当医学情况不需要紧急住院治疗时,不要让可能被污染而未进行污染检查人员离开现场;不要在污染检查前从现场带走任何可能污染有设备和物品;如果不得不紧急离开现场,尽可能合理地执行污染控制程序。

（三）救援人员的体检筛查

在危险工作(高热、火灾、烟雾等)条件下,需要对应急人员进入事故现场前后进行适当体检。

第二节 化学事件伤员救治技术

化学事件是指突然发生的有毒有害化学品泄漏、燃烧或爆炸,造成或可能造成群体人员急性中毒,引起较大社会危害,需要组织社会性救援的紧急事件。随着工业活动的发展,应用和生产的化学有毒物质越来越多,化学损伤公共事件发生的可能性也越来越大。20世纪以来重大化学事故事件发生频率呈逐年增加趋势,如印度博帕尔毒气泄漏事件造成2万人中毒及2 000多人死亡,国内2015年天津"8·12"特大爆炸事故、2005年"3·29"淮安市液氯泄漏事件、2003年"12·23"开县特大井喷事故等,均造成大量人民群众中毒,导致伤亡,影响社会安全稳定。明确化学事件伤员救治的人员、装备组成、救治程序、技术要点及注意事项,实施针对性防护及救治,是化学事件伤员救治技术的重点。

一、人员组成

化学事件伤员救援队的组成一般包括分类、洗消、救治等环节。救援队下设指挥、侦检、现场抢救、分类、洗消、救治、后送、后勤保障等组别。每个组根据伤员数量、岗位及流程设置组长及若干组员,实施侦检、现场急救、伤情分类、伤员洗消、救治及后送等(表2-10-4)。

表2-10-4 化学事件救援队人员组成及分工表

分组	人员组成	任务分工
指挥组	卫生部门领导	对上联系(现场指挥部),现场救援指挥
检测组	卫生疾控人员	染毒人员生物样品采集,洗消效果检验,染毒环境检测
现场救治组	医护人员,消防员	染毒伤员撤离、现场紧急救治
分类组	医护人员	区分染毒人员和非染毒人员
洗消组	医护人员,卫生疾控人员	人员污染去除
救治组	医护人员	洗消后危重伤员紧急处置
后送组	医护人员	现场处置人员及时转运,登记与交接
专家组	检测、救治	现场咨询指导,定性及处置

(一) 现场组任务

染毒区的救援人员必须采取足够的防护措施,一般3人一组,携带一副担架,统一行动,防止发生意外。所有人员均佩戴防毒面具防止继续染毒。对有行动能力的伤员引导其撤离染毒区,对失去行动能力的伤员采取必要的救命措施,尽快脱离染毒区域,然后再实施救治。

(二) 分类组任务

分类组对伤员实施伤情分类,根据伤员伤情及受污染情况,引导伤员分流至救治组。较常用的分类方法是START分类法,不要求完全准确,目的在于高效分流伤员。一般开设2个分类站,每个分类站配置2人。

(三) 洗消组任务

洗消组负责对污染伤员和救援人员洗消,以及伤员污染物的封存和处理。一般设立轻、重两个洗消通道,在保证伤员生命体征的情况下为伤员去除染毒衣物,洗消、更换清洁衣物,继续救治。在洗消过程中如发生危及生命的伤情变化,则以先救命后洗消为原则。一般用清水洗消,或根据毒物特性使用适宜的洗消剂。一般重伤员洗消通道配置6人,轻伤员洗消通道配置2人,洗消效果检测1人。

(四) 救治组任务

救治组负责对脱离热区危重伤员的紧急抢救,对洗消后伤员的救治,包括心肺复苏,呼吸循环支持,外伤的止血、包扎、固定以及复合伤的处置等。一般设立内科、外科两个救治单元。每个单元配置3~5人。

（五）后送组任务

后送组负责与后方对接，安排伤员后送，记录伤情，一般两三人。

二、装备

（一）防护装备

1. 防护服　从防护性能最高的正压气密防渗透防护服，到普通的隔离颗粒物防护服，各类防护服的性能有较大的差别，适用范围也不同。在式样上，防护服分连身式和分体式结构，由于材质不同，有些洗消后防护性下降，所以有一次性的，也有限次使用的。可通过向专业机构咨询或通过生产厂家提供的检测数据来确定选用哪种防护服。

2. 眼面防护具　都具有防高速粒子冲击和撞击的功能。眼罩对少量液体性喷洒物具有隔离作用。若需要隔绝致病、有害物通过眼睛黏膜侵入，应在选择呼吸防护时选用全面罩。

3. 防护手套、鞋靴　和防护服类似，各类防护手套和鞋靴适用的化学物对象不同，另外，配备时还需要考虑现场环境中是否存在高温、尖锐物、电线或电源等因素，而且要具有一定的耐磨性能。

4. 呼吸器　常用的呼吸防护分为过滤式（空气净化式）和隔绝式（供气式）两大类。隔绝式将使用者的呼吸器官与有害空气环境隔绝，靠本身携带的气源［如全面罩正压空气呼吸器（SCBA）］或导气管（长管供气式），引入作业环境以外的洁净空气供使用。A级和B级防护都使用全面罩正压空气呼吸器。常见的过滤式呼吸器有防尘面罩和防毒面具，分随弃式面罩（也称简易型，半面型）、可更换半面罩和全面罩。可更换半面罩和全面罩都使用可以更换的过滤元件，按防护对象分为防颗粒物（或称防尘）、防气体或蒸气及尘毒综合防护。防尘滤料根据效率高低有不同级别，每类滤毒罐、滤毒盒也会有适用的气体或蒸气种类，有些仅防某种气体，有些可综合防护，有些带滤烟层或颗粒物滤料（可拆卸或不可拆卸）。过滤式呼吸器用于C级防护，考虑到现场有害物的种类，配备时一般应考虑选择尘毒组合式过滤元件。

（二）救治装备

1. 特需药品　包括特效抗毒药（如氰类毒剂中毒急救所需的抗氰急救注射液）和急救药品等。根据不同化学毒物的中毒，及时给予相应的特效抗毒药物或特殊排毒剂与措施是有效减少伤亡的根本保证之一，如：氰化物或有机磷化合物中毒时，可使用特效的肌内注射急救针进行自救或互救；对于重金属盐（锑、汞、砷等）的中毒者，可尽快给予二巯基类药物等。

2. 侦检装备　包括离子迁移谱仪、复合气体检测仪、硫磷毒剂报警仪、防化医学检毒箱以及集成化装备（如侦检车）等。

3. 分类急救装备　检伤分类包（伤标、伤票、剪刀、压舌板、口咽通气管、止血钳、止血带、手电、三角巾、弹力头套、弹力绷带、卷式夹板、折叠式夹板、简易呼吸机等）。

三、救治过程及方法

化学事件中的毒物多为化学性毒剂，包括军用毒剂、农药、工业毒物及重金属等。中毒人员众多，可引起较大的社会危害和损失。医学救治的任务是抢救中毒人员，迅速将其转移至安全地带，及时送医院救治，同时做好群众的防护和组织撤离工作。

（一）化学事件的现场医学救援组织管理

现场医学救援组织管理是一项非常重要的工作，关系到能否迅速地组织医学救援，最大限度地减少化学事件造成的人员伤亡。化学事件伤员处置必须遵循分区救治和分级救治的基本原则。在现场指挥部的统一指挥下，消防、卫生、医疗等各单位密切配合，根据化学毒物种类、侦检结果对救援人员和化学事件伤员采取足够的防护措施，防止人员损伤加重。迅速划定染毒区域，在上风方向设立急救站，将现场全部人员撤离染毒区，在急救站对批量化学事件伤员及疑似伤员进行分类、洗消、救治，与后方医疗单位对接，在指挥部统一指挥下将伤员有序后送至指定医院。

化学事件发生的情况千差万别，最重要的是查明事件原因，抢救化学事件伤员和其他伤病员，消除事件后果，减少损失。制订的现场医学救援方案具体内容如下。

1. 根据化学事件现场人员报告，初步判定事件的原因和性质。进一步查明化学事件毒物的名称、总剂量、浓度、范围、持续时间、迁移方向等情况,迅速报告上级和有关部门、友邻单位,以便进行防护、人员疏散、检测,并得到上级部门指示和有关单位支援。

2. 迅速堵塞疏漏,控制污染源,对已经污染的地面、厂房、设备、水源等采用冲洗、擦拭、中和、氧化、焚烧等方法消除污染。

3. 建立污染区,并设立警示标志,禁止无关人员进入,必要时安排人员戒备。

4. 组织人员撤离污染区。

5. 如同时发生火灾和爆炸,组织人员灭火和抢险。

6. 迅速查明化学事件伤员和其他伤病员数量,调集救援人员和车辆进行现场抢险,并用指挥小组协调通知有条件的或定点医院准备接收伤病员。

7. 在现场进行救援的人员必须佩戴相应的防护器材,如皮肤污染后应尽快彻底清洗。

8. 保证通信等抢救器材完备,夜间救援应有足够的照明设施。

9. 做好教育工作,严禁在现场进食、饮水和吸烟。

(二) 分类方法

按照国际公认的标准,检伤分类分为四个等级——轻伤、中度伤、重伤与死亡,统一使用不同的颜色加以标识,必须遵循下列的救治顺序:第一优先,重伤员(红色标识);其次优先,中度伤员(黄色标识);延期处理,轻伤员(绿色或者蓝色标识);最后处理,死亡遗体(黑色标识)。

一般采用 START 分类,属模糊定性法。

1. 利用呼喊集合的方式,先将伤病员分成可以行动与不可行动两种。可以行动的伤病员是所谓的延迟伤病员,可以延迟治疗,伤票颜色会是绿色(轻伤)。此种检伤方式可以快速将大多数较不危急的伤病员找出,但也可能会低估其严重度,所以这类伤病员到达设定的集结区时,需马上进行二次检伤。

2. 评估呼吸次数。呼吸>30 次/min 或<10 次/min 则为红色(第一优先);如没有呼吸,则需再次打开呼吸道评估呼吸;如仍没有呼吸,则为黑色(死亡);如呼吸次数介于 10~30 次/min(正常),则进入下一步骤。

3. 评估循环。主要评估的项目有两项:第一为桡动脉;第二为微血管充盈时间。如桡动脉不能扪及或微血管充盈时间>2s,则为红色(第一优先);如桡动脉能扪及且微血管充盈时间<2s,则进入下一步骤。

4. 遵从指令。利用简单的指令评估伤病员的意识状况、有无脑部损伤:无法遵从指令者则为红色(第一优先);可以遵从指令者则为黄色(第二优先)。

(三) 划区处置

化学事件的现场处置,必须首先根据化学事件毒物污染及其危害程度对救援工作区域进行危险程度划分。通常将救援工作区域划分为污染区(亦称热区)、缓冲区(亦称温区)、清洁区(亦称冷区)3 个区域。污染区是以事件发生地为中心的周围一定区域,污染区的大小取决于事故的大小、毒剂扩散程度等;缓冲区一般设置在污染区的上风向,其污染来源主要是由伤员或救援人员等从污染区撤出时的二次污染;清洁区在缓冲区上风向,为洁净区域,没有毒物污染。医学救援分队必须按照不同区域环境的特点和防护要求进行工作部署,开展救援工作。现场抢救组在污染区展开伤员急救;洗消组在缓冲区开展伤员及从污染区退出人员的洗消工作;伤员救治及转送工作必须在清洁区开展。救援人员的救援活动必须在指定区域进行,不得随意跨区域活动;离开污染区时,必须经过洗消处理。

(四) 分类救治

在群体伤员到来时,在有限的时间内,根据化学事件毒物毒性及污染程度、生命体征和中毒症状、防护状况等,对染毒人员的伤情作出客观判断,并结合可用的医疗卫生资源等情况,决定伤病员接受医疗救治的优先权,提高群体救治效率。在此过程中,分类单元要做好与急救单元和洗消单元的有序衔接。收拢伤病员要快速、全面,避免场面失控和漏检;同时,伤病员的放行,在符合急救原则前提下应充分考虑洗消单元的工作能力和状况,以保持整体救援行动的有序和畅通,必要时可在分类站开展局部快速去污和稳定生命体征的医疗救治等。伤员分类是一个动态的过程,在从现场到急救站到专业救治医院的过程中,定期对伤员伤情变化进行评估并重新分类。

救治四优先:①先防护,后抢救。进入污染区和缓冲区的医疗救援人员,首先应当做好自身防护,然后再进行救援工作。②先撤离,后救治。先将伤员迅速撤离染毒区,中断伤员与毒剂、毒物的继续接触,然后再进行救治。③先救命,后治伤。鉴于现场救援的医疗资源有限,为了提高化学事件中毒伤员的存活率,需要根据伤员的伤情进行救治优先权的分类,优先救治需要采取紧急救生处置的伤员;同时,在伤员救治工作中,应当正确处理救治和洗消的关系,在伤员生命受到威胁时,应当先救命而后处理污染伤口,或边洗消边救命。④先洗消,后治疗。对于生命体征稳定的伤员,或已脱离污染区的伤员,应当先洗消,后处理损伤。不经洗消的伤员不能进入清洁区,以免造成污染扩散。

（五）综合治疗

在化学事件伤员专科治疗过程中,应当遵循特效治疗与整体治疗相结合、医疗与护理相结合、生理治疗与心理治疗相结合的综合治疗原则。在使用特效药物治疗的同时,应当全面检查伤员负伤、患病情况,整合内科、外科及其他专业救治力量进行综合诊治。在采取正确救治措施的基础上,加强对伤员的监护及医学护理和生活护理,促进伤员身体的修复与愈合,减少器官功能损伤。专科治疗结束,必要时送疗养院进行康复治疗。同时,应当适时开展伤员心理治疗,及时疏导伤员的心理问题。

（六）伤员后送

化学事件伤员的后送,应遵循先洗后送、先救后送、定点后送的原则。后送的对象包括:经现场初步洗消和抢救,生命体征基本平稳的伤员;处于潜伏期(短时间内尚未出现明显症状)的中毒伤员。在移交伤员时,应注意向护送医务人员移交伤票或伤员简易病例,交代注意事项。

（七）疏导对群众所造成的心理影响

群体性心理反应是一种与刺激、功能丧失或改变有关,但无相应器质性病变的群体精神性反应,是化学事件常见的继发效应。群体性心理反应事件一旦出现后,不仅可以直接对人员躯体健康造成危害,而且可以对患者周围人群产生不良心理暗示,导致更大范围的人群恐慌。因此,在化学事件出现后,有效的心理干预同样是现场应急救援的关键环节。而且,从积极心理学的角度看,如果能够在此基础上帮助受灾者进一步成长,使其更为坚强、成熟,未来为家庭、社会作出更多的贡献,将是更为理想的境地。

四、救援技术要点

（一）个人防护技术

化学事件现场要分区管理,按照与有害源的距离和危害程度分为热区、温区和冷区。救援人员要明确责任,在相应的区域内开展救援工作,不要超越区域分界线,各区域工作人员要穿戴相应的救援装备。

1. A级个体防护

（1）防护对象:接触可经皮肤吸收的气体、液体;可致癌和高毒性化学物;极有可能发生高浓度液体泼溅、接触、浸润和蒸气暴露的情况;接触未知化学物;有害物浓度达到可立即威胁生命和健康（IDLH）浓度的可经皮肤吸收的化学物;缺氧环境。

（2）防护装备

1）呼吸防护:全面罩正压空气呼吸器（SCBA）。

2）防护服:全封闭气密化学防护服,防酸碱等各类物质,能够防止液体、气体渗透。

3）防护手套:抗化学物。

4）防护靴:抗化学物。

5）头部防护:安全帽。

2. B级个体防护

（1）防护对象:种类确知的气态有毒化学物质,不经皮肤吸收;达到IDLH浓度;缺氧。

（2）防护装备

1）呼吸防护:SCBA。

2）防护服:头罩式化学防护服,非气密性,防化学液体渗透。

3）防护手套:抗化学物。

4）防护靴:抗化学物。

5）头部防护:安全帽。

3. C 级个体防护

（1）防护对象:非皮肤吸收的气态有毒物,毒物种类和浓度已知;非 IDLH 浓度;不缺氧。

（2）防护装备

1）呼吸防护:空气过滤式呼吸防护用品（正压或负压系统）,过滤元件适合特定的防护对象,防护水平适合毒物浓度水平。

2）防护服:隔离颗粒物,防少量液体喷溅。

3）防护手套:抗化学物。

4）防护靴:抗化学物。

4. D 级个体防护

（1）防护对象:非挥发性固态或液态物质,毒性或传染性低。

（2）防护装备:无需呼吸防护;与所接触物质相适应的防护服、防护手套、防护靴（或鞋套）,也就是常规的工作服。

对于未知化学物质以及不明原因事故的现场调查应选用 A 级防护服+SCBA;对情况已知,有害物的产生或发散已停止,但仍存在飞溅危险的应选用 B 级防护服+SCBA。

防护装备的穿戴和脱除方法:个体防护装备在现场使用过程中会沾染上现场的有害物质,穿戴错误有可能造成新的污染和健康危害。每类及每种产品的穿戴顺序有所不同,原则是:一般应先佩戴呼吸器,然后是防护服、眼面护具、手套和鞋靴等,摘除顺序则相反。穿脱时动作要轻,避免污染物扬起,尽量减少污染面在环境中暴露的面积和时间,脱去的污染装备应装入双层塑料包装袋,并将口扎紧。

（二）洗消技术

利用化学、物理和自然等方法,使化学事件毒物失去毒性或从人员、物体上除去的过程叫洗消。化学事件中已经受到有毒物质沾染的人员,需要尽早、彻底地洗消。

1. 皮肤的洗消 一般情况下应将中毒者的衣物脱去,并以 0.5% 的含氯溶液清洗皮肤 10min;如果没有含氯溶液,可使用干粉状、沙土和面粉一类具有吸附作用的物质,以减少化学毒物的吸收,并在使用后采用湿纸巾将其除去;在没有含氯溶液的情况下,也可以选择淡水和海水代替;还可在中毒 10min 内以漂白剂代替进行清洗。如果毒物有明显的残留,应该用枝条、书本边缘或是刀具钝的一侧等类似物将其刮去;液态或固态形式的毒物需要更进一步洗消。

2. 眼睛的洗消 毒物污染眼睛后,应立刻用水冲洗眼睛,方法是把面部转向侧面,用手指撑开眼睑,把水慢慢滴入眼内,使水从面部的侧面流掉,不要使染毒面积扩大。冲洗时要停止呼吸,闭住嘴,防止流入口腔。整个消毒过程通常在一次停止呼吸时难以完成,可分几次进行;有可能时可在他人协助下进行。

3. 伤口的洗消 必须立即用纱布将伤口内的毒物液滴轻轻吸掉;肢体部位受伤时,应在其近心端扎上止血带或其他代用品,用大量净水反复冲洗伤口,然后进行包扎。接触糜烂性毒物的患者,如果皮肤损伤非常严重,可用肥皂水进行清洗。

4. 呼吸道的洗消 离开染毒区后立即用 2% 碳酸氢钠溶液或净水漱口和洗鼻。

（三）心肺复苏（CPR）

可以在第一时间恢复呼吸、心搏,挽救伤病员的生命,主要用于心脏性猝死等急、危重症,以及触电、淹溺、急性中毒、创伤等意外事件造成的心搏、呼吸骤停。

1. 第一时间胸外心脏按压 选择胸外心脏按压部位,以两乳头连线中点（胸骨中下 1/3 处）,用左手掌根紧贴患者的胸部,右手置于左手上,手指间互相交错或伸展,左手五指翘起,双臂位于患者胸骨的正上方,两臂双肘关节伸直,用上身力量垂直向下按压,持续 2min 的高质量 CPR,即按压频率 100~120 次/min,按压深度 5~6cm,按压后迅速放松,解除压力,让胸廓完全回弹,掌根不得离开胸壁。如此有节奏地反复进行,按压与放松时间大致相等。若为单人 CPR,可采用持续按压;若为双人,应以心脏按压:人工呼吸=30∶2 的比例进行,操作 5 个周期。若有条件,可配备自动心肺复苏系统。对于有胸外心脏按压禁忌证患者,可采取腹部按压、腹部提压、胸腹联合按压等方法。

2. 打开气道　为保持呼吸顺畅,多采用抬头举颏法;但对怀疑有颈部损伤者,只能托举下颏(提下颌法);若疑有气道异物,应用力、突击性挤压患者上腹部;及时取下义齿等。

3. 人工呼吸　一手以 EC 手法固定,一手挤压简易呼吸器,每次送气 400～600ml,频率 10～12 次/min,并避免过度通气;每次呼吸超过 1s,每次都须使胸部隆起。

4. 判断复苏是否有效　若仍为"三无"者,继续行高质量 CPR;如停止按压后搏动继续存在,说明患者自主心搏已恢复,可以停止胸外心脏按压;若无自主呼吸,人工呼吸应继续进行,或自主呼吸很微弱时仍应坚持人工呼吸。

5. 复苏有效时,可见患者有眼球活动、口唇、甲床转红,甚至肢体可活动;观察瞳孔可由扩大变小,并有对光反射。

当有下列情况可考虑终止复苏:①心肺复苏持续 30min 以上,仍无心搏及自主呼吸,现场又无进一步救治和送治条件,可考虑终止复苏;②脑死亡,如深度昏迷,瞳孔固定,角膜反射消失,将患者头向两侧转动,眼球原来位置不变等,如无进一步救治和送治条件,现场可考虑停止复苏;③当现场危险威胁到抢救人员的安全,以及医学专业人员认为患者死亡,无救治指征时。

(四)催吐技术

神志清醒的经口中毒的伤员,只要胃内尚有毒物,都可进行催吐。催吐是排出胃内毒物的最好办法,操作方法如下。

1. 用羽毛、压舌板、匙柄、筷子、手指等搅触咽弓和咽后壁使之呕吐。此法简单易行,奏效迅速,如因胃内容物过稠不能吐出、吐净,可嘱患者先喝适当的温清水或盐水,然后再促使呕吐。如此反复行之,直至吐出的液体变清为止。

2. 将食盐 8g 溶于 200ml 温水中口服。

3. 以 1∶2 000 高锰酸钾 100～300ml 口服,可刺激胃黏膜,引起呕吐。

注意事项:①口服催吐药物后,仍不发生呕吐时,可用硬羽毛、压舌板或手指刺激咽部,促使呕吐;②当呕吐发生时,患者头部应放低,危重者可将头转向一侧,以防呕吐物吸入气管,发生窒息或引起肺炎;③腐蚀性毒物经口中毒及惊厥尚未控制的中毒者不宜催吐;④有严重心脏病、动脉瘤、食管静脉曲张、溃疡病等患者不宜催吐。

五、救援注意事项

(一)佩戴个人防护器具方面的注意事项

救援过程中,不论患者还是救援人员都需要进行适当的防护,这一点非常重要。特别是把患者从严重污染的场所救出时,救援人员必须加以预防,避免成为新的受害者。必须佩戴合格的防护器具,并保证佩戴的正确性。防护器具不可轻易摘取,救援结束后应对个人的防护器具进行检查,通过专业认证确保无误,方可继续使用。

(二)使用抢险救援器材方面的注意事项

根据救援现场的实际情况配备相应的抢险救援器材,器材必须是合格物品,使用人员必须对器材有相应的了解。

(三)采取救援对策或措施方面的注意事项

在化学事件现场受到毒物威胁的人员,在发生中毒事件后应根据情况和现场局势,在确保自身安全的前提下,采取积极、正确、有效的方法进行自救和互救。现场不具备抢救条件的应尽快组织撤离。如果泄漏物化学品是易燃易爆的,应严禁火种。扑灭任何明火及任何其他形式的热源和火源,以降低发生火灾、爆炸的危险性;应急处理时严禁单独行动,要有监护人,必要时用水枪、水炮掩护。应从上风、上坡处接近现场,严禁盲目进入。

（四）现场自救和互救的注意事项

在自救和互救时，必须保持统一指挥和严密组织，严禁冒险蛮干和惊慌失措，严禁个人擅自行动。化学事件现场处置工作人员抢修时，严格执行各项规程的规定，以防事故扩大。

（五）现场应急处置能力确认和人员安全防护等事项

应急小组领导、应急抢险人员到位并配备抢险器材，确认有能力进行抢救，个人安全防护到位，佩戴正确及物品合格。

（六）救援结束后的注意事项

救援结束后切勿放松警惕，所有人员必须立即撤离现场，远离事发地点，做好人员清点，检查用品、给养是否到位。认真分析化学中毒事件的原因，制订防范措施。

第三节　生物损伤事件医学救援技术

随着世界多极化进程加快和生物技术的迅猛发展，传统生物战已开始淡出历史舞台，非传统生物战模式在国际军事和政治经济格局中逐渐发挥重要作用。实验室合成新病原体、改造现有病原体和研制特定人种的基因武器等已不再是幻想，制造可疑疫情、隐形袭击等新的生物战模式时有发生，扑朔迷离，真假难辨，给反生物战策略和防生医学研究提出了新的挑战。

一、概述

（一）生物损伤相关概念

1. 生物战　是应用生物武器来完成军事目的行动。传统的生物战是通过各种手段施放生物战剂，造成对方军队和后方地区传染病流行、人畜中毒或农作物大面积死亡，从而达到削弱对方战斗力，破坏其战争潜力的目的。

2. 生物恐怖　是故意或威胁利用致病性微生物如细菌、病毒、立克次体、真菌等，以及毒素如细菌毒素、真菌毒素、植物毒素和海洋生物毒素等，企图造成疾病的暴发，导致人群（动物、植物）失能和死亡，引起人们的恐慌和社会动荡以达到政治或信仰目的的行为。

3. 突发公共卫生事件　是突然发生，造成或者可能造成社会公众健康严重损害的重大传染病疫情、群体性不明原因疾病、重大食物和职业中毒以及其他严重影响公众健康的事件。

（二）生物损伤常见致病菌

尽管任何致病微生物或生物毒素都可以用于生物战和生物恐怖，但是最有可能的是那些致病性强，播散后可导致国家安全隐患的病原体。这些病原体具有如下特征：①容易制备和播散，可导致人与人间的传播；②致死率高，并对卫生系统造成严重影响；③可导致社会动荡；④需要医疗卫生系统的特殊准备才能应付。这些病原包括：天花病毒、出血热病毒（如埃博拉、马尔堡、拉沙热和胡宁病毒）、炭疽杆菌、鼠疫耶尔森菌、土拉热弗朗西丝菌、肉毒毒素和蓖麻毒蛋白等。

（三）生物（战）损伤模式

冷战结束后，非传统生物战模式逐渐取代传统生物战模式，在国际军事、政治、经济格局中发挥重要作用。如何发展高致病、低致死、易传播、难追溯的生物战剂是未来生物武器的主要方向，而未来生物战模式可能为难以确认的传染病疫情、生物暗杀事件或者生物恐怖行为，也可能是一些局部的小型生物战。

1. 生物损伤的种类

（1）生物恐怖袭击：是指认为故意释放致病性微生活或毒素为手段进行的恐怖行动。生物恐怖袭击不仅使用具有物理性状的生物武器，使用的致病性微生物或毒素也不限于生物战剂的种类。

（2）生物暗杀：也叫"细菌暗杀"，主要使用各种致命的细菌或病毒达到暗杀个人或大面积杀伤的目的。基因武器利用遗传工程学的方法，人为地改变致命微生物的遗传基因，培养出新的危害性更大的生物武器，从而可能给人类带来灾难性的后果。

（3）生态袭击：通过施放动植物的病原体，或者研制并使用特殊的动植物种类，能够导致敌方生态环境中的动植物种群,尤其是经济动植物大量死亡、生态环境恶化,引起敌方经济衰退、社会混乱,这也是一种潜在的生物战新模式。

(4) 种族攻击:拟通过一些可疑现象进行分析和讲解。未来在战场上还可能出现攻击人类的新生物,使得敌方防不胜防。因为只要研究和破译出一种攻击人类的物种基因,便可利用基因工程技术将这种基因转接到同类的其他物种上,制造出自然界本不存在的动物杀手,成为未来生物战场中的"动物兵"。

2. 生物战的特点与影响　通过分析近年来已经发生的与生物战相关的可疑事件,我们发现,生物战新模式是从传统的气溶胶施放、撒布媒介生物和秘密投放等转向制造疫情和疾病等更隐秘的自然形式。与传统的生物战相比,具有预判性更难、危害性更大、溯源性更难、施放性更广、影响面更大等特点。传统生物战的影响只局限在战场,而非传统生物战除了军事战场外,还有社会战场、经济战场和政治战场等。未来生物战除了削弱部队战斗力外,还将对民众健康、经济贸易以及社会秩序、政权稳定等造成重大影响。

二、生物突发事件应急救援技术

为迅速、有效地识别和处置发生在重要场所的生物突发事件,指导应急处置工作,最大限度地减少危害和影响,预防和控制疾病的传播流行,保障公众的健康和生命安全,结合生物突发事件应急处置工作实际,制订应急处置要点。

(一) 事件范围

1. 气溶胶袭击。

2. 出现白色粉末、可疑容器及碎片等可疑物品。

3. 出现不明原因疫情。

(二) 现场处置原则

1. 现场隔离

(1) 进行流行病学调查、取证

1) 开展流行病学调查,确定可疑暴露人群。

2) 现场询问、记录、取证。

(2) 划定可疑污染区范围

1) 气溶胶攻击时,在室外根据气象情况判定污染扩散趋势,划定污染区范围;在场馆内根据现场气流情况划定污染区范围。

2) 出现可疑物品时,以物品为中心确定污染范围。

(3) 控制人员流动:现场人员就地停止活动,等待检查结果。

2. 现场采样

(1) 空气微生物采样:利用生物侦察车和空气微生物采样箱进行空气微生物采样。

(2) 可疑物品和污染物采样:利用微生物采样箱采集可疑物品和污染物。

(3) 可疑媒介生物采样:利用媒介生物采样箱采集可疑媒介生物。

(4) 采集样本的分装和包装:采集样本一式三份,分别留现场检测、生物检验车检测和后方实验室检测。样本应标识清楚。样本按照生物安全原则妥善包装,防止对人员和环境造成污染。

3. 现场检测

(1) 在场地内利用胶体金试剂对烈性病原体进行初检:利用生物战剂快速侦检箱中提供的胶体金试剂,对炭疽、鼠疫、A型肉毒毒素等8种烈性病原体抗原进行检测。

(2) 在生物检验车内对样本检测结果进行复核:利用生物检验车对现场样本进行初步处理,进行主要烈性病原体的核酸检测和微生物毒素的酶联检测,同时对场地内胶体金的检测结果进行复核。

4. 样本后送　应尽快将样本送至有处理能力的实验室进行检测。应安排专车、专人执行样本后送任务,严格样本交接手续。

(1) 生物安全原则:采集到的样本在放入清洁无菌的容器前必须贴上不易脱落的标签,标本需外套防震保护,防止破碎传播,包装材料上应当印有生物危险标志。运送过程中避免剧烈撞击,防止样本包装的破损。

（2）低温运送原则：把标本置入冷藏运送容器，运送过程中保持低温，避免阳光直射。

5. 场地处置

（1）现场消毒：对开放场地按照污染区范围消毒。对污染的室内进行喷雾消毒，同时对污染的中央空调系统进行消毒。

（2）媒介控制：对蚊、蝇、鼠等媒介生物进行杀灭处理。

（3）人员隔离：根据现场检测结果，若为感染性病原微生物检测结果阳性时，对污染区暴露人群集中进行医学隔离。

（三）现场消毒技术方法

1. 进入疫点通道，用 0.5% 过氧乙酸溶液喷洒消毒一条通道，喷药量为 60~300ml/m²。

2. 对含有微生物的粉末状物体，应喷洒二氯异氰尿酸钠原粉进行覆盖消毒。

3. 对受到有害微生物感染的人群，按规定进行体表消毒，并实行严格的医学隔离观察。

4. 地面、墙壁、门窗用 0.5% 过氧乙酸溶液或 2% 二氯异氰尿酸钠溶液（含有效氯约 12 000mg/L），或以 10% 次氯酸钠溶液作 1∶10 稀释后（含有效氯约 10 000mg/L）喷雾。泥土墙吸液量为 150~300ml/m²，石灰墙为 50~100ml/m²，木板墙为 10~50ml/m²。对上述各种墙壁喷洒的消毒剂溶液不宜超过其吸液量。地面消毒先由外向内喷雾一次，喷药量为 50~300ml/m²，待室内消毒完毕后，再由内向外重复喷雾一次。以上各种方式的消毒处理，作用时间应不少于 30min。

5. 空气房屋经密闭后，对细菌繁殖体的污染，每立方米用 15% 过氧乙酸溶液 7ml（1g/m³），对细菌芽孢的污染用 20ml（3g/m³），放置在瓷或玻璃器皿中加热蒸发。熏蒸 2h，即可开门窗通风。或以 2% 过氧乙酸溶液（8ml/m³）气溶胶喷雾消毒，作用 1h。

6. 衣服、被褥　对于耐热、耐湿的纺织品，可煮沸消毒 30min，或用流通蒸汽消毒 30min，或用 0.2%~0.3% 二氯异氰尿酸钠溶液（含有效氯 1 200~1 800mg/L）浸泡 1h。对于毛衣、毛毯、被褥、化纤尼龙制品，可采取过氧乙酸熏蒸消毒。消毒时，将欲消毒的衣物悬挂于室内（勿堆集一处），密闭门窗，糊好缝隙；对细菌繁殖体的污染，每立方米用 15% 过氧乙酸 7ml（1g/m³），对细菌芽孢的污染用 20ml（3g/m³），放置在瓷或玻璃器皿中，加热熏蒸 2h。

7. 患者的排泄物、呕吐物和分泌物　对稀薄的排泄物，每 1 000ml 可加漂白粉 50g（含有效氯 25%，下同），或二氯尿酸钠 20g（含有效氯 60%，下同），或次氯酸钙 15g（含有效氯 80%，下同），或含 2% 有效氯的次氯酸钠溶液 2 000ml，搅匀放置 2h。对无粪的尿液，每 1 000ml 加入干漂白粉 5g，或二氯异氰尿酸钠 2g，或次氯酸钙 1.5g，或含 2% 有效氯的次氯酸钠溶液 50ml 混匀放置 2h。对成形粪便不宜直接使用含氯消毒剂干粉消毒，可用 20% 漂白粉乳液（含有效氯 5%），或 8% 二氯异氰尿酸钠溶液（含有效氯 4.8%），或 6% 次氯酸钙溶液（含有效氯 4.8%），或含 5% 有效氯的次氯酸钠溶液 2 份加于 1 份粪便中混匀后，作用 2h。

8. 对分泌物、如痰、脓、唾液等，可加入等量 1% 过氧乙酸，或含 10 000mg/L 有效氯的含氯消毒剂溶液进行消毒，作用时间为 30~60min。

9. 餐（饮）具　首选 1% 碳酸钠溶液（碱水）煮沸消毒 30min，或流通蒸汽消毒 60min。也可用 0.5% 过氧乙酸溶液，或含有效氯 5 000mg/L 次氯酸钠溶液浸泡 30min 后，再用清水洗净。

10. 食物瓜果、蔬菜类　可用 0.2%~0.5% 过氧乙酸溶液浸泡 10min。患者的剩余饭菜不可再食用，煮沸 30min，或用 20% 漂白粉乳剂，或含 1% 有效氯的次氯酸钠溶液浸泡消毒 2h 后处理。也可焚烧处理。

11. 盛排泄物或呕吐物的容器　可用 3% 漂白粉澄清液（含有效氯 7 500mg/L）、含 0.5% 有效氯的次氯酸钠溶液、1% 二氯异氰尿酸钠溶液、0.5%~1% 次氯酸钙溶液或 0.5% 过氧乙酸溶液浸泡 30min。浸泡时消毒液要漫过容器，以使内、外都达到消毒目的。

12. 家用物品、家具、玩具　可用 0.5% 过氧乙酸溶液，3% 漂白粉澄清液，1% 的二氯异氰尿酸钠溶液喷洒和擦洗。布制玩具尽量作焚烧处理。

13. 纸张、书报　可采用过氧乙酸或环氧乙烷气体熏蒸消毒,无应用价值的纸张、书报作焚烧处理。

14. 手与皮肤　可用0.2%过氧乙酸溶液浸泡或擦拭,也可用0.5%碘伏溶液涂擦,作用1~3min。

15. 动物尸体　因鼠疫、炭疽、狂犬病等死亡的动物尸体,一经发现立即深埋或焚烧。此外,应向死鼠周围30~50cm(其他大动物为2m)范围内喷撒漂白粉进行消毒。

16. 运输工具车、船　对于内、外表面和空间,可用0.5%过氧乙酸溶液或2%二氯异氰尿酸钠溶液喷洒至表面湿润,作用30min。对于密封空间,可用过氧乙酸溶液熏蒸消毒。对细菌繁殖体的污染,每立方米用15%过氧乙酸7ml($1g/m^3$),蒸发熏蒸消毒2h。

17. 厕所　对四壁和地面应定期进行消毒,粪坑内的粪便可按粪便量的1/5加漂白粉。根据情况,亦可选用其他含氯消毒剂干粉或溶液处理,但其用量均须使最终有效氯浓度不低于4 000mg/L。消毒作用2h。

18. 垃圾　对可燃物尽量焚烧,或喷洒含有效氯2 500mg/L的含氯消毒剂溶液,作用30min以上。消毒后深埋。

(四) 媒介生物控制方法

工作人员在进入疫区或疫点区域进行蚊、蚤、鼠等媒介生物杀灭时,首先必须做好自我防护,如穿戴隔离服、胶鞋、口罩、帽子、防护眼镜等。

1. 蚊虫的控制　控制目标和要求:当蚊媒病发生时,在最短的时间内以迅速杀灭疫区内的成蚊为目标。在整个处理过程中,要尽量做到药物均匀喷洒,不留死角,保证处理区域内无成蚊漏网,以求彻底切断传播途径。

(1) 室外环境处理:处理区域为疫点或疫区及边缘外扩1 000m。大范围控制可使用摩托车载或车载超低容量喷雾进行处理,喷洒药剂可选用列喜镇超低容量制剂(有效成分含量为10.4%),有效剂量为100g/公顷,应用时用水10倍稀释即可。喷雾时车速保持在6~7km/h,喷头保持在与水平成45°的仰角,自下风向开始顺风实施喷洒。车停下时,应立即关闭超低容量喷雾机。在小范围或汽车、摩托车不能行走的环境,可使用背负式超低容量喷雾器,喷洒列喜镇超低容量制剂。使用浓度和施药方法同车载超低容量喷雾。喷洒时调节流量为30ml/min,然后启动机器,怠速3~5min,实施喷雾时按照60m/min的步行速度行走,下风向开始顺风进行喷雾处理。

(2) 室内环境:使用背负式超低容量喷雾器或喷烟机,喷洒列喜镇超低容量制剂(列喜镇也可以作为烟剂使用)。使用浓度和剂量同上。处理时应关闭所有对外开放的门窗,并打开卧室等所有的门,将药物从门口或窗户喷入。处理30min后,打开门窗通风。

2. 蚤类的控制处理区域　疫点或疫区及边缘外扩100m。用手动压缩喷雾器或机动压缩喷雾器(如丸山)喷洒列喜镇,使用时用清水30倍稀释,对地面进行喷洒即可,使用剂量为50~100mg/m²。也可以喷洒都灭,应用剂量按照每平方米15~25mg进行处理。蚤类几乎对所有的杀虫剂都敏感,也可以参照说明书喷洒其他的杀虫剂。

3. 鼠类的控制处理区域　疫点或疫区及边缘外扩500m。

(1) 室内灭鼠:在确定疫点或疫区灭鼠前,为了防止鼠类死亡后蚤类逃离鼠体,造成扩散,应对地面喷洒杀虫剂,特别是鼠洞周边。如使用列喜镇、都灭等杀虫剂进行喷洒,使用方法、剂量和浓度同上。

1) 投放溴敌隆毒饵:每15m²房间投放两三堆,每堆5~10g,沿室内边角或鼠道投放。

2) 布放粘鼠板:沿室内边角或鼠道布放,每15m²房间布放两三张。

3) 布放鼠夹:在鼠洞或鼠道附近布放,诱饵可采用花生米等鼠类喜欢的食物。

4) 布放电子捕鼠器:布放在鼠洞或鼠道附近。

(2) 室外灭鼠:可投放溴敌隆蜡块毒饵,每堆3~5粒,尽量投放在鼠洞或鼠道附近。在投药灭鼠期间,要经常检查毒饵的消耗情况,食饵消耗完毕要及时进行补充。也可以将磷化铝片直接放入鼠洞内,然后立即封闭鼠洞,将鼠熏死在洞内,投放磷化铝片时一定要戴上胶皮手套,由专业人员操作。

(3) 死鼠的处理:对死亡的鼠类应采用化学消毒或焚烧处理。

三、生物损伤的医学防护

（一）呼吸道防护用品

1. 防毒面具 是用来保护呼吸器官、眼睛及面部免受毒剂、放射性微粒和气溶胶直接伤害的一种防护器材，依其结构和防毒原理分过滤式和隔绝式两种。隔绝式防毒面具主要有氧气呼吸器和自给式空气呼吸器，可使呼吸器官完全与外界空气隔绝，利用面具内的储氧瓶或产氧装置产生的氧气供人呼吸；过滤式防毒面具是以滤毒罐起过滤毒剂或气溶胶的作用，内部结构分两层，即防毒炭层和滤烟层。防毒炭层通过物理吸附和化学吸着滤除毒剂蒸气。过滤式防毒面具是被广泛使用的一类防毒器材。

2. 防生口罩 用过氯乙烯高效滤材制作，对空气中的微生物有很好的滤除效果。口罩呈圆形，周边装有松紧带，中央有塑料支架，鼻梁处加有铝片。

3. 防疫口罩 市售防疫口罩种类繁多，其中纳米抗菌防疫口罩抗菌效果较好。该口罩除了有普通口罩的隔离作用外，还具有双向过滤的特点。

4. 防尘口罩和医用口罩 亦可滤除一部分空气中的生物战剂。

（二）人体表面防护用品

1. 生物防护服 用于烈性传染病传染区、生物战剂污染区中医务人员、作业人员的生物安全防护。曾在严重急性呼吸综合征暴发期间配备给医务人员，为保障医务人员健康提供了保证。

2. 防毒衣 目前我军装备的橡胶连身式或两截式防毒衣，防护效果可靠，洗消方便。防护服穿着必须规范，应相互检查妥当。应先戴面具后穿防毒衣。在准备通过沾染地带时，常常是提前穿好防护衣、靴，进至毒区边界前戴面具和手套，任何时候都要保持气密；佩戴时要注意气密，使用过程中保持稳定气密。

3. 防疫服 为布料连身式服装，有较好的防护效果。我国在美国"9·11"事件后由中国人民解放军总装备部立项研制轻型防疫服，其可以有效地隔离尘埃、皮屑、毛发、体液等病原载体和病原体。防疫服结实耐用，抗撕裂及磨损；采用特殊涂层复合材料，在具有高抗水基液体性的同时，具有高透气、透水蒸气的性能；材料轻盈、柔软，对皮肤无刺激性，并具有一定的耐表面活化剂、洗涤剂、酸碱腐蚀性能，可重复使用。

（三）保护性预防措施及注意事项

针对不同传播途径的病原体，采取的隔离方式有所不同。一般来讲，生物武器要对人群达到有效杀伤效应，决定了其多以呼吸道传播和消化道传播为主要传播途径。针对不同类型的污染物及传播途径，所采取的保护性措施和方法不同，具体见表2-10-5。

表2-10-5 不同类型污染物的保护性预防措施及方法

预防类型	具体措施及方法
排泄物、分泌物和渗出物	常规洗手、戴手套； 传染性排泄物：更换手套、更衣，并进行消毒处理； 口腔分泌物：戴口罩，并采取与排泄物相同的方式进行消毒处理； 眼分泌物：需要时，可采用双层袋技术和污染物焚烧； 渗出物和敷料：双层污物袋密封、消毒、灭菌或焚烧； 新近污染的物品：双层污物袋密封、消毒、灭菌或焚烧
血液	注射器针头：在排空注射器时避免产生气泡； 污染物品：双层污物袋密封、焚化或高压蒸汽灭菌；
肠道隔离	单人房间：采用隔离盥洗室； 传染性排泄物：更换手套和衣服，必要时进行消毒处理； 新近污染物品：双层污物袋密封、消毒、灭菌或焚烧； 禁止无关人员探访

预防类型	具体措施及方法
呼吸道隔离	单人房间:负压环境(排风扇),最好有一前室; 处理患者后:手套、帽子及工作服脱下并消毒处理; 鼻咽分泌物:消毒处理; 新近污染物品:双层污物袋密封、消毒、灭菌或焚烧; 禁止无关人员探访
严格隔离	单人房间:配有前室和污水槽,气流通过负压和排风过滤控制(高效微粒空气(HEPA)过滤器);有微生物屏障作用的特殊设备; 进出人员:穿戴一次性防护衣服、全面式或半面式微生物口罩,或正压隔离帽式呼吸器,或塑料薄膜床式隔离器; 传染性排泄物:污水净化处理,排泄物、渗出物和血液消毒处理; 新近污染物品:双层污物袋密封、消毒、灭菌或焚烧; 终末消毒:患者死亡、治愈或转移后,对其物品进行彻底消毒处理; 医务人员监测; 禁止无关人员探访

四、生物损伤的医学处置

(一)免疫防护

预防接种是预防控制传染病和生物战剂攻击的一项有效的重要措施。现在,我们已有一些针对生物战剂所致疾病的疫苗和抗血清,详见表2-10-6。

表2-10-6 主要生物战剂所致疾病的药物和疫苗预防

病名	药物	用法	成人剂量	用药时间
鼠疫	链霉素	肌内注射	每日30mg/kg	3~7d
	四环素	口服	每日4次,500mg	7d
	多西环素	口服	每日2次,100mg	7d
	环丙沙星	口服	每日2次,500mg	7d
	磺胺嘧啶	口服	每日4次,4g 每日2次,2g	第1d 第2~4d
炭疽	四环素	口服	每日4次,2g	5~6d
	青霉素	肌内注射	每日160万单位,2次	5~6d
	氯霉素	口服	每日4次,0.5g	5~6d
	环丙沙星	口服	每日2次,500mg,并开始接种疫苗	4周
	多西环素	口服	每日2次,200mg,并开始接种疫苗	4周
	炭疽疫苗	皮上划痕	按说明书接种	按说明书接种
霍乱	诺氟沙星	口服	每日2次,400mg	3~5d
	口服补液	口服	口服补液盐用1 000ml饮用水稀释,每小时750ml	根据脱水程度补液
	四环素	口服	每日4次,1g	5d
	多西环素	口服	每日2次,200mg 每日2次,100mg	第1d 第2~4d
	呋喃唑酮	口服	每日2次,200mg	4d
天花	天花疫苗	皮上划痕	按说明书接种	按说明书接种

病名	药物	用法	成人剂量	用药时间
其他病毒病	干扰素	静脉注射	实验研究对有些病毒病有效,但临床使用剂量需摸索和视具体情况而定	
	免疫血清	静脉注射	实验研究对部分病毒病有效,但临床使用剂量需摸索和视具体情况而定	
	出血热疫苗	肌内注射	按说明书接种	按说明书接种
肉毒中毒	A、B 型肉毒抗毒素	肌内注射	各 5 万单位	1 次

1. 接种时机

(1) 平时做好主要传染病的预防接种,如霍乱疫苗、伤寒、副伤寒甲乙三联疫苗,破伤风类毒素等的接种。

(2) 战时针对敌人可能使用的生物战剂,如炭疽杆菌、鼠疫耶尔森菌、黄热病毒以及肉毒毒素等,做好相应的基础免疫接种。

2. 接种方法　皮肤划痕法和皮下注射法使用较为普遍。为了适应大量人群的疫苗接种,皮下接种可用无针头注射器进行。这种方法操作简便,速度快,由两三人组成接种小组,每小时可注射 600~800 人。

(二) 药物预防

1. 预防对象　在初步确定敌人已进行生物战,并判明污染区及疫区之后,在进行侦察、检验、消毒、杀虫、灭鼠、预防接种的同时,可开展药物预防,详见表 2-10-6。

药物预防的对象应包括下列人员。

(1) 与生物战剂有密切接触的人员。

(2) 已吞入或吸入生物战剂或接触、吞食被生物战剂污染的物品、食物及水的人员。

(3) 被带有生物战剂昆虫叮咬过的人员。

(4) 曾医治、护理及照顾过受生物战剂袭击而发病或死亡的人员。

(5) 根据需要必须留在污染区或疫区工作的人员。

2. 药物预防原则

(1) 针对性:服用一种抗致病微生物的药物,不能杀灭或抑制所有已侵入人体的致病微生物,也不能预防所有生物战剂所引起的种种传染病时,选择预防药物要有针对性。在紧急情况下,一般选用广谱抗菌药物进行预防。

(2) 时效性:药物预防的有效期不应拖得很长,通常在 3~5d 内有效果,不宜超过 7d。

(三) 生物损伤患者的隔离

由于不同生物战剂的传染性和传播途径不同,对隔离的要求也不同。

1. 严格隔离措施　用于预防所有通过接触传染的和空气传染的高度传染性疾病。患者住单人病房,也可将同一种患者安排在同一病室中。房门应关闭,病室最好连接一外间,要有洗手设备。所有进入病房的人员都必须穿隔离衣,戴口罩、手套。出入病室时均需要用消毒皂或清洁剂洗手。患者用过的物品(医疗器械、床上用品、餐具等)须包裹后送去消毒,并尽可能用一次性产品。对尿、粪等排泄物须进行消毒,常见生物战剂所致传染病的隔离要求详见表 2-10-7。

马尔堡病毒、埃博拉病毒和拉沙热病毒由于有高度传染性和致死性,目前尚无有效的预防方法,所以需要更严格的隔离。除上述严格隔离措施外,在有条件的情况下,需要将患者放在负压塑料隔离罩中隔离。这是一种透明聚乙烯塑料罩,可以将病床和患者一起罩住,隔离罩有自己的供气源和安全气阀。患者所有的临床检查、给药等都在隔离罩中进行。同时,隔离罩应放在一个很安全的有隔离设施的病房中,以防在处理污染物时发生安全上的意外。病室中应备有处理污物的设备。在没有这种隔离罩的情况下,至少必须执行严格隔离措施。

表 2-10-7　部分战剂所致传染病的隔离要求

病名	分型	隔离类型	隔离时间
鼠疫	腺型	伤口和皮肤隔离	培养阴性
	肺型	严格隔离	培养阴性
炭疽	皮肤型	分泌物隔离	培养阴性
	吸入型	严格隔离	整个病程
类鼻疽	肺型	分泌物隔离	整个病程
	肺外型有排脓窦	伤口和皮肤隔离	整个病程
	肺外型无排脓窦	不需隔离	—
布氏杆菌病	排脓病变	不需隔离	—
	其他	不需隔离	—
霍乱	—	分泌物隔离	整个病程
Q 热	—	分泌物隔离	整个病程
鹦鹉热	—	严格隔离	整个病程
天花	—	严格隔离	整个病程
虫媒脑炎	—	严格隔离	整个病程
马尔堡出血热	—	严格隔离	整个病程
埃博拉出血热	—	严格隔离	整个病程
拉沙热	—	严格隔离	整个病程
球孢子菌病	肺型	分泌物隔离	整个病程
	排脓病变	不需隔离	—

2. 肠道隔离措施　用于预防直接或间接接触患者粪便而传染的疾病。同类患者可几个人合住一间病室。接触患者的工作人员出入病室时必须用肥皂或清洁剂洗手,患者在大便后也必须洗手。所有接触患者或其排泄物的人均须穿隔离服,戴手套,不需要戴口罩。粪便用漂白粉消毒,防蝇。

3. 伤口和皮肤隔离措施　用以预防直接接触伤口和严重污染物品而引起的传染。患者最好住单人病室。与感染的伤口有直接接触的人应穿隔离服。除换药外,不需要戴口罩。出入病室时需要用肥皂或清洁剂洗手。直接接触感染部位的人必须戴手套。换药时要用两副手套,除去脏敷料时戴一副,换新敷料时戴另一副,换手套时应洗手。

4. 分泌物隔离措施　防止直接接触患者伤口或口腔分泌物而受到传染。医护人员和患者在处理伤口敷料、伤口分泌物及口腔分泌物前须戴乳胶手套,后须洗手,其他方面与处理非传染患者一样。

在野战条件下,传染病患者应就地隔离还是后送,取决于军事行动、技术条件、病情轻重等多种因素。如果军事行动和技术条件允许,应就地隔离。这样既可避免传染病沿后送路线传播,又可减少运输给患者增加的不良影响。如就地隔离治疗有困难,后送时要尽可能缩短运输路程。对轻患者和可疑患者尽可能留在当地或附近有条件的医院中隔离、观察、治疗,以减轻运输工具的负担,减少传染病的传播和提高归队率。

（四）感染后预防性治疗

人在受到生物战剂感染后到发病之间有一段潜伏期(表 2-10-8),如果在此时给予预防性治疗,可防止部分人员发病,或减轻病情。

表 2-10-8　生物战剂所致传染病的潜伏期

病名	潜伏期	病名	潜伏期
鼠疫	2~6d	黄热病	3~6d
霍乱	数小时~6d(2~3d)	天花	7~17d
炭疽	数小时~5d	东方马脑炎	5~15d
类鼻疽	2~5d	西方马脑炎	5~15d
兔热病	2~10d	委内瑞拉马脑炎	2~6d
布氏杆菌病	5~60d	森林脑炎	7~14d
肉毒中毒	数小时~10d	裂谷热	3~7d
葡萄球菌肠毒素中毒	0.5~7d	登革热	3~15d(5~6d)
Q热	2~10周	马尔堡出血热	3~9d
落基山斑疹热	3~14d	埃博拉出血热	2~21d(7~16d)
流行病斑疹伤寒	1~2周	拉沙热	6~21d(7~10d)
鹦鹉热	4~15d	球孢子菌病	1~4周

注:括号内代表多数人的平均潜伏期。

由于处于潜伏期的感染者还没有发病,难以确切判定这种病例,所以,应该将受到生物战剂攻击者、在污染区内停留较久者和与患者接触者都作为这种情况来处理。预防性治疗可根据不同情况采用药物预防、主动免疫、被动免疫或上述措施的联合应用。

1. 药物预防　在预防治疗中,药物最有使用意义。特别是抗生素,因为:一般医疗单位都有装备,易于很快使用;对某些传染病有特效,作用迅速;某些抗生素作用谱也广,副作用一般不大。对于病毒病,只有天花已确证用美替沙腙作预防性治疗有效。对于接触者,此药的预防效果比种痘好。本药口服给药,每日 2 次,每次 3g,相隔 12h。利巴韦林用于预防拉沙热可能有效,可考虑使用。干扰素对森林脑炎和黄热病病毒血症有一定的预防作用。

2. 主动免疫　疫苗接种在预防性治疗中的作用很有限。只有当潜伏期长而在感染后早期接种时,才来得及在发病前产生免疫力而起防止或减轻发病的作用。在潜伏期进行免疫接种可能还有副作用,可能引起过敏反应,甚至可能缩短潜伏期,使疾病症状比平常更严重。

3. 被动免疫　由于在可能的生物战剂所致的传染病中,除一部分由细菌、立克次体引起的可用药物进行预防性治疗外,许多疾病还没有特效药,所以应用抗体制剂进行被动免疫还有一定的作用。如肉毒中毒后,在出现症状前,可用治疗剂量的一半的抗毒素作预防性治疗。对于接触天花已有 1 周以上、用种痘和药物预防已来不及的人,可用牛痘免疫球蛋白预防。

第三篇　展望

第一章　机器人技术

第一节　概　　述

搜索和救援机器人(safety security rescue robotics,SSRR)是一个相对较新的研究领域。搜救机器人在地震、炸弹或气体爆炸等灾难发生后,或者发生火灾和涉及危险材料的交通事故后,在城市救援任务中可以成为非常有价值的工具。这些机器人可以用来检查倒塌的建筑物,评估情况,搜索和定位受害者。在这一领域存在着许多工程和科学方面的挑战。搜救机器人的设计不仅要适应恶劣的灾害环境条件,还需要智能行为等先进的能力,才能使搜救机器人摆脱操作人员的不断监督。

机器人搜索救援是一个具有挑战性和发展前景的研究领域,在近期灾害事件的救援和恢复工作中具有重要的应用潜力。机器人搜索与救援在20世纪引起了人们的极大关注,一些机器人参与了过去许多灾难的救援和恢复工作,例如1991年切尔诺贝利核事故、2001年的美国纽约世界贸易中心倒塌、2004年的日本新潟地震、2005年的卡特里娜飓风以及2011年日本东北部地震和海啸。搜救机器人的总体目标是在搜索受害者的同时探索未知的混乱灾难场景。虽然还处于初级阶段,但搜救机器人领域在救援应用中显示出了巨大的潜力。一些严重的事件需要发展机器人作为辅助设备,以协助救援人员从事这种时间紧迫和危及生命的工作。

搜救机器人可以完成具有挑战性的任务,如科学发现、灾害预防、人类救援和基础设施管理等领域的检查、勘探、监测、钻探、采样和绘图。众所周知,某些城市灾害环境因太危险或其他原因而使救援人员无法接近,所以大量的机器人被开发和部署来代替或帮助救援人员进行这些活动。纵观机器人技术在这些恶劣环境中的应用,我们可以看到所开发技术的多样性。

第二节　技术原理和方案

一、搜救机器人的环境感知技术

周围环境感知技术是搜救机器人在救援环境中自主定位的基本要求。搜救机器人只有具备环境感知的能力,才能进行高精度定位。搜救机器人的环境感知系统主要由激光雷达、摄像头、陀螺仪等必要传感器组成。搜救机器人的装备可包括可见光摄像机、毫米波雷达、红外摄像机、激光雷达和惯性导航系统。

搜救机器人需要在探测危险和寻找受害者的同时探索环境。为了完成这些任务,搜救机器人可以生成周围环境的三维地图并自行定位,并找到环境中的受害者和其他对象。然后,这些地图可供人类救援人员用于受害者的救援工作。深入探究机器人定位和映射技术,是搜救机器人应用开发的重中之重。由于搜救机器人仍然无法自主在混乱的环境进行导航,所以需要搜救机器人通过使用不同的感知技术自主地建立3D地图。

一种即时定位与地图构建(simultaneous localization and mapping,SLAM)算法,被用于搜救机器人在灾难现场的定位。该算法使用深度照相机和2D照相机的感官信息,使灾难现场环境的多个图像之间的数据关联对在不同摄像机姿态下获得的2D图像进行特征变换、特征检测和匹配。然后应用随机抽样一致算法(random sample consensus,RANSAC)去除不良匹配和离群值,最后用最小二乘法和点拟合方法计算周围环境信息。SLAM(即时定位与地图构建)算法通过相机的姿态和三维特征位置,生成周围环境的三维地图,并通过更新相机拍照来确定搜救机器人在地图中的位置。

二、搜救机器人路径规划技术

复杂地形的路径规划技术是搜救机器人的重要技术,也是关键技术之一。路径规划技术是基于救援机器人外部和内部传感器的环境感知系统,找到一条从机器人位置到目标点的最优化、无障碍路径。救援系统中的路径规划技术主要应用在陆地搜救机器人的路径规划、搜救飞行器的航迹规划、GPS导航路径搜索等。特别对于军用搜救机器人,机器人在复杂的、陌生的环境中的环境感知能力和路径规划能力直接决定了救援的速度及救援的质量。

三、探测机器人的生命探测技术

在发生大事故后,搜救小组的首要任务是在事故现场寻找人类幸存者。这时候找到受难者的具体位置就至关重要了,生命探测技术体现了极大的价值。现如今主流的生命探测技术是下面的几种。

（一）红外生命探测仪

对于幸存者的检测,在红外波段具有超高灵敏度的红外传感器是最合适的检测工具。光伏低噪声探测器,如量子级联探测器(quantum cascade detector,QCD)非常适合于满足这一要求。这些原型相机的分辨率为 128 像素×128 像素,排列在一个 2×2 单芯片的小阵列中。通过应用新颖的 QCD 技术来制造的高灵敏度、低噪声的窄带红外探测器,探测波长为 8μm,可覆盖红外与太赫兹波段。这种生命探测技术将用于检测人类幸存者的图像和视频处理算法结合起来,以获得足够的检测性能。

（二）音频生命探测技术

德萨(Delsar)生命探测器将整个灾难现场的结构转换成一个大的敏感麦克风,传递来自受害者的声音。地震传感器和声学传感器将活的受害者所产生的振动转换成听觉和视觉信号。

第三节 设备和系统

一、搜救机器人系统

救援机器人大致分为陆地救援机器人、海上救援机器人、空中救援机器人。

（一）陆地救援机器人——蛇形机器人

日本在救援机器人的设计和开发方面领先于世界。2011 年 3 月,日本发生了地震和海啸。在引发福岛核电站熔毁后,日本开展了灾后恢复工作。日本团队制作了一个长 8m 的蛇形机器人。在自然界中,蛇能够执行各种令人震惊的任务,它们可以移动、游泳、爬升等。蛇最有趣的特点之一是它们能够利用地形上的粗糙进行移动,这使它们能够适应不同类型的环境。蛇可以向岩石、石头、树枝、障碍物或其他环境不规则的方向推进。它们还可以利用狭窄通道或管道的墙壁和表面进行运动。蛇在自然界中运动稳定性好、横截面积小,蛇形机器人的运动方式是模仿蛇。如图 3-1-1 所示,蛇形机器人通过很多高自由度的关节提高自身灵活程度,使其能在各种复杂的地形中穿梭,在杂乱无章的环境中行走,在废墟中寻找搜救目标。

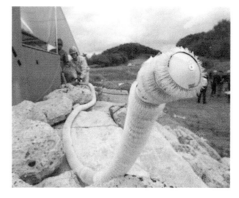

图 3-1-1 救援机器蛇

应用实例:由卡内基梅隆大学研究人员开发的救援机器蛇,已经被应用于高危场景检测和废墟探索等。这个蛇形机器人拥有十多个关节,应用智能技术使其能适应许多救援场景,例如,在爬杆时,它可以根据杆半径的变化自动过渡它的运动。安装在其头上的摄像头、LED 灯和距离测量激光技术允许它在废墟中进行救援的同时,将视频传送给远程救援人员。几年前墨西哥发生强地震后,蛇形机器人就派上了用场。机器人穿梭在废墟中搜救受灾人员,并将废墟中实时的画面传递了回来。

（二）陆地救援机器人——履带式搜救机器人

2017 年,日本研究人员推出了一种用于救灾工作的履带式救援机器人组合。它包括一个视觉引导机器人,配备了包括力传感器在内的敏感测量系统,以及一架与机器人相连的无人驾驶飞机。安装在无人机上的四个鱼眼摄像头拍摄头顶上的视频,让机器人的操作人员能够评估周围地区的破坏情况。这款日本救援机器人是多肢机器人,身高 1.7m,有四只能够独立操作的手臂和用四条履带行走。它的每只手臂能举起 200kg 物体,用两只手臂可以轻松将障碍物抬起,利用四条履带能跨越不平坦的地形。

应用实例:"9·11"恐怖袭击事件后,纽约市设计和建设部使用履带式救援机器人进行重要的检查,例如确保世贸中心大楼的结构稳定性和检测是否还有受灾人员存在。

2005 年佛罗里达第三工作队使用配有摄像头的履带式救援机器人,它每分钟可以覆盖 27.4m²,在密苏里州比罗西市的不稳定建筑中寻找幸存者。

日本多发海啸、地震等灾难,所以很重视救援的效率和救援机器人的开发。日本人菊池研发的 RoboCue 救援机器人安装有超声波传感器、激光雷达、红外相机,甚至还配备了一个氧气瓶。它的两条机械臂可以通过安装的摄像头识别出伤员在灾难环境中的位置,还可以将伤员放置到转运担架上,撤离危险的区域,到安全地区进行救援(图 3-1-2)。这个爬行救援机器人承载重量可达 100kg。RoboCue 被安排参与了 2011 年日本大地震的救援工作,在救援工作中成功完成任务。

(三) 天空中的眼睛——搜救无人机

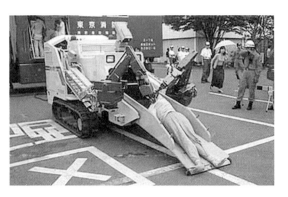

图 3-1-2 RoboCue 救援机器人

搜救无人机,也被称为无人驾驶飞行器(unmanned aerial vehicle,UAV),可以用来探测和进入受损的建筑物,通过确定优先搜索的区域来帮助地面上的搜救机器人和救援人员加快对幸存者的搜索。搜救小组的反应越快,存活率就越高。搜救无人机通过进行空中调查并发回照片、视频和传感器数据来制作实时地图,以支持损害评估。用于搜救和救灾的无人机最常见的动力是可充电电池,并通过车载计算机或遥控自主操作。它们的设备通常包括雷达和激光扫描仪、多个传感器、视频和光学摄像机以及用于识别人体和其他物体热特征的红外摄像机。这有助于救援人员在夜间和大范围、开阔的环境中找到幸存者,并从火灾中找出热点。监听设备可以接收到细微的声音,而 WiFi 天线和其他附件则可以检测手机发出的信号,并绘制一张地图,勾勒出受害者的位置。搜救无人机使用传感器扫描和探索该区域的心跳和呼吸,采用多传感器技术探针对气味、声音和化学信号进行搜索

应用实例:在重大灾害中,陆路、海上交通情况恶劣,搜救无人机在交通困难时可以快速到达救援地点,而且在缺乏基础设施的偏僻地区也可以正常使用。最近,搜救无人机开始为那些难以找到紧急医疗保健的地区提供医疗用品。

2014 年,无国界医生组织在巴布亚新几内亚试行使用无人驾驶飞机运送疫苗和药品。2016 年,美国加利福尼亚州一家机器人公司与卢旺达政府合作,启动了无人驾驶飞机运送服务,向这个多山的东非国家提供血液和医疗用品。其电池驱动无人机充电一次就可以飞行 120km,可以快速运送药物,而不需要制冷或绝缘。

荷兰一家公司研发了一款搜索和救援无人机,旨在帮助地中海陷入困境的难民,为其提供用于人道主义的搜救无人机,目的是长途飞行,探测船只,投掷救生衣、救生圈、食品和药品等。

(四) 水上救援机器人

水上救援机器人可以检查关键的水下基础设施,绘制损害图和查明港口及渔区的污染源,在救灾方面发挥重要作用。2010 年和 2011 年海地和日本分别发生大地震后,水上救援机器人帮助重新开放了海地和日本的港口及航运渠道。

在地中海,一种最初被救生员用来营救游泳者的电池驱动机器人设备已经被改造成用于帮助从土耳其穿越爱琴海的难民。该海上机器人最大巡航速度为 35km/h,可供 4 人使用。

应用实例:由美国海军研究办公室等机构研发的紧急救生机器人艾米丽(Emily)是一个高 1.2m、重 11.3kg 的遥控机器人。据报道,在欧洲移民危机期间,该机器人在希腊沿海帮助营救了数百名寻求庇护者。据难民保护协会称,仅在部署的 10 个月内,艾米丽就援助了 240 多名难民。归功于 22V 电池动力引擎,艾米丽能够以每小时 35.4km 的速度航行。此外,它可运载多达 5 人;船体采用了凯夫拉材料,以帮助它抵御巨浪和其他类型的冲击。

二、转运机器人

伤员转运机器人是现代应急救援中必备的装备,它不仅能够提高伤员生存率,还能维持部队战斗力。

随着科学技术的进步,战场转运担架得到了飞速的发展,从普通的简易担架发展到功能完善的智能担架。

（一）创伤和运输的生命支持

生命支持创伤和运输(life support for trauma and transport,LSTAT)是一个独立的、基于担架的小型重症监护病房,由美国陆军设计,用于在运输期间和资源有限的偏远地区为严重受伤的患者提供护理。LSTAT包含传统的医疗设备,这些设备已经集成到一个平台上,并缩小了尺寸,以适应北大西洋公约组织(北约)担架的尺寸。

LSTAT中有许多紧急救援的医疗护理装备,包括心率检测器、呼吸速率检测器、测定血样仪和供氧仪。在LSTAT中可以帮助伤员紧急"人工呼吸"、输氧、涂药、清理阻塞的气管以及给昏迷不醒的伤员进行应急抢救。

LSTAT平台最近被用于地面战术局势,从"伊拉克自由行动"到在柬埔寨的人道主义特派团。有越来越多的证据表明,与传统方法相比,LSTAT平台通过生命支持运输和明确的外科治疗,提高了患者受伤部位护理的有效性。

（二）飞行担架

医疗后送飞行器(med-evacuation aerial vehicle)是以色列科学家研制的一种遥控紧急救援飞行器,又名为"医疗后送车"或"后送飞行器"。该飞行器的主要特点是可以垂直起降、悬停、爬高3 000m,作用是充当无人救援转运设备,不让救援人员在危难中冒生命危险,在战场上抢救伤员并迅速送往医院,提高他们的生存率。这个医疗后送飞行器配备了四个轮子,能够应付复杂的地形。每个飞行器最多可同时容纳4名患者以及1名救援医生。

医疗后送飞行器可以用来救援在事故中受伤的伤员。在紧急情况下,救护车或直升机无法很快到达事故现场时,医疗后送飞行器可以迅速将伤员送往安全区域进行救援,提高伤员的存活率。因为没有跑道或停机坪的限制,医疗后送飞行器几乎可以在任何危险的地区使用。

随着救援无人机的出现,医疗后送飞行器可以由无人机远程操控。可以使用飞行杆、导航仪器和摄像机操控无人机,通过无人机给医疗后送飞行器下指令,并在飞行器上提供接收命令信号的装置。医务人员用医疗后送飞行器对伤员进行急救,并将伤员抬上飞行器后迅速送往医院救治。

（三）机器医护兵

美国军方目前正在测试一种战地辅助救援机器人。该机器人的目的是在不冒额外生命危险的情况下,找到、举起和运送受伤士兵。有了机载传感器和摄像头的反馈,战地辅助救援机器人可以通过使用M-4步枪专用握把控制器或使用运动手套的手势进行远程控制。这种设备可以将受伤的士兵运送到安全地带,由战地医务人员对其进行评估。

战地辅助救援机器人"熊"(BEAR),通过两组独立的履带"腿"来进行操作,并且能够在承载负荷的同时,在"脚踝""膝盖"或"臀部"的球上实现站立和动态平衡。在完全高度,站立的"熊"有1.8m高,它可以俯瞰墙壁或将伤员托举到一定的高度。为了确保它能救治一名装备齐全的士兵,其液压手臂能够承载227kg的重量,而它的"手"和"手指"则允许它执行精细的机动任务。它还有一张"泰迪熊"的脸,旨在让人放心。

第四节　研究应用进展和发展趋势

随着社会经济和科学技术的发展,机器人的发展也越来越智能,在一些紧急救援中,搜救机器人的作用不可替代。搜救机器人不仅应用于战场、地震、掩埋等现场救援,还可用于人口的搜寻、嫌疑人的排查等。警察人员可用它潜入并侦测歹徒和人质的位置,实时传回画面供救援人员使用;可以利用它对嫌疑人进行搜索和跟踪。由此可见,搜救机器人在各个方面都有广阔的应用前景。

社会的救援能力是人民安全的重要保证,当面对极其危险的救援环境,使用搜救机器人辅助救援人员进行救援必将成为未来救援的发展趋势。搜救机器人的价值体现在以下方面。

一、提升救援效率,提升应急救援能力

搜救机器人能有效提高救援效率。它们可以在一定程度上减少各个地点的救援人员数量,避免造成救援人员浪费;还能够在狭窄的空间进行穿梭行进,减少了搜寻和转运伤员的时间,减少人员伤亡和财产损失,为挽救生命和财产赢得极其宝贵的时间。

二、减轻应急事件造成的负面影响

搜救机器人能减少应急救援中的人员伤亡和财产损失,抵消一部分人民因为应急事件产生的负面情绪或应激性创伤障碍。同时还能增加人民对国家和应急救援部门的信任,提升国民的安全感和幸福感。

三、促进相关产业的协同发展

搜救机器人的制作与生产可以带动零部件工厂和相关行业的协调发展,还可以带动其他机器人行业的共同进步,使机器人行业更加强大。

转运机器人作为搜救机器人的一种,在转运伤员的过程中起到了极其重要的作用,对提高伤员的生存率起着至关重要的作用。世界军事格局不断地变动,新式杀伤武器也随着技术手段不断地变革,未来伤员的受伤程度会大大地增加,未来的救援特点将转变为即时战伤救治和快速送医。因此转运机器人的作用在应急环境中体现得淋漓尽致,能够有效地应对这一问题。未来的转运机器人将更加注重即时的战地救治和快速的安全转运。未来的智能转运机器人将融合更加先进的医疗技术手段,可以及时、安全地给伤员如人工般的医疗救治和护理。迅速发展的科技将使未来转运机器人在战场上发挥至关重要的作用。

救援机器人作为智能机器人的一种,是现代应急搜救的重要技术手段和组成部分。在各种应急救援的搜救活动中面临着生命的掩埋,救援人员通过肉眼根本不能定位到伤者,这时候搜救机器人的生命探测系统就显得格外的重要。它的应用能极大地提升伤员的救治率。在各类搜救机器人的应用中,我们应该不断总结其救援中的缺点和优点,并不断提升救援的准确率,开发、研制新的高效救援产品,才能使救援效益最大化,生命财产损失最小化,形成人与机器完美结合的状态。未来,在提升技术能力的同时,也要提升救援队伍的战斗力和应急状态处理能力,为我国救援事业保驾护航。

第二章 人工智能辅助心理干预技术

第一节 概 述

在应急救援方面，人工智能技术有着诊断迅速、正确率较高的特点。未来应用于应急救援时，将会节省大量时间，并且能够在第一时间协助形成搜寻、发现、诊断、应急治疗、心理干预等一套完善的应急救援"搜救-诊疗"体系。

从远古时代到近现代，各种类型的灾害频频发生，不仅对物质财富和人类个体造成了伤害，并且在人们的心理留下难以治疗的伤痛。由于应急救援人员经常直接面对各种各样的事故第一现场，所以更易产生一系列的正常心理应激反应，如情绪大起大落变化不定、注意力不能集中、没有进食欲望、消化系统紊乱、做出一系列出格动作、睡眠质量不好等，严重者甚至会怀疑他人的话语，非常影响集体工作环境、工作效率及社会关系。对于参与救援人员心理伤害程度的降低以及救援结束后的心理诊疗，可以使用心理干预治疗的方法，帮助参与救援的人员在短期内的心理失衡情况以及长期心理压抑中进行调适，进而继续以热情饱满的状态投入到工作和生活中去。

针对突发事件而产生的心理突然变化和身体不适的表现，在医学被称作"灾后综合征"，或者被称作急性应激反应。应激反应是指在灾难发生之后，根据自身感受立刻出现的损害身体健康的心理现象，根据个人情况会持续几个小时到几天不等，一般情况下会迅速恢复到正常水平。如果在事件发生后 1 个月内还没有完全恢复，就会变成自身的创伤性应激障碍，这种障碍在短时间内很难痊愈，如果治疗不及时，很有可能影响患者一生的正常生活。1976 年河北省唐山大地震、2008 年南方雪灾和四川省汶川大地震、2010 年青海省玉树大地震和大连油库着火等事故的亲身经历者中，有的人到现在对于自然灾害的发生还有心理阴影。这些人中有部分就是参与当时救援的工作人员。

对于公安、武警、军队、消防人员、新闻传播工作者、志愿者和医疗卫生、矿山、公共场所系统的工作人员，以及精神性专业人员、心理学专业人员、救灾工作各级指挥员等所有参与灾难后紧急救援的人员，工作性质导致他们直接面对不同事故或灾难的场面。所以，即使做好充分准备的人员，也会有产生应激反应的风险。这种风险的重复出现对实施救助的专业人员心理产生相当大的影响，同时也会引发严重的心理应激反应。

心理应激反应有多种特征，主要是突发性、时间性、结局性、多元性、易感性等。救援人员的心理反应经历的过程包括愤恨、挫折感、悲伤、恐惧、逃避心理等阶段。

从事现代救援工作的专业人员不仅要掌握专业性的救灾技术，而且要掌握专业的心理救助技术。当面临巨大的心理压力时，救援人员不但需要用自己所掌握的心理救助技术来进行自我调节，还需要依靠精通心理学的人员进行心理危机干预与治疗，使心理危机降到最低，减少对自身工作的影响，防止救援人员产生"灾后综合征"，影响救援工作的效率。

在传统上针对灾害救援人员进行的心理疏导，与普通的精神治疗有两个显著的差别：①要求治疗有较高的时效性。心理疏导是在特殊环境下进行的，疏导对象在特殊环境下会一直紧张、焦虑，并会随时转为高度危险的状态。疏导的目的是在最短时间内降低被救人员的心理创伤程度，所以要求心理治疗有较高的时效性。②要求治疗有较高的适应性。如心理救助对象出现明显的症状，但是只是短暂性的心理危机，心理受到的影响程度较低，可以根据救援人员心理的特征来进行适时、适当的心理疏导，最大程度上减少心理危机对工作人员造成的伤害。

第二节 技术原理和方案

近年来，由于人工智能技术与医疗健康领域的不断融合，随着人工智能领域、语音交互、计算机视觉和认知计算等技术的成熟，使得人工智能的应用场景越来越丰富。人工智能技术也逐渐影响医疗行业发展，是提升医疗服务水平的重要因素。主要技术应用包括语音录入病历、医疗影像辅助诊断、药物研发、医疗机器人、个人健康大数据分析等。

21世纪医学的最大进步将会是在分子生物学突破的基础上,精准医学的成熟及人工智能(artificial intelligence)渗透到医学的各个领域。近5年来,人工智能应用于医疗研究已成为热点。美国的梅奥诊所、克里夫兰医学中心等都开始与人工智能公司合作,希望成为人工智能医疗应用领域的核心。展望未来,人工智能将在医疗领域发挥重要作用,将改变医疗手段甚至医疗模式,在应急救援方面也不例外。

第三节 研究应用进展

神经网络是人工智能领域中的关键技术之一(图3-2-1)。中南大学陈冰梅教授等利用神经网络开发了一套针对儿童心理障碍的诊断系统。该系统能够诊断95%以上的儿童心理障碍,包含17种大类、61种一般常见的儿童心理障碍,如精神发育迟滞、多动症、品行障碍、抑郁症、焦虑症、普遍性发育障碍、强迫症等。除此之外,诊断系统还能针对各种特定的心理障碍提出与之对应的相关处理意见和措施。

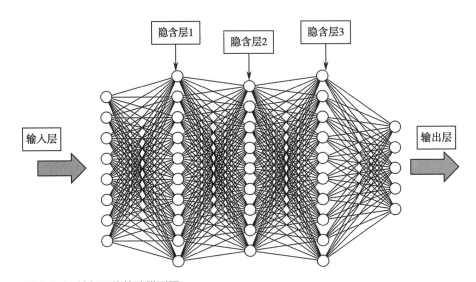

图3-2-1 神经网络算法模型图

音色检测和表情识别等诸多技术在心理症状的识别以及诊断方面也有着广泛应用。2014年简(Asim Jan)等根据抑郁症患者的自然面部表情信息进行特征提取,研发了一种自动化识别系统来预测贝克抑郁量表的得分情况,来辅助提高抑郁症的诊疗效果;科恩(Jeffrey F. Cohn)等利用机器学习根据面部信息和声音信息对患者自身抑郁症情况进行预测。此外,简等人在2017年提出了一种人工智能系统,用来辅助并进行抑郁症的诊断;此系统可以通过个体音色的变化和面部表情的改变来预测其贝克抑郁量表的得分,进而诊断抑郁状况。

一些研究人员利用动作识别技术或者表情识别和动作识别技术相结合来进行心理症状的识别。阿尔霍沃宁(Sharifa Alghowinem)等人利用抑郁症临床访谈视频记录,通过收集参与者的目光注视和头部姿势信息来提取一定的信息进行抑郁识别。此外,部分研究者将手势动作和身体动作作为辅助信息纳入分析识别系统。乔西(Jyoti Joshi)等人利用抑郁症患者和正常人在访谈视频中的脸部表情、手势动作和头部相关动作信息进行提取分析,来进行自动化的抑郁等级判断。拉贾戈帕兰(Shyam Sundar Rajagopalan)等人在自然环境中收集一些儿童自我刺激行为,并标注视频数据集;该数据集后期可以作为一个参考基准来识别儿童在日常生活中是否出现自我刺激的行为,并辅助开发出应对此类行为产生的早期诊断和干预技术,辅助父母以及照护者进行诊断与照料。

第四节　发　展　趋　势

进入人工智能时代以来,人工智能技术被用于心理疾病症状识别与诊断的研究,并取得一定的成效。目前,研究热点是利用多个模型以及各种类型的信息相互融合的方法进行心理症状的识别和诊断,并且获得了一定的成果。

应用于人工智能的心理干预方法,对利用 VR 刺激采集到的 EEG 信号进行数据分析(图 3-2-2),在心理应激反应的预测、诊疗和抑制方面具有重大发展前景。

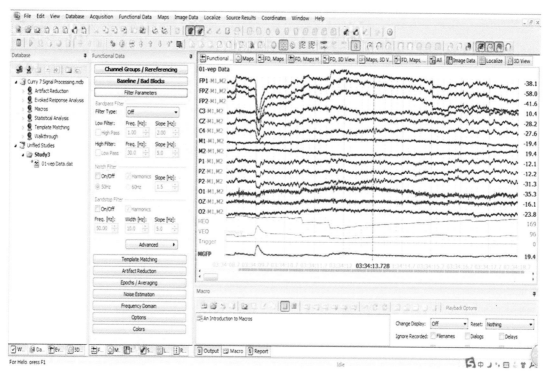

图 3-2-2　EEG 采集数据图

人工智能是个非常广泛的概念,很多疗法都推出了自己的 App,它们也已经可以承担部分辅助治疗师的功能。从长远来看,这些技术有着非常好的发展。未来也可能会淘汰、革新现有的治疗设置和治疗模式,包括引起治疗伦理的改变。马克思说:生产力决定生产关系。远程培训和远程咨询已经引发了心理治疗行业的风云剧变:进行远程分析的来访者和治疗师越来越多。起初对于"远程"一词,人们只有概念,随着技术的进步,概念成为现实。现如今远程咨询正在逐步替代面对面咨询。一方面,远程咨询会让短程治疗和心理咨询更加普及,比如可以随时随地和治疗师联系、倾诉,很大程度上免去路途奔波和只能在特定时间进行咨询的麻烦,也达到了短程心理咨询的效果。此外远程视频、语音留言、远程伴侣咨询等服务也已经上线,并且开始有跨国咨询服务。另一方面,远程技术的适用性也极大地降低了来访者心理咨询的成本,而且治疗师在后台软件的帮助下,也可以更高效地工作。目前,远程咨询仍处于起步阶段,但可以预见,随着技术的成熟,心理咨询行业会迎来新的拐点。在未来,面对面咨询将极为少见,而这种形式的咨询或许会在需要更加深入以及更加严重的心理问题上出现。

第五节　典　型　案　例

国外一所大学已经推出了一款具有拟人化的形象仿真 AI 心理治疗师,不仅具有面部表情,而且还有丰富的肢体语言。这款心理诊疗师会根据来访士兵的面部表情判断情绪,结合其语义信息、语音音色及信息普查表,诊断其是否存在 PTSD 症状。士兵对 AI 心理治疗的配合程度较高,其中一个原因是:军队文化崇尚作风强硬,很多士兵不愿意向心理医生袒露自己柔弱的一面,但当其知晓为自己治疗的是 AI,则会放松很多。

国外一款家居应用的轻量级产品,其包含一个立方体播放器和 360°可转动的摄像头,并且可连接用户的智能手机等设备。一方面可用摄像头持续捕捉用户的面部表情变化,另一方面分析用户在手机等终端设备输入的信息。人工智能通过人脸识别、语音识别和语义识别,分析用户的情绪,并推送可调节情绪的音乐和视频。

国外的研究人员已经研究出了一套深度学习理论算法模型,可以预测出婴儿是否具有孤独症的特性。这种预测方法具有 81%的准确率与 88%的灵敏度;与行为问卷 50%的准确率相比,可靠度大幅提升。目前大多医疗机构认为:如果孩子在 3 岁前能够被发现患有孤独症,并经过坚持不懈的科学干预和治疗,80%的孩子都可以回归社会,实现正常的生活。

国外某公司利用深度学习和神经成像,针对阿尔茨海默病做早期诊断和预防,目前预测的准确率达75%,而且随着用于训练的数据量的提升,准确率还可以进一步提升。

第三章　5G 远程会诊技术

第一节　概　　述

日常生活中,警察、救护车、消防等应急救援机构依靠相互之间共享关键任务信息的能力来正确履行职责。4G 网络由于带宽和时延等诸多限制,无法满足远程医疗会诊。5G 的到来为改善应急服务通信提供了机会,使应急救援机构之间能够共享更广泛的通信数据,这将对应急通信的有效性和效率产生重大影响。

5G 技术最关键的突破是传输速度的提升。5G 提供高达 10Gbps 的数据传输速率,与 4G 和 4G 长期演进(long term evolution,LTE)相比,提高了 10 倍到 100 倍。除了提高速度之外,5G 的另一个显著特点是低延迟。在 5G 时代,延迟小于 1ms,在现实世界中该响应时间几乎可以忽略不计。此外,预计 5G 将大大增加物联网(internet of things,IoT)服务。基于每 5G 单位面积的超大带宽,5G 的连接性能强,覆盖率高和连接设备的能力强,将建立物联网设备之间的生态系统,其中"智能网络"可以为大型医疗设备和患者身上的可穿戴设备提供实时交互功能,但需要在速度、延迟、覆盖范围、可用性和低功耗 IoT 服务之间进行基于云计算的权衡。

第二节　研　究　现　状

中国的 5G 远程会诊已在 2019 年初启动,5G 紧急医学救援系统整体业务架构如图 3-3-1。2019 年 1 月,解放军总医院通过 5G 网络,完成了远程切除猪肝叶;深圳人民医院与清华长庚医院采用"5G+混合现实"技术,实施了术前的方案讨论、术中指导和协调等工作;2019 年 3 月,中国移动与中日友好医院合作,实现了 5G 远程紧急临界会诊,帮助解放军总医院完成了国内首个基于 5G 的远程人体手术,并与解放军总医院海南医院完成了 5G 远程超声手术示范。2019 年 7 月,四川省凉山彝族自治州昭觉县阿土列尔村启动健康扶贫"5G +智能医疗"试点项目,试验内容包括在悬崖村庄建设 5G 网络,提供多层次的远程诊断和治疗服务,在省、市、县提供 20 台实时监控设备,建立灾难(医疗)紧急无人机交付模式等。

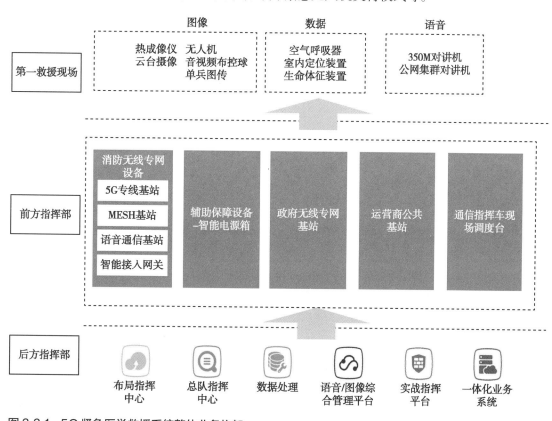

图 3-3-1　5G 紧急医学救援系统整体业务构架

第三节　5G 与远程会诊结合的优势

在大多数情况下,当灾难现场以及战场上出现伤员,并需要应急医疗救援时,我们过去只有两种选择:医生来到现场,或者将伤员送往救援场所等。但是,随着远程医疗和远程会诊的出现,医生不需要千里迢迢来到危险重重的灾难现场,在简短的视频通话后,全世界的医生就可以对救援现场提出建议,进行诊断、治疗指导工作,甚至可以提交处方等。

但是,这种远程会诊以及超高清的成像设备可能会给医疗保健行业的业务网络带来额外的压力,通常会增加网络拥塞率并降低网络速度,尤其对于每天同时为数十名患者提供交互医疗服务的机构而言尤甚。

网络拥塞和连接质量的降低不仅让使用它的人感到困扰,而且网络质量差会耽误患者治疗,从长远来看可能会对患者造成一定的负面影响。而且,由于物联网(IoT)技术的使用不断增长,预计网络上的数据量会增加更多。

5G 与远程医疗结合的主要优势可以总结为以下几点(图 3-3-2)。

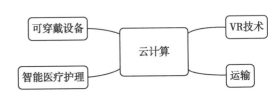

图 3-3-2　5G 技术在医疗领域的应用示意图

1. 在现有架构中添加高速 5G 网络将有助于快速、可靠地传输磁共振成像(MRI)和正电子发射计算机断层显像(positron emission computed tomography,PET)等医学图像的巨大数据文件。例如,奥斯汀癌症中心的 PET 扫描仪会生成数据量巨大的文件——研究中每个患者最多可获得 1GB 的信息;使用高带宽、低延时的 5G 技术作为这些海量文件的传输媒介,意味着会大大减少患者等待诊断治疗的时间,而医疗机构在相同时间内会接诊更多的患者。

2. 5G 最终将把远程医疗带入医疗保健物联网的最前沿。因为 5G 可以为实时的、高质量的视频通话提供保障。在应救援急现场,患者不仅将得到更及时的治疗,并可以与所在地区以外的专家联系,使现场医生能够更专业地进行救援。

3. 快速、准确的远程健康监控。远程会诊技术对偏远地区的患者就诊也有巨大的优势。在 IoT 领域,远程医疗服务机构将能够实时监控患者并收集基本数据,从而制订个性化和预防性的医疗服务。据美国某健康保险领域的公司称,有 86% 的医生说可穿戴设备已经提高了患者对自身健康监测的参与度,预计可穿戴设备将在未来 5 年内将医院的运行成本降低 16%。42% 的跨行业决策者预计 5G 将有效减少各类设备所消耗的功率,这也是远程医疗服务应当推广的至关重要的因素之一。

4. 人工智能(AI)技术可以有效改善患者的治疗条件,它在制订特殊患者的最佳治疗计划、预测术后并发症、在必要时进行早期干预等方面具有巨大潜力。但是,实时快速学习所需的大量数据需要超可靠的高带宽网络,而 5G 可以使它成为现实。

5. 增强现实(augmented reality,AR)、虚拟现实(virtual reality,VR)和空间计算已经在医疗保健中得到了有限的应用。5G 有望提高医生使用创新的、侵入性较小的治疗方案的能力。据报道,美国某通信服务商已经与一家临终关怀提供商开展合作,研究启用 5G 的 AR 和 VR 对患者参与的影响。通过基于 5G 的 AR 和 VR 技术提供镇静、分散注意力的沉浸式体验服务内容,减少临终关怀患者的痛苦和焦虑"。

6. 远程机器人手术。机器人手术已经成为现实,但外科医生仍然需要在机器人旁边进行简单指导和操作。根据调查显示,将近一半的消费者认为远程机器人手术是可以接受的,但有 61% 的消费者认为这样的手术在目前的互联网速度下具有风险。5G 网络将提供小于 1ms 的响应延迟,这将是外科医生进行远程手术的技术关键。

7. "我们坚信 5G 是一项改变游戏规则的技术,一旦全面实施,将有助于我们更好地运营医院以及为患者提供最有质量的医疗服务",拉什大学医学中心首席信息官、高级副总裁 ShafiqRab 博士说。高速、低延迟的 5G 技术将有助于护理工作随时随地地开展。通过 5G 技术,即使在远距离也可以为患者提供医疗护理服务,同时还有助于降低成本和提高效率。

第四节　5G 对于未来发展的可能性

一、远程医疗领域的应用

5G 将改善高级护理人员的远程医疗工作条件。针对老年人的可穿戴式传感器将收集数据并在患者需要护理时提醒医疗服务人员。虽然传感器可以与 4G 一起使用,但是它们常常会受到 4G 网络的限制,因为 4G 网络无法支持和提供足够数量的和有用的健康信息。5G 将彻底改变可穿戴传感设备的使用方式,使老年人能够在家中舒适地生活,而不会因受伤或生病而无法获得帮助。

二、应急救援服务领域的应用

5G 还可以改善应急救援服务条件。5G 的高速度和低延迟(响应时间)可以使第一响应者访问紧急事件(如车祸)的高清图像,并在应急救援人员到达之前进行患者健康评估。医疗救援的过程争分夺秒,每时每刻都可能出现高危情况,快、慢有可能是生与死的区别。有研究者正在探索使用 5G 将急救人员与精神科医生和其他专家建立连接,以便为当地心理健康危机患者提供适当的护理,而不必在接受治疗前将患者送往医院进行诊断。

三、无人机的改进

5G 还可以为不断增长的阿片类药物危机提供可行的解决方案。有研究者尝试使用无人机向患者提供救生药物,包括向使用药物过量的患者提供逆转药物纳洛酮。尽管无人机可以在没有 5G 的情况下运行,但由于对可靠性和速度的需求,这种应用在 4G 下无法实现,而 5G 将大大提高其有效性并最大程度地降低风险。

远程医疗、紧急响应和无人机的改进只是 5G 如何彻底改变医疗保健的几个例子。随着 5G 被逐渐广泛地普及,各国家和地区的立法者应努力更新和修订法规,以适应不断变化的技术。当前,许多基站的安装规则都基于蜂窝塔,而不是基于在 5G 中使用的小型非干扰性天线。不断变化的规则将使服务提供商能够更广泛地建设 5G。研究者也将随时准备探索这些增强型网络可以为医疗保健行业提供的所有选项。在 5G 创新方面,可能性是无限的。

第五节　5G 在救援领域的应用

由韩国某电信服务商设计研发了基于 5G 的漫游搜救机器人。目前有很多自动无人机已经投入到搜救工作中,相比于其他无人机,这种漫游搜救机器人是第一个使用 5G 飞行航母来部署和控制无人机和机器人的。由 5G 控制的无人驾驶飞艇最多可搭载 8 架无人机,这些无人机使用高清摄像头和热成像来寻找灾区的生命迹象。原型机目前处于测试阶段,尚未用于实际救援。一旦找到幸存者,飞艇就可以指挥、部署地面机器人寻找受伤人员。除了提供急救外,机器人还可以通过车载摄像头在伤亡人员和参与应急救援的医疗人员之间建立实时联系。该无人机可以在距控制中心 100km 的地方飞行,控制范围是传统机型的 20 倍。最新版本的飞艇最多可以在空中停留 11h。该无人机还可以充当人类救援人员的机载控制中心。在整个给定操作中,它可以创建 360°实时安全区,以保护救援队免受次生事故造成的威胁。

该项目已于 2018 年早些时候在西班牙巴塞罗那举行的世界移动通信大会(Mobile World Congress,MWC)上进行了演示。

对于中国来说,2019 年是 5G 与医学救援相结合的一年,5G 已与医学救援建立了较好的连接。在 2019 年 6 月 17 日长宁县发生 6.0 级地震后,中国四川省的医院首次使用 5G 技术进行灾害医疗救援。这是将 5G 技术应用于灾害医疗救援的全球首例。

根据四川省人民医院的官方微博账号通报,在 6 月 18 日 13 时 25 分,一辆全球首例配备 5G 应急救援系统的救护车带着四川省人民医院的医疗队队员和来自中国移动四川公司以及中国移动(成都)工业研究院的工程师抵达长宁县中医院并开展联合救援工作。18 日 21 时 30 分左右,四川省人民医院与其医疗团队针对疑似脾破裂入院的长宁县医院患者,启动了 5G 实时远程视频咨询。

四川省人民医院的报道称：通过集成了人工智能、增强现实、虚拟现实和无人机应用程序的5G应急救援系统可以立即对患者进行一系列医疗检查，包括验血、心电图和超声检查。然后可以将信息实时传输回医院，从而大大节省了抢救患者的时间。救援系统还帮助了另一位72岁在地震中骨折的患者。并且在灾区的震中建立了一个由5G技术支持的临时病房，以便与成都的医生进行远程会诊。

四川省人民医院急救中心副主任李伟说："基于5G的网络彻底解决了图像清晰度差、图像失真以及信号传输中断的问题。"

第六节 典型案例

一、贵州医疗领域首次运用5G技术

2019年4月10日，贵州医科大学附属医院远程医疗中心与北京中日友好医院以及长顺县人民医院合作，通过中国移动5G通信网络，完成了首个5G远程多学科会诊。本次咨询的患者为长顺县人民医院脑卒中患者。该患者在院治疗期间治疗的效果并不理想。基于5G网络，本次远程会诊实现了电子病历、医学图像等近2GB大数据信息的实时传输和同步访问，它也是5G技术在贵州医疗领域的首次应用。

二、四川电信5G网络帮助华西医院完成了国内首个多地点远程会诊

2019年5月31日下午，国家卫生健康委员会的工作人员调研了华西医院呼吸重症医学部多址会诊和手术指导中使用5G网络的情况，观看了基于5G网络纤维支气管镜手术教学和绥宁中心医院在华西医院指导下的纤维支气管镜手术直播，并给予了高度评价：华西医院具有全新的理念和较强的意识，利用现代技术扩大优势医疗资源，为推进分级诊疗和医学会议的开展发挥了积极作用。

第四章　虚拟现实技术

第一节　概　　述

随着技术的发展,移动设备逐渐向可穿戴设备转变,虚拟现实(VR)、增强现实(AR)和混合现实(mixtureed reality,MR)的应用越来越广泛。VR、AR 和 MR 已经被应用于医学领域,如医学教育、外科模拟、神经康复、心理治疗和远程医疗。相关研究结果证明,VR、AR、MR 改善了传统医疗的模式,减少了非技术操作造成的医疗事故,降低了医学教育培训的成本,增强了医学教育培训的效果,提升了诊疗水平,缓和了医患关系,提高了医疗执行效率。本章介绍 VR、AR 和 MR 在医疗实践和教育中的应用,旨在帮助卫生专业人员和患者更多地了解这些应用,并对该技术产生兴趣。

第二节　技术原理和设备

Milgram 和 Kishino 将真实环境和虚拟环境视为一个连续体(图 3-4-1)。将真实环境和虚拟环境分别作为连续体的两端。左侧为向内扩展的区域环境,形成了增强现实环境(AR);右侧为向内扩展的虚拟环境,形成了虚拟现实环境(VR)。混合现实(MR)位于真实环境和虚拟环境之间。

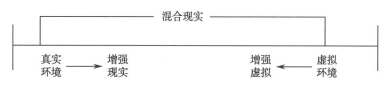

图 3-4-1　虚拟现实,增强现实和混合现实定义解释

一、虚拟现实(VR)

虚拟现实利用电脑建模,创造一个虚拟世界,通过刺激人类的听觉、触觉、力觉、运动等感官系统,让人们以为真的处在这个虚拟世界中。而这一切在真实世界中都是不存在的,只不过 VR 设备让人们有身临其境的感觉。因此,近年来 VR 相关设备也一直被尝试应用在医学领域,用来模拟真实的医学场景。目前市面上普遍的 VR 虚拟现实设备可分为三类。

（一）连接电脑的头戴式设备

虚拟现实头盔(图 3-4-2)是目前该类设备的代表产品,它们有较高的配置,当医务人员用其进行手术操作或是手术培训时,会拥有较强的沉浸感,使得用户的体验效果好。但是它们的价格相对昂贵,对电脑的配置要求也比较高。

（二）适配手机端的 VR 虚拟现实眼镜

此类设备是不带有屏幕的,必须搭配手机作为屏幕;它们的核心部分是镜片,通过镜片的作用,让人们有身临其境的感觉。这类设备的优势有使用方便、利于携带、价格便宜等,是目前普及最广、种类最多的一类虚拟现实设备。这类产品常常被应用在医学模拟教学中,医学生应用手机就可以观看到相当真实的

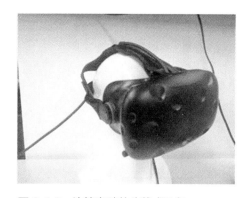

图 3-4-2　连接电脑的头戴式设备

手术场景。此类设备也包含一些缺点,有些厂商为了价格的平民化,将镜片粗制滥造,使得用户体验感一般,代入感差。另外,此类虚拟现实眼镜并不能适配所有型号的手机,所以普及度很低。但是此类产品便携性较高,可以折叠携带,价格低廉,没有硬件的要求,适合在任何场所应用。应用在医学教学方面,这类产品也是一个不错的选择。

（三）　自带主机和显示屏的 VR 一体机

这类 VR 一体机具备独立的处理器和存储空间,同时具备独立运算、输入和输出的功能,可以单独进行使用。它们的优势是可以独立使用,摆脱了手机或电脑的束缚,也摆脱了有线头盔的束缚。这类设备便携性也比较高,适合在医学场景下使用。这些优势使得它们成为医学与虚拟现实结合的热点设备。

二、增强现实（AR）

增强现实是通过电脑的算法将虚拟的信息融合到真实世界,真实的环境和虚拟的物体会实时地叠加到一起。AR 是 VR 的一种延伸拓展,它通过计算机生成文字、图像、三维模型、音乐、视频等虚拟信息,仿真模拟后应用到真实世界中,使对象能够进入增强现实环境中感知体验。医学教学场景中,医生面前的手术床以及相关器械可能都是现实生活中存在的,但是病人可以是虚拟信息,医生可以应用真实器械在虚拟病人身上进行手术操作。

按照呈现方式的不同,目前 AR 技术可以分为以下三类。

1. 基于标记的 AR　即需要特定的标记触发 AR 效果,可以更好地进行识别和跟踪。医学场景中也常常应用此类型,例如医学手术的导航。

2. 无标记的 AR　随着图像处理技术的进步,现如今大部分产品应用的都是无标记 AR。它用于识别和跟踪自然模式,可以应用于照片、婚礼请柬、贺卡、海报、名片、信用卡等。

3. LBS AR　LBS 为基于位置的服务(location based service,LBS),即"移动定位服务""地理定位服务""位置服务"。LBS 可以提供 GPS 定位功能,即提供当前的位置信息。

三、混合现实(MR)

混合现实(MR)(包括增强现实和增强虚拟)指的是合并现实和虚拟世界而产生的新的可视化环境。在新的可视化环境里物理和数字对象共存,并实时互动。混合现实(MR)能与现实世界和虚拟世界相融合。MR 和 VR 的区别在于:VR 中一切事物都是虚拟的;而 MR 和 AR 的区别在于:在 MR 的世界里,呈现在真实世界里的虚拟物体,并不会因为用户位置改变而发生位移,它们的位置是相对固定的。在高级的 MR 世界里,用户很有可能分不清哪一个是虚拟物体,哪一个是现实物体。MR 在医学界更具前瞻性。MR 以 AR 为基础,提供了一种比 AR 更真实、交互性更强的体验,即通过真实的手与虚拟物体进行交互。由此可见,在未来护理和医疗卫生领域,MR 的应用将更加蓬勃发展。

第三节　方案和应用案例

一、虚拟现实（VR）

虚拟现实在医学领域中的应用之一是虚拟仿真手术系统,用于提供给见习经验不丰富的外科医生使用。虚拟仿真手术系统可以模拟现实中的操作,以此来减小医生在今后实际操作中的错误发生率。这种技术可以弥补许多资源和设备上的不足,改进传统的医疗实操教学方法。除此之外,沉浸式的灾难培训系统对医院也是至关重要的,因为在紧张的环境中,出错的可能性往往很高。以下是几个虚拟现实技术应用于医学领域的例子。

1. 美国新奥尔良一家医院的医护人员在卡特里娜飓风灾难中给患者注射了致命剂量的药物,导致 4 名患者死亡。这是由于当洪水袭击新奥尔良时,现场的混乱导致医护人员无法像平时一样冷静地对患者进行治疗。因此,在灾害应急救援培训方面,国外一些专业人员研发了虚拟现实仿真系统来模拟灾害实际场景,它可以高效、快速地培训医护人员在灾害发生时如何对患者进行医学治疗。

2. 美国海军医学中心和得克萨斯农工大学共同研发了一款虚拟现实模拟器,用于加强战场医务人员进行环状甲状腺切开术(手术气道)的训练。在日常的临床实践中,需要做手术气道的患者是非常罕见的,因此,对于这一手术过程,即使是一个经验较为丰富的创伤外科医生也不一定很熟悉。然而,这种低频率、高风险的手术是所有医务人员(特别是在军队中)都需要具备的技能。不幸的是,目前这一项手术培训的不确定性很大,可实践机会有限。因此,提供具有高保真度的手术培训是很有意义的。该项技术已经应用于伊拉克。值得一提的是,据统计,在 6 个多月的时间里,65 名医务人员用该模拟器进行环状甲状腺切除手术培训,结果证明该模拟器在伊拉克的恶劣环境下运行良好,受到医护人员的一致好评。

3. VR暴露疗法是VR技术在医疗领域发展的又一个有力证明。VR技术将真实的环境带入人们的脑海,并且能够通过VR暴露疗法治愈人们的焦虑和恐惧,例如恐高症、幽闭恐惧症和社交焦虑症等。已经有公司通过VR技术进行暴露疗法,通过戴上VR设备,将患者虚拟暴露在高楼上来治疗恐高症,从而使患者可以安全地处于特定环境下,进行脱敏治疗。

二、增强现实（AR）

增强现实(AR)技术具有3D立体视觉效果,可以让用户具有身临其境的体验,主要优势是节省时间和成本。以下是几个增强现实技术应用于医学领域的例子。

1. AR孤独症治疗 斯坦福大学医学院也在孤独症儿童拯救计划中使用AR技术来帮助孤独症儿童理解其他人的情绪,并帮助他们正确地向外界释放自己的情绪。孤独症儿童可以使用AR眼镜进行日常行动,但他们仍可以具有以前的习惯,因此可以像正常人一样发展社交关系。

2. AR幻肢痛治疗 幻肢痛是指截肢者仍能感觉到已经失去的肢体的疼痛。幻肢痛的治疗方法是使用AR技术。AR技术使得截肢者看到虚拟手臂出现在屏幕上,当患者移动被截肢的手臂时,屏幕上的虚拟手臂也会出现相同的动作,通过交互作用来实现动作,并允许患者用大脑控制最初被截肢的肢体,以达到治疗效果。

3. 心脏解剖 由于资源有限,老师无法为每个学生提供真实的心脏。通过AR技术,学生可以通过智能设备进行图书扫描,生成真实的心脏图像。一个虚拟的心脏会立即出现在设备的屏幕上,它的大小可以自由调整。通过放大、缩小以及旋转等操作,学生可以观察不同角度的心脏以及心脏的结构。

三、混合现实（MR）

MR已经能够在医疗实践中辅助外科手术的实现,常应用于手术导航。有些公司已经实现了利用MR眼镜进行手术操作,手术前可以通过全息导航平台计划,帮助医生在手术中更快、更准确地完成工作,降低手术风险,缩短手术操作时间。

值得一提的是,在一些医学课堂上,老师会利用MR技术进行一些较为困难的教学。例如,给每人提供一个三维虚拟人体模型。学生能够通过不同手势来解剖虚拟人体的各个部位,与虚拟人体模型进行交互。它颠覆了传统的解剖学学习方式。某些机构也开发了MR眼镜的医疗用途,它可以帮助医护人员观察患者的皮下器官、血管和神经,并在术前更准确地找到手术部位。

第四节　发展趋势

一个应急准备的虚拟现实模拟可以提供更多不同的场景,帮助医院避免产生仓促的、恐慌驱动的思维,这种思维可能导致不必要的事故和伤亡。预计未来10年,灾害管理培训的需求将增加。随着冰川融化、海平面上升、云林干涸以及"百年风暴"肆虐城市,医疗机构做好最坏的准备变得前所未有的重要。夏威夷大学马诺亚分校(University of Hawaii at Manoa)的科学家发布的一份报告指出,如果温室气体排放量继续上升,到2040年,地球大部分地区的气温将上升到史无前例的水平。面对海平面上升和极端天气事件发生的可能性和强度增加的双重影响,灾害应对将需要更多的技术支持。

未来VR、AR、MR在医疗领域的应用前景非常广阔。例如,医护人员在给患者送药时,通常会通过移动医疗车上的医疗设备来检查患者的情况,并通过姓名和出生日期来确定患者的身份。然而,应用AR设备,医护人员只需要佩戴一副AR眼镜,它结合了GPS、蓝牙、摄像头、传感器等装置并配有面部识别功能,能立即连接到医院云数据库。AR眼镜可以显示患者的相关信息,如过往病史、诊断记录、目前用药情况、药物过敏史等,让医护人员更容易了解患者的详细情况。MR还可以用于医学远程教育,如远端手术训练、癌症治疗和护理教育培训等。在医生和实习生工作的医院(双方所在地点不同),双方佩戴MR眼镜,便可以立即看到远端画面,同时医生看到了实习生模拟手术训练情况,远程指导教学,双方都可以给予对方反馈。VR、AR、MR技术在临床实践中的实现,可能面临着层层障碍,如硬件建设的成本较高、软件系统的集成较为困难、医院计划使用设备与实际使用设备具有一定差距、长期使用这些设备是否会影响使用者的健康等,这些都是在未来可能出现的问题和挑战。

　　VR、AR、MR 技术在医疗领域越来越受重视。除了能改善传统医疗实践和教育中不方便的操作环境外，还可以提高医护人员进行手术治疗的效率与成功率。然而，仍有一些技术问题有待克服，如护理与医疗卫生信息系统的集成、显示图像的清晰度和分辨率、硬件的耐用性等。目前，许多学术机构、医疗机构和生产厂家都在开发一些新技术，以克服相关的问题。总之，VR、AR、MR 在医疗卫生领域的广泛普及是值得期待的。

第五章　大数据技术

第一节　概　　述

重大灾害往往会对人类造成严重危害,但大数据可以帮助提升备灾和救灾工作效率,以减少人员伤亡和经济损失。随着科技创新迭代,人们考虑是否应该更多地将大数据技术纳入灾害预测和救援中去。在过去的几年中,大数据等引人注目的创新已经进入主流。当自然灾害越来越严重,大数据技术的发展和应用可大大减少伤亡人数,例如,美国国家航空航天局(National Aeronautics Space Administration,NASA)与美国国家海洋和大气管理局(Natinal Oceanic and Atmospheric Adminstration,NOAA)等机构利用大数据技术预测哈维飓风的登陆,并协调应急人员,减少了这次飓风造成的危害。

大数据技术可以帮助救援人员选择理想的灾后安置地点和疏散路线;并且可以预测可能发生灾害的区域,同时做好相应的救援准备。此外,各个专业机构可以使用机器学习算法来计算出灾害的进一步影响及其潜在的损害。大数据技术已经显示出其在救灾效率和备灾资源分配上的优势,它帮助应急救援机构识别和调查人口分布情况,如老年人、婴儿和儿童高度集中的地区或是社区人口高度集中的地区。此外,大数据系统可以帮助救援人员在紧急情况下确定所需资源和规划后勤部署。大数据还有助于灾难期间的实时通信,与此同时应急管理人员还可以使用该技术预测居民对危险情况的应对安全指数。

当今的大数据系统正在不断升级。一些研究证明,世界上90%的数据是在过去2年中创建出来的。这些数据可用于帮助应急管理人员在灾害之前、期间和之后作出更合理的决策,也可以用来在紧急情况时观察居民的活动信息;在紧急情况结束后,进一步研究在紧急情况中采集到的数据,找出应急预警方案中可优化的部分。同时,救灾管理人员能够将大数据与原始地理情况和实时图像结合起来。更重要的是,大数据还向应急救援人员提供了关于灾区救援所需的实时救援的相关信息。

第二节　大数据技术在应急救援中的研究现状

大数据应用在应急医疗救援领域是较新的。在应急医疗情况下使用大数据存在许多挑战。政策制定者、应急医疗救援组织并不十分熟悉计算机生成的数据,因此,这些数据在决策过程中常常被忽略。决策者处理应急情况的能力需要增强,同时很好地处理这些大数据,才能使大数据发挥出其最大的作用。从目前来看,预报预警系统是应急医疗救援的重要方面,如果这些预测系统做得不好,有可能失去公众的信任,例如虚假的信息可能会导致在错误的位置分配资源,还有可能导致救援操作不当。大数据可以帮助提高这些模型仿真的准确性和可靠性,但是大数据并不一定意味着完全可靠。因此,从这些大数据中去除杂乱无用的信息至关重要。随着人们对大数据的频繁使用,应急救援人员对这些大数据的利用将提升应

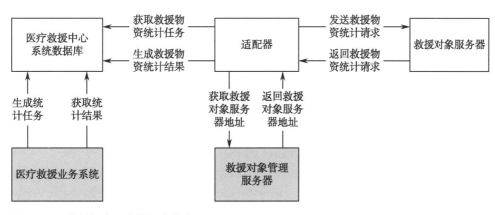

图 3-5-1　大数据在医疗救援中的应用

急医疗救援管理能力。尽管存在上述挑战,但大数据的使用也证明了其在应急医疗救援中的重要性。应用大数据技术可以在应急救援中收集更多的数据,开发更多的工具和技术,使其有效提取数据中的信息,进一步增强应急医疗事件的处理能力(图3-5-1)。参与医疗救援的组织管理层通过分析这些数据来增强救援能力。

第三节　设备和系统

一、大数据的预测和预防系统

大数据的预测和预防系统可以从整个区域的传感器和仪表中收集数据,并应用机器学习算法,预测可能发生的灾害和结果。例如,聚类算法有助于确定洪水发生的可能性,并对各机构能够就疏散路线、资源分配和可能的庇护所场所提出一套可行性意见。从过去的事件中收集到的数据越多,这些机构就越能利用回归算法等操作来预测未来的应急救援行为。在灾难发生之前,大数据技术可以及时地给救援人员提供救援参考方案,并以数据调度的方式分配资源可行性方案。毫无疑问,大数据分析技术在灾难预测方面发挥了关键作用,减少了生命和财产的损失。

二、大数据的救援管理系统

救援管理可以提高防备灾害的能力,减轻灾害的损失,避免灾害伤亡;除此之外它还可以被应用于救灾现场的指挥调度。灾害活动并不是独立发生的,有些灾害是和自然有关联的,有些灾害则是可以通过大数据的救援管理系统去减轻甚至避免的。

救援管理是一个系统化的过程,其主要目的是减少灾害的负面影响和不良后果,从而保障人民生命财产安全和社会的稳定和谐。灾害响应是灾害管理的重要阶段之一,大数据的目的是立即对灾害现场提供有效的帮助,以减少灾害现场中的受灾人数和物资损失。为了提升救援的质量,大数据技术可以对灾害中的资源进行合理的调度,以减少物资的浪费并且尽量避免灾害现场救援物资不足的情况,所以救援管理系统在应急医学救援中非常重要。救援管理系统还可以应用大数据技术来处理和存储大量的数据,可以促进整体救援质量的提高。与此同时大数据技术可以及时地减少救援的时间和成本,也可以减少受灾人数。

三、大数据的应急医疗救援系统

在应急医疗救援期间,当务之急是确保公众安全疏散和救援行动顺利进行,所以大数据的应急医疗救援系统可以提高重大灾害救援质量。医疗救援大数据应用总体技术架构如图3-5-2。随着智能手机、社交媒体平台、移动应用程序的广泛使用,在应急救援期间可以收集各种格式的大数据。大数据生成的这些可利用数据资源为救援人员提供可视化的救援方案,为应急医疗救援管理提供了最大程度可救援的机会。大数据可以用来确定受灾群众的位置以及怎样分配资源。借助先进的GPS系统,可以为群众提供从危险中安全疏散的路线。例如,在2010年海地地震期间,大数据的应急医疗救援系统分析了80 000多条有用信息,这些信息不仅被应用于本次应急救援的搜索和救援,还被应用于其他应急救援。一个名为"Tweeter feeds"的数据项目,可以分析出灾难现场的关键位置和时间信息,从而确定超级风暴期间的应急医疗响应模式。

大数据的应急医疗救援系统可以在灾后立即收集到高分辨率遥感图像并且发布在网站上,从而来自世界各地的志愿者可以将这些信息绘制在地图上以供救援人员利用。在桑迪飓风期间,民航巡逻队收集了151 000张图像,供救援人员查找灾害地址,从而分析出灾害损坏的程度,并且通过收集到的数据分析出哪里受灾严重,哪里需要更多的救援帮助。大数据应急医疗救援系统通过实时的数据来分配现场的救援物资。同时大数据应急医疗救援系统通过数据分析可以得知哪里需要志愿者的支援。所以这个大数据应急医疗救援系统可以极大程度上解决物资冗余和人员调度不均匀的问题。

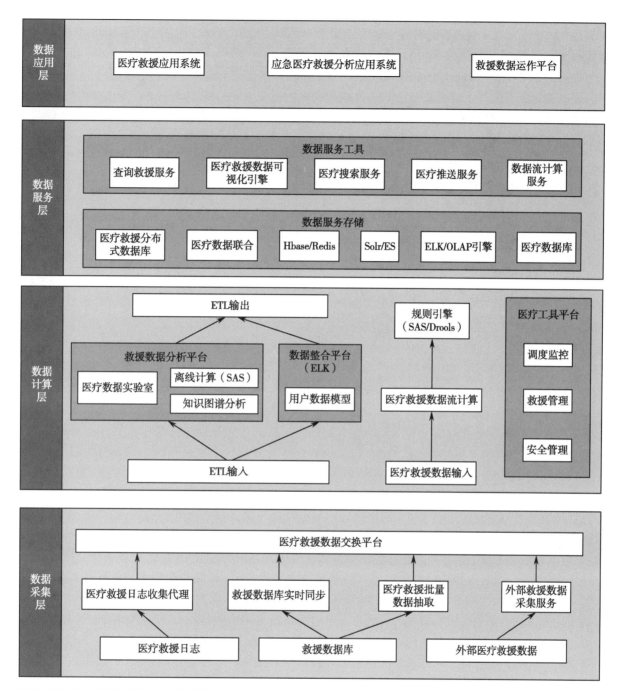

图 3-5-2　医疗救援大数据应用总体技术架构

第四节　典 型 案 例

1. 飓风哈维在得克萨斯州休斯顿造成洪水灾害。2017 年 8 月 29 日,得克萨斯州遭受近 50 年来最强的飓风哈维袭击,在休斯顿的一个搜救小组应用医疗救援大数据来帮助寻找并重新安置受灾人员。应急救援团队由特别行动老兵、执法人员、应急人员、消防队员、通信人员等组成。在风暴袭击后 24h 内,救援团队带领人员进行水上救援和陆地救援。在过去的 20 年里,随着科技的发展(特别是医疗物联网已经成熟),大数据技术被应用于拯救生命,这是令人惊讶的事情。虽然灾害严重性可能会增加,但由于通信方式的改变以及信息发布速度的提升,灾害对人类造成的损失已大大减少。

社会媒体应急救援应用是重要的应急救援手段,如 Zello(用于智能手机和其他设备的对讲应用程序)。

在整个地区发送搜索信息和分配救援物资时,这个应用程序成为了调度员和志愿者实时传递(一对多)信息的重要途径之一。使用 Zello(即时对讲机应用程序),志愿者可以知道自己应该去哪里救助,在最需要的地方部署救援团队、船只和救援物资,从而提升总体救援效率。此外,Zello 可以给团队和其他志愿者提供及时的危险提示,例如化工厂爆炸、堤防决堤,以及抢劫袭击等,所有这些危险提示都是实时的。

大型的救援技术应用已经很好地帮助了那些需要帮助的人。医疗物联网和大数据技术将继续帮助应对重大灾害的受难者做好准备,使志愿者能够更加有效地采取行动,并推动科技对未来自然应急医疗救援作出更快、更有效的反应。

2. 在内罗毕,数据分析组织见证、开发了一个信息收集的开源软件平台。他们的技术与 2008 年开发的交互式地图平台结合,用于分析肯尼亚总统选举后的暴力地区。当时,该合作平台从目击者和社交媒体处收集信息,小组成员随后在谷歌互动地图上绘制了这些信息,帮助公民避开危险。该组织的技术在 2010 年再次被用于海地地震,帮助拯救了该地区许多公民的生命。随后,美国海军陆战队利用该组织的危机地图系统快速发现和营救市民。这一合作创新在灾害面前救助可能遇害的人们,使失散的人们可以家庭团聚。然而,只有居民和志愿人员协助收集数据,才可以使该合作平台有效地运作起来。

3. 美国一些公司也开发了大数据系统,旨在灾害期间为社会提供帮助。并且已经部署了在线系统,帮助家庭成员在灾害情况下走散后重新相聚。例如:谷歌在 2010 年海地地震灾难后立即发布了其"个人搜索"应用程序,该平台允许任何人输入失踪人员信息,并希望在灾难期间与家人重新建立联系;在海地地震灾难后,公民们在谷歌上进行了 5 300 余次搜索,试图找到自己的家人。

第五节　展　望

大数据在医疗救援管理的所有阶段都发挥着重要作用。这些大数据可帮助决策者和应急救援人员快速地营救受灾人员,判断灾害的类型和性质,以及应该在何处分配医疗救援资源。许多自然应急医疗预测系统依赖大数据,建立海啸、风暴、森林火灾和洪水的预警系统,从海量数据中获得更准确、更可靠的结果。网络基础设施和云计算方法可用于通过分析大数据来获取应急医疗管理所需的信息数据。机器学习方法和并行处理方法可以节省宝贵的灾害救援时间。大数据存档有助于模型开发和验证,以确保更多高效的医疗救援管理。尽管面临许多挑战,仍需进行有用的研究和数据收集。医疗救援管理中的大数据收集仍在进行中,医疗救援管理者和决策者将在医疗救援管理中获得更多有用的大数据信息。

在这个大数据时代,应急救援重要的不仅是收集的数据量,还包括如何管理和分析这些数据。在人工智能的帮助下,大数据技术可以提高灾害预测准确度,提升灾害应急能力,减少救援人员响应时间,提高响应者的反应速度;这样,救援人员即使在资源匮乏时也能迅速地响应救援。有了正确的数据管理战略,各国政府就可以更灵活地为灾害的发生做好准备,并随时都能为救援工作做好充分的准备。

有效的灾害管理是一项全球都面临的挑战。随着不同数据集当中数据量的扩大,大数据在灾害管理方面表现出的潜力和应用能力也在增长。我们可以看到,大数据研究仍处于应急救援的发展阶段,但它会成为灾害信息管理的最佳方法。现如今监测灾害的大数据技术的主要问题是:数据的一致性、准确性和完整性。因为不同来源收集的数据是不一致的,所以大数据采用不同的数据预处理技术来消除数据的不一致性。同时,大数据的灾害救援也面临挑战。有效的数据挖掘方法将有助于发现数据的关联性、相关性和发展趋势,以减少未来再次发生类似灾害的可能性。最后,数据传输和存储中的安全和隐私问题也需要得到重视,以确保灾害数据的真实性和相关灾害数据的隐私性。

第六章 3D 打印技术

第一节 概 述

3D 打印是根据模型数据,将材料堆积打印成三维复杂物体的一种技术(图 3-6-1)。3D 打印技术诞生于 20 世纪末,经过多年发展,应用广泛。3D 打印的医疗用途可以根据应用的原材料归为两大类:一类是基于生物材料的生物打印,生物材料具有一定的生物活性或者可以支持生物细胞生长条件,比如蛋白质、细胞等,主要使用在组织、器官的打印中;另一类是基于非生物材料的印

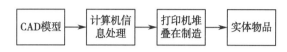

图 3-6-1 3D 打印的一般实现流程

刷制造,非生物材料较广泛,如金属、石膏等,主要应用于骨骼以及医疗器械的打印。

在当前研究中,3D 打印在临床医学方面已经取得不错的成果,比如 3D 打印骨骼、3D 打印血管,然而现阶段的生物组织、器官打印需要临床的生物组织培养,制作"生物墨水"才能实现匹配患者的生物打印。但是在救援现场中,往往环境复杂且情况紧急,不可能在救援现场培养出患者的生物组织细胞来满足 3D 生物打印的要求;伤病员往往迫切需要进行紧急手术以防止后遗症的发生。而且在医学中基于非生物材料的 3D 打印主要应用于医疗器械或设备的打印。因此在如何应用 3D 打印技术来提高救援的效率是未来医学救援发展不可或缺的一个课题。

第二节 技术原理和方案

3D 打印的原理并不复杂,与文档打印类似,即根据所需产品的模型数据结合计算机辅助设计技术,形成 3D 打印机的输入信息,打印机则将打印材料按照数据信息逐层堆叠,形成预设模型的实体物品。3D 打印机相较于传统打印机多了一个空间维度,并且使用原材料作为"打印墨水"。

3D 打印技术有多种工艺成型种类,在医学领域中应用较为广泛的有以下几种:熔融沉积、多喷头喷射、聚合物喷射、光固化、选择性激光烧结、彩色喷墨、直接金属激光烧结。这些工艺类型基于生物 3D 打印主要分为 3 类(图 3-6-2):基于激光的打印、基于喷墨的打印和基于挤出的打印。三类打印策略各有优缺点:基于激光的打印拥有高分辨率的优势,对于复杂物体高保真度且没有黏度限制,但是成本高且材料受限大;相较于基于激光的打印,基于喷墨的打印是一种低成本的策略方法,而且具有高速率、高吞吐量以及高精度,但是黏度和分辨率低;基于挤出的打印同样具有低分辨率的缺点,且容易受到外力的损坏,但是这种方法适用于高泡孔密度以及自由形式结构的打印。

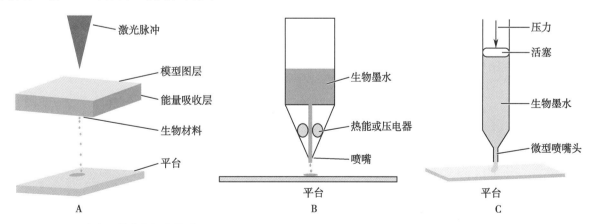

图 3-6-2 三种类型的生物打印策略
A. 基于激光的打印工作原理;B. 基于喷墨的打印工作原理;C. 基于挤出的打印工作原理。

实际上,3D生物打印使用的生物材料,除培养的细胞组织外,还可以使用仿生生物材料为细胞的黏附、迁移、增殖以及分化提供适当的微环境和结构支持。对于医学救援而言,理想的生物材料应具有良好的组织特异性,包括可加工性、细胞相容性、降解特性、机械性能和可负担性,以提高救援效率。因此可用于组织和器官3D生物打印的生物材料一般有熔融固化聚合物、水凝胶等。此外还有使用干细胞等组织或细胞链作为生物墨水的应用研究,但细胞培养需要临床环境与时间,目前难以应用到医学救援上。

第三节　应用进展和发展趋势

3D打印自21世纪初开始应用于医学领域,当时首次用于制造牙科植入物以及假肢定制。从那时起3D打印在医学的应用开始变得广泛,逐步应用于组织与器官的构建、手术模型、植入物假体等。在最新研究中,以色列特拉维夫大学从事3D医学打印的相关研究人员利用患者自身的脂肪组织切片作为打印所需的原材料,3D打印出全球首颗"完整形态"的心脏器官,突破了之前3D打印心脏时,缺乏心脏系统中的血管、心室和心房组织的情况,这是医学史上的重大突破。

1. 3D打印组织和器官　对于疾病、事故等原因导致的组织或器官衰竭,其治疗主要依靠器官移植,但器官移植有着许多的限制,比如来源、组织排斥等,因此3D打印组织、器官是解决该医学问题的一个重要研究方法。3D打印组织、器官在临床中已经有了长足的发展,实现了诸如皮肤、血管、肝脏等器官的打印。但是组织、器官打印的原材料来源于患者自身的细胞组织培养,才可以最大限度减少器官移植带来的组织排斥风险。然而在现场医学救援中,没有足够的时间去进行细胞组织的培养。那么对于医学救援的组织、器官打印来说,找到更合适的生物材料进行应急生物打印是当前的发展趋势,例如使用琼脂糖作为生物材料构造血管网络。

2. 3D打印定制植入体和假体　通过将X线、磁共振成像(MRI)或电子计算机断层扫描(CT)转换为数字文件,可以打印出任何形状的植入物和假体。如今3D打印精准定制的复杂假体和外科植入物可以在24h内完成,其中包括数据的扫描和假体建模。在救援现场,各类骨折是常发病症,为保证患者的生命安全以及预防后遗症,3D打印技术可以为患者进行骨骼组织的个性化定制,充分考虑了患者个体差异性问题,而且骨骼的3D打印原材料的限制小,只需能与人体契合的原材料即可,比如钛金属或聚合物。

3. 手术准备的医疗模型　人体的个体差异和复杂性使3D打印的模型成为外科手术准备的理想模型。医生可以根据医疗模型更精准地确定患者病情和制订手术方案,大大提高手术的成功率。在医学救援中更可以缩短手术时间,提高手术的精确度,使得救援的效率与质量都得到更大的提升。

在当前的技术水平下,尽管3D打印技术已经广泛应用于组织工程、疾病研究和药物筛选中,但基本都是基于临床的环境下。而且,由于打印速度、分辨率或与生物材料兼容性的限制,现有的打印技术都无法完全满足构建人造组织或器官的需求,因此提高打印速度是未来发展的一大趋势。这不仅仅是临床医学的要求;在医学应急救援中,环境复杂,时间紧急,甚至医疗装备简陋不全,在这种情况下,对于打印速度的要求更甚于临床环境。多喷嘴生物打印机或混合打印策略对于掺入各种生物材料以及制造具有结构和功能异质性的复杂构建体是良好的发展方向。通过这些改进和新颖的技术,很可能会在短时间内制造出具有良好的微观结构和宏观结构以及现实功能的人造可移植组织。

第四节　典　型　案　例

一、3D打印机器人应用

美国国土安全部(United States Department of Homeland Security,DHS)与急救人员配合使用机器人来应对恐怖袭击、自然灾害和其他大规模紧急情况。考虑到过高的平台成本,所需任务的正确附件,地形的正确轨道、车轮、平台的尺寸或重量以及传感器的承载能力等因素,很难选择和预先配备合适的机器人。在DHS的支持下,美国一家公司开发出一种价格合理且适应性强的系统。该系统利用3D打印技术制造用于应对灾难的机器人和其他专用设备。此前,机器人研究公司根据自己的专利开发了Nugenis图书馆/商店系统,以解决军方面临的类似问题。该系统包含一个机器人模型和其他项目库,设计了多个机器人和其他设备,并将其合并到 3D 模型库中,可以根据需要在现场进行 3D 打印。

二、植入体与组织工程支架应用

CAD/CAM 软件系统可以精确地构建出组织工程支架中细胞正常的生长、繁殖和迁移所需的内部连通孔的孔隙率和孔结构数据模型。3D 打印技术可以根据模型打印出所需的组织支架,为患者手术修复部位细胞中的氧气及营养物质的输送提供最为合理的微环境。例如,韩国高丽大学的研究人员使用聚乙内酯作为生物支架的原材料,根据兔子的尺骨缺失情况,3D 打印用于尺骨复原的组织工程支架,植入到兔子尺骨缺损的体内部位,并且经过后续治疗观察,兔子完全康复。

当前针对 3D 打印技术在临床医学中进行了许多的研究,并且取得了不少研究成果,应用前景良好。但以目前的技术而言,3D 生物打印技术对于现场应急救援还是难以广泛应用。尽管目前难以在救援现场环境下实现组织、细胞的培养,但对于骨骼打印等原材料限制较小的打印产品而言,将其应用于医学救援是对救援工作的有力支持。此外,水凝胶科学的最新进展,包括动态可切换水凝胶以及产氧水凝胶的开发,为研究人员提供越来越多的方法来控制细胞微环境。为了发展生物打印技术,必须进一步提高打印速度、了解水凝胶的特性、掌握细胞和水凝胶的制备时间,将有望在救援现场中实现 3D 打印器官如肝脏、心脏,为器官受损的伤病员实施救命手术,避免错过黄金救援时间。

第七章　可穿戴传感技术

第一节　概　　述

纵观人类历史,人类所记载的各类大规模灾害,可能是自然、人为或意外因素共同影响造成的。在现代社会中,由于城市、公共区域以及建筑物中人口密度的增加,其对人类的负面影响更加严重。如何及时、有效地应对这些突发事件,如何减少伤害、死亡、资产和经济损失,是亟需解决的问题。可穿戴设备在救援和灾难管理、公共安全与灾备中能够发挥至关重要的作用,所以对可穿戴设备的需求日益增长。这些可穿戴设备在救援、灾难管理、公共安全和备灾等方面能够实现至关重要的操作。目标应用场景包括从在受损环境中进行的救援和灾难管理操作,到在海上或陆上油气田中工作的团队的远程监视和安全。若要实现以上愿景,最关键的就在于可穿戴传感技术的发展。

近年来,可穿戴传感技术已经很大程度地从科幻小说中的幻想转变成各种成熟的消费产品以及医疗用品。可穿戴传感器的爆炸式增长可以归结为多种因素,例如,微电子技术的进步使可穿戴设备价格更低廉、更符合人体工程学;通信技术的进步使智能手机和各式各样的无线设备向大众普及。尽管可穿戴设备到目前为止取得了巨大的发展,但是技术上仍存在很多问题限制了可穿戴设备的发展,目前部分可穿戴设备的感应机制是不确定的,比如在心率测量时使心率增快的原因无法确定。此外,大多数的可穿戴传感器产品仍然沿用数年前的技术。即使最先进的可穿戴设备——持续性透皮血糖监测仪,也是如此。

在20世纪60年代,太空逐渐成为了人类开疆拓土的新天地。在"阿波罗计划"的实施过程中,科研人员意识到太空飞行会使宇航员暴露在非常极端的自然环境中,因此,地面人员需要实时监测宇航员的健康状况,这催生了早期的可穿戴设备。这种设备可以监测宇航员的心电情况,利用热敏电阻元件监测宇航员的呼吸状况,同时使用直肠探针来监测宇航员的体温,最后将这些数据传输回地面,让专业的医疗人员对宇航员的健康状况进行分析。

到了20世纪80年代,随着可穿戴传感设备的推广,普通民众开始体验各类可穿戴传感设备。芬兰国家越野滑雪队于1977年使用了无线心电图心率监测器,这种心率监测器一经推出就受到了极大的欢迎,以至于在20世纪80年代国外先后研究出商业化的可穿戴设备以及第一台商用的脉搏血氧仪,在短短几年之内,脉搏血氧饱和度就成为全麻过程中测量的标准之一。随着可穿戴传感设备的发展,当今的可穿戴传感设备主要是以各式各样的智能手表、智能眼镜以及一些医疗辅助设备为主导。

第二节　技术原理及分类

目前,我们应用的所有可穿戴传感设备,很大一部分都是基于人体表皮的特性来设计的。皮肤作为人体免疫系统的第一道防线,是防止人体水分和血液中营养物质流失的屏障,表皮还有保护皮下组织免于紫外线破坏等功能。表皮的角质层干燥、油腻,所以具有电阻性。同时,皮肤柔软,有弹性,减弱了体内的机械力的作用。由于这一系列的原因,催生出了各类可穿戴传感器。

目前市场上的可穿戴传感器主要分为四个大类,分别是机械式、电气式、光学和化学传感器。机械式传感器的工作原理是根据压阻效应来检测皮肤形变而产生的电阻变化,以监测人体的各项生命体征。电气式传感器则是通过皮肤产生的耦合电荷来显示信息。顾名思义,光学传感器是通过皮肤表面的光散射或者光吸收等光学特性进行工作的。化学传感器通过监测皮肤上分泌的化学物质来获取人体的生命体征。

在上述这些类型传感器的基础之上,随着柔性和可拉伸电子学、无线通信、纳米技术和传感技术的共同进步,各种类型的可穿戴传感器逐渐变得轻薄、方便、灵活,而且更贴合人体,逐渐演变为柔性传感器。这种高度韧性且可拉伸的传感器使得可穿戴设备可以与人体的任何部位轻松结合,同时保持设备的性能和可靠性。早期的可穿戴传感器由于电子技术和材料科学的局限性,一般具有较大的体积,所以不便于携带和佩戴。如今的可穿戴传感器结构紧凑,并且通常会集成在一些小型装饰品中,比如手表、腕带、臂章、眼镜等。

但是,这些产品中的传感器大都基于刚性基板,需要嵌入坚固的包装,有时候与人体的结构不匹配,造成使用者的强烈不适。

后来改进的技术使用的是连接到刚性分布电路的柔性导体来达到对灵活性的要求,也称为异构集成技术。然而异构传感器仍旧不能很好消除皮肤形变造成的随机张力变化、身体弯曲扭转等形变的影响,降低了测量的准确性和稳定性。

相比之下,一些质地柔软的材料由于其机械柔韧性和可拉伸性而受到越来越多的人关注。基于软材料的高级可穿戴传感器可以集成在具有与人类表皮匹配的机械性质的传感器上,可以跟随皮肤一同运动,即所谓的表皮传感器。表皮传感器和电子皮肤以及电子文身是类似的概念,它们摆脱了物理附件的束缚。这种传感器可以通过可逆性黏着剂附着在皮肤上,从而可以在人体任何部位测量数据。

第三节　医学领域应用

一、患者监护系统

如今,人口增长非常迅速,治疗疾病的总体医疗费用也随之增加。老年人和患有严重疾病而不能自由活动的人被滞留家中。对于这类人的健康问题,就需要考虑对他们进行生命安全的监控。专家利用现有数据,进行临床研究以评估和验证可穿戴式传感器的性能,用于改善患者的临床症状,例如充血性心力衰竭等一系列威胁生命的心血管急性疾病。

二、疾病预防

现如今,人工智能技术被大范围地运用于疾病预防中,尤其是帕金森病、阿尔茨海默病以及各类的心脏疾病。为了预防各类疾病,可穿戴传感设备可以为人工智能提供大量身体状况的数据,利用这些数据可以分析患者发病的可能性,针对这些分析结果,医生可以为被监测者提供有效的医疗建议,预防疾病的发生。

三、安全监控

安全监控包括用于跌倒检测以及向护理人员或应急响应小组发送应急警报的应用程序。这样的设备通常以吊坠或带按钮的手表的形式出现,按下按钮后,就会向远程呼叫中心的操作员发送无线警报。可以将这种可穿戴式传感器戴在胸前,检测佩戴者是否跌倒,也可以用于监测心率、皮肤温度、睡眠质量和患者一些其他的生命体征。

第四节　可穿戴技术展望

可穿戴技术发展至今,已经有了突飞猛进的进展,然而,在很多方面,可穿戴传感技术还有许多需要考虑的地方,尤其是应用于应急救援中的技术,值得很多科研人员仔细思考。

在所有可能的救援场景中,无论是各类灾害,比如地震、海啸、雪崩,还是各类战场应急救援的场景中,救援人员总会面对各种各样复杂的环境,可能是崎岖不平的山路,可能是地震后的断壁残垣等。在这种情况下,如果救援的设备太大,就会十分影响救援的效率,对患者和救援人员自身都具有一定的威胁性。除此之外,伤员救治的黄金时间往往就在几分钟甚至几十秒之内,如果设计的可穿戴传感设备操作过于复杂,就可能会错过患者的最佳救治时间,造成十分严重的后果。因此,考虑如何使可穿戴设备操作简便且易于携带是十分重要的。这样不仅在救援的时候效率更高,而且对设备的使用培训可以更简单、快捷,让首次接触这种传感设备的救援人员更容易上手。

在应急救援中,救援人员往往需要监测伤员的生命体征,以进行有效的救治,比如监测伤员的心搏、脉搏、呼吸等。虽然目前的一些可穿戴传感设备确实可以监测这些生命体征,但是如何提高这些设备的监测精度,仍是一项不小的挑战,需要多个领域的共同发展才可以实现。

除此之外,可穿戴传感技术应用于医疗救援中,还应当考虑将传感器做成非侵入式的传感设备。所谓非侵入,就是不会对人产生创伤,也可以达到监测生命体征的目的。在救援设备的研制中,应当考虑设备不会对伤员造成二次伤害,减少伤员的痛苦。当然,目前在采集伤员生命体征数据时,救援人员难免会对伤员造成二次伤害,因此,非侵入式可穿戴传感设备的研制,需要与生命科学相结合,以获得更好的解决方案。

可穿戴传感技术的进步同样离不开物联网技术、无线通信技术的发展。目前一种可以预见的趋势是可穿戴传感技术与物联网、5G 技术的结合,构成可穿戴无线传感网络或人体局域网。这种可穿戴的无线传感网络由多个微型、智能且自供电的传感器设备组成,这些传感器设备可以连接或最终植入人体,以监控其身体参数(例如体温、血压等)和运动状态(例如姿势、位置等)等,并将其传输给后方以进行进一步的数据处理和决策。尽管可穿戴无线传感网络具有巨大潜力,但要实施和部署有效的网络系统,仍然是一项巨大的挑战,阻碍着传感网络的发展。

虽然可穿戴传感技术在应急救援中的应用有许多问题仍待解决,但是相信随着科技的发展与进步,这些亟待解决的问题也会迎刃而解,让可穿戴技术能够更好地为人类服务。